神经疾病诊治与康复

（上）

李艳丽等◎主编

吉林科学技术出版社

图书在版编目（ＣＩＰ）数据

神经疾病诊治与康复/ 李艳丽，孙祖真，孙洁主编
. -- 长春：吉林科学技术出版社，2016.6
ISBN 978-7-5578-0910-2

Ⅰ．①神… Ⅱ．①李… ②孙…③孙…Ⅲ．①神经系
统疾病—诊疗②神经系统疾病—康复Ⅳ．①R741

中国版本图书馆CIP数据核字(2016) 第133586号

神经疾病诊治与康复
Shenjing jibing zhenzhi yu kangfu

主　　编　李艳丽　孙祖真　孙　洁
出 版 人　李　梁
责任编辑　许晶刚　陈绘新
封面设计　长春创意广告图文制作有限责任公司
制　　版　长春创意广告图文制作有限责任公司
开　　本　787mm×1092mm　1/16
字　　数　810千字
印　　张　33
版　　次　2016年6月第1版
印　　次　2017年6月第1版第2次印刷

出　　版　吉林科学技术出版社
发　　行　吉林科学技术出版社
地　　址　长春市人民大街4646号
邮　　编　130021
发行部电话/传真　0431-85635177　85651759　85651628
　　　　　　　　　　　85652585　85635176
储运部电话　0431-86059116
编辑部电话　0431-86037565
网　　址　www.jlstp.net
印　　刷　虎彩印艺股份有限公司

书　　号　ISBN 978-7-5578-0910-2
定　　价　130.00元

编委会

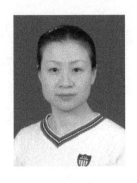

　　李艳丽,女,1972 年出生,本科,山东省济南市第四人民医院药学部,主管药师。2007 年毕业于山东大学药学院。从事药学工作 24 余年。社会兼职:山东省济南市药学会委员。发表本专业文章共 22 篇,其中一篇被 SCI 收录。参与完成省级科研课题 1 项。

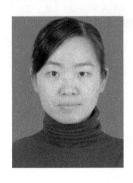

　　孙祖真,女,出生于 1982 年 1 月 15 日,济宁医学院附属医院主治医师。2005 年毕业于青岛大学医学院,获学士学位,于 2013 年毕业于天津医科大学,获硕士学位。从事神经内科工作 10 年,对神经内科常见病、多发病及急危重症治疗积累了较丰富的经验。在国家级期刊发表论文 1 篇,主编著作 1 部。

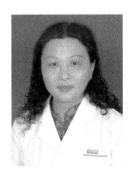

　　孙洁,女,徐州市中心医院康复科副主任、神经康复科主任、主任医师、徐州医学院教授。完成了 7 项课题并获多项奖。现省重点专项、市专项在研。发表 SCI、中华、省、市论文二十余篇。从事康复专业 20 余年,在脑血管病、脊髓损伤、骨关节病等疾病的康复方面有丰富的临床经验,在语言、认知、吞咽、心理、昏迷促醒等高级脑功能康复,儿童语言发育迟缓、儿童自闭症治疗,亚重症病人早期康复及三管(鼻饲管、导尿管、气管导管)处理方面均能起到同行业带头人的作用。主要研究方向:1. 亚重症患者早期康复评定与治疗;2. 脑高级功能康复评定与治疗(语言、吞咽、认知、三管处理);3. 脊髓损伤康复评定与治疗;4. 昏迷促醒治疗。主要学会任职:1. 中国康复医学会语言分会委员;2. 中华物理医学与康复学会语言分会委员;3. 江苏省康复医学会口腔颌面专业委员会委员;4. 徐州市老年康复医学会委员。

前　言

　　神经系统主要分为中枢神经系统及周围神经系统，在机体内起着主导作用。由于人体结构功能极其复杂，神经系统直接或间接的对体内各器官、系统的功能及生理过程进行调节控制，以实现和维持人体正常的生命活动，并且随时迅速完善地根据外部环境变化进行各功能调整。神经系统对人体正常的生命活动而言，起着至关重要的作用。一旦神经系统出现问题，会给人体带来严重的后果。

　　伴随医学科技的发展，神经疾病相关临床医学的进步，在神经系统疾病的诊断及治疗技术方面都有着巨大的提升，科学先进的诊治仪器与方法的出现，更加帮助我们进一步了解疾病、帮助患者。鉴于对神经疾病相关认识的逐渐加深，本编委会组织相关人员认真编写了此书，以更好地实现广大神经科临床医务人员的诊治水平。

　　本书共分为神经内科疾病、神经外科疾病以及神经疾病康复治疗三篇。第一篇神经内科疾病，共八章内容，包括：神经系统感染性疾病、脱髓鞘疾病、癫痫、痴呆、头痛、脑血管病介入治疗、神经及精神疾病的药物治疗以及神经内科疾病护理。第二篇神经外科疾病，共六章内容，包括：脑血管病、颅脑外伤、颅脑肿瘤、先天性疾病、麻醉护理以及神经外科疾病护理。第三篇神经疾病康复治疗，共六章内容，包括：康复医学概述、脑血管意外的康复、颅脑损伤的康复、脊髓损伤的康复、儿童脑性瘫痪的康复以及周围神经病损的康复。

　　书中对疾病的叙述涵盖了病因病理、症状表现、检查诊断方法、鉴别诊断、内外科治疗方法以及预后等内容，强调本书的临床实用价值。

　　本书在编写过程中，参考了许多神经学相关专业内容的书籍文献，在此表示衷心的感谢。由于编委会人员均身担神经科一线临床诊治工作，故时间及精力有限，虽然尽到最大努力，但难免出现诸多错误及不足之处，还望各位读者朋友给予谅解并提出意见及建议，以起到共同进步、提高神经内外科综合水平的目的。

《神经疾病诊治与康复》编委会

2016 年 6 月

目　　录

第一篇　神经内科疾病

第一章　神经系统感染性疾病

第一节　单纯疱疹病毒性脑炎

一、概述

单纯疱疹病毒性脑炎（herpes simplex virus encephalitis，HSE）是病毒性脑炎的最常见类型。病毒性脑炎通常以脑实质受累为主，并经常累及脑膜（脑膜脑炎），有时还可累及脊髓及神经根（脑脊髓炎、脑脊髓脊神经根炎）。

数百种病毒均可导致脑炎，但多数病例集中于某些病毒。导致脑炎的病毒与导致脑膜炎的大致相同，但其发病率不同。免疫功能正常的曾被称为"散发性脑炎"，患者最常见的是单纯疱疹病毒感染，而带状疱疹病毒及肠道病毒相对少见。流行性脑炎常由虫媒病毒所致。历史上，美国的虫媒病毒性脑炎以圣·刘易斯脑炎病毒、加利福尼亚脑炎病毒属感染为主。但2002年西尼罗河病毒为流行性脑炎的主要病原，致4156例发病，284例死亡。近年不断有新的病毒性脑炎的病原体出现，如最近马来西亚报道了257例由Nipah病毒导致的脑炎，死亡率为40%，该病毒属副黏病毒属。

HSE是由单纯疱疹病毒（herpessimplexvi－rusHSV）引起的中枢神经系统感染性疾病。本病见于世界各地，无季节性，可发生于任何年龄。单纯疱疹病毒1型引起的脑炎多见于年长儿童及成年人；单纯疱疹病毒2型多见于新生儿及婴儿，源于产道感染。国外HSE的发病率为4～40/10万，患病率为10/10万。我国尚无确切发病率统计，据首都医科大学附属北京友谊医院神经内科的病毒血清学研究，该病在病毒性脑炎中约占24.4%。

二、病因与发病机制

HSE亦称急性坏死性脑炎、急性包涵体脑炎。其病原HSV属疱疹病毒科α亚科，病毒体直径为120～150nm，由一个包含DNA的核心和一个20面体的核衣壳组成，其外包绕一层无定形的蛋白质，最外面还有一层包膜。HSV引起神经系统损害是由于病毒在神经组织（复制）增殖，或神经组织对潜伏性病毒的反应所致。HSV分两种类型，即HSV－1与HSV－2。近90%的人类HSE由HSV－1型引起，6%～15%为HSV－2型所致。约70%的病例是由于潜伏感染病毒的活化导致了发病，仅25%的病例为原发感染所致。病毒经呼吸道感染机体后长期潜伏于周围神经节，如三叉神经半月神经节、舌下神经核的运动神经元内。当各种原因如曝晒、发热、恶性肿瘤或使用免疫抑制药使机体免疫功能下降时，之前存在的抗体受到抑制，潜伏的病毒再度活化，复制增殖，经三叉神经或其他神经轴突进入脑内，在脑脊液或脑中传播引起脑炎。最常侵犯的部位是颞叶皮质、额眶部皮质及边缘结构。HSV－2病毒感染则多见于新生儿,感染源来自母体生殖道的分泌物,经血行播散导致脑炎、脑膜炎或脊髓炎。母体存在原发性感染者,在分娩时胎儿感染的危险性约为 35%。病灶多位于一侧或双侧颞叶,也可侵犯其他脑区,表现为弥散性多发性脑皮质的出血性坏死。

三、病理

HSE 的主要病理改变是脑组织水肿、软化以及出血性坏死。肉眼观察可见大脑皮质出血性坏死,颞叶、额叶、边缘系统病变突出为本病的重要病理学特征。约 50% 的病例坏死仅限于一侧,即使双侧发生病变,也多以一侧占优势。约 1/3 病例的脑坏死只限于颞叶,亦可波及枕叶、下丘脑、脑桥与延髓。常因继发颞叶沟回疝致死。镜下可见的特征性病理改变是神经细胞和胶质细胞核内有嗜酸性 Cowdry A 包涵体,包涵体内含 HSV DNA 颗粒和抗原。脑实质出血性坏死(即在坏死组织中有灶性出血)是本病另一重要病理特征。可见神经细胞广泛变性和坏死,小胶质细胞增生。大脑皮质的坏死以皮质浅层和第 3、5 层的血管周围最重。血管壁变性、坏死,软脑膜充血,脑膜和血管周围有大量淋巴细胞浸润呈袖套状。

HSE 的组织病理学改变十分明显,但在脑脊液中却难以发现病毒。在感染 HSV 的实验动物中发现,当病毒滴度下降时,其脑部病理变化最为严重。有学者报道免疫状况受到抑制者在罹患 HSV 后,其病理改变的程度明显轻于免疫状况正常的 HSE 患者,这提示免疫病理学机制与 HSE 的病理改变相关。

四、临床表现

HSE 起病形式的缓急、临床症状的轻重取决于感染病毒的数量、病毒的毒力和宿主的功能状态。当机体以细胞免疫为主的防御机制较强而病毒复制的数量、毒力相对较弱时,往往起病较缓,临床症状较轻;反之则起病急,病情凶险,进展亦快。

HSE 一般为急性起病,少数表现为亚急性、慢性或复发性。可发生于任何年龄,50% 发生于 20 岁以上的成年人,无性别差异。前驱症状有上呼吸道感染、腹痛腹泻、发热、头痛、肌痛、全身不适、乏力、嗜睡等。约 1/4 患者的口唇、面颊及其他皮肤黏膜移行区出现单纯疱疹。症状可持续 1～2 周,继之出现脑部症状。90% 的患者出现提示单侧或双侧颞叶受累的症状和体征,包括严重的幻嗅及幻味、嗅觉丧失,不寻常或奇怪的行为,人格改变,记忆障碍。精神症状突出,发生率可达 69%～85%,表现为注意力涣散、反应迟钝、言语减少、情感淡漠、行动懒散等,也可出现木僵或缄默。也有患者表现为动作增多、行为奇特及冲动行为,记忆力及定向力障碍明显,可有幻觉、妄想或谵妄,部分患者因精神行为异常为首发或唯一症状而就诊于精神科。神经症状表现为失语、偏瘫、多种形式的痫性发作(全身强直痉挛性发作及部分性发作)、凝视障碍、展神经麻痹及其他脑神经体征。少数患者出现锥体外系症状,如肢体震颤。重症患者可出现各种程度的意识障碍,甚至昏迷,常因严重脑水肿产生颅内压增高,甚至脑疝形成,提示脑实质出血性坏死发展迅速且严重。部分患者可有脑膜刺激征和颈项强直,当累及脑干时呈脑干炎样的表现。在疾病早期即可出现去大脑强直或呈去皮质状态。轻型患者可仅表现头痛、发热,轻度脑膜刺激征或轻微神经功能缺失症状。Van der Poel JC 曾于 1995 年报道 HSV-1 感染后出现"前岛盖综合征"(ante-rior opercular syndrome),表现为咀嚼肌、面肌、咽肌和舌肌功能障碍,是病毒特征性地侵犯前岛盖区域所致。当临床出现以上症状时,须考虑 HSE 的可能性。本病病程数日至 2 个月。以往报道预后差,病死率高达 40%～

70%,现因特异性抗 HSV 药物的应用,多数患者得到早期有效治疗,病死率有所下降。

五、实验室检查

血常规检查白细胞及中性粒细胞增多,血沉加快。

所有怀疑病毒性脑炎的患者均应行脑脊液(CSF)检查,除非有颅内压过高表现的禁忌证。腰椎穿刺常显示脑脊液压力增高,细胞计数轻度或中度增多,甚至多达 1000×10^6/L,以淋巴细胞为主,如有血细胞或 CSF 黄变则提示有出血性坏死性脑炎的可能。蛋白质含量轻度增高,糖和氯化物正常。极少数患者最初腰穿检查白细胞正常,但复查时会增多。

由于 HIV 感染、应用糖皮质激素或其他免疫抑制药、化疗或淋巴系统恶性肿瘤的免疫功能严重低下患者,CSF 可能没有炎性反应。仅 10%脑炎患者 CSF 细胞数超过 $500/\mu l$。

大约 20%的脑炎患者存在非创伤性 CSF 红细胞增多($>500/\mu l$)。这种病理现象多在出血性脑炎时发生,多为 HSV、科罗拉多蜱热病毒感染,偶尔为加利福尼亚脑炎病毒感染。危重的 HSV 性脑炎患者 CSF 葡萄糖水平减低,应除外细菌性、真菌性、结核性、寄生虫、钩端螺旋体、梅毒、结节病或肿瘤性脑膜炎的可能性。

对 HSV 脑炎的研究提示,CSF 聚合酶链反应(PCR)技术的敏感性(约 98%)和特异性(约 94%)与脑组织活检相当或较其更优越。注意对 CSF 进行 HSVPCR 检查的结果应与以下因素结合起来判别:患者罹患该疾病的可能性、症状发作与进行检查之间的时间间隔,以及之前是否应用过抗病毒治疗。如果临床表现及实验室检查均支持 HSV 脑炎,但 CSF HSV PCR 为阴性时,只能判断该患者 HSV 脑炎的可能性较小,但并不能作为排除诊断。病程与疱疹病毒脑炎患者 CSF HSV PCR 阳性率相关,有一项研究表明,开始抗病毒治疗的第 1 周内 CSF PCR 可持续阳性,8~14d 时下降到不足 50%,15d 以后则为 21%以下。

HSV 脑炎患者 CSF 中可检测到针对 HSV−1 糖蛋白及糖蛋白抗原的抗体,早期 CSF 中 HSV 抗原阴性可作为排除本病的依据之一。可采用 Western 印迹法、间接免疫荧光测定及 ELISA 法检测 HSV 特异性 IgM、IgG 抗体。有报道用双份血清和双份 CSF 进行 HSV−1 抗体的动态测定,发现 CSF 抗体有升高趋势,滴度达 1∶80 以上。血与 CSF 抗体比<40,或 CSF 抗体有 4 倍以上升高或降低者有助于 HSE 的诊断。检查 HSV 抗体及抗原的最佳时期是在病程的第 1 周,因此限制了该检查对急性期诊断的作用。但是,CSF HSV 抗体检查在有些病程>1 周、CSFPCR 阴性的患者仍有作用。

1. 脑电图检查　HSE 早期即出现脑电图异常,>90%的 PCR 证实,HSV 脑炎患者均有 EEG 异常,表现为弥漫性高幅慢波,也可见局灶性异常,常有癫痫性波。左右不对称,以颞叶为中心的周期性同步放电(2~3Hz)最具诊断价值。这种典型的周期性复合波在第 2~15 天很典型,经病理证实的 HSV 脑炎患者 2/3 均有上述改变。

2. 影像学检查　HSE 在发病 5~6d 后头颅 CT 显示一侧或双侧颞叶、海马和边缘系统出现局灶性低密度区,严重者有脑室受压、中线结构移位等占位效应。若低密度区中间出现点状高密度区,则提示出血性坏死、更支持 HSE 诊断。在早期 MRI T_2 加权像可见颞叶中、下部,向上延伸至岛叶及额叶底面有周边清晰的高信号区。虽然 90%的患者存在颞叶异常,大约 10%PCR 证实 HSV 脑炎患者 MRI 检查正常。CT 较 MRI 敏感性较差,大约 33%的患者为正常。常规 MRI 检查以外的 FLAIR 像及弥散加权像可以提高其敏感性。

脑组织活检目前只在 CSF PCR 检查阴性,无法确定诊断,且有 MRI 异常、临床症状进行性恶化、阿昔洛韦及支持治疗无效的患者中进行。脑组织活检发现神经细胞核内嗜酸性包涵体(Cowdry A 型)或电镜下发现 HSV 病毒颗粒可确诊。在活检获取的脑组织中分离出 HSV 曾一度认为是诊断 HSV 脑炎的金标准。如果已行脑活检,应对脑组织进行病毒培养,并行组织学及超微结构的检查。应在临床上及实验室检查提示病变最严重的部位取材。虽然脑活检并非无创性检查,但死亡率很低(<0.2%),出现严重并发症的可能性在 0.5%~2.0%。潜在性可能导致死亡的原因还有可能继发于全身麻醉、局部出血、水肿,与手术相关的癫痫、伤口裂开或感染。

六、诊断

由于 HSE 病情严重、进展迅速,且有效的抗病毒药物已用于临床,所以早期迅速做出诊断非常重要。

临床诊断可参考以下标准:①口唇或生殖道疱疹史;②急性或亚急性起病、发热,明显精神行为异常、抽搐、意识障碍及早期出现的局灶性神经系统损害体征和(或)伴脑膜刺激征;③脑脊液中未检出细菌、真菌,常规及生化检查符合病毒性感染特点,如红细胞增多更支持本病的诊断;④脑电图以额、颞叶为主的脑弥漫性异常;⑤头颅 CT 或 MRI 发现颞叶局灶性出血性脑软化灶;⑥双份血清,脑脊液标本特异性抗体(IgG)检测,恢复期标本 HSV-1 抗体有 4 倍或 4 倍以上升高或降低者,以及脑脊液标本中 HSV-1 的 IgM 抗体阳性者;⑦特异性抗病毒药物治疗有效也可间接支持诊断。

确诊需如下检查:①脑脊液中发现 HSV 抗原或抗体;②脑组织活检或病理发现组织细胞核内包涵体,或经原位杂交法发现 HSV 病毒核酸;③CSFPCR 检测发现该病毒 DNA;④脑组织或 CSF 标本 HSV 分离、培养和鉴定阳性。

七、鉴别诊断

1. 带状疱疹病毒脑炎　本病临床少见。带状疱疹病毒主要侵犯和潜伏在脊神经后根、神经节的神经细胞或脑神经的感觉神经节的神经细胞内,极少侵犯中枢神经系统。本病是由带状疱疹病毒感染后引起的变态反应性脑损害,临床表现为意识模糊、共济失调及局灶性脑损害的症状体征。病变程度相对较轻,预后较好。由于患者多有胸腰部带状疱疹病史,头颅 CT 无出血性坏死表现,血清及脑脊液检出该病毒抗原、抗体和病毒核酸阳性,可资鉴别。

2. 肠道病毒性脑炎　40%~60% 的病毒性脑膜炎、大多数的麻痹性脊髓灰质炎和少数的脑炎是由肠道病毒引起。已知人类肠道病毒有 70 多种,B 组柯萨奇病毒和艾柯病毒最常见的神经系统感染都是脑膜炎。多见于夏秋季,可为流行性或散发性。临床表现为发热、意识障碍、共济失调、反复痫样发作及肢体瘫痪等。肠道病毒性脑炎的诊断除上述临床表现外,脑脊液常规和生化检查并无特异性,病原学诊断需要进行病毒分离和血清学试验。病程初期的胃肠道症状、脑脊液中的病毒分离或 PCR 检查阳性可帮助鉴别。

3. 巨细胞病毒性脑炎　本病临床少见,正常人在新生儿期后很少发生巨细胞病毒(CMV)脑炎,多见于免疫缺陷如 AIDS 或长期应用免疫抑制药的患者,常伴发系统性疾病。临床呈亚急性或慢性病程,表现为意识模糊、记忆力减退、情感障碍、头痛、畏光、颈强直、失语、痫样发作和局灶性脑损害的症状体征等。约 25% 的患者颅脑 MRI 可有弥漫性或局灶性白质异常。CMV 脑炎的临床表现、CSF 和影像学改变均无特异性,诊断困难,特别是老年患者。当晚期 HIV 感染患者出现亚急性脑病,CSF 中性粒细胞增多,糖降低,MRI 表现为脑室周围异常信号时,CMV 脑炎诊断可明确。进一步实验室检查包括病毒分离、脑电图检查、影像学检查和 PCR 技术等。因患者有 AIDS 或免疫抑制病史,体液检查找到典型的巨细胞,PCR 检查 CSF 病毒阳性而易于鉴别。

4. 化脓性脑膜炎　特点为全身感染症状重、CSF 白细胞显著增多,细菌培养或涂片检查可发现致病菌。可寻找原发性化脓性感染灶,抗生素治疗有效。脑脓肿表现颅内压明显增高,加强 CT 显示环形增强有助于鉴别诊断。

5. 结核性脑膜炎　常合并活动性肺结核或肺外结核,或有与开放性肺结核患者的密切接触史。患有免疫缺陷疾病或服用免疫抑制药物。早期表现为结核中毒症状。神经系统症状符合脑膜炎的临床表现,如发热、颅高压和脑膜刺激征。结核菌素试验阳性,CSF 呈非化脓性细菌性炎症改变,如细胞数增多($<1000/mm^3$),糖和氯化物降低,涂片、培养发现结核杆菌。CSF 细胞学检查呈混合细胞反应(mixed lymphocyte reaction,MLR),脑脊液单核细胞内结核分枝杆菌早期分泌抗原(ESAT-6)染色阳性;CSF 结核抗体阳性或 PCR 阳性,脑活检证实存在结核性肉芽肿改变。脑 CT 或 MRI 符合结核性脑膜炎的特点(脑积水、弥漫脑水肿、颅底脑膜强化)。抗结核治疗有效。

6. 新型隐球菌性脑膜炎　与结核性脑膜炎临床表现及脑脊液常规生化改变极为相似,但新型隐球菌性脑膜炎起病更为缓慢,脑压增高显著、头痛剧烈,可有视觉障碍,而脑神经一般不受侵害,症状可暂行缓解。脑脊液涂片墨汁染色找到隐球菌孢子,或沙氏培养生长新型隐球菌即可确诊。

7. 抗 NMDA(anti-NMDAR encephalitis)受体脑炎　抗 NMDA 受体(N-甲基-M-天冬氨酸受体)脑炎是一种与 NMDA 受体相关且对治疗有良好反应的脑炎,属于副肿瘤性边缘叶脑炎中的一种,临床特点为显著的精神症状、抽搐发作、记忆障碍以及意识水平降低,伴有发热并且常出现低通气现象。血及脑脊液中可以检测到抗 NMDA 受体的抗体。对于年轻女性患者,具有特征性的上述临床表现,特别是伴有卵巢畸胎瘤、脑脊液和(或)血清抗 NMDA 受体抗体阳性可明确诊断。

8. 急性播散性脑脊髓炎(ADEM)　急性起病,病前可有上呼吸道感染史。表现为轻至中度发热,常有精神症状,意识障碍及局灶神经功能缺失症,易与 HSE 混淆。因其病变主要在脑白质,痫样发作甚为少见。影像学显示皮质下白质多发低密度灶,多在脑室周围,分布不均,大小不一,新旧并存,脱髓鞘斑块有强化效应。免疫抑制治疗有效,病毒学与相关检查阴性为其特征。

9. 桥本脑病(Hashimoto Encephalopathy)　是一种与桥本甲状腺炎有关的复发或进展性脑病。表现为急性、亚急性反复发作的卒中样短暂性神经功能缺损,隐袭,逐渐进展的痴呆、精神异常和昏迷,与甲状腺功能减退的黏液水肿所出现的精神神经症状不同。该病的发生与甲状腺功能的状态无关,患者的甲状腺功能可以正常、亢进或减退,但血中抗甲状腺抗体滴度升高是必要指标。发病机制不明,尚无确切的诊断标准,需排除多种原因造成的其他脑病,类固醇治疗常可使病情明显好转。

10. 线粒体脑病(MELAS 型)　本病患者临床可出现反复发热、头痛、抽搐、逐渐进展的智能低下至痴呆、视听功能障碍及颈项强直,与 HSE 的表现十分相似,但很少出现意识障碍。在脑电图弥散性慢波基础上,尚有普遍或局灶性的暴发放电,应该想到线粒体脑肌病的可能。

患者 MRI 平扫的影像学表现为受累部位皮质的层状坏死,并且坏死部位不按照血管分布。乳酸性酸中毒是本病的主要临床表现之一,肌肉活检和基因检测对 MELAS 综合征的诊断具有十分重要的意义。

11. 脑肿瘤　HSE 有时以局灶症状为突出表现,伴颅内压增高时类似于脑肿瘤。但是脑肿瘤无论原发性或转移性病程相对较长,CSF 蛋白明显增高,脑 CT 增强扫描有强化效应,MRI 可明确肿瘤的部位与大小甚至病变性质。

八、治疗

早期诊断和治疗是降低本病死亡率的关键,包括病因治疗、免疫治疗和对症支持治疗。

1. 抗病毒治疗　阿昔洛韦(无环鸟苷,aciclov—ir):HSV 编码一种酶(胸腺嘧啶脱氧核苷激酶),可以使阿昔洛韦磷酸化生成 5′—单磷酸阿昔洛韦。然后宿主细胞的酶使该物质再次磷酸化生成三磷酸衍生物。这种三磷酸化阿昔洛韦可以产生抗病毒作用,其作用方式是移植病毒 DNA 聚合酶,使病毒合成 DNA 链时提前终止。未被感染的细胞不能使阿昔洛韦磷酸化成为 5′—单磷酸阿昔洛韦,故阿昔洛韦的抗病毒作用具有特异性。三磷酸化的阿昔洛韦特异性抑制病毒的 DNA 聚合酶而不抑制宿主细胞的酶,也加强了其特异性。病毒脱氧核苷激酶或 DNA 聚合酶的改变可导致阿昔洛韦抵抗。到目前为止,在免疫功能正常的患者中,阿昔洛韦抵抗性病毒株尚未成为严重的临床问题。但是,已有报道在免疫抑制的患者 CNS 以外的部位分离出致病力强、阿昔洛韦抵抗的 HSV 病毒株,包括 AIDS 患者,此时可考虑更换其他抗病毒药物。本病预后与治疗是否及时、充分及疾病的严重程度有关,所以早期诊断和治疗极为重要。

当临床表现强烈提示或不能排除单纯疱疹病毒脑炎时,即应给予阿昔洛韦治疗。该药血—脑脊液屏障穿透率为 50%,对细胞内病毒复制有明显抑制作用。治疗应遵循全程、足量的原则。成年人剂量为 30mg/(kg·d),分 3 次静脉滴注,14~21d 为 1 个疗程,少于 10d 则容易复发。若病情较重,可延长治疗时间或再治疗 1 个疗程。本品毒性很小,不良反应主要有头痛、恶心和呕吐。此外,皮疹、疲乏、发热、脱发和抑郁少见。免疫抑制患者用药后偶有肝功能异常和骨髓抑制。在正规给予阿昔洛韦治疗后若患者 CSF HSV PCR 持续阳性,则应在复查 CSF PCR 后再延长阿昔洛韦治疗 7d。新生儿的 HSV 脑炎应每 8h 给予阿昔洛韦 20mg/kg(每日总剂量 60mg/kg),最少治疗 21d。

2. 免疫治疗　可选用干扰素、转移因子、免疫球蛋白等。肾上腺糖皮质激素对减轻炎症反应和减轻炎症区域的水肿有一定效果,但目前尚存在争议,对症状较重的患者,可早期酌情使用。

3. 全身支持治疗　对重症及昏迷患者至关重要。需维持营养、水电解质和酸碱平衡,保持呼吸道通畅,加强护理,预防压疮及呼吸道感染等并发症。

4. 对症治疗　对高热患者应给予物理降温或药物降温;对出现抽搐者及时使用抗癫痫药物;如患者出现精神症状,可适当使用抗精神病药物。

5. 恢复期予以按摩、针灸、理疗、脑细胞活化剂及神经功能训练有助于肢体功能恢复。对复发性病例应规划开展新疗程的治疗。

由于 HSE 病情严重、死亡率高,在性传播疾病中,生殖器疱疹和新生儿疱疹病例也日益增多,因而促进了 HSV 疫苗的研制工作。利用 HSV 糖蛋白制备的病毒亚单位疫苗和核酸疫苗在动物实验中显示有明显抗 HSV 感染的保护作用,但是,对于人类 HSV 感染的确切预防作用还须进一步观察研究。

九、预后

HSE 后遗症的发生率及严重程度与患者的年龄、开始治疗时患者的意识水平直接相关。近期一些应用定量 CSF HSV PCR 的临床试验提示治疗后的临床表现还与发病时 CSF 的 HSV DNA 拷贝数量有关。一般病程数周至数月,病死率 19%～50%,5%～10% 的患者有复发。存活者中仍有部分患者残留偏瘫、失语、癫痫、智能低下等后遗症,甚至极少数维持于植物状态。

(王宝剑)

第二节 细菌性脑膜炎

一、概述

细菌性脑膜炎(bacterial meningitis)是由细菌感染(结核杆菌、布氏杆菌除外)所致的脑膜化脓性炎症。各个年龄段均可发病,以儿童最多见;患者常急性起病,主要表现为发热、头痛、畏光等,多有明显的脑膜刺激征和脑脊液异常改变。

细菌性脑膜炎在欧美国家的发病率为 4.6～10/10 万人,而发展中国家约为 101/10 万人。21 世纪之前,流感嗜血杆菌曾是儿童细菌性脑膜炎最常见致病菌,约占所有病例的 50%,但随着流感嗜血杆菌疫苗的应用,其发病率明显降低。目前,社区获得性细菌性脑膜炎主要的病原为肺炎链球菌(约 50%)、脑膜炎双球菌(约 25%)、B 族链球菌(约 15%)和单核细胞增多性李斯特菌(约 10%),而流感嗜血杆菌仅占细菌性脑膜炎的 10% 以下。

二、病因及发病机制

任何细菌感染均能引起脑膜炎,其病原菌与患者的年龄存在一定关系。

肺炎链球菌是 20 岁以上成年人脑膜炎患者最常见的病原体,约占报道病例数的 50%。许多因素可以导致患肺炎链球菌性脑膜炎的危险性增加,其中最重要的是肺炎链球菌性肺炎。其他危险因素包括急性或慢性鼻窦炎或中耳炎、酗酒、糖尿病、脾切除、低免疫球蛋白血症、补体缺乏及伴有颅底骨折及脑脊液鼻瘘的脑外伤等。

脑膜炎双球菌感染占全部细菌性脑膜炎病例的 25%(每年 0.6/100000),但占 20 岁以下病例数的 60%。皮肤出现瘀点或紫癜性损害可以特异性提示脑膜炎双球菌感染。一些患者呈暴发性起病,症状出现后几个小时内进展至死亡。感染可以由鼻咽部菌群引起,并呈无症状的带菌状态,但也可以引起侵害性的脑膜炎症。鼻咽部菌群是否会造成严重的脑膜炎症,取决于细菌的毒力和宿主的免疫状态,包括产生抗脑膜炎双球菌抗体的能力及补体通过经典途径和旁路溶解脑膜炎双球菌的能力。缺失补体任何成分包括裂解素的个体,均对脑膜炎球菌感染高度易感。

对于患有慢性或消耗性疾病,如糖尿病、肝硬化、酗酒及慢性泌尿系统感染等的患者,肠道革兰阴性杆菌正逐渐成为其罹患脑膜炎的主要致病菌之一。革兰阴性脑膜炎也可由神经外科手术引起,尤其是颅骨切除术是常见原因。

曾认为 B 族链球菌是新生儿脑膜炎的主要因素,但已有报道称 B 族链球菌可导致 50 岁以上患者发生脑膜炎。

单核细胞增多性李斯特菌正逐渐成为新生儿、孕妇、60 岁以上及存在免疫力低下人群患脑膜炎的主要病因。该种感染系摄入污染李斯特菌属的食物所致。通过污染的凉拌菜、牛奶、软奶酪及各种"即食"食品包括肉类熟食及未加工的热狗所传播的人类李斯特菌感染均见诸报道。

另外,颅脑手术后脑膜炎患者常见病原体亦包括克雷伯菌、葡萄球菌、不动杆菌和铜绿假单胞菌感染。

细菌主要通过血液循环进入脑膜,然后透过血—脑屏障而引起脑膜炎。脑膜炎球菌多在鼻咽部繁殖,肺炎链球菌多通过呼吸道或中耳感染、流感嗜血杆菌则先引起呼吸道感染,局部感染的细菌侵入血液循环后先发生菌血症,重症感染者可在皮肤、黏膜上出现斑疹,直径为 1 ~10mm,严重者会因并发肾上腺髓质出血和弥散性血管内凝血(DIC)而死亡。当病原菌透过血—脑屏障时即可引发化脓性脑膜炎。而克雷伯菌、葡萄球菌、铜绿假单胞菌等多通过手术、外伤等直接侵入颅内导致颅内细菌感染。

三、病理变化

细菌性脑膜炎感染初期仅有软脑膜和脑表浅血管充血扩张,随后炎症沿蛛网膜下腔蔓延,使大量脓性渗出物覆盖脑表面,也沉积于脑沟、脑裂、脑池、脑基底部、颅后窝、小脑周围和脑室腔内。随着炎症的加重,浅表软脑膜和室管膜被纤维蛋白渗出物所覆盖,逐渐加厚而呈颗粒状,形成粘连后影响脑脊液吸收及环流受阻,导致脑积水。在炎症晚期,脑膜增厚,易于出血,严重者并发脑炎;有的脑膜炎因脓性渗出物包绕血管,引起血管炎,造成脑梗死,也可造成静脉窦血栓形成、硬膜下积液、脑脓肿等。

镜检可见患者软脑膜充血,软脑膜及蛛网膜下腔内大量中性粒细胞渗出,有时还可见少量淋巴细胞、巨噬细胞和纤维素渗出,炎症细胞沿着皮质小血管周围的 Virchow—Robin 间隙侵入脑内,并有小胶质细胞反应性增生。在亚急性或慢性脑膜炎患者中可以出现成纤维细胞增生,故而蛛网膜粘连,软脑膜增厚,如,粘连封闭第四脑室的正中孔、外侧孔或者中脑周围的环池,就会造成脑室系统的扩大,形成脑积水。

四、临床表现

本病多急性起病,早期先出现畏寒、发热等全身症状,并迅速出现头痛、呕吐、畏光等,随后出现颈项强直、意识障碍。其中临床经典的三联征包括发热、头痛、颈项强直,另外意识障碍是成年患者最常见的表现之一;而年幼儿童则常表现为易激惹、淡漠、囟门凸出、进食差、发绀、眼睛瞪视及癫痫发作等。急性细菌性脑膜炎的临床特点及其出现的百分比,见表 1—1—1。

表1-1-1　细菌性脑膜炎的常见症状和体征及出现的百分比

症状	百分比
发热	75%～95%
头痛	80%～95%
畏光	30%～50%
呕吐	儿童90%,成年人10%
体征	
颈抵抗	50%～90%
意识障碍	75%～85%
Kernig 征	5%
Brudzinski 征	5%
神经系统局灶性体征	20%～30%
皮疹	10%～15%

Van 等报道了急性细菌性脑膜炎患者中颈项强直、发热、意识障碍等3项表现的出现率,在696例成年人化脓性脑膜炎患者中,44%的患者同时出现,如3种表现均不存在则可基本排除化脓性脑膜炎的诊断,其敏感性达99%。另外,颈抵抗这一最常见的体征也仅占所有患者的50%～90%,在有意识障碍的患者中更不容易查出。同时,颈抵抗也常见于蛛网膜下腔出血、破伤风或其他合并高热的脑内感染患者。但在普通内科非脑膜炎住院患者中,有13%的成年人、35%的老年人出现颈抵抗。在肯尼亚一项针对儿童的研究中,40%(30%～76%)出现颈抵抗的患者最后诊断为化脓性脑膜炎。即使增加 Kernig 征或者 Brudzinski 征检查也不能增加诊断的敏感性,因为前两者的敏感性均不到10%。

所有患者中15%～30%出现神经系统局灶性体征或癫痫发作,但这些表现也可见于结核性或隐球菌性脑膜炎中。10%～15%的细菌性脑膜炎患者可出现皮肤瘀点或者紫癜。大多数皮疹与脑膜炎球菌感染有关,仅有少部分患者见于肺炎球菌、葡萄球菌或流感嗜血杆菌感染时,部分患者特别是脑膜炎球菌感染的患者可出现感染后关节炎。

细菌性脑膜炎可伴多种颅内合并症,如婴幼儿的慢性硬膜下积液、成年人的硬膜下脓肿,以及脑脓肿、脑梗死等。

五、辅助检查

1.常规检查　急性期患者血液中白细胞增多,以中性粒细胞为主,可达80%～90%,血沉加快。病变初期未经治疗时的血涂片可见病原菌,血培养大多可查到阳性结果。

2.脑脊液检查　细菌性脑膜炎的脑脊液检查具有白细胞增多、葡萄糖降低和蛋白质增高等特点。腰椎穿刺可发现颅内压增高,脑脊液外观浑浊或呈脓性,常规检查白细胞增多,一般在(250～10000)×10^6/L,以中性粒细胞为主;蛋白增高,通常超过 1g/L,而糖和氯化物降低;脑脊液 pH 降低,乳酸、LDH、溶菌酶含量以及免疫球蛋白 IgG、IgM 均明显增高。脑脊液培养是确诊的金标准。

脑脊液培养发现病原菌的概率较高,社区获得性细菌性脑膜炎需做需氧培养,而神经外科术后脑膜炎时厌氧培养显得就尤为重要。一项875例细菌性脑膜炎的研究中,在给予抗生素治疗前脑脊液培养的阳性率达85%,其中流感嗜血杆菌性脑膜炎阳性率96%、肺炎球菌性脑膜炎阳性率87%、脑膜炎球菌性脑膜炎阳性率80%;但腰椎穿刺前已经给予抗生素治疗的患者,脑脊液培养阳性率则降低到62%。另一项来自巴西3973例细菌性脑膜炎的报道则显示,应用抗生素前脑脊液培养的阳性率仅为 67％。尽管脑脊液培养阳性率高且意义重大,但培养并鉴定致病菌常需 48h,故仍需其他快速的检测方法。

脑脊液革兰染色可以快速鉴定怀疑细菌性脑膜炎患者的致病菌,社区获得性脑膜炎患者检查致病菌的阳性率为 60％～90％,特异性大于 97％,但针对不同病原菌其阳性率差别很大。肺炎链球菌阳性率为 90％、流感嗜血杆菌阳性率为 86％、脑膜炎球菌阳性率为 75％、革兰阴性杆菌阳性率为 50％、单核细胞增多性李斯特菌阳性率约为 33％。

3.病原菌抗原检查 采用特异性病原菌抗原的测定更有利于确诊。对流免疫电泳法检测抗原对流脑 A、C 族、肺炎链球菌和流感嗜血杆菌脑膜炎脑脊液中多糖抗原阳性检出率达 80％以上。乳胶颗粒凝集试验可用于测定肺炎链球菌型脑膜炎和流脑患者脑脊液中多糖抗原,但检查前给予抗生素治疗会导致阳性率明显降低。

4.头颅 CT 检查 对于急性细菌性脑膜炎的诊断,CT 提供的特异性信息极少。在病变早期多无阳性发现,病变进展期患者可以出现基底池、脉络膜丛、半球沟裂等部位密度增高。合并脑炎时可见脑实质内局限性或弥漫性低密度灶,以额叶常见。增强扫描可见脑膜呈带状或脑回状强化。后期由于蛛网膜粘连,出现继发性脑室扩大和阻塞性脑积水,并发硬膜下积液,于颅骨内板下呈新月形低密度灶。

5.头颅 MRI 检查 MRI 在发现病变、明确病变范围及受累程度明显优于 CT 检查。正常脑膜 MRI 表现为非连续的、薄的短线状低信号结构,MR 平扫对脑膜显示不敏感,增强后硬脑膜因缺乏血－脑屏障可被强化,表现为薄而不连续的线状强化。细菌性脑膜炎所致脑膜强化与脑膜炎感染方式和程度有关。血源性感染主要表现软脑膜－蛛网膜下腔型强化,而外伤或术后导致的脑膜炎则主要表现为硬脑膜－蛛网膜下腔强化,与硬膜外炎症直接累及有关。另外 MRI 可表现为脑实质的长 T_1、长 T_2 改变,与炎性渗出刺激血管导致血管痉挛或者血栓形成有关。脑皮质的梗死引起脑膜结构的破坏,加速脑炎和脓肿在软脑膜下皮质和邻近脑白质的形成,表现为局限性脑组织水肿和占位效应。

六、诊断

根据急性起病,出现发热、头痛、颈项强直等临床表现,结合脑脊液中以中性粒细胞为主的化脓性炎症改变,一般不难诊断。但对于老年人或婴幼儿脑膜刺激征不明显的病例,应给予高度注意,必要时需多次腰穿检查。

七、鉴别诊断

急性细菌性脑膜炎需要与结核性、真菌性和病毒性脑膜炎、脑炎、脑脓肿等疾病相鉴别,在诊断为细菌性脑膜炎后则应尽快明确其具体致病菌。

肺炎链球菌、流感嗜血杆菌和脑膜炎球菌是最常见的急性细菌性脑膜炎的病因。然而,另外一些感染也可导致具有类似临床表现的脑膜炎,见表 1－1－2。这些感染常与特殊人群有关,如猪链球菌是东南亚地区最常见的细菌性脑膜炎病因,但在其他地区罕见。HIV 感染是影响急性脑膜炎病因的重要因素。肺炎链球菌是 HIV 感染患者出现急性细菌性脑膜炎的最常见原因,但结核杆菌、新型隐球菌在 HIV 感染患者中也较常见,并且单靠临床表现很难将其鉴别开。该两类疾病所致脑膜炎症状多于发病后数天及数周出现,但也有部分患者会出现暴发性疾病,并出现明显颈抵抗和快速进展到昏迷。

表1-1-2 脑膜炎的常见感染病源及地域分布

细菌性	
肺炎链球菌(最常见病因,与HIV感染相关)	
流感嗜血杆菌B型	
脑膜炎球菌(血清型A、W-135、C、X型等在非洲多见;血清B、C型在欧洲、北美、澳大利亚和东亚多见)猪链球菌	
(东南亚最常见病因)	
金黄色葡萄球菌(不常见)	
B组链球菌(新生儿常见病因)	
单核细胞增多性李斯特菌(新生儿、老年人、免疫功能障碍者多见)	
非斑疹伤寒沙门菌(多见于非洲HIV感染人群)	
结核杆菌(HIV感染者多见)	
苍白密螺旋体	
真菌	
新型隐球菌	
寄生虫	
广州管圆线虫和棘颚口线虫(多见于东南亚,为嗜酸性脑膜炎)	
犬弓蛔线虫(遍布世界)	
病毒	
疱疹病毒(单纯疱疹和水痘-带状疱疹)	
肠病毒	

八、治疗

一旦怀疑为细菌性脑膜炎,应尽可能快的给予抗菌治疗。首先要选择敏感抗生素给予足量足疗程治疗,另外治疗感染性休克、维持血压和电解质平衡、防止脑疝等对症支持治疗同样重要。发现脑膜炎球菌感染应及时上报传染病,并及时将患者转入传染科或传染病院治疗。

1. 抗生素治疗

(1)抗生素的选择(表1-1-3):抗生素的选择由感染的病原体决定,但绝大多数细菌性脑膜炎急性期治疗都根据经验选择抗生素,患者的年龄和病史尤为重要;如病原菌暂时不能明确,则应先选用广谱抗生素。一旦培养出病原菌,则需要尽快根据培养和药敏结果调整抗生素,并根据病原菌和病情按计划完成全部疗程。治疗化脓性脑膜炎的理想药物应具备3个条件:①容易透过血-脑屏障;②杀菌力强;③不良反应小。血-脑屏障通透性与药物的理化性质有关,低分子量、低离子化和脂溶性药物容易通过血-脑屏障。应该注意的是,脑膜发生炎症时血-脑屏障被破坏,抗菌药物也容易透入而起效,随着炎症改善血-脑屏障逐渐恢复,进入脑脊液的药量也会相应减少,所以在疾病好转过程中不宜减少给药量。

表1-1-3 在细菌性脑膜炎及局灶性中枢神经系统感染中应用的经验性抗生素

适应证	抗生素
新生儿	氨苄西林+头孢噻肟
1～3月龄的婴儿	氨苄西林+头孢噻肟或头孢曲松
>3月龄至<60岁应用免疫功能健全者	头孢噻肟或头孢曲松+万古霉素
>60岁或者伴有酗酒等其他代谢性疾病的任何年龄患者	氨苄西林+头孢噻肟或头孢曲松+万古霉素
院内获得性脑膜炎,外伤后或神经外科术后继发性脑膜炎,中性粒细胞减少患者,或伴有细胞介导的免疫功能缺损患者	氨苄西林+头孢他啶+万古霉素

社区获得性细菌性脑膜炎的常见病原菌为肺炎链球菌和脑膜炎双球菌。故在未确定病原体之前,对于年龄>3个月的患儿可给予广谱头孢霉素(头孢噻肟或头孢曲松)治疗,这类抗生素治疗谱包括脑膜炎双球菌、肺炎链球菌、B族链球菌和嗜血流感杆菌,并且血－脑屏障通过率高。头孢吡肟为广谱的第四代头孢菌素,在体外对肺炎链球菌、脑膜炎双球菌的抗菌活性与头孢曲松或头孢噻肟相似,并且对肠道菌属和铜绿假单胞菌有更强的活性。在临床试验中,头孢吡肟治疗青霉素敏感的肺炎球菌和脑膜炎双球菌性脑膜炎疗效与头孢噻肟相当,但对于由对青霉素及头孢菌素耐药的肺炎球菌、肠道菌属及金黄色葡萄球菌所致的脑膜炎疗效尚未被确立。而对于年龄<3个月的患儿、60岁以上老年人及怀疑有细胞介导的免疫功能损害(如慢性疾病、器官移植术后、恶性肿瘤、应用免疫抑制药等)的患者,经验治疗则首选氨苄西林,以增强对可能的单核细胞增生性李斯特菌的杀菌性。治疗革兰阴性球菌的有效抗生素也是头孢噻肟和头孢曲松,氨基糖苷类抗生素可以作为合并用药。院内获得性脑膜炎,特别是神经外科手术后继发性脑膜炎,最常见的病原菌是葡萄球菌和革兰阴性菌。在这些患者中经验性治疗应联用万古霉素和头孢他啶。头孢他啶是头孢菌素中唯一对中枢神经系统中金黄色葡萄球菌感染有足够活性的药物,故接受神经外科手术或者中性粒细胞减少的患者,应用头孢他啶取代孢曲松或头孢噻肟。美罗培南是一种碳青霉烯类抗生素,在体外试验中对单核细胞增多性李斯特菌有很强的抗菌活性,并已证实对金黄色葡萄球菌性脑膜炎有效,对青霉素耐药的肺炎球菌也有很好的效果。在试验性肺炎球菌性脑膜炎脑脊液培养中,美罗培南与头孢曲松疗效相当,但逊于万古霉素。应用美罗培南治疗脑膜炎的临床试验的患者数量尚不能完全说明该种抗生素的效果有效。

(2)抗生素的使用疗程:抗生素治疗的疗程亦取决于病原体。对于肺炎链球菌和流感嗜血杆菌,一般建议10~14d治疗;对于脑膜炎球菌,7d治疗即可;对于单核细胞增多性李斯特菌和B族链球菌,则需要14~21d抗生素治疗;而革兰阴性杆菌,则至少需要3周以上治疗才能治愈。

(3)抗生素的使用剂量和频次表1－1－4。

表1－1－4 治疗细菌性脑膜炎主要的抗生素使用剂量和频次

	儿童用量(≤14岁)	成年人用量(>14岁)	用法	备注
头孢曲松	100mg/(kg·d)(l/d)	2g/d(1/d)	肌内注射或静脉	首选
头孢噻肟	225~300mg/(kg·d)(3~4/d)	8~12g/d(4~6/d)	肌内注射或静脉滴注	与头孢曲松类似
青霉素	0.3mU/(kg·d)(4~6/d)	24mU/d(6/d)	静脉滴注	大多数流感嗜血杆菌耐药,肺炎链球菌的耐药性也在增加
氨苄西林或阿莫西林	300mg/(kg·d)(4/d)	12g/d(6/d)	肌内注射、静脉注射或口服	耐药性同青霉素,主要用于李斯特菌感染
氯霉素	100mg/(kg·d)(4/d)	100mg/(kg·d)(4/d)	肌内注射、静脉滴注或口服	流感嗜血杆菌及肺炎链球菌中耐药性较高
万古霉素	40mg/(kg·d)(2~4/d)	2g/d(2~4/d)	静脉滴注	主要用于葡萄球菌感染
头孢他啶	50mg/(kg·d)(2~3/d)	4~6g/d(3/d)	静脉滴注	主要用于杆菌感染

2. 地塞米松的使用 糖皮质激素具有抗炎和抑制炎性因子作用,故部分学者主张在治疗细菌性脑膜炎时给予激素治疗以降低患者神经损伤和耳聋的发生,但由于激素的免疫抑制作用,使其在化脓性脑膜炎治疗中是否应用的问题一直未有定论。两项针对激素治疗化脓性脑膜炎的 meta 分析相异,与其入组病例资料有关,但也显示出激素治疗细菌性脑膜炎的不确定性。

激素疗效的不同可能与患者感染的病原菌有关。研究显示激素治疗流感嗜血杆菌的疗效较好,而治疗肺炎链球菌脑膜炎疗效则不肯定。通常应在给予抗生素前 20min 给予地塞米松,其原理是在巨噬细胞和小胶质细胞受到内毒素活化作用之前应用,才能抑制肿瘤坏死因子(TNF)的产生。若 TNF 已被诱导产生,地塞米松则无法发挥这种作用。地塞米松可能会减少万古霉素进入脑脊液,且在肺炎链球菌性脑膜炎实验模型中发现会延迟脑脊液的无菌化。所以,在使用万古霉素时是否使用地塞米松应权衡其利弊。

目前应用激素治疗细菌性脑膜炎有不同方案。常用的是 0.4mg/kg 地塞米松,每 12h 给药一次连用 2d;或者 0.15mg/kg,每 6h 给药一次,连用 4d。大剂量短程治疗可以取得较好效果而又能降低激素副作用,是目前激素应用的主要方法。

3. 对症支持治疗 在选择合适抗生素的同时,应该尽快完善相关检查,明确患者合并疾病,并给予临床评估,根据患者情况及时给予对症支持治疗,包括:①对于高颅压的患者应及时给予脱水降颅压治疗;②保证呼吸道通畅,必要时给予气管内插管;③保证水、电解质和酸碱平衡,尤其患者合并高热或应用脱水药物时应记出入量,给予常规监测;④加强护理,并做好密切接触者的预防,防止交叉感染(表 1—1—5)。

表 1—1—5 对与患者密切接触者的预防

B 族流感嗜血杆菌
①所有家族接触者都应该给予利福平治疗,20mg/(kg·d)治疗 4d。最大剂量 600mg/d
②既往未应用疫苗的年龄在 12~48 个月的婴儿应给予 1 次疫苗预防
③既往未应用疫苗的年龄在 2~11 个月的婴儿应给予 3 次疫苗预防
脑膜炎球菌感染
①利福平:成年人剂量 600mg,每日 2 次,口服,连用 2d;儿童剂量 10mg/kg
②头孢曲松:成年人剂量 250mg,每日 1 次,静脉注射;儿童剂量 125mg
③环丙沙星:成年人给予 500mg,每日 1 次,口服;儿童慎用
肺炎球菌脑膜炎
不推荐常规给予抗生素预防
其他类型化脓性脑膜炎
不需要给予预防治疗

九、预后

流感嗜血杆菌、脑膜炎双球菌及 B 族链球菌性脑膜炎的病死率为 3%~7%,单核细胞增多性李斯特菌性脑膜炎为 15%,肺炎链球菌性脑膜炎为 20%。总体上,细菌性脑膜炎患者死亡风险若合并如下情况下会增加:①就诊时已有意识水平下降;②就诊 24h 内有癫痫发作;③颅内压升高;④年幼(婴儿)或年龄>50 岁;⑤合并有危重情况如休克和(或)需要机械通气;⑥

治疗不及时。脑脊液葡萄糖水平低(<2.2mmol/L)及脑脊液蛋白含量过高(>3g/L)提示预后不佳,病死率升高。幸存者中大约25%会有中度或重度后遗症,常见的后遗症包括智能减退、记忆受损、癫痫发作、听力减退及眩晕和步态异常。

鉴于改善细菌性脑膜炎的预后很大程度上取决于能否及时给予敏感抗菌药物治疗,故在治疗过程中应密切观察患者病情变化,特别注意患者体温波动、意识情况、血液白细胞数量等变化。如经验用药3d以上仍无缓解,则应该重新评估目前诊断及应用的抗生素,及时更换抗菌药物治疗。

(王宝剑)

第三节　结核性脑膜炎

一、概述

结核性脑膜炎(tuberculous meningitis,TBM)是结核杆菌导致脑膜和脊髓膜非化脓性炎症。各个年龄段均可发病,以青少年最多;患者亚急性或慢性起病,出现发热、头痛、脑膜刺激征及神经功能缺损症状等。

全球结核性脑膜炎的平均发病率为1.37/10万人,其中发病率最高的国家依次为印度、中国、印度尼西亚、尼日利亚和南非。我国结核性脑膜炎的发病率为0.34~3.19/10万人,19世纪80年代发病率曾逐渐降低。但近年来随着耐药菌的出现以及HIV感染患者的增加,目前结核性脑膜炎在包括我国在内的世界范围内重新呈现上升趋势。

二、发病机制

结核性脑膜炎占全身性结核病的6%左右,绝大多数病例是由人型结核分枝杆菌致病,少数病例是由牛型结核分枝杆菌所致。通常通过血液播散后在脑膜和软脑膜下种植,形成结核结节,之后结节破溃,大量结核菌进入蛛网膜下腔,形成粟粒性结核或结核瘤病灶,最终导致结核性脑膜炎。另外部分患者由于颅骨或脊柱骨结核病灶直接破入颅内或椎管内而发病。患者免疫力低下或发生变态反应是造成结核性脑膜炎的重要条件。

三、病理生理

结核性脑膜炎的病理生理机制,见图1—1—1。结核杆菌进入蛛网膜下腔后引起局灶性T淋巴细胞依赖性免疫应答,以导致干酪样肉芽肿炎性反应为特点。肿瘤坏死因子—α(TNF—α)在其中发挥重要作用。研究显示,脑脊液(CSF)中TNF—α*度与疾病的严重程度密切相关,给予抗生素或抗TNF—α抗体能够改善结核性脑膜炎模型兔的预后。

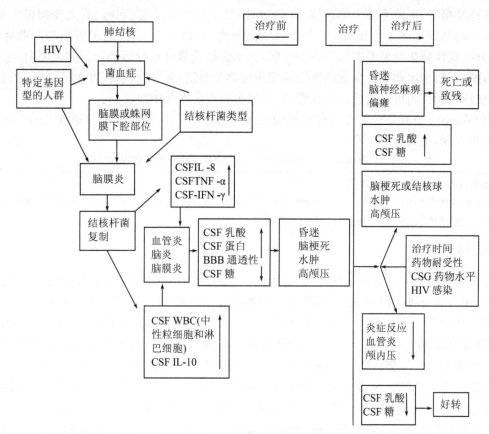

图 1－1－1　结核性脑膜炎病理生理模式

IL＝白介素；IFN＝干扰素；WBC＝总白细胞；BBB＝血－脑屏障

　　结核性脑膜炎的主要病理变化在软脑膜上，亦常伴有轻重程度不一的脑实质炎症或是结核病灶。患者软脑膜和蛛网膜下腔内有大量炎性渗出物，主要为单核细胞、淋巴细胞和纤维素，在病情进展的结核性脑膜炎中常见有结核性肉芽肿，病灶中心是干酪样坏死，周围是上皮细胞、朗格汉斯多核巨细胞和淋巴细胞浸润，并可见有成纤维细胞增生。此外，小动脉可见血管周围炎和动脉内膜炎性增生，部分病例有血栓形成和脑组织软化。

四、临床表现

　　结核性脑膜炎患者前驱症状包括周身不适、疲劳、食欲减退、体重减轻、发热、肌痛等非特异性症状。

　　结核性脑膜炎主要累及外侧裂、大脑基底池、脑干和小脑，并由此引发相应临床表现。①由于炎性渗出物阻塞脑脊液循环从而导致脑积水及压迫脑神经；②炎性肉芽肿常融合成为结核球并在不同部位导致不同神经功能缺损；③闭塞性血管炎可导致脑梗死及卒中样症状。这些症状的严重程度与颅内炎症反应情况有关，并与患者预后密切相关。

　　故患者发病早期表现为头痛（96％）、发热（91.1％）、颈项强直（91.1％）和呕吐（81.2％）等，但是在老年患者中，其脑膜炎症状并不是很突出。随着病情进展，患者逐渐出现神经系统功能缺失症状。其中73.5％的患者出现高颅压，主要由于交通性脑积水所致；10％～47.4％的患者发生抽搐，主要为结核病变对大脑皮质直接刺激及脑水肿引起；20％～31.5％的患者出现脑神经损害,主要为渗出物包绕、压迫所致,其中以视力减退、面瘫、听力受损最为常见;11.3%~45%的患者发生偏瘫,多由于动脉炎所致;8.2%~19.2%的患者出现四肢瘫或截瘫;部分结核性脑膜炎患者表现不典型症状,如基底核受累会导致运动障碍,13.3%的患者可出现震颤、不自主运动等。少数结核性脑膜炎可累及脊髓,常导致截瘫,发生率低于10%。另外,结核性脑膜炎尚可以造成代谢异常,50%的患者可出现低钠血症。

以 Glasgow 昏迷评分和是否存在神经系统局灶性体征为标准,结核性脑膜炎的严重程度可以分为3期,见表1-1-6。

表1-1-6 英国医学研究委员会修订的结核性脑膜炎严重程度分级标准

Ⅰ期:意识清醒,无神经系统定位体征
Ⅱ期:Glasgow 昏迷评分10~14分,伴或不伴局灶性神经系统定位体征;或 Glasgow 评分15分,伴神经系统定位体征
Ⅲ期:Glasgow 评分低于10分,伴或不伴有神经系统定位体征

五、辅助检查

1. 脑脊液检查 常规及生化检查:①外观。无色透明或微混,静置24h后约50%可见薄膜形成(因析出纤维蛋白所致)。②细胞。白细胞呈中度增加,大多数(10~500)×10⁶/L,个别可达1000×10⁶/L;分类示以淋巴细胞为主,但早期可见多核细胞增多。③糖。大多明显降低,通常在 2.22mmol/L 以下。Donald 强调如 CSF 糖浓度低于血糖的0.4则对诊断结核性脑膜炎更有意义。④蛋白质。一般在 1~5g/L,晚期有椎管梗阻者可高达 10~15g/L,并出现 CSF 黄变。⑤氯化物。早期常明显降低,可能与患者血清中氯化物降低有关。⑥乳酸盐。CSF 中乳酸盐的含量是鉴别细菌性脑膜炎和病毒性脑膜炎的重要方法,通常以 0.3g/L(儿童)和 0.35g/L(成年人)为鉴别浓度,结核性脑膜炎患者 CSF 中乳酸盐明显增高。

脑脊液病原学检查:①细菌培养和抗酸染色涂片镜检。传统方法特异性高,但阳性率较低,涂片镜检阳性率仅为 15%~30%,而结核杆菌培养的阳性率仅为 30%~40%,且耗时长,很难满足临床诊断要求。Kennedy 等通过 Ziehl-Neelsen 染色显示能提高发现结核杆菌敏感性到80%,使得病原学检查再次受到关注。②聚合酶链反应(PCR)。通过基因扩增方式检测结核基因序列,敏感性 91%~95%,特异性 100%,准确性 95%~98.4%。一项针对 PCR 诊断结核性脑膜炎的 meta 分析显示,其敏感性为 56%(95%CI 为 46~66)、特异性为 98%(95%C1 为 97~99),结果显示该方面的敏感性仍然偏低,并不明显优于病原学检查。对病原学检查和 PCR 技术进一步观察发现,治疗前应用 Ziehl-Neelsen 染色和 PCR 技术诊断结核性脑膜炎的敏感性分别为 52%和38%,治疗 5~15d 后两种检查方法分别为 2%和28%。结果提示在治疗前应用 Ziehl-Neelsen 染色较为恰当,而治疗后应用 PCR 技术更合适。

2. X 线胸片或胸部 CT 检查 约50%的结核性脑膜炎患者有活动性肺结核或者陈旧肺结核征象,其中粟粒性结核强烈提示患者可能合并多脏器病灶。故怀疑该病时,应尽快完善相关检查。

3. 影像学检查 头颅 CT 对于结核性脑膜炎的诊断无特异性。Kumar 的研究显示结核性脑膜炎常表现为颅底脑膜增强、脑积水、结核瘤及脑梗死等,并发现颅底脑膜增强加上结核瘤对于结核性脑膜炎诊断的敏感性达 89%、特异性达 100%。脑 MRI 检查比 CT 更为敏感,可以清楚的显示脑干和小脑病理改变、结核瘤、梗死及脑膜增强情况,但是亦无特异性改变。隐球菌性脑膜炎、病毒性脑炎、脑膜转移瘤、淋巴瘤等在影像学上与结核性脑膜炎有时很难

鉴别。

六、诊断

结核性脑膜炎的诊断需要结合患者病史、头痛、脑膜刺激征及 CSF 改变等可作出诊断；但由于结核性脑膜炎患者症状常不典型，且病情进展后病死亡率高，故对于不能除外的患者应多次、多方式完善相关检查以免漏诊。

对结核性脑膜炎患者特点进行分析显示，有 5 项特点提示为结核性脑膜炎：①症状超过 6d；②视神经炎；③局灶性神经功能缺损；④运动异常；⑤脑脊液中性粒细胞数量低于淋巴细胞数量的 50%。符合其 2 项时诊断的敏感性为 98%、特异性为 44%；符合其中 3 项及以上指标时特异性可达 98%。Thwaites 等亦建立了一个结核性脑膜炎诊断指标（表 1-1-7），对结核性脑膜炎的诊断敏感性达 86%、特异性达 79%。

表 1-1-7 结核性脑膜炎的诊断指标

参数	分数
年龄	
≥36 岁	2
<36 岁	0
血液白细胞计数	
≥15000×10^6/L	4
<15000×10^6/L	0
病史	
≥6d	5
<6d	0
脑脊液白细胞总数	
≥750×10^6/L	3
<750×10^6/L	0
CSF 中性粒细胞	
≥90%	4
<90%	0

诊断指标：总分≤4 支持结核性脑膜炎；总分>4，不支持结核性脑膜炎诊断

七、鉴别诊断

主要和隐球菌性脑膜炎、病毒性脑膜炎、细菌性脑膜炎、脑膜癌病、淋巴瘤等相鉴别。

八、治疗

对于结核性脑膜炎的治疗原则是：早期治疗、联合用药、足够剂量和疗程、分阶段治疗。

1. 抗结核治疗　联合用药应首选杀菌药、配用抑菌药，分阶段治疗指分别给予强化期治疗和巩固期治疗，总疗程 9~12 个月。常用的杀菌药有异烟肼（H）、利福平（R）、链霉素（S）和吡嗪酰胺（Z）四种；抑菌药有乙胺丁醇（E）。儿童因乙胺丁醇有视神经毒性、孕妇因链霉素有

听神经毒性,故尽量不应用。目前研究认为异烟肼是不可缺少的一种抗结核药物。主要的一线药物及其用法,见表1—1—8。

表1—1—8　ATS/IDSA/CDC委员会治疗指南(2003)

药物	成年人日用量	儿童日用量	用药途径	用药时间	作用
异烟肼(H)	5mg/(kg·d)	10~15mg/kg	qd,p.o	9~12个月	细胞内外杀菌
利福平(R)	10mg/(kg·d)	10~20mg/kg	qd,p.o	9~12个月	细胞内外杀菌
吡嗪酰胺(Z)	40~55kg:1000mg 56~75kg:1500mg 76~90kg:2000mg	20~30mg/kg	tid,p.o	2个月	细胞内杀菌
乙胺丁醇(E)	40~55kg:800mg 56~75kg:1200mg 76~90kg:1600mg	15~20mg/kg	qd,p.o	2个月	抑菌药
链霉素(S)	750mg	20~30mg/kg	qd,i.m	3~6个月	细胞外杀菌

注:ATS=美国胸科协会;IDSA=美国感染性疾病协会;CDC疾病控制中心

一般主张应至少选用3种药物联合治疗,常用异烟肼、利福平和吡嗪酰胺。其中异烟肼在治疗前2周起主要作用,因为异烟肼主要作用于快速复制期的结核杆菌;随后利福平和吡嗪酰胺起主要作用,利福平主要作用于低复制或无复制的结核杆菌,而吡嗪酰胺则作用于对细胞内的结核杆菌。1期患者可给予3HRZ/7HR方案治疗,即应用异烟肼、利福平加吡嗪酰胺治疗3个月后,继续给予异烟肼、利福平治疗7个月。2期或3期患者则可给予3HRZS/7HRE方案,即给予异烟肼、利福平、吡嗪酰胺加链霉素治疗3个月后,继续给予异烟肼、利福平和乙胺丁醇治疗7个月。治疗过程中应注意药物副作用,包括肝功能异常(异烟肼、利福平和吡嗪酰胺)、多发性神经炎(异烟肼)、视神经炎(乙胺丁醇)、癫痫发作(异烟肼)和耳聋性(链霉素)等。为预防异烟肼引起的多发性神经炎,可治疗同时给予维生素B_6。

2.糖皮质激素治疗　在足量应用抗结核治疗的基础上,应用糖皮质激素可降低结核性脑膜炎患者粘连性蛛网膜炎和椎管梗阻等并发症的发生率,并减轻脑水肿。既往研究结果显示能改善患者生存率,其治疗方法包括:成年人应用地塞米松治疗,用法是第1周0.3mg/(kg·d),i.v、第2周0.2mg/(kg·d),i.v、第3周0.1mg/(kg·d)p.o、第四周3g/d p.o,并在第5周逐渐减药到停药。儿童给予泼尼松治疗,用法是4mg/(kg·d)p.o,连用4周,第5周逐渐减量并停药。

重症患者还可以给予鞘内注射地塞米松5~10mg、α糜蛋白酶4000U、透明质酸酶1500U,每周3次,以防治颅内粘连。

3.多药耐受性结核性脑膜炎的治疗　如果结核性脑膜炎患者患病之前与多药耐受性肺结核患者有密切接触史或者尽管给予足量治疗但患者临床症状几乎无变化,则应考虑为多药耐受性结核性脑膜炎。2007年的资料显示,当年全球约有50万病例为多药耐受性结核性脑膜炎患者,且在HIV感染患者中更为普遍。对于这部分患者的治疗,建议一般起始即使用五种药物联合治疗(表1—1—9)。

表1-1-9　多药耐受性结核性脑膜炎的治疗策略

药物	用法	最大剂量
强化治疗期:4个月		
阿米卡星或卡那霉素	静脉注射或肌内注射 15～30mg/kg	1000mg
乙硫异烟胺	15～20mg/kg	1000mg
吡嗪酰胺	20～30mg/kg	1600mg
氧氟沙星	7.5～15mg/kg	800mg
乙胺丁醇或环丝氨酸	10～20mg/kg	1000mg
巩固治疗期:12～18个月		
乙硫异烟胺	5～10mg/kg	750mg
氧氟沙星	7.5～15mg/kg	800mg
乙胺丁醇或环丝氨酸	10～20mg/kg	1000mg

九、预后

结核性脑膜炎患者的预后主要与是否能够及早规范治疗密切相关,另外受患者年龄、病情及颅内高压严重程度、脑神经受累情况以及是否合并其他部位感染等影响。Ramachandram 等发现治疗起始时间不同预后差异很大,1 期患者病死率为 9%,2 期患者病死率为 25%,3 期患者病死率为 73%,故早期规范治疗是非常必要的。

(王宝剑)

第四节　隐球菌性脑膜炎

隐球菌性脑膜炎是由新型隐球菌感染脑膜和脑实质所致的中枢神经系统的亚急性或慢性炎症性疾病,是深部真菌病中较常见的一种类型。

一、流行病学

1. 非艾滋病并发的隐球菌感染　在艾滋病流行之前,新型隐球菌感染是系统性真菌感染的一个少见病因,仅侵犯免疫受损的患者,如白血病、器官移植、皮质激素治疗或免疫抑制治疗的患者。一项 306 例非艾滋病感染隐球菌的患者研究,发现 28% 使用激素,18% 器官移植,18% 慢性器官功能衰竭(肝、肺和肾),18% 恶性肿瘤,13% 风湿性疾病。20 世纪 70 年代以来,随着全球各种器官移植数量的增加以及采取免疫抑制治疗肿瘤和其他系统性疾病的发展是非艾滋病患者隐球菌感染增加的主要原因之一。

据统计有 2.6%～5% 的移植患者发生隐球菌感染,其中中枢神经系统感染的比率为 25%～72%。隐球菌感染的器官移植患者的病死率为 10%～25%,而累及神经系统时的死亡率约为 40%。

1992—1994 年美国对 4 个地区 1250 万人进行了隐球菌感染的社区流行病学调查,结果显示非艾滋病患者隐球菌感染的年发病率为 0.2～0.9/100000。

2. 艾滋病并发的隐球菌感染　艾滋病流行于 20 世纪 80 年代以后,随着艾滋病患者的不断增多,美国、欧洲和澳大利亚的学者相继发现隐球菌感染是艾滋病患者最主要的机会性感染之一。据统计5%～10%的艾滋病患者患有隐球菌感染。20世纪90年代中期,随着氟康唑广泛用于念珠菌病,以及高效抗反转录病毒疗法的出现和应用,发达国家隐球菌感染的年发病率显著下降。在美国的亚特兰大,艾滋病患者中隐球菌感染的发病率从1992年66/1000人下降到2000年的7/1000人。

但在非洲和东南亚等发展中国家,艾滋病患者中隐球菌感染比欧美等发达国家更为严重。泰国1994—1998年,确诊的艾滋病患者中19%患有隐球菌感染。在南部非洲,新型隐球菌脑膜炎目前已成为社区获得性脑膜炎最常见的病因,占确诊脑膜炎的20%～45%,高于结核性和细菌性脑膜炎。因此在艾滋病患者中防治隐球菌感染仍是一个长期艰苦的工作。

二、病原学

新型隐球菌是一种广泛存在于土壤中的圆形或卵圆形形状的溶组织酵母型真菌,菌体直径4～6μm,易在干燥的碱性和富含氮类物质的土壤中繁殖,特别是在含有鸽子、火鸡和其他鸟类粪便的土壤中。含有致病菌的尘土是人类新型隐球菌感染的主要传染源。在健康人群的皮肤和胃肠道也可以分离出新型隐球菌,但其并不致病。新型隐球菌在适宜生长的人体组织内迅速以出芽的方式进行繁殖,体积可以增大到7～20μm,并形成荚膜,致病力和耐药性显著增加,在此繁殖过程中不形成菌丝和孢子。

目前致病性隐球菌有两种类型,C. neoformans 和 C. gattii,5种血清型(以荚膜多糖为抗原分为A型、B型、C型、D型及AD型)。其中C. neoformans 的血清型包括A型、D型以及AD型,C. gattii 则包括B型、C型(表1-1-10)。C. neoformans 广泛分布于世界各地的土壤和鸟类中,与免疫力低下的患者的发病相关,据统计所有艾滋病患者并发的隐球菌感染都是由该种病原菌引起。其中临床最常见的类型是C. grubii(血清型A型),世界范围内超过95%的隐球菌感染病例与之有关;C. neoformans(血清型D型)所致病例仅出现在一些欧美国家,如丹麦、德国、意大利、法国、瑞士和美国。截至目前,C. gami(血清型B型、C型)的分布与桉树一致,主要分布在热带和亚热带地区,如澳大利亚、东南亚、非洲中部以及美国的热带、亚热带地区,主要侵犯免疫功能正常的人体。

表1-1-10　目前致病性隐球菌的分类

名称	变异型	血清型	分子型
Cryptococcus neoformans	Grubii	A	VNⅠ、VNⅡ
	neoformans	D	VNⅣ
	—	AD	VNⅢ
Cryptococcus gattii	—	B C	VGⅠ、VGⅡ、VGⅢ、VGⅣ

三、发病机制

细胞免疫是人体抵御新型隐球菌感染的最重要的机制。新型隐球菌脑膜炎通常发生在机体细胞免疫功能降低的情况下,特别是恶性肿瘤、糖尿病、严重烧伤、器官移植、自身免疫性疾病和艾滋病患者,长期使用肾上腺皮质激素、滥用抗生素、大剂量免疫抑制和抗肿瘤制剂治疗是新型隐球菌脑膜炎的高危因素。

新型隐球菌可经呼吸道、消化道进入人体，偶可经外伤后的皮肤组织的伤口直接侵入。其中新型隐球菌随灰尘进入人体呼吸道是最主要的感染途径。

正常人吸入少量隐球菌后，可迅速被清除，大量吸入后则可在人体内形成带有荚膜的致病性隐球菌，可在肺部形成胶胨状的结节性病灶。许多情况下，隐球菌能够在淋巴结或肺部病灶中保持静止数年，当机体细胞免疫功能受到抑制时，新型隐球菌可经血液循环迅速在全身播散，进入中枢神经系统，并在脑膜和脑实质内大量繁殖，出现各种炎症。

致病的新型隐球菌由菌体和荚膜组成。其致病力与荚膜多糖、黑色素、漆酶、磷脂酶等毒性因子有关。毒性因子通过抑制机体吞噬作用、增加新型隐球菌膜通透性、诱导免疫耐受、削弱免疫应答等方式使隐球菌在体内能生长繁殖并达到致病作用，还能够通过细胞毒性效应干扰宿主的防御，并产生神经毒性。此外，新型隐球菌能够在37℃的环境中生长也是其致病的一个重要因素。

新型隐球菌感染的临床表现取决于病菌（致病性、数量）以及机体（免疫功能）。新型隐球菌 C. gattii 型可以直接侵袭宿主组织引发疾病。而宿主免疫功能降低时，新型隐球菌感染出现中枢神经系统并发症的可能性明显增加。

四、病理生理

病理：肉眼观察新型隐球菌脑膜炎尸检脑标本，可见明显的脑肿胀和脑膜充血，蛛网膜下腔可见黄白色胶胨样渗出物。脑内肉芽肿表面为结节状，质坚硬，部分呈囊状。切面呈灰白色、黄白色，纤维交错，其间可见半透明小囊腔。

镜下检查病变主要有两种形式：化脓性病变和炎性肉芽肿。新型隐球菌脑膜炎病变早期，主要表现为化脓性病变，由大量繁殖的隐球菌及其引起的炎性细胞（单核细胞、淋巴细胞）浸润构成渗出物积聚在颅底和蛛网膜下腔。新型隐球菌还可进入颅内血管周围间隙增殖，形成多发性的小囊肿和脓肿。此外，还可导致脑实质内小血管内皮炎症，引发局部脑组织缺血和坏死。新型隐球菌脑膜炎病变晚期，主要表现为炎性肉芽肿，由单核细胞、上皮样细胞及多核巨细胞等构成，中央可形成胶胨样坏死，累及脑膜和脑实质。在受累的大脑、小脑、中脑、延髓、蛛网膜下腔等处，均可有大小不等的局灶性肉芽肿形成。

病理切片中的新型隐球菌及其变种的形态：一般新型隐球菌呈圆形或椭圆形，直径 $2\sim20\mu m$，多数聚集成堆，少数分散在组织内。新型隐球菌可出现在巨噬细胞的内外，在渗出性或坏死性病灶中隐球菌数目很多，菌体大小不等，小的居多，易见到单芽生的无性繁殖方式。而在肉芽肿病灶中，则很少发现，如有则菌体较大，少见芽生状态，可见一侧胞壁塌陷呈碗形或盔形的退变菌体。

五、临床表现

新型隐球菌能够感染人体任何一种器官，但肺脏和中枢神经系统最易感染。肺脏通常是新型隐球菌感染的入侵部位，临床表现多样，可无肺部症状，也可表现为重症肺炎。

脑膜炎是中枢神经系统感染最常见的临床表现。根据其侵犯中枢神经系统的不同部位，临床表现各异。新型隐球菌可感染蛛网膜下腔，临床表现为脑膜炎的症状和体征，如头痛、发热、恶心、呕吐，颈项强直，查体可见视盘水肿，脑膜刺激征阳性等。新型隐球菌感染脑实质，临床表现为癫痫发作、精神障碍、偏瘫以及意识障碍等。因此，新型隐球菌脑膜炎称为新型隐球菌脑膜脑炎更为合适。临床上新型隐球菌脑膜炎最常见的表现是脑膜炎症状,脑炎症状少见。新型隐球菌脑膜炎常见的并发症是颅内压增高,可导致患者视、听神经功能丧失。因梗阻性脑积水所致的认知功能障碍、共济失调步态较为少见。

艾滋病患者并发新型隐球菌脑膜炎与免疫缺陷有关,通常发生在 CD4 计数<$100/\mu l$ 的患者。如果在抗反转录病毒治疗见效之前停用抗真菌治疗,新型隐球菌脑膜炎复发的危险明显增加,并可能出现中枢神经系统以外的病灶。与非艾滋病患者相比,其临床发病更为急骤,血清新型隐球菌抗原滴度更高,且脑脊液中炎性反应不明显(WBC<$20/\mu l$)。

以下是新型隐球菌脑膜炎的临床特点。

1.年龄和性别　可见于任何年龄组,30～60 岁成年人发病多见,男女均可患病。

2.伴随疾病状态　大部分患者有恶性肿瘤、免疫功能低下、慢性消耗性疾病、严重烧伤、器官移植、艾滋病以及抗生素滥用、长期使用大剂量免疫抑制药和抗肿瘤制剂的病史,部分患者有养鸽或与鸽粪密切接触史。

3.起病方式　通常隐袭起病,表现为亚急性或慢性过程,病情缓慢进展,逐渐加重。免疫力低下患者可急性起病,占 10%。

4.神经系统症状和体征　主要表现为颅内压逐渐增高所致的持续性加重的头痛、恶心、频繁呕吐、视物模糊,可伴颈部疼痛和活动受限,部分患者可出现精神行为异常、发作性抽搐,病情进展迅速的患者可出现嗜睡、昏睡等意识障碍,如颅内压进一步增高,患者意识障碍加重,甚至进入昏迷状态,大小便失禁。神经系统查体表现为颈项强直,Kerning's 征阳性,视力、听力减退,眼底检查可发现视盘水肿,边界不清,可合并视网膜出血和渗出。长期颅内压增高的患者可出现单侧或双侧动眼神经、展神经麻痹、四肢腱反射低下、双侧病理征阳性等神经系统定位损害体征。病情进一步进展,患者可因颅内压增高引发脑疝死亡。

5.其他系统症状和体征　新型隐球菌脑膜炎还可伴有其他系统的病变,包括呼吸道、皮肤、前列腺、泌尿道、眼、骨骼以及血液系统。其中呼吸系统表现多样,可无任何症状,也可出现重症肺炎、ARDS。皮肤可出现斑丘疹。

6.病程迁延　多数患者在确诊之前已经被怀疑为中枢神经系统感染,并按相应的诊断进行过抗病毒、抗菌或抗结核治疗,但病情迁延、反复,不易确诊。

六、辅助检查

1.常规检查　血液白细胞计数轻度或中度增多,大部分病例在($1\sim2$)×10^{10}/L,少数可达 2×10^{10}/L 以上。部分患者血沉加快。中后期可出现血红蛋白及红细胞计数减少。

2.病原菌检查　针对新型隐球菌的特异性诊断性检查包括脑脊液涂片、病原体培养及血清学检查。在各种标本中如能找到新型隐球菌,对诊断有决定意义。

(1)脑脊液检查新型隐球菌:脑脊液涂片,墨汁染色后进行镜检。一般新型隐球菌在镜下可见圆形或椭圆形的双层厚壁孢子,外有一层宽阔荚膜,边缘清楚完整,菌体内可见单个出芽。如脑脊液涂片、墨汁染色阴性,可离心沉淀(3000r/min,10min)后重复检查。脑脊液墨汁染色阳性,可进行菌体计数,判断预后及疗效;还可进行培养,筛查抗真菌药物的敏感性。70%～90%的艾滋病患者脑脊液墨汁染色呈阳性,而在非艾滋病患者的阳性率仅为 50%,需要多次重复试验以提高阳性率。

检测脑脊液抗新型隐球菌抗体有助于诊断或判断病情,抗体滴度升高表明病情好转。检测方法有凝集反应、间接荧光试验、补体结合试验、间接血凝试验以及酶联免疫法。

（2）血清学检查：针对新型隐球菌荚膜上的多糖抗原，可通过胶乳凝集试验检测，这是一种简便、快速、有效诊断隐球菌性脑膜炎的实验室方法。它以胶乳颗粒为载体，表面联接有抗新型隐球菌抗体，形成致敏胶乳悬液，当与患者脑脊液标本作用时，如标本中含有一定量的隐球菌荚膜多糖抗原，则可产生肉眼可见的凝集反应颗粒。

3. 脑脊液常规检查　艾滋病相关的新型隐球菌脑膜炎的脑脊液白细胞计数偏少，甚至在正常范围。非艾滋病的新型隐球菌脑膜炎的脑脊液白细胞计数增多，以淋巴细胞为主。新型隐球菌脑膜炎患者的脑脊液压力增高，一般为 1.96～4.9kPa。外观正常或微混。糖和氯化物早期变化不明显，中后期可明显减少，特别是糖含量可显著降低，甚至为 0。

4. 神经影像学检查　脑 CT 和 MRI 可以显示脑膜周围的感染灶、合并脑实质性疾病的表现或脑水肿。神经影像学检查能够确定患者颅内病变的部位，对病变性质有一定的提示，但对病原体的确定没有特异性。

七、诊断

艾滋病患者诊断新型隐球菌脑膜炎并不困难，原因在于患者免疫功能低下，脑脊液中新型隐球菌数量多，墨汁染色通常为阳性，而且脑脊液和血清中新型隐球菌抗原检查的敏感性和特异性都非常高。而在非艾滋病患者中，如果脑脊液涂片墨汁染色、培养和抗原检查均阴性时，诊断新型隐球菌脑膜炎较为困难，特别是免疫功能正常的患者，这需要重复腰椎穿刺以及多次的脑脊液培养。在准备进行腰椎穿刺之前，应当优先进行头颅影像学检查，如 CT 或 MRI 等，以了解患者当前颅内组织结构状况。

以下为新型隐球菌脑膜炎的诊断要点。

亚急性或慢性起病的头痛患者，伴有低热、恶心、呕吐和脑膜刺激征。

腰椎穿刺检查提示颅内压增高，脑脊液常规和生化检查证实存在脑膜炎症改变，脑脊液墨汁染色发现带有荚膜的新型隐球菌。

神经影像学（CT 或 MRI）发现患者脑实质内散在局限性炎性病灶和（或）广泛的脑膜增强反应。

八、鉴别诊断

新型隐球菌性脑膜炎与患者的免疫状态有关，确诊的艾滋病患者较易诊断，但如果患者免疫正常，临床就需要与具有脑膜和脑实质损害的其他中枢神经系统感染性疾病、脑血管病以及脑膜癌病进行鉴别。

1. 结核性脑膜炎　为结核杆菌感染所致的急性、亚急性或慢性脑膜和脑实质炎症，临床典型表现发热、头痛、呕吐，查体可见脑膜刺激征，脑脊液早期呈单核细胞增多为主的炎性改变，生化检查葡萄糖和氯化物显著降低。常伴有中枢神经系统外的结核病灶。但对临床表现不典型的结核性脑膜炎患者，应与新型隐球菌性脑膜炎鉴别。如发热及全身中毒症状明显，病情发展迅速，有脑实质损害，脑外结核病灶，CSF 中蛋白质含量明显升高者结核性脑脑膜炎可能性较大。颅内高压症状显著、头痛剧烈、早期出现视力改变或眼球突出、眼底检查示中、重度视神经盘水肿而发热和全身中毒症状相对较轻，CSF 中蛋白质含量正常或轻度升高者或发病前有机体免疫力低下诱发因素者要考虑隐球菌性脑膜炎。脑脊液结核特异性抗体阳性可协助临床诊断。试验性抗结核治疗 1～2 周,结核性脑膜炎患者的临床症状可获明显改善。

2.细菌性脑膜炎　为各种化脓性细菌或厌氧菌所致的急性脑膜或脑实质的化脓性炎症。临床表现为发热、头痛、呕吐、癫痫发作、意识障碍等症状,查体可发现脑膜刺激征。病情发展迅速。脑脊液外观浑浊,呈化脓性炎性表现。已经抗生素治疗或已形成脑脓肿的患者,脑脊液化脓性炎症表现不典型,蛋白质明显增高,应与新型隐球菌脑膜炎鉴别。细菌性脑膜炎脑脊液细菌涂片和培养可发现相应的致病菌,使用广谱高效易透过血-脑屏障的抗生素治疗,可显著缓解细菌性脑膜炎患者的病情。

3.病毒性脑(脑膜)炎　为各种病毒所致的急性脑膜或脑实质炎症。临床表现多样,首发症状常为发热、头痛、呕吐、癫痫发作、精神行为异常等症状的组合,查体可发现脑膜刺激征,脑脊液外观清亮,呈无菌性炎症表现。如脑脊液压力增高,蛋白质明显增高,应与新型隐球菌脑膜炎鉴别。但病毒性脑膜炎脑脊液检查可有特异性病毒抗体滴度的增高,正规抗病毒治疗有效。

4.脑寄生虫病　最常见脑囊虫病。为猪绦虫囊尾蚴寄生在脑膜、脑实质和脑室内,导致脑膜炎症、癫痫发作和颅内压增高的神经系统寄生虫感染。主要流行在我国北部地区。脑囊虫病具有特征性的神经影像学改变,脑 CT 平扫新发病者可见颅内单发或多发的低密度病灶,注射造影剂后病灶及脑膜有环形强化。陈旧性病灶患者可见颅内多发性钙化灶。头部 MRI 显示脑实质内多发的囊性病灶,有些病例囊内可见头节。此外,囊虫血清学检查也有助于诊断。

5.脑静脉窦血栓形成　是少见的脑血管病类型,临床表现以高颅压、局灶性神经系统症状和体征为主。病因可分为感染性和非感染性两大类。临床症状多样,体征多变,诊断较为困难。但感染性静脉窦血栓形成,常有相应初始的颅内感染灶可循,如鼻部、眼眶周围和颜面部的感染,化脓性中耳炎、乳突炎等。非感染性静脉窦血栓形成则以产妇、婴幼儿多见,部分患者伴有严重脱水、恶病质等。对脑脊液检查以及脑 CT、MRI 无法确定的不典型颅内静脉窦血栓形成的患者,脑血管造影检查具有确诊价值。

6.脑膜癌病　又称癌性脑膜炎,以脑和脊髓的软脑(脊)膜内转移性肿瘤细胞广泛性或局限性浸润为特点,可伴有脑和脊髓实质内转移性的肿瘤结节。部分患者可能以脑膜癌病为恶性肿瘤的首发症状,需要与新型隐球菌脑膜炎鉴别。脑膜癌病患者脑 CT、MRI 检查注射造影剂后可见脑膜增强的改变,脑脊液肿瘤细胞学检查阳性可明确诊断。

九、治疗

新型隐球菌性脑膜炎是致命性的疾病,免疫功能正常的患者未经治疗能够生存数年,但艾滋病患者仅能生存数周。

新型隐球菌性脑膜炎的治疗应为综合性治疗,包括抗真菌药物治疗、免疫治疗和对症治疗。

1.抗真菌药物治疗

(1)药物种类:目前抗真菌药物分为大环多烯类、吡咯类、核苷类似物、丙烯胺类以及棘白菌素类等。

大环多烯类包括两性霉素 B(amphotericin B,AmB)及其新剂型,其作用机制是与真菌细胞膜中的麦角固醇结合,干扰细胞代谢、增加细胞膜通透性,从而达到杀死真菌细胞的作用。

由于多烯类药物与真菌细胞的麦角固醇的结合力大于与哺乳动物细胞的结合力,因此对哺乳动物的毒性较低。AmB对隐球菌有强大灭菌作用,至今仍是治疗新型隐球菌脑膜炎的首选药物之一,但其不易透过血-脑屏障,静脉用药时脑脊液浓度仅为血药浓度的2%~3%,因此治疗脑膜炎常需配合鞘内注射,而且该药严重的肝肾毒性、寒战、高热及静脉炎、低钾血症等不良反应,限制了它的应用。为此又研制出了两性霉素B的新剂型,包括两性霉素B脂质体(amphotericin B liposomes,AmBisome)、两性霉素B脂质复合物(amphotericin B lipid complex,ABLC)、两性霉素B胶体分散剂(amphotericin B colloidaldispersion,ABCD)等。这些新剂型都含有脂性物质,由于脂性物质的存在,使AmB选择性分布在体内,可直接结合在真菌感染部位,同时更多地储存在肝、脾、肺等网状内皮系统丰富的组织并缓慢释放,减少了AmB在肾组织中的分布,而且脂性物质还可提高AmB对真菌麦角固醇的亲和力,使疗效增强而毒性减低。

吡咯类包括咪唑类和三唑类。咪唑类中有酮康唑、克霉唑、咪康唑、益康唑等,治疗深部真菌感染疗效差,不良反应多见,目前仅作为局部用药,用于浅表真菌感染或皮肤黏膜念珠菌感染。三唑类中氟康唑(fluconazole,FCZ)和伊曲康唑(itracon-azole,ICZ)已经广泛用于临床,第二代三唑类药物如伏立康唑(Voriconazole)和泊沙康唑(posacon-azole)也已上市,它们作用于细胞色素P450依赖性酶羊毛甾醇14α-去甲基酶,抑制麦角固醇的合成,导致甲基化的固醇堆积,使敏感真菌细胞膜失去完整性和活性,最终导致与膜相关的细胞功能发生改变。该类药物不良反应发生率低,患者耐受性好,被广泛用于系统性真菌感染的预防性治疗,也是治疗艾滋病患者并发新型隐球菌脑膜炎的有效药物,能有效防止复发。

核苷类似物以5-氟胞嘧啶(flycytosine,5-FC)为代表,该药低浓度为抑菌药,高浓度为杀菌药。其作用机制是通过氟胞嘧啶透性酶作用进入真菌细胞,在真菌细胞内胞嘧啶脱氨酶作用下转化为氟尿嘧啶,代替脲嘧啶进入真菌细胞的DNA中,抑制真菌细胞核酸的合成,导致菌体死亡。由于哺乳动物细胞没有胞嘧啶透性酶,因而5-FC对真菌有选择性毒性作用。不良反应主要有恶心、呕吐及肝、肾、造血系统损害等。5-FC单独使用时活性低,易发生耐药而且大剂量有骨髓毒性,故临床一般与AmB或FCZ联合使用。

临床应用最广泛的丙烯胺类为特比萘芬,作用机制为特异性地抑制角鲨烯环氧化酶,阻止麦角固醇合成,角鲨烯堆积于膜内,导致胞膜脆性增加而破裂,细胞死亡。

此外,卡泊芬净(caspofungin)等棘白菌属类抗真菌药对新型隐球菌无效,临床不推荐使用。

(2)药物治疗方案:新型隐球菌脑膜炎的治疗应当根据患者当时的全身状况,分为急性期、巩固治疗期和维持治疗期。

目前急性期推荐两性霉素B联合5-氟胞嘧啶治疗。两性霉素B可破坏隐球菌的细胞膜,利于5-氟胞嘧啶的渗入,继而抑制隐球菌的核酸合成,达到杀灭隐球菌的目的,两药合用有协同杀菌的作用,可减少两性霉素B的用量以减少其严重的毒副作用,防止5-氟胞喷唑耐药菌株的产生。Brouwer等随诊了2周以上的脑脊液隐球菌计数,并以此为指标对两性霉素B联合5-氟胞嘧啶与两性霉素B单用,两性霉素B联合氟康唑,以及三药联用等其他方案进行了比较。结果两性霉素B联合5-氟胞嘧啶杀灭脑脊液隐球菌的能力最强。Sloan等总结了截止2008年以前的艾滋病并发新型隐球菌脑膜炎的成年患者使用抗真菌药物的随机对照试验,共6个试验入选,相比较的抗真菌药物包括氟康唑与氟康唑联合5-氟尿嘧啶,两性霉素 B 与两性霉素 B 联合 5—氟尿嘧啶,两性霉素 B 与两性霉素 B 脂质体,结果推荐两性霉素 B 联合 5—氟尿嘧啶这一治疗方案,因为使用这一方案治疗 2 周后,患者脑脊液无菌率更高。而两性霉素 B 与两性霉素 B 脂质体的疗效相当,两性霉素 B 脂质体的不良反应发生率更低。

2000 年美国感染疾病学会在隐球菌脑膜炎治疗指南中建议,对艾滋病患者,推荐急性期使用两性霉素 B[0.7~1mg/(kg·d)]联合 5—氟胞嘧啶[100mg/(kg·d)],治疗 2 周。巩固治疗期推荐氟康唑口服 400~800mg/d,治疗至少 10 周。随后建议终身口服氟康唑 200~400mg/d。

对于无免疫功能低下者,两性霉素 B[0.7~1mg/(kg·d)]联合 5—氟胞嘧啶[100mg/(kg·d)],治疗 6~10 周。对于 HIV 阴性的免疫功能低下患者(如器官移植等),疗程则相应延长,推荐急性期使用两性霉素 B[0.7~1.0mg/(kg·d)]治疗 2 周,然后氟康唑 400~800mg/d,治疗 8~10 周,并根据以后病情继续口服氟康唑 200mg/d 至 6~12 个月。

两性霉素 B 的新剂型适用于不能耐受两性霉素 B 不良反应的患者,疗效好且毒副作用小。推荐两性霉素 B 脂质体的剂量为 4mg/(kg·d),两性霉素 B 脂质复合物为 5mg/(kg·d),疗效与两性霉素 B 相似,而肾毒性更小。Chen 等进行了两性霉素 B 脂质体治疗的多中心随机对照试验研究,在 312 例患者中应用两性霉素 B 脂质体 4mg/(kg·d)与常规剂量的两性霉素 B 相比,两组的隐球菌清除率分别为 73% 和 38%,脑脊液中达到稳态浓度的时间分别为 7~14d 和 21d。殷凯生等采用两性霉素 B 脂质体治疗深部真菌病,结果显示其安全性优于两性霉素 B。

2010 年美国感染疾病学会更新了治疗指南,推荐的分级系统,见表 1—1—11。对艾滋病并发隐球菌脑膜炎的患者急性期推荐使用两性霉素 B[0.7~1mg/(kg·d)]联合 5—氟胞嘧啶[100mg/(kg·d)]。对可能发生肾功能障碍的患者推荐使用两性霉素 B 脂质体[3~4mg/(kg·d)]或两性霉素 B 脂质复合物[5mg/(kg·d)]代替两性霉素 B,治疗至少 2 周。巩固治疗期推荐使用氟康唑 400mg/d 口服,治疗 8 周以上。维持期推荐使用氟康唑口服 200mg/d 至少 12 个月以上(表 1—1—12)。

表 1—1—11　美国感染疾病学会—美国公共卫生事业局临床指南推荐的分级系统

类别,分级	定义
推荐强度	
A	高质量证据推荐使用
B	质量中等的证据推荐使用
C	质量低的证据无法进行推荐
证据质量	
Ⅰ	来自至少 1 项的高质量随机对照试验
Ⅱ	来自至少 1 项设计良好的非随机化临床试验;来自多个中心的队列或病例对照分析研究;多时间序列或非对照性试验的结果引人瞩目
Ⅲ	来自以临床经验、描述性研究或专家委员会报告为依据的权威专家

表 1—1—12　美国感染疾病学会关于艾滋病患者并发隐球菌脑膜炎的治疗指南

治疗方案	疗程	证据等级
急性期		
两性霉素 B[0.7～1mg/(kg·d)]联合 5—氟胞嘧啶[100mg/(kg·d)]	2 周	A—Ⅰ
可能发生肾功能障碍的患者,使用两性霉素 B 脂质体[3～4mg/(kg·d)]或两性霉素 B 脂质复合物[5mg/(kg·d)],联合 5—氟胞嘧啶[100mg/(kg·d)]	2 周	B—Ⅱ
不能耐受 5—氟胞嘧啶的患者,使用两性霉素 B[0.7～1mg/(kg·d)]或两性霉素 B 脂质体[3～4mg/(kg·d)]或两性霉素 B 脂质复合物[5mg/(kg·d)]	4～6 周	B—Ⅱ
急性期可考虑选择的方案		
两性霉素 B 联合氟康唑		B—Ⅰ
氟康唑联合 5—氟胞嘧啶		B—Ⅱ
氟康唑		B—Ⅱ
伊曲康唑		C—Ⅱ
巩固治疗期		
氟康唑 400mg/d	8 周	A—Ⅰ
维持治疗期		
口服氟康唑 200mg/d	≥1 年	A—Ⅰ
维持期可考虑选择的方案		
口服伊曲康唑 400mg/d	≥1 年	C—Ⅰ
每周静脉滴注两性霉素 B 1mg/kg	≥1 年	C—Ⅰ

　　对接受器官移植并发隐球菌脑膜炎的患者急性期推荐使用两性霉素 B 脂质体[3～4mg/(kg·d)]或两性霉素 B 脂质复合物[5mg/(kg·d)],联合 5—氟胞嘧啶[100mg/(kg·d)]治疗至少 2 周。巩固治疗期推荐使用氟康唑口服 400～800mg/d,治疗 8 周。随后进入维持期使用氟康唑口服 200～400mg/d 6～12 个月(表 1—1—13)。

表 1—1—13　美国感染疾病学会关于接受器官移植的患者并发隐球菌脑膜炎的治疗指南

治疗方案	疗程	证据等级
急性期		
两性霉素 B 脂质体[3～4mg/(kg·d)]或两性霉素 B 脂质复合物[5mg/(kg·d)],联合 5—氟胞嘧啶[100mg/(kg·d)]	2 周	B—Ⅲ
急性期可考虑选择的方案		
两性霉素 B 脂质体[6mg/(kg·d)]或两性霉素 B 脂质复合物[5mg/(kg·d)]	4～6 周	B—Ⅲ
两性霉素 B[0.7mg/(kg·d)]	4～6 周	B—Ⅲ
巩固治疗期		
氟康唑 400～800mg/d	8 周	B—Ⅲ
维持治疗期		
氟康唑 200～400mg/d	6～12 个月	B—Ⅲ

　　对非艾滋病和未接受器官移植并发隐球菌脑膜炎的患者急性期推荐使用两性霉素 B[0.7～1mg/(kg·d)]联合 5—氟胞嘧啶[100mg/(kg·d)],开始治疗 2 周后,如脑脊液隐球

菌培养阴性且未出现新的神经系统并发症的脑膜炎患者治疗预期为 4 周。如出现新的神经系统并发症,急性期治疗延长至少 6 周以上。巩固治疗期推荐使用氟康唑口服 400mg/d,治疗 8 周。随后进入维持期使用氟康唑口服 200mg/d 6～12 个月(表 1—1—14)。

表 1—1—14　美国感染疾病学会关于非艾滋病患者或未接受器官移植患者并发隐球菌脑膜炎的治疗指南

治疗方案	疗程	证据等级
急性期		
两性霉素 B[0.7～1mg/(kg·d>]联合 5—氟胞嘧啶[100mg/(kg·d)]	≥4 周	B—Ⅱ
两性霉素 B[0.7～1mg/(kg·d)]	≥6 周	B—Ⅱ
如有可能,两性霉素 B 脂质体[3～4mg/(kg·d)]或两性霉素 B 脂质复合物[5mg/(kg·d)]联合 5—氟胞嘧啶	≥4 周	B—Ⅲ
两性霉素 B[0.7mg/(kg·d)]联合 5—氟胞嘧啶[100mg/(kg·d)]	2 周	B—Ⅱ
巩固治疗期		
氟康唑 400～800mg/d	8 周	
维持治疗期		
氟康唑 200mg/d	6～12 个月	B—Ⅲ

在临床实践中,新型隐球菌脑膜炎患者在上述治疗 2 周后,其神经系统症状和体征多数好转。治疗 2 周时,80% 以上的患者脑脊液中处于无菌状态,但隐球菌多糖荚膜抗原仍为阳性。2 周时脑脊液隐球菌培养仍阳性的患者在 10 周时治疗失败的风险是 2 周时脑脊液隐球菌培养阴性的患者的 5 倍。

对上述治疗耐药的患者,可使用其他抗真菌药物治疗,如伏立康唑和泊沙康唑等。

2011 年 1 月美国胸科学会发表了成年人肺部真菌感染的治疗指南,其中对中枢神经系统新型隐球菌感染的患者推荐使用两性霉素 B[0.7～1mg/(kg·d)]联合 5—氟胞嘧啶[100mg/(kg·d)],治疗 2 周,然后口服氟康唑或伊曲康唑(400mg/d),治疗 8～10 周(A—Ⅰ)。不能使用唑类药物的患者,推荐使用两性霉素 B[0.7～1mg/(kg·d)]联合 5—氟胞嘧啶[100mg/(kg·d)],治疗 6～10 周(A—Ⅰ)。如有可能,应监测 5—氟胞嘧啶血药浓度(50～100mg/ml)来调整剂量。对难治性或不能使用氟康唑或伊曲康唑的患者,建议根据具体情况使用伏立康唑或泊沙康唑(C—Ⅲ)。CD4 细胞计数少于 200/μl 的艾滋病患者,应使用氟康唑(200mg/d)进行维持治疗(A—Ⅰ)。为防止艾滋病患者发生免疫重建炎症综合征(immune reconstitution inflammatory syn—drome,IRIS),高效抗反转录病毒治疗应在抗新型隐球菌治疗 8～10 周后进行(B—Ⅱ)。

2.抗真菌药物联合免疫治疗　新型隐球菌脑膜炎患者多数存在免疫功能障碍,在抗真菌药物治疗的同时应当联合免疫治疗是今后治疗的方向之一,如抗真菌药物与细胞因子或特异性抗体联合治疗。对艾滋病相关感染患者早期进行高效抗反转录病毒治疗(即 HAART 疗法)也属于免疫治疗。动物实验表明,α—干扰素、白细胞介素—2、粒细胞巨噬细胞集落刺激因子(GM—CSF)和粒细胞集落刺激因子(G—CSF)等与抗真菌药物具有协同作用,对耐药菌株仍有较好的杀菌效果,有望成为抗真菌药物治疗的重要辅助手段。

3.并发症的处理　新型隐球菌脑膜炎常见并发症为颅内压增高,因此需要对其进行颅内压监测,并采取相应的处理(表 1—1—15)。

表1-1-15　美国感染疾病学会关于艾滋病并发隐球菌脑膜炎出现颅内压增高时的处理指南

检查	处理	推荐等级
治疗前		
局灶性神经系统体征,反应迟钝	腰穿前进行神经影像学检查,除外腰穿禁忌证	BⅡ
脑脊液压力正常	开始抗真菌药物治疗,2周后复查腰穿	AⅠ
脑脊液压力>250mmH$_2$O	腰穿引流脑脊液,使压力<200mmH$_2$O,或脑脊液初压的50%	AⅡ
复查脑脊液压力增高	每日重复引流脑脊液,直至压力稳定	AⅡ
脑脊液压力持续增高	腰穿引流脑脊液,脑室-腹腔分流术	BⅡ

2011年美国胸科协会在成年人新型隐球菌脑膜炎并发颅内压增高的处理建议,如果脑CT或MRI没有发现占位性病变时,推荐进行脑脊液引流(A-Ⅰ)。建议重复腰穿引流脑脊液,脑室-腹腔分流术以及使用甘露醇等治疗(A-Ⅲ)。不推荐使用乙酰唑胺和利尿治疗。对绝大多数患者不建议常规使用皮质类固醇,但对某些特殊患者,如C. gattii感染患者为防止失明以及发生免疫重建炎症综合征的患者可以考虑使用皮质类固醇(C-Ⅲ)。

4.艾滋病并发新型隐球菌脑膜炎的预防　艾滋病患者是新型隐球菌脑膜炎的高危人群。目前许多随机对照试验结果表明在CD4细胞计数减少的艾滋病患者中使用氟康唑(200～400mg/d)或伊曲康唑(200mg/d)进行一级预防,可显著降低新型隐球菌脑膜炎的发病率。因此临床推荐CD4细胞计数减少的艾滋病患者进行一级预防。

十、预后

隐球菌病作为一种深部真菌病,主要侵犯中枢神经系统,约占隐球菌感染的80%,预后严重,病死率高。

治疗隐球菌能否成功的最重要的预测因素是患者基础疾病是否能够成功控制。实际上,癌症患者的生存时间要短于艾滋病患者。对接收器官移植的隐球菌感染患者,预后仍有争议,一些研究认为患者预后与没有基础疾病的患者相似,而另一项研究报告接受器官移植的隐球菌感染患者的死亡率为42%。

隐球菌脑膜炎的预后研究提示,预后不良与脑脊液墨汁染色强阳性、多糖抗原滴定水平高(1:1024)以及脑脊液中炎性反应低下(<20/μ1),存在意识障碍等因素有关。此外,预后也与国家的医学水平、经济状况有关。在发达国家,隐球菌脑膜炎在病后6～12个月的病死率为10%～25%,而在医疗资源受限的不发达国家,病后6个月的病死率高达100%(表1-1-15)。

(王宝剑)

第五节　朊蛋白病

一、概述

朊蛋白病(prion病)是近年来提出的一组疾病的名称,过去也称之为"慢病毒感染"类疾病,这是一类可侵袭人类及多种动物中枢神经系统(CNS)的退行性脑病。由于该类疾病具有传染性,具有相似的神经病理学改变,也称为可传播性海绵状脑病(transmissible spongiform encephalopathies,TSE)或朊蛋白病。这组疾病潜伏期长,致死率100%,并可在同种动物间传播。自1730年首次报道羊瘙痒病以来,目前已经在人类以及20余种动物中发现有自然发生或感染的TSE,其中包括人类的克一雅病(Creutzfeldt-Jacob disease,CJD)、家族性致死性失眠症(fatal familial insomnia,FFI)、库鲁病(ku-ru)、吉斯特曼一施特劳斯综合征(Gerstmann-Straussler-Scheinker syndrome,GSS)以及动物中的羊瘙痒病、牛海绵样脑病(疯牛病)、骡和麋鹿慢性消耗病、貂可传播性海绵样脑病、猫海绵样脑病等。

朊病毒(prion)是目前已知的唯一不含核酸、具有自我复制能力的感染性蛋白粒子。由细胞表面的正常朊蛋白(prion protein)转变而成的异常形式,具有感染性,可抵抗蛋白酶的水解作用(蛋白酶抗性)。人类朊蛋白由第20号染色体短臂上的PRNP基因编码。朊病毒对于外界灭活的抵抗能力强,对煮沸、冷冻、乙醇、过氧化氢、高锰酸钾、碘、氧乙烯蒸气、去垢剂、有机溶剂、甲醛、紫外线、γ射线和标准的高压灭菌均有抗性。

CJD首次报道于1922年,是由德国科学家Creutzfeldt和Jacob先后发现的一类感染人类的朊蛋白病,包括散发型、家族或遗传型、医源型和变异型。散发型CJD是人类最常见的朊蛋白病,典型表现是持续进展的痴呆和肌阵挛,该病潜伏期长,通常在发病1年内死亡,病死率为100%。

这类疾病发病机制的关键是宿主正常的、能被蛋白酶水解的朊蛋白 PrP^c(cellular PrP,PrP^c)转变成异常的、不能被蛋白酶水解的致病性朊蛋白 PrP^{Sc}(scrapie PrP,PrP^{Sc}),见表1-1-16,以此方式增殖并以淀粉样纤维和无定型积聚物的形式在脑组织沉积;PrP^c 与 PrP^{Sc} 两者的氨基酸序列相同,但由于空间构象的转化,理化性质差异很大。PrP^c 空间构象为α-螺旋结构,几乎不含有β-片层结构;PrP^{Sc} 以β片层结构为主,不溶于变性剂,以多聚体形式沉积在组织中,能部分抵抗蛋白酶K的水解,并通过使正常的 PrP^c 蛋白转化成 PrP^{Sc} 的过程使朊蛋白病具有可传播性。朊蛋白的这种α-螺旋向β片层结构的构象转化是理解朊蛋白病的基础(图1-1-2)。

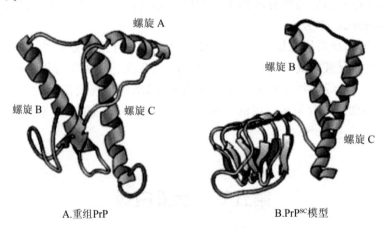

图1-1-2　朊蛋白结构

A. 叙利亚仓鼠重组 PrP(90-231)NMR结构。推测重组 PrP(90-231)的 α 螺旋结构与 PrP^c 相似。重组 PrP(90-231)被认为是 PrP^{Sc} 结合 PrP 的界面。图示:α 螺旋 A(残基144~157),B(172~193)和C(200~227)。平带代表 β 股 S1(129~131)和 S2(161~163)。B. PrP^{Sc} 理论结构模式。90~160 区域形成 β 螺旋模式,而 COOH 末端螺旋 B 和 C 结构保留与在 PrP^c 一致的结构中

表 1—1—16 朊蛋白病相关词汇

prion,朊病毒	朊蛋白病的感染因子,是不含核酸、具有自我复制能力的一种感染性蛋白粒子,由细胞表面的正常朊蛋白转变而成的异常形式,具有感染性,并可抵抗蛋白酶的水解作用(蛋白酶抗性)
prion protein,朊蛋白	一种正常的细胞蛋白,由 253 个氨基酸组成,分子量 30~33kD。主要在 CNS(脑和脊髓)的神经元以及胶质细胞中表达,在机体其他组织包括外周组织、淋巴组织等细胞中也有表达
scrapie prion protein,PrP^{Se}	羊瘙痒因子样朊蛋白,是朊蛋白的致病性异构体。该蛋白质是羊瘙痒病朊蛋白纯化制剂中唯一可以辨别的大分子物质
cellularprionprotein,PrP^c	是朊蛋白细胞型异构体,即细胞型朊蛋白(正常朊蛋白),PrP^c 最 PrP^{Se} 的前体
PrP27—30	PrP^{Se} 的一个片段,蛋白酶 K 部分水解后产生的 NH$_2^-$ 末端片段
PRNP	人类 20 号染色体上编码 PrP 蛋白的基因
朊蛋白杆状体	主要由 PrP27—30 组成的朊蛋白聚集物。由 PrP^{Se} 的变性剂提取物和部分蛋白水解物组成。在形态学和组织化学上与多种淀粉样蛋白不能区别
PrP 淀粉样蛋白	动物和人类朊蛋白病脑组织中富含 PrP 的淀粉样蛋白,通常在斑块中聚集
sporadic CJD,sCJD	散发型克—雅病
iatrogenic CJD,iCJD	医源型克—雅病
Familial or genetic CJD,fCJD	家族型或遗传型克—雅病
variant CJD,vCJD	变异型克—雅病
Gerstmann—Straussler—Scheink—er syndrome,GSS	吉斯特曼—施特劳斯综合征
fatal familial insomnia,FFI	致死性家族性失眠症
Transmissible spongiform encephalopathy,TSE	可传播性海绵状脑病

散发性 CJD(Sporadic CJD,sCJD)是人类最常见的朊蛋白病。sCJD 占人类朊蛋白病的 85% 左右,遗传性 CJD 占 10%~15%(表 1—1—17)。家族性 CJD(Familial CJD,fCJD),GSS 和 FFI 均是由 PrP 基因突变导致的显性遗传性朊蛋白病。1996 年出现了与疯牛病发病相关的新变异性 CJD(new variant CJD. vCJD)。这几种疾病类型在发病年龄、临床表现、临床病程及病理学特征等方面都有所差异。

尽管感染性朊蛋白病在所有朊蛋白病病例中不足 1%,而且感染过程在疾病的自然过程中并不起决定性作用,但是朊病毒的可传播性仍是重要的生物学特征。流行于新几内亚 Fore 部落的 Kuru 病缘于进食死亡宗教仪式中亡者的脑组织而致病。自 20 世纪 50 年代停止食人风俗以来,除一些潜伏期超过 40 年的新发病例外,Kuru 病几近消失。医源性 CJD(iatrogenic CJD,iCJD)可能是患者偶然接触朊病毒所致。见于欧洲青少年的变异型 CJD(variant CJD,vCJD)则是食用感染牛海绵状脑病(bovine spongiform encephalopathy,BSE)的牛肉所致。

朊病毒还可以导致 6 种动物疾病(表 1—1—17)。绵羊和山羊的羊瘙痒病是最早认识的朊蛋白病。目前认为水貂脑病、BSE、猫海绵状脑病和外源性有蹄类动物脑病都是发生在进食朊病毒感染的食物之后。20 世纪 80 年代晚期,在英国出现 BSE 流行,其原因归咎于工业化所致的同类相食。BSE 起源于散发性 BSE 奶牛还是起源于羊瘙痒病尚不清楚。慢性消耗性疾病（chronic wasting disease，CWD）是北美地区鹿和麋鹿流行的朊蛋白病，起源尚不清楚。

表 1-1-17　朊蛋白病

疾病	宿主	发病机制
人类		
库鲁病	Fore 部落	通过食人宗教仪式感染
iCJD	人类	通过朊病毒污染的 hGH 和硬脑膜移植物等感染
vCJD	人类	通过食用污染的牛肉感染
fCJD	人类	PRNP 种系突变
GSS	人类	PRNP 种系突变
FFI	人类	PRNP 种系突变（D178N，M129）
sCJD	人类	体细胞突变或 PrP^c 自发性转化为 PrP^{Sc}
sFI	人类	体细胞突变或 PrP^c 自发性转化为 PrP^{Sc}
动物		
羊瘙痒病	绵羊	遗传易感绵羊
BSE	牛	朊病毒污染的肉骨粉（MBM）
TME	水貂	患朊蛋白病的羊或牛
CWE	黑尾鹿、麋鹿	不详
FSE	猫	朊病毒污染牛肉
外源性有蹄类脑病	郊区角羚，尼亚薮羚，或羚羊	朊蛋白污染的肉骨粉（MBM）

注：BSE，牛海绵状脑病；CWE，慢性消耗性疾病；sFI，散发性致死性失眠症；FSE，猫海绵状脑病；hGH，人生长激素；MBM，肉骨粉；TME，传染性水貂脑病

二、流行病学

CJD 见于全世界。sCJD 的年发病率约为 1/1000000。动物 TSE 的发病率也很低，在 20 世纪 80 年代以前，未在野生或饲养的动物中出现大规模暴发流行。但自 1986 年英国首次报道疯牛病以来，疯牛病的阴云已经从欧洲蔓延到了世界各地，疯牛病的危害早已从单纯的畜牧业疾病扩展到危及多种产业、人类健康、社会稳定甚至人类生存的大问题。尽管有很多关于 CJD 地域聚集性的文献报道，但 CJD 病例的 PrP 基因突变仍不尽相同。科学家试图找出散发性和家族性 CJD 的共同病原学因素，但均未成功。流行病学研究未能证明进食羊瘙痒病感染的绵羊和山羊肉是人类 CJD 的病因，尽管这种潜在的接种渠道一直备受关注。研究发现高达 90% 的受检麋鹿（麋鹿群中被淘汰的）可以发现 CWD 朊病毒，所以对患 CJD 的猎鹿人要特别注意。研究表明叙利亚仓鼠经口感染朊病毒即可致病，但是与经颅接种途径相比，这一途径几乎是无效的。

三、发病机制

最初，根据朊蛋白病的病理改变局限于 CNS 这一病理学基础而将朊蛋白病归类于病因不明的神经系统变性病。研究发现，库鲁病和 CJD 可以传播给类人猿，并将这类疾病视为由慢病毒引起的 CNS 感染性疾病。尽管文献报道确有些 CJD 病例具有家族聚集性的特征，但是这一发现随着 CJD 传播给动物的研究变得模糊起来。事实上，遗传性 CJD 的概念随着 PrP 基因突变的发现才逐渐清晰。朊病毒这一概念解释了一种疾病如何既具有遗传性又具有感染性。此外，不论是散发性、显性遗传性，还是获得性感染，所有朊蛋白病的核心标志都与

PrP 的异常代谢有关。

朊病毒区别于其他病毒的显著特征是两种 PrP 的异构体都是由染色体基因编码。人类的 PrP 基因称为 PRNP 基因,位于 20 号染色体短臂上。由于 PrP^{Sc} 只能被蛋白酶部分水解从而产生一个约 142 个氨基酸的有蛋白酶抗性的较小片段,称之为 PrP27-30;而在同等条件下,PrP^c 完全水解(图 1-1-3)。在变性剂存在条件下,PrP27-30 聚集为淀粉样物质。通过部分蛋白酶水解和变性剂处理形成的朊蛋白杆状体与 CNS 中 PrP 淀粉样斑块聚集形成的纤维样物无明显差别。脑组织中的 PrP 杆状体和淀粉样纤维的超微结构形态相似,并且刚果红染色后出现蓝绿色双折光现象。

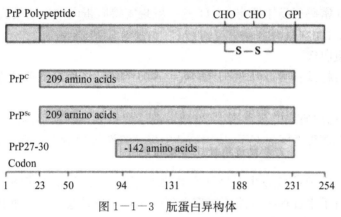

图 1-1-3 朊蛋白异构体

由 254 个氨基酸组成的叙利亚仓鼠 PrP 示意图。经氨基末端和羟基末端加工后,PrP^c 和 PrP^{Sc} 均由 209 个残基组成。PrP^{Sc} 经蛋白酶部分作用后其氨基末端被水解,形成由约 142 个氨基酸组成的 PrP27-30

1. 种属屏障 一般而言,朊蛋白病不能从一个种属传播给另一个种属,因为并非所有的脑内接种的动物都发病,那些发病的动物只有经过相当长的潜伏期、几乎接近自然生命周期才发病。这种传播的"种属屏障"与被接种宿主的 PrP^c 氨基酸序列和接种的朊蛋白的 PrP^{Sc} 氨基酸序列之间的相似度有关。宿主和供体的 PrP 的序列相似度的重要性证明,在朊蛋白转化过程中,PrP^c 与 PrP^{Sc} 直接发生相互作用。

2. 散发性和遗传性朊蛋白病 以下几种不同的说法或许能够解释散发性朊蛋白病的起源。

(1)体细胞突变可能为发端,继之发生与遗传性朊蛋白病中的种系突变相似的改变。在这种情况下,突变的 PrP^c 必须能以野生型 PrP^c 为靶的,这一过程仅发生在某些突变时。

(2)在种群中,在罕见情况下,分隔野生型 PrP^c 和 PrP^{Sc} 屏障被突破。

(3)PrP^{Sc} 可能在某些正常细胞中以极低的浓度存在,并发挥某种重要的目前还不清楚的功能。在某些代谢改变状态下,细胞清除 PrP^{Sc} 的机制可能受损,PrP^{Sc} 形成的速率超过细胞的清除能力。

第 3 种可能的机制具有说服力,因为它提示 PrP^{Sc} 不仅仅是一种错误折叠的蛋白质,如第 1 种和第 2 种机制也提到的,而是具有功能的选择性折叠的分子。

已发现导致人类 PRNP 基因非保守替换的 30 多种突变,可根据这些突变将人类遗传性朊蛋白病进行分类。错义突变和 PRNP 基因八肽重复区扩展应对朊蛋白病家族型负责。PRNP 基因的 5 种不同突变在遗传学上与遗传性朊蛋白病有关。尽管家族之间的表型差别巨大,但是研究发现特异的表型似乎与某些突变有关。经典的 sCJD 的临床表型没有明显差别,并常见于密码子 180、183、200、208 和 232 替换突变。密码子 102、105、117、198 和 217 替换突变与朊蛋白病 GSS 变异型有关。正常的人 PrP 序列包括 5 个八肽重复序列。2～9 个八肽重复区插入突变可以出现多种表型,包括临床上与 sCJD 几无差别的表型和多年病程的缓慢进展性痴呆等多种类型。178 密码子由天冬氨酸替换为天冬酰胺,且同一等位基因 129 位氨基酸的多态性为甲硫氨酸,临床上表现为 FFI。如果同一等位基因 129 位残基的多态性为缬氨酸,临床上则表现为经典型 CJD。

3. 人类 PRNP 基因多态性多态性　决定散发性、遗传性和感染性朊蛋白病的易感性。129 位点甲硫氨酸/缬氨酸多态性不仅调节某些遗传性朊蛋白病的发病年龄,而且决定其临床表型。纯合型 129 密码子易于罹患 sCJD,这一发现支持朊蛋白产生的模式,即同源性蛋白质之间更易发生 PrP 的相互作用。

4. 医源性朊蛋白病

(1)角膜移植:将没有明显 CJD 临床表现的供体的角膜移植给正常受体,可经过很长的潜伏期后发病。

(2)采用污染的皮质脑电图电极:文献报道由于使用未正确消毒的脑电图电极而导致两例年轻的难治性癫痫患者罹患 CJD,应用这些电极试验性接种给大猩猩,大猩猩于接种 18 个月后发病。

(3)外科手术:由于对 CJD 患者进行手术(如脑活检)可能污染手术室的一些设备和装置,因此在以后的外科手术过程中可能将朊病毒意外接种给其他患者。致病因子直接进入脑组织,潜伏期平均为 18～22 个月,临床表现以痴呆为主。

(4)硬脑膜移植:采用硬脑膜移植后发病的 CJD 患者至少有 120 例。所有的硬脑膜均来自同一厂家,其生产程序不能使朊病毒充分灭活。还有 1 例 CJD 病例发生于应用心包膜移植物进行耳鼓成形修复术后。

(5)人生长激素(human growth hormone,hGH)和垂体促性腺激素治疗:文献报道超过 120 个年龄段为 10～41 岁的患者由于使用了被污染的人垂体组织制备的 hGH 而罹患 CJD,表现为致死性小脑功能障碍和痴呆。这些患者每隔 2～4d 接受 hGH 注射 1 次,共历经 4～12 年。如果这些患者确系注射朊病毒污染的 hGH 而导致 CJD 的发病,其潜伏期可能为 4～30 年。还有文献报道 4 例接受人垂体促性腺激素的妇女发生 CJD 病。

(6)输血:已证实输血可以感染 CJD。

5. 变异型 CJD　1996 年在英国和法国出现了 20 多例累及年轻人的 vCJD。vCJD 具有特殊的临床和病理特征,根据 vCJD 的发病具有严格的地域性及其发病时间,以进食被 BSE 神经组织污染的牛肉和牛肉制品可能性最大。已报道的 vCJD 病例有 140 余例,其中 90% 以上在英国。发病年龄多在 50 岁以下,平均死亡年龄为 29 岁,但病程比较长(14 个月)。早期主要是感觉症状(寒冷感、感觉异常和疼痛)和(或)精神症状(退缩、抑郁和妄想)。神经系统检查可见小脑体征、眼球运动异常(主要为上视困难)和不随意运动(肌阵挛、舞蹈症和肌张力不全)。自 2001 年开始,vCJD 发病率开始下降。尽管本病最终受累范围的流行病学还不清楚,但可以肯定的是朊病毒污染的肉类已不再进入人类的食品供应范围。

最引人注目的证据是:vCJD 可以由 BSE 朊病毒导致,而 BSE 朊病毒是从表达牛 PrP 的转基因小鼠中获得的。BSE 和 vCJD 朊病毒均可有效地传播给这些转基因小鼠,并且潜伏期相似。与 sCJD 不同,vCJD 朊病毒不能有效地传播给表达人类—小鼠 PrP 嵌合体的转基因小鼠。应用非转基因小鼠进行的早期研究提示由于 vCjD 和 BSE 的发病均经过相似的、非常长的潜伏期,提示两者的来源可能相同。

四、神经病理学

通常,CJD 患者脑大体解剖无异常。存活年久的患者可有不同程度的脑萎缩。

光镜下,CJD 的病理学特征是海绵样变性和胶质细胞增生。缺乏炎症反应也是 CJD 及其他朊蛋白病作为变性疾病的重要病理学特征。海绵样变性的特点是神经元之间的神经毡上有许多 $1\sim5\mu m$ 的空泡(图 1-1-4)。总体而言,海绵样变见于大脑皮质、壳核、尾状核、丘脑和小脑分子层。星型胶质细胞增生是朊蛋白病共有的非特异性的特征。CJD 患者脑组织的灰质可见广泛分布的纤维型胶质细胞增殖。充满胶质细胞终丝的星形细胞突起形成广泛的神经网络。

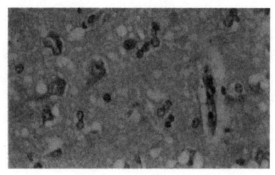

图 1-1-4　CJD 病患者脑组织海绵样变

淀粉样斑块见于约 10% 的 CJD 病例。纯化的人类和动物 CJD 朊病毒部分水解变性后,表现出淀粉样物质的超微结构和组织化学特点。接种日本 CJD 病例组织的第 1 代小鼠脑组织最终可见到淀粉样斑块。这些斑块可与抗 PrP 血清发生反应并着色。

GSS 病例的淀粉样斑块的形态学改变与库鲁病和羊瘙痒病改变大相径庭。GSS 斑块由中央高密度淀粉样核心和周围的较小的淀粉样颗粒组成。在超微结构上,形成淀粉样纤维的放射状纤维网络。不伴或仅伴轻微的炎性改变。这种斑块分布于全脑,但最常见于小脑。通常位于靠近血管的区域。一些 GSS 病例可见嗜刚果红的血管病变。

vCJD 的病理特征是"花瓣样"斑块("florid"plaques)。这种斑块由中央的 PrP 淀粉样核心和外周的形似花朵翼瓣的空泡组成(图 1-1-5)。

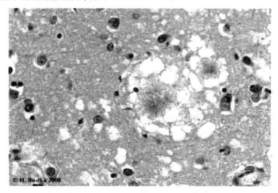

图 1-1-5　vCJD 的病理特征"花瓣样"斑块

五、临床表现

sCJD平均发病年龄为65岁。约1/3的患者出现非特异性前驱症状,包括疲劳、睡眠障碍、体重减轻、头痛、不适感和不可名状的疼痛。大部分病例很快出现高级皮质功能减退表现,这种功能减退通常在数周或数月内进展为明显而复杂的痴呆状态,以记忆减退、判断能力受损和全面性实质性智能功能下降为特点。一些患者还出现视觉障碍,小脑体征也很常见,如眼球震颤、共济失调、步态不稳等。通常在出现小脑功能损害后迅速出现进行性痴呆。神经系统体征中锥体束损害症状通常较轻,可出现轻偏瘫、肌张力增高、腱反射亢进及病理征阳性,也可出现锥体外系症状,如肌强直、面具脸或舞蹈样动作手足徐动等。

大多数CJD患者(约90%)在疾病的不同时期均可出现肌阵挛。与其他不自主运动不同,肌阵挛在睡眠中仍持续存在。高声刺激或强光刺激诱发的惊吓样肌阵挛较常见。需要说明的是肌阵挛并不是CJD特异的临床表现,也不局限于CJD。痴呆合并肌阵挛也见于Alzheimer病(AD)、隐球菌性脑炎或肌阵挛性癫痫。

晚期患者可出现尿失禁、无动性缄默、昏迷或去皮质状态。sCJD的病程较短,在出现临床症状或体征后90%的患者死于1年之内,5%死于1~2年,偶有患者可存活长达5年之久。最常见的直接死亡原因是肺炎。

文献报道,CjD意外传播给人类而致病的潜伏期为1.5~2.0年。而其他病例潜伏期可长达30年。

六、实验室检查

1.脑电图　对CJD的诊断非常有帮助。在病程早期,脑电图通常正常或只出现散在θ波。随着病情进展逐渐出现周期性高波幅3相复合波(图1-1-6)或双相尖波,这种时程<200ms、每隔1~2s出现一次的刻板周期性发作高度提示CJD的诊断,敏感性为66%,特异性为74%。其他可能出现周期性3相复合波的疾病还有AD、多发性脑脓肿、某些中毒性脑病(如锂剂)、缺氧性脑病、肝性脑病、进行性多灶性白质脑病和路易体病等。

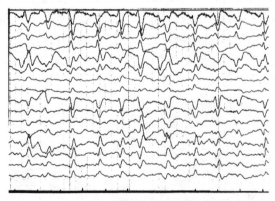

图1-1-6　EEG显示特征性的周期性三相复合波发放

2.影像学检查　头颅MRI是目前CJD病例生前诊断的重要的无创性检查。sCJD病例MRI之DWI及FLAIR相可见尾状核头及壳核高信号(图1-1-7),可见大脑皮质"缎带样"高信号(图1-1-8)。vCJD患者MRI(T_2加权像和质子密度像)检查可以见到丘脑枕核对称性高信号,称为"枕征"(pulvinar sign)(图1-1-9)。在丘脑背内侧核也常可见到高信号,其影像如同"曲棍球棒"(hockey－stick)(图1－1－10)。

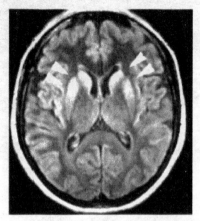

图1－1－7　MRI轴位FLAIR

双侧尾状核头及壳核高信号(箭头所指),提示sCJD

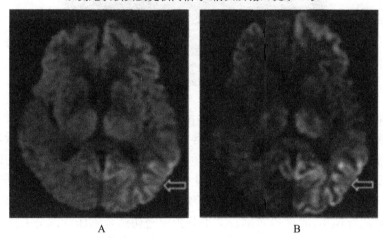

A　　　　　　　　　　　　　　B

图1－1－8　MRI轴位DWI

皮质高信号即"皮质缎带(ribbon)征"(箭头所指),提示sCJD

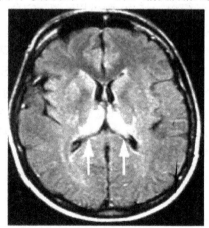

图1－1－9　MRI轴位FLAIR

双侧丘脑枕核对称性高信号即vCJD的"枕征"(pulvinar sign)(箭头所指)

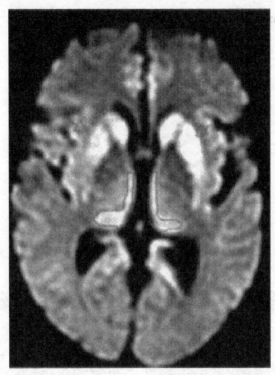

图 1-1-10 MRI 轴位 DW

双侧尾状核、豆状核、丘脑弥散受限，双侧丘脑呈"曲棍球棒"（"hockey-stick"）改变

3. CSF 检测 除轻度蛋白增高外基本正常。部分 CJD 患者的 CSF 中应激蛋白 14-3-3（14-3-3 蛋白是一种正常神经元蛋白，在发生神经元受损时反应性的释放入 CSF 中）升高，其敏感性和特异性分别为 94% 和 84%。但因 CSF14-3-3 蛋白阳性也可见于急性脑卒中（脑梗死或出血，蛛网膜下腔出血）、单纯疱疹等病毒性脑炎、缺氧性脑病、恶性胶质瘤、脑膜癌病和副肿瘤性脑病等疾病，故送检病例及结果分析应密切结合临床。部分 CJD 患者血清的 S-100 蛋白升高，但与 14-3-3 蛋白一样，这种改变并非特异性的。

4. PRNP 基因的检测 sCJD 或家族性朊蛋白病的诊断都必须进行。PRNP 基因序列为野生型，且没有暴露于外源性朊蛋白的病史，则可以诊断 sCJD。编码非保守序列氨基酸置换的 PRNP 基因序列突变支持家族性朊蛋白病的诊断。

5. PrP^{Sc} 的检测 是诊断 CJD 和其他人类朊蛋白病的唯一特异性方法。人类脑组织活检检测到 PrP^{Sc} 可诊断 CJD。由于 PrP^{Sc} 并非均匀分布于全部 CNS，未能在有限的标本中（如脑活检组织）检测到 PrP^{Sc} 并不能除外朊蛋白病。尸检有充足的脑组织样本，应同时进行 PrP^{Sc} 的免疫测定及脑组织切片的免疫组织化学检测。另一种可能性是应用类似方法检测肌肉、淋巴组织或鼻黏膜中的 PrP^{Sc}。能否应用构象依赖性免疫测定法检测血液中的 PrP^{Sc} 的蛋白酶敏感型来进行朊蛋白病的生前诊断尚不确定。

七、诊断

1. sCJD 诊断标准

（1）病史：①具有进行性痴呆症状。②临床病程短于 2 年。③常规检测不提示其他疾病。④无明确医源性接触史。

(2)临床表现：①肌阵挛。②视觉或小脑功能障碍。③锥体/锥体外系功能异常。④无动性缄默。

(3)辅助检查：①在病程中出现典型的脑电图改变（周期性3相波）。②头颅MRI成像可见壳核/尾状核异常高信号，或者弥散加权像显示对称性灰质"绶带(rib－bon)征"。

(4)实验室检测：①脑脊液14－3－3蛋白检测为阳性。②脑组织病理学检测显示具有典型/标准的神经病理学改变，即出现海绵状病变。③脑组织免疫组织化学检测存在蛋白酶抗性朊蛋白(PrP^Sc)的沉积。④脑组织Western印迹法检测存在蛋白酶抗性朊蛋白。

疑似诊断：符合(1)加(2)中的任意两项。

临床诊断：在疑似诊断的基础上，符合(3)中的任意一项或(4)①。

确诊诊断：符合(4)中②、③、④任意一项。

2.iCJD诊断标准　确诊诊断：①在sCJD诊断的基础上具有①接受由人脑提取的垂体激素治疗的患者出现进行性小脑综合征；或②确定的暴露危险，例如曾接受过来自CJD患者的硬脑膜移植、角膜移植等手术。

3.fCJD诊断标准

(1)疑似诊断：在sCJD诊断的基础上，一级亲属中存在确诊病例。

(2)确诊诊断：在fCJD疑似诊断的基础上，具有特定的PRNP基因突变。

4.GSS诊断标准

(1)疑似诊断：在sCJD的诊断的基础上，出现①进行性小脑共济失调。②一级亲属中存在确诊病例。

(2)确诊诊断：在GSS疑似诊断的基础上，具有特定的PRNP基因突变。

5.FFI诊断标准

(1)疑似诊断：在sCJD的诊断基础上，出现①进行性加重的睡眠功能障碍。②自主神经功能紊乱。③一级亲属中存在确诊病例。

(2)确诊诊断：在疑似诊断的基础上，具有特定的PRNP基因突变。

6.vCJD诊断标准　根据患者的流行病学史、临床症状、临床辅助检测、实验室及基因学检测综合判断，病例确诊依赖于病变组织中检测出具有蛋白酶抗性的PrP^Sc和(或)出现海绵样变。

(1)病史：①进行性神经精神障碍。②病程≥6个月。③常规检查不提示其他疾病。④无明确医源性接触史。

(2)临床表现：①早期精神症状(抑郁、焦虑、情感淡漠、退缩和妄想等)。②持续性疼痛感[疼痛和(或)感觉异常]。③共济失调。④肌阵挛、舞蹈症和肌张力障碍。⑤痴呆。

(3)辅助检查：①早期脑电图无典型的3波(晚期可能出现3相波)。②MRI、DWI、FLAIR成像可出现双侧丘脑枕。(后结节)高信号。

(4)扁桃体活检(图1－1－11)：不应作为常规检查，在脑电图出现典型的3相波形后不应进行。对临床表现与vCJD相似，而MRI未出现双侧丘脑枕(后结节)高信号病例的诊断有意义。

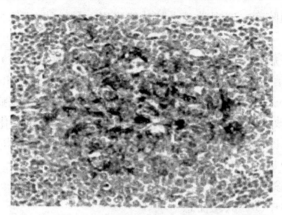

图 1—1—11　vCJD 患者扁桃体活检 PrP 免疫染色阳性

(5)实验室检测：①大脑和小脑广泛的空泡样变。②脑组织免疫组织化学检测具有"花瓣样"的蛋白酶抗性朊蛋白(PrPSc)斑块沉积。③脑组织 Western 印迹法检测存在蛋白酶抗性朊蛋白。

疑似诊断：符合(1)加(2)中的任意 4 项加(3)①。

临床诊断：在疑似诊断的基础上符合(3)；或在疑似诊断的基础上符合(4)。

确诊诊断：在临床诊断的基础上符合(5)中①、②、③任意一条。

八、鉴别诊断

临床上出现痴呆、肌阵挛、周期性脑电异常发放、无发热，60 岁左右的患者通常提示 CJD。CJD 的异常临床表现局限于 CNS。发热、血沉加快、外周血白细胞增多、脑脊液淋巴细胞增多通常提示患者可能患有其他引起 CNS 功能异常的疾病。

许多疾病可能在某种程度与 CJD 相仿。AD 有时也伴有肌阵挛，但通常病程迁延且缺乏运动和视觉功能异常，可资鉴别。

颅内血管炎可以出现几乎所有的与 CJD 相关症状和体征，有时候没有全身性异常表现。颅内血管炎很少出现肌阵挛，但局灶性癫痫可能使两种疾病混淆；再者，CJD 病程早期通常没有肌阵挛。随病程进展逐渐出现显著头痛、脑脊液异常，局灶性 MRI 或血管造影检查异常均支持血管炎的诊断。

CNS 淋巴瘤或少见的弥漫性颅内肿瘤(大脑胶质瘤病)可能与 CJD 混淆。神经梅毒和隐球菌性脑膜脑炎患者在相对快速进展的病程中可能出现痴呆和肌阵挛，但 CSF 改变易于与 CJD 鉴别。成年人型脑白质营养不良(蜡样脂褐质沉积症)和伴肌阵挛癫痫的 Lafora 小体病也可出现痴呆、肌阵挛和共济失调，但是与 CJD 相比，病程进展相对较缓，惊厥发作更为显著。一些疾病与 CJD 相仿，但根据发病时的临床状况很容易鉴别。这些疾病包括缺氧性脑病、亚急性硬化性全脑炎、进行性风疹全脑炎、单纯疱疹病毒性脑炎(见于免疫能力低下的宿主)、透析性脑病、尿毒症和肝性脑病。起病不典型的 CJD，可能在短期内与帕金森病、进行性核上性麻痹和进行性多灶性白质脑病相似。

某些药物中毒特别是锂剂和铋剂可能导致脑病和肌阵挛出现。罕见疾病如桥本脑病，对临床表现为亚急性进行性脑病和肌阵挛、脑电图出现周期性 3 相复合波、疑似 CJD 的病例应注意除外这些疾病。桥本脑病可以根据血液抗甲状腺球蛋白或抗甲状腺过氧化物酶抗体及糖皮质激素治疗有效等确诊。与 CJD 不同,症状波动是桥本脑病的一个典型表现。

艾滋病痴呆综合征在发病、早期病程、体格检查、CT 改变、常规 CSF 检查缺乏异常改变等方面与 CJD 相似。对缺乏全身性免疫功能缺陷的极少数患者(<10%),应注意询问危险因素并进行血清 HIV 抗体检测以确诊。

九、预防和治疗

目前尚无预防和治疗 CJD 的有效方法。文献报道两性霉素 B、四环素等药物可以部分延缓实验接种动物的发病潜伏期。对症治疗可用巴氯芬(baclofen)治疗痉挛性张力增高,氯硝西泮治疗肌阵挛癫痫。

研究发现酚噻嗪和丫类能抑制培养细胞中的 PrP^{Sc} 的形成,据此进行了应用喹吖因(quinacrine,米帕林)治疗 CJD 的临床研究。已发现改良喹吖因化合物比其母体药物更有效。改善这些小分子物质的效力能否为包括 AD,帕金森病和肌萎缩侧索硬化症(ALS)等在内的神经变性病提供新的治疗方法的总体思路尚有待确定。

1.CJD 患者的护理　尽管不认为 CJD 是接触传染或传染病,但该病是可以传播的。经气溶胶偶然传播接种的危险性极低;但是,产生气溶胶的操作应当在合乎标准的生物安全柜内进行。美国疾病预防控制中心和国立卫生院推荐使用生物安全 2 级水平(P2)操作及相应的装备和设施。CJD 患者的首要护理问题是:健康护理人员经针头刺伤造成的不慎感染。从未有过经空气传播朊病毒的报道。对 CJD 患者进行脑电图和肌电图检查后,不应重复使用该用过的电极。

对病理医师和停尸间工作人员而言,没有理由拒绝为临床诊断 CJD 的患者进行尸检。本文描述的标准微生物操作要点和特别推荐的去污染方法可满足护理 CJD 患者的人员的预防和处理感染性标本的需要。

2.CJD 朊病毒去污染　朊病毒可以抵抗常规灭活措施,消毒朊病毒的最优条件尚有争议。一些研究推荐室温下用 1N 的 NaOH(氢氧化钠)处理 CJD 污染物质,但这种消毒方法也可能并不充分。推荐使用的消毒方法是 132℃高压灭菌 5h 或应用 2N 的 NaOH 处理数小时。"消毒"意味着完全破坏朊病毒,任何残留的感染能力都是危险的。

(白鹤)

第六节　脑寄生虫感染

神经系统寄生虫感染(nervous system parasitic infection)是指寄生虫病原体引起脑、脊髓和周围神经的损害。本节主要介绍几种以脑损害为主的常见中枢神经系统寄生虫感染。

一、脑囊虫病

脑囊虫病(cerebral cysticercosis)系猪肉绦虫的幼虫(囊虫或囊尾蚴)寄生于脑内引起的一种疾病,是我国中枢神经系统最常见的寄生虫病。

(一)流行病学

据估计,全球感染猪囊尾蚴的患者不少于 2 千万,每年因此病而死亡的人数不少于 5 万人。从世界分布看,脑囊虫病常见于热带和不发达地区,如墨西哥、中南美洲、东南亚、中国和印度。在我国以东北、华北、山东等地区多见,西北地区及云南省次之,长江以南少见。

(二)病因及发病机制

人既是猪肉绦虫的终宿主(猪肉绦虫病),也是中间宿主(囊虫病)。囊虫病是因食人猪肉绦虫卵所致。吞食猪肉绦虫卵为主要传播途径,其方式有:①异体感染,因摄入污染绦虫卵的食物而感染;②自身感染,包括两种方式,即内源性自身感染和外源性自身感染。前者是指猪肉绦虫病患者因恶心、呕吐使绦虫孕节反流入胃,虫卵在胃、十二指肠被消化液作用,六钩蚴逸出而致感染;后者是指因患者的手被自己粪便中的绦虫卵污染而食入胃中所致的感染。经由多种途径进入胃的绦虫卵,在十二指肠中孵化成囊尾蚴,钻入肠壁经肠膜静脉进入体循环和脉络膜而进入脑实质、蛛网膜下腔和脑室系统,以及骨骼肌和视网膜、玻璃体等部位,引起各种脑、肌肉和眼部损害。

囊尾蚴引起脑病变的发病机制主要有:①囊尾蚴对周围脑组织的压迫和破坏;②作为异种蛋白引起的脑组织变态反应与炎症;③囊尾蚴阻塞脑脊液循环通路引起颅内压增高。

(三)病理

囊尾蚴的囊内含有清亮的囊液,并有偏心存在的头节,囊的直径为 4~5mm,囊壁厚 0.05~0.1mm,头节为 2~3mm,囊虫数目不一,可累及脑实质、脑室、脑膜或同时受累,多呈圆形。脑实质内的囊虫多位于大脑灰白质交界区。脑室内的囊虫可单发或多发,吸附于脑室壁,造成室管膜炎和相邻部位胶质增生。囊虫多位于第四脑室,直径可达 3~4cm,易堵塞脑室通路,并释放毒素刺激脉络丛增加脑脊液的分泌,造成脑积水和颅内压增高。累及脑膜时多散在于软脑膜和蛛网膜下腔,常位于脑底池和外侧裂池,形状较大,直径最大可达 5cm,并引起脑膜炎症造成粘连,影响脑脊液循环。蛛网膜炎性改变亦可累及血管,导致脑梗死。

(四)临床表现

中枢神经系统囊虫病多见于青壮年。男性多于女性,男女比例为(2~5):1。脑囊虫病约占囊虫病的 80% 以上,临床表现复杂多样,主要取决于虫体寄生的部位、数量、囊尾蚴生存状态、周围组织反应情况以及脑脊液循环障碍的程度。通常有 3 大症状:病样发作、颅内压增高及精神障碍。可以同时合并眼囊虫病和或皮肌型囊虫病。

中枢神经系统囊虫病据其临床表现可分为以下几种类型。

1. 脑囊虫病

(1)癫痫型:最多见,脑囊虫病患者常因癫痫发作而就诊。发作类型主要有全身性强直阵挛发作(大发作)及其连续状态,部分性运动发作和复合性部分性发作(精神运动性发作)等。一名患者可有两种以上发作形式。癫痫发作多在出现皮下囊虫结节半年之后,亦可于多年后始有发作。

(2)颅内压增高型:主要表现为头痛、呕吐、视力减退、视盘水肿及脑脊液压力增高等,可伴有癫痫发作、意识障碍甚至昏迷。如出现偏瘫、偏盲、失语等局限性神经体征可称为类脑瘤型。少数患者在当头位改变时突然出现剧烈眩晕、呕吐、意识改变甚至呼吸循环功能障碍,称 Brun 综合征。囊虫寄生于脑室内的征象,称为脑室型。

(3)脑膜脑炎型:系囊虫刺激脑膜和脑弥散性水肿所致。急性或亚急性起病,主要表现为头痛、呕吐,发热,常伴有精神障碍、颈项强直,脑脊液呈炎性改变。

(4)精神障碍型:以精神错乱、幻听、幻视、语言障碍等为突出症状,严重者可出现痴呆。

(5)混合型:具有两种以上类型的表现。

2.脊髓囊虫病　脊髓囊虫病临床上较少见,囊虫在椎管内压迫脊髓而引起类似前角灰质炎或侧索硬化的症状。

（五）实验室及辅助检查

1.血常规　白细胞总数多正常,嗜酸性粒细胞增多,可达15%～50%。

2.脑脊液　腰椎穿刺脑脊液压力常升高,白细胞数可正常或轻度增多,且嗜酸性粒细胞占多数,蛋白定量正常或轻度升高,糖、氯化物正常。

3.免疫学检查　酶联免疫吸附试验(ELISA)、间接血凝试验及补体结合试验检测血清和(或)脑脊液囊虫IgG抗体对诊断本病有定性意义,以ELISA法敏感性和特异性最高。

4.脑电图　主要在额、中央、顶、颞区出现较多量的不规则混杂慢波,有癫痫发作者可描记出尖波、棘波、棘慢综合波等。癫痫型患者阳性率较高,另外脑电图监测对观察治疗效果及判定预后有一定的价值。

5.头颅CT　典型影像显示脑内单发或多发圆形低密度灶,为0.5～1.5cm,病灶内可见囊虫头节,增强后呈结节状或点环状强化。囊虫死亡钙化后呈高密度灶。脑表面或脑池内可见葡萄状囊肿,脑室内为囊性病灶。

6.头颅MRI　对本病诊断有非常重要意义,可清晰反映囊虫所在部位、病程和数目。可分为脑实质型、脑室型、脑膜型和混合型四种。

(1)脑实质型:根据脑囊虫发育的不同阶段的病理变化,可分为活动期、蜕变死亡期、非活动期和混杂期。①活动期MRI表现为脑实质内多个散在分布的小圆形或卵圆形长T_1、长T_2囊状信号,囊壁较薄,囊壁内偏于一侧可见一点状头节,FLAIR像头节显示清晰,Gd－DTPA增强扫描见囊壁及头节轻度增强(图1－1－12);②蜕变死亡期表现为稍长T_1和稍长T_2异常信号,增强后明显环状强化,病灶周边的水肿区无增强,此期头节消失,囊壁变厚,周围水肿明显;③非活动期指囊虫钙化,表现为T_1、T_2加权像均为低信号,增强后病灶不强化或轻度环状强化;④混杂期为上述3期病灶合并存在。

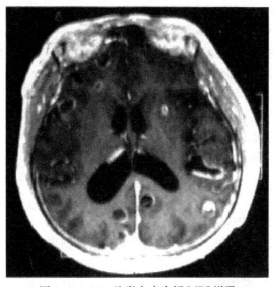

图1－1－12　脑囊虫病头颅MRI增强

脑内多发长T_1囊性病灶,部分囊内可见头节,囊壁和头节可见增强(首都医科大学附属北京友谊医院)

(2)脑室型:虫体较大,囊壁较薄,呈长T_1、长T_2异常信号,FLAIR像囊壁及头节显示清晰,常伴有梗阻性脑积水。

(3)脑膜型:表现为脑表面或脑池内葡萄串囊状信号影。增强后可见软脑膜或纤维分隔轻度强化或不强化。

(4)混合型:以上各型混合存在。

(六)诊断

2000年8月,在秘鲁举行的专家研讨会上对脑囊虫病提出了严密的修订标准,包括绝对标准、主要标准、辅助标准和流行性标准等。绝对标准是脑囊虫病的确诊标准;主要标准为高度提示诊断,但不能证实诊断;辅助标准是该病常见的但并非特异性表现;流行病学标准是支持诊断的间接证据。根据以上标准可做出确定诊断或可能诊断。但是该标准繁复,笔者认为不适合神经内科临床应用。

我国学者一直非常重视脑囊虫病的临床与科研,分别于1985年、1993年、1995年、2001年召开全国脑囊虫病会议,每次会议均对临床诊断标准进行修订与完善。与上述国际标准相比,我国的脑囊虫病的诊断标准临床操作性强,也更适应我国的国情,故在此推荐我国2001年全国脑囊虫病会议制订的诊断标准:①有相应的临床症状和体征,如癫痫发作、颅内压增高、精神障碍等脑部症状和体征,基本上排除了需与之鉴别的其他疾病。②免疫学检查阳性[血清和(或)脑脊液囊虫IgG抗体或循环抗原阳性];脑脊液常规生化正常,或有炎性改变,白细胞增多,特别是嗜酸性粒细胞增多。③头颅CT或MRI显示囊虫影像改变。④皮下、肌肉或眼内囊虫结节,经活检病理检查证实为囊虫者。⑤患者来自绦囊虫病流行区,粪便有排绦虫节片或食"米猪肉"史,可作为诊断的参考依据。

凡具备4条以上者即可确诊;或者具备①、②、③或①、②、⑤或①、③、⑤条者亦可确诊。

(七)鉴别诊断

中枢神经系统囊虫病临床表现复杂多样,病程长,鉴别诊断范围较广。主要与以下疾病鉴别。

1.原发性癫痫及其他原因所致的继发性癫痫。

2.多发囊虫病变应与多发性脑转移瘤、多发性腔隙性脑梗死及中枢神经系统结核鉴别。

3.脑膜脑炎型脑囊虫病应与结核性、病毒性及真菌性脑膜脑炎鉴别。

4.脑室系统肿瘤及其他原因所致的梗阻性脑积水鉴别。

5.孤立脑囊虫应与巨大单发蛛网膜囊肿或脑脓肿鉴别。

6.脊髓型囊虫病应与其他原因所致的脊髓病变鉴别。

总之,根据临床特征、血清及脑脊液囊虫免疫学检查、头颅CT及MRI平扫及增强检查、皮肤肌肉及眼部有无囊虫等检查可以进行有效的鉴别。

(八)治疗

1.治疗方法

(1)病因治疗:常用的药物如下。

①阿苯达唑:广谱抗蠕虫药物。作用机制可能与其抑制虫体对糖原的吸收和抑制丁烯二酸还原酶有关。疗效确切,显效率达85%以上,不良反应轻,为目前治疗脑囊虫病的首选药物。现常采用多疗程治疗,常用剂量为15~20mg/(kg·d),连服10d。脑型患者3~5个疗程,疗程间隔2~3个月。常见的毒性作用及不良反应有皮肤瘙痒、荨麻疹、头晕、发热、癫痫发作和颅内压增高。

②吡喹酮：广谱抗蠕虫药物，对囊虫亦有良好的治疗作用。常用的剂量为 180mg/kg,3d 分服。服药后囊虫可出现肿胀、变性及坏死，导致囊虫周围脑组织的炎症反应及过敏反应，严重者甚至发生颅内压增高危象。

③甲苯达唑：常用的剂量为 100mg,tid，连续 3d,常见的毒性作用及不良反应有腹痛、腹泻、皮肤瘙痒和头痛等。

④治疗中应注意的几个问题：a.脑囊虫病患者必须住院治疗；b.囊虫病合并猪肉绦虫病者，通常先驱绦治疗，以免发生严重反应而影响囊虫病的治疗；c.杀虫治疗前务必检查有无眼囊虫病，如有眼囊虫病，须先行眼科手术治疗摘除囊虫，因杀虫治疗过程中囊虫死亡所引起的过敏、免疫反应可致失明；d.为了减免杀虫治疗过程中囊虫在体内大量死亡所引起的过敏反应，应酌情应用肾上腺皮质激素等；e.根据病情脱水降低颅内压治疗，如发生严重颅内压增高，除及时停用抗囊虫药物及脱水、抗过敏处理外，还可进行颞肌下去骨片减压术，以防止颅内压增高所导致的脑疝形成。

（2）对症治疗：癫痫型脑囊虫病根据癫痫发作类型选择抗癫痫药物。不能简单地以癫痫症状存在作为持续应用抗囊虫治疗的依据，若临床和影像学检查显示病原学治愈时，应停用抗囊虫药物，仅采用抗癫痫治疗。

（3）手术治疗：确诊为脑室型者应手术治疗摘除脑囊虫。其次，对神经系统体征及影像证实病灶十分局限的患者亦可考虑手术治疗。

（4）驱绦虫治疗：对肠道仍有绦虫寄生者，为防止自身再次感染，应行驱绦虫治疗。常用的药物为南瓜子、槟榔，服药后应予泻药一次以排出节片及虫卵，应注意检查头节是否排出。

2.脑囊虫病疗效判定标准

（1）近期疗效（1～2 年）

①痊愈：神经系统症状、体征消失，血及脑脊液中囊虫循环抗原转阴，脑脊液压力、常规、生化检查均正常；头颅 CT 或 MRI 检查原囊虫病灶全部消失；皮肤、肌肉囊虫结节全部消失；患者能从事正常工作。

②显著好转：癫痫发作显著减少，程度减轻，其他脑部症状显著好转；血及脑脊液中囊虫循环抗原转阴或滴度明显下降；脑脊液压力、常规及生化检查较治疗前显著好转；脑 CT 或 MRI 显示原囊虫病灶大部分消失或 CT 显示转为高密度影；皮肤肌肉囊虫结节消失 90%以上；患者基本恢复正常工作。

③好转：癫痫发作减少，程度减轻，其他脑部症状和体征有所好转；血及脑脊液囊虫循环抗原滴度下降；脑脊液压力、常规及生化检查较治疗前好转；颅脑 CT 或 MRI 检查原囊虫病灶减少或 CT 显示部分转化为高密度影；皮肤肌肉囊虫结节消失 50%以上；患者生活能自理或能从事一般工作。

④无效：癫痫发作不减少或加重，其他脑部症状未见好转；血及脑脊液囊虫循环抗原无改变；脑脊液压力、常规及生化检查未见好转；头颅 CT 或 MRI 检查原囊虫病灶基本同治疗前；皮肤肌肉囊虫结节消失 50%以下；患者失去工作能力。

（2）远期疗效（3 年以上）：脑囊虫病的远期疗效评定应以 3 年以上为限，其他指标同近期疗效。并需排除脑囊虫再感染的可能性。

（九）预防

脑囊虫病的传染源是猪肉绦虫，故预防囊虫病的首要措施是根治患者猪肉绦虫，以预防他人和自身感染囊虫病。

二、脑棘球蚴病

脑棘球蚴病又称脑包虫病（cerebral echinococ－cosis），主要由细粒棘球属绦虫（犬绦虫）的幼虫即棘球蚴寄生于大脑和脊髓，引起颅内感染性的疾病，占整个包虫囊肿的1‰～4‰。

（一）流行病学

本病主要见于畜牧地区，我国好发于西北、内蒙古、西藏、四川西部、陕西、河北等地，牧民、皮毛加工者、在农牧区生活儿童多见。

（二）病因和发病机制

细粒棘绦虫的成虫寄生于犬科动物小肠内，虫卵随粪便排出体外，污染地面、水草、蔬菜等，被人、羊、马、猪、猫等中间宿主吞食后，细粒棘球蚴绦虫卵在人体肠内孵化成六钩蚴，穿越肠壁经门静脉系统，侵入肝、肺和脑等，少数随血流经椎静脉入颅。脑包虫病好发于顶叶、额叶、大脑、小脑、脑室和颅底等处。包虫偶见于脊髓马尾。

脑棘球蚴病可分2型：①原发型，幼虫经肝、肺和颈内动脉而入颅。多见于儿童，常单发。②继发型，较少见，常由原发性包虫囊肿破裂至左心房或左心室，其子节或头节经血流入颅，多发病灶多见，伴脑栓塞，多见于成年人。

（三）病理改变

包虫囊肿包膜为微白色半透明膜，囊液为无色透明，外观与CSF很相似，但含毒性蛋白。囊壁分内外两层，内层即包虫囊，含有大小不等的子囊；外层为宿主组织形成的一层纤维包膜，两者之间仅有轻度粘连，其中含有血管，供给营养。包虫死后，囊液变浊，囊壁可钙化。包虫囊大小不一，取决于寄生虫的种系及其寄住的组织与宿主等多种因素。囊肿生长速度每年为1～5cm直径。母囊可产生子囊及头节，由于虫体繁殖力强，子囊和头节可多达数百，形成巨大囊肿。

（四）临床表现

1. 原发型　多为慢性进行性加重病程。常见头痛、呕吐、视盘水肿等高颅压表现，癫痫发作，肢体无力、偏瘫、截瘫、麻木、复视、共济运动障碍等局灶性神经功能缺损等表现。

2. 继发型　根据病情进展情况分为3期：①原发包虫破入心内期，可出现过敏反应、呼吸急迫、心血管功能障碍等表现，部分患者在本期死亡，多数病例可恢复。②潜伏静止期～5年进入脑内的包虫不断发育成长，症状轻微。③颅内压升高期：因包虫长大出现高颅压症状及局灶性神经功能缺损表现。

（五）实验室及其他检查

1. 血常规　多数可见嗜酸粒细胞增多。

2. 脑脊液　脑脊液压力增高，嗜酸粒细胞增多，蛋白增高、糖、氯化物正常。

3. 免疫学检查　包虫囊液皮内试验（casoni试验）阳性，血清和脑脊液补体结合试验、间接血凝试验多阳性。

4. 颅骨X线检查　颅骨内板变薄有弧形整齐的脑回或包块的压迹。儿童颅骨径增大、颅缝增宽，偶有钙化。

5. 脑血管造影　病变区无血管，围绕包虫囊的血管极度移位、变直，环绕成球形。

6. 脑CT　多为边界清楚锐利的巨大的脑内囊肿，可见囊内囊，囊内密度与脑脊液相似，囊周无明显水肿,占位效应明显。囊壁可轻度强化。

7. 脑 MRI 边界清楚锐利的圆形水样信号囊肿,母囊内可见子囊,囊壁多为连续性低信号,囊壁可见强化,囊周不同程度水肿,MRI 对囊壁及多房性的显示较易做出诊断。

(六)诊断与鉴别诊断

根据患者来自畜牧区,有犬、羊等密切接触史,可同时患有肝、肺包囊虫病,加上脑部症状(或脊髓压迫征)即可考虑本病可能。包虫囊液皮试阳性、脑脊液和血清免疫学试验阳性具有诊断意义。头颅 CT、MRI 和脑血管造影具有定位诊断价值。

脑棘球蚴病需与脑肿瘤、脑脓肿、脑囊肿等占位性病变的临床表现和体征类似,结合包虫免疫学检查、头部 CT、MRI 可帮助鉴别。

(七)治疗

1. 手术治疗 手术切除是主要治疗方法,以完整摘除囊肿为原则。

2. 药物治疗 用于术前治疗、术后复发或不能再手术者。

(1)阿苯达唑:剂量 20mg/(kg·d),分 2 次口服,30d 为 1 个疗程。半个月后可重复治疗,需 3~4 个疗程。

(2)吡喹酮:术前用药,防止囊液中头节播散所引起的继发性棘球蚴病或预防复发。治疗剂量与囊肿大小有关。

3. 对症治疗 降颅压、抗癫痫等治疗。

三、曼氏裂头蚴病

曼氏裂头蚴病(sparganosis mansoni)系曼氏迭宫绦虫幼虫－曼氏裂头蚴(sparganum mansoni)寄生于人眼部、皮下组织或脑、肾、肺等脏器所致的人兽共患寄生虫病。前者由寄生于小肠的成虫引起,产生的症状轻微;后者则由其幼虫－裂头蚴引起,裂头蚴可在体内移行,并侵犯多种组织器官,产生的症状远较成虫严重。

(一)流行病学

曼氏裂头蚴病多见于东亚和东南亚各国,全球均有报道,我国见于上海、广东、台湾、四川和福建等 23 个省市自治区。

(二)病因及发病机制

曼氏迭宫绦虫又称孟氏裂头绦虫,成虫主要寄生在猫科动物,偶然寄生于人体。其生活史中需要 3 个宿主。终宿主主要是猫和犬,此外还有虎、豹、狐等食肉动物。第 1 中间宿主是剑水蚤,第 2 中间宿主主要是蛙、蛇、鸟类和猪等。多种脊椎动物可作其转续宿主。人可成为它的第 2 中间宿主,转续宿主甚至终宿主。

曼氏裂头蚴长带形,白色,约 300mm×0.7mm,头部膨大,末端钝圆,体前段无吸槽,中央有一明确凹陷,是与成虫相似的头节,体部不分节但具横皱褶。人体感染的途径有两种,即裂头蚴或原尾蚴经皮肤或黏膜侵入,或误食头蚴或原尾蚴。具体方式可归纳为以下 3 类。

1. 局部贴生蛙肉为主要感染方式,约占患者 50% 以上。在我国某些地区,民间传说蛙有清凉解毒作用,因此常用生青蛙肉敷贴伤口,包括眼、口、外阴等部位。若蛙肉中有裂头蚴即可经伤口或正常皮肤、黏膜侵入人体。

2. 生食或半生食蛙、蛇、鸡或猪肉、马肉。民间有吞食蛇或蛙治疗疮疖和疼痛的习俗,或食用未煮熟的肉类,被吞食的裂头蚴即穿过肠壁入腹腔,然后移行到其他部位。

3. 误食感染的剑水蚤。饮用生水或游泳时误吞湖水、塘水，使受感染的剑水蚤有机会进入人体。据报道原尾蚴有可能直接经皮侵入，或经眼结膜侵入人体。

（三）病理

病理上特征表现为：①蚴虫虫体为实体，无体腔，具特征性体壁；②蚴虫虫体内散在分布的同心圆形或椭圆形的石灰小体及单个肌纤维；③脑内有新旧不一的多发性嗜酸性肉芽肿或脓肿，内有大量坏死组织，可见窦道痕迹。对囊肿周围组织进行病理切片检查，常可见炎性细胞和较多嗜酸性粒细胞浸润。

（四）临床表现

裂头蚴寄生人体引起曼氏裂头蚴病。本病潜伏期与感染方式有关：局部侵入者潜伏期短，一般 6～12d，个别可达 2～3 年；经消化道感染者潜伏期长，多为 1 至数年。其严重性因裂头蚴移行和寄居部位不同而异。常见寄生于人体的部位依次是：眼睑部、四肢、躯体、皮下、口腔颌面部和内脏。被侵袭部位可形成嗜酸性肉芽肿，致使局部肿胀，甚至发生脓肿，囊肿直径为 1～6cm，囊腔内盘曲的裂头蚴可 1～10 条。

根据临床表现，可归纳为以下 5 型：①眼裂头蚴病；②皮下裂头蚴病；③口腔颌面部裂头蚴病；④脑裂头蚴病；⑤内脏裂头蚴病。

随着 CT、MRI 及超声检查等现代影像学技术的普及，近年来，中枢神经系统裂头蚴病的发现有逐渐增加的趋势。脑裂头蚴病临床表现酷似脑瘤，常有阵发性头痛、癫痫发作，严重时昏迷或伴喷射状呕吐，视物模糊，肢体麻木甚至瘫痪等。极易误诊。

（五）辅助检查

酶联免疫吸附试验、免疫印迹试验及金标免疫渗滤法（DIGFA）等方法都逐步用于裂头蚴病的诊断及流行病学调查，敏感性和特异性有待提高。

脑 CT 显示有相当诊断价值的三联征：白质低密度伴邻近脑室扩大、不规则或结节状强化及细小针尖样钙化，此三联征总的出现率为 67%。随访 CT 检查中发现强化结节位置改变或情况进展，则提示为幼虫存活。

脑 MRI 显示病灶多为单发病灶，多位于大脑半球表浅部位，T_1WI 显示稍低不均匀信号，T_2WI 表现为团片状不均匀高信号，伴周围脑实质不同程度水肿，可见细长通道伴串珠样改变。增强后裂头蚴病灶表现为多环、套环、不规则缠绕状强化灶，出现特征性类似"绳结样"改变。

（六）诊断及鉴别诊断

曼氏迭宫绦虫成虫感染可以用粪检虫卵确诊。曼氏裂头蚴病则主要靠从局部检出虫体作出诊断。询问病史有一定参考价值。

需要鉴别的疾病有：①细菌性脑脓肿。裂头蚴呈单环囊状时与脑脓肿无法鉴别。脑脓肿呈多环时一般数目不多，且多为环靠环，很少形成"绳结状"改变。而裂头蚴多为多个小环相套。②其他寄生虫感染。血吸虫卵可形成单环脓肿，病灶较小，患者多来自疫区，有相关病史；弓形虫感染可形成脑内多发、单环小脓肿，多分散分布；囊虫为多发脑内小囊泡，强化后为单环强化。③肿瘤性病变。胶质瘤一般发生于较深部脑白质内，低级别的一般无强化，高级别恶性胶质瘤呈不规则花环样强化；淋巴瘤常位于近中线区，且一般呈明显结节状强化。

（七）治疗

曼氏裂头蚴病最主要的治疗手段是手术摘除，术中注意务将虫体尤其是头部取尽，方能根治,也可用40％乙醇和2％普鲁卡因2～4ml局部封闭杀虫。成虫感染可用吡喹酮、阿苯哒唑等药驱除。

预防应加强宣传教育,改变不良习惯,不用蛙肉、蛇肉、蛇皮贴敷皮肤、伤口,不生食或半生食蛙、蛇、禽、猪等动物的肉类,不生吞蛇胆,不饮用生水等是预防本病的有效措施。

四、脑型血吸虫病

脑型血吸虫病(cerebral schistosomiasis)是指血吸虫虫卵异位于脑而引起的中枢神经系损伤。

(一)流行病学

在我国仅有日本血吸虫病流行。国内神经系统血吸虫病的发病率占血吸虫病患者的1.74％～4.29％。

(二)病因及发病机制

日本血吸虫成虫雌雄同体,寄生于人体门脉肠系膜静脉系统。血吸虫成虫或虫卵寄生于肺、脑、脊髓、心包、皮肤、生殖系统等部位,称为异位血吸虫病,以肺和脑的损害最为常见。虫卵到达大脑的途径尚不完全清楚。可能有以下几种形式:①来自寄生于颅内静脉窦中的成虫;②来自体循环;③通过脊椎静脉系统抵达脑部。

虫卵的主要致病因子是可溶性虫卵抗原(soluble egg antigen,SEA)。SEA被巨噬细胞吞噬后,产生一系列免疫反应,使巨噬细胞、成纤维细胞聚集于虫卵周围,与嗜酸粒细胞、淋巴细胞构成虫卵肉芽肿。随着吞噬细胞对免疫复合物的吞噬和溶酶释放,引起组织坏死而形成嗜酸性脓肿。随着虫卵内毛蚴死亡,对宿主组织的刺激因素逐渐减小,坏死组织被逐渐吸收而形成假结核结节和瘢痕纤维结节。

(三)病理

脑组织内的虫卵主要沉积于大脑枕叶、顶叶及近脑实质的炎性改变。镜下可见虫卵引起的脑部损害,急性期及早期均以嗜酸性及假结核性虫卵肉芽肿多见;晚期以假结核性及纤维性虫卵肉芽肿多见。血吸虫病累及脊髓者极为少见。

(四)临床表现

神经系统血吸虫病因感染的轻重、人体对感染的反应和病变部位不同,其临床表现轻重不等,症状多样,可分为急性和慢性两类。

1.急性血吸虫病的神经系统表现 多发生于无免疫力的初次感染者。患者多为青壮年和儿童,常有明确疫水接触史,好发于夏季,潜伏期30～60d。患者多有发热,以脑膜脑炎为主要特征。轻者有嗜睡、定向力障碍、意识不清及精神异常;重者出现昏迷、抽搐、大小便失禁和瘫痪。查体可见双侧锥体束征、视盘水肿和脑膜刺激征,一般随体温恢复正常而开始好转或消失。

2.慢性血吸虫病的神经系统表现

(1)癫痫型:是脑型血吸虫病最常见的症状,多由于虫卵引起的局限性脑膜脑炎或瘢痕结节所致。癫痫发作形式多样。多数患者发作后可出现短暂性偏瘫,但无颅内压升高。

(2)脑瘤型:通常由于颅内血吸虫肉芽肿所致。其临床表现与颅内肿瘤相似,除颅内压增高症状外,常伴有明显的定位症状。

(3)脑卒中型:多由于血吸虫虫卵引起脑血管栓塞所致,有时亦可因血管的炎性变化损害管壁造成颅内出血或蛛网膜下腔出血。其临床表现与急性脑血管病相似。

(4)脊髓压迫症型:少见。由于脊髓内或脊膜酸性和假结核性虫卵肉芽肿压迫所致。临床表现与其他原因所致脊髓压迫症相似,主要为腰段脊髓症状,很少累及胸段脊髓。

(五)实验室及辅助检查

1.血常规检查 嗜酸性粒细胞显著增多,一般在20%～40%。

2.腰穿检查 可出现颅内压力增高,脑脊液白细胞数轻度增多,一般为(10～100)×10⁶/L,以嗜酸性粒细胞增多明显,蛋白质含量正常或轻度升高。脑脊液中偶可检出虫卵。

3.病原学检查 脑型血吸虫病患者多伴有肠道病变,可取患者的粪便直接涂片检出虫卵或沉淀孵化法孵化出毛蚴。直肠镜或乙状结肠镜下取肠黏膜活检。如行手术治疗,可取脑组织进行病理检查。

4.免疫学检查

(1)皮内试验:阳性率90%,与肺吸虫患者有较高的交叉反应率。

(2)抗体检测:常用方法有环卵沉淀试验、间接血凝试验、ELISA试验等。

(3)抗原检测:血清或脑脊液中抗原检测阳性具有确诊意义。检测循环抗原不仅能反映活动性感染,而且可以评价疗效和估计虫卵。

5.头颅CT

(1)急性型表现类似脑炎,脑实质内大小不一、程度不同的低密度水肿区,边缘模糊,无强化效应。

(2)慢性型呈局限性肉芽肿,等密度、稍高密度或混杂密度,周边有大片"指套样"水肿,增强时明显均一强化,有时见局限性脑萎缩。

(3)虫卵堵塞脑供血动脉引起脑组织缺血性坏死出现梗死样低密度灶。

6.头颅MRI 肉芽肿型T_1WI见不规则"佛手样"或"指套样"低信号水肿区,T_2WI病变呈明显高信号,增强后病灶内见散在不规则点片状强化。其他类型病变出现类似脑炎或梗死样表现。

(六)诊断

主要依赖于流行病学调查、病史、临床表现、实验室检查和特殊辅助检查及病原治疗效果,其中流行病学调查尤为重要。凡有疫水接触史或已确诊血吸虫病,脑部症状出现在感染血吸虫后,结合外周血或脑脊液中嗜酸性粒细胞、病原学、免疫学检测及头颅CT、MRI等辅助检查,排除其他病因导致的神经系统症状后,临床上诊断可以成立。

(七)鉴别诊断

急性型应与病毒性脑膜脑炎、中毒性脑病和脑血管病鉴别;慢性型应与脑脓肿、脑结核球、脑肿瘤和原发性癫痫鉴别。

(八)治疗

脑型血吸虫病的治疗分为病原学治疗、对症治疗和外科治疗。

1.抗血吸虫治疗

(1)吡喹酮,为本病首选的治疗药物。本药主要作用于虫体表皮,破坏其吸收和防卫功能,显著降低血吸虫对葡萄糖的摄取。目前常用治疗方法为:①治疗急性血吸虫病,总量120mg/kg(儿童140mg/kg),4～6d分服,2～3/d;②治疗慢性血吸虫病,总量60mg/kg(儿童70mg/kg),2d服完,2～3/d。吡喹酮宜饭后或餐中服用。不良反应一般轻微且持续时间短,主要为头痛、头晕、肌肉酸痛、乏力、多汗等。严重心律失常、严重肝肾功能障碍者慎用。

(2)青蒿素及其衍生物蒿甲醚、青蒿琥酯,不仅可以杀灭疟原虫,也可以杀灭日本血吸虫。对不同发育期的血吸虫均有较好的杀灭作用,并可用于血吸虫传播季节及短期接触疫水的预防。

2.对症治疗 如有颅内压增高或癫痫等症状,应同时应用脱水药或抗癫痫治疗。对于脑型血吸虫病,特别是急性患者,应加用肾上腺皮质激素治疗。

3.外科治疗 下列情况可采取外科手术治疗:①有较大的血吸虫虫卵肉芽肿,造成明显的颅内压增高或脊髓压迫症状,应手术切除肉芽肿。②脑部炎症水肿反应引起急性颅内压增高,脑脊液循环受阻或形成脑疝者,应进行手术减压,手术后再行药物治疗。

(九)预防

综合预防,包括控制传染源、消灭钉螺、粪便管理、健康教育与健康促进、个人防护及监测等。

五、脑型肺吸虫病

脑型肺吸虫病(cerebral paragonimiasis)是指肺吸虫(并殖吸虫)侵入人体后,移行入脑导致的中枢神经系统损害。

(一)流行病学

脑型肺吸虫病的发病率占肺吸虫病的 20%～26%。在我国东北地区和华东、华中、华南、西南等 22 个省市、自治区均有流行。

(二)病因及发病机制

人和动物因为生食或半生食含有肺吸虫活囊蚴的石蟹或喇蛄而感染。肺吸虫病的致病原因主要是童虫或成虫在人体组织与器官内移行、寄居造成的机械性损伤及其代谢产物引起的免疫病理反应。

(三)临床表现

肺吸虫病常累及全身多个器官,临床症状甚为复杂。肺部主要症状有咳嗽,初为干咳,随病程进展而痰量渐增并带有血液。痰血混合常呈铁锈色或棕褐色,烂桃样血痰为本病最典型症状,系肺部坏死组织随痰咳出所致。血痰中可查见并殖吸虫卵。中枢神经系统肺吸虫病以儿童、青少年多见。

1.脑膜脑炎型 此型见于虫体刚侵犯颅内或从囊肿样病变中穿出。起病较急,表现为头痛、呕吐、颈项强直、Kernig 征阳性。脑型患者往往有蛛网膜下腔出血表现。腰穿脑脊液压力增高不明显,脑脊液细胞计数增多,特别是嗜酸性粒细胞增多明显,可见红细胞,蛋白含量轻度增高,有时脑脊液可查见虫卵。

2.假瘤型 此型见于虫体在颅内停留较久后,出现圆形或卵圆形囊肿型肉芽肿。其表现类似于脑肿瘤。表现为颅内压增高症状和局灶性损害症状。腰穿脑脊液压力轻度增高,脑脊液细胞计数增多不明显,蛋白含量轻度增高。

3.萎缩型 此型见于虫体离去或死亡较久后,病变纤维化。此时主要表现为智能减退,精神异常,癫痫部分性发作或全身性发作、偏瘫、偏身感觉障碍等局灶性脑损害症状。缺乏急性脑膜脑炎及颅内压增高症状。腰穿脑脊液压力不高,细胞计数及蛋白含量均在正常范围。

4.脊髓型少见,早期下肢麻木、刺痛或伴有腰痛,继之发生一侧或双侧下肢瘫痪,大小便失禁等脊髓压迫症状。

（四）实验室检查

1.血常规　白细胞总数增多，一般为$(10\sim30)\times10^9/L$，急性期可达$40\times10^9/L$。嗜酸粒细胞增多，一般为$5\%\sim20\%$，急性期可达80%以上。血沉明显加快。

2.病原学诊断　检查痰液或粪便、脑脊液中的虫卵。脑脊液中的虫卵可用离心沉淀法进行检查。

3.免疫学诊断

(1)皮内试验：常用于普查，阳性符合率可达95%以上。

(2)检测抗体：常用斑点酶联免疫吸附试验、ELISA法、间接血凝试验等检测血清及脑脊液抗体。

(3)检测循环抗原：诊断结果敏感、特异，且可用于观察疗效。

4.影像学检查

(1)X线检查：胸部X线平片检查对合并肺吸虫病患者有较高诊断价值。

(2)头颅CT：脑型肺吸虫病的CT表现主要可分为脑炎型和囊肿型两种变化。前者表现为边缘模糊、大小不一的低密度区；后者表现为单发或多发性大小不等的囊性低密度区。

(3)头颅MRI：与CT表现相似且更为灵敏，但对钙化灶的发现不如CT。T_2WI见稍低信号环形囊壁，中心呈高信号坏死灶，周围见高信号水肿带。增强检查见环形及小斑絮样强化，并见多个环形"皂泡样"强化灶聚集。

（五）诊断

在流行地区有生食或半生食石蟹、喇咕或饮生溪水史，出现高颅压、癫痫发作及其他神经系统表现者，特别是早期出现咳嗽、咳铁锈色痰、游走性皮下包块者应考虑本病。血嗜酸粒细胞持续增多、肺吸虫皮内试验、血清或脑脊液抗体及循环抗原检测阳性，可确诊。

（六）鉴别诊断

本病应与蛛网膜下腔出血、脑脓肿、结核性脑膜炎、脑肿瘤、脑囊虫病等鉴别。

（七）治疗

1.病因治疗

(1)吡喹酮：为本病首选治疗药物，推荐剂量$75\sim100mg/(kg\cdot d)$，$2\sim3$次分服，$2\sim3d$疗法较好。脑型患者应治疗2个疗程。

(2)硫氯酚(bitin，别丁)：成年人$3g/d$，儿童$50mg/(kg\cdot d)$，隔日用药，$25\sim30d$为1个疗程。疗效不如吡喹酮，且疗程长，不良反应较多，仅在吡喹酮药源有困难地区使用。

2.手术治疗　手术治疗指征为病变较大、重症高颅压、已经形成包囊或囊肿者及用药后病情继续发展者。

3.对症治疗　患者如有颅内压增高或癫痫等症状，应同时应用脱水药或抗癫痫治疗。

（八）预防

预防本病的关键是改进饮食卫生，革除生食或半生食石蟹、喇咕或饮生溪水的习惯。

六、广州管圆线虫病

广州管圆线虫病(angiostrongylus myleoen—cephalitis)又称嗜酸性粒细胞增多性脑膜脑炎或嗜酸性粒细胞增多性脑脊髓膜炎。主要是因进食生的或半生的含有广州管圆线虫(angiostrongylus cantonensis)幼虫的螺肉而感染,幼虫寄生在中枢神经系统引起脑膜炎、脊髓膜炎、脑炎或脊髓炎主要临床表现为发热、头痛及感觉异常,脑脊液嗜酸性粒细胞增多。

（一）流行病学

本病曾在亚太中部及东南亚地区相继发现并局部暴发。在我国主要流行于台湾省,近年在东南沿海地区和北京有局部暴发。

（二）病因及发病机制

人生食或半生食含有广州管圆线虫第三期幼虫的螺肉或被其污染的蔬菜而感染。广州管圆线虫成虫寄生于终末宿主鼠类的右心及肺动脉内。雌虫产卵,卵随血流进入肺部毛细血管,孵化为第一期幼虫,由肺泡脱出,沿气管上升至咽部被咽下,经胃肠道随粪便排出体外。第一期幼虫被中间宿主(某些水生或陆生螺等)吞食,经两次蜕皮发育成第三期幼虫,第三期幼虫对鼠类及人类均有感染力。含第三期幼虫的螺被人食入后,幼虫钻入胃肠壁的血管或淋巴管并随血流散布全身,主要聚集于脑内,再蜕皮两次发育为第五期幼虫即童虫,10余日后移至蛛网膜下腔内。

（三）病理

病变主要集中于中枢神经系统,特别是小脑、脑桥及延髓。幼虫移行的机械性刺激和抗原性作用使病变部位产生炎症及过敏性反应,在脑膜、蛛网膜及脑内的虫体周围可见由嗜酸性粒细胞、夏科－雷登结晶及巨噬细胞形成的嗜酸性粒细胞肉芽肿。脑膜可见增厚粘连。

（四）临床表现

1.潜伏期　3～36d,平均2周左右。

2.前驱期　症状不典型,可见低热、头痛、头晕、乏力等,轻症患者可自愈。

3.急性期　发热、头痛为最常见的症状,可伴恶心呕吐。颈项强直感,多数患者可有不同部位的感觉异常,如麻木、疼痛、烧灼感等,为本病特征性表现。部分患者可有癫痫发作、精神异常、嗜睡等症状。病情凶险者可昏迷。此外还可出现畏光、复视、眼肌麻痹等眼部表现,咳嗽、肺部阴影等肺部表现。轻症病程1周左右,较重者可持续1周至2个月,甚至更长时间。

4.恢复期　患者临床症状逐渐缓解,本期可持续数周。感觉异常可能持续更长时间。

（五）实验室检查

1.血液检查　嗜酸性粒细胞百分比或绝对值轻至中度增高。

2.脑脊液检查　脑脊液压力升高,嗜酸性粒细胞增多,蛋白升高,氯化物可轻度降低或正常。少数病例可检出广州管圆线虫幼虫或成虫。

3.免疫学检查　常用ELISA和金标法检测广州管圆线虫IgG、IgM抗体和循环抗原(CAg)检测患者的血清或脑脊液。

4.病原学检查　从脑脊液、眼或其他部位查见本虫的幼虫或成虫,但阳性概率很小。

5.影像学检查　肺部X线片及CT可显示肺部小结节影等表现;头颅脑脊髓膜内多发长条形影或结节状强化病灶和软脑膜强化为主要表现。

（六）诊断与鉴别诊断

1.诊断标准

(1)流行病学史阳性。

(2)临床表现:起病较急,发热、头痛、颈项强直,不同部位的感觉异常,畏光、复视等。

(3)血常规检查:血液检查,嗜酸性粒细胞百分比或绝对值轻至中度增高。

（4）脑脊液检查：脑脊液压力升高，嗜酸性粒细胞增多。

（5）免疫学检查：血清或脑脊液的广州管圆线虫 IgG、IgM 抗体和循环抗原（CAg）阳性。

（6）影像学检查：肺部 X 线片及 CT 及头颅 MRI，如有前述阳性所见可支持诊断。

（7）病原学检查：从脑脊液、眼或其他部位查见本虫的幼虫或成虫，可作出病原学诊断。

以上各项，具备第（1）～（4）项可作出临床诊断，具备第 7 项为病原学确诊，第（5）～（6）项为辅助诊断项目。

2.鉴别诊断　本病需与结核性脑膜脑炎、病毒性脑膜脑炎、流行性脑脊髓膜炎、神经性头痛及其他中枢神经系统寄生虫病鉴别。

（七）治疗方案

1.病原学治疗　阿苯达唑（丙硫咪唑）20mg/（kg·d），分 3 次服用，连服 7～10d。

2.对症、支持治疗　视病情应用甘露醇降低颅内压；酌情应用肾上腺皮质激素；酌情应用镇痛药；神经营养药物。

3.需注意的问题　①杀虫治疗前需明确有无眼部广州管圆线虫寄生，如有，先行眼科治疗后再予药物治疗；②颅内压高于 300mmHg 者，须先行降低颅内压治疗，待颅内压降至一定水平后再行杀虫治疗。

（八）预后

绝大多数患者预后良好，极个别感染虫体数量多者病情严重可致死或留有后遗症。

（九）预防措施

开展卫生宣教工作；切忌生食或半生食螺肉；食品管理部门加强对螺类食物的监测和管理；加强灭鼠工作。

（高华）

第七节　艾滋病的神经系统损害

一、概述

艾滋病即获得性免疫缺陷综合征（acquired immunodeficiency syndrome，AIDS），是由人类免疫缺陷病毒（human immunodeficiency virus，HIV）引起。该病毒是一种嗜神经病毒，可高选择性地侵袭和定位于神经系统。30%～40%的 AIDS 患者存在神经系统受累，且其中的 10%～27%以神经系统损害为首发症状。尸检发现，80%以上的 AIDS 患者存在神经系统的病理改变。神经系统损害包括 HIV 自身引起的神经系统疾病、HIV 相关性肿瘤、神经系统机会性感染、HIV 相关的脑卒中和治疗药物的神经系统副作用。自 1981 年首次报道以来，HIV 感染几乎遍及全球，而且发病率逐年上升，估计目前全球约有 4000 多万人受到感染，已成为严重威胁人类健康和生存的全球性问题。截至 2009 年底，估计中国现存活的艾滋病病毒感染者和艾滋病患者总共约 74 万，女性占 30.5%；其中艾滋病患者 10.5 万。

AIDS 的分类非常复杂，美国疾病预防与控制中心（CDC）的分类系统是以 HIV 感染相关的临床症状和 $CD4^+T$ 淋巴细胞计数为基础。该系统将 $CD4^+T$ 淋巴细胞计数分为少于 200～1、（200～499）/ml 和大于 500/μl 3 级，根据临床症状分为无症状、症状性和 AIDS 指示菌情况 3 类，用 9 个相互排除的类型来表示。该系统将 $CD4^+T$ 淋巴细胞计数<200/μl 的 HIV 感

染者均定义为 AIDS 患者,无论其是否出现临床症状或机会性感染。

二、病因与发病机制

AIDS 的致病因子为 HIV,该病毒属于人类反转录病毒科,慢病毒亚科。电镜显示 HIV 病毒体为 20 面体结构,包含众多的外部刺突和两个主要的包膜蛋白,为外部的 gp120 和跨膜的 gP41。HIV 有两个亚型,HIV-1 和 HIV-2。HIV-1 是全世界范围内 HIV 疾病最常见的病因。病毒一般不直接损害神经组织,而是经过包括免疫介导的间接损伤、限制性持续性的胞内感染、由受染单核细胞和巨噬细胞释放的细胞因子、兴奋性毒性氨基酸、胞内钙超载、自由基、脂质炎性介质、HIV 基因产物,如套膜糖蛋白 gp120 的间接细胞毒性等引起组织的炎症损害。促进 HIV 感染后疾病发作的因素是 HIV 的生物学变异、增强毒力的病毒株、宿主免疫机制及伴随的巨细胞病毒、单纯疱疹病毒、乙型肝炎和丙型肝炎病毒、人类单疱病毒-6型或人类嗜 T 淋巴细胞病毒-1 型(HTLV-1)感染的相互作用。

HIV 由皮肤破损处或黏膜进入人体后,能选择性地侵犯有 CD4$^+$ 受体的 T 淋巴细胞以及单核-巨噬细胞,使其质和量进行性缺乏而导致显著的免疫缺陷。当 CD4$^+$ T 淋巴细胞数减低到一定水平,患者将极易罹患一系列机会性疾病,尤其是卡氏肺囊虫肺炎、弓形体病、病毒、真菌及分枝杆菌感染等以及 Kaposi 肉瘤和淋巴瘤等。AIDS 的主要传播途径为性接触(包括同性、异性和双性性接触)、血液及血制品(包括共用针具静脉摄毒、介入性医疗操作等)和母婴传播(包括产前、产中和产后)三种途径。

三、病理

HIV 进入颅内的确切机制仍未明确,但是至少与病毒感染的能力及免疫活化的巨噬细胞所诱导的黏附分子部分相关。虽有少见的 HIV 感染神经元和星形胶质细胞的报道,目前仍没有令人信服的证据表明,除单核细胞、巨噬细胞外的其他脑细胞能在体内产生生产性感染。HIV 感染患者表现为白质损害及神经元丢失。这可能通过病毒蛋白,尤其是 gp120 和 Tat 促发内源性神经毒素从巨噬细胞释放,少数是从星形胶质细胞释放所造成。HIV-1 感染患者可发现反应性神经胶质细胞和小胶质细胞的增生。90% 的 HIV 患者存在脑脊液异常,甚至在 HIV 感染的无症状期也有脑脊液改变,包括淋巴细胞增多(50%～65%)、蛋白增高(35%)、检测到病毒 RNA(75%);90% 的患者具有抗 HIV 抗体鞘内合成的证据。

四、临床表现

HIV 感染的临床症状是一个疾病谱,包括与原发感染相关的急性综合征到无症状期和继发性疾病,症状多种多样。患者多为青壮年,发病年龄 80% 在 18～45 岁。常有一些非特异性症状,如发热、体重减轻、盗汗、食欲减退、腹泻、消化不良、皮肤病变及持续广泛性全身淋巴结肿大等,并往往患有一些罕见的疾病如肺孢子虫肺炎、弓形体病、非典型性分枝杆菌与真菌感染等;并发恶性肿瘤,并可出现头痛、意识障碍、痴呆、抽搐等神经系统受损症状。下面主要介绍 HIV 自身引起的神经系统病变、HIV 相关性肿瘤、神经系统机会性感染、HIV 相关的脑卒中和治疗药物的神经系统副作用(表 1-1-18)。

表1-1-18　HIV感染的神经系统损害

HIV感染
无菌性脑膜炎
HIV相关的神经认知障碍(HIV-associated neurocog-nitive disorder,HAND)
脊髓疾病
空泡样脊髓病
单纯性感觉性共济失调
感觉异常/感觉迟钝
周围神经病
远端对称性多发性周围神经病
急性炎症性脱髓鞘性多发性神经病(AIDP,吉兰-巴雷综合征)
慢性炎症性脱髓鞘性多发性神经病(CIDP)
多发性单神经炎
肌病
HIV相关性肿瘤
原发性中枢神经系统(CNS)淋巴瘤
Kaposi肉瘤
机会性感染
隐球菌感染
弓形体病
进行性多灶性白质脑病
巨细胞病毒感染
复发性美国锥虫病,又名Chagas病
梅毒
结核分枝杆菌感染
人类T淋巴细胞病毒(HTLV)-1感染
HIV相关的脑卒中
缺血性脑卒中
出血性脑卒中
HIV治疗药物相关并发症
齐多夫定治疗引起的肌病
核苷类似物反转录抑制药(NRTI)相关的多发性神经病

(一)HIV感染自身引起的神经系统疾病

1.无菌性脑膜炎和脑炎　无菌性脑膜炎可见于HIV感染的任何时期(除极晚期外)。急性原发感染的患者可出现发热、咽炎、淋巴结病、头痛、关节痛、畏光、嗜睡和假性脑膜炎的综合征;有时可出现急性脑病;极少数可出现脊髓病变,表现为横贯性脊髓炎或神经病。脑神经可受累,主要累及第Ⅶ对,第Ⅴ对和(或)第Ⅷ对亦可受累。脑脊液变化包括淋巴细胞增多、蛋白升高和葡萄糖正常。这些表现临床上很难与其他病毒性脑膜炎区分,通常在2~4周自行缓解。有些患者可转为慢性。无菌性脑膜炎很少与AIDS的发展相平行,这表明HIV感染所致的无菌性脑膜炎是一种免疫介导的疾病。

2.AIDS相关的神经认知障碍　HIV相关的神经认知障碍(HAND)可分为无症状性的

神经认知缺损(asymptomatic neurocognitive impairment, ANI)、轻度神经认知障碍(minor neurocognitive impairment, MND)和 HIV 相关性痴呆(HIV − asso − ciated dementia, HAD)。ANI 为亚临床的认知障碍,MND 为轻度认知障碍,出现日常生活功能轻度受损。HAD 亦称为 HIV 脑病或 AIDS 痴呆叠加,出现显著认知障碍并导致患者的日常生活功能严重受损。表现为注意力减退、健忘和执行复杂任务困难以及情感淡漠、缺乏始动性,有些患者甚至发展为植物状态。与皮质性痴呆(如 Alzheimer 病)不同,HAD 很少出现高级皮质功能障碍如失语、失用和失认。HAD 还可能出现运动障碍的症状如步态不稳、平衡障碍、震颤及快速轮替运动困难。脊髓受累患者可出现肌张力增高及深反射亢进。后期可合并大小便失禁。HAD 通常是 HIV 感染的晚期合并症,数月内缓慢进展,但也可见于 CD4$^+$ 计数 350/μl 者。仅有 3% 的 HIV 感染者以 HAD 为首发的 AIDS 定义疾病。HAND 风险与 CD4$^+$ 计数减少和脑脊液中病毒载量有关。

3. HIV 脊髓病　AIDS 性脊髓病主要有 3 种。①空泡样脊髓病变,其特征是亚急性起病,常表现为显著的步态不稳和痉挛状态,随后出现大小便障碍。体检可见腱反射亢进和病理反射。病理改变则与恶性贫血伴发的亚急性联合变性相似。虽然 AIDS 患者存在维生素 B$_{12}$ 缺乏,但不是绝大多数患者的病因。②脊髓后索受累,表现为完全性感觉性共济失调。③感觉系统受累,表现为下肢感觉异常和感觉迟钝。20% AIDS 患者出现脊髓疾病,并常作为 HAD 的部分症状。事实上,90% HIV 相关脊髓病的患者有某些痴呆的证据,表明其存在相同的病理过程。

4. HIV 性周围神经病　可发生于疾病的任何阶段,有多种形式。最常见的是远端感觉性多神经病,这可能是 HIV 感染的直接结果。通常表现为亚急性起病的双足和下肢的烧灼样疼痛感。体检可发现袜套样感觉缺失,包括针刺觉、温度觉和触觉,伴有踝反射消失。常见痛觉过敏。运动系统改变轻微,仅表现为足底内侧肌肉无力。电生理检查表明 2/3 的 AIDS 患者有周围神经的病变。神经传导正常或仅有轻微的轴索改变。HIV 感染早期亦可发生类似吉兰一巴雷综合征的 AIDP。另外一些患者表现为类似 CIDP 的渐进性或复发缓解性炎性神经病。患者通常表现为进行性肌无力,反射消失和轻微感觉异常,脑脊液检查有单核淋巴细胞增多,周围神经活检可见血管周围浸润,提示自身免疫为其病因。

5. HIV 性肌病　HIV 相关性肌病的临床和组织病理学特点与原发性多发性肌炎有显著差别,常被称作 HIV 多发性肌炎。该病可发生于 HIV 感染的任何阶段,但很少作为 HIV 的首发症状。HIV 多发性肌炎严重程度各异,从无症状性的肌酸激酶水平升高到亚急性的近端肌无力和肌痛均可发生。无症状的患者可出现显著的肌酸激酶水平升高,尤其多见于运动后,其临床症状和实验室指标异常的病理机制不明。肌电图表现为异常的自发性电活动和短时程多运动电位。肌活检提供了免疫性肌病的最佳证据。炎性或非炎性的各种不同的病理过程均可发生于严重的肌病患者,包括肌纤维坏死伴炎细胞改变,杆状体、胞质体和线粒体异常。

(二)HIV 性相关肿瘤

1. 系统性淋巴瘤　淋巴瘤是 HIV 感染的晚期表现,随着 HIV 感染时间的延长和免疫功能的降低而呈指数性增加;至少 6% 的 AIDS 患者在病程中可能罹患淋巴瘤,其发生率是正常人群的 120 倍。其临床表现各异,可表现为不明原因的持续发热,生长迅速的口腔黏膜损害以及局灶性癫痫。至少 80% 的患者存在淋巴结外病变,CNS 最常受累,其中约 60% 为原发性

CNS 淋巴瘤。淋巴瘤在血友病患者的发生率最高,加勒比海或非洲的异性间获得性感染的 AIDS 患者发病率最低。通常发生于 $CD4^+$ T 细胞计数 200/μl 的患者。其发生率并不随着高效抗反转录病毒疗法(highly active antiretroviral therapy,HAART)的广泛应用而降低。

2.CNS 淋巴瘤　通常出现在 HIV 感染的晚期。各年龄组均可受累,表现为局灶性神经功能受损,包括头痛、脑神经受损和(或)局灶性癫痫。头颅 MRI 或 CT 可见数个(1～3 个)3～5cm 的病灶。典型的 CNS 淋巴瘤位于深部脑白质,常邻近脑室;呈环形增强,但增强不如脑弓形体病明显。通常 EB 病毒检测为阳性。诊断时 $CD4^+$ T 细胞计数的中位数是 50/fil。腰椎穿刺对于系统性淋巴瘤患者分级具有重要性。

(三)HIV 相关的机会性感染

机会性感染从广谱上来说包括继发于 AIDS 患者所发生的细菌性、病毒性、真菌性和寄生虫的各种感染。多数感染发生的危险与 $CD4^+$ T 细胞计数呈正相关。

1.隐球菌病　隐球菌感染是 AIDS 患者脑膜炎的首要感染原因。发生于 2% 的患者,通常发生在 $CD4^+$ T 细胞计数 100/μl 的患者。其显著特点是临床症状和体征相对缺乏,可出现发热、头痛、认知减退、嗜睡或易激惹、脑神经麻痹及步态异常以及精神异常;其他单侧体征少见。随着感染进展,可出现深昏迷和脑干受压的体征。脑膜刺激征常轻微或缺如;确诊时 1/3 病例已经出现了视盘水肿。神经影像学检查多正常。脑脊液为轻度异常,但腰穿压力升高。脑脊液白细胞数 10/μl 和压力>250mmH_2O 为预后不佳的标志。隐球菌脑膜脑炎若未及时治疗常常是致命的,死亡发生在症状出现 2 周至数年,病死率为 10%～30%。

2.弓形体病　是 AIDS 患者最常见的继发性 CNS 感染的病因,但随着 HAART,其发生率逐渐下降。本病最常见于加勒比海和法国。弓形体病通常属 HIV 感染的晚期合并症,常发生于 $CD4^+$ T 细胞计数 200/μl 的患者。脑弓形体病是由滞留在细胞内的寄生虫—鼠弓形虫引起的。最常见的临床表现是发热、头痛和局灶性神经功能缺失。患者可出现抽搐、偏瘫、失语或脑水肿,特征性地表现为意识模糊、痴呆和嗜睡,可发展为昏迷。血清抗体阳性者的发病率是阴性者的 10 倍以上。对于诊断为 HIV 感染的患者,应在其最初发展阶段即监测鼠弓形虫抗体。对那些血清阴性者应教育其用各种方法减少患原发感染的风险,包括避免食用未熟透的肉类,接触土壤后应仔细洗手等。脑 MRI 表现为多灶性损害及环形强化,即可怀疑该病。除弓形体病外,HIV 感染者出现单个或多个增强病灶的疾病还包括原发性 CNS 淋巴瘤及较为少见的分枝杆菌、真菌或细菌性脓肿。确定诊断需要脑活检。

3.进行性多灶性白质脑病　JC 病毒为一种人类多瘤病毒,是进行性多灶性白质脑病(progressive multifocal leukoencephalopathy,PML)的病因,也是 AIDS 患者重要的机会性感染的致病因素。典型病例为慢性病程,有或无精神状态的改变,伴有多灶性神经功能受损,共济失调、视野缺失、失语和感觉障碍均可发生。它是 AIDS 的晚期合并症,可见于 4% 的 AIDS 患者。MRI 的典型改变是多发不增强的白质病灶,可融合;多发于枕叶和顶叶皮质下白质内、大脑半球、小脑和脑干均可受累。病灶在 T_1 加权像上为低信号,T_2 加权像上为高信号。在没有 HAART 之前,PML 患者多于症状发生后 3～6 个月死亡。作为一种免疫再激活综合征,PML 可能在 HAART 开始后反而恶化。无特异性治疗。

4.巨细胞病毒感染　AIDS 患者感染巨细胞病毒(cytomegalovirus,CMV)后可出现视网膜炎、脑炎或多发性神经根炎。继发于 CMV 的脊髓炎和多发性神经根炎常见于 HIV 感染的病程晚期($CD4^+$ 计数 50/μl),起病突然,表现下肢和骶部感觉异常,行走困难,上升性的感觉减退及尿潴留。临床病程在数周内快速进展。脑脊液检查提示显著的淋巴细胞增多,脑脊液 PCR 可检测到 CMVDNA。用更昔洛韦和膦甲酸治疗迅速好转,及时应用更昔洛韦和膦甲酸治疗是减少永久性神经损害程度的重要措施。

5. Chagas 病(美国锥虫病)　再发性美国锥虫病可表现为急性脑膜脑炎,伴有局灶性神经系统体征、发热、头痛及癫痫发作。脑 CT 或 MRI 表现为单个或多个低密度区,典型者可见环形强化和水肿。病灶主要见于皮质下区域,这一特征有助于与弓形体病和 CNS 淋巴瘤的深部损害相鉴别。克氏锥虫无鞭毛体及锥虫可通过活检或脑脊液标本鉴别。其他脑脊液变化还包括蛋白增高和淋巴细胞轻度增高。血液检查可直接检出虫体。

(四)HIV 相关的脑卒中

HIV 感染可增加缺血性和出血性脑卒中的风险,并多见于青年的 HIV 感染人群。卒中多发生于 $CD4^+$ 淋巴细胞计数少于 $200/\mu l$ 的 AIDS 进展的情况下。在 40% 的神经系统并发症中,仅有 1.3% 为脑血管病并发症。AIDS 人群缺血性脑卒中的常见病因是炎症性脑膜炎、血管炎、血液高凝和原发性 HIV 血管病。出血性卒中多继发于凝血障碍、血小板减少、颅内肿瘤或 CNS 感染。随着广泛应用 HAART,HIV 的神经系统并发症包括脑卒中均有所减少,然而,由于高龄 HIV 人群的增加以及蛋白抑制药对血脂的副作用,HIV 合并脑卒中的变化仍不大。

(五)治疗的合并症

HIV 相关治疗最常见的神经系统并发症是多发性神经病和肌病。

1. 神经病变　随着对 HIV 感染进行 HAART 治疗的不断完善,其神经系统并发症大大减少。但随生存率的提高和神经毒性药物的长期应用,HIV 感染者中周围神经疾病的发生率却大大增加了。核苷类似体反转录抑制药均可伴发剂量依赖性的多发性神经病。其临床症状与那些 HIV 相关的多发性神经病相同,表现为烧灼样疼痛和痛觉过敏,从双足开始,逐渐发展为手套、袜套样感觉异常。体检发现有针刺觉、温度觉和触觉缺失及踝反射消失。与 HIV 相关性神经病相比,治疗药物相关的神经病起病更急,进展更为迅速,疼痛更为剧烈。常用加巴喷丁对症治疗。阿米替林和拉莫三嗪亦可用于缓解疼痛。其他药物,如异烟肼、甲硝唑和氨苯砜等,亦可伴发神经疾病。异烟肼性神经病是一种远端感觉性多发性神经病,与维生素 B_6 缺乏有关,因此,应用异烟肼的患者应额外口服维生素 B_6。甲硝唑也伴发远端对称性感觉性多发性神经病。氨苯砜相关性神经病是一种远端轴索性神经病,选择性地影响运动纤维。治疗如有可能首先要停用这些药物,并对症止痛。

2. 肌病　与 HIV 多发性肌炎类似的肌病,可见于长期应用核苷类反转录酶抑制药(nucleoside reverse transcriptase inhibitors,NRTIs)齐多夫定的患者。临床表现为进行性的近端肌无力及显著的肌萎缩,常伴有肌肉疼痛。其毒副作用为剂量依赖性,与其干扰线粒体聚合酶功能相关。停用相关药物后肌病多为可逆性。血清肌酸激酶水平常升高,肌电图表现非特异性肌损害。肌肉活检对鉴别 HIV 多发性肌炎和齐多夫定肌病最为有用,HIV 多发性肌炎常伴随炎性改变,而齐多夫定肌炎的组织学特征是出现不整边红纤维。

五、诊断

艾滋病性神经系统损害的诊断需根据流行病学资料、临床表现、免疫学和病毒学检查综合判定。对认知功能减退者可用简易精神状态检查量表(MMSE)进行客观的筛查,但是

MMSE 分值的改变对早期轻度的 HAD 不敏感。脑 MRI 和 CT 显示进行性脑萎缩有助于艾滋病合并痴呆的诊断;确诊主要靠脑活检、HIV 抗原及抗体测定。脊髓病可做钆增强的脊髓 MRI 检查。腰椎穿刺可除外或确定机会性感染的存在;脑脊液细胞数和蛋白水平非特异性增高,脑脊液中可检测出 HIV RNA,并可培养出 HIV 病毒。脑脊液检查也可帮助诊断周围神经病,尤其是 CMV 所致的多发性神经病。EMG 和神经传导速度检查有助于诊断脊髓病、周围神经病和肌病,必要时辅以肌肉和神经组织活检。对隐球菌脑膜炎特异性诊断依赖组织学方法,印度兰墨汁染色发现隐球菌,脑脊液真菌培养或脑脊液及血清检出特异性隐球菌抗原可确诊。70%～90%罹患隐球菌脑膜炎的 AIDS 患者其印度蓝墨汁染色为阳性。90%的患者血清或脑脊液乳胶凝集反应可检测到包膜抗原。活检对确定 CNS 隐球菌脑膜炎有帮助。

六、鉴别诊断

AIDS 的神经系统损害表现复杂多样,临床需要与以下疾病相鉴别:长期应用免疫抑制药、血液或组织细胞恶性肿瘤等引起的获得性免疫缺陷区别;与特发性 CD4$^+$ T 淋巴细胞减少症相鉴别;其他病原微生物引发的脑膜炎、脑炎、各种亚急性进展性痴呆综合征、亚急性联合变性、其他原因导致的脊髓病、周围神经病和肌病。

七、治疗

本病治疗原则是积极抗 HIV 治疗,增强患者免疫功能和处理机会性感染及肿瘤等神经系统并发症。对许多 HAD 患者抗反转录病毒的联合治疗是有益的;而脊髓病变患者对抗反转录病毒药物反应不佳,主要为支持治疗。由双脱氧核苷终止引起的远端对称性多发性神经病很难治愈,治疗为对症性,加巴喷丁、卡马西平、三环类抗抑郁药或镇痛药可能对感觉迟钝有效。神经生长因子可能对联合 HAART 的副作用有效。血浆置换或静脉注射免疫球蛋白对有些 HIV 性周围神经病有效。由于糖皮质激素的免疫抑制作用,可用于其他治疗无效的严重 CIDP 患者。HIV 多发性肌炎的治疗与原发性肌炎相同,包括糖皮质激素、硫唑嘌呤、环磷酰胺和静脉注射免疫球蛋白。HIV 患者应慎用免疫抑制药。原发性 CNS 淋巴瘤的治疗仍面临巨大挑战。姑息治疗如放疗,可使疾病缓解。此类患者预后不佳,生存中位数为 1 年。

隐球菌脑膜脑炎治疗为静脉注射两性霉素 B,0.7mg/kg 或尿苷嘧啶 25mg/kg,qid 共两周,然后口服氟康唑 400mg/d,共 10 周,再口服氟康唑 200mg/d,直到经 HAART 后 CD4$^+$ T 细胞计数增加到 $200/\mu l$ 达 6 个月为止。

弓形体病标准化治疗是磺胺嘧啶和乙胺嘧啶及甲酰四氢叶酸合用至少 4～6 周。可替代的治疗方案包括克林霉素与乙胺嘧啶合用;阿托喹酮加乙胺嘧啶;阿奇霉素加乙胺嘧啶加利福布汀。复发感染常见,推荐既往有弓形体脑炎病史的患者接受磺胺嘧啶、乙胺嘧啶和亚叶酸钙的维持治疗。CD4$^+$ T 细胞计数$<100/\mu l$ 及弓形体 IgG 抗体阳性的患者需接受弓形体病的一级预防。幸运的是,每日服用 1 粒用于预防卡氏肺孢子虫病的增效甲氧苄啶/磺胺 χ 唑(TMP/SMX)即可提供足够的保护作用。二级预防可间断进行,目标是经有效抗病毒治疗使 CD4$^+$ T 细胞计数增加至 $200/\mu l$ 达 6 个月以上。

Chagas 病的治疗方案为苯并咪唑(2.5mg/kg,bid)或硝呋噻氧(2mg/kg,qid)应用至少 60d,然后维持治疗,持续终身。治疗方案为其中一种药物 5mg/kg,每周用药 3 次。脑弓形虫病的患者应用 HAART 后,可间断治疗 Chagas 病。

八、预后

艾滋病病毒在人体内的潜伏期平均为 9～10 年。一旦出现临床症状,50％的 AIDS 患者会在 1～3 年死亡。

（白鹤）

第八节　神经系统螺旋体感染

螺旋体(Spirochaeta)是细长、柔软、弯曲呈螺旋状的运动活泼的单细胞原核生物。全长 3～500μm,具有细菌细胞的所有内部结构。在生物学上的位置介于细菌与原虫之间,螺旋体广泛分布在自然界和动物体内,分五个属:疏螺旋体属(Borre－lia)、密螺旋体属(Treponema)、钩端螺旋体属(Leptospira)、脊螺旋体属(Cristispira)和螺旋体属(Spirochaeta)。前 3 个属中有引起人类罹患回归热、梅毒、钩端螺旋体病的致病菌,后 2 个属不致病。疏螺旋体属有 5～10 个稀疏而不规则的螺旋,其中回归热疏螺旋体(Borreliarecurrentis)引起回归热,奋森氏疏螺旋体(Borreliavincenti)常与棱形杆菌共生,共同引起咽喉炎和溃疡性口腔炎等。Lyme 病螺旋体(Lyme disease spirochete)是疏螺旋体的一种,引起以红斑性丘疹为主的皮肤病变,是以蜱为传播媒介、以野生动物为储存宿主的自然疫源性疾病。该螺旋体是 20 世纪 70 年代分离出的新种,属于疏螺旋体中最长(20～30μm)和最细(0.2～0.3μm)的一种螺旋体。密螺旋体属有 8～14 个较细密而规则的螺旋,对人有致病的主要是梅毒螺旋体(Treponema pallidum)、雅司螺旋体(Treponema pertenue)、品他螺旋体(Treponema aarateum),后两亦通过接触传播但不是性病。钩端螺旋体属螺旋数目较多,螺旋较密,比密螺旋体更细密而规则,菌体一端或两端弯曲呈钩状,部分能引起人及动物的钩端螺旋体病。

一、钩端螺旋体病

钩端螺旋体病(Leptospinosis)是由各种不同类型的致病性钩端螺旋体(简称钩体)引起的急性传染病。主要在热带和亚热带流行,洪水灾害和多雨季节是容易感染的机会。接触带菌的野生动物、家畜以及被污染的土壤或水源,钩体通过暴露部位的皮肤、消化道、呼吸道等途径进入人体而获得感染。属于人畜共患病,疫水、鼠类和猪为主要的传染源。

因个体免疫水平的差别以及受染菌株的不同,临床表现轻重不一。典型者起病急骤,早期(1～3d)出现高热、倦怠无力、全身酸痛、结膜充血、腓肌压痛和表浅淋巴结肿大等;出现症状后 3～5d 的免疫反应期可伴有肺弥漫性出血以及明显的肝、肾、中枢神经系统损害。

在无菌性脑膜炎病例中,钩体病脑膜炎型占 5％～13％。临床上以脑炎或脑膜炎症状为特征,剧烈头痛、全身酸痛、呕吐、腓肠肌痛、腹泻、烦躁不安、神志不清、颈项强直、克氏征阳性等。1/3 的患者脑脊液中细胞计数增多,蛋白反应呈弱阳性;糖和氯化物往往正常;钩体免疫试验阳性。

多数患者最后恢复,少数可出现后发热、眼葡萄膜炎以及脑动脉闭塞性炎症等。闭塞性脑动脉炎,又称烟雾病(moyamoya disease,MMD),是钩体病神经系统中最常见和最严重并发症之一。烟雾病是一组以双侧颈内动脉末端及其大分支血管进行性狭窄或闭塞,且在颅底伴有异常新生血管网形成为特征的闭塞性疾病,除钩体感染以外,还有其他不明原因也可导致的上述表现,因此也称为 Moyamoya 综合征,"烟雾"名称的来源是在脑血管造影时显示脑底部由于毛细血管异常增生而呈现一片模糊的网状阴影,有如吸烟所喷出的一股烟雾。本病的实质是脑底部动脉主干闭塞伴代偿性血管增生。

MMD1957 年由日本学者 Takeuchi 和 Shimizu 报道。我国自 1958 年以来在湖北、广东、浙江等流行地区的农村儿童和青壮年中散发流行了一种原因不明的脑动脉炎,1973 年明确由钩体感染引起。MMD 的发病率占钩体病的 0.57%~6.45%。15 岁以下儿童占 90%,余为青壮年。男女发病率无差别。发病高峰较当地钩体病流行推迟 1 个季度,即 10~12 月份起病。最长为病后 9 个月出现神经系统症状。表现为偏瘫、失语、多次反复短暂肢体瘫痪。脑血管造影证实颈内动脉床突上段和大脑前中动脉近端有狭窄,多数在基底节区有一特异的血管网。尸检脑组织中偶可找到钩体,预后较差。除上述神经系统后发症外,尚有周围神经受损、脊髓损害的报道。肺弥漫性出血、肝衰竭、肾衰竭常为致死原因。

诊断主要依据流行病学、临床表现、病原学检测等辅助检查。本病临床表现非常复杂,因而早期诊断较困难,容易漏诊、误诊。此外,尚需与细菌性败血症、流行性乙型脑炎、病毒性肝炎、流行性出血热等鉴别。

治疗主要是对症治疗和支持疗法。强调早期应用有效的抗生素。如治疗过晚,脏器功能受到损害,治疗作用就会减低。青霉素应早期使用,重症病例合用肾上腺皮质激素。其他抗生素如四环素、庆大霉素、链霉素、红霉素、氯霉素、多西环素(强力霉素)、氨苄西林等亦有一定疗效。

预防主要是管理传染源,切断传染途径,保护易感人群。本病因临床类型不同,病情轻重不一,因而预后有很大的不同。轻型病例或亚临床型病例,预后良好,病死率低;而重症病例如肺大出血、休克、肝肾功能障碍、微循环障碍、中枢神经严重损害等其病死率高。

二、莱姆病

(一)概述

莱姆病(Lyme disease)是由伯氏疏螺旋体(Borrelia burgdor feri)感染所致的一种传染性疾病,其传播媒介为蜱,鹿和鼠是蜱的宿主。1975 年,Steere A C 首先在美国康涅狄格州莱姆镇儿童中发现的蜱传螺旋体感染性人畜共患病。1977 年美国研究人员从莱姆病患者的血液、皮肤病灶和脑脊髓液中分离出了莱姆病病原螺旋体,并报道了该病的临床表现。1980 年,将该病命名为莱姆病。1982 年,Burgdorferi W 及其同事从蜱体内分离出螺旋体,莱姆病的病原从而被确定。1984 年,Johnson R C 根据分离的莱姆病病原螺旋体的基因和表型特征,认为该螺旋体是疏螺旋体属内的一个新种,正式将其命名为伯氏疏螺旋体。目前,世界上的莱姆病螺旋体分离株可分为 10 个基因型,在流行病学方面,螺旋体基因型与地理位置、传播媒介及宿主动物种类密切相关。世界上已有 70 多个国家报道发现该病.且发病率呈上升趋势,新的疫源地不断被发现。现已证实我国 29 个省(市、区)的人群中存在莱姆病的感染,并从病原学上证实其中至少有 19 个省(市、区)存在该病的自然疫源地。

(二)病因与发病机制

莱姆病的病因为人感染了由蜱传播的伯氏包柔螺旋体。伯氏包柔螺旋体为革兰阴性病原体,对潮湿和低温条件抵抗力强,一般的灭菌处理即可杀灭。

当人接触成虫蜱时可感染伯氏包柔螺旋体,但由蜱的若虫传播给人最常见。人在被带菌蜱叮咬后,伯氏包柔螺旋体随唾液进入人的皮肤,经 3～30d 潜伏期后进入血液,此时机体产生针对伯氏包柔螺旋体鞭毛蛋白的抗体 IgG 和 IgM,进而诱发机体的特异性免疫反应,从而造成多系统损害。

(三)临床表现

本病从临床表现和时间上可分为 3 期。

1.第 1 期　通常为蜱叮咬后 3～32d 发病,以游走性环形红斑为主要表现,红斑中心为蜱叮咬处。随后可出现小一些的第 2 批环形红斑中心硬结。本期可出现头痛、肌痛、颈僵、甚至脑神经麻痹(几乎总是面神经麻痹),但通常脑脊液检查正常。环形红斑通常 3～4 周后消退。

2.第 2 期　在环形红斑出现后数周转入第 2 期,本期神经系统表现和心脏症状突出。心脏情况通常为传导阻滞,也可出现心肌炎、心包炎伴左心室功能不全;神经系统主要为脑膜炎表现,如头痛、颈僵、发热等,多神经炎或多发单神经炎也可出现。表现为严重的根痛症状和局灶性力弱;脑神经(通常为面神经)受累常见。神经系统表现出现之前也可无游走性环形红斑或明确的蜱叮咬史。

3.第 3 期　本期的特征性表现是慢性关节炎,伴人类白细胞抗原(HLA)基因 HLA－DR2 抗原阳性。通常在初次感染后数月出现,也可与神经系统症状同时出现。关节炎可能与自身免疫性因素有关,虽然没能从关节腔积液中分离出螺旋体,但抗生素治疗也有效。

(四)实验室检查

血常规正常,血沉快,脑电图改变一般无特异性,脑脊液检查初期正常,数周后细胞计数增多,淋巴为主,蛋白升高,寡克隆区带阳性,而髓鞘碱性蛋白(MBP)通常阴性。血和脑脊液中偶尔可分离到病原体,早期的方法包括间接免疫荧光抗体试验(IFA)和变异的荧光抗体试验(FIAX)。现大部分已经被酶联免疫吸附试验(ELISA)、酶联荧光试验(ELFA)、蛋白印迹法(WB)、免疫层析法及斑点实验、蛋白质芯片技术等所代替。血和脑脊液中螺旋体特异性抗体 IgG 和 IgM 滴度升高对诊断有重要意义。IgG 和 IgM 滴度以 1∶64 以上为阳性,90％以上患者在 1∶128 以上。当血和脑脊液中抗体滴度升高时,脑 CT 和 MRI 检查可发现白质内异常信号。

(五)诊断

诊断依据典型的流行病学资料、临床表现和血清学检查综合判断。血或脑脊液中分离到伯氏包柔螺旋体或特异性抗体阳性均有助于确诊。

(六)鉴别诊断

本病累及范围广泛,包括皮肤、关节、心脏等,应注意与风湿、类风湿、结缔组织病、回归热等鉴别;神经系统表现应与其他类型脑膜炎、多发性或单发性神经根神经炎、周围神经病、面神经炎、多发性硬化等鉴别。血清或 CSF 中特异性抗体检测有助于鉴别。

(七)治疗

1.病因治疗

(1)抗生素:多西环素、阿莫西林、克拉霉素常用于莱姆病早期出现游走性环形红斑时的治疗,四环素和阿奇霉素也可使用。对于有神经系统受累表现者,通常给予第三代头孢菌素静脉滴注,如头孢曲松钠、头孢呋辛酯等,从大部分临床观察看,疗程 2～3 周足够。抗生素的使用将神经症状的持续时间由平均 30 周缩短到 7～8 周。

(2)疫苗:美国 FDA 已批准一个针对伯氏包柔螺旋体的疫苗,该疫苗针对抗螺旋体外表面蛋白 A(OspA),第 2 个针对相同抗原的疫苗也在审批中。这两个疫苗都需要进行 3 次接种,有 80%保护作用。单次接种后的保护时期不能明确,接种对象主要为在蜱流行区从事户外工作的人群,对 12 岁以下儿童不推荐使用。

2. 对症治疗 对有心脏和神经系统损害的患者,可以短期使用激素治疗。

三、神经梅毒

(一)概述

神经梅毒(neurosyphilis)是指由苍白密螺旋体(Treponema pallidum)侵犯脑、脑膜或脊髓所导致的一组综合征,分为先天性与后天性梅毒两类。先天性梅毒系母体内的梅毒病原经胎盘传给胎儿所致,后天性梅毒患者通过性行为感染给对方。

随着青霉素的使用,梅毒的发生率一度下降,由 1942 年的 5.9/10 万人降至 1961 年的 0.1/10 万人。而随着艾滋病患者和免疫力低下患者的增多,其发生率又有上升趋势,由 1981 年的 13.7/10 万人上升至 1989 年的 18.4/10 万人。

(二)病因及病理

神经梅毒病因为苍白密螺旋体感染。在未经治疗的早期梅毒患者中,有 10%最终发展为神经梅毒。在 HIV 感染者中,梅毒血清学检查阳性者占 15%,大约 1%患有神经梅毒。

在神经梅毒早期,主要以梅毒性脑膜炎为主,此时可见脑膜有淋巴细胞和单核细胞浸润,在炎症反应的同时还可侵犯脑神经并导致轴索变性。炎症通常侵犯脑膜小血管,促使内皮细胞增生导致血管闭塞从而引起脑和脊髓的缺血坏死。在脑膜炎症后,淋巴细胞和浆细胞进一步向皮质及皮质小血管迁移,导致皮质神经元缺失和胶质细胞增生。此型在患者皮质中可以检测到梅毒螺旋体,而其他类型的神经梅毒中少见。在脊髓结核患者中,脊膜和小血管炎症伴随后根和后索变性,偶尔也可累及脑神经。麻痹性痴呆型以皮质损害为主,进展缓慢。

(三)临床表现

梅毒的表现与感染期及感染途径有密切关系,一般分为获得性(后天性)梅毒、先天性梅毒;按病期分为 1 期、2 期(早期)及 3 期(晚期)梅毒。神经梅毒可分为以下 8 种临床类型,但以无症状性神经梅毒、梅毒性脑膜炎和梅毒性血管炎 3 种类型最为常见。

1. 无症状型神经梅毒(asymptomatic neu—rosyphilis) 患者无症状,诊断依据血和脑脊液的梅毒血清学检查结果,如脑脊液中细胞数超过 5×10^6 /L,则称作无症状性梅毒性脑膜炎,MRI 扫描可见脑膜强化。

2. 梅毒性脑膜炎(meningeal neurosyphilis) 通常在感染后 1 年以内出现。临床表现与病毒性脑膜炎类似,表现为发热、头痛、呕吐、脑膜刺激征阳性,可见脑神经受累,尤以第Ⅶ、Ⅷ对脑神经受累常见,出现面瘫和听力丧失。神经系统体检也可无阳性体征。如脑脊液循环通路受阻则可导致阻塞性或交通性脑积水。此型神经梅毒症状可自行消退。

脑脊液检查可见压力增高,细胞数增高到 500×10^6 /L 左右,蛋白含量增高超过 100mg/dl,糖降低,但通常不低于 25mg/dl。血及脑脊液的梅毒试验呈阳性。

3. 脑血管型神经梅毒(cerebralvascular neurosyphilis) 梅毒感染还可引起脑梗死,临床表现与常见脑梗死一致,但患者年龄通常比动脉硬化性脑梗死患者更年轻,并且更具备患性病的危险因素。临床体检可发现同时存在脑膜受累表现(脑膜血管梅毒),在脑梗死发生前数周可出现头痛和人格改变等前驱症状,而脑梗死症状可在数天内逐渐加重。头部 MRI 检查可见脑膜强化。脑血管梅毒症状一般在一期梅毒感染后 5~10 年出现。诊断依据是血和脑脊液梅毒试验阳性。

4. 麻痹性神经梅毒(paretic neurosyphilis)　也称作麻痹性痴呆或梅毒性脑膜脑炎。螺旋体感染导致慢性脑膜脑炎。病理检查可见软脑膜增厚,呈乳白色不透明状,与大脑皮质粘连;脑回萎缩,脑沟增宽,脑室扩大。脑室壁覆盖有沙粒样物质,称作颗粒性室管膜炎(granular ependymitis)。

此型神经梅毒一般于初期感染后 2~30 年发病,发病年龄以 35~45 岁多见,大多隐袭起病。临床特征为进行性痴呆如记忆减退、判断力减低和情绪不稳。早期表现为性格改变,焦虑不安、易激动或抑制退缩,不修边幅,欣快和夸大妄想常较突出,时间及空间定向力障碍,记忆力、计算力、认知能力减退日趋严重,逐渐发展为痴呆。随着精神障碍加重的同时,可见阿-罗氏瞳孔(Argyll-Robertson pu-pils),表现为瞳孔对光反射消失而辐辏运动时瞳孔可缩小。约 2/3 的患者出现面肌和舌肌细小或粗大的震颤、腱反射亢进和病理征阳性,此外还可并发卒中样发作和癫痫。如症状继续进展,最终发展为痴呆状态、痉挛性瘫痪或去皮质状态。如不治疗,存活期仅 3~5 年。

脑脊液改变同前。梅毒血清学检查阳性。

5. 脊髓结核(tabes dorsalis)　也称作运动性共济失调,病变以脊髓后索和后根为主。表现为肢体闪电样剧烈疼痛、腱反射消失、进行性共济失调、深感觉障碍、括约肌功能障碍,男性患者阳痿常见。其中以下肢腱反射消失、深感觉减退和阿-罗氏瞳孔最突出。94% 的脊髓结核患者瞳孔不规则,双侧不等大,对光反射迟钝。其中 48% 呈阿-罗氏瞳孔。

其他临床表现还有消瘦、肌张力减低、视神经萎缩和其他脑神经损害,营养障碍表现为 Charcot 关节和足部穿通性溃疡,肠道、膀胱以及生殖系统症状亦常见。脊髓结核本身很少导致死亡,而无张力性膀胱可导致泌尿系感染甚至死亡。疾病进程可自行停止或经治疗后得到控制,但剧痛和共济失调可持续存在。

6. 脊膜脊髓炎和脊髓血管神经梅毒　传统所见横贯性脊髓炎(脊膜脊髓炎)常累及脊髓的感觉和运动通路以及膀胱控制中枢。本综合征须与脊髓结核(脊髓实质损害)鉴别。目前尚不能肯定脊髓梅毒是否可导致运动神经元病,而且对于梅毒可引起脊髓前动脉综合征"Erb痉挛性截瘫"的说法也存在争议。

7. 梅毒瘤(树胶肿 Gumma)　即硬脑膜肉芽肿,是梅毒性脑膜炎的一种局灶性表现,目前少见。

8. 先天性神经梅毒(congenital neurosyphilis)　梅毒螺旋体在妊娠 4~7 个月即可由母亲传给胎儿。随着梅毒检测和治疗技术的发展,先天性神经梅毒的发生率逐渐降低,目前少见。其临床表现与成年人各型神经梅毒综合征相似,但脊髓结核少见,其他表现还包括脑积水和 Hutchinson 三联征(间质性角膜炎、牙改变和听力丧失)。

(四)实验室检查

1. 一般检查　脑脊液细胞计数增多,至少在 5×10^6/L 以上,蛋白含量通常升高而糖含量减低或正常。γ 球蛋白升高,寡克隆区带阳性,但所有这些检查均无特异性。

2. 病原学检查

(1)非螺旋体抗体检测试验:梅毒的辅助检查主要为梅毒血清学检查(serologic test of syphilis,STS)。STS 主要检测两种抗体。非螺旋体抗体主要针对心磷脂、卵磷脂和胆固醇复合物,是 Wasser—man 补体结合试验、更灵敏的 Kolmer 试验、性病检查试验(venereal disease research laboratory,VDRL)及快速血浆抗体试验(rapid plasma reagin,RPR)等检测的基础。RPR 不适用于脑脊液检测。

(2)螺旋体抗体检测试验:另一特异性更高的检测是突光密螺旋体抗体(fluorescent treponemal antibody FTA)试验。主要有螺旋体固定试验(TPI)和螺旋体抗体吸附试验(FTA—ABS)。血浆 FTA—ABS 检测阳性高度提示梅毒诊断,但却不能反应疾病活动性。另外,该试验高度灵敏,在 1ml 脑脊液中混有 $0.8\mu l$ 血即可呈阳性,因此不适用于脑脊液检查。

(3)基因检测:还可采用聚合酶链反应(PCR)检测梅毒核酸,但未大范围开展。

(五)诊断

神经梅毒的临床诊断必须同时满足以下四点:①先天或后天感染史;②临床表现符合神经梅毒;③血中梅毒螺旋体抗体滴度异常;④脑脊液中非螺旋体抗体试验阳性。四点全部符合,方可确诊神经梅毒。

(六)鉴别诊断

神经梅毒侵犯部位广泛,脑实质、脑脊髓膜、脊髓、周围神经以及脑血管等均可受累,临床应注意与各种类型的脑膜炎、脑炎、脑血管病(Moyamoya、Takayasu 动脉炎等血管炎)痴呆、脊髓或周围神经病鉴别。病史和病原学检查有助于鉴别。

(七)治疗

神经梅毒的治疗应从早期梅毒开始,首选青霉素治疗。早期梅毒治疗方案较简单,苄星青霉素 G240WU,每日肌内注射,10d 为 1 个疗程,间隔 2 周再重复 1 个疗程。

苄星青霉素 G 对神经梅毒疗效差,推荐使用水溶性青霉素 G 1200WU 或 2400WU/d,连用 10～14d 为 1 个疗程。或者给予 240WU 每日肌内注射,配合丙磺舒 2g 口服。丙磺舒可通过减少肾脏排泄而增强青霉素的血清效价比。对于青霉素过敏者,可给予多西环素 300mg/d,分次口服,连续治疗 30d,或使用四环素 500mg 口服,每日 4 次。

患者须在治疗后的 1 个月、3 个月、6 个月、12 个月、18 个月、24 个月复查血及脑脊液,直到血清学检查转阴;2 年后,每年复查血及脑脊液,如有阳性发现,重复治疗,直到连续 2 次脑脊液常规、生化检查正常且梅毒试验阴性。治疗失败率不足 4%。

以下情况认为治疗失败,须重复治疗:①临床症状持续存在;②VDRL 显示抗体呈 4 倍升高;③1 期梅毒治疗 1 年后或 2 期梅毒治疗 2 年后 VDRL 试验仍为阳性。一般认为只有当早期梅毒治疗 2 年后脑脊液仍然正常者,才有可能控制神经梅毒的发病。

(白鹤)

第二章　脱髓鞘疾病

第一节　多发性硬化

一、概述

多发性硬化(multiple sclerosis,MS)是神经科中一种常见的以免疫介导攻击中枢神经系统髓鞘为特征的自身免疫性疾病。多发性硬化之所以名之为"多发性"是由于其时间上的多发,即有多次复发、缓解和中枢神经系统中病变部位的多发。19世纪初,Ollivier和Cruveilhier分别描述了多发性硬化的临床和病理学特点。Charcot首先提出这是一种独立的临床和病理单元,虽然其后又做了大量的研究,提出了不少假说,但迄今其病因及发病机制仍不详,也尚无肯定有效的防治措施。

据欧美报道,该病主要累及脑干及脊髓等并称之为"多发性硬化",而我国的病例则主要累及视神经和脊髓,称之为"视神经脊髓炎"。早年认为这是2种不同的疾病并存在很多争议,但近年经过多方努力和协作研究已达共识:此两者实为同一种疾病,统称为多发性硬化,同时把视神经脊髓炎视作多发性硬化的其中一种类型—Devic型。

中枢神经系统原发性脱髓鞘疾病分类如下:

1.急性播散性静脉周围性脑脊髓炎(ADPE)　①经典型:急性播散性脑脊髓炎(ADE)。②超急性型:急性出血性白质脑病(AHLE)。

2.多发性硬化(MS)　①经典型;②急性型;③弥漫性脑硬化;④同心圆性硬化;⑤视神经脊髓炎。

3.肿瘤样脱髓鞘病变。

对多发性硬化患者的病理学研究表明,其中枢神经系统中有单核炎性细胞浸润,故提出在多发性硬化的病因和发病机制中免疫过程起着重要作用。概括近10年的研究所见基本可归纳为:免疫系统应答过度伴选择性攻击中枢神经系统的白质,其中,细胞免疫起主要作用,而体液免疫的作用也不容忽视。

多发性硬化的病因未明,总的说来有内因和外因的共同参与。内因主要指遗传素质或自身免疫反应,而外因主要指病毒感染。动物实验、临床研究及流行病学调查提示主要还是和自身免疫反应有关。

MS的病灶可发生于中枢神经系统白质的任何部位,最基本的病理特征是中枢神经系统硬化斑块,一般直径为0.1~4cm。大体标本可见慢性斑块标本色浅、触之硬,新鲜斑块的色较慢性者为深。有些患者在脑桥和脊髓的表面可见斑块,但半球的切面尤其是在前部的脑室周围斑块较多。镜下则斑块更多,在灰质可有小的斑块。斑块内有完全或不完全的髓鞘脱失,相对的轴索保留和胶质增生。其破坏偶可严重到轴索完全中断,甚至产生束性坏死。

在中枢神经系统白质内小静脉周围,散在大小不一的斑块,其中最好发于脑室(尤其侧脑室)周围。新鲜病灶呈粉红色,神经细胞和轴突减少,呈血管周围的袖套,即静脉周围的炎性脱髓鞘病变,含巨噬细胞、淋巴细胞和浆细胞。病灶内可见呈游离状态或被巨噬细胞所吞噬的髓鞘(主要是脂质)的破坏产物。在急性期或晚期严重病变区则可见与髓鞘破坏不成比例的华勒变性。随病情好转,这些炎性改变渐趋消退而代之以星形细胞增生,所以,病灶颜色变灰、白,而呈斑块。另外,在病灶周围可见髓鞘再生作用。有人把伴坏死特点的视神经脊髓病名之为Devic综合征,但没有令人信服的证据来证明它是不同于多发性硬化的另外一种单独的临床或病理单元,过渡性硬化和Balo同心圆性硬化可能是多发性硬化的一种病理变异型。

多发性硬化的分类:①经典型;②急性型;③弥漫性脑硬化;④同心圆性硬化;⑤视神经脊髓炎来分述其主要病理改变。

二、临床表现

世界范围内MS的发病率因区域不同而有明显差别:Orkney岛为300/10万,在北欧的北纬45°~65°、美国北部、加拿大南部、澳大利亚南部和新西兰等MS高发病区为30/10万~80/10万或100/10万;美国南部和南欧为6/10万~14/10万;而在低发病区亚洲发病率低于5/10万;热带则不到1/10万;在非洲的Bantu则根本没发现有MS病例。该病好发于年轻人,发病年龄多在20岁~40岁,发病高峰年龄女性为22岁~23岁,男性为25岁。女性较男性多见,男女之比为1∶(1.9~2.1)。儿童起病较少,仅有2%发生于14岁以下儿童,男女孩之比为1∶4。

(一)病程

1.由于病灶播散,新旧病灶并存,故临床表现不一,不仅不同患者可表现不同类型MS,而且同一患者可表现不同类型MS。总的说来MS的临床表现千变万化,按病程大致可归纳为以下5种类型(图1-2-1)。

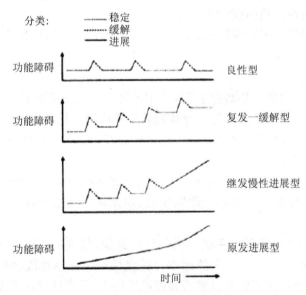

图1-2-1 MS各型病情变化趋势

良性型:仅有轻度感觉障碍且症状可完全缓解,临床约10%患者属于此类,疾病发作后10~15年内没有明显的神经系统残留缺失(通常EDSS功能评分<3)。

复发-缓解型:症状反复发作、恶化且不能完全缓解,患者可遗留不同程度的功能障碍,复发往往症状更重、时间更长。是临床最常见的类型(约占70%),其中半数患者经过一段时间可转变为继发慢性进展型。

继发慢性进展型：复发缓解型患者复发症状越来越重而缓解却越来越不完全，发作间歇期逐渐缩短直至消失，整个病程转入持续进展。

原发进展型：患者病程中无缓解，疾病以缓慢进展的神经功能缺损开始并随时间逐渐加重，常见症状包括痉挛、轻瘫、小脑共济失调和尿失禁，此型多出现于 50 岁以上发病的患者。

急性（恶性）型：这型患者多为青年人，临床上有发热，多发性神经系统损害在几个月内迅速进展，严重致残或死亡。目前还未能肯定该病是 MS 的亚型，还是一种急性播散性静脉周围脑脊髓炎，或是一种特别的疾病。偶尔，在典型慢性 MS 晚期出现这型的暴发。

2. Andreas Bitsch 将 MS 按病程分为 7 种类型（图 1－2－2）。

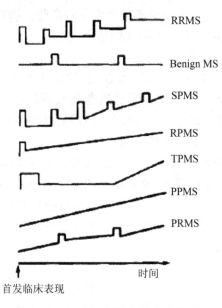

图 1－2－2　MS 各型病情变化示意

注：PPMS：原发进展型 MS；PRMS：进展缓解型 MS；RPMS：缓解进展型 MS；RRMS：复发缓解型 MS；SPMS：继发进展型 MS；TPMS：短暂进展型 MS；"Benign"MS："良性"MS

3. Lublin 和 Reingold 在做了一个国际性的调查之后，提出将 MS 根据病程的特点分成 4 类，并给出了相应的定义。

缓解复发型（relapsing－remitting MS, RRMS）：指反复的急性发作，伴完全的缓解恢复或在恢复的基础上遗留有一定程度的功能障碍；两次发作之间有一段稳定时期，在这段时间内，病情稳定无进展。此型最多见。

原发进展型（primary－progressive MS, PPMS）：从症状首次出现开始，神经功能即逐步地、几近持续性地恶化，过程中无缓解改善。此型约占 15%，这类患者年龄一般较大，多在 40~60 岁，临床多累及脊髓。

继发进展型（secondary－progressive MS, SPMS）：先为缓解复发型，后才出现神经功能的进展性恶化，伴或不伴反复的急性发作和缓解。约有一半以上的缓解复发型患者会转化成此型，且患病年龄越晚越易转化成进展型。

进展性发作型（progressive－relapsing MS, PRMS）：从症状首次出现开始，即有神经功能的不断恶化，但过程中仍有不断的新的发作出现，可完全或部分恢复，两次发作的间期神经功能呈进展性的恶化。

另外,根据病情的严重程度,他们定义了良性 MS 和恶性 MS 2 个亚类:

良性 MS:患者在发病 15 年后仍保持了全部的神经系统的正常功能。

恶性 MS:在发病后,短期内病情迅速恶化,导致神经系统多处的严重的功能障碍或直接造成患者的死亡。

4. 还可按诊断分类(在诊断中详述) ①临床确诊 MS(CDMS):符合 Schumachar 临床确诊标准者。②实验室支持确诊 MS(LSDMS):不够 CDMS 条件但有亚临床病灶及 CSF 中 OB(+)。③可能 MS:仅有一个病灶多次发作或多个病灶一次发作而无其他支持证据。

MS 总的说来病程比较漫长,近年来国外报道的患者起病后平均存活期多在 25~42 年,复发则一般为每年 0.1~1.0 次,年轻患者的复发率较高些。病程从数周至数十年不等,最长的报道为 64 年。有国内研究者统计认为我国患者发病后的平均存活期较之国外为短,复发率亦高于国外,但仍需要进一步证实。

一般来讲,发病年龄较小的(<40 岁)、女性、首发症状为视神经炎或感觉性症状的、病程表现呈缓解复发特点的以及复发频率较低的患者其预后较好;相反,发病年龄在 40 岁以上的、男性、以运动症状或小脑症状为首发表现的、病程呈进展性的以及较高的复发频率则预后不良。可根据 5 年末的残疾程度大致估计预后。

真正死于 MS 的患者是很少见的,支气管肺炎是最常见的死因,其次为心衰、恶性病(指恶性肿瘤等)、败血症(褥疮、尿道感染)及自杀。在 1991 年的一项针对 3126 例的尸检研究中发现 145 例 MS 患者,并做了死因分析,其中 82.1% 可确定死因,47.15% 直接死于 MS 并发症,15.5% 死于自杀,6.0% 死于恶性肿瘤,9.9% 死于急性心肌梗死,5.9% 死于卒中,9.5% 死于其他原因(其中 2 例怀疑自杀)。

(二)首发症状

该病起病形式可急可缓,多数为急性或亚急性起病,急性发病者于数小时或数日内出现局灶性症状,缓慢发病者可在 1 周至 1 个月内病情达高峰。其首发症状和体征发生频率各家报道不一,总的来说最常反映锥体束(无力和反射亢进)、小脑(共济失调和协调障碍)和脑干受累(脑神经障碍等)功能异常,感觉、膀胱和直肠功能障碍少见,但在东方人中视物模糊(视神经受累)相对常见。

(三)认知和情感障碍

约 70% 的患者可出现认知功能障碍,主要表现在近事记忆、注意力、信号处理速度、执行功能、视觉空间感知等的缺损,而智力、言语、短期及绝对记忆则保持完整或受损较轻。认知障碍的机制目前还不完全清楚。认知障碍和 MRI 测定结果中常规 MRI T_2 相的病灶的数量和范围有关。部分患者特殊的认知障碍和病灶的部位有关(如额叶病灶与在执行功能测试中的错误有关)。

简单的临床检查未必能发现这些变化,因而有必要做一些正式的神经精神检查才能发现。

MS 患者的情感障碍发生率相对较高,例如双相情感障碍于正常人群的发生率为 1%,而在 MS 患者则为 13%,所以,应当注意 MS 患者的抑郁问题并及时给予抗抑郁治疗。

由于精神的、心理的因素存在,患者有可能会表述一些夸大的症状,有时会与解剖学病灶或生理学的改变不相符。例如,右侧视神经炎的患者也诉及左眼视物困难、手部的麻木被夸大成整个上肢的麻木,或者患者主诉单眼复视或三重复视、四重复视甚至多重复视,这时,应考虑到精神症状的出现。

对一个处于人生关键时刻的年轻患者或一个处于事业发展高峰期的中年人,面对严重的躯体功能障碍,精神症状出现的可能性更大。缺乏特效的治疗、对长期预后的担心,甚至常会遇到的难以确诊的问题,都会严重影响患者的情绪、心理状态,需要引起重视的是,这种状态常常会,也较易于诱致病情的复发或加重,这种现象被称为"心因性的复发或加重"。

与 MS 有关的最常见的认知障碍包括记忆力、注意力、信息处理的速度、执行功能和视觉信息的处理。

（四）运动障碍

造成运动功能障碍的基础包括皮质脊髓束损害引起的痉挛性瘫痪,小脑或脊髓小脑通路病损造成的小脑性共济失调,以及感觉障碍导致的感觉性共济失调。

疲劳是一种常见的早期症状,大约 80％ 的患者病程中会出现疲劳现象,甚至在神经系统检查正常的患者也是如此,应引起足够的重视,否则容易导致漏诊。疲劳可以分为 2 种类型,即易疲劳和持续性疲倦。前者表现为重复运动后单个肌肉或一组肌群的无力,休息后恢复正常,这种类型的肌肉疲劳与重症肌无力（MG）相似,常出现在体温升高时。易疲劳也可表现为感觉系统,如长时间的阅读、视物能力和清晰度下降,稍加休息后好转。持续性疲倦患者呈现持久的疲倦感,足够的睡眠也不能使其恢复到良好的状态,甚至很轻的工作也难以完成,此种疲劳常见于病变恶化时,也可见于神经系统症状并无改变而 MRI 上出现新的、大的损害时。2 种疲劳在 MS 患者中均常见,有器质性因素也有功能性因素。疲劳（尤其是易疲劳）的器质性因素可能与 MS 斑块中神经冲动传导的最大能力有关,需与功能性疲劳区别。功能性疲劳或称精神性疲劳的特征是无精打采、消沉、冷漠、抑郁,应用对抗抑郁药物治疗反应良好。MS 的疲劳与其他症状一样,一次热水浴后加剧,体温升高、气候炎热等也可引起症状恶化。有时疲劳成为 MS 最重要的临床表现,并影响正常生活工作。同时,疲劳可以看做是 MS 患者免疫活动的一个临床标志,其机制尚不清楚。

另外,反映皮质脊髓束受累的无力和痉挛也很常见,通常在早期就可以出现,单瘫、偏瘫、四肢瘫都有可能出现,而不对称的瘫痪最常见。有无力症状的 MS 患者对锻炼的耐受能力与无力程度相似的神经元或轴索病变的其他疾病（如遗传性痉挛性截瘫）患者相比有明显差别。并且运动受累较早者无论其首次发作是否完全恢复,基本都有残废发展较快的趋势。推测复发可能主要因为累及先前受累的部位,故其首次发作时的运动受累可能复发并进展。有的 MS 患者的痉挛和强直会很严重,以致需要外科治疗。在某些严重病例上肢远端肌萎缩并不罕见,但其他部位肌萎缩罕见,此时肌电图并无失神经改变。当皮质脊髓束受累时,患者表现典型的腱反射亢进,而反射降低少见（除非病变累及周围神经）,但严重病例跟腱反射往往难以引出。

小脑及其与脑干之间的通路受累后,可引起构音障碍、共济失调步态、震颤及躯干或肢体运动不协调。头部及躯体的震颤有时会呈持续性,只有患者睡着后才会消失。50％MS 患者伴有小脑传出通路损害产生的意向性震颤,另有 50％～80％ 的患者出现躯干及四肢共济失调、小脑性构音障碍。其中,躯干性小脑共济失调尤易致残,一旦出现多不易缓解。MS 的另一个特征性的症状是言语呐吃,是由于腭肌及唇肌的小脑性运动不协调造成的,通常还同时伴有构音障碍。目前已不再认为夏科三联征（眼球震颤、共济失调、吟诗样语言）是 MS 的典型体征。

（五）感觉障碍

感觉障碍十分常见，最常见的主诉为肢体、躯干或面部的针刺感或麻木感。往往由脊髓后束或脊髓。而另一部分则光反射消失所致。核间性眼肌麻痹是 MS 的重要体征，因为在年轻患者，核间性眼肌麻痹在其他情况下是很难见到的。具体表现为一侧内直肌的麻痹不能内收而对侧眼球外展无力，可伴有眼球震颤。这种凝视障碍出现在向一侧或两侧注视时。在内侧纵束损伤时，若会聚反射时内直肌的运动仍为正常，显示为核上性的病灶。有时复视会以视物模糊的主诉出现，而非明确的视物成双的表述，这时让患者闭上一只眼，视觉立即好转则表明是复视。

眼球震颤亦较常见，且对 MS 的诊断颇具价值，发病率在 54%～73%。眼球震颤类型可为水平性、旋转性或垂直性，多与脑干或小脑损伤有关。而 MS 最为特异的眼球震颤是共济失调性眼球震颤，即"摆动样"眼震。

脱髓鞘病变亦可出现三叉神经受累的症状，如面部痛觉障碍、角膜反射减弱或消失，亦可有发作性的面部疼痛，与三叉神经痛难以区分。应用卡马西平治疗通常能使该症状好转。当一个年轻患者出现三叉神经痛时应疑及 MS。

极少数患者可有周围性面瘫，但完全性的周围性面瘫则较少见，且多可自行并完全恢复正常，有时面瘫与其他脑干症状并存。偏瘫面肌痉挛虽然也少见，但对 MS 的诊断亦有特征性的意义。眩晕是较常见的症状，其表现酷似周围性眩晕，通常可持续几天而表现得较严重，多呈急性发作，一般是第四脑室底部前庭神经根进入处的脱髓鞘斑块所造成的，发作时伴呕吐、眼球震颤。患者可因假性延髓麻痹出现轻度吞咽困难，常与构音障碍并存，50%患者出现构音障碍，多为小脑性语言障碍或咽喉部肌肉痉挛产生。年长患者常有双侧皮质延髓束脱髓鞘致假性球麻痹，出现情绪不稳、强哭强笑。

（六）自主神经功能障碍

少数患者可有非括约肌性自主神经功能障碍的表现，如直立性低血压、出汗障碍和心律失常，有些患者可有肢端微循环不良或交感神经性皮肤异常反应的症状。但这些一般并不严重，也不会严重影响患者的生活。尿频、尿急、尿潴留、尿失禁等括约肌功能障碍较常见，70%的患者可出现便秘。性功能障碍也是很常见的症状，女性表现为性欲减退、性高潮减少，男性则表现为阳痿及性欲减退。

（七）内分泌障碍

Klapps P. 等研究发现，50%的 MS 患者有地塞米松抑制试验异常。女性较男性易患MS，尤其产后疾病复发率明显升高，这可能与女性体内雌激素、泌乳素水平升高及基础生长激素释放致抑制性 T 细胞功能降低，从而使 MS 发作危险性增加有关。Kira J. 等发现血清中泌乳素水平在女性 MS 患者急性复发期上升，且泌乳素水平上升是 MS 患者产后复发率升高的主要机制，即泌乳素与 MS 病情加重密切相关。临床表现上、下丘脑受累少见，仅少数可表现为停经，偶可见泌乳、低体温等。

（八）发作性症状

Lhermitte 综合征在前文已经描述。其他发作性症状有单眼闪光幻觉（photopsia），这可能是一种与 Lhermitte 综合征相似的视觉症状，体育锻炼、情绪波动和发热会使原已部分脱髓鞘的周围轴索增加对神经传导阻滞的易患性，从而使症状加重或引起一次新的短暂发作，这种情况下短暂的视觉丧失称之为 Uhthoff 症状。发作性感觉异常、构音不良、无力、复视和共济失调等可单独或合并存在,很像暂时性大脑或脑干缺血发作。有时短暂的强直痉挛可累及臂或一侧肢体而被误诊为 Jackson 癫痫。某些病例过度换气可促发痛性痉挛和其他发作现象。大约 5% 患者有癫痫发作,可能是局灶性的,易被控制。

(九)MS 的变异表现

近年来许多有趣的 MS 变异型病例引起人们的注意,这些患者常以罕见症状或非常规方式起病,因而导致诊断上的困难。例如:

1.年轻患者的典型三叉神经痛,仅根据其年龄较轻和有些患者出现双侧疼痛即可怀疑为 MS,其后可出现面部感觉缺失及其他神经体征而被确认。

2.有些患者出现臂、胸或腰骶段疼痛,系由痛温觉传导径路病变刺激所致,常使诊断发生困难,直至发现新病灶而被确诊 MS。

3.起病较急的右偏瘫、失语常首先想到脑血管病,有的患者表现缓慢进展的偏瘫,可误诊为脑神经胶质瘤,当又出现其他脑和脊髓损害征时才明确诊断。

4.MS 患者可在复发期内发生昏迷,最后常导致死亡。

5.有的患者可长期表现为单纯脊髓型,或以下肢上行性瘫痪迅速起病,累及躯干及膀胱,并伴有骶部剧烈疼痛,反射消失,易想到脊髓病变。

6.有的患者首发症状是精神错乱伴有嗜睡,后来病情复发并累及小脑和脊髓;缓慢智力减退伴轻度小脑性共济失调也是常见的综合征,如曾报道 1 例青春期女孩表现 10 年缓慢进展的小脑性共济失调,后来出现核间性眼肌麻痹才确诊 MS。

7.MS 晚发型病例的首发症状出现于 50～60 岁,有些晚期病例表现类似缓慢进展的颈髓病变。

三、辅助检查

(一)免疫学指标

许多见于其他自身免疫性疾病的免疫学功能异常也可见于 MS,并且在患者病程的不同阶段,血清、CSF 及组织中可检测出不同的免疫活性物质,有助于协助诊断、预测疾病的复发与加重、判断病变的活动性及判断预后。

1.周围血　在疾病急性期或活动期,患者周围血中 CD_8^+ T 淋巴细胞计数降低,CD_4^+ T 淋巴细胞计数增高,CD_4^+/CD_8^+ 比值增高;血清及 CSF 中碱性髓鞘蛋白含量增高,且与病情严重程度呈正相关。在病变活动期,血清及 CSF 中炎性细胞因子 TNF-α、IFN-γ 和 IL-1、IL-2、IL-6 表达增高,血管细胞黏附分子(VCAM-1)、细胞间黏附分子(ICAM-1)及其受体、迟发抗原(VLA-4)、淋巴细胞功能相关抗原(LFA-1)表达增高。

许贤豪等用敏感的酶联免疫吸附试验检测血清中 IL-2 和可溶性 IL-2 受体,结果发现 14 例 MS 患者在加重期(89.7pg/ml±125.2pg/ml 和 481.0U/ml±639.6U/ml)明显(P<0.01)高于缓解期(36.9pg/ml±67.4pg/ml 和 114.9U/ml±225.4U/ml)以及 10 例正常对照组(31pg/ml±39.0pg/ml 和 104.0U/ml±182.0U/ml)。血清中 IL-2 和可溶性 IL-2 受体密切相关(r=0.668,P<0.01),但与患者扩展的残废状态量表(EDSS)记分相关不密切(P>0.05)。提示患者血清中这两种物质在某种程度上可反映患者细胞免疫的活动程度,但不能反映患者临床病情的严重程度。

测定人类白细胞抗原。在 MS 患者中北欧白种人与 A_3、B_7 和 DR2 最相关,法国和德国人则与 DR3 较相关,地中海附近的人种(意大利和阿拉伯)与 DR4 相关。人类白细胞抗原Ⅲ型中以 A_4/B_2 及 Bfs 与 MS 相关最密切。近年随分子生物学的发展,测定 DNA 限制性片段多态性(RFLP)的分布亚型,发现 DR2DW2D 型与 MS 有关,另外,DQW1 中其 5.2kb 的 RFLP 与 MS 相关。

2. 脑脊液

(1)细胞学检查

1)定量检查:MS 患者 CSF 外观无色澄清,细胞数多正常,但大约有 50% 的患者急性期出现 CSF 中细胞数轻度增多,一般 15×10^6 个/L 左右,不超过 $(50 \sim 100) \times 10^6$ 个/L,且以单核细胞为主,如果细胞数高于 100×10^6 个/L 则要怀疑 MS 的诊断。

2)定性检查:在 MS 患者中最常见的异常是包括淋巴样浆细胞或(和)成熟浆细胞在内的淋巴细胞的激活。在正常 CSF 中不存在浆细胞样细胞(淋巴样浆细胞和成熟浆细胞),因此它的出现有重要的诊断价值。而单核细胞常常既可以出现在多数的炎症性 CNS 疾病中,也可以出现在非炎症性 CNS 疾病中,所以对诊断的价值不大。MS 患者 CSF 出现的细胞以淋巴细胞增加为主,也可见其他免疫活性细胞,如巨噬细胞和浆细胞等。在急性期常常以小淋巴细胞为主的细胞轻度增高,且伴有激活淋巴细胞和浆细胞,有时尚有多核细胞,是疾病活动的指征。缓解期往往见激活单核细胞和吞噬细胞。发作期的细胞象可完全正常,复发期主要是浆细胞和激活淋巴细胞。

(2)蛋白质和 IgG 测定:

1)定量检查:大多数 MS 患者蛋白质定量正常或轻度增高(很少超过 1g/L),其中以 γ 球蛋白(IgG 和 IgM)增高为主,约 70%MS 患者 CSF 的 IgG 含景增高,轻链 χ 与 λ 比值升高。

$70\% \sim 80\%$ 的患者 IgG 指数=[(CSF IgG/血清 IgG)/(CSFA1b/血清 A1b)]增高,它是监测鞘 IgG 合成的一个重要指标,参考值为 $0.34 \sim 0.7$。其中 CS-FA1b/SerumA1b 为 Ab1 指数,它用于表示血脑屏障的完整性。

$70\% \sim 96\%$ 的 MS 患者的 24h 鞘内 IgG 合成率增高,IgG 指数增高可由于清蛋白和 IgG 的增高引起,所以并不一定反应鞘内 IgG 合成的增加,所以又提出了用鞘内 24h IgG 合成率来衡量鞘内 IgG 合成的情况。其公式为:鞘内 24h IgG 合成率=CSF 中测得的 Ig一由于血中 IgG 增高而进入 CSF 中的部分一由于血脑屏障通透性增加而入 CSF 的部分。1985 年,Lefvert AK 等认为 IgG 指数较鞘内 IgG 合成率更能反映病情。对于这两种评价方法的优劣文献报道不一,但多数认为这两者能够相互弥补。

2)定性检查:IgG 寡克隆区带(OCBs)是指 CSF 中出现的 2 个或 2 个以上的分离的免疫球蛋白区带,而在相应的血清标本中没有出现同样的区带或者没有 CSF 中的清晰度高。由于使用的电泳支持载体和蛋白识别技术的不同,阳性检出率也不同。实验员的技术是否熟练也是影响阳性检出率的一个因素。1984 年,Ebers G. C. 证实 MS 患者 CSF 等电聚焦或聚丙烯酰胺电泳寡克隆抗体区带阳性率为 $90\% \sim 95\%$,但缺乏特异性(有报道认为非 MS 的其他神经系统疾病患者 CSF 中寡克隆区带阳性率为 8%。其中 4% 有免疫学异常,而另外 4% 则无)。1983 年,Link H. 等提出用等电点聚焦能提高其敏感性但降低其特异性。同年 Thompson E. J. 等指出,对 MS 患者来说,一旦 CSF 中查出寡克隆区带,则相对持续存在,仅在疾病的早期有可能转阴。1984 年,许贤豪等用等电点聚焦、电转印并配合 ABC 染色法来测定则其敏感性及特异性均高。此外,在 MS 的各个阶段,OCBs 的清晰度是不同的。有些患者一出现临床症状就有鞘内 IgG 合成增加;而有些患者发病时 CSF 中并没有检测出 OCBs,但随着疾病的进展和复发,出现越来越清晰的 OCBs,且能在多年内不变化;如果有慢性进展性的病程或者发病比较晚,则很可能出现 OCBs 阴性(40 岁以上发病的有 54% 的是 OCBs 阴性)。OCBs 阴性患者的颅内脱髓鞘病灶可能是非活动性的,其周围有很少的浆细胞,通常预示着有弱的体液免疫反应和良好的预后。但是 Din－E 等学者认为,如果 CSF 没有出现 OCBs,在对患者下 MS 的诊断时要谨慎。

因抗体 IgM 是新近免疫应答反应后出现较早的指标,故鞘内 IgM 寡克隆带测定同样能反映 MS 疾病的活动性。对 CSF 中免疫球蛋白的特异性的研究未能得到一致、肯定的结果。Johnson K. P. 等在 MS 患者 CSF 中测得各种病毒抗体,其中最主要的是麻疹病毒。

CSF 可溶性人类白细胞抗原(sHLA)能反映可溶性人类白细胞抗原的鞘内合成,其指标是:HI＝(CSF sHLA/serums HLA)/(CSF A1b/sermnA1b)。研究结果表明,在病情加重时此指数增高,缓解时正常化。可提示活动性 MS 患者的中枢神经系统内 T 细胞和 B 细胞激活增加。

测定 CSF 髓鞘碱性蛋白及其抗体含量,$<4ng/ml$ 为阴性,$5\sim8ng/ml$ 为弱阳性,$>9ng/ml$ 为阳性。动态观察发现 CSF 中髓鞘碱性蛋白随病情加重而升高,一般急性加重后 2 周以上测定此指标多为阴性。活动期 MBP 及其抗体的急剧升高是髓鞘遭受破坏的近期指标。

(3)细胞因子(CK)网络:MS 患者 CSF 中 CK 如:TNF－α、淋巴毒素－α、IL－12、IL－10、TGF－β 的水平增高,其中在 MS 复发期 TNF－α、淋巴毒素－α 增高比较明显,在 MS 缓解期 IL－10、TGF－β 增高比较明显。CK 的增高发生在 MS 的早期,同时可伴有 MS 的临床症状、头部 MRI 的异常以及 CSF 中 OCBs 阳性等。

由于 CK 固有的特性(自分泌或旁分泌而起作用,CK 半衰期短,可被周围细胞代谢和吸收),决定了体液中 CK 水平不能反应它们在活体中的生成和效应。因此,测定体液中 CK 的最好方法是测定各种相应 CK 的 mRNA 的表达。Monteyne 等学者应用反转录 PCR 和扩展 DNA 的放射杂交技术来测定 mR－NA 的含量,发现 MS 患者的 CSF 单个核细胞上 IFN－7 和 IL－10,TNF－α 的 mRNA 的水平增高,其中 IFN－γ 和 IL－10 的 mRNA 的水平高于其他炎症性神经系统疾病。

MS 患者 CSF 中可溶性 IL－2 受体的水平高低与是否为 MS 及该病活动程度之间的关系尚不清楚。在当前应用的测定敏感性范围内,CSF 可溶性 IL－2 受体与 MS 的诊断和病情严重程度之间并不相关。

(4)CSF 中髓鞘自身反应性免疫细胞:已有研究在 MS 患者 CSF 中发现了针对髓鞘抗原及其肽段的自身反应性 T 细胞明显增高,这些自身反应性 T 细胞可以分泌多种 CK,从而影响 MS 病理生理过程。

CSF 中还存在针对髓鞘蛋白的 B 细胞及免疫球蛋白。对淋巴细胞亚群的测定表明,脑脊液 CD_8^+ 的 B 细胞增高,因它可能产生自身抗体,故提示其致病作用主要是在 MS 患者的中枢神经系统中,另外 CD_4^+/CD_8^+ T 细胞比值和人类白细胞抗原－DR^+ T 细胞较周围血高,但特异性不足。另有大量证据表明,抗体在 MS 斑块的形成中起着重要的作用,它们参与对 T 细胞的抗原呈递,并且数量的多少和疾病的活动性有关。另外有研究发现,至少存在两种不同免疫型的 MS,其中一种是常见的形式和 MBP 抗体相关,并且在 CSF 和 CNS 有明显的炎症反应；另一少见的形式和 PLP 抗体相关，仅在 CSF 和 CNS 引起轻度的炎症。

（5）黏附分子（adhesion molecules，AM）：黏附分子是介导细胞和细胞间或细胞与基质间黏附作用的糖蛋白。AM 在 CSF 白细胞上的表达可以介导细胞通过血脑屏障（BBB），从而和疾病损害有关。AM 在 MS 的发病中有重要的作用，如自身反应性 T 细胞、单核细胞和巨噬细胞黏附到 CNS 内皮细胞上，通过血脑屏障，是 MS 发病过程中引起炎症反应非常关键的一步，而这是由 AM 所诱导的。

Droogan 等学者用 ELISA 测定复发期 MS 患者 CSF 中 sVCAM－1、sICAM－1 和可溶性选择素－E，结果提示 sVCAM 可以在鞘内合成，其指数可以作为临床确诊 MS 疾病活动性的标志。Franciotta 等学者发现在鞘内合成的 TGF－8 和 sICAM 的表达下调有关。

协同刺激分子（costimulating molecules，CM）在抗原递呈细胞激活 T 细胞的过程中有重要作用。若缺乏 CM，则 T 细胞不能被激活，而处于无能状态，可造成免疫耐受的形成。AM 中免疫球蛋白超家族的一员 CD80 作为同时也是 T 细胞活化的 CM，在 MS 的发病和病程方面起着重要的作用，但是 CD80 仅在急性发作的部分 MSCSF 细胞上表达，并且和 MS 复发没有关系，故不能在疾病后期作为疾病活动性的可靠标志。

（6）基质金属蛋白酶（matrix metalloproteinases，MMPs）：MMPs 由 20 个成员组成的一个基质降解酶基因家族。在 MS 患者的 CSF 中 MMPs 既可以由侵入脑内的白细胞和巨噬细胞产生，也可以由脑实质内的神经细胞产生，David 等学者认为 CSF 中单个核细胞是 MMPs 的主要来源，神经细胞（如星形胶质细胞和小胶质细胞）产生 MMPs 的量极少。MMPs 一旦被激活就可以损害细胞外基质的所有成分，通过溶解周围血管周围的基底层而造成 BBB 的通透性增加，从而引起免疫细胞进入 CNS 并造成 CNS 的损害。在脑内发现 MMPs 包括：MMP－2（明胶酶 A）、MMP－3（基质降解因子－1）、MMP－7（基质溶解因子）、MMP－9（明胶酶 B）和模型金属蛋白酶。其中，研究比较多的是 MMP－2 和 MMP－9。

Leppert 等学者发现：64％处于复发期和 56％处于缓解期的 RRPM 患者的 CSF 中的 MMP－9 水平是增高的；CSF 中的 4 种 MMPs 中，仅有 MMP－9 是增高的并且其水平和 CSF 中的细胞数呈正相关，且 CSF 中 MMP－9 主要来源于渗入脑实质的免疫细胞，而不是由于血中水平的增高引起的。但是 MMP－9 在 CSF 中的增高在 MS 中并没有特异性，因为在其他神经炎症性疾病也可增高。另外，MMP－9 和疾病的活动性的关系并没有一致的结论，但普遍认为抑制 MMP－9 的活性可以作为治疗 MS 的一个有效的途径。

3.尿液

每日尿新蝶呤含量的增高可先于临床症状 7～14d 出现，故测定其含量可预测病变的复发。新蝶呤是 IFN－γ 介导的巨噬细胞活性产物之一，也是免疫活动的一个生物学指标。尿 MBP 样物质的含量测定有助于疾病的诊断，协助判断病情的严重程度、疗效及预后。

（二）电生理检查

电生理检测常能帮助发现中枢神经系统无神经系统症状及体征的亚临床病灶，并可为评价病变的进展提供客观依据。诱发电位（EPs）的变化，一般以潜伏期延长为主，有时波幅也可受影响甚至不出现。常用的有视觉诱发电位（VEP）、脑干听觉诱发电位（BAEP）和体感诱发电位（SEP）。

1.视觉诱发电位　目的：检测视神经或视通路及其紧邻的病灶和（或）亚临床病灶。

主要表现为波峰潜伏期延长，即 P100 延长（常＞30％）、波形变异（多呈"W"型）甚至不出波,两眼间潜伏期差过大是视神经功能障碍最敏感的指标。约 40% 无视神经炎史或无视力障碍的 MS 患者、80% 临床肯定的 MS 患者有 VEP 异常。有报道认为,如果有视神经损害的临床证据,模式刺激诱发电位(PRVEP)的异常率可高达 95%。MS 患者的 PRVEP 异常最常见的和最有诊断价值的是潜伏期延长。

2.脑干听觉诱发电位　目的:检测听觉通络或其紧邻的病灶和(或)亚临床病灶。

MS 患者的脑干听觉诱发电位中枢段传导阻滞占 47%～60%。Kijaer 的资料表明有脑干征且重残者 BAEP 异常率为 92%;有脑干征但无重残者 BAEP 异常率为 80%;仅有脑干症状无体征者其 BAEP 异常率为 50%。听力下降发生率据文献报道为 1%～2%;有听力损失或明显听力下降的 MS 患者 I 波异常者占 2%～10%;近年来有较充分证据认为 MS 患者单侧突发性耳聋主要为同侧听神经受累所致。

国外学者认为,此病的 BAEP 异常反应主要表现在 V 波各项参量的变化上,据统计,V 波波幅降低或消失约占异常 BAPE 的 87%,Ⅲ～V 峰间潜伏期延长者占 28%,此外,尚有 Ⅲ 波消失且 I～V 峰间潜伏期延长者。临床确诊的 MS 患者以Ⅳ、V 波波幅低平、Ⅲ～V 峰间潜伏期延长多见,45%～47% 的 BAEP 异常仅见于一侧,说明疑为 MS 时单耳刺激的重要性。

据 Kiaer 的资料,BAEP 异常率和异常程度与 MS 病程有关。BAEP 严重异常率也随病程而增高,可能是病程长短与病灶大小及数量多少有关,但 BAEP 异常率与 MS 及其进展的急缓也有关,有作者强调后者与异常率的关系更大。

3.体感诱发电位　目的:检出深感觉通路或其紧邻的病灶和(或)亚临床病灶。

临床确诊的 MS 患者 SEP 异常率为 56%～69%,据报道有感觉障碍者 SEP 异常率较高,约为 75%;而无感觉障碍者稍低,为 42%。

据文献综合资料表明,MS 时 SEP 异常仅一侧者为 34%,这对指导选择 SEP 检测方法有意义,当诊断疑为 MS 时,SEP 检测(包括上、下肢)均应分侧进行,以免双侧同时刺激,异常侧的结果可能被正常侧的结果所掩盖。上肢 SEP 的异常率为 58%,下肢的异常率为 76%,据上、下肢 SEP 总的敏感性比较,提示常规 SEP 检测时,应首先检测下肢。

MS 时 SEP 异常的主要表现为 N13 波形缺失或波幅低于 N11 和 N14;N20 主要表现为一侧及双侧潜伏期延长;N13 与 N20 异常的分离现象。下肢主要表现为 P40 异常,包括潜伏期延长及波形消失。

4.三叉神经－颈反射　三叉神经－颈反射(trigen－mino－cervical feflex,TCR)又称三叉神经－胸锁乳突肌反射,是刺激三叉神经眶下支后,于轻度收缩的胸锁乳突肌上记录到的一个短潜伏期反射,包括一个双侧的正/负波,它与一个短时限的运动单位抑制相对应。

Lazaaro 等发现,TCR 有助于脑干损伤的定位诊断,延髓损伤患者的 TCR 潜伏期和波幅均有异常,MS 患者至少一处 TCR 异常,最常见的异常是双侧反射的超常非对称性,而幕上损伤 TCR 正常。Rossi 等发现 TCR 有助于脑干和颈髓 C_1 的定位诊断。Sartucci 发现 TCR 有助于颈－球区(下行的三叉神经脊束核和颈髓前角 $C_{1\sim3}$)的定位。

由于 TCR 与 BAEP 的中枢不同,故二者之间不能互相代替,它们的异常代表不同的部位受累,所以它与 BAEP、VEP、SEP、运动诱发电位(MEP)一样,有助于 MS 的临床及亚临床病变的检出。

5.瞬目反射(BR)　目的:发现 MS 患者脑干(亚)临床病变。

临床确诊者 BR 异常率高于临床可能组(前者 72.7%,后者 41.7%)。2 组均以 R1 异常表现突出,是脑桥受累的表现,R2异常率低于R1,且其异常与病变部位及侧别并不同步,说明这是由于中枢脱髓鞘对冲动传播的影响。

MS时BR的异常既表现为R1的异常又有R2的异常,既有潜伏期延长又有波幅降低,变异较大。有临床研究发现,病情重、神经系统损伤程度重者BR异常并不突出,而病程长、体征多样化者BR异常较多且多为双侧异常。

6.关于几种电生理检测方法的比较 大多临床研究认为,对于MS的诊断,VEP敏感性稍高于SEP,而明显高于BAEP,但联合应用将有助于提高MS诊断的阳性率。特别是诱发电位在疾病的监测和愈合的判断方面优于传统的MRI,为MS提供了一种操作简便、敏感而又经济的辅助工具。

(三)CT

CT对除外颅底和颅后窝肿瘤、局灶性萎缩,以及对显示MS的无症状性病灶有意义,尤其是用造影剂加强后大大提高了大脑半球病灶的检出率。但由于影像干扰而难以检出脑干和脊髓的病变。在单纯CT平扫中,约30%的MS病例显示正常,约18%的病例仅见脑萎缩改变,而增强CT扫描中有30.7%的病例可发现病理性强化。磁共振克服了CT的这些缺点,能清晰地检出脑干和脊髓的病灶,使其病灶检出率提高到95%。

主要表现为脑萎缩且低密度区相应于新、旧脱髓鞘病灶;脑白质内多灶性低密度斑且病灶多分布在侧脑室周围,其次是半卵圆中心、小脑、中脑及脑桥,亦可累及视神经、视交叉、视管等处。病灶数量最少为1个,最多可达数十个,脱髓鞘灶的数量常与发病期的长短及感觉神经损害程度呈正相关,与发病年龄、神经症状和体征之间没有显著相关性。病灶范围多1～25mm,大部分在5～10mm,病灶较大时常可能有脑肿瘤的假象。病灶绝大部分呈椭圆形(86%),其长轴垂直于脑室壁,这种在脑室周围的脱髓鞘,病理上描述为"Dawson Fingers",另外也可以呈环行低密度灶,罕见为环脑室低密度灶,一般为非融合性的多发性病变,边界清楚,病灶通常没有占位效应,但少数合并水肿者除外。在急性恶化期有3种可能性:正常、低密度灶和相当罕见的高密度灶伴假瘤形成。儿童期MS的表现与成人有所不同,病变在基底节发生较多、较严重以及幕下侵犯较常见,而脑皮质萎缩和异常的铁沉积则较成人少见。

发病年限长短与CT病变数量多少呈正相关。而在CT表现、CT表现与脑电图改变之间也缺乏相关性,而后者也在较高比例的病例中显示无异常。有研究表明,CT上MS病灶的数量仅与脑脊液中的IgA和IgG水平呈正相关,而脑脊液的白细胞数和清蛋白含量与CT形态学表现无显著相关性。另外,CT平扫下可为低密度或等密度,增强扫描病灶的强化随疾病时期不同而变化。急性期(活动性脱髓鞘,大约2周内),病灶呈现均匀强化或环行强化。慢性期可呈环行强化并且环行逐渐消失,硬化灶治疗后遗留持久的瘢痕组织无强化,借此可帮助区别非复发性进行型MS与复发性MS,也可通过脑脊液的白细胞计数辅助判断。

鉴别诊断:急性期脑质内或脑干内的低密度斑块并有增强扫描强化,常需要与胶质瘤和脑梗死鉴别。如果占位效应小、强化轻的脑干病灶内有钙化,而且有较显著的无力和脑干症状病史者,提示脑血管畸形,如果患者50岁以上,病灶<5mm而没有幕下病灶者提示脑梗死等白质缺血性改变。CT上其他需要与MS鉴别的疾病有获得性免疫缺陷综合征(艾滋病)、中枢神经系统血管炎、放射性脑炎、淋巴瘤、结节病、脑结核、系统性红斑狼疮脑损害、脑囊虫病、脑转移瘤、多发性神经胶质瘤、神经纤维瘤病及脑挫伤等。

CT平扫对视神经、脑干、小脑及脊髓病损敏感性不高,可采用增强扫描,50%～60%急性期患者有局灶性对比剂增强,而双倍剂量的增强剂加延迟扫描的阳性率更高,增强影提示局部血脑屏障破坏,是病灶活动的标志。CT 所见有环行强化的低密度区在病理活检中可抽出黄色黏滞的液体,镜下病理显示为小块脑组织坏死性病灶被脱髓鞘区域包绕,经长期应用可的松类药物治疗后,神经系统体征及 CT 表现均有显著的改善,但一般认为,在 CT 上区别 MS 与脓肿、肿瘤及胶质增生是不可能的。经过十多年 CT 的应用总结,基本上可以一致肯定 CT 在诊断 MS 中的价值,认为可以作为常规的检查程序。

(四)MRI

在临床上肯定的 MS 患者 MRI 很少正常,所以,MRI 不仅可用于病变的定位,而且有利于了解其化学变化。这对 MS 的诊断和研究起到了很大的推动作用。虽然尚有待于进一步研究找出其扫描的最佳参数,但它在检出 MS 无症状脱髓鞘斑块以及脑干、视神经、脊髓病灶方面明显优于 CT。常规 MRI 检查对 MS 的诊断及监测病情变化和疗效观察具有更高的价值,临床确诊的 MS 患者 MRI 阳性率＞95%,同时,它可缩短试验性治疗是否有效所需的时间。

在 MRI 上,MS 病灶多为散在分布和融合 2 种形式:①单个小的,圆形或卵圆形病灶,最大直径＜10mm;单个大的,圆形或卵圆形病灶,直径＞10mm;②融合病灶,较大,两个或多个圆形病灶融合而成,由多个小病灶形成一个不规则形状或粗线形(＞5mm)异常区,脑室周围的融合病灶可能为永久性改变。病变主要分布在侧脑室旁、胼胝体、脊髓、脑干、小脑,其特征性表现为圆形或卵圆形病灶,与脑室壁垂直,形状如手指样沿着脑室周围静脉方向呈放射状分布,MS 损害的低信号又被称为"黑洞"并与组织破坏相关(包括轴索丧失)。其幕下病灶弥散,多位于第四脑室层面及脑干周围,也可见于毗邻颞角、三角区。第四脑室或中脑、小脑脚。少数病灶见于灰质和白质交界处。MS 的 MRI 特征性表现见表 1－2－1。

表 1－2－1 MS 脑损害的 MRI 特征性表现

Paty 等	3 个高信号病灶,1 个靠近侧脑室
Fazekas 等	≥3 个高信号病灶,至少 2 个病灶符合以下特征
	≥病灶＞5mm
	与侧脑室体部相毗邻
	幕下病灶
Barkhof 等	80%MS 患者 MRI 满足以下 4 个条件:
	至少 1 个钆增强的损害病灶
	至少 2 个邻近皮质的病灶
	至少 3 个脑室周围病灶
	至少 1 个幕下病灶

据美国 Ormerod 研究发现,MS 急性期病变以水肿为主,病灶表现为 T_1 信号减弱 T_2 增强,慢性期则以胶质增生为主,真正的脱髓鞘病灶的信号无大变化。

MS 病灶的信号强度随疾病的不同阶段及所用扫描参数而变化,在急性期和进展期 T_1 加权像多表现为与脑白质等信号或略低信号,也可表现为不均匀信号或中央略低边缘略高的环状,病灶边界多不其清楚,T_2 加权像则多为高信号斑。在慢性稳定期,T_1 加权像呈均匀低信号,边界清楚。T_2 加权像均匀高信号。Gd－DTPA 增强扫描发现的病灶是 MS 血脑屏障破坏及活动性炎症新损害的标志。增强的 MRI 使 MS 诊断的特异性和灵敏度大为提高,增强后的了,加权像病灶可表现为无强化、均匀强化、环状强化及不均匀强化。病灶的强化形式与病灶的活动性、病程有关。活动性病灶表现为多种形式的强化,静止性病灶多不强化。急性病损出现强化的比例高,陈旧性病灶可不出现强化。如同一次扫描发现 T_1 加权像 Gd—DTPA 增强病灶及 T_2 加权像非增强病灶并存或多次扫描发现新病灶,则更支持本病的诊断。

MRI 对脊髓型 MS 及视神经脊髓炎的诊断更有帮助,阳性率为 $75\%\sim80\%$,脊髓损害常见于颈髓,以中段颈髓为多,病灶长度不超过 2 个脊髓节段,呈卵圆形,病变不超过脊髓横断面的 50%,常不改变脊髓形态,仅有 12% 伴有脊髓萎缩、6% 伴有脊髓肿胀,急性斑块可产生脊髓水肿,并可显示增强。运用相控线圈和 3mm 层厚可提高脊髓损害的检出率。MRI 还有助于 MS 与脊髓肿瘤、损伤、急性横贯性脊髓炎及某些感染相鉴别,这些病变节段长且多伴有脊髓肿胀。Lycklama 等认为,脊髓 MRI 使可疑 MS 患者的诊断敏感度明显增加,并可作为 MS 病变早期诊断的手段。

MRI 技术的发展为 MS 的病理生理研究提供了新的可靠手段:

1. 磁化强度变换成像(MT)更有助于脊髓损害的检出。

2. 磁共振谱及质子磁共振谱(尤其后者)可以鉴别 MS 及遗传性共济失调。

3. 弥散加权成像可鉴别动物模型的髓鞘形成障碍或脱髓鞘改变,从 Clark 等研究所测定的平均弥散率和容积率提示,MS 脊髓病灶的平均弥散率是增加的,反映出脊髓白质的结构损害。

4. 新近报道的液体衰减反转恢复(FLAIR)序列技术可进一步显示水肿、脱髓鞘、胶质增生及炎症、轴突丧失等脱髓鞘斑块的病理改变的性质。

5. 黑色 T_2(blackT_2,BT_2)。由于 MS 患者的脑内有异常的铁沉积物,因此,可能引起 MRI 的 T_2 缩短,即产生所谓黑色的 T_2。BakshiR 对 114 例 MS 患者的研究中发现,BT_2 在丘脑出现占 57%,壳核占 42%,尾状核有 24%。而 BT_2 的产生显著地与 MS 病程长短和神经系统症状的进展相关,因此,BT_2 被提议作为一个临床相关的影像指标。

6. MRI 频谱分析为 MS 的鉴别诊断和分期提供了前景。研究表明,在慢性 MS 病变内肌氨酸增加,而且在非病灶白质中肌糖增加,胆碱和肌糖之间的相关性差异则提示,慢性 MS 中肌糖或胆碱在活动的造影强化的病灶中增加的表达。而活动性病灶中而不是在慢性病灶中观察到 N—乙酸—门氨酸和肌氨酸之间的相关性,提示细胞外水肿可能。而肌氨酸和胆碱在慢性病变中的相关性可能是神经胶质增生的结果。另一观察显示,临床症状的改善与神经元的二乙基氮乙酰氨标记的恢复完整成正相关,表明随着多发性硬化的好转,运动皮质呈动态性重建。

7. 可用不同的序列 MRI 来探讨 MS 的临床表现,例如快速 Short—tau 倒置恢复(fast—STIR)序列以及磁化转移率(MTR)柱状图,前者对于探测脊髓 MS 病灶较 T_2 加权相更为敏感,后者提供了比 T_1 加权相更高的脊髓 MS 病灶的病理学特征及更具破坏性的评估。原发进展期的 MS 患者呈较低的 MTR 及较低峰值,继发进展期患者的 MTR 和峰值更低,另外,MS 患者颈髓的病变数量和严重性在继发进展性期间较明显。也有研究表明,平均的 MTR 柱状图和峰高值在复发恢复期(RMMS)、原发进展期和继发进展期均有统计学上的差异。

(五)几种辅助检查手段的比较

Paty 等观察 200 例 MS 患者,各项实验室检查的阳性率依次为:磁共振 62%,CSF 寡克隆区带 47%,视觉诱发电位 47%,CT25%。

四、诊断与鉴别诊断

在 MS 早期或 MS 并发其他疾病(如颈椎病等)时,可造成诊断困难,以下几种情况可使诊断难度加大:①患者对初发症状诉说不清。②一些轻微的功能障碍难以早期发现,而对诊断有重要意义锥体束征往往出现较晚。③症状和体征比较局限的非典型病例,有时需要几个月或几年出现复发和一些 MS 特征性体征(如球后视神经炎)后,才能明确诊断。④缺乏特异性的实验室检查。所以,目前对 MS 的诊断主要还是根据临床表现。

(一)诊断标准

目前国际及国内学者多建议采用 2005 年 McDonaldWI 修订版的 MS 诊断标准。如表 1－2－2 所示。

表1－2－2　多发性硬化的诊断标准

发作次数	病灶个数	其他 MS 诊断证据		是否诊断 MS
		空间多发	时间多发	
≥2	≥2	不需要	不需要	是
≥2	1	MRI 显示空间的多发;或≥2 个 MRI 病灶加阳性 CSF;或再次临床发作	不需要	是
1	≥2	不需要	MRI 示时间的多发;或第二次临床发作	是
1	1	MRI 以水空间的多发;或≥2 个 MRI 病灶加阳性 CSF	病灶时间的多发;或一次复发	是
隐袭进展	1	疾病进展 1 年和下列中的两条:(1)阳性脑 MRI;(2)阳性脊髓 MRI;(3)阳性 CSF 发现		是

(二)鉴别诊断

有很多疾病可以出现神经系统多病灶损害,其临床症状与体征与 MS 相似,因此,在诊断 MS 时需与之鉴别。

1.急性播散性脑脊髓炎(ADE)　是脑脊髓弥散性损害的炎症脱髓鞘疾病,发生于疫苗接种后,称为疫苗接种后脑脊髓炎(PVE);发生在多种感染性疾病,如麻疹、风疹、水痘、带状疱疹等的,称为感染后脑脊髓炎(PIE);病前无明显特异性感染疾患,也没有接种史的病例,统称为 ADE。本病起病急,多在感染后平均 7～14d,或疫苗接种后平均 10～12d 出现临床症状。通常在发热缓解期或疫苗接种反应高峰后几天,突然出现再度发热,并很快出现程度不同的神经系统病损的症状广,包括脑、脑干、小脑、脊髓、脑神经或(和)脊神经根、神经从、单发或多发神经炎的表现。病情的轻重差别很大,加之病损部位较广泛,易与 MS 相混淆,但本病有感染或疫苗接种史可鉴别之。但对病前原接种疫苗史和感染史的病例与 MS 鉴别比较困难。若能在 CSF 中直接分离出病毒,或(和)血清中检得有关抗体滴度升高,则有助于鉴别。

2.系统性红斑狼疮(SLE)　本病急性型起病急骤,表现有高热、乏力、肌痛等全身症状,颜面红斑显著(有些可无皮疹),伴有严重中毒症状,同时有多系统、多脏器受累,发展迅速,出现功能衰竭,预后差,目前临床较少见;亚急性型起病缓慢,早期表现多为非特异性症状,可有发热、中毒等全身症状、多种脏器受损,其中,神经系统病损常在急性期或终末期出现症状,少数病例作为首发症状,其表现除某精神症状(躁动、幻觉、妄想等)外,中枢神经受累常表现有颅内压增高、脑膜炎、脑炎、脑血管意外、蛛网膜下腔出血、脊髓炎等,并出现相应的症状,如头痛、恶心、呕吐、颈项强直、偏瘫、截瘫、惊厥、昏迷等,脑神经可累及Ⅲ、Ⅴ、Ⅵ、Ⅶ神经(此多系脑干病损所致);由于病程反复迁延,时轻时重,易与 MS 的复发与缓解相混淆,特别是不典型的 SLE 或以神经系统病损为首发症状者更是如此。鉴别方面除以上外,可参照有关实验室检查,如抗核抗体试验(ANA),抗核抗体是自身对各种细胞核成分产生相应抗体的总称,在SLE 中所见的有抗脱氧核糖核酸(DNA)抗体、抗核蛋白(DNP)及组蛋白抗体、抗盐水可提取性核抗原(ENA)抗体、抗 Ro/SS—A 和抗 La/SS—B 抗体、抗核糖体 P 蛋白抗体、抗神经元抗体、抗神经节苷脂抗体等,以资鉴别。

3. 结节性多动脉炎　是一种累及中、小动脉全层的炎症和坏死性血管炎,随受累动脉的部位不同,临床表现多种多样,可波及多个器官或系统,其中,神经系统被累及是较常见的,即周围神经和中枢神经均可受累,以周围神经受累多见如多发性神经炎等,此与 MS 症不同,MS 病损主要为中枢神经系统。结节性多动脉炎亦可累及中枢神经,表现有头痛、头晕、脑血栓或动脉瘤破裂引起偏瘫。脊髓受累较少见。如临床与 MS 鉴别有困难时可行有关免疫学检查或病理活检和血管造影,对本病的诊断均有重要价值。

4. 视路疾患

(1)球后视神经炎:与脱髓鞘病,特别是 MS,有着某种特殊的关系。球后视神经炎患者中,有部分最终发展成为 MS。球后视神经炎多迅速发病,视力丧失快,往往伴有眼痛、转动痛和压迫痛,瞳孔不同程度扩大,对光反应有与视力减退一致的障碍,暗适应能力降低。慢性者视力逐渐下降,多为双侧;中心视野有暗点,周边视野呈向心性缩小。早期眼底检查可为正常,但如为急性球后视神经炎,并且病变接近视盘时,由于炎症影响,可出现视盘充血、边缘不清、静脉略呈扩张纡曲,后期视神经萎缩、视盘苍白。慢性球后视神经炎常表现为颞侧视盘苍白。

(2)视盘炎同样表现为视力急骤减退,累及单眼或双眼,视野检查有中心暗点及生理盲点扩大,暗适应能力低。眼底检查可见视盘充血、水肿、边界不清,开始于上下缘及鼻侧缘,视盘周围可见放射状或环状条纹,视盘隆起不超过 3 个屈光度,视网膜静脉扩张迂曲,视盘及其附近视网膜可见出血、渗出斑。

(3)渗出性浆液性视网膜病变也可导致视力下降。视交叉、视神经肿瘤压迫、蛛网膜炎、动脉瘤或梅毒等都可引起单眼或双眼视力下降。甚至偶尔可见代谢障碍、中毒等引起的视力下降,均需要与 MS 的视力下降表现相鉴别。

(4)视力减退的病史有助于 MS 和视盘水肿相鉴别。其他鉴别诊断包括缺血性视神经炎,缺血性视神经炎常发生于有小动脉瘤的个体。此种病情影响视觉诱发电位的波幅而不影响其潜伏期。其他尚应想到药物所致的视神经病、压迫性病变和遗传性视神经萎缩等。

(5)亚急性脊髓—视神经炎(SMON):该病是由于服用氯羟喹啉引起的累及视神经和脊髓的疾病,多见于国外报道,氯羟喹啉禁用后少有报道。表现为腹痛、腹泻、感觉障碍、肢体无力、视神经炎,可有周围神经损害的表现。

5. 颈椎病　Pallis 等分析一组 50 例患者,年龄均在 50 岁以上,75% 的患者放射影像学显示椎管狭窄,包括后部骨赘、颈椎半脱位和脊柱前凸的丧失,约半数患者显示椎管狭窄者有锥体束征。因此作者指出,中年晚期和老年颈椎病常见。在这些患者中锥体束征较常见,有时并无下肢无力的主诉。McAlpine 将一组 30 例颈椎病伴脊髓病的症状和体征与 27 例脊髓型 MS 做了比较,发现有显著不同点:

(1)MS 组平均发病年龄 42 岁,而颈椎病组为 51 岁。

(2)逐渐起病和缓慢进展的一侧下肢无力和同侧上肢无力偶见于 MS,而这种分布在颈椎病性脊髓病则遇不到。

(3)感觉异常的扩展在 MS 比颈椎病更快。

(4)上、下肢疼痛常发生于颈椎病,在 MS 亦不少见,27 例中有 8 例出现上、下肢疼痛。

(5)MS 患者的早期括约肌功能障碍比颈椎病性脊髓病更为多见,早期发作性短暂尿失禁应提示为 MS。

(6)脊髓型 MS 的病程有时因复发而中断,没有一例颈椎病有此表现。

(7)上肢反射无助于鉴别诊断,反射的减弱或消失在两种疾病中表现相同。

(8)上肢肌萎缩较多见于颈椎病。Brain 等称肌萎缩发生在单神经根区域或全面性累及单侧或双侧上肢及双手时,肌束震颤常见。而在 MS 患者中肌萎缩少见,除非四肢瘫的晚期,MS 病例双手可出现肌萎缩,很少见一个硬化斑累及前角或其运动支发出处。

(9)眼球震颤是区别两种不同原因截瘫的最重要的单个体征。27 例脊髓型 MS 中 14 例有眼球震颤;而 30 例颈椎病患者中仅有 4 例,多为水平型,而前者则有旋转或单眼震颤。

(10)除眼震颤外,在脊髓水平以上,1 个或多个损害的证据见于 9 例 MS:单侧颞侧视盘苍白 4 例,轻度构音障碍 3 例,下颌反射亢进 2 例,欣快表现 2 例。

(11)CSF 发现有重要诊断价值。Brain 和 Wilkinson 报道一组 17 例患者有两种疾病并存,其中 2 例双重诊断由尸检证实。Brain 等指出症状和体征起源于颈椎病变的要点:①上肢或颈部有根痛的病史;②单侧或两上肢出现肌萎缩和无力;③一侧或两侧上肢腱反射减弱,尤其所谓桡反射倒转;④腹壁反射存在。他们又提出以下几点提示为 MS:①一侧或双下肢迅速出现感觉障碍或无力;②一侧或双侧下肢和部分躯干的麻木;③膀胱括约肌功能早期出现障碍。

6.亚急性脊髓联合变性　亚急性脊髓联合变性(SCDSC)是维生素 B_{12} 缺乏引起的脊髓侧索与后索变性,可伴有周围神经、视神经和大脑白质的急性变性。表现有下肢深感觉缺失、共济失调、痉挛性截瘫、肢体远端的感觉异常等。维生素 B_{12} 是核酸,特别是脱氧核糖核酸合成过程中的重要辅酶,缺乏时会影响造血功能,引起恶性贫血或巨幼红细胞性贫血,影响神经系统代谢而出现 SCDSC。因此 SCDSC 常与恶性贫血并存。恶性贫血在我国罕见,在白种人中多见,且 70%～95%合并 SCDSC。

SCDSC 见于中年以上,初起症状往往为肢体远端对称性感觉异常,下肢重于上肢。逐渐可因肌无力及深感觉丧失出现行走困难。周围神经损害的体征表现为手套、袜套感觉减退,腱反射的减低或消失,下肢可出现感觉性共济失调,振动觉与位置觉丧失。上肢深感觉亦可受累,但比下肢轻得多。侧索损害时出现痉挛性轻瘫、腱反射亢进和锥体束征阳性。个别患者出现视力障碍。精神症状并不少见,包括轻度痴呆、易激动、猜疑、记忆力减退、夜间精神混乱等。CSF 检查正常,周围血或骨髓检查可发现呈巨幼红细胞性贫血、轻度贫血,亦可完全正常。多数患者胃酸缺乏。口服放射性钴标记的维生素 B_{12},观察胃肠道吸收情况,测定血清中抗内在因子抗体有助于明确诊断。血清维生素 B_{12} 含量降低(正常值为 103.6～664pmol/L)。若不进行适当治疗,病情持续进展至痉挛性瘫痪并出现括约肌功能障碍。

胃全切除术、胃癌切除术、原发性脂肪痢、结核性肠炎、空回肠切除术等病史有助于 SCD-SC 的诊断。

SCDSC 和 MS 疾病早期均可见上、下肢远端麻木、刺痛或痛性痉挛,隐袭起病,缓慢进展。在 SCDSC 患者中,此种感觉异常有时迅速发展至深感觉障碍和共济失调,常伴周围神经炎,出现腱反射减弱、消失。膀胱括约肌功能障碍在 SCDSC 患者中很少见。

7.脊髓压迫症 如果将 1 例脊髓压迫症误诊为脊髓型 MS,那将产生难以挽回的后果。由各种不同原因的病变压迫脊髓或供应脊髓的血管而引起脊髓功能障碍的临床综合征称脊髓压迫症。肿瘤是最常见的原因之一。故多属慢性压迫,起病隐袭,进展缓慢。急性压迫症少见,主要有硬膜外脓肿、外伤后硬膜外血肿、椎间盘突出等,往往于发病后数小时至数日出现完全性瘫痪。

根痛是髓外肿瘤最早的症状,表现为刺痛、烧灼或刀割样疼痛。用力、咳嗽、喷嚏或变换体位时,CSF 压力一时性增高,神经根被牵拉,疼痛加剧。相应皮肤区域,早期表现过敏,后期表现麻木,也可表现束带感;前根受累时则出现节段性肌萎缩、肌束颤动及腱反射消失。锥体束受压,随病期和病变水平不同而出现单侧下肢不完全性瘫、Brown-Sequard 综合征、截瘫或四肢瘫。脊髓丘脑束受压时出现损害平面以下对侧躯干痛,温觉减退;后索受压时出现损害平面以下同侧深感觉丧失;横贯性损害患者中上述两束均受损,出现损害平面以下全部感觉丧失、大小便障碍,自主神经症状在髓外病变出现时间较晚,而髓内病变时出现较早,病变以下皮肤可有脱屑干燥、苍白或发绀、多汗或少汗、指(趾)甲角化过度等。脊椎 X 线平片、脊髓 CT 或 MRI 及椎管造影等检查常有异常发现,并可确立诊断。CSF 动力学检查(Queckenstedt 试验)毋需特殊仪器设备,阳性结果往往可确立诊断,CSF 生化检验可发现蛋白含量增高,可伴黄变。而在 MS 患者中,蛋白含量很少超过 1.0g/L。

8.家族性共济失调 家族性或遗传性共济失调是一组以共济失调、辨距不良为主要表现的中枢神经系统慢性变性疾病。常染色体隐性和显性遗传,偶为性染色体连锁遗传。一般可分为脊髓型、小脑型及橄榄脑桥小脑型 3 类。

(1)脊髓型:本型以 Friedreich 共济失调最多见。多见于儿童起病,为常染色体隐性遗传,也有显性遗传。一般患儿于 5~15 岁隐袭起病,进展缓慢。初始症状为双下肢共济失调、步态不稳、步态蹒跚、容易跌倒,站立时两脚分得很宽,左右摇晃,后索深感觉传导束受损后,闭目时上述症状更显著,Romberg 征阳性。随着病程进展,两上肢也出现共济失调,可有意向性震颤;但上肢症状往往轻于下肢。也可出现躯干性共济失调,站立时或坐起时身体摇摆不稳,讲话含糊不清或吟诗状。肢体无力,可出现胫骨前肌和手小肌轻度萎缩,深感觉明显减退,膝反射减弱甚至消失,肌张力低下。锥体束明显损害时出现痉挛性截瘫,跖反应呈伸性。多数患者有眼球震颤,部分有视神经萎缩。往往有骨骼改变,如脊柱后、侧凸,弓形足,马蹄内翻足等。疾病早期,患者即可有心电图异常,可不伴心脏症状,约有 1/3 病例有心脏病的症状和体征,包括心脏增大、心律失常、传导阻滞和心力衰竭。部分患儿可出现智力减退,病程呈进行性进展,最终卧床不起,死于并发症或心力衰竭。

(2)小脑型:本型以 Mare 遗传性痉挛性共济失调多见。为常染色体显性遗传。本型的各个个体中病损部位和临床症状可有很大差异,多在成年后隐袭起病,进展缓慢,共济失调为首发症状,缓慢进展的上肢意向性震颤、共济失调性步态、构音障碍,也可有躯干性共济失调,下肢肌张力增高,形成共济失调-痉挛步态,体检有腱反射亢进和病理反射,少数可见眼震及视神经萎缩。头颅 CT 或 MRI 可见小脑萎缩。

（3）橄榄—桥脑—小脑萎缩(olivo—ponto—cerebellarat—rophy,OPCA)：中年后起病，为遗传性共济失调中较常见的一型。常染色体显性遗传，散发病例甚多；症状有肢体共济失调、构音障碍、头部和躯干的震颤，后期可出现肌张力增高、腱反射亢进、跖反应呈伸性，常伴眼球震颤和视神经萎缩、精神异常和智能减退等。脑 CT 及 MRI 可明确诊断。

本类疾病诊断中阳性家族史的发现甚为重要，而且同胞发病年龄基本相似，都在 20 岁时出现，或晚至 30 岁甚至 40 岁。MS 发病也可见家族性倾向，但年龄的相关性很小。MS 病程呈反复缓解和复发，CSF 中 IgG 增高，IgG 指数升高，OCB 阳性，CT 或 MRI 可见白质内多灶性改变的发现均有利于鉴别诊断。

9.急性脑炎　年轻人突然起病，出现倦睡、精神错乱、眼肌麻痹、眼震、周围性面瘫、共济失调、锥体束征阳性等可见于急性脑灰质炎，也可见于 MS。但前者往往有头痛、发热和颈项强直。急性脑灰质炎的症状一般 1 周后消退。而 MS 患者缺乏脑膜刺激征和发热，病程中症状波动，缓解复发。

10.热带痉挛性截瘫　由 HTLV—Ⅰ型病毒感染引起。近年来在某些地区，如印度南方、非洲、牙买加、美国南部、法国及日本等地均有发生，有些地区形成流行现象和趋势。热带痉挛性截瘫(TSP)又称 HTLV 伴随脊髓病（HAM）。临床表现与 MS 进行性脊髓型非常相似。临床特点为双下肢进行性感觉麻木、异常、痛温觉消失，双下肢呈痉挛性瘫痪，跖反应阳性，膀胱括约肌功能失调，步态障碍，可有肌萎缩。60%～90%的患者，周围血和脑脊液中可发现 HTLV—Ⅰ病毒抗体。因此，目前西方某些国家诊断 MS 脊髓型时，常规进行 HTLV—Ⅰ病毒抗体测定，以排除 TSP 或称 HAM 病。

11.同心圆性硬化　同心圆性硬化又称 Balo 病，呈急性和亚急性发病，临床表现类似 ADEM。病理改变为大脑皮质深面白质区髓鞘脱失，呈同心环状分层排列；各层之间为正常髓鞘区相间隔。一般认为本病是属于 MS 急性型或 MS 的一种变异型。本病的诊断主要依据病理诊断，MRI 有时可显示典型的同心圆脱髓鞘斑块。

其他需要做鉴别的疾病尚有缺血性脑血管病、肿瘤外综合征，包括海绵窦血管瘤的脑干血管畸形、Ⅰ型 Amold—Chiari 畸形。

其他变性性疾病如神经梅毒、肉芽肿病、隐性慢性半球性脑炎和脑干脑炎、肿瘤外综合征、血管炎和淋巴瘤样肉芽肿可能有多灶性中枢神经系统的症状和体征，其 CSF 也可能有相似的异常。但这些疾病可能累及多器官而有助于与 MS 相鉴别。

肾上腺白质营养不良和肾上腺脊髓神经病的症状也可发生复发或缓解或晚发，而易与 MS 相混淆。Eldeige R. 等指出，肾上腺白质营养不良携带状态可能与 MS 的慢性进行性脊髓病相混淆。成人起病的肾上腺白质营养不良也与 MS 相似。

Schaumburg H. 等指出，吡哆醇过量所致的脊髓神经病也可有 Lhermitte 征的症状。

其他如老年的早期侧束硬化和增生性脊柱炎性脊髓病，脑干和脊髓血管畸形可能易与慢性进行性脊髓型多发性硬化相混淆。

最后是 HTLV—Ⅰ感染相关的脊髓病，后者由于病损范围超出脊髓，使其与典型 MS 鉴别难度增大，确诊有赖于血清学检查。

五、治疗

多发性硬化的病因及发病机制并不十分清楚。但它是免疫介导的自身免疫性疾病是可以肯定的。而且某些外在和内源性的因素都是促进其复发与进展的相关因子。因而在治疗上应当从以下几方面加以注意。

(一)一般治疗

1.避免或减少促使多发性硬化病情加重或复发的外界因素 如外伤、感冒、腹泻、全身或局部感染性疾患、手术和麻醉、环境温度过高或桑拿浴、受凉淋雨、情绪激动或过度悲伤等均有可能使病情加重或复发,因此,应尽可能地避免这些不利因素。

2.重视患者的心理或精神治疗 患有多发性硬化的患者本身就可以有心理或情感障碍。表现为焦虑、抑郁或情绪不稳等,有的知道本病病程长,反复发作,致残率高,会产生精神上的负担和抑郁情绪,对预后极其悲观并持消极态度,不愿配合治疗,因而,作为临床医生除了治病外,还应注重患者的心理治疗,这样内外因结合起来对巩固疗效和减少复发有益。

3.饮食当中注意的问题 正常饮食对本病患者是重要的,应注意吃易消化的食物,多吃生蔬菜及水果,增加不饱和脂肪酸(植物或蔬菜油)的摄入。适当增加蜂蜜、谷类制品。同时应保持大便通畅。

(二)药物治疗

多发性硬化急性期因是炎性介导的脱髓鞘,应进行免疫抑制及控制炎症等治疗,常用的药物为:

1.糖皮质激素 多发性硬化急性期首选药物(具有循证医学证据的治疗药物)。治疗的原则:大剂量,短疗程,不主张小剂量长时间应用激素;适用于 MS 的糖皮质激素:甲泼尼龙。

急性复发的 MS 应用激素治疗的临床试验研究较多,短期治疗可以明显地减轻症状和促进恢复,但激素疗程过短,减量过快,患者病情反跳也早,长期治疗可以减少核磁 T_1 像上病灶以及脑萎缩,而继发进展型 MS 应用激素治疗可以延缓残疾的出现,在复发缓解型 MS (RRMS)患者中联合应用甲泼尼龙和 IFN-β 治疗,结果显示活动病灶有很大程度的恢复,并且可以减少中和抗体的生成。

(1)甲泼尼龙:常规用法为从 1g 开始,加入 5‰葡萄糖 500ml 中静脉滴注 3~4h,共 3d,然后剂量减半,每 3~5d 减半量,每个剂量用 3~5d,直至减完,一般 30d 左右减完,如果第一次大剂量 3d 或 5d 缓解不满意,过 3d 或 5d 以后可以再用一次 1g/d,用 3~5d。

(2)地塞米松:用 30~40mg 加入 50ml 生理盐水中,5min 内缓慢静注,此法使血药浓度在短时间内迅速达到高峰,有效地起到免疫抑制作用。可在第 1、3、5、8、15d 分别用药。此外,还可用地塞米松 20~30mg 加入 5‰葡萄糖 500ml 中静脉滴注,连用 2 周,再逐渐减药。还有直接口服此药进行治疗。

(3)泼尼松:急性期或复发期有用此药 80~120mg/d 口服,10d~2 周左右再减量,减量方法不一,但根据经验,应适当慢一些,6 周~2 个月为一个疗程。特别是多次复发的患者,在减到 10~15mg 时可长期用下去,而不必全减,这样对复发可能有抑制作用。用激素类药物突出的要注意这些药物所产生的副作用,并加以预防,如骨质疏松(嘱患者在激素治疗的前 3 个月内少活动,以免大关节负重)、低钾、胃肠刺激、水钠潴留等。

2.细胞毒性药物 对于激素治疗不敏感的患者或慢性进展性多发性硬化患者可选用如

下细胞毒性药物当中的一种。

(1)环磷酰胺:有研究显示环磷酰胺对早期、进展性的 MS 有效,特别是在炎症活动期,而对慢性进行性退变的患者疗效差,但实际应用中,严重的并发症显著地限制了它在 MS 患者中的应用。14 例 SPMS 患者参加了联合应用 IFN-β 和环磷酰胺静脉冲击治疗的研究,治疗12 个月,只有 1 例患者复发。与环磷酸胺单独治疗比较,IFN-β 抵抗的 MS 患者用环磷酰胺冲击治疗可以减少病情的恶化。因此,对于一些 IFNβ 抵抗的患者环磷酸胺冲击治疗或联合治疗是一个可能有效的治疗选择。具体用法:每次 400～500mg,每周 2～3 次,2 周后改为口服,每日 100mg,总量控制在 10～20g 为宜,对难治性的慢性进行性多发性硬化患者有一定疗效。应注意定期检查血象及肝功情况,观察有无白细胞数下降。

(2)硫唑嘌呤:又称依木兰,一般用量每日为 100～200mg,但应特别注意定期检查血象变化,观察有无白细胞数下降或再障情况,有时在减激素的过程中为了使激素能较快地撤下而不至于反跳,或者由于长期应用激素出现了明显副作用而需换药,可用此药,用量在每日 50～100mg,在继发进展型 MS 患者中联合应用硫唑嘌呤和 IFNβ-1b 的安全性和耐受性最近有报道,一项研究中,有 20 例患者已经平均随访了 5～6 个月,只有一个患者因为不耐受而退出研究,没有出现严重的副作用,显示这个治疗有良好的耐受性。

(3)环孢素 A:可特异性地抑制 T 细胞,对 B 细胞亦有影响,间接控制抗体的生成,但应注意此药有一定的肾毒性和致高血压作用。每日应用剂量为 2.5mg/(kg·d),需监测血清肌酐水平,血肌酐水平应控制在 13mg/L,为减少毒性分 2～3 次服用。既往的研究中,环孢素 A 并没有表现出对 MS 患者有明显的疗效,其治疗作用不足以抵消其明显的毒性。因此,美国神经学会的治疗和技术鉴定委员会以及 MS 委员会临床实践指南反对用环孢素 A 治疗 MS 患者。

(4)甲氨蝶呤:甲氨蝶呤的效果已经被临床试验证实。在一个对 20 例慢性进展性 MS 患者的开放性试验中,12 例患者口服低剂量甲氨蝶呤 18 个月,病情稳定。2 例患者因为副作用终止了治疗,6 例患者出现了一过性轻度的肝酶升高。因此,长期应用甲氨蝶呤治疗时肝脏毒性是一个问题,15 例单用 IFNβ 出现复发的患者联合应用口服甲氨蝶呤(20mg 每周)和 IFNβ-1a 进行一个开放性研究,结果报道很少有恶化趋势。同时在钆增强 MRI 上病变缩小。

硫唑嘌呤和甲氨蝶呤都有一定的副作用。但是,硫唑嘌呤可以减少 MS 患者的复发率,甲氨蝶呤可以改变进展型 MS 的疾病进程。因此,联合应用这两种药物是一种有益的尝试,有研究显示它安全并且有良好的耐受性,没有持久的血液、肾脏或者其他毒性报道。针对常规治疗无效的 MS 患者,提供了一种治疗的新思路。

3.其他免疫调节疗法

(1)干扰素:IFNβ-1a 或 2a 及 IFNβ-1b 对多发性硬化的治疗目前认为有一定疗效,但其远期疗效尚难以定论。对 MS 的早期治疗主要针对隐匿的病理状态,干扰素 β 治疗后脑萎缩进程明显减慢,一旦开始 β 干扰素的治疗,如果疗效肯定且患者可以耐受,则应长期连续治疗。临床研究还提示干扰素 β 治疗的疗效与剂量呈正相关,大剂量干扰素 β1a(44mg 皮下注射,每周 3 次)的疗效显著优于小剂量干扰素 β1a(30mg 皮下注射,每周 1 次)。国外部分国家将此药列入医保范围,所以,很多患者能接受其使用,但国内因其价格昂贵,自费使用,难以推广。

(2)免疫耐受:针对多发性硬化的自身免疫应答的分子模拟学说,可采用与致病因子相似的物质,利用其抗原性使机体免疫耐受而不发病。方法:可用人工合成的 Copolymer-1(L-丙、谷、赖、酪氨酸 4 种按比例混合的多肽),疗效目前尚未充分肯定。另有用醋酸格拉替雷,20mg 每日皮下注射,可减少缓解复发型 MS 的次数,但对重症者无效。

(3)静脉用免疫球蛋白:静脉用免疫球蛋白 G(IVIG)是近年来治疗 MS 的新方案之一。有在急性期用此方法的,每日用量为 0.4g/kg,5d 一个疗程。一般认为其对 RRMS 有效,但对复发进展型和原发进展型无效。其作用机制是调节免疫系统,抑制脱髓鞘,促进髓鞘的再生。因此,理论上,IVIG 可用于急性复发患者的治疗以防再次复发,同时,促进髓鞘再生可以抑制疾病的进展和残疾的发展。

有学者在 RRMS 临床试验中观察到,IVIG 减少了复发率和钆增强像上病变的数量,因此,它可以作为确定的 RRMS 的一个治疗选择。最近公布的一个公开研究结果显示,在严重发病初的 3 个月内应用 IVIG,RRMS 患者的难治性视神经炎在视神经功能和敏锐度两方面都有改善。既往研究中,SPMS 患者或者有确定的慢性视觉缺损、运动症状的患者中,IVIG 治疗还没有证实有明显疗效。

(4)克拉屈滨:调节淋巴细胞功能,预防 MS 致残方面有良效。虽然有研究显示克拉屈滨可以减少 RRMS 和进展型 MS 的 MRI 病灶强化,但是克拉屈滨治疗能否改变疾病的进程,能否减少发作率或疾病进展,仍然缺乏有力的证据,需要进行更多的研究。一般 0.7mg/kg(用 4 个月,总量 2.8mg/kg)。有报告出现血液系统毒性和严重病毒感染等。

(5)米托蒽醌:治疗继发进展型 MS,干扰 DNA 合成,抑制体液免疫,减少 T 细胞数量,一般 5~12mg/m² 静点,每 3 个月一次,持续 2 年。副作用有恶心、脱发、闭经、一过性白细胞减少、尿道感染等,并具有心脏的毒性作用,左心室射出量下降(10%)。

(6)造血干细胞移植:用于慢性进展性 MS,主要在于免疫重建。但远期疗效有待评估。

4.血浆置换

疗效不肯定,一般不作为急性期的首选治疗,仅在没有其他方法时可以作为一个治疗手段。

5.各种维生素、扩血管药物或活血化淤治疗及神经营养因子的应用 一般应用维生素 C、E、B₁、B₁₂(氰钴胺)等,一方面有利于清除自由基,一方面促进髓鞘的修复。神经节苷脂(GM-1)的应用对患者的神经修复有帮助。因病变区域血循环不良,对于长期的慢性患者适当应用扩血管药物或活血化龄药物,例如二氢麦角碱、小活络丸、曲克芦丁等,对改善症状可能有一定的疗效。

6.MS 新的治疗药物及研究

(1)麦考酚吗乙酯:是抗代谢的免疫抑制剂,有学者在 RRMS 患者中联合用麦考酚吗乙酯和 IFNβ-1a 进行安全性研究。除腹泻外几乎没有副作用,初步的结果显示联合治疗能减少复发率并稳定 EDSS 评分。

(2)单克隆抗体:①阿仑单抗:阿仑单抗是一种人抗白血病(CD52)单克隆抗体。在 SPMS 患者中,应用阿仑单抗冲击治疗,可以减少疾病的活动性,但不能减少患者的残疾程度,且部分患者会出现自身免疫性甲状腺炎,因此,MS 患者应用阿仑单抗或者联合其他药物治疗的安全性和有效性还需要继续评估。②达(克)珠单抗:达(克)珠单抗可以抑制 IL-2 的淋巴细胞活性。在 RRMS 和 SPMS 患者中进行的公开试验已经有了初步结果,20 例患者开始试验,16 例患者已经治疗了 6~22 个月,3 例患者刚开始试验,1 例患者因副作用中止了治疗。已观察到有 7 例患者表现了持久地(超过 6 个月)临床改善,以及肯定的 EDSS 评分改善;另有 12 例患者病情稳定,此外,5 例患者核磁 T_1 像的病变有改善。部分患者在治疗早期出现了一过性的恶心、感觉异常或痉挛等症状,所有症状随继续治疗而消失。③利妥昔单抗:利妥昔单抗是一种特异性结合 CD20 抗原的人鼠嵌合单克隆抗体,可以迅速消耗外周血中的 CD20 阳性 B 细胞。是 FDA 批准的用于癌症治疗的药物,同时也被用作自身免疫疾病的治疗,如类风湿性关节炎和 MS。在一个小样本研究中,4 个视神经脊髓炎和 4 个进展复发型脊髓炎患者静脉用利妥昔单抗 4 周,所有患者在 6 个月的研究过程中没有复发,多数患者(6/8;75%)运动功能有改善。在 MS 患者中的利妥昔单抗临床研究正在进行。

(3)他汀类药物:他汀类药物有多种免疫调节作用,如抑制 T、B 细胞的增殖活性,减少 T 细胞黏附分子的激活表达,调节 TH_1 和 TH_2 的平衡,下调 B、T 细胞趋化因子等。

最近公布了在 RRMS 患者中进行的第一个他汀类药物—辛伐他汀的临床试验结果,试验为期 6 个月,核磁增强像上病变的数董和体积均有明显减少。虽然这一结果令人鼓舞,但在研究中缺少安慰剂对照。确定他汀类药物在 MS 中的免疫调节作用需要大规模的双盲临床试验检验。

(4)雌激素:雌激素对 MS 患者的疾病进程有一定影响,最近研究显示,由婴儿胎盘特异产生的孕激素、雌三醇、雌激素可能在 MS 患者的治疗中发挥某些作用。在临床研究中,临床确诊的女性 MS 患者应用雌三醇,激素治疗可以使钆增强核磁像上病变体积和数量显著减少。因此,产后应用高剂量的孕激素可以减少这一时期 MS 患者的恶化。然而,雌激素改善 MS 症状的潜在益处必须衡量其可能的副作用,如癌症或血栓病增加的风险。

(5)抗生素与抗病毒药:有证据表明多种细菌和病毒感染可能与 MS 发病有关。MS 复发更容易发生在衣原体肺炎感染期间,提示支原体感染和 MS 进展可能存在相关性。在一个试点研究中,10 例 RRMS 患者每日 2 次口服米诺环素每次 100mg,持续 6 个月,结果,患者核磁增强病变数量明显减少。

在已有的研究中,有人对米诺环素进行了观察,米诺环素是半合成的四环素类似物,除其抗菌效果外,体外研究中还发现它能抑制基质金属蛋白酶活性,减少 T 淋巴细胞的游走。因而可能对 MS 患者的治疗有益。在动物实验中,米诺环素在轻、重型 EAE 的治疗中都有良好的效果。

(6)其他:目前有些方法虽然还处于动物实验阶段,但可能对新药的发现有帮助。①清除自由基治疗:近年来,胆红素被认为是一种有前途的抗氧化剂。Liu 等分别在急性期和慢性期的 EAE 中,发现胆红素能够有效地阻止病情进展。组织学检查显示,如果发作前给药,胆红素能够有效地保护血—脑脊液屏障的结构和功能的完整性,从而减少炎症细胞进入 CNS,明显减轻脊髓的氧化性损伤。②Jolivalt 等用低于治疗剂量范围的环孢素 A 联合一氧化氮清除剂 NOX100 治疗 EAE,检测发现 CNS 炎症明显减轻,炎性细胞因子和 iNOS 的基因表达下调。③激肽释放酶与钠钾 ATP 酶:Blaber 等发现,激肽释放酶 6(K6)在 MS 的组织损伤触发过程中具有重要作用。也有学者应用钠离子通道阻滞剂治疗 EAE,可以减轻轴突损伤,推测可能与巨噬细胞的活化依赖钠通道有关。④Kalyvas 和 David 对 EAE 模型进行研究,发现 EAE 病变区域内皮细胞和免疫细胞胞质型磷脂酶 A2(cPLA2)表达增加。在构建 EAE 动物模型的同时给予 cPLA2 抑制剂花生四烯酸三氟甲基酮(COAACF3),动物的患病率明显减少。考虑 cPLA2 是引发动物 EAE 的关键酶。需要继续研究其抑制剂的治疗作用。⑤

Charles 等用 rH IgM22 诱导髓鞘再生取得了成功,其机制可能是诱导少突胶质细胞前体细胞的抗凋亡信号,减少 caspase 3 的激活和表达,诱导少突胶质细胞增殖分化进行修复可能成为 MS 治疗的又一新途径。

(三)特殊症状的处理

1. 运动功能障碍的治疗　如肌强直,应予巴氯芬或脊舒、苯二氮䓬类或卡马西平等药物治疗。此外,还可进行水疗,让患者在 27℃～29℃ 中的水中游泳或运动,有助于症状的缓解和运动功能的恢复。

2. 感觉异常的治疗　以发作性的肢体麻木、肢体疼痛(烧灼感)、痛性肌痉挛、束带感、过电感等最常见。治疗上常用卡马西平,也可用氯硝西泮或苯妥英钠。疼痛尚可加用止痛药。

3. 自主神经功能紊乱的治疗　多发性硬化自主神经功能紊乱的发生率较高,常见的有出汗异常、尿便障碍等。对于尿潴留可进行增加腹压、按摩膀胱等手法,另可加用兴奋副交感神经系统的药物,如氯化氨甲酰胆碱、氯化乌拉胆碱、苯氧苄胺、特拉唑嗪等。药物治疗无效者可插入导尿管或留置导尿。对于较轻的尿失禁可采取控制饮水量(尤其是夜间的饮水量)来缓解症状,而较重的尿失禁可用去氨加压素或抗胆碱类药物(丙胺太林),若仍无效可选用丙米嗪。对于便秘者要鼓励多饮水,适当多吃含纤维素多的食品,必要时用通便药。

4. 脑干症状的治疗　因脱髓鞘累及脑干可出现颅神经受累的症状,如复视、构音障碍、吞咽困难、眩晕发作、头面部麻木等症状。上述症状可呈发作性,持续数秒或数分,这是由于神经纤维髓鞘损伤使神经冲动跨越了损伤的髓鞘横向扩散的结果。这种病理情况在脊髓内也常见到。治疗主要选卡马西平来治疗,从小剂量开始,最大日用量不超过 600mg。眩晕还可用氯丙嗪口服。

5. 精神症状的治疗　多发性硬化的精神症状主要为抑郁、焦虑、性格及行为改变。有的为器质性,有的为心因性,还有的为药物所引起。对抑郁的治疗可用丙米嗪,对焦虑及精神兴奋等用阿米替林及多塞平治疗。

(孙祖真)

第二节　弥漫性硬化

弥漫性硬化是亚急性或慢性脑白质广泛脱髓鞘疾病。大脑出现大面积脱髓鞘,可发生多个病灶或一个大病灶,多见于儿童和青春期,临床表现进行性视力障碍、智能减退、精神紊乱和痉挛性偏瘫、四肢瘫或截瘫等。

Schilder 以弥漫性轴周脑炎首先报告,又称 Schilder 弥漫性脑硬化或 Schilder 病。

一、研究史

Strumpell 最早用"弥漫性硬化"描述尸检时酗酒者质地较硬的脑组织,后来该术语被用于任何原因引起的广泛脑神经胶质增生。Schmaus 首先报告了 1 例 21 个月患儿,表现不明原因发热,抽搐,精神发育迟滞及全身拘挛,1 年后死亡,并用弥漫性硬化描述病变。Heubner 指出弥漫性硬化是非血管源性、非感染性及非占位性病变,病灶周围环绕小范围胶质细胞增生,但这一概念较笼统,可包括许多引起大脑半球胶质增生的不典型病变。

Schilder 描述一例 14 岁女孩,表现精神衰退和颅内压增高,临床诊断后颅凹肿瘤,19 周后死亡。尸检发现两侧大脑半球白质大片状边界清楚脱髓鞘病灶,也有许多类似于 MS 小病灶,由于病变与 MS 相似,呈明显炎性反应,轴突相对保留。Schilder 称为弥漫性硬化或弥漫性轴周脑炎,划归硬化性轴周脑炎之列。后者是 Marburg 用于描述一例急性 MS 患者的术语,但 Schilder 在他以后著述里使用弥漫性硬化描述 2 例截然不同的病例,一例是患家族性脑白质营养不良(肾上腺脑白质营养不良)男孩,另一例为浸润性淋巴瘤,这两例报道使这一概念发生极大混乱,多年来 Schilder 病和弥漫性硬化两个术语被不加区别地用于不同的疾病。

Poser 综述文献报告的 105 例最初意义的 Schilder 弥漫性硬化,其中 33 例唯一病损是累及半卵圆中心广泛脱髓鞘,患者多为儿童,倾向亚急性病程;另 72 例患者除大脑白质大病灶外,CNS 其他部位可发现孤立脱髓鞘斑块,起病年龄类似慢性复发性 MS,呈迁延或复发病程。Poser 等后来综述对这些发现作了详细描述,显然后组类型弥漫性硬化与 MS 有肯定关系,或如 Schilder 最初提出的 MS 变异型。

二、病因及发病机制

本病病因迄今未明。约半数患者 CSF-IgG 增高,个别患者 CSF 检出寡克隆带,脱髓鞘病灶淋巴细胞浸润,某些患者用皮质类固醇及环磷酰胺治疗有效,认为弥漫性硬化也属于自身免疫病或 MS 变异型。

三、病理

特征性病理损害是大脑半球大块的界限清晰的不对称性白质脱髓鞘。脑白质病变常侵犯整个脑叶或大脑半球,两侧病变常不对称,也可以对称性受累,多以一侧枕叶为主,界限分明,可为单一大片状广泛脱髓鞘区,或为多数散在病灶,典型者可经胼胝体延伸至对侧,多累及半卵圆中心,影响到对侧半球。可见视神经、脑干、小脑和脊髓等处散在的与 MS 相似的脱髓鞘斑。组织学上,以脱髓鞘病变为主,轴索受累较轻。新鲜病灶可见血管周围淋巴细胞浸润,巨噬细胞内有髓鞘分解颗粒。晚期可出现胶质细胞增生,也可见明显的组织坏死和空洞。有人认为本病是发生于幼年或少年期病变严重广泛的 MS 变异型。

四、临床表现

1. Schilder 弥漫性硬化无家族性,幼儿或少年期发病,但 Sedric 曾报告一例 51 岁发病的病例,男女发病之比约为 4∶1。多呈亚急性、慢性进行性病程,部分起病隐匿,多数患者在数月至数年内死亡,但也有存活十余年的罕见病例。表现可类似 MS 病程,呈进行性或持续无缓解,也可有迅速恶化的发作,但病程中多年停顿或某段时间内症状改善者较少见。

2. 常见症状体征是痴呆或智能减退、精神障碍、同向性偏盲、皮质盲、皮质聋、偏瘫或四肢瘫、假性球麻痹等,可有痫性发作、行走困难、锥体束征、共济失调、视乳头水肿、眼外肌麻痹、核间性眼肌麻痹、眼球震颤、面瘫、失语症和尿便失禁等。可以癫痫发作、智能减退、精神障碍,共济失调、肢体麻木无力、视力减退、听力下降和吞咽困难等为首发症状。病变进展较快因大片脱髓鞘伴脑水肿可导致颅内压增高。

3. 应注意在弥漫性硬化患者中确有一些特征性病例表现符合 Schilder 的原始描述,为非家族性,常见于儿童和青年,临床经过颇似 MS,呈进展性病程无缓解,或多次间断性发作急骤恶化,数年内停止发展极少见,个别患者甚至可有短时间改善。常见症状仍是痴呆、同向性偏盲、皮质盲、皮质聋、偏瘫,四肢瘫和假性球麻痹等,也可发生视神经炎。CSF 改变与慢性复发性 MS 相似,但无寡克隆带,CSF 可含大量 MBP。

4.临床分型　Lhermitte 曾将本病分为 4 个类型:①进展型:病情缓慢进展,表现智能障碍、精神错乱、锥体束征、皮质盲及听力障碍等;②多发性硬化型:起病年龄相对较大,呈缓慢进展病程,病情常有数次发作而加重;③假脑瘤型:头痛、视乳头水肿等颅高压增高表现;④精神障碍型:主要表现精神异常及认知障碍。

由于本病症状可逐渐增多,精神障碍、锥体束征、痫性发作、皮质盲及听力障碍等相继出现,故这一分类实用价值不大,也未得到临床广泛采用。

五、辅助检查

1.电生理学检查

(1)脑电图(EEG):可表现轻度至重度异常,为非特异性改变,仅反映脑组织病变部位和范围。可出现进行性节律失调,以高波幅慢波占优势,也可见阵发性棘波。与 SSPE 的重要区别是 SSPE 可出现特有的假节律性高波幅放电。

(2)诱发电位:枕叶白质最易受累而导致皮质盲,故 VEP 多有异常。采用模式翻转 VEP 检查发现,皮质盲患者 YEP 异常与患者的视野及主观视敏度缺陷一致;MS 患者 VEP 异常多提示视神经受损,具有一定的鉴别意义。

(3)神经传导速度(NCV):因弥漫性硬化不累及周围神经,所以 NCV 正常,而肾上腺脑白质营养不良(ALD)常累及周围神经,可与之鉴别。

2.影像学检查

(1)CT 显示两侧大脑白质不对称大片状低密度区,多累及侧脑室周围及枕、顶和颞叶,可累及胼胝体,病程可表现为复发性。急性期因病灶边缘可有轻度强化,水肿或肿胀等占位效应而颇似胶质瘤,可有囊性变,数月后形成局限性脑萎缩。

(2)MRI 可见脑白质 T_1WI 低信号、T_2WI 高信号弥漫性病灶,多累及双侧半球而不对称,可发现脑干,小脑病灶,可见囊性变及占位效应。如病情有缓解复发,可显示病灶大小及分布的相应变化,急性加重期病灶可呈环状增强。

3.脑脊液检查　CSF 细胞数正常或轻度增高,蛋白轻度增高,部分患者 CSF-IgG 指数增高,通常无寡克隆带,个别病例可检出。

4.血液生化检查　因本病临床上易与 ALD 相混淆,应常规检查血液中极长链脂肪酸(VLCFA)含量,血中 VLCFA 升高是 ALD 特异性诊断标准。

六、诊断及鉴别诊断

1.诊断　目前弥漫性硬化诊断主要根据病史、病程经过、临床表现及某些辅助检查等综合判定:

(1)幼儿或青少年期发病,男性较多,呈慢性、亚急性进行性病程,多于数月至数年内死亡。

(2)常见特征性表现是进行性加重的智能减退或痴呆、精神异常、同向性偏盲、皮质盲、皮质聋,以及不同程度运动障碍、锥体束征和假性球麻痹等,可有癫痫发作。

(3)影像学检查可见脑白质大片脱髓鞘证据,CT 显示枕、顶和颞区为主的脑白质大片状低密度区,累及一侧或两侧半球,MRI 可见脑白质 T_1WI 低信号、T_2WI 高信号弥漫性病灶。

(4)CSF－MNC 完全正常或轻度增高,蛋白轻度增高,可见 CSF－IgG 指数增高,常无寡克隆带,外周血中 VLCFA 含量正常。

(5)EEG 可有轻至重度非特异性异常,以高波幅慢波占优势,神经传导速度(NCV)正常。

2.鉴别诊断 本病须注意与以下疾病鉴别:

(1)脑白质营养不良:为先天性代谢障碍所致,如男性患儿和青年的 ALD、Krabbe 球状细胞脑白质营养不良、嗜苏丹性脑白质营养不良和 Greenfield 异染性脑白质营养不良等。临床特征为进行性视力减退、精神衰退和痉挛性瘫痪,易与本病混淆。病理特征是大面积较对称的脑白质损害,各种类型均有髓鞘素含脂质蛋白特异的遗传性生化代谢缺陷,并可侵犯周围神经。

Bouman 复习文献中 100 例弥漫性硬化,资料完整的 90 例中儿童 40 例,成人 50 例。经重新评价 40 例患儿中 14 例为 ALD,成人组也有 ALD 病例。部分 ALD 病例有艾迪生病表现,如同时发生肾上腺萎缩、青铜色皮肤和脑白质营养不良,神经系统表现及大脑损害与 Schilder 病很难区别。ALD 是仅累及男性的性连锁遗传,多伴周围神经受累而出现 NCV 异常,血中 VLCFA 升高是特异性诊断指标。

(2)多发性硬化(MS):Sehflder 病与 MS 的鉴别见表 1－2－3:

表 1－2－3 Schilder 病与 MS 的鉴别要点

	Schilder 病	MS
发病年龄性别	多在幼儿或青少年期发病,男性较多	20～40 岁多见,多见于女性
病程	慢性、亚急件进行性病程,一般无缓解复发,多于数月至数年内死亡	多为急件或亚急性,也可慢性起病。病程长达 20～30 年,可有 2 次或以上缓解复发
首发症状	常见智能减退、痴呆、精神异常、皮质盲、皮质聋、假性球麻痹及运动障碍等弥漫性脑损害症状	多为肢体力弱、单眼或双眼视力减退或失明,感觉异常、复视、共济失调等,以智力障碍、精神异常和痫性发作起病极少
脑脊液检查	IgG 指数增高和 CSF 检出寡克隆区带仅见于个别病例	CSF 寡克隆带阳性率增高达 90% 以上,CSF－IgG 指数增高达 70% 以上
影像学检近	显示脑白质大片脱髓鞘,CT 可见脑白质大片状低密度区,MRI 显示脑白质 T_1WI 低信号、T_2WI 高信号弥漫性不对称病灶,可累及一或两侧半球,以枕、顶和颞区为主	MRI 可见侧脑室前角与后角及周围类圆形或融合性斑块,呈 T_1WI 低信号、T_2WI 高信号,大小不一,大的融合性斑块多累及侧脑室体部,脑干、小脑和脊髓可见斑点状不规则 T_1WI 低信号、T_2WI 高信号病灶

(3)急性播散性脑脊髓炎(ADEM):①患者多为儿童和青壮年;②急性起病,常有病前感染史和疫苗接种史,平均潜伏期 7～14d;③严重的脑、脊髓弥漫性损害表现,精神症状和意识障碍突出,脑膜受累出现头痛、呕吐和脑膜刺激征等,脑实质损害出现惊厥、精神异常、意识障碍、偏瘫、偏盲、视力障碍、不随意运动、脑神经麻痹和共济失调等,脊髓损害出现截瘫、上升性麻痹和尿便障碍等;④病情险恶,多在病后数日至 1 个月左右死亡;⑤CSF 压力、MNC 和蛋白可增高,无特异性;⑥EEG 多为广泛中度以上异常,常见 θ 和 δ 波,也可见棘波和棘慢综合波;⑦CT 和 MRI 可发现脑和脊髓白质内散在多发病灶;⑧皮质类固醇治疗有效。

(4)亚急性硬化性全脑炎(SSPE):是麻疹病毒引起的慢病毒感染性疾病。①发病隐袭,潜伏期平均 6 年;②发病年龄 2～20 岁,学龄儿童多见,男女发病之比为 3∶1,农村多于城市;

③早期(数周至数月)表现性格、行为改变,情绪不稳,学习成绩下降、记忆力减退、逐渐出现痴呆,其后(1～3个月)典型症状是肌阵挛抽搐、舞蹈样动作、手足徐动、肌强直、共济失调、癫痫发作等,继之出现角弓反张、去大脑强直和昏迷;④血清和 CSF 麻疹病毒抗体滴度增高;⑤EEG 周期性发作高波幅慢波或棘—慢波,周期 4～20s;⑥CT 显示脑室扩大,皮质萎缩,也可见单个或多个低密度病灶。

(5)脑肿瘤:①多于成年期起病;②病程取决于肿瘤组织病理学特性及其部位;③临床症状和体征由肿瘤大小、部位和病理学特性决定,多有头痛、呕吐和视乳头水肿等颅内压增高症状和体征;④CT、MRI 检查有助于诊断。

七、治疗

目前尚缺乏有效治疗方法。文献报告肾上腺皮质激素和环磷酰胺等免疫抑制剂可使临床症状有所缓解,在有些患者 CT 可显示病灶缩小。宣武医院的 25 例患者 22 例采用静点或口服激素治疗,4 例(18.2%)临床稍有好转,18 例(81.8%)无效,其余 3 例使用大剂量维生素和中药治疗均无效。

八、预后

预后不良。发病即呈进行性恶化,多无缓解期,平均病程 6.2 年,最短 3 天,最长 45 年。1 年内死亡约占 40%,10 年以上死亡占 25%,死因多为肺炎、皮肤及尿路感染。

(高华)

第三节 同心圆性硬化

同心圆性硬化(concentric sclerosis of Balo)具有大脑白质特异性环状脱髓鞘病变,病理改变与 MRI 改变均与多发性硬化相似,认为是 MS 的变异型。Marbury 描述一例 30 岁急性 MS 女性患者的大理石样病理改变,Barre 也报道一例 23 岁男性患者的病理学特征,发病后 3 个半月死亡,并以同心圆性轴周性脑炎命名。Hallervorden 和 Spatz 相继报告 2 例类似病例,并称为同心圆性硬化。流行病学研究显示,本病在全球较少见,我国报告的病例相对较多。林世和报告 2 例,郭玉璞等报告 1 例,饶明俐等报告 10 例。

一、病理

Balo 描述本病的病理特点是病灶区脑白质内脱髓鞘带与正常髓鞘保留区形成整齐相间的同心圆形分层排列,状如树木的年轮,故名 Balo 同心圆性硬化。除脱髓鞘和胶质增生,还可见血管周围,特别是小静脉周围淋巴细胞"套袖"样浸润。

Balo 病是否为一个独立疾病,长期以来存有争议。由于本病的病理改变、病变分布及临床特点均与 MS 和弥漫性硬化相似,Balo 曾认为本病为急性 MS 或 Schilder 弥漫性硬化的变异型。Itoyama 的研究发现,在一例急性进展性 MS 患者的病理标本可见典型 MS 均质性脱髓鞘与同心圆性病灶并存。

二、临床表现

1. 青壮年期(20～50 岁)发病多见,无明显性别差异,临床病程无特异性,典型临床表现是亚急性(数周至数月)进行性起病的脑病,脑干、运动、感觉或膀胱直肠功能障碍,临床病程可为单相病程,病程较短,进展迅速,但也可发展成临床典型的 MS。

2. 多数患者以明显精神障碍为首发症状,如沉默寡言、淡漠、反应迟钝、发呆、无故发笑、言语错乱和重复语言等;以后相继出现大脑弥漫性多灶性损害症状和体征,如头痛、偏瘫、失语、眼外肌麻痹、眼球浮动和假性球麻痹等。神经系统检查可见轻偏瘫、肌张力增高、腱反射亢进和病理反射等。

三、辅助检查

1. 脑脊液检查　压力多正常,脑脊液细胞数正常或轻度增高,蛋白含量可增高,部分病例脑脊液寡克隆区带和 IgG 指数增高。

2. 神经影像学检查

(1)CT 检查:可见双侧半球多发局限性低密度病灶,无明显占位效应,无增强效应。

(2)MRI 检查:可显示同心圆性病变如洋葱头样明暗相间的条纹,与病理所见非常相似。特征性表现是 T_1WI 显示额叶、顶叶、枕叶、颞叶白质区洋葱头样或树木年轮样黑白相间的类圆形病灶,直径 1.5～3cm,髓鞘脱失区为低信号环,大致正常髓鞘区为高信号环,二者黑白相间,层次分明,共 3～5 个相间环。有的病例大脑白质其他区域和脑桥基底部也可见数个小类圆形 T_1WI 低信号病灶,与 MS 相似。T_2WI 显示高信号大的类圆形病灶,直径较 T_1WI 略大,分不清黑白相间环带,大脑白质或脑桥可见数个小类圆形 T_2WI 高信号灶,颇似 MS 硬化斑,直径 3～10nm,数目多于 T_1WI,注射 Gd－DTPA 后洋葱头样结构可显示更加分明。

3. 脑立体定向活组织检查　可为本病诊断提供重要病理学证据。

四、诊断及鉴别诊断

(一)诊断

同心圆性硬化临床确诊需依靠活检或尸检的病理组织学证实,多数病例生前难以确诊。我国以前诊断 Balo 病均根据尸检病理资料,现在报告病例多根据 MRI 典型表现诊断。Sekijima 提出 Balo 病诊断标准:

1. 必备标准　①急性起病的进行性大脑严重病损症状;②MRI 显示大脑白质急性期煎蛋样病变,以及亚急性期同心圆层状病变。

2. 参考标准　①青年期(20～40 岁)发病;②脑脊液压力增高;③CT 及 MRI 显示大脑白质局限性病灶。

近年来认为,Balo 病临床症状严重程度并非诊断关键,MRI 显示典型改变才是重要诊断标准。

(二)鉴别诊断

临床多易误诊为各类脑肿瘤,鉴别主要依靠 MRI 检查。

1. 转移瘤　易发生于皮质与白质交界处,多两侧对称,大小相似,生长迅速,脑组织水肿明显,颅内压增高显著,CT 多有强化效应等可资鉴别。

2.颅内淋巴瘤　患者常在出现头痛和颅内压增高等症状前,先有人格、行为和智力等改变。可为单发或多发,侵犯脑深部白质如基底节、脑室周围、小脑和脑干等,通常颅内压增高症状较显著,可资鉴别。

3.脱髓鞘性假瘤　多见于中年患者,亚急性起病,进展较快,有明显颅内压增高表现。病变以皮质损害为主,病前有疫苗接种史。影像学检查可显示明显脑水肿和占位效应,脑脊液寡克隆区带可为阳性。

4.本病还须与病毒性脑炎和其他脑病等鉴别。

五、治疗

基本原则与多发性硬化或弥漫性硬化相同。主要应用肾上腺皮质激素治疗,通常数月后病情可获缓解,此时不仅 T_1W 和质子密度加权像显示典型的洋葱头样明暗相间环,T_2W 也可显示同心圆样条纹,说明炎性水肿已经消退,血脑屏障功能已经恢复。

也有学者报道甲泼尼龙冲击疗法具有见效较快、疗程短、并发症较少等优点。

六、预后

以往认为本病的病程为急性进展性致死性经过,多数病例存活时间仅数周至数月,只有个别病例存活到 2 年。近年来国内外报道多例患者均为非致死性,有时诊断后数年仍可存活,可能由于许多良性经过的病例在 MRI 应用之前未能被临床所认识。

(高华)

第四节　急性播散性脑脊髓炎

急性播散性脑脊髓炎(acute disseminated encephalomyelitis,ADEM)是广泛累及脑和脊髓白质的急性炎症性脱髓鞘疾病,也称感染后、出疹后,疫苗接种后脑脊髓炎,20 世纪 20 年代后期 Perdrau 和 Greenfield 等认为,本病是发疹性疾病和疫苗接种后常见的病理反应。目前认为,ADEM 可能为 T 细胞介导的自身免疫性疾病。

一、流行病学

澳大利亚的 Hynson 等和英国的 Dale 等分别报告了 31 例和 28 例儿童 ADEM 患者,德国的 Schwarz 等研究了 40 例成人 ADEM 患者,均采用单中心回顾性方法,观察了患者的临床表现、实验室及 MRI 检查。两个儿童组仅以调查表和回顾性调查 MRI 形式研究,Schwarz 组成人患者在随访期间(8~137 个月,平均 38 个月)又进行了检查,对 ADEM 的最初诊断重新进行评价,其中 14 例在首次发病后 1 年内有第 2 次发作,因此被重新诊断为 MS,ADEM 病例为 26 例。

二、病因及发病机制

本病病因不清。最早发现 ADEM 常继发于天花或狂犬病疫苗接种后,人们了解到接种天花疫苗后可发生脑脊髓炎,发生率约为 1/4000。目前,天花作为人类的全球性疾病已经被消灭,天花疫苗也不再作为免疫接种的一部分,因此与之有关的急性播散性脑脊髓炎也将消失。

19 世纪末期已知注射狂犬病疫苗可引起严重脑脊髓炎,也称神经麻痹意外事件。据统计,750 例接种该疫苗者中有 1 例可发生脑脊髓炎,其中约 25％的病例是致死性的,使用兔脑组织培养的死病毒疫苗后发病率显著下降,后来由胚胎鸭卵、人类二倍体细胞感染特定病毒制成的替代疫苗含极少或不含神经组织,发病率极低,但在有些发展中国家还在使用脑组织制成的廉价疫苗,疫苗后脑脊髓炎仍有发生。接种白喉－百日咳－破伤风减毒活疫苗、麻疹及日本乙型脑炎疫苗后也偶可发生 ADEM。在普遍进行接种麻疹疫苗前可发生麻疹大流行,每 800～2000 例患者即有 1 例出现明显的神经并发症,10％～20％可遗留持久的神经损害,病死率可达 10％～20％。尽管 ADEM 明显地与病毒感染或疫苗接种有关,但发病机制仍然不清。发疹病例在发疹与 ADEM 起病之间常有一间隔期,病理改变也与病毒感染极为不同,且 CSF 或脑组织中均未查到病毒。感染后脱髓鞘病变虽与 CNS 病毒感染的病理改变不同,但临床很难区别,该病被认为是感染后免疫介导性病变,并非 CNS 直接感染。

典型 ADEM 有前驱感染病史,以麻疹,流行性腮腺炎、甲型或乙型流感、落基山斑疹热、甲型或乙型肝炎等最常见,也可继发于单纯疱疹、人类疱疹病毒－6、水痘、风疹、牛痘、EB 病毒、巨细胞病毒、支原体、衣原体、军团菌属、弯曲菌和链球菌感染后,但发生率较低。急性感染性与免疫接种后播散性脑脊髓炎从临床和病理上难以区别,有少数病例无特异性感染疾病或疫苗接种史,称为特发性 ADEM。

急性实验性自身免疫性脑脊髓炎(EAE)动物模型可以模拟 ADEM 的临床病程及多灶性脱髓鞘性病理改变,而 EAE 是由自身反应性中枢神经系统特异性 T 细胞所介导的。作用于微生物抗原决定族的 T 细胞可通过分子模拟机制识别与髓鞘素抗原相同的氨基酸序列,通过自身或与抗体协同作用对 CNS 进行自身攻击,导致髓鞘或少突胶质细胞组分的免疫反应。病毒或细菌的超抗原也可激活自身反应性 T 细胞,如仍在印度使用的 Semple 狂犬病疫苗含有神经抗原,可激活交叉反应性 T 细胞。澳大利亚学者发现两例 ADEM 患者与乙型肝炎疫苗有关。

目前对 ADEM 持 2 种观点:①认为 ADEM 是 MS 急性型,ADEM 病变及分布与急性 MS 相同,均为脱髓鞘病变合并血管周围炎性细胞浸润;②认为 ADEM 是独立疾病,因 ADEM 脱髓鞘病灶较小,直径常在 1mm 以下,以小静脉为中心,软脑膜和血管周围淋巴细胞和浆细胞浸润,血管形成袖套状,MS 病灶较大,可见新旧病变并存。鉴于在临床表现、MRI 所见及可能的发病机制方面的相似性,把 ADEM 看作是炎症性脱髓鞘性疾病谱的一部分是合理的。

三、病理

ADEM 的病理特征是散布于脑和脊髓的多数急性脱髓鞘病灶,有些病灶仅限于小脑或脊髓。病灶直径从 0.1mm 到数毫米(融合时)不等,常围绕中、小静脉周围,轴突及神经细胞保持不同程度的完整。特点是小静脉周围的炎性反应,由脱髓鞘区多形核小神经胶质细胞和形成血管袖套的淋巴细胞及单核细胞组成,多灶性脑膜浸润多不严重。

四、临床表现

1.发病状况　典型 ADEM 病前 1 个月内常有前驱感染病史,如感冒、发热和发疹,以及疫苗接种史,还可有受凉、雨淋、分娩和手术等病史。潜伏期 4～30d,平均 7d、14d。通常急性起病,症状数日内达高峰。本病的病情严重,有些病例病情凶险。病程可持续数周或数月。患者多为儿童及青壮年,该病多为散发,四季均可发病。

2. 神经功能障碍 临床出现多灶性神经功能障碍,如脑和脊髓广泛弥漫性损害,精神症状和意识障碍较突出。依据临床症状及病变部位可分为脑炎型、脊髓炎型和脑脊髓炎型。大多数成人患者头痛、发热、脑膜炎和视神经炎相对少见,感觉障碍发生率较高,其余临床表现与儿童相同。

(1)脑炎型:急性发病,出现发热、头痛、嗜睡、意识模糊、意识丧失和精神异常等,常伴局限性或全面性痫性发作,严重病例可迅速发生昏睡,昏迷和去脑强直发作,以及偏瘫、失语、视野缺损(如偏盲)、视力障碍(如双侧视神经炎)、脑神经麻痹和共济失调等,也可见共济失调性肌阵挛运动及舞蹈-手足徐动症,脑膜受累可出现脑膜刺激征,脑脊液可见脑膜炎改变。

(2)脊髓炎型:出现部分或完全性截瘫或四肢瘫,上升性麻痹,腱反射减弱或消失,传导束型感觉减退或消失,不同程度膀胱及直肠功能障碍;有时可见类似脊髓前动脉闭塞综合征,表现某一水平以下痉挛性截瘫和痛觉缺失,但触觉保留;起病时后背部疼痛可为突出症状,通常无发热。

(3)脑脊髓炎型:兼有脑炎与脊髓炎特点。

3. 疹病后脑脊髓炎 通常出现于疹后 2～4d,于疹斑消退、症状改善时突然再次出现高热、抽搐,昏睡和昏迷。有些患者发生偏瘫或小脑综合征,多发生在水痘之后,偶可发生横贯性脊髓炎。许多病例病情不重,表现短暂的脑炎症状,如头痛、意识模糊和脑膜刺激征等,CSF 可见淋巴细胞增多,蛋白增高。单独累及小脑的感染后脑脊髓炎变异型可能与特定病毒感染有关,表现轻微共济失调,伴不同程度锥体束征,出现于儿童疹病数日之内。

4. 神经根及周围神经病损 ADEM 可伴较严重的神经根及周围神经病损,类似于急性炎症性脱髓鞘性多发性神经病或表现为上升性瘫痪型,此型预后较差。南美洲使用乳鼠脑制成的狂犬病疫苗接种可引起此型周围神经病,较脑脊髓炎更为常见。

五、辅助检查

1. 外周血白细胞增多,血沉加快。脑脊液压力正常或增高,CSF-MNC 增多,蛋白轻至中度增高,IgG 可增高,鞘内寡克隆 IgG 带少见,且随病情恢复而消失。

2. EEG 检查可见广泛中度以上异常,常见 θ 和 δ 波,亦可见棘波和棘慢综合波。

3. MRI 可见 T_2WI 高信号病灶,脑室周围白质受累多见(约 98%),其他为皮质下白质、脑干、小脑中脚和脊髓白质等,也可见胼胝体病变,为散在双侧不对称性病变,病变大小及数目差异很大,多可被造影剂增强,外周有水肿带。尽管 ADEM 典型表现累及白质,但灰质病变不少见,因灰质也包含髓鞘成分,见于基底节、丘脑和脑干等,ADEM 患者出现丘脑病变高达 40%,病变可局限在脑干或小脑,有时出现脑瘤样损害。深部灰质受累有助于 ADEM 与 MS 鉴别。

六、诊断及鉴别诊断

1. 急性播散性脑脊髓炎诊断要点
(1)儿童及青壮年患者有感染或疫苗接种史,急性起病,病情严重或险恶。

（2）主要表现脑、脊髓多灶性弥漫性损害症状体征,脑型突出表现精神症状和意识障碍,可伴脑膜刺激征、锥体束征和小脑体征等;脊髓型出现截瘫、上升性麻痹和尿便障碍等。

（3）脑脊液压力正常或增高,CSF－MNC 增多,蛋白轻至中度增高,IgG 增高:广泛中度异常 EEG,CT 和 MRI 发现脑和脊髓多发散在病灶。

2.鉴别诊断　应注意与以下疾病鉴别:

（1）多发性硬化:主要累及脑和脊髓白质的多灶性病变。ADEM 与早期 MS 鉴别对治疗和预后判定有意义,ADEM 患者可完全恢复,MS 患者可能复发或缓慢进展。MS 前驱病毒感染史不明显,一般为多相病程,伴复发与缓解,发病时无高热、抽搐和脑膜刺激征;CSF 多正常或 CSF－MNC 轻度增多,IgG 指数增高,可检出寡克隆带。ADEM 患者较年轻,多有明确病毒感染及疫苗接种史,起病更迅速,呈急性单相病程,病情严重,表现发热、意识障碍、多灶性神经功能障碍及脑膜炎等,共济失调常见,ADEM 早期复发可能是单相病程的延迟;脑脊液压力增高,CSF－MNC 增多,蛋白轻至中度增高,寡克隆带少见。发热、意识障碍或昏迷、脑膜炎等表现仅见于 ADEM 患者。MRI 显示深部灰质受累有助于 ADEH 诊断,ADEM 患者98%可有脑室周围白质受累,40%有丘脑病变,可累及胼胝体;MS 病变较小,很少累及丘脑和胼胝体。Schwarz 等对成人 ADEM 进行了大规模研究,40 例患者最初临床表现及 MRI 所见符合 ADEM 诊断,经过平均 38 个月观察,35%发展为 MS(Poster 标准)。

（2）乙型脑炎、单纯疱疹病毒脑炎、感染性单核细胞增多症等均可类似感染后脑炎变异型。乙型脑炎有明显的流行季节,ADEM 则为散发性;ADEM 常发生于疫苗接种后,表现脑炎及脊髓炎等症状有助于与脑膜炎、病毒性脑炎和脊髓灰质炎鉴别,但 ADEM 罕见病例可类似其中任何一种。在儿童疹病过程中癫痫首次发作应怀疑脑炎或感染后脑脊髓炎。

（3）ADEM 也要与脑血栓性静脉炎、缺氧性脑病或急性中毒性肝性脑病(Reye 综合征)鉴别。Reye 综合征常不难区别,其 CSF 正常,多种血清肝脏酶及血氨浓度增高。

七、治疗

1.肾上腺皮质类固醇是首选治疗用药,在出现神经系统体征之后应尽早用药,常采用大剂量,长疗程,通常可减轻临床症状及病损严重程度,重症病例可考虑加用环磷酰胺、硫唑嘌呤等免疫抑制剂。

2.血浆置换疗法和静脉注射大剂量免疫球蛋白对一些暴发型病例有效,大剂量激素治疗失败可试用血浆交换疗法。

3.高热、昏迷患者可采用物理降温和冬眠疗法,颅内压增高可用脱水剂,还要注意控制感染和痫性发作,补充营养,维持水及电解质平衡。低温疗法的疗效还未被证实。

八、预后

严重感染后 ADEM 可于病后十余日至月余死亡,病死率较高,麻疹后 ADEM 病死率可达 20%,疫苗接种后可高达 30%～50%,近年来由于疫苗改进,ADEM 发病率已显著降低。国内统计一组经病理证实的 ADEM 在病后 12～46d 内死亡。存活患者的神经功能缺损治疗具有极大挑战性,如儿童急性期恢复后常遗留持久的行为障碍,精神发育迟滞或癫痫发作,成人通常恢复较好。良性小脑炎常可在数月内完全恢复。ADEM 患者可完全恢复,但部分患者会残留神经体征、智力损害。

(高华)

第五节 脑桥中央髓鞘溶解症

脑桥中央髓鞘溶解症(central pontine myelinolysis,CPM)是一种原因不明的以脑桥基底部对称性脱髓鞘病变为病理特征的致死性疾病。

Adams 和 Victor 观察了 1 例酒精戒断综合征年轻患者,表现迅速进展的弛缓性四肢瘫、腱反射亢进和假性球麻痹,但瞳孔对光反射、角膜反射、眼球运动和面部感觉保留,临床酷似基底动脉闭塞,于数周后死亡。尸检发现占据脑桥基底大部分的对称性脱髓鞘病灶。作者后来又对 2 例酒精中毒和 1 例硬皮病患者进行临床病理研究。Adams 等报告了这 4 例患者,并用病变部位与典型病理特征命名为 CPM。

本病发病率不明,一组 3548 例成年患者尸检中发现 9 例 CPM,发生率为 0.25%。

一、病因及发病机制

CPM 病因及发病机制尚未完全阐明。约半数病例发生于酒精中毒晚期,以及 Wemicke 病、慢性肾衰竭透析治疗后、肝功能衰竭或肝移植后、进展性淋巴瘤、癌症晚期及各种原因所致恶病质、营养不良、严重细菌感染、败血症、脱水及电解质紊乱、急性出血性胰腺炎、糙皮病,多发性神经病和严重烧伤等。脱水和电解质紊乱在发病机制中的作用已引起高度重视,不少临床报道过快纠正低钠血症或给脱水患者过量补充液体可导致本病。通过给低钠血症动物快速补充高渗盐水已成功制成该病各种动物模型。低钠血症时脑组织处于低渗状态,快速补充高渗盐水可使血浆渗透压迅速升高而导致脑组织脱水和血脑屏障破坏,有害物质直接透过血脑屏障,导致髓鞘脱失。

二、病理

CPM 特征性病理改变是脑桥基底部呈对称性分布神经纤维髓鞘脱失,神经细胞和轴索相对完好,可见吞噬细胞及星形细胞反应,无少突胶质细胞反应和炎症现象。病灶边界清楚,小者直径仅数毫米,大者可占据脑桥基底部,背盖部也可受累,但很少波及中脑和延体。广泛对称性脱髓鞘病变还可波及丘脑和下丘脑核团、纹状体、内囊、杏仁核、外侧膝状体、大脑及小脑白质,称脑桥外体鞘溶解症。

三、临床表现

1. CPM 病例均为散发,未见与遗传有关,发生于任何年龄,男女皆可发病。可见于严重烧伤患者。临床特点是常伴威胁生命的严重疾病,半数以上为慢性酒精中毒晚期。

2. 常在原发疾病基础上突然发生皮质脊髓束、皮质延髓束受累症状,如四肢弛缓性瘫,咀嚼、吞咽及言语障碍,有些可见眼球震颤、眼球凝视障碍等。

首发症状常为声音嘶哑和发音困难。病灶波及中脑出现瞳孔光反应消失、眼球运动障碍,某些患者呈缄默和四肢瘫,意识清楚,感觉正常,表现完全或不完全性闭锁综合征。

3.脑桥病变较小时可无临床症状,仅在尸检时偶被发现。较大病变也可缺少四肢瘫及球麻痹等典型症状。Strub 等报道一例 43 岁女性酒精中毒患者,进行性步态障碍 1 年余,检查见粗大眼震、步态失调,不伴脑神经功能缺损和锥体束征,无昏迷、肝功能衰竭及谵妄,血清钠水平正常,脑干听觉诱发电位及运动诱发电位正常。CT 检查,发现小脑蚓部萎缩,MRI 检查发现脑桥典型 CPM 改变病灶。

4.本病临床变异型较多见,如 Adams 曾列举 2 例老年患者,一例表现意识模糊和昏迷,五四肢瘫、假性球麻痹及锥体束征,严重构音障碍、共济失调已持续数月。CT 和 MRI 检查未发现脑干及小脑病变,血清 Na^+ 离子水平为 99mmol/L;另一例患者血清 Na^+ 离子 104mmol/L,在快速纠正低钠血症后出现典型闭锁综合征,MRI 显示额叶皮质及皮质下白质大片状对称性病灶,但脑桥未发现病变。

四、辅助检查

1.脑干听觉诱发电位(BAEP)有助于确定脑桥病变,但不能确定病灶范围。

2.脑电图检查可见弥漫性低波幅慢波,无特征性。

3.脑脊液检查蛋白及髓鞘碱性蛋白可增高。

4.CT 扫描病灶检出率很低。MRI 是最有效检查方法,某些病例可发现脑桥基底部特征性蝙蝠翅样病灶,为对称分布的 T_1WI 低信号、T_2WI 高信号,无增强效应。MRI 在出现临床症状 1 周内通常显示正常,发病后 2～3 周异常信号可显示清楚,甚至可占据除周边以外的整个脑桥。

五、诊断及鉴别诊断

(一)诊断

慢性酒精中毒、严重全身性疾病、低钠血症纠正过快患者,突然出现四肢弛缓性瘫、假性球麻痹,数日内迅速进展为闭锁综合征,应高度怀疑 CPM 可能,结合 MRI 和 BAEP 检查可以确诊。大多数 CPM 患者脑桥病变很小,不超过 2～3mm,位于中线一侧,仅累及部分皮质脊髓束或皮质脑干束,可全无症状体征。有些 CPM 患者的表现可被代谢性疾病出现的昏迷所掩盖。

(二)鉴别诊断

应与脑桥基底部梗死、脑干脑炎、多发性硬化和脑桥肿瘤等鉴别。本病 MRI 表现无特异性,需与梗死性病灶或肿瘤鉴别,CPM 无显著占位效应,病灶对称,不符合血管分布特征,随病情好转,MRI 显示的病灶也逐渐恢复正常。

六、治疗

1.CPM 以支持对症治疗为主,积极处理原发病。纠正低钠血症应缓慢,不用高渗盐水,必须使用时以每小时升高 1mmol/L 血清钠,24h 升高不超过 10mmol/L 速度为宜。限制液体入量,使用呋塞米等利尿药,急性期给予甘露醇等脱水剂治疗脑水肿。

2.早期用大剂量激素冲击疗法有可能抑制本病发展,也可试用高压氧和血浆置换治疗。

七、预后

多数患者预后极差,病情进行性发展可出现癫痫发作、昏迷。多于发病后数日或数周内死亡,死亡率极高。少数存活患者可遗留痉挛性四肢瘫等严重神经功能障碍,偶有完全康复者。

(高华)

第六节　视神经脊髓炎

视神经脊髓炎的主要特征是急性或亚急性视神经与脊髓的脱髓鞘病变。又名戴维克(Devic)病。

一、病因及发病机制

与多发性硬化相同,尚未彻底阐明。也有指出同感染有关,因在起病过程中,约 1/3 患者有非特异性感染史,半数病例低热,血及 CSF 白细胞增多等。发病机制尚不十分清楚,内因、遗传、种族差异可能与之有关。东方多发性硬化患者以视神经和脊髓损害多见,而西方人则以脑干损害多见,这可能是遗传素质和种族差别所致。

二、病理学

典型病变在视神经与脊髓,主要为轻重不等的脱髓鞘改变,硬化斑及坏死空洞形成,伴有血管周围的炎性细胞浸润。视神经损害以视神经、视交叉处最为常见,偶可涉及视束。病变与急性间质性视神经炎的各个过程基本相同。脊髓损害好发于胸段和颈段,少数涉及腰段。大多呈弥散性,常侵及数个节段,脱髓鞘性改变轻重不一,有的病灶较小,有的融合成片,重者坏死与空洞形成,甚至涉及灰质,致病变区灰、白质界限不清。胶质增生通常不很明显。与经典的多发性硬化相比,视神经脊髓炎病损较为局限,少数病例破坏性改变较为明显,星形胶质细胞修补反应差,有别于多发性硬化,故是否立为疾病单元或属多发性硬化亚型值得进一步探究。

三、临床表现

5～60 岁以上均可患病,平均 21～41 岁,男女均可发病。多数呈急性或亚急性起病。急性者起病突然,几天内症状达到高峰。亚急性者,1～2 月内症状才发展到高峰,少数慢性起病,症状缓慢进行,数月后症状加重。发病前可有低热、咽痛、头痛、眩晕、恶心、呕吐、腹泻、腹胀等。

1.眼部征象多先发生,一般是两侧的,但很少同时发生,多为一眼首发,相隔数小时、数天至数周、数月或一年多,而另眼亦被累及。起始感到视力模糊,可伴眼球胀痛或头痛。有的在发病几小时或几月后即完全失明,也有发病缓慢的。一般说来,在几周至几月即有好转,但视神经盘却遗有某种程度的萎缩。瞳孔常扩大,对光反应迟钝或消失,视野改变包括中心暗点、同心性缩小、各种偏盲和象限盲,以及部分视野消失。

2.脊髓征象表现为脊髓横贯性损害与脊髓炎相似,先由下肢开始,然后逐渐上升,可有截瘫,或四肢瘫,在胸段占多数。眼底改变与病变部位有关:病变接近视盘者呈现乳头炎眼底改变,早期视盘可正常,晚期表现为视神经萎缩。虽然急性期患者视力减退多很严重,但部分患者有缓解的可能,在数日或数周视力得到显著恢复。脊髓主要表现为横贯性病征,呈现播散性、不完全横贯性、半横断或上升性脊髓炎征象,除有相应的感觉、运动和自主神经的功能障碍外,可有阵发性剧烈抽搐或有痛性强直性痉挛性发作。病变在颈髓,常出现 Lhermitte 征,有时可出现 Horner 征。视神经和脊髓症状可同时出现,也可先后发生,以后者多见,脊髓和视神经症状出现的间隔期可数天、数周、数月或数年。

四、实验室检查

急性发作时,血白细胞可增高,以多形核为主,血沉加快,脑脊液压力多正常,白细胞增高(12～350)×10⁶ 个/L,主要是淋巴细胞增多,蛋白质一般超过正常(50～450)g/L,其他改变见多发性硬化。

五、诊断

视神经和脊髓受累的症状联合出现时,诊断当无困难。以其中一种症状起病时,应分别同视神经炎及脊髓炎相鉴别,在相继出现多灶性神经症状时,如能除外有关疾病,应考虑多发性硬化的诊断。另外,尚要注意与急性播散性脑脊髓炎及亚急性脊髓视神经病相鉴别,后者常与用药有关,多见于小儿,均有腹部症状,表现为腹痛、腹泻,且先于神经症状出现,神经症状以感觉异常为主,常呈对称性,无反复发作,运动症状不突出,CSF 无明显改变,典型病例与视神经脊髓炎鉴别不难。

六、治疗

主要用肾上腺皮质激素治疗,或选用免疫抑制剂,在治疗过程中密切观察病情,注意病变上升和发生呼吸肌麻痹的情况,并要防止褥疮和泌尿道感染。球后视神经炎可用妥拉苏林在球后注射。积极治疗对于降低死亡率提高治愈率关系很大。

(高华)

第三章 癫痫

第一节 癫痫发作

一、大脑的功能解剖与发作症状

由于癫痫发作症状与大脑功能密切相关。一方面,对于功能解剖的属性,能够有助于解释和理解癫痫发作症状,而另外一方面,对于癫痫发作的研究和分析,也有助于加深对于大脑功能解剖的认识。特别是在局灶性发作的癫痫源定位中,更强调对神经功能解剖知识的掌握。

通过观察由于多种原因造成特定部位脑损伤而导致的神经功能缺损、神经心理学检查,以及电生理手段和功能影像学检查是研究脑功能的主要手段。Broca 和 Wernical 根据对于脑损伤患者的观察,定位了相关的语言区,而 20 世纪初,Broadman 通过病理手段,描绘了大脑皮质的细胞构层分区(图 1−3−1A、B),为进一步研究脑功能提供了指导。20 世纪 40 年代,以 Penfield 为代表的癫痫病学家,开始运用皮质脑刺激技术对脑功能定位,对于深化脑功能解剖认识有很大帮助(图 1−3−1C)。目前已经识别了部分脑功能区,而仍然存在所谓的静区(图 1−3−1D,E)。相信,随着研究的深入,既往所认为的静区所负载的功能,主要是参与了高级皮质功能的过程,也逐步被认识。

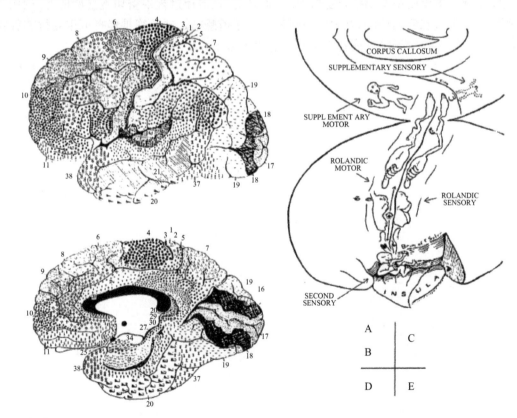

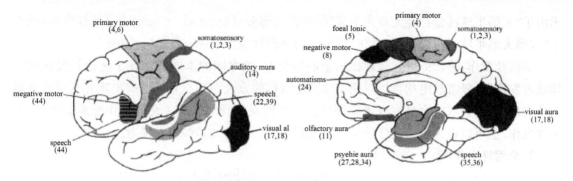

图1-3-1　A、B. Broadman 描绘的脑皮质细胞构层分区；C. Penfield 描绘的原发性运动区和原发性躯体感觉区的功能分布；D、E. 主要的脑功能区

　　癫痫发作症状即癫痫发作的具体表现。对于癫痫发作症状的全面细致的观察和描述，是深入认识癫痫、鉴别癫痫发作与非癫痫发作和分类癫痫发作的基础，特别是在定位局灶性癫痫发作的起源部位中，能够提供重要的价值。目前，随着录像脑电图记录技术的广泛应用，人们有更多的机会去观察和分析发作症状。癫痫发作涉及了大脑皮质、皮质下结构，以及局灶性或者双侧性神经网络。由于过度异常放电可以起源于不同的大脑区域，并循着复杂的神经网络途径进行扩散和传播，临床发作症状也异常复杂。癫痫发作症状既可能代表了发作起源区的异常功能表现，也可能代表了异常放电传播的结果，并反映了不同脑区通过神经网络共同作用的结果。因此，即使相同部位起源的癫痫发作，由于不同的传导，也可能出现不同的发作症状，而不同部位起源的发作，也可能传播到相同的功能区，而出现相似的症状。同时，随着发作中的时间进程，症状也往往发生改变。

　　在部分性发作中，产生癫痫发作症状的脑功能区域，也称之为发作症状区。但是，发作症状区，并不等同于发作起源区域。癫痫发作的起源既可以起源于脑功能区，也可能来自附近的区域，由于异常放电的传导所致。目前，主要借助于对于发作症状的观察和皮质电刺激的结果，人们已经认识到某些功能区受累出现的常见表现。

二、癫痫发作的分类

　　由国际抗癫痫联盟（ILAE）发布的癫痫发作、癫痫综合征的分类，将繁杂的癫痫发作症状，依照某种规律标准进行分类，为临床实践和研究提供了框架。癫痫发作多年来经历了多次修订，目前世界范围内广泛应用的癫痫发作分类方案仍是 1981 年由 ILAE 发布，在我国也已经普遍应用至今。

　　近年来，近来随着临床电生理、功能和结构影像学、遗传学等方面的发展，在 2001 年 ILAE 分别对癫痫发作和癫痫综合征的分类提出了新的建议，并在 2006 年进行修订。2010 年 ILAE 提出了新的方案，但是癫痫发作和癫痫的分类还没有最终完善，仍然是在不断发展和完善之中。相对于 2001 年和 2006 年的建议，2010 年发作方案的组织逻辑性较好，并保持了与 1981 年分类的延续性。

　　（一）1981 年 ILAE 分类中的癫痫发作

　　根据发作的临床－脑电图改变特征，原则性采用二分法，即发作起源症状和 EEG 改变提示由于"大脑半球部分神经元首先受累"的发作为部分性（partial seizure）或局灶性发作；而由于"双侧大脑半球同时受累"的发作，则称之为全面性发作（generalized seizure）。

全面性发作：临床的发作表现提示全面性放电，脑电图的本质特征在于无论是发作间歇期或者发作期，异常放电均是以双侧半球同步对称的方式出现。意识障碍出现并且可能是最初的表现，运动症状为全身性或者双侧性。全面性发作既可以为单纯的发作性意识障碍，如失神发作；也可以以突出运动症状为主要表现（强直、阵挛、肌阵挛、失张力）。

1. 全面性发作（表 1-3-1）

表 1-3-1　全面性发作分类（1981，ILAE）

临床发作类型	发作期脑电图类型	发作间歇期脑电图类型
A1. 失神发作	为规则和双侧对称的 3Hz 棘慢复合波，但也可以见多棘慢波复合波	背景活动往往正常。阵发性 3Hz 棘慢复合波电活动往往规则和对称
a)仅有意识障碍		
b)有轻微的阵挛成分		
c)有失张力成分		
d)有强直成分		
e)有自动症		
f)有自主神经发作成分		
(b-f 可以单独或者联合出现)		
A2. 不典型失神发作	主要为不规则棘慢复合波节律，<3Hz	背景活动往往不正常。阵发性电活动往往不规则和不对称
可以有		
a)肌张力的变化比典型失神更为突出		
b)发作起始和终止并不突然		
B. 肌阵挛发作	多棘慢波或者为棘慢波，或者尖慢波	同发作期
C. 阵挛发作	快活动（10Hz 或者频率更高），慢波活动，偶尔为棘慢波模式	棘慢或者多棘慢波放电
D. 强直发作	低电压快活动或者 9～10Hz 的快节律放电频率逐渐下降而波幅逐渐升高	或多或少的尖慢波节律性放电，有时不对称，并且背景活动相对于年龄段为异常
E. 强直-阵挛发作	节律性 10Hz 或者以上的电活动，在强直发作期频率逐渐降低而波幅逐渐升高。在阵挛期出现慢波节律	多棘慢波或者棘慢波，或者偶尔出现尖慢波放电
F. 失张力发作	多棘慢波或者电抑制或者低电压快活动	多棘慢波，低波幅活动或电抑制

（1）失神发作（absence seizure）：典型失神表现为动作突然中止，凝视，呼之不应，可有眨眼，不伴有或者仅伴有轻微的运动症状，结束也突然，持续 5～20s 多见，易为过度换气诱发。

发作时 EEG 伴规律性的双侧半球的 3Hz 的棘慢波复合波节律。多发生于儿童和青少年,见于儿童失神癫痫、青少年失神以及青少年失神肌阵挛等。非典型失神的意识障碍发生与结束较缓慢,发作持续时间较典型失神发作长,可伴有轻度的运动症状或者自动症表现,发作时 EEG 提示为慢(1.0～2.5Hz)的棘慢波复合波节律。主要见于 L－G 综合征,也可见于其他多种儿童癫痫综合征。

(2)强直发作(tonic seizure):表现为发作性躯体以及肢体双侧性肌肉的强直性持续收缩,躯体通常轴性伸展前屈或者背屈,持续时间在 2～60s,多持续 10 余秒,强直发作可以导致跌倒。发作时 EEG 显示双侧的低波幅快活动或者爆发性高波幅棘波节律。主要见于 L－G 综合征、大田原综合征等。

(3)阵挛发作(clonic seizure):为发作性全身或者双侧肢体肌肉规律的交替性收缩与松弛,导致肢体表现为节律性抽动。发作期 EEG 为快波活动或者棘慢/多棘慢波复合波节律。单纯的阵挛发作婴儿期多见。

(4)全面性强直－阵挛发作(generalized tonic－clonic seizure,GTCS):以突发意识丧失,并序贯出现全身强直、阵挛为特征,典型的发作过程可分为"强直期－阵挛期－痉挛后期"。一次发作持续时间一般小于 5min,常伴有舌咬伤、大小便失禁等,并容易因窒息而造成伤害。发作期脑电活动多以全面的低波幅棘波节律或者电抑制(强直期)起始,棘波节律波幅逐渐增高,频率逐渐减慢,并出现棘慢复合波等(阵挛期)。发作后呈现电抑制现象。

(5)肌阵挛发作(myoclonic seizure):表现为快速、短暂、触电样肌肉收缩,持续时间短于 400～500ms,可累及全身肌肉,也可以肌群受累为主,常成簇发生,节律不规则。发作期 EEG 表现为爆发新出现的全面性多棘慢复合波,与发作具有锁时关系。肌阵挛发作既可以见于预后良好的癫痫患者,如青少年肌阵挛癫痫,也可见于预后差、有弥散性脑损害的患者,如进行性肌阵挛癫痫等。

(6)失张力发作(atonic seizure):是由于双侧性身体肌肉张力突然丧失,导致不能维持原有的姿势,出现跌倒、肢体下坠等表现,发作时间相对短,持续时间多在 1s 以内。EEG 表现为全面性爆发出现的多棘慢复合波节律、低波幅电活动或者电抑制。同时记录的肌电图有助于诊断和与其他发作类型鉴别诊断。

2.部分性/局灶性(partial/focal)发作 部分性发作(表 1－3－2):是指开始的临床症状和脑电图改变提示局限于一侧大脑半球的部分神经元最早受到激活而出现的发作。进一步,部分性发作依据在发作中是否有意识障碍划分简单部分性发作和复杂部分性发作,以及简单和复杂部分性发作进展为继发性全面强直－阵挛发作。

表1-3-2　部分性发作的分类(1981,ILAE)

临床发作类型	发作期 EEG 类型	发作间歇期 EEG 表现
A.简单部分性发作(意识无障碍)	起始于对侧相对应皮质区的局灶性放电。(并不总是能被头皮脑电图记录到)	主要为发作症状对侧局灶性异常放电
1.具有运动症状		
a)局灶性运动(不扩散)		
b)局灶性运动(杰克逊扩散)		
c)偏转性		
d)姿势性		
e)语音性(出声或者语言剥夺)		
2.具有躯体感觉或者特殊感觉症状(简单幻觉,如针刺感、闪光、蜂鸣声等)		
a)躯体感觉		
b)视觉		
c)听觉		
d)嗅觉		
e)味觉		
f)眩晕感		
3.具有自主神经症状或者体征(包括上腹部感觉、苍白、出汗、面红、立毛和瞳孔扩大等)		
4.具有精神症状(高级皮质功能障碍)。这些症状很少在没有意识障碍的情况下发生,更多见于复杂部分性发作中		
a)言语障碍		
b)记忆障碍		
c)似曾相识感)		
d)认知障碍(例如,做梦样状态)		
e)时间感觉的扭曲)		
f)情感障碍(恐惧、发怒等)		
g)错觉(例如视物变大症)		
h)结构性幻觉(例如音乐、风景)		
B.复杂部分性发作(具有意识障碍)	单侧或者常常为双侧性放电,弥散性或者局灶性,多位于颞叶或者额颞区	单侧或者为双侧全面性不同步,局灶常常位于颞区或者额区
1简单部分性发作后出现意识障碍		
a)具有简单局灶特征(A1-A4),然后出现意识障碍		
b)具有自动症		
2开始即有意识障碍		
a)仅有意识障碍		
b)具有自动症		
C部分性发作进展为继发性全面性发作(主要是SGTCS,或者强直发作,阵挛发作。异常放电也快速或者继发全面化)		
1简单部分性发作(A)进展为全面性发作		
2复杂部分性发作(B)进展为全面性发作		
3简单部分性发作进展为复杂部分性发作再进展为全面性发作		

（1）简单部分性发作（simple partial seizure，SPS）：发作时意识保留。简单部分发作的持续时间往往为数秒至数十秒。脑电图变化为局灶起源的异常电活动，短暂的简单部分性发作通过头皮电极有时记录不到异常放电。简单部分发作内容丰富多样，根据发作起源的部分不同，包括运动性、感觉性、自主神经性和精神性发作。

①运动性发作：发作累及躯体的某一部位，相对局限或伴有不同程度的扩散。

A. 仅为局灶性运动性发作：指局限于身体某一部位的发作，其性质多为阵挛性，即局灶性抽搐。身体任何部位均可见到局灶性抽搐，但多见于面部或者手部，因其在皮质相应的功能区面积较大。

B. 杰克逊发作：开始为身体某一部分抽搐，随后按照一定车次序逐渐向周围扩散。其扩散的顺序与大脑皮质运动区所支配的部位有关。如异常放电在原发性运动区由上至下传播，临床发作表现为从拇指向躯体、面部扩散。

C. 偏转性发作：眼、头甚至躯干向一侧偏转，有时身体可旋转一圈。发作往往累及了额叶的眼区。

D. 姿势性发作：也称为不对称强直发作。发作呈现特殊的姿势，如击剑样姿势，表现为一侧上肢外展，一侧上肢屈曲，头眼偏转注视外展的上肢。发作往往累及了上肢外展对侧的辅助运动区。

E. 发音性发作：可表现为重复语言、发出声音或者言语中断。其发作可以起源于额叶或者颞叶区。

②感觉性发作：发作起源于相应的感觉皮质，其性质为躯体感觉性或者特殊感觉性发作。

A. 躯体感觉性发作：其性质为体表感觉异常，如麻木感、针刺感、电击感以及烧灼感等。发作可以局限于身体某一部位，也可以逐渐向周围部位扩散（感觉性杰克逊发作）。放电起源于对侧中央后回皮质。

B. 视觉性发作：可以表现为简单视觉症状，如视野中暗点、黑矇、闪光等症状，发作起源于枕叶皮质。

C. 听觉性发作：多表现为重复的噪声或者单调声音，如蝉鸣、轰轰及嘤嘤声等。发作起源于颞上回。

D. 嗅觉性发作：常表现为不愉快的嗅幻觉，如烧橡胶的气味等。放电起源于钩回的前上部。

E. 味觉性发作：以苦味或金属味常见。单纯的味觉性发作少见，放电起源于岛叶或者周边。

F. 眩晕性发作：常表现为坠入空间的感觉或者空间漂浮的感觉。放电多起源于颞顶叶交界皮质区。因单纯的眩晕性发作临床较少见，而眩晕的原因众多，对于诊断眩晕性发作必须谨慎。

③自主神经性发作：症状复杂多样，常表现为上腹部不适感或者压迫感、气往上涌感、肠鸣、恶心、呕吐、口角流涎、面色或者口唇苍白或潮红、出汗以及竖毛等。其放电起源于岛叶以及边缘系统多见。

④精神性发作：主要表现为高级皮质功能障碍，很少单独出现，多为继发或者作为复杂部

分性发作的一部分。

A. 情感性发作：常表现为愉悦或者不愉悦的感觉，如欣快感、恐惧感、愤怒感等。恐惧感是最多见的症状，发生突然，患者突然表情惊恐，甚至因为恐惧而逃离。发作常伴有自主神经症状，如瞳孔散大，面色苍白等。放电多起源于边缘系统以及颞叶基底以及外侧。

B. 记忆障碍性发作：是一种记忆失真，主要表现为似曾相识感、似曾不相识感、记忆性幻觉等，放电起源于颞叶、海马等。

C. 认知障碍性发作：常表现为梦样状态、时间失真感、非真实感等。

D. 发作性错觉：由于知觉歪曲而使客观事物变形。如视物变大或者变小，变远或者变近，物体形态变化；声音变大或者变小，变远或者变近等。放电多起源于颞叶以及颞顶枕交界处。

E. 结构性幻觉发作：表现为一定程度整合的认知经历，为复杂性幻觉。幻觉可以是躯体感觉性、视觉性、听觉性等，发作内容复杂，包括风景、任务以及音乐等。

（2）复杂部分性发作（complex partial seizure，CPS）：发作时伴有不同程度的意识障碍，意识障碍可以是最早的临床症状，也可能是简单部分发作进展为复杂部分性发作（出现意识障碍）。尽管大多数的复杂部分性发作均起源于颞叶内侧或者边缘系统结构，但是复杂部分发作并不等同于颞叶发作，也可以起源于其他部位，如额叶等。发作期的脑电图变化为脑局部的异常放电，并可以扩散到附近脑区以及对侧大脑。

复杂部分性发作可以仅表现为简单部分性发作后出现意识障碍，或者突发的意识障碍。复杂部分性临床表现类似失神发作，但是，成年人的"失神样发作"往往均为复杂部分性发作，EEG 可提供鉴别。

自动症（automatism）：是一种癫痫发作的特殊的临床表现，是在意识障碍的状态下，出现的不自主、无目的的动作或行为，多出现在复杂部分性发作中或者发作后，也可以出现于其他的状态，例如，全面性强直阵挛发作后、非典型失神发作。常见的自动症包括①口咽自动症：最为常见，表现为不自主的舔唇、咂嘴、咀嚼、吞咽或者进食样动作，有时伴有流涎、清喉等动作；②姿势自动症：表现为躯体和四肢的大幅度扭动，常伴有恐惧面容和喊叫，容易出现于睡眠中，多见于额叶癫痫；③手部自动症：简单重复的手部动作，如摸索、擦脸、拍手、解衣扣等；④行走自动症：无目的地走动、奔跑等；⑤言语自动症：表现为自言自语，语言多为重复简单，或者单个词语或者不完整句子，语义不清。

（3）继发性全面强直阵挛发作（secondary general tonic—clonic seizure，SGTCS）：简单或者复杂部分性发作均可以继发全面性发作。最常见的为继发全面性强直—阵挛性发作。发作时 EEG 可见局灶性异常放电迅速泛化为双侧半球全面性放电。SGTCS 本质上是部分性发作的全面化，患者发作前多有先兆或其他形式的发作。

3. 不能分类的癫痫发作　由于资料的缺乏或者不完整而不能分类，或者发作表现不符合现有的分类方案的癫痫发作，考虑为不能分类的癫痫发作，包括许多新生儿发作，例如节律性眼球运动、咀嚼和游泳样运动。

4. 反射性发作　反射性发作是指癫痫发作具有特殊的触发因素。每次发作均可以由某种特定感觉刺激所诱发，诱发因素包括视觉、思考、音乐等非病理性因素。可以是单纯的感觉刺激，也可以是复杂的智能活动刺激，如我国特有的麻将性癫痫。而病理性因素，如发热、酒精戒断等因素诱发的发作则不属于反射性发作。类似于自发性发作,反射性发作可以表现为全面性或者部分性。

(二)2010 年 ILAE 分类中的癫痫发作

癫痫的分类(表 1－3－3)很大程度上取决于临床观察和专家意见。而随着录像脑电图监测的普遍应用、现代影像学进展、基因技术和分子生物学的进展,分类的变迁也反映了这种趋势。目前,一个固定的分类并不现实,而随着研究的进一步深入,2010 年 ILAE 的分类在今后也会进一步的修订。

表 1－3－3　癫痫发作分类(ILAE,2010)

全面性发作
强直－阵挛发作(多种联合出现形式)
失神
典型
不典型
失神伴有特异性表现
肌阵挛失神
眼睑肌阵挛
肌阵挛
肌阵挛－失张力
肌阵挛强直
阵挛
强直
失张力
局灶性发作
未确定全面性或局灶性发作
癫痫性痉挛

注:不能明确诊断为以上分类的发作,在获得进一步充分的信息之前,应考虑为不能分类

在新的分类建议中,引入了神经网络的概念,重新阐述了全面性和局灶性发作:①全面性发作定义为发作起源于双侧分布网络中的某一点,并快速扩散至双侧神经网络。这种双侧性的网络可以包括皮质和皮质下结构,但并非意味着包括整个脑皮质。尽管个体发作可以表现为局灶或者偏侧特征,但在发作与发作之间,并不固定。全面性发作可以不对称。②局灶性发作定义为发作起源于一侧半球的网络。这种网络可以是明确的局灶性或者弥散性,局灶性发作也可以起源于皮质下结构。对于每一种发作类型,发作起源在发作之间保持固定,并存在可以累及对侧半球的优先传导模式。然而,部分患者可以有多于一种发作类型和神经网络,但每一发作类型都有一个固定起始点。

与1981 年发作分类方案相比,主要有以下变化:①新生儿发作不再作为一个单独的实体。新生儿发作也应在目前的框架中分类诊断。②对既往失神发作的亚分类做了简化和改动。肌阵挛失神和眼睑肌阵挛类型现在得到公认。③这次分类包括了痉挛,由于痉挛可以延续到或者在婴儿期以后发生,"癫痫性痉挛"的概念代替了"婴儿痉挛",但是,目前的知识并不

能将"婴儿痉挛"明确划分为局灶性或者全面性。癫痫性痉挛(spasm):表现为突然、短暂的躯干肌和双侧肢体强直性屈性或伸展性收缩,多表现为发作性点头,偶有发作性后仰,肌肉收缩在 0.5~2s 松弛,常成簇发作。常见于婴儿痉挛,偶见于其他癫痫综合征。④取消了局灶性发作的不同亚型之间的区分。但是,对个体患者以及特殊的目的(如癫痫性和非癫痫发作的鉴别、随机临床试验以及手术治疗等),认识到意识或警觉性障碍以及其他特征,仍然非常重要(表1-3-4)。⑤肌阵挛—失张力发作类型被认可。

表1-3-4 根据发作中意识障碍的程度描述的局灶性发作(ILAE,2010)

不伴有意识或者警觉性障碍
伴有可以观察到的运动或者自主神经成分(与"简单部分性发作"的概念大体相一致,如根据发作表现而描述的局灶运动性、自主神经性能够精确地反映这个概念)T
仅累及主官感觉或者精神现象(与"先兆"的概念大体一致)
伴有意识或者警觉性障碍(与"复杂部分性发作"的概念大体一致)
累及双侧的惊厥性发作(包括强直、阵挛或强直和阵挛成分)这种表达可以替换"继发全面性发作"的概念

三、癫痫持续状态

癫痫持续状态(status epilepticus,SE)是一种以持续的癫痫发作为特征的病理状态,是神经科的常见急症,持续的癫痫发作不仅可导致脑部神经元死亡,还可由于合并感染、电解质紊乱、酸碱平衡失调、呼吸循环衰竭、肝肾功能障碍等因素导致患者死亡。幸存者也常常遗留严重的神经功能障碍。根据是否有惊厥,可以分为惊厥性癫痫持续状态(convulsive status epilepticus,CSE)和非惊厥性癫痫持续状态(non—convulsive status epilepticus,NCSE)。其中,CSE 的死亡率和致残率更高。

既往国内沿用的定义为出现两次以上的癫痫发作,而在发作间歇期意识未完全恢复;或者一次癫痫发作持续 30min 以上。ILAE 在 2001 年建议,癫痫持续状态是"超过这种发作类型大多数患者发作持续时间后,发作仍然没有停止的临床征象或反复的癫痫发作在发作间期中枢神经系统的功能没有恢复到正常基线"。而基于癫痫持续状态的临床控制和对脑的保护,对于发作持续时间也有较多的争议,发作持续 5min 以上可以考虑为癫痫持续状态是较为积极的观点。

四、局灶性发作中的定位体征

癫痫发作是发作性脑功能异常的结果,而局灶性发作的症状能够提示相对应的脑功能异常区域。因此,在局灶性发作中,对于发作症状的仔细分析,能够获得发作症状的脑皮质功能区域定位信息(发作症状区)。目前,在长期的临床实践中,人们已经陆续识别了较多发作症状的定侧、定位价值,这对于难治性癫痫手术治疗的癫痫源定位有很大帮助。

下列表格列出了部分先兆(表1-3-5)、发作期症状(表1-3-6)、发作后症状(表1-3-7)提示的定位定侧价值。

表1-3-5　先兆的定侧定位

类型	癫痫灶定侧	可能的定位
一侧体感先兆	对侧	初级体感中枢
一侧听觉先兆	对侧	颞上回
一侧视野初级视觉先兆	对侧	距状回
复杂视觉先兆	不提示定侧	颞顶枕交界
发作性尿意/勃起	非优势半球	岛叶/内侧额、颞叶·
发作性立毛	同侧,右侧多见	扣带回,杏仁核?

表1-3-6　发作期症状的定侧定位

类型	癫痫灶定侧	可能的定位
强迫性偏转	偏转对侧	额叶眼区
一侧阵挛	对侧	原发性运动区
一侧强直	对侧	辅助运动区,原发性运动区
4字征(SGTC前)	(伸直肢体)对侧	辅助运动区或额叶前部(不对称传播)
一侧肌张力障碍性姿势	对侧	基底节
SGTC不对称结束	(末次阵挛肢体)同侧	可能为发作侧运动区功能耗竭
发作时一侧眨眼	同侧＞对侧	不明
一侧运动不能	对侧	负性运动区
发作时吐痰	非优势半球	岛叶受累可能
发作时呕吐	非优势半球	岛叶受累可能
一侧肢体自动症对侧肌张力障碍姿势	(MTLE)自动症同侧	扣带回前部/基底节区
自动症伴反应保留	(MTLE)非优势侧	不明
情感性面部不对称	(强直侧)对侧	不明
发作性发声	右侧半球	额叶Broca区
发作性失语/语言障碍	优势半球	语言区

表1-3-7　发作后症状的定侧定位

类型	癫痫灶定侧	可能的定位
发作后一侧一侧Todd'麻痹	对侧	初级运动区(功能耗竭?)
发作后偏盲	对侧	初级视皮质区(功能耗竭?)
发作后失语/语言障碍	优势半球	语言区(功能耗竭?)
发作后定向力障碍	非优势半球	不明
发作后情感淡漠	非优势半球	不明
发作后饮水	非优势半球	边缘系统,下丘脑?
发作后擦鼻子	(MTLE)同侧	不明
发作性眼震	快相对侧	扫视区受累可能?

五、癫痫发作的鉴别诊断

临床上存在多种多样的发作性事件，既包括癫痫发作，也包括非癫痫发作。非癫痫发作比较癫痫发作在各个年龄段都可以出现，其发病机制与癫痫发作完全不同，并非大脑的过度同步放电所致，脑电图不伴有与发大脑的异常放电。但非癫痫性发作症状与癫痫发作一样，在临床上，都有发作性的特点，发作的表现与癫痫发作有时也非常类似，并非常容易混淆。

非癫痫发作也包括多种的原因，其中一些是疾病状态，如晕厥、精神心理障碍、睡眠障碍等，另外一些是生理现象，多在婴儿或者儿童出现。鉴别发作性事件是否癫痫发作，一方面依靠临床的表现特征，既要对癫痫发作的特征，如发作的一过性、刻板性以及反复性，发作常见的持续时间有充分理解，同时也要掌握癫痫发作症状的表现，注意区分临床发作现象的细节和表现。另外一方面，EEG 检查对于区分能够提供关键的信息。

常见的非癫痫发作如晕厥、短暂脑缺血发作(TIA)、癔症性发作、睡眠障碍、偏头痛、生理性发作性症状等。其中发作性运动障碍是近年来新认识的疾病，多于青少年期发病，于突然惊吓或者过度运动诱发，多出现手足一侧肢体肌张力障碍，舞蹈样不自主运动，意识正常，持续时间短暂，既往认为是运动诱发性癫痫，现在认为不属于癫痫的范畴。

（孙祖真）

第二节　癫痫综合征

明确了一次发作性临床事件是癫痫发作以后，并不能提供关于病情的严重程度、预后、治疗时间长短的信息，以及不能给予遗传学检查和咨询等方面的重要指导，而这些对于患者的家庭、社会生活、教育和职业的选择都有明显的影响。因此，对于癫痫类型的诊断应该深化，综合征的诊断能有助于科学地分析潜在的疾病特征，以及临床病理和遗传特征，进一步为采用合理的临床治疗提供帮助。

1989 年的癫痫分类主要采用了两分法。

第一步分为具有全面性发作的癫痫类型（全面性癫痫）和具有部分性发作的癫痫类型（部位相关性、部分性或者局灶性癫痫）。

第二步将已知病因（症状性或者继发性癫痫）与特发性（原发性癫痫）以及隐源性癫痫分开。

一、癫痫综合征分类(表1—3—8)

表1—3—8　癫痫综合征分类(1989,ILAE)

部位相关性(局灶性、部分性)癫痫	• 婴儿期良性肌阵挛癫痫	不能分类为局灶性或者全面性的癫痫和综合征
特发性(年龄依赖)	• 儿童失神癫痫	继有全面性发作又有局灶性发作
• 良性儿童癫痫伴有中央颞部棘波	• 青少年失神癫痫	• 新生儿发作
• 儿童癫痫伴有枕部阵发性活动	• 青少年肌阵挛癫痫	• 婴儿期严重肌阵挛癫痫
• 原发性阅读性癫痫	• 觉醒期GTCS癫痫	• 慢波睡眠中持续棘慢复合波的癫痫
症状性	• 不同于上述其他特发性全面性癫痫	• 获得性癫痫性失语(Landau—Kleffner综合征)
• 儿童慢性进展性部分性癫痫持续状态(Kozhevnikov型综合征)	• 由特定刺激模式诱发发作的癫痫隐源性或者症状性(按发病年龄的先后次序排列)	• 不同于上述,但未能确定的癫痫
• 以特定因素诱发发作为特征的综合征	• West综合征(婴儿痉挛症)	局灶性或者全面性的特征不明确有全面性强直—阵挛发作,但是临床和脑电图资料不能提供区分全面性或者局灶性的所有病例。例如,许多有睡眠大发作的病例难以判断全面性或者局灶性起源
• 颞叶癫痫	• Lennox—Gastaut综合征	特殊的综合征
• 额叶癫痫	• 肌阵挛—站立不能发作癫痫	状态相关的发作
• 顶叶癫痫		• 热性惊厥
• 枕叶癫痫	• 肌阵挛失神癫痫	• 孤立发作或者孤立癫痫持续状态
隐源性	症状性	• 仅由于存在急性代谢性或者中毒
隐源性癫痫被猜测属于症状性,但是病因未知	非特异性病因	
全面性癫痫和综合征	• 早发性肌阵挛脑病	
特发性(年龄依赖性,根据发病的先后次序排列)	• 伴抑制爆发的早期婴儿脑病	
• 良性新生儿家族性惊厥	• 不同于上述的症状性全面性癫痫	
• 良性新生儿惊厥	特异性综合征	
	• 癫痫发作伴随许多疾病状态。在此组,包括那些以癫痫发作为一种症状或者突出症状的疾病	

　　癫痫综合征是指一组体征和症状组成的特定癫痫现象。对癫痫综合征和癫痫疾病的认识是癫痫病学发展的最重要里程碑。国际上第一次尝试进行的癫痫综合征分类的方案报道于1970年。ILAE的分类和名词委员会在1985年提出的癫痫和癫痫综合征的分类和有关定义,在1989年做了修订。

　　2010年的ILAE国际分类中,提出了"临床—电综合征"的概念,尝试代替"癫痫综合征"。"临床—电综合征"(表1—3—9):是基于典型的发病年龄、特异性的EEG表现、发作类型识别的明确综合征,并常常与其他特征共同产生一个明确诊断。而这个综合征的诊断能够提示治疗以及预后。同时放弃了将癫痫综合征根据病因进行分类,而是强调了临床电综合征的年龄相关性。

表 1-3-9　临床电综合征和癫痫分类(2010, ILAE)

根据发病时间持续的临床电生理综合征	特定的综合征
新生儿期	良性家族性新生儿癫痫(BFNE)
	早发性肌阵挛脑病(EME)
	大田原综合征
婴儿期	婴儿期癫痫伴游走性局灶发作
	West 综合征
	婴儿期肌阵挛癫痫
	良性婴儿癫痫
	良性家族性婴儿癫痫
	Dravet 综合征
	非进行性疾病中的肌阵挛脑病
儿童期	全面性癫痫伴热性惊厥附加症(可于婴儿期发病)
	Panayiotopoulos 综合征
	癫痫伴有肌阵挛-失张力发作
	伴中央颞区棘波的癫痫(BECTS)
	常染色体显性遗传夜发性额叶癫痫(ADNFLE)
	晚发性儿童枕叶癫痫(Gastaut 型)
	肌阵挛失神癫痫
	Lennox-Gastaut 综合征(LGS)
	癫痫性脑病伴慢波睡眠中持续棘慢复合波(ECSWS)
	Landau-Kleffner 综合征(LKS)
	儿童失神癫痫
青少年-成人期	青少年失神癫痫(JAE)
	青少年肌阵挛癫痫(JME)
	仅有全面性强直阵挛发作的癫痫
	进行性肌阵挛癫痫(PME)
	常染色体显性癫痫伴听觉症状(ADEAF)
	其他家族性颞叶癫痫
年龄非特性癫痫	家族性局灶癫痫伴可变局灶
	反射性癫痫
相对明确的诊断实体	伴海马硬化的内侧颞叶癫痫
	Rasmussen 综合征
	痴笑发作伴下丘脑错构瘤
	偏侧惊厥-偏瘫癫痫
	不能归属于上述任何诊断实体的癫痫可以首先根据存在或者缺乏的已知的结构或代谢异常,并根据主要的发作起源方式区分(局灶或全面)
由于代谢或者结构性病因的癫痫	皮质发育异常(偏侧巨脑征,灰质异位等)
	神经皮肤综合征(结节性硬化,sturge-weber 等)肿瘤
	感染
	外伤
	血管瘤
	围生期损伤
	卒中等
病因未知的癫痫	
可不诊断为癫痫的发作	良性新生儿发作
	热性惊厥

二、部分癫痫综合征介绍

1. 早发性肌阵挛脑病（EME） 罕见。发生在出生后的数天至数周，超过 60％的病例在出生后 10d 内发病。无性别差异。病因是多因素，最常见的为严重的遗传性代谢障碍。表现为难治性频繁的游走性或节段性肌阵挛发作，脑电图表现为爆发抑制异常模式，多出现在睡眠期，或在睡眠期增强。病情严重，精神运动发育迟滞，缺乏有效的治疗，预后不良。与大田原综合征是癫痫性脑病的最早形式。

2. 大田原综合征（Oahara 综合征） 罕见。出生数天至数月发病，多发病于出生后 10d 左右。为症状性或者隐源性的病因，最常见病因为脑的发育性异常，如偏侧巨脑回、脑穿通畸形、无脑回畸形等，代谢性因素少见。影像学检查有帮助。临床表现以强直发作为主要特征，表现为持续 1～10s 的躯干向前强直性屈曲组成，发作频繁，单独或者丛集出现。肌阵挛发作罕见。脑电图也表现为清醒期和睡眠期的爆发抑制异常模式。患儿精神运动发育迟滞，缺乏有效的治疗，预后不良。

3. Dravet 综合征（婴儿严重肌阵挛癫痫） 临床相对少见。大多数 Dravet 综合征由 SCN1A 基因的新发严重突变（错义、框移和无义突变）所致。发病高峰在出生后 5 个月。发病前发育正常，多具有热敏感性，最初的发作可以表现为热性惊厥，少部分病例在疫苗接种后特别是百白破疫苗后出现首次发作，随着病程的进展，并有多种其他的发作形式，包括全身强直-阵挛、肌阵挛发作、非典型失神发作以及发作具有局灶性特征等，出现进行性精神运动发育迟滞，对于药物的反应性差，而作用于钠离子通道的抗癫痫药物，如卡马西平、奥卡西平以及拉莫三嗪等加重发作。脑电图正常背景活动随着病程进展逐渐变慢，以全面性 θ 和 δ 波为主。阵发性的多棘波或棘慢波逐渐增多，并占优势，多呈短暂爆发，通常不对称，局灶或多灶性的尖波或棘慢波常见。

4. 婴儿痉挛症（West 综合征） 是一种多种原因导致的特异性癫痫性脑病，具有严格的年龄依赖性，多在 3 个月至 1 岁发病，70％的患儿在出生后 6 个月内发病，但出生后 3 个月内发病者少见。男婴儿占轻微优势。大多数可以找到明确的脑损伤因素，例围生期损伤、遗传代谢疾病、发育异常等，结节性硬化是常见病因之一。临床表现为频繁"点头"的癫痫性痉挛为特征性发作形式，为躯体和肢体突发而短暂的强直性收缩，持续时间介于肌阵挛和强直发作之间，往往呈丛集性发作特征。脑电图特征为高度失律，背景活动紊乱，脑电活动高波幅不同步，以及有多灶性的尖慢/棘慢复合波等。本综合征预后差，精神运动发育迟滞，为难治性类型，随着年龄增长，可以转化为 LGS。ACTH 是首选治疗药物。

5. Lennox-Gastaut 综合征（LGS） 也为年龄相关性癫痫，多于 3～8 岁发病，3～5 岁为发病高峰。男孩占轻度优势。病因与 West 综合征类似，多种脑损伤性因素都可以导致，少部分由 West 综合征演变而来。临床表现为多种形式的频繁癫痫发作，包括强直发作、非典型失神发作、肌阵挛发作和失张力发作等多种形式发作，发作时容易猝倒。发作间歇期脑电图表现为背景活动异常基础上的，慢棘慢复合波节律（1～2.5Hz），睡眠中可有快波节律。患儿智能发育迟滞。预后差，在丙戊酸基础用药上，添加其他药物联合治疗，但也为药物难治性类型，是癫痫性脑病的一种。临床需要与肌阵挛-失张力癫痫鉴别。与 West 综合征相似，如有肯定的局灶性病变并导致发病，可以考虑手术切除治疗。胼胝体部分切开术有助于缓解跌倒发作。

6. 失神癫痫　根据发病年龄不同,可以分为儿童失神癫痫(CAE)和青少年失神癫痫(JAE)。CAE 是儿童期最常见的癫痫类型之一,多在 4～10 岁发病,5～6 岁为发病高峰。女性患儿有轻度发病优势。临床以典型失神发作为核心特征,表现为突发突止的短暂意识障碍,未经治疗的病例发作频繁,但缺乏其他的发作类型。充分的过度换气几乎均可以诱发发作,患儿体格智能发育正常,丙戊酸是治疗的首选,预后良好。脑电图为 3Hz 的棘慢波综合。JAE 发病年龄多为 9～13 岁,主要表现为失神发作,大多数患者具有全身强直阵挛发作,大约 1/5 的患者有肌阵挛发作。未经治疗的病例,发作可能持续多年。

7. 青少年肌阵挛癫痫(JME)　也为常见的癫痫类型,具有遗传背景,青少年起病,高峰为 14～15 岁,智能体格发育正常。JME 以多在觉醒后出现肌阵挛发作为主要特征,波及下肢可以出现跌倒。绝大多数患者会有全面性强直阵挛发作,少部分病例有典型失神发作。疲劳、睡眠剥夺以及饮酒往往是明显的触发因素。脑电图特征为双侧性多棘慢波或者棘慢复合波。避免触发因素,丙戊酸为首选治疗。本类型预后良好,未经治疗的病例发作可能持续多年。

8. 儿童良性癫痫伴有中央颞部棘波(BECTS)　是儿童期最常见的癫痫类型之一,具有遗传背景。5～10 岁发病最为多见,7～9 岁是发病高峰。临床核心特征是大多数病例仅在睡眠中发作,发作稀疏,经常是单次的局灶性发作,主要为单侧面部运动感觉症状,口—咽—喉表现,语言剥夺以及唾液分泌过多,偶尔全面化。患儿发育正常,预后良好,青春前期有自我缓解的趋势。脑电图的特征在于一侧中央颞部棘波,多为双相形态,并且在睡眠中频繁出现。少部分发作非常稀少的病例,不需要治疗。对于发作相对较多的病例,可以选择丙戊酸或者卡马西平等,后者偶尔可以导致发作增多以及负性肌阵挛。

9. 儿童良性枕叶癫痫　是年龄相关性的预后良好的癫痫类型,患儿生长发育正常。根据发病时间,可以分为早发型(Panayioltopoulos 型)和晚发型(Gastaut 型)。Panayioltopoulos 型起病年龄在 1～14 岁,高峰为 4～5 岁。无性别差异。其主要表现为局灶性发作,以自主神经发作,如发作性呕吐和自主神经发作持续状态为特征,以及头眼的偏转。脑电图显示功能性棘波,主要是多灶性高波幅尖慢复合波,在后头部更为突出。Gastaut 型或称为特发性晚发型儿童枕叶癫痫,发病年龄在 3～15 岁,平均为 8 岁,无性别差异。发作症状表现为简单视幻觉、视盲,并常伴有眼睛偏转、发作后头痛以及呕吐。发作往往频繁,多在清醒中发作。脑电图显示一侧或者双侧枕区的癫痫样放电,预后相对良好,有自限性。

10. Rasmussen's 综合征　是一种严重的,主要影响一侧大脑半球伴有药物难治性的癫痫,也是癫痫性脑病的一种。发病可能与病毒感染以及自身免疫异常有关。多起病于 1～15 岁,突出症状为难以控制的癫痫发作,多为单纯部分性运动性发作起病,易出现部分性局灶性运动发作持续状态(EPC),也可继发其他类型发作。随着病情进展,患者出现轻偏瘫和神经心理恶化和认知、语言缺陷。影像学可以发现一侧或者局部大脑萎缩,脑电图呈现背景活动异常,一侧为主的癫痫样放电,病灶处神经外科活检显示慢性脑炎证据。早期的手术治疗能够缓解发作,改善预后。

11. 颞叶癫痫(TLE)　是指发作起源于颞叶的癫痫类型,是最常见的癫痫综合征之一。根据发作起源的解剖部位可以分为内侧颞叶癫痫(MTLE)和外侧颞叶癫痫(LTLE),前者更为多见。MLTE 的病因多样化,多种损伤性因素,如脑炎、局部肿瘤等都可以导致发病,其中海马硬化是最多见的病理改变,患者往往幼年有热性惊厥的病史,在儿童期可以发病,对治疗的反应好,但在青春期前发作再次出现,并趋于多种抗癫痫药物难治,病情迁延。MTLE 的发作症状包括以自主神经症状(胸腹部不适感,胃气上涌感)以及精神症状(似曾相识/似曾不相识)等为特点的简单部分性发作,多伴有自动症的复杂部分性发作等。而 LTLE 的病因包括皮质发育不良、血管畸形以及肿瘤等,发作多以幻听为首发症状。对于药物治疗效果不好以及有特殊性病变的患者,手术治疗有较好的疗效。脑电图显示颞区的癫痫样放电。

12. 额叶癫痫(FLE)　是癫痫发作起源于额叶结构的癫痫类型。病因复杂。常染色体显性遗传夜发性额叶癫痫(ADNFLE)在 7~12 岁为发病高峰,临床表现为睡眠中频繁的癫痫发作,一夜可以几次到数十次,具体发作类型为运动性部分性发作,过度运动为主。脑电图大多正常或者存有额区的癫痫样放电。预后良好。而大多数额叶癫痫为症状性或者隐源性。任何导致额叶损伤的因素都有可能造成癫痫发作。由于额叶结构复杂,起源于不同亚区的发作可有不同的发作症状表现。例如,起源于原发运动区的发作以阵挛为主要表现,起源于辅助运动区的发作表现为不对称强直,起源于运动前区的发作可以表现为过度运动,起源于眶额回的发作也可以类似于颞叶发作的起源等。额叶发作发作时间相对短,持续 10 余秒以及数十秒,丛集发作,发作后意识恢复快以及多余睡眠中发作等。脑电图记录到额区的局灶性癫痫性放电对于诊断有帮助,而发作期记录到的节律性演变性放电节律有助于定位。

13. 获得性癫痫性失语　又称 Landau-Kleffner 综合征(LKS),本病少见,是一种部分可逆的癫痫性脑病。2~8 岁发病,5~7 岁为发病高峰。男性患儿多于女性患儿。所有的患儿都有获得性的语言功能衰退,首发症状通常为听觉性词语失认,逐渐进展,出现言语表达障碍、错语、重复语言等,最终发展为完全性词聋,以及各种类型失语。多伴有行为和心理的障碍,多动-注意力缺陷常见。大约 3/4 的病例伴有稀少的癫痫发作,其形式包括部分性发作和全面性发作。脑电图以睡眠中连续出现的棘慢复合波节律为特征,多为双侧性,颞区占优势。本病为年龄依赖性,在一定的阶段对于抗癫痫药物的反应性差,青春前期趋于缓解,但可能遗留一定的语言功能缺陷,部分患者可以尝试激素以及免疫球蛋白治疗。本病的临床与慢波睡眠中持续棘慢复合波的癫痫性脑病(ECSWS)有重叠,区别点在于 LKS 的获得性失语为临床核心表现,后者其他认知行为异常表现突出,前者癫痫发作缺乏或者稀少,而后者癫痫发作出现率高。脑电图前者慢波睡眠中的持续放电颞区明显,而后者额区更为突出,获得性的失语并非特征性的临床表现。

14. 进行性肌阵挛癫痫(PME)　青少年期发病多见,患者临床以进行性加重的肌阵挛发作为特征,以及全身强直阵挛发作,并出现进行性认知功能衰退、小脑性共济失调以及锥体束症状等。脑电图呈现背景活动异常基础上的全面性以及多灶性棘慢/多棘慢波复合波。进行性肌阵挛见于蜡样褐脂质沉积症、Lafora 病等几种遗传代谢病。

(孙祖真)

第三节　癫痫的病因

对癫痫病因的寻找是癫痫诊断中的重要步骤和重要内容,特别是对于新出现的癫痫发作和具有部分性发作的病例。寻找癫痫病因对于选择治疗、判断预后都有帮助。

对于癫痫的病因,一方面,病史、家族史等都能提供帮助。例如,家族的遗传背景可以提供遗传倾向,有头颅外伤的病史、有中枢神经系统感染的病史可以提供明确的病因。另外一方面,现代高分辨率的影像学对于病因也有很好的提示,能够发现结构性异常,例如,对于皮质发育畸形的发现、对于新生肿物的发现等。

一、癫痫病因的分类

传统上,从病因的角度,癫痫可以分为特发性癫痫、症状性癫痫以及隐源性癫痫。

1. 特发性(idiopathic)　是指除了存在或者可疑的遗传因素意外,缺乏其他的病因。多在青春期前起病,预后良好,但并不是临床查不到病因的就是特发性癫痫。现在的研究显示,特发性癫痫多为中枢神经系统的离子通道病。

2. 症状性(symptomatic)　由于各种原因造成的中枢神经系统病变或者异常,包括脑结构异常或者影响脑功能的各种因素。在这一类,癫痫发作是其中的一个症状或者主要症状。值得注意的是,少部分遗传性疾病,但是造成了发育的异常、代谢的异常或者其他的进行性病程,仍然为症状性癫痫的范畴。随着医学的进步和检查手段的不断发展和丰富,能够寻找到病因的癫痫病例越来越多。

3. 隐源性(cryptogenic)　可能为症状性。尽管临床的某些特征提示为症状性的,但是,目前的手段难以寻找到病因。

在 2010 年 ILAE 的建议中,对于癫痫病因,进一步划分为遗传性(Genetic)、结构/代谢性(Structural/Metablic)和未知病因(Unknown causes)型。

二、与癫痫发作或癫痫综合征相关的疾病分类

与癫痫发作或癫痫综合征相关的疾病分类,见表 1-3-10。

表 1-3-10　与癫痫发作或者癫痫综合征相关的常见疾病分类

疾病分组	具体的疾病	疾病分组	具体的疾病
进行性肌阵挛癫痫	蜡样褐脂质积症	遗传性代谢性疾病	非酮性高甘氨酸血症
	Sialidosis(涎酸沉积症)		甘氨酸败血症
	Lafora 病		丙酸血症
	Univerricht-Lundborg 病		亚硫酸盐氧化酶缺乏症
	神经轴素营养不良		果酸,二磷酸酶缺乏症
	肌阵挛癫痫伴破碎红纤维(MERRF)		其他有机酸尿症
			吡哆醇依赖症
	齿状核红核苍白球路易体萎缩		氨基酸病(枫糖尿症,苯丙酮尿症,其他)
神经皮肤病变	结节性硬化		尿素循环障碍
	神经纤维瘤病		糖类代谢异常
	伊藤(Ito)黑色素减少症		生物素代谢异常
	表皮痣综合征		叶酸和维生素代谢异常
	Sturge-Weber 综合征		葡萄糖转运蛋白缺乏

（续表）

疾病分组	具体的疾病	疾病分组	具体的疾病
皮质发育异常所致的畸形	孤立的无脑回畸形		病
	Miller—Dieker 综合征		糖原贮积症
	X—连锁无脑回畸形		病
	皮质下带状灰质异位		延胡索酸酶缺乏
	局灶性灰质异位		过氧化物体病
	半侧巨脑回		综合征
	双侧大脑外侧裂周围综合征		线粒体病（丙酮酸脱氢酶缺乏症，呼吸链缺陷）
	单侧多处小脑回畸形		
	裂脑畸形		
	局灶或多灶性皮质发育不良		
其他大脑畸形	Aicardi 综合征	出生前或围生期缺血或缺氧性损伤或大脑感染造成的非进行性脑病	脑穿通畸形
	PEHO 综合征		脑室周围白质软化
	肢端胼胝体综合征		小头畸形
	其他		弓形虫原虫病、脑血管意外、HIV 等造成大脑钙化和其他损伤
肿瘤	胚胎发育不良神经上皮肿瘤（DNET）	出生后感染	脑囊虫病
	神经节细胞瘤		疱疹性脑炎
	神经胶质瘤		细菌性脑膜炎
	海绵状血管瘤		其他
	星形细胞瘤	其他出生后因素	头部外伤
	丘脑下部错构瘤（伴有痴笑发作）		乙醇或其他药物滥用
	其他		卒中
			其他
染色体异常	部分性 4P 单体或 Wolf—Hirschhorn 综合征	其他	腹部疾病（癫痫伴有枕叶钙化和腹部疾病）
	12P 三体征		Northern 癫痫综合征
	15 染色体倒位复制综合征		Coffin—lowry 综合征
	环状 20 染色体		Alzheimer 病
	其他		Alper 病
伴复杂发病机制的单基因孟德尔遗传病	脆性 X 综合征		
	Angelman 综合征		
	Rett 综合征		
	其他		

三、常见病因

(一)遗传因素

遗传因素是导致癫痫,特别是经典的特发性癫痫的重要原因。分子遗传学研究发现,大部分遗传性癫痫的分子机制为离子通道或相关分子的结构或功能改变。已经发现的主要遗传性癫痫的致病基因见表1-3-11。鉴于癫痫遗传学的快速发展,癫痫的诊断将有可能由表型逐步向表型+基因型诊断方向发展,癫痫的基因型诊断不仅可以进行遗传咨询,而且有可能指导临床治疗。

表1-3-11 部分单基因和多基因遗传性癫痫的致病基因

癫痫类型	致病基因	基因产物
单基因遗传性癫痫		
良性家族性新生儿癫痫	KCNQ2,3	M型钾通道$Q_{2,3}$亚单位
良性家族性新生儿婴儿癫痫	SCN2A	Ⅱ型钠离子通道α亚单位
全面性癫痫伴热性惊厥附加症	SCN1B, SCN1A, SCN2A, AG-BAG2	钠通道β亚单位,Ⅰ、Ⅱ型钠通道α亚单位,GABAa受体亚单位
婴儿重症肌阵挛癫痫	SCN1A	Ⅰ型钠通道α亚单位,
常染色体显性遗传夜发性额叶癫痫	CHRNA4,CHRNB2	烟碱型乙酰胆碱受体$α_1$、$β_2$亚单位
青少年肌阵挛癫痫	GABRA1	GABAa亚单位
常染色体遗传性伴听觉特征的部分性癫痫	LGI1	富亮氨酸胶质瘤失活蛋白
多基因性全面性癫痫		
特发性全面性癫痫	CLCN2,GABRD	氯离子通道
		GABAδ亚单位
儿童失神癫痫	CACNA1H	T型钙通道
青少年肌阵挛癫痫	BRD2	转录调控因子
	EFHC1,2	钙感受器等

(二)主要的癫痫结构性异常病因

1. 海马硬化(hipocampal sclerosis,HS) 尽管对于海马硬化是病因还是疾病的结果还存在争议,但海马硬化是最常见的癫痫性异常病理改变之一。目前通过高分辨率的头颅MRI,已经能够在体诊断。在影像学上,表现为海马萎缩,内部细微结构丧失,在FLAIR相海马信号增高,脑室颞角扩大等(图1-3-2)。

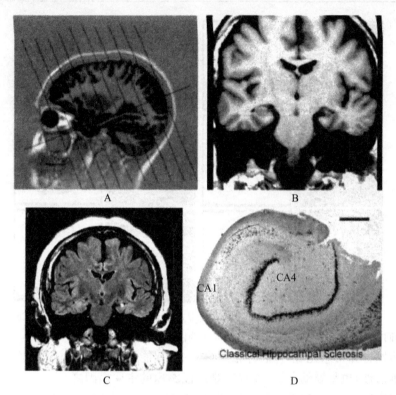

图 1-3-2　海马萎缩的磁共振和病理表现

A. 垂直于海马长轴的定位相；B. T_1 显示左侧海马萎缩；C. FLAIR 显示左侧海马萎缩伴信号增强；D. 海马硬化的组织病理学表现，经典性海马硬化显示 CA1 区和 CA3 和 CA4 区神经元脱失（neun 染色）

　　组织学上，海马硬化特征表现为 CA1、CA3、CA4 区神经元脱失和胶质细胞增生，而 CA2 区神经元相对保留。对于海马硬化，可以根据神经元的脱失程度和胶质细胞增生分类（wyler），或者根据内部区域神经元脱失和胶质细胞增生的差异性分类，如可以分为 CA1 为主型（神经元脱失主要局限于 CA1 区）；经典硬化型（A1、CA3、CA4 区神经元脱失，而 CA2 区相对保留）；endfolium 型（神经元脱失主要限于 CA3，CA4 区）以及全面硬化型（CA1-4 神经元均脱失）。

　　2. 大脑皮质发育不良（malformation of cortical development，MCD）　MCD 是在宫内大脑皮质形成过程中障碍而导致的皮质异常。遗传因素以及非遗传性因素干扰了神经干细胞增殖、迁移和分化的不同阶段过程，导致了不同类型的皮质异常，形成了非常广泛的疾病谱，如小头畸形、脑室周围灰质异位结节、偏侧巨脑症、脑穿通畸形、皮质下灰质异位带以及无脑回畸形等（图 1-3-3）。

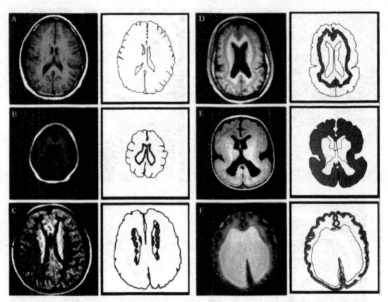

图 1-3-3　A.正常大脑;B.小头畸形;C.脑室周围灰质异位结节;D.皮质下带状灰质异位;E.经典型无脑回畸形(无脑回畸形 1 型);F.卵石样无脑回畸形(无脑回畸形 2 型)

　　大脑皮质发育异常患儿,多伴有体格发育迟缓、智能发育迟缓和癫痫发作。其中,癫痫发作往往趋于难治性,也是婴幼儿期、儿童期难治性癫痫的主要病因之一。

　　局灶性皮质发育不良(FCD)是 MCD 中的一种类型,与癫痫关系密切。80%～90%在 10 岁以前发病,表现为趋于药物难治的局灶性发作,病变局灶的病例手术治疗有较好的效果,是儿童难治性癫痫手术治疗最常见的组织病理发现之一,病变发生于新皮质,中央沟附近多见。影像学,可以观察到局部皮质增厚、信号增高,灰白质边界模糊以及 transtmental 征(从皮质到脑室的逐渐减少的异常信号,为神经元在发育期迁移过程中遗留所致)等(图 1-3-4)。有时病变轻微,影像学难以发现。而脑电图可以呈现发作间歇期阵发性或者节律/半节律性放电。

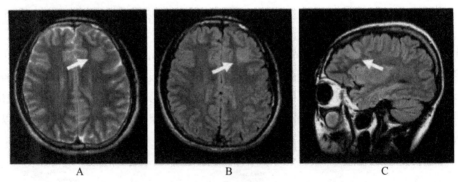

图 1-3-4　局灶性皮质发育不良(FCD)

A.额叶局灶皮质增宽,灰白质信号不清;B.FLAIR 轴位;C.FLAIR 矢状位示相同部位局灶性皮质信号增强

　　组织学上,FCD 表现为皮质构层异常和细胞异常(图 1-3-5)。皮质构层异常为皮质Ⅰ～Ⅵ呈排列紊乱,锥体神经元散在于Ⅱ～Ⅵ层或者呈现异常线性排列,Ⅰ层即分子层细胞增多。细胞异常表现出现非成熟细胞、异形细胞、巨细胞以及气球样细胞。根据 2011 年的国际分类,FCD 划分为 3 型:①Ⅰa 为皮质的垂直构层异常(神经元异常的垂直于皮质表面的线状

排列);Ⅰb型为皮质的水平构层异常;Ⅰc型兼有上述两种特征。②Ⅱa为伴有异形细胞;Ⅱb为伴有异形细胞和气球样细胞。③Ⅲa型为伴有海马硬化的颞叶皮质构层异常;Ⅲb为胶质肿瘤或者神经胶质细胞混合瘤附近的皮质构层异常;Ⅲc型为血管畸形附近的皮质构层异常;Ⅲd型为其他在早期获得性病变,如外伤、缺血性损害以及脑炎等附近的皮质构层异常。

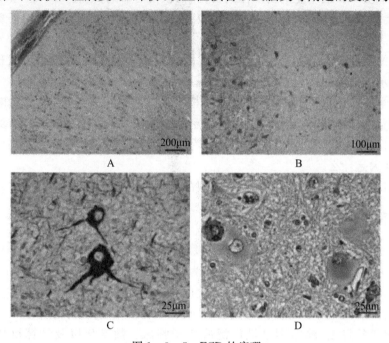

图1-3-5 FCD的病理

A. 神经元呈现异常柱状排列(KB染色);B. 未成熟神经元以及白质中神经元异位(neurofilament染色);C. 异形细胞(neurofilament染色);D. 气球样细胞和异形细胞(KB染色)

3.肿瘤 生长缓慢的低级别脑肿瘤更容易导致癫痫。而神经胶质混合细胞肿瘤,主要包括神经上皮发育不良肿瘤(DNT)、神经节细胞肿瘤等,属于发育性肿瘤,尽管从肿瘤分级的角度属于Ⅰ~Ⅱ级,但是造成药物难治的一个重要原因。特别是青少年、儿童和婴幼儿难治性患者中最常见的肿瘤类型。在影像学上,神经胶质混合细胞肿瘤多位于皮质,可有囊性改变、钙化,有轻度增强。

其他常见病因包括血管发育异常、各种原因造成的损伤等。

(孙祖真)

第四节　癫痫的诊断

一、癫痫的诊断依据

在癫痫发作和非癫痫发作的鉴别诊断中,临床病史能够提供关键的价值。完整的病史包括发作史、出生史、生长发育史、热性惊厥史,包括脑炎、头颅外伤等脑损伤史,家族史等。

临床发作史是癫痫病学的核心内容,也是诊断癫痫发作和癫痫最重要的依据。完整而详细的发作史对区分是否为癫痫发作、哪一种类型的癫痫发作、是否可以诊断为癫痫以及进一步划分癫痫的类型都有极大的帮助。由于癫痫发作的不可预期性,绝大多数癫痫患者都是在发作间歇期就诊。因此,获得详细的病史和发作细节非常关键。临床上医生必须花费较长的时间详细了解患者发作史。由于发病时患者多有意识障碍,患者叙述不清发作的情况,甚至自己根本不知道发作。最好能询问发作的目击者,获得可靠的资料。

另外,需要详细询问患者的出生史、既往史、家族史以及生长发育史。对于癫痫的准确诊断、分类诊断、病因诊断有帮助。

体格检查的阳性或者阴性发现对于已经诊断癫痫病例的病因,以及癫痫发作和癫痫综合征的分类有提示价值。

在现代医学的认识水平下,不能仅满足于模糊和笼统的癫痫诊断,癫痫诊断的层次包括①癫痫发作的鉴别诊断:区分发作性事件是不是癫痫发作;②癫痫发作的分类诊断:是哪一种类型的癫痫发作;③癫痫综合征的分类诊断:区分是哪一种类型的癫痫综合征;④癫痫的病因诊断:具体的病因是什么。

另外,在有条件的情况下,可以对癫痫造成的躯体、社会心理影响进行评估。

二、脑电图在癫痫诊断中的应用

1.脑电图 脑电图是通过放置适当的电极,借助电子放大技术,将脑部神经元的自发性生物电活动放大100万倍,将脉冲直流电转变为交流电并记录下来的脑电活动。现在认为脑电图的电位变化来自于皮质大锥体细胞顶树突的兴奋性和抑制性突触后电位总和,脑电位的节律变化则是丘脑和脑干网状结构系统与大脑皮质的相互作用的结果。

经过80余年的发展,脑电图已经广泛应用于临床。数字化以及计算机技术的发展使EEG能够更好地满足临床需要,也使长程脑电图、录像脑电图以及多导睡眠脑电图检测更为方便。

脑电图反映脑的电活动,是诊断癫痫发作和癫痫的最重要的手段,并且有助于癫痫发作和癫痫的分类。临床怀疑癫痫的病例必须进行脑电图检查。在应用中必须充分掌握不同癫痫发作和癫痫类型脑电图特征性表现,熟悉脑电图的检查程序,熟悉不同的脑电图伪差,分辨在不同生理状态下的脑电图改变,分辨正常异常脑电图表现与生理变异,以及掌握脑电图检查的价值和局限。

诱发试验是一组脑电图描记中的特殊程序,其目的是在进行临床脑电图记录时,通过一定的方法,增强或者引出异常的脑电活动。通过诱发试验获得的信息对一部分疾病,特别是癫痫的诊断,有很大的价值。其中,过度换气是一种常用的诱发试验,有时可诱发出伴有临床发作的爆发性电活动。过度换气对失神发作效果最显著,多数失神癫痫儿童经过过度换气可显示典型的3Hz节律性棘慢复合波节律,并在临床上常伴有短暂失神发作。另外,闪光刺激对于肌阵挛发作以及光敏性癫痫患者有很高的价值。可疑癫痫患者的脑电图描记最好要包括睡眠描记,因为睡眠EEG与清醒描记EEG具有显著的区别,并且一些异常放电活动仅出现或者主要出现于睡眠期,对于癫痫的诊断也具有极其重要的价值。

脑电活动的异常包括特异性和非特异性发现。非特异性脑电异常模式与一定的临床状态缺乏紧密的相关性,难以提示特定的疾病或者病因。特异性异常则是表现为癫痫样放电异常模式,对于诊断癫痫具有特异性。

(1)癫痫样放电(epileptiform discharges)(图1—3—6):癫痫的脑电图表现根据是否伴有临

床发作,可以分为发作期和发作间歇期的异常。发作间歇期的癫痫样放电往往单发或者散发出现,而发作期的脑电图表现往往为爆发性出现节律性电活动,其频率、波幅、波形特征以及空间分布随时间进程而演变。根据部位的不同,癫痫样放电可以区分为局灶性或者全面性。

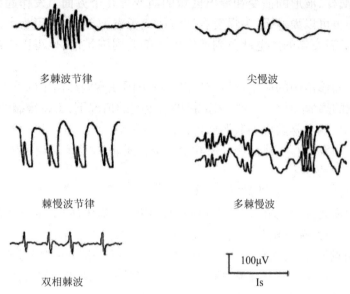

图 1-3-6 癫痫样放电

①发作间歇期癫痫样放电(interictal epileptiform discharges, IEDs)特征:发作间歇期癫痫样放电是与正常脑电活动有明显区别的脑电活动,主要包括突出于背景的棘波(时限小于70ms或者80ms)、尖波(时限在70/80ms至200ms)、尖慢波复合波、棘慢/多棘慢复合波等。

在细胞水平,发作性去极化漂移(PDS)是癫痫样放电的基础。由于癫痫发作具有不确定性,因此,很难在常规脑电图检查时捕获临床发作时的脑电变化。因此,临床对于癫痫的诊断主要依靠发作间歇期癫痫样放电进行。发作间歇期癫痫样放电的阳性率在40%左右,但如果包含了适当的诱发方式,如睡眠诱发和蝶骨电极,并随着描记时间的延长,阳性率能够大大提高。IEDs具有以下的特征。

a. 出现方式:明显突出于背景脑电活动;呈现一过性出现,大多数的IEDs是单个或者孤立的反复出现,但偶尔表现为连续节律性出现;在相同的部位反复出现。

b. 波形特点:IEDs可以分为尖样波或者复合波,如尖波、棘波、棘慢波复合、多棘慢波复合等。

c. 极性:头皮IEDs的极性为负性。

d. 出现范围:局灶性IEDs出现在一定的局灶范围,往往能被附近的数个电极同时记录到。如果是全面性放电则往往累及双侧的电极。

全面性癫痫样放电反映的是大脑弥散的功能失常,全面性放电具有广泛性特点。典型全面性的发作间歇期癫痫样放电模式包括:阵发性棘慢复合波活动或节律、不典型棘慢复合波、阵发性快节律以及高度失律。脑电图呈现3Hz和大于3Hz的阵发性棘慢复合波节律往往提示特发性因素,而慢的棘慢复合波多代表了症状性或者隐源性的类型。

间歇期局灶性癫痫样放电多以散在的单个棘慢波、尖慢波以及棘波或者尖波出现,偶尔呈现连续出现甚至呈现一定的节律。出现在局部,并可以扩散至相邻的区域,最常见出现于前颞区,放电来源于边缘系统结构,即内侧颞叶结构。有时局灶性放电快速向对侧传播,会造成双侧同步化,呈现为全面性放电的形态。

②发作期异常放电:发作期的放电包含了起源、逐渐进展和发作后表现。进展包含了波幅的演变、频率的演变、波形的演变和放电区域的演变等几个方面。发作起始的异常电活动可以为快波的节律也可以为棘慢/尖慢复合波节律或者慢波节律,也可为突然发生背景电活动的抑制。并且,随着发作的放电部位则通常由局部向周围扩散、也可以扩散到为一侧性或者双侧性。

③脑电图在癫痫诊治中的应用价值与局限。脑电图在癫痫诊治中的价值如下。

a. 脑电图发现的癫痫样放电,在临床资料提示癫痫的情况下,支持癫痫的诊断。

b. 能够较好地反映异常放电的起源和传播。

c. 大多数的癫痫发作和癫痫综合征有相对特异的脑电图特征,脑电图有助于癫痫发作类型和癫痫综合征类型的区分。

d. 有助于判断治疗反应,作为减药、停药的参考。

在临床实践中需要注意,脑电图的发现必须密切结合临床所见,脑电图的判读也是与临床所见相互验证的过程,孤立解释脑电图的发现容易导致错误的结论。

a. 不能仅仅根据脑电图发现癫痫样放电就诊断癫痫,很少一部分正常人也存在癫痫样放电。

b. 脑电图的正常也不意味着排除癫痫。既包括多种原因造成的假阴性,又存在放电部位隐蔽或者异常放电稀疏,很难通过 EEG 记录到的情况。

c. 大多数情况下,癫痫异常放电的频率与临床的严重程度并不一致。

d. 存在典型癫痫样放电的同时,也存在大量的不典型脑电图表现,需要仔细甄别。

e. 需要细致排除伪差影响,并甄别癫痫样放电与脑电活动的正常变异。

(2)颅内脑电图:在难治性癫痫的术前评估中,少部分患者由于无创性检查,包括头皮脑电图、影像学等,不能提供准确的定位信息,则需要通过外科手术,进行颅内脑电图记录。选择组织相容性好的不锈钢以及铂或者铂铱合金电极,应用硬膜下电极包括条形和栅状用以记录来自大脑凸面、基底部以及内侧部的放电,或者针对深部脑组织结构植入深部电极,已经逐渐成为颅内电极临床应用的主流。而由于术中皮质电极记录时间限制,并受麻醉和手术操作刺激影响,所记录到的结果并不能完全真实地反映自然的脑电活动,故手术植入电极后返回脑电监测病房,进行慢性植入电极记录,目前在国际范围内广泛采用。

相对于头皮电极,由于避免了颅骨、头皮等组织的衰减效应,颅内电极能够近距离记录脑电活动,空间分辨率有了很大的提高,所识别的是<1cm^2 范围内的脑电信号,并且能在异常放电出现尚未广泛传播之前的早期阶段记录到,而近年新发展的微电极技术甚至可以记录到单个或者数个神经元的放电。并且颅内脑电图也能够基本免除眼动、肌电以及动作等各种伪差的干扰。

由于所有颅内脑电图的记录都来自于患者,对正常脑生理性电活动、生理变异性脑电活动以及异常脑电活动的颅内信号识别,现在仍然缺乏严格的标准。颅内记录的发作期癫痫放电的起始特征、波幅、频率和部位的演变与头皮脑电的分析存在一定差别,多年的观察也总结了多种癫痫发作的相对特异放电模式。值得注意的是,对于颅内电生理的解释必须要有充分的经验,即使是观察到较为经典的放电模式,也可存在误导的可能。

传统的脑电图信号仅能在 0.5～70Hz 相对窄的频带范围分析。而随着数字技术的进步,颅内电极记录为研究宽频带脑电图的特征提供了基础。近年来发现的在超高频段的高频震荡（high frequency oscillation，HFO）和低频段的放电模式，为传统的癫痫源定位提供了新的思路和手段。例如，200Hz以上的病理性高频振荡（fast ripple），很可能反映了非常局限部位的异常神经细胞的同步化点燃，其并不传导的特性，为癫痫源定位提供了较为可靠的指标。另一方面，低频带的活动，如发作性直流电漂移（ictal direct current shift）则是由于发作时局部神经元高度同步化放电导致细胞外液钾离子浓度升高，星形胶质细胞受刺激而产生的缓慢电位。负性发作性直流电漂移往往提示了发作起源的核心区。这些新近发现的非传统性脑电活动的发生机制和临床价值仍在进一步研究之中，但无疑能够为癫痫源定位提供关键的信息。

植入颅内电极的另外一个重要目的是脑功能区定位（cortical mapping），以明确与癫痫源关系，从而避免或者减少手术后神经功能缺损的发生。值得提出的是，作为一种侵袭性检查，颅内电极临床应用的费用较高，其植入和监测过程中也存在出现颅内感染、颅内出血、颅内压增高以及脑脊液漏等并发症的风险。值得注意的是，仅在存在经过非侵袭性手段提供初步假定目标区域的前提下，才可以进行植入颅内电极进行记录。如果电极未能覆盖或者部分覆盖癫痫源区，则易于导致记录失败或者误导结果。尽管随着操作技术、操作程序的改进以及预防手段的增多，颅内电极植入并发症的发生率呈现逐步下降，在成熟的癫痫中心罕有致残和致死的病例的报道，但是植入前仍必须充分谨慎地判断颅内电极植入所带来的利益与风险。

2.脑磁图（magnetoencephalography，MEG） 是一种无创性的脑功能检测技术，其原理是检测皮质神经元容积传导电流产生的磁场变化，与脑电图检查可以互补，有条件的单位可应用于癫痫源的定位以及功能区定位，并不是常规检查。

3.影像学检查

（1）神经结构影像学：能够可靠地发现大脑的结构性异常，如占位性病变、血管畸形、海马硬化等，寻找癫痫的潜在病因。

①头颅CT：能够发现较为粗大的结构异常，但难以发现细微的结构异常。多在急性的癫痫发作时、在发现大脑有可疑的钙化和无法进行MRI检查的情况下应用。

②头颅MRI：MRI在临床中的应用，很大程度地促进了对癫痫患者的诊断和治疗。MRI具有很高的空间分辨率，能够发现一些细微的结构异常，对于病因有很高的提示价值。

值得注意的是，在癫痫的诊断中，MRI检查应注意：在对于可疑内侧颞叶癫痫患者，建议采用海马相，冠状位应垂直于海马长轴；应该有良好的信噪比，良好的灰白质信号对比，以及良好的病变组织与正常组织的信号对比，以反映细微病变。

（2）神经功能影像学检查：神经功能影像学在临床上有助于通过揭示大脑的代谢或灌注异常以及神经生化物质的改变等，无创性地了解大脑功能。神经功能影像学的应用主要是在癫痫的诊断确立以后，针对拟行手术治疗的难治性癫痫患者进行癫痫源定位。

①单光子发射计算机断层扫描（SPECT）：是通过向体内注射能够发射伽马射线的放射性示踪药物后，检测体内伽马射线的发射，来进行成像的技术，反映脑灌注。目前广泛地应用于难治性癫痫的术前定位中。癫痫源在发作间歇期SPECT为低灌注，发作期为高灌注。

②正电子发射断层扫描（PET）：正电子参与了大脑内大量的生理动态，通过标记示踪剂反映其在大脑中的分布。可以定量分析特定的生物化学过程，如可以测定脑葡萄糖的代谢及不同神经递质受体的分布。在癫痫源的定位中，目前临床常用示踪剂为[18]F标记2-脱氧葡萄糖（FDG），观测局部脑代谢变化。理论上讲，发作间歇期癫痫源呈现低代谢，发作期呈现高代谢。

③磁共振波谱(MRS):癫痫源部位的组织具有生化物质的改变,利用存在于不同生化物质中的相同的原子核在磁场下其共振频率也有差别的原理,以光谱的形式区分不同的生化物质并分析,能够提供癫痫的脑生化代谢状态的信息,并有助于定位癫痫源。其中^{1}H存在于一些具有临床意义的化合物中,脑内有足够浓度的质子可以被探测到,因此临床应用最多的是磁共振质子波谱(^{1}HMRS)。

④功能磁共振(fMRI):能够在不应用示踪剂或者增强剂情况下无创性的描述大脑内神经元激活的区域,是血氧水平依赖技术。主要应用于脑功能区的定位。

4.其他检查

(1)血液学检查:即时完成血液常规、血糖、电解质、血钙等方面的检查,能够帮助寻找病因。另用血液学检查还用于对于药物治疗不良反应的检测,常用的监测指标包括血常规和肝、肾功能等。

(2)尿液检查:包括尿常规以及遗传代谢病的筛查,如怀疑苯丙酮尿症,则应进行尿三氯化铁试验。

(3)脑脊液检查:主要为排除颅内感染等疾病。除常规、生化、细菌培养涂片外,还应做支原体、弓形虫、巨细胞病毒、单纯疱疹病毒、囊虫病等病因检查及注意异常白细胞的细胞学检查。

(4)遗传学检查:尽管目前发现一部分癫痫与遗传相关,特别是某些特发性癫痫类型,但是目前医学发展的阶段还不能利用遗传学的手段诊断癫痫。通过遗传学检测预测癫痫的发生风险和通过遗传学的发现指导治疗的研究也在进一步的探索之中。

(5)其他的检查:针对临床可疑的病因,可以根据临床需要或者现实条件进行相对应的其他特异性检查,例如,对于怀疑有中毒导致癫痫发作的病例,可以进行毒物筛查,怀疑存在代谢障碍的病例,进行有关的代谢方面检查等。

(孙祖真)

第五节　癫痫的治疗

正确的癫痫发作以及综合征的分类诊断是治疗成功的前提。抗癫痫药物(Anti—Epileptic Drugs,AEDs)治疗是癫痫治疗的主流手段。癫痫的药物治疗是一个预防性的连续治疗方案,目的是达到癫痫发作完全控制,并且临床没有明显的不良反应。癫痫的药物治疗需要医师对于AEDs有全面而熟悉地掌握,包括药物作用机制、药动学、药物剂量、适应证、药物的相互作用和急性和慢性的不良反应。

经过合理的药物治疗,有70%左右的患者可以达到发作完全缓解。在余下的药物难治性患者中外科手术治疗能为15%～30%的患者提供发作完全缓解的机会。

在治疗中,也应该充分重视特殊的癫痫人群,儿童、老年人、女性(特别是孕龄期女性)以及有身心残障的患者需要计对自身的特点而选择合理和针对性的治疗方案。

一、癫痫的药物治疗

(一)抗癫痫药物介绍

近一个多世纪来,AEDs有了很大的发展(图1—3—7),使癫痫的治疗有了根本改变。其中,在1990年前上市的一般称之为传统抗癫痫药物,包括目前临床应用的苯巴比妥(PB)、苯妥英(PHT)、苯二氮䓬类、卡马西平(CBZ)以及丙戊酸(VPA)等,而1990年后上市的一般称之为抗癫痫新药,目前在我国上市的有托吡酯(TPM)、拉莫三嗪(LTG)、奥卡西平(OXC)以及左乙拉西坦(LVT)等。

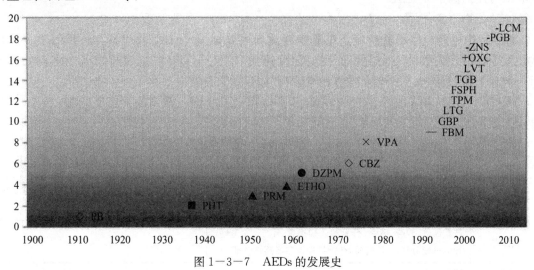

图1-3-7 AEDs的发展史

(二)药物作用机制(表1-3-12)

表1-3-12 抗癫痫药物的主要作用机制

AED	主要的作用机制
卡马西平	阻滞电压依赖性Na^+通道($\downarrow Na^+$)
氯巴占	通过GABA增强抑制功能($\uparrow$GABA)
氯硝西泮	通过GABA增强抑制功能($\uparrow$GABA)
乙琥胺	阻滞T型钙离子通道($\downarrow Ga^{2+}$)
加巴喷丁	多种机制(调节Ga^{2+}通道和神经递质释放)
拉莫三嗪	阻滞电压依赖性Na^+通道($\downarrow Na^+$)
左乙拉西坦*	新颖的机制,与囊泡蛋白SV2A结合,通过调节SV2A的活性而发挥作用
奥卡西平	阻滞电压依赖性Na^+通道($\downarrow Na^+$)
苯巴比妥	多种机制($\downarrow Na^+$;$\downarrow Ga^{2+}$;$\uparrow$GABA;$\downarrow$谷氨酸)
苯妥英	阻滞电压依赖性Na^+通道($\downarrow Na^+$)
噻加宾	通过GABA增强抑制功能($\uparrow$GABA)-GABA摄入神经元以及胶质细胞的蛋白抑制药
托比酯	多种机制($\downarrow Na^+$;$\downarrow Ga^{2+}$;$\uparrow$GABA;$\downarrow$谷氨酸)
丙戊酸	多种机制($\downarrow Na^+$;$\downarrow Ga^{2+}$;$\uparrow$GABA;$\downarrow$谷氨酸)
氨己烯酸	通过GABA增强抑制功能($\uparrow$GABA)-选择性并且不可逆的GABA转运抑制药,因此能增加整个大脑的GABA水平
唑尼沙胺	多种机制($\downarrow Na^+$;$\downarrow Ga^{2+}$)

AEDs主要通过作用于离子通道或通过神经递质受体间接作用于离子通道来降低神经元兴奋性。离子通道可分为电压门控和配体门控离子通道。电压门控离子通道靶点中,钠离子通道的作用尤其重要,是卡马西平、苯妥英等多种AEDs的作用靶点;乙琥胺及丙戊酸的作

用位点是 T 型电压门控钙离子通道。γ—氨基丁酸(GABA)是脑内重要的神经递质,通过控制 Cl^- 离子通道发挥抑制作用,GABA 受体是许多 AEDs 的作用靶点,包括丙戊酸、苯巴比妥等。现有 AEDs 的作用靶点还包括兴奋性神经递质谷氨酸受体,突触囊泡蛋白 2A(SV2A)及以电压门控钙离子亚通道。

(三)药物不良作用

AEDs 均可能产生不良反应。其严重程度与药物以及个体患者相关。药物的不良反应是导致药物治疗失败的一个主要原因。治疗癫痫,应充分了解抗癫痫药物可能出现的副作用。相对来说,抗癫痫新药较传统抗癫痫药物的不良反应较少。

大部分 AEDs 的不良反应轻微,但是少数也可危及生命。常见的不良反应(表1—3—13)包括以下 4 类。

表1—3—13 抗癫痫药物主要的不良反应

AED	主要的不良反应	严重以及有时会危及生命的不良反应
卡马西平	特异体质性皮疹,镇静,头痛,共济失调,眼球震颤,复视,震颤,阳痿,低钠血症,心律失常	Stevens—Johnson 综合征,AHS,肝功能异常,血液系统异常
氯巴占	严重镇静,疲劳,嗜睡,行为和认知损害,不宁,攻击性,唾液过度分泌,共济障碍,药物依赖性和撤药综合征	无
氯硝西泮	同氯巴占	无
乙琥胺	特异体质性皮疹,胃肠道紊乱,厌食,体重减轻,困倦,视幻觉,头痛	Stevens—Johnson 综合征,AHS,肾和肝功能异常,血液系统异常
加巴喷丁	体重增加,肢端性水肿,行为改变	无
拉莫三嗪	特异体质性皮疹,抽动症,失眠,头晕,复视	Stevens—Johnson 综合征,AHS,肝功能异常
左乙拉西坦	易激惹,行为改变,失眠,无力,头晕	无
奥卡西平	特异体质性皮疹,头痛,头晕,无力,恶心,嗜睡,共济失调,复视,低钠血症	AHS,血液系统异常
苯巴比妥	特异体质性皮疹,严重困倦,镇静,认知和注意力障碍,儿童的亢奋激惹	Stevens—Johnson 综合征,AHS,血液系统异常
苯妥英	特异体质性皮疹,共济失调,困倦,倦怠,镇静,脑病,牙龈增生,多毛症,致畸性,佝偻病,骨质疏松	Stevens—Johnson 综合征,AHS,肝功能异常,血液系统异常
噻加宾	昏睡,无力	无
托吡酯	瞌睡,厌食,疲乏,紧张,注意力和集中力障碍,记忆力障碍,精神运动迟缓,代谢性酸中毒,体重降低,语言障碍,肾结石,急性闭角型青光眼和其他眼部疾病,感觉异常	肝功能异常,无汗症
丙戊酸	恶心,呕吐,消化不良,体重增加,震颤,脱发,女性激素分泌紊乱	肝功能和胰腺功能异常
氨己烯酸	疲乏,困倦,体重增加,行为改变	不可逆的视野缺损
唑尼沙胺	特异体质性皮疹,困倦,厌食,激惹,光敏感,体重减轻,肾结石	Stevens—Johnson 综合征,AHS,无汗症

1.剂量相关的不良反应 是对中枢神经系统的影响。例如,苯巴比妥的镇静作用,卡马西平、苯妥英引起的头晕、复视、共济失调等与剂量有关。从小剂量开始缓慢增加剂量,尽可

能不超过说明书推荐的最大治疗剂量,可以减轻这类不良反应。

2.特异体质的不良反应 一般出现在开始治疗的前几周,与剂量无关。部分特异体质的不良反应虽然罕见,但可能危及生命。主要有皮肤损害、严重的肝毒性、血液系统损害等。部分严重者需要立即停药,并积极对症处理。

3.长期的不良反应 与累积剂量有关。

4.致畸作用 癫痫女性后代的畸形发生率是正常妇女的 2 倍左右。大多数研究认为,AEDs 是致畸的主要原因。

二、抗癫痫药物治疗原则

(一)开始抗癫痫药物治疗

癫痫药物治疗是系统而规范的治疗方案,开始抗癫痫药物治疗意味着需要长期每天服药。是否需要开始药物治疗,需要充分评价,需要基于对再次发作的可能性和治疗可能产生风险两者之间仔细地评估。选择抗癫痫药应该遵循最大的疗效和最小可能发生不良反应的原则。

在开始对一位新诊断癫痫的抗癫痫药物治疗以前,应该考虑以下方面:①患者具有肯定的癫痫发作。需要排除了其他与癫痫发作相似的其他发作症状。如果发作的性质难以确定,则应该进行一段时期的观察,再做决定。②如果癫痫再发的风险高于抗癫痫药物的不良作用的风险,应开始治疗。一般认为在出现第二次自发发作之后进行 AEDs 治疗。部分患者尽管有 2 次以上的自发性发作,但是发作的间隔时间在 1 年以上,由于发作期太长,对疗效判断以及利益风险的权衡,可以向患者及家属说明情况,暂时推迟治疗。③部分患者仅有 1 次发作后,可以考虑药物治疗:并非真正首次发作,在此之前,有被忽视的其他发作形式。部分性发作,有明确病因,影像学异常,脑电图有肯定的癫痫样放电等,预示再次发作的可能性大。虽然为首次发作,但其典型的临床和脑电图特征符合癫痫综合征的诊断,如 LGS 以及婴儿痉挛等,可以在首次发作后开始 AEDs 治疗。④有明确的触发因素,如停服某种药物、酒精戒断、代谢紊乱、睡眠剥夺或者有特定触发因素的反射性癫痫等,可能随潜在的代谢性疾病的纠正或者去除病因而使发作消失,并不需要立刻开始 AEDs 治疗。

(二)药物治疗的选择

1.单药治疗 选择适当的抗癫痫药物进行单药治疗,优势在于有利于减少 AED 的不良反应,减少抗癫痫药物之间和抗癫痫药物以及非抗癫痫药物之间的相互作用,方便对疗效和不良作用的判断,方案简单,经济负担轻,并且有更好的耐受性。

要充分重视循证医学提供的证据。选择一线的抗癫痫药物开始癫痫治疗,以小剂量开始,并逐渐达到推荐剂量。如果加量至尚能耐受的剂量水平仍然没有获益,则需要转换为另外一种一线抗癫痫药物或者联合用药。

2.药物的选择 大多数癫痫患者的长期预后与发作初期是否得到正规的抗癫痫治疗有关。在开始治疗之前应该充分向患者本人以及家属解释长期治疗的意义以及潜在的风险,以获得他们对治疗方案的认同,有利于保持良好的依从性。

根据发作类型和综合征类型分类选择药物是癫痫治疗的基本原则。

(1)卡马西平、丙戊酸、拉莫三嗪、托吡酯、苯巴比妥、左乙拉西坦、左尼沙胺、加巴喷丁和奥卡西平可用于部分性发作和部分性癫痫的单药治疗。苯妥英尽管疗效确切,但由于其具有非线性药动学特点,容易引起不良反应,药物之间相互作用多,长期使用的副作用明显,已经逐步退出一线用药。

(2)丙戊酸、拉莫三嗪、左乙拉西坦、托吡酯可以用于各种类型的全面性发作和全面性癫痫的单药治疗。

(3)丙戊酸、拉莫三嗪、托吡酯和左乙拉西坦是广谱的 AEDs,对局灶性和全面性发作均有效,可作为发作分类不明确时的选择。

3.合理的多药联合治疗 尽管单药治疗有明显的优势,但是有 20%~50% 的癫痫患者接受单药治疗,仍然未能很好地控制发作,在这种情况下,可以考虑多药治疗(联合治疗或称为添加治疗)。但是,合用的药物越多,相互作用就越复杂,不良反应的发生率就越高。因此建议最多不要超过 3 种 AEDs 联合应用。

优先选择一种 AED 的需要考虑:①多种不同作用机制的药物联合应用:尽量选择与目前应用的 AED 具有不同作用机制的药物。如果添加的药物与现在应用的药物有相同的作用机制,那么不太可能有较好的疗效,不良反应将增加。②避免有相同不良反应、复杂相互作用和酐酶诱导的药物合用。③如果联合治疗仍然不能获得更好的疗效,建议转换为患者最能耐受的治疗,选择疗效与不良反应之间的最佳平衡点,并考虑手术治疗的可能性。

4.药物相互作用 传统抗癫痫药物有复杂的药动学,例如,苯妥英、卡马西平、苯巴比妥以及扑米酮是肝酶诱导药,与许多常用的药物,如华法林、口服避孕药、钙通道拮抗药和一些化疗药物等产生相互作用,通过提高药物代谢酶的活性,造成药物代谢加快,从而降低了合并用药的血浆浓度,使联合用药复杂化。而丙戊酸是肝酶抑制药,能够抑制或者阻滞药物代谢的酶,从而造成同时应用的其他药物代谢速度下降,导致其血浆浓度增高。

新的抗癫痫药物有较少的或者无明显的药物相互作用(表 1-3-14)。

表 1-3-14 代谢途径,抗癫痫药物对于肝酶的影响以及药物-药物之间的相互作用(DDI)

AEDS	代谢途径	肝酶诱导或者肝酶抑制
卡马西平	肝	酶诱导(CYP2C,CYP3A,CYP1A2,=,UGTs)
氯巴占	肝	无
氯硝西泮	肝	无
乙琥胺	肝	无
加巴喷丁	肾	无
拉莫三嗪	肝	酶诱导(UGTs)
左乙拉西坦	肾	无
奥卡西平	肝	酶诱导(CYP3A4,UGTs)和酶抑制(CYP2C19)
苯巴比妥	肝	酶诱导(CYP2C,CYP3A, ,=,UGTs)
苯妥英	肝	酶诱导(CYP2C,CYP3A,CYP1A2,=,UGTs)
噻加宾	肝	无
托比酯	肝<肾	酶诱导(CYP3A4,UGTs)和酶抑制(CYP2C19)
丙戊酸	肝	酶抑制(CYP2C9,=,UGTs)
氨基己酸	肾	无
唑尼沙胺	肝	无

5.治疗药物监测(therapeutic drug monitoring,TDM) 治疗药物监测是对治疗目标范

围进行检测的手段。血药浓度的参考范围是从大多数人获得满意的癫痫发作控制效果时的浓度范围。

总体来说，TDM 对于下述情况有价值：①获得成功稳定控制发作的患者中，明确基础的有效浓度，目的在将来发作缓解后再发、妊娠、需要与其他非抗癫痫药物合用时，提供参考；②评价疗效差可能的原因，如怀疑患者依从性差；③评价潜在中毒的原因；④评价疗效丧失潜在的原因；⑤判断继续调整药物剂量的余地。

尽管 TDM 具有指导价值，需要注意的是，因为患者个体之间有很大的差异，抗癫痫药物的有效剂量应该依靠临床标准判断。

（三）抗癫痫药物的调整

1. AEDS 对中枢神经系统的不良影响在开始治疗的最初几周内最为明显，以后大部分逐渐消退，减少治疗初始阶段的不良作用可以提高患者的依从性。药物治疗应该从较小的剂量开始，缓慢地增加剂量直至发作控制或达到最大可耐受剂量。

2. 治疗过程中患者如果出现剂量相关的副作用，可暂时停止增加剂量或酌情减少当前剂量，待副作用消退后再继续增加至目标剂量。

3. 合理安排服药次数，既要方便治疗，提高依从性，又要保证疗效。如果发作或药物的不良反应表现为波动形式，则可以考虑选择缓释剂型或者调整服药时间和频率。

4. 患者发作完全缓解超过 3～5 年；患者患有年龄相关性的癫痫综合征，并且已经到了发作自发缓解的年龄。中止抗癫痫药物应该非常缓慢，减药剂量和减药的时间间隔更长。减药速度越快，出现复发的概率就越大。苯巴比妥与苯二氮䓬类药物更需要避免快速撤药。

在撤药以前，需要对患者进行全面的评估。患者即使存在非常轻微以及不频繁的发作，也提示了活动性的癫痫，不能停药。如果患者在撤药的过程中出现以上的发作表现，则很可能需要恢复先前的治疗。

（四）特殊人群的药物治疗

1. 儿童癫痫的药物治疗　儿童正处于生长发育和学习的重要阶段，在选择抗癫痫药物时，应充分考虑到药物可能对认知功能的影响。苯巴比妥、苯二氮䓬类以及托吡酯等，有导致认知功能的风险。

2. 孕龄女性　一方面，服用酶诱导类的 AEDs，能够减弱避孕效果。另一方面，服用 AEDs 的女性患者，其畸形率较正常高。因此，孕龄妇女应避免服用能够增加胎儿畸形风险的 AEDs，如苯妥英、丙戊酸，而新型抗癫痫药物相对安全。服用 AEDs 的女性癫痫患者，应该在孕前 3 个月每天服用叶酸 5mg，并且服用 AEDs 的女性所分娩的新生儿，建议出生后予以肌内注射维生素 K 1mg。

3. 老年人癫痫　针对老年人新发癫痫以及癫痫延续到老年期的患者，由于老年人在生理和病理方面的改变，在药物治疗应注意其特殊性。老年人体内 AEDs 蛋白结合率减少，药物分布容积减少，同时肝脏和肾脏药物清除率减低，因此，药物剂量应该减少至成年人的 1/2 左右。同时，由于老年人共患病多，应尽可能选择非酣酶诱导或者抑制的药物，减少药物之间的相互作用。同时，老年人对 AEDs 的不良反应更为敏感，应减少或者避免应用对认知功能有影响的药物，同时避免造成或者加重骨质疏松的药物。由于老年人容易出现卡马西平以及奥卡西平导致的低钠血症，也应减少使用相关药物。根据推荐，拉莫三嗪以及左乙拉西坦在老年人中的应用有很好的安全性。

(五)癫痫持续状态(status epilepticus,SE)的治疗

癫痫持续状态时神经科的急症,迅速明确的诊断是控制发作的前提。治疗原则包括:尽快终止发作,一般应在 SE 发生的 30min 以内终止发作;保护脑神经元;查找病因,去除促发因素。

1. 全面性惊厥性癫痫持续状态的治疗

(1)一般措施:保持呼吸道通畅;给氧,监护生命体征:呼吸、血压、血氧及心脏功能等;建立静脉输液通道;对症治疗,维持生命体征和内环境的稳定;根据具体情况进行实验室检查,如全血细胞计数、尿常规、肝功能、血糖、血钙、凝血象、血气分析等。

(2)药物治疗

①在 30min 内终止发作的治疗

a. 地西泮:为首选药物,起效快,1~3min 即可生效,但作用持续时间短。其副作用是呼吸抑制,建议给予患者心电、血压、呼吸监测。成年人首次静脉注射 10~20mg,注射速度<2~5mg/min,如癫痫持续或复发,可于 15min 后重复给药,或用 100~200mg 溶于 5% 葡萄糖溶液中,于 12h 内缓慢滴注。

b. 丙戊酸:丙戊酸注射液 15~30mg/kg 静脉推注后,以 1mg/(kg·h)的速度静脉滴注维持。

c. 劳拉西泮:静脉注射成年人推荐用药剂量 4mg,缓慢注射,注射速度<2mg/min,如癫痫持续或复发,可与 15min 后按相同剂量充分给药。如再无效果,则采取其他措施。12h 内用量不超过 8mg,18 岁以下患者不推荐。作用时间较地西泮长,副作用类似于地西泮。

d. 苯妥英:成年人静脉注射每次 150~250mg,注射速度<50mg/min,必要时 30min 后可以再次静脉注射 100~150mg,一日总量不超过 500mg。静脉注射速度过快易导致房室传导阻滞、低血压、心动过缓,甚至心搏骤停、呼吸抑制,有引起结节性动脉周围炎的报道。注意监测心电图及血压。无呼吸抑制以及对意识影响作用。

e. 水合氯醛:10% 水合氯醛 20~30ml 加等量植物油保留灌肠。

②发作超过 30min 的治疗

a. 请专科医生会诊、治疗,如有条件进入监护病房。

b. 必要时请麻醉科协助诊治,可酌情选用下列药物:咪达唑仑、异丙酚、硫喷妥等。

c. 对有条件者,进行 EEG 监护。

(3)维持治疗:在应用上述方法控制发作后,应立即应用长效 AEDs 苯巴比妥 0.1~0.2g 肌内注射,每 6~8h 一次,以巩固和维持疗效。同时,根据患者发作类型选择口服 AEDs,必要时可鼻饲给药,达到有效血浓度后逐渐停止肌内注射苯巴比妥。

(4)病因治疗:积极寻找病因,并针对病因治疗。

2. 非惊厥癫痫持续状态的治疗　静脉注射地西泮,用法同惊厥性癫痫持续状态。

(孙祖真)

第四章 痴呆

第一节 概述

痴呆,目前国内外尚无公认的确切定义,一般认为痴呆是意识清楚的人出现的一种全面认知障碍综合征,须具备 3 个基本的特点:①患者的意识是清楚的;②认知障碍不是先天就有,而是先发育到正常再衰退到不正常,这一点有别于智能低下;③认知障碍是全面的,与单纯的失语、失用、失写等局限性脑功能障碍不同。

此外,有关痴呆的概念中,容易混淆的概念还有老年期痴呆和老年性痴呆。老年期痴呆是指老年期内各种原因引起的痴呆(发达国家≥65 岁,发展中国家≥60 岁);老年性痴呆即指 Alzheimer 病。

一、流行病学

近年来,老年期痴呆的流行病学研究已成为国内外研究热点之一。这是由于全球人口老龄化的迅速进展和流行病学的研究方法日益完善激发了广大研究者的兴趣。以患病率和发病率为主要目标的描述性流行病学,可以提供疾病的分布规律,为卫生决策提供依据。分析性流行病学的研究,可提供疾病的危险因素及病因线索。实验性流行病学不仅进一步提供病因依据,还可以验证预防和治疗手段的有效性。

(一)痴呆的发病率与患病率

老年期痴呆的患病率,20 世纪 80 年代以前的文献报道差异悬殊,低者<1%,高者甚至>20%。这种差异可能与下列因素有关:①诊断标准不统一;②被调查的人群年龄构成比不同;③调查人员对老年期痴呆的病因认识不足,只把多发梗死性痴呆和老年痴呆症列入老年期痴呆,而忽略了引起老年期痴呆的其他原因,如皮质下动脉硬化性白质脑病,帕金森病等,20 世纪 80 年代以后,诊断标准和研究方法逐渐趋向一致,老年期痴呆的患病率也渐趋接近,多数报道 65 岁以上老年人痴呆患病率为 5%左右,如上海的研究为 4.69%,美国流行病学试点地区为 4.1%~5.1%,日本的研究为 4.9%,英国伦敦为 4.6%。

近 10 年来,我国已有一些关于老年期痴呆患病率的小样本调查报告,60 岁以上痴呆患病率从 0.8%到 8.6%,相差 10 倍。由于样本小,且绝大部分调查研究集中在城市居民,因此这些结果还难真实反应我国老年期痴呆的患病率。多数流行病学调查结果,我国老年期痴呆 60 岁以上的患病率为 3%左右。换言之中国目前大约有 360 万老年痴呆患者。

流行病学中,发病率比患病率更重要,但是发病率文献并不多,这是由于发病率研究费事费力,难度较大。综合现有的资料 65 岁以上老年期痴呆的年发病率为 1%~1.5%,如上海 1.15%(张明远),英国 0.92%(Copeland)和 0.93%(Morgan),法国 1.16%(Barbeger)和 1.77%(Ltenneur),德国 1.54%(Bicker)。

(二)痴呆患病率构成比

老年期痴呆患病率构成比是流行病学另一个值得注意的一个问题。现在公认老年痴呆症是欧美国家老年痴呆的主要病因,占老年期痴呆的 50%~60%,多发梗死性痴呆占 20%~

30％,居第二位。日本的研究结果与此相反,血管性痴呆最常见,占老年期痴呆的 30％～60％。国内的研究结果不太一致,国内早期几个小型流行病学调查血管性痴呆的患病率高于老年痴呆症患病率。20 世纪 90 年代以后的资料显示与此相反,老年痴呆症多于血管性痴呆。由于缺乏统一的标准和大规模的流行病学调查,目前得出亚洲国家血管性痴呆的患病率高于老年痴呆症患病率或老年痴呆症多于血管性痴呆的结论为时尚早。但是,有人推测亚洲国家血管性痴呆的患病率高可能与亚洲国家脑血管病发病率高有关。

二、病因与发病机制

（一）病因

痴呆为一个临床综合征,能引起痴呆的疾病多达上百种,可简单的分为 3 类:①原发性变性痴呆,如老年痴呆症。②血管性痴呆,如多发梗死性痴呆。③继发性痴呆,如正常颅压脑积水、颅内感染、全身性疾病等。痴呆常见的病因有:

1. 变性疾病　老年痴呆症、额颞痴呆、亨廷顿病、帕金森病、进行性核上性麻痹、肝豆状核变性、肾上腺脑白质营养不良。

2. 脑血管病　多发梗死性痴呆、皮质下动脉硬化性白质脑病、腔隙梗死、淀粉样变性血管病。

3. 感染　艾滋病、进行性白质脑病、各种脑膜炎和脑炎、神经梅毒、Kuru 氏病、CJD。

4. 颅内占位性病变　急性或慢性硬膜下血肿、原发于脑的肿瘤、转移瘤。

5. 外伤　开放或闭合性损伤、拳击性痴呆。

6. 正常颅压脑积水。

7. 中毒　酒精中毒、CO 中毒、药物中毒（农药、镇静剂、催眠剂、抗癫痫药、抗精神病药）、重金属中毒（汞、铅、锰、砷）。

8. 代谢疾病　肝功衰竭、肾功衰竭、柯兴氏综合征、甲状腺功能低下。

9. 其他因素　癫痫、精神病、遗传病。

（二）发病机制

痴呆的病理基础非常复杂,截至目前还有很多问题没有解决,我们把痴呆的病理基础分为解剖学基础和神经生化基础。

1. 痴呆的解剖学基础　学习和记忆是人类高级功能－智能的基础,学习和记忆的衰退是痴呆最主要的临床表现之一。根据现代研究,痴呆可分为皮层性痴呆和皮层下痴呆两大类,前者是大脑皮层受累或萎缩的结果,以老年痴呆症为代表。后者大脑皮层基本完整,病变主要累及基底节、间脑及其间的白质联系纤维,如进行性核上性麻痹、帕金森病性痴呆、特发性基底节钙化等。脑血管病所致多发梗死性痴呆,既可累及大脑皮层,又可累及皮层下结构,是一种混合性痴呆。无论皮层性痴呆或皮层下痴呆,其病变主要累及了边缘系统。边缘系统是调节机体生理活动的高级神经活动中枢,它通过边缘下丘脑垂体系统保持内环境稳定;通过边缘中脑交感系统协调机体与外环境的联系;更重要的功能是调节情绪、记忆等高级神经活动,是人体内外各种信息的储存和运筹中心。边缘系统由围绕丘脑的左右两个 Papez 环路与围绕中脑的一个 Livengston 环路组成。

Papez 环路又称内侧边缘环路,左右各一,由海马连合互相沟通。其神经冲动由隔区传入扣带回,再至海马回,然后经海马、穹窿传入乳突体。乳突体的冲动再经乳突丘脑束传入丘脑前核,后者又经丘脑前放射传回扣带回。扣带回与新皮层各叶之间保持着广泛联系。其中海马是近事记忆信息转化和储存的主要场所,受损后会造成严重的近记忆力丧失。海马的冲动主要传入乳突体,两者受累或 Papez 环路中断会引起严重的精神和情绪障碍。

Livengston 环路又称基底外侧边缘环路,包括额叶眶面、颞叶前部、岛叶、隔区、查仁核与丘脑背内侧核。此环与记忆和情绪有关,其中查仁核是情绪表达的主要兴奋者,此外与颞叶内侧面受损可致顽固性健忘。在 Livengston 环路中还套着一个短的防御环路,自查仁核经终纹至丘脑下部往返联系,此防御环路与觅食求生和进攻行为有关。

2.痴呆的神经生化基础

(1)神经介质:①乙酰胆碱:乙酰胆碱是第一个被确定的神经介质,现代研究认为乙酰胆碱是促进学习记忆的神经介质,胆碱能突触即"记忆突触",中枢神经胆碱能系统与学习记忆密切相关。已经证实海马环路是胆碱能通路,受体为 M 型,阻滞 M 型,胆碱受体能抑制信息由短时储存系统向长时储存系统转移。海马锥体细胞接受胆碱能纤维的传入,锥体细胞胆碱受体的数量减少可能与记忆障碍有关。大脑皮层深层锥体细胞也是乙酰胆碱敏感神经元,胆碱能上行激活系统使大脑处于警醒状态,是学习记忆的必要背景条件。胆碱疗法可以提高老年人的记忆力。②儿茶酚胺类:起自蓝斑核的去甲肾上腺素能系统,向脑内的许多核团发出投射纤维,其中包括到大脑新皮层的投射纤维。去甲肾上腺素能系统活动可以调节广泛脑区的突触传入活动,增大环境中有意义的信息传入,抑制干扰刺激传入。通过去甲肾上腺素能系统这种对信息的"过筛"功能,可以提高注意力。应用去甲肾上腺素或去甲肾上腺素受体激动剂可以减轻各种原因导致的记忆障碍。此外,脑内去甲肾上腺素的水平还与记忆保存的程度有关。除乙酰胆碱和去甲肾上腺素外,学习记忆可能还与 5-羟色胺、γ-氨基丁酸、高香草酸等多种神经介质有关,有待进一步研究证实。

(2)蛋白质:学习和记忆时蛋白质合成增加,抑制蛋白合成可以影响动物的学习和记忆,特别是远期记忆,远期记忆有赖于脑内蛋白质的合成。脑内可能存在着一种与记忆有关的蛋白质,称为 S-100。学习时,海马中的 S-100 增加 3 倍,它是由海马中的胶质细胞产生,在钙离子存在的情况下,联结到神经元的突触膜上,增加膜对 γ-氨基丁酸的通透性,使蛋白合成增加,对记忆起促进作用。

(3)神经肽与内阿片肽:β-内啡肽、脑啡肽都能损害记忆。β-内啡肽通过抑制中枢神经系统的胆碱能 M 型受体,抑制去甲肾上腺素能系统,抑制胆碱突触释放乙酰胆碱,因而导致记忆障碍。脑啡肽的作用可能通过外周产生,与 β-内啡肽作用机制不同。

三、临床表现

(一)临床表现

痴呆的临床表现主要表现在以下几方面:

1.记忆力障碍　痴呆患者记忆障碍非常突出,特别是近记忆障碍,常常是最早的表现。最初很容易被忽视,继之因明显地影响日常生活及工作而被重视,也是患者就诊的主诉之一。一般说来,早期多为近记忆障碍,以后远期记忆也受损。患者还可表现为虚构,即企图用荒唐的语言填补记忆力障碍造成的空白。

2.定向力障碍　在地点定向、时间定向和人物定向中,较为敏感的是地点定向,表现为不知家住哪里而走失;时间定向方面,表现为不知今天是何年何月何日;人物定向方面,表现为过去非常熟悉的人现在不认识,甚至不能认识自己的家人。

3.计算力障碍　计算力障碍常表现为计算错误,特别是购买商品时,患者不知道应付或应剩多少钱。计算力障碍中减法比加法更容易发生障碍。

4.情感障碍　表现情感不稳,易兴奋激动,也易抑郁悲伤,还可以多疑、嫉妒、固执、自私等。

5.行为异常　在痴呆的进程中,行为异常很常见,表现为行为不检点,甚至不知羞耻,也可出现性放荡及攻击行为,以不洁和徘徊行为最常见。还可表现活动减少,终日发愣、淡漠,或者重复独语。

6.理解判断力障碍　不能系统地思考问题,对周围事物不能做出相应的判断。例如看电视,可见人物活动、说话、做事情,但对故事情节不能理解,不能把前因后果联系在一起。可以读书看报,但不解其意。

(二)临床分期

痴呆的临床分期方法很多,归纳起来,可分为 3 期:

1.早期阶段　这一阶段的特征是记忆力障碍,特别是近记忆力障碍,常常是痴呆的早期症状,表现在自己熟悉的东西不知放在何处,记不住朋友的名字,刚吃过饭菜不能回忆起来,做过的事情很快忘记,常需要做笔记避免遗忘,注意力不集中,兴趣和积极性减退。这一阶段,病程进展很缓慢,患者生活完全自理,因而不易引起注意,常常被认为老年人的自然过程。

2.中期阶段　这一阶段的特征是患者有明显的认知障碍,记忆力障碍由近期发展到远期,定向力(时间、地点、人物)也出现障碍,工作能力及计算力明显下降,理解判断能力也受损。患者不能胜任原来的工作,可有情绪不稳如易怒、抑郁、感情失控等,还可能表现行为异常、性格变化、幻想等。这些表现超过了正常衰老的界限,家人及同事感到患者属于病态,并到医院就诊。因而,我们在门诊看到的痴呆患者,至少是中期患者。这一阶段患者的生活能力降低,只能料理部分生活,需要别人的帮助。

3.晚期阶段　这一阶段患者的各种定向力均降低,完全依赖他人,如:不能主动进食,随地大小便、不认识家人、缄默不语、无自主活动,还可能有迫害妄想、幻觉等。这一阶段的患者可出现各种躯体及神经系统方面的异常,如局限性神经系统体征、锥体外系征及共济失调等。患者生活完全不能自理。

四、诊断与治疗

(一)痴呆的临床诊断

1.确定"痴呆的诊断"　根据简易精神检查(MMSE)、或美国精神疾病诊断和统计手册第Ⅳ版(DSM-Ⅳ)标准作出痴呆诊断。

2.确定"痴呆的程度"　根据 ICD-10、临床痴呆评定量表(CDR)作出痴呆严重程度的诊断(轻、中和重)。

3.确定"痴呆的病因"　前面已经提到,由于痴呆是一个综合征,它的病因非常复杂,临床诊断仅能推断可能的病因,有些疾病要借助于实验室检查,有的还要通过病理最后确定诊断。

(二)实验室诊断

实验室检查对于痴呆病因的诊断有很大帮助,如常规的血糖、肝功能、肾功能检查可帮助确定全身代谢性疾病;血清学和 PCR 检查可帮助确定某些传染病如梅毒、AIDS;头颅 CT、

MRI 可帮助确定各种血管性痴呆。此外,单光子发射断层扫描(SPECT)、正电子发射断层扫描(PET)对痴呆的诊断也有一定的帮助。这些实验室检查可根据临床诊断适当选择。

(三)痴呆的治疗

由于引起痴呆的常见原因如老年痴呆症、血管性痴呆目前尚无有效治疗方法,因此很多人对痴呆的治疗持悲观态度。我们相信,随着医学的发展,新治疗方法的不断涌现,特别是人类基因的破译,打开痴呆治疗的大门已为期不远,目前治疗痴呆的方法主要分为对因治疗、对症治疗和生物学治疗。生物学治疗包括神经介质替代疗法、神经营养因子、促神经细胞代谢药、神经细胞保护剂及神经移植。目前,对症治疗和生物学治疗是治疗痴呆的主要方法。

(吕辉)

第二节　Alzheimer 病

Alzheimer 病(Alzheimer's disease,AD)过去曾根据年龄分为早老性痴呆(<60 岁)和老年性痴呆(>60 岁),由于其发病基础相同,现在统称老年痴呆症或老年性痴呆,<60 岁患者称为 AD 早发型,>60 岁患者称为 AD 晚发型。AD 是公认的老年期痴呆中最常见者,是典型的原发变性痴呆。虽然 AD 发现至今有 100 年的历史,但病因至今未明,可能与遗传、中毒、感染等多种因素有关。由于 AD 病因未明,现在尚缺乏有效治疗方法。

一、病因与发病机制

(一)病因

AD 的病因至今未明,根据文献报告先后提出的致病因素多达 17 种之多,概括起来主要来源于流行病学,遗传病学和神经病理学的研究。

1. 流行病学　由于调查方法,选择样本和诊断标准的不同,流行病学的研究结果有很大差异,但是普遍认为年龄、家族史及受教育程度与 AD 的发病有关。AD 是一个老年性疾病,与年龄的关系非常密切。从 55 岁开始,每隔 10 年患病率呈指数增加,最高的发病率是 80 岁以后,85 岁以上人群痴呆患病率可高达 47.2%。流行病学家发现有痴呆家族史的人群 AD 患病率是无痴呆家族史的 4 倍,这提示与遗传有关。近年来,流行病学家注意到教育程度低可能是早期发病的因素之一。这可能是由于接受过高等教育的人知识面广,工作能力强,进入老年后仍有较大的"保留知识",另一方面教育水平较高的人能较好地完成流行病学调查设计的试验。

2. 遗传病学　最早提示 AD 与遗传因素有关的线索有二:①家族性 AD 的家谱分析;②21 号染色体三体畸形所致的伸舌痴愚在 30~40 岁时大脑病理特点与 AD 相同。但是遗传基因的确立是在 20 世纪 80 年代以后。首先发现与 AD 有关的基因是淀粉样前体蛋白(β-APP)基因。这个基因位于 21 号染色体长臂中段,编码一个 695~770 个氨基酸组成的跨膜蛋白-β-APP,而淀粉样蛋白(β-AP)是这个蛋白的一个片断。对家族性 AD 早发型(<65 岁)连锁分析,发现了 β-APP 基因的几种形式的突变,这些突变造成了 β-AP 质与量的异常,加速了老年斑的"成熟",从而促进 AD 发病。除 β-APP 基因外,在 AD 遗传病学研究中另一个重要的发现是 19 号染色体上的载脂蛋白 E(ApoE)的等位基因在 AD 发病中的作用,特别是与 AD 的晚发型(>65 岁)有关,包括家族性晚发型和散发性晚发型,这两种晚发型占全部 AD 患者的 70%～75%。ApoE 有 3 种等位基因：ApoE2，ApoE3，ApoE4。其中 ApoE4 与 AD 的关系密切。遗传病学家对家族性 AD 晚发型研究发现，如果家庭成员是 ApoE4 杂合体，AD 的患病率增加 2～3 倍；如果是 ApoE4 纯合体，则增加 8 倍。ApoE4 的表达能增加 β－AP 的聚集，另外有人推测 ApoE4 能使神经原纤维蛋白脱离微管系统，促使形成双螺旋状的细丝扭曲—神经原纤维缠结。

对于不同家族性 AD 的研究还发现了与 AD 发病有关的其他基因：14 号染色体早老素 1 基因，1 号染色体上早老素 2 基因。遗传病学证实 AD 是一种常染色体多基因遗传病，其中与家族性 AD 早发型有关的基因是 21 号染色体上的 β－APP 基因和 14 号染色体早老素 1 基因；与家族性 AD 晚发型和散发性 AD 晚发型有关的基因是 19 号染色体上的 ApoE 基因；1 号染色体早老素 2 基因既与家族性 AD 早发型有关，也与家族性 AD 晚发型有关。

3. 神经元中毒

(1)淀粉样蛋白(β－AP)：β－AP 是构成老年斑中心的物质，大量的体外试验显示 β－AP 对神经元有中毒作用。与体外试验相一致，脑内注射 β－AP 也引起神经元变性，特别是从 AD 患者大脑中提取的 β－AP 注入老鼠的海马和皮层中均引起了类似 AD 的神经元变性。这一发现成为 β－AP 中毒学说的有力支持者。

(2)微量元素：铝中毒与 AD 发病有关源于慢性透析性脑病。这个综合征发生于慢性透析 3 年以上，其主要临床表现是进行性痴呆、语言障碍、肌阵挛、抽搐及精神症状。它的发生与吸收大量的铝有关。在透析液中减少铝的含量或患者应用螯合剂，可减轻或预防此综合征。尸体解剖也发现 AD 大脑中铝含量增高，正常脑组织铝含量 $0.4\mu g/g$(干重)，AD 患者脑中铝含量为正常人的 1.5～30 倍，最高可达 $107\mu g/g$(干重)。这些患者大脑中的铝集中在细胞核的 DNA、神经原纤维缠结蛋白和老年斑的 β－AP。流行病学还发现饮用高铝水的地区，AD 的患病率和死亡率亦高。有人推测铝可能作用于 DNA，使神经原纤维蛋白合成的信息发生转录错误，引起神经原纤维缠结。但是迄今为止，铝进入中枢神经系统的途径及铝中毒机制未明，也有人认为 AD 患者大脑中的高铝现象是一个继发性改变。

最近研究者认为锌对维持大脑功能有重要作用，特别是与 β－AP 进入老年斑有关。AD 患者神经细胞的锌水平不正常，胞内低而胞外高。胞外高浓度的锌与 β－AP 结合后掩盖了酶对 β－AP 的作用点，保护 β－AP 避免被降解，促进 β－AP 在脑内沉积。

微量元素除铝和锌外，有的研究者还提出了铁的积累也是 AD 发病因素之一。他们发现老年斑周围的神经细胞含有大量的铁，这些铁可能与 β－APP 基因作用，使细胞产生大量 β－APP。

(3)兴奋性神经递质：神经元中毒学说除了 β－AP 和微量元素外，还有兴奋性神经介质如谷氨酸、天门冬氨酸。这些兴奋性递质过度地刺激低能量贮备的神经元，造成神经细胞死亡。

4. 感染因素　病毒与 AD 之间的联系曾被怀疑，但是由于感染实验的失败和未发现直接根据而被否定。但是仍有人怀疑 AD 与朊蛋白有关。这是由于 AD 与皮层—纹状体—脊髓变性(creutzfeld－jakob disease，CJD)的某些病理特点相似，例如 CJD 患者大脑中也有淀粉样蛋白沉积(与 AD 不是同一种)，AD 患者大脑中某些变化与 CJD 病变相似。

(二)发病机制

根据上述研究，众多的病因线索中能确定的病因仅仅是基因的突变或表达异常。与基因有关的 AD 患者占全部 AD 患者的 70％～75％,包括家族性 AD 和大部分散发性 AD,至少还有 20％～25％的 AD 患者与其他因素有关。越来越多的研究者相信 AD 是一个多病因疾病,但是相同的病理特点—老年斑和神经原纤维缠结,提示它们有相似的发病机制。AD 发病机制中有两个重要的因素,一个是老年斑的核心成分—淀粉样蛋白,另一个是神经原纤维缠结的结构蛋白—Tau 蛋白。下面分述淀粉样蛋白及 Tau 蛋白和 AD 的发病关系:

1. 淀粉样蛋白(β-AP)与 AD

(1)β-AP 的发现:早在 Alzheimer 描述老年斑以前,病理学家就知道有时候大脑皮层含有很多球状斑,这种斑的中心是一种细丝样物质沉积,周围是一些不正常的神经突。德国病理学家 Virchow 称这些细丝样物质为"Amyloid",他认为是一种淀粉样物质。老年痴呆症第一次报告了老年斑是进行性痴呆的病理学基础。由此,这种以老年斑为病理特点的进行性痴呆称之为老年痴呆症。到 20 世纪 80 年代,对 AD 的研究有了突破性进展。Glenner 和 Wong 从 AD 患者的脑膜血管壁中首次分离出了 Amyloid。他们发现这种物质含有 39～43 个氨基酸,分子量大约有 4KD,并且在三维结构中呈 β 型折叠,从而称"β-Amyloid"。1985 年 Masters 和 Beyreuther 从老年斑中心分离出了一种蛋白质,这种蛋白质与 β-Amyloid 具有相同的分子量和氨基酸序列,并且能与相同的抗体结合,从而证实了老年斑中心也是 β-Amyloid Protein(β-AP)组成。Kang 等在 21 号染色体长臂中段发现了一个基因,它含有 β-AP 的全部密码,这个基因编码的一组蛋白被称为 β-AP 前体蛋白(β-Amyloid Precursor Protein,β-APP)。这组蛋白由 695～770 个氨基酸组成,是一种跨膜糖蛋白。β-AP 是 β-APP 的一个片断,由 β-APP 细胞膜外的 28 个氨基酸和跨膜部分的 12 个氨基酸组成。这一发现不仅奠定了 AD 的遗传病学基础,而且也解释了为什么 21 号染色体 3 体畸形所致的伸舌痴愚与 AD 有相同的病理特点。

(2)β-AP 对神经元的作用:自从发现 β-AP 是老年斑的中心以后,掀起了对 β-AP 研究热潮。体外实验显示 β-AP 对神经元的作用与它的状态有关。溶解状态的 β-AP 在一个短的时间内能促进神经突生长和提高神经元的存活率,而沉积状态的 β-AP 对神经元呈现相反的作用,引起与 AD 相似的病理改变—神经突退缩,神经元变性。β-AP 除直接引起神经元变性外,它还能增敏神经元兴奋性中毒反应和增强低糖代谢对神经元的损害。

与体外研究相一致,脑内注射 β-AP 也引起了神经元的变性,最明显的改变是发生在衰老的哺乳类动物大脑,Frautscky 从老年痴呆症患者的大脑中分离出 β-AP,然后注入老鼠的海马和皮层中均引起了神经元变性。但是体内实验也得到了相反的结果。β-AP 对神经元的作用机制还不清楚,现在认为它激发了神经细胞凋亡过程。扫描电镜观察接触 β-AP 24h 的神经元,发现神经突消失和细胞膜突起,随着时间的延长突起变多变大,最后神经细胞被这些突起分裂成多个小体—"自杀"小体。透射电镜观察 β-AP 处理过的神经元,胞浆内出现空泡,染色体浓缩成斑片状,继而分裂成一定长度的片断进入"自杀"小体。这些形态学的变化符合细胞凋亡的过程。生物化学的特点也支持这一观点,从接触 β-AP 24h 的神经元提取 DNA,然后应用琼脂糖电泳可得到典型的 DNA"梯形带"。

(3)β-AP 在 AD 发病中的作用:随着发现 β-AP 是 β-APP 的一个片断,很多研究者试图用分子生物学阐明 β-AP 在 AD 发病中的作用。通过家族性 AD 的研究,几种 β-APP 基因的突变已经发现,这些突变提供了一个证据,β-AP 质或量的异常均可引起 AD 发病。应用双突变的 β-APP 基因模型可发现 β-AP 的产量增加 5～8 倍。由于 β-APP 基因突变引

起的 β—AP 增加在家族性 AD 中也被证实。除了 β—AP 的量与 AD 发病有关外,β—AP 质的异常也与 AD 发病有关。应用 β—APP 三突变基因模型研究发现,细胞分泌的 β—AP 有较大的疏水性,它作为 β—AP 沉积的"种子"加速了其他短链 β—AP 的沉积,从而引起 AD 发病。AD 根据遗传特点可分为家族性和散发性,按发病时间可分为早发型(<60 岁)和晚发型(>60 岁)。家族性早发型除与 21 号染色体的 β—APP 基因有关外,还与 14 号染色体早老素 1 基因有关。家族性晚发型 AD 和散发性晚发型 AD 与 19 号染色体的 ApoE 基因有关;既与家族性早发型又与家族性晚发型有关的基因是 1 号染色体早老素 2 基因。尽管 AD 呈常染色体多基因遗传,这些基因缺陷导致 AD 发病都与 β—AP 有关。ApoE 是一种血浆脂蛋白,它能与 β—AP 结合,促进 β—AP 的沉积。此外,还发现 ApoE4 纯合体血管壁和老年斑的 β—AP 明显增加,即使 ApoE4 杂合体 β—AP 也呈中等量增加,ApoE4 增加 β—AP 沉积可能与组织清除 β—AP 的能力降低有关。早老素 1 是一种膜蛋白,功能可能与蛋白运输有关。早老素 1 基因突变影响到 β—APP 的代谢和运输。早老素 2 与早老素 1 是同源基因,对 β—APP 的影响与早老素 1 相似。β—AP 除与老年斑形成有关外,也参与神经原纤维缠结形成。有的研究者发现当老年斑形成后,可溶的 β—AP 进入神经细胞,使与微管蛋白相结合的 Tau 蛋白过多磷酸化,过多磷酸化的 Tau 蛋白脱离微管蛋白而形成神经原纤维缠结。

β—APP 如何形成 β—AP,现在的研究集中在 β—APP 加工代谢过程。一般情况下,β—APP 加工途径有 2 种:①由 α 分泌酶介导的称 α 途径。裂解位置在 β—AP 片断的内部,这一途径破坏了 β—AP 的完整结构,故称为非淀粉样蛋白源性加工途径,生理条件下这是一条优势途径。②由 β 分泌酶和 γ 分泌酶共同介导的呈 β—γ 途径。裂解位置分别在 β—AP 的 N 端和 C 端切割 β—APP,导致 β—AP 的产生和分泌,因此又称为淀粉样蛋白源性加工途径。β—APP 加工是一个调控过程,早老素 1 可能参与调控。β—APP 基因和早老素 1 基因突变、部分神经递质及蛋白酶抑制剂均可改变 β—APP 加工途径,影响 β—AP 的生成和分泌。

2. Tau 蛋白与 AD

(1)Tau 蛋白:微管系统是神经细胞骨架成分,参与多种细胞功能,微管由微管蛋白及微管相关蛋白组成,Tau 蛋白是一种含量最高的微管相关蛋白。Tau 蛋白的细胞功能是:①与微管蛋白结合促进其聚合形成微管;②与形成的微管结合,维持微管稳定性。Tau 蛋白基因位于 17 号染色体长臂。正常人中由于 Tau 蛋白 mRNA 剪接方式不同,可表达出 6 种同功异构体。Tau 蛋白为含磷酸基蛋白,正常脑中 Tau 蛋白分子含 2~3 个磷酸基。而 AD 患者脑的 Tau 蛋白则异常过度磷酸化,每分子 Tau 蛋白可含 5~9 个磷酸基。异常过度磷酸化的 Tau 蛋白与微管蛋白的结合力仅是正常 Tau 蛋白的 1/10,同时也失去了促进微管形成和维持微管稳定的作用。

(2)Tau 蛋白与 AD:AD 的主要神经病理特征之一是神经元纤维缠结(NFT),而与 NFT 发生有密切关系的神经蛋白是 Tau 蛋白,可以认为异常磷酸化 Tau 蛋白的病理性沉积最终导致 NFT 的形成。NFT 是导致神经元纤维退化的主要原因,可作为大脑早老化的标志。AD 患者较正常老人脑内 NFT 数量更多、分布遍及整个大脑。NFT 随 AD 的发展而增多,并与临床痴呆程度相关。神经元纤维缠结的主要成分是成对螺旋丝,其亚单位主要是过度磷酸化的 Tau 蛋白。

血浆,脑脊液 Tau 蛋白水平分析:AD 患者血浆、脑脊液(CSF)中 Tau 蛋白测定可用酶联免疫吸附法(ELISA),研究表明 AD 患者 CSF 中 Tau 蛋白水平比同龄正常及非神经疾病患者组均显著增高。用 CSF 中 Tau 蛋白含量增高诊断 AD,其敏感性为 82%,特异性达 70%。如同时测出 CSF 中 Tau 蛋白水平增加及淀粉样蛋白水平降低,对 AD 诊断的特异性可达 70%~90%。

二、病理

(一)AD 脑标本的肉眼观察

AD 患者脑标本的肉眼观察变异很大,有的标本可无明显肉眼改变,而有的脑标本则有明显的萎缩。萎缩的部位可累及额叶、颞叶或/和顶叶,脑萎缩可表现为两侧大脑标本重量常有不同程度减低,有时可<1000g。脑萎缩的程度可通过脑的体积与颅腔容积的比来估价,在 CT 和 MRI 已很普及的今天,在患者生前估价脑萎缩程度已成为现实。老年人,尤其是 65 岁以上的老年人神经细胞自然衰变和数量减少,导致脑的重量和体积也相应地减少,这是所谓的生理性萎缩。生理状况下 50 岁以前脑的体积无明显减少,50 岁以后出现生理性萎缩,60 岁时脑的体积占颅腔容积的 92%,而到 90 岁时脑的体积仅占颅腔容积的 83%。而 AD 脑的体积要比同龄正常脑标本的体积减少 10% 以上,因此,AD 应是一个病理性萎缩。

(二)AD 脑的病理组织学检查

AD 的神经组织学特点主要是老年斑(senile plaques,SP)和神经原纤维缠结(neurofibrillary tandes,NGTs)。此外,还有颗粒空泡变性(granulovacuolar degeneration,GD),平野小体(hiranobody,HB),神经元减少,神经元轴突和突触的异常,星形细胞和小胶质细胞的反应,以及脑血管的改变。下面主要介绍老年斑和神经元纤维缠结。

1. 老年斑(SP)　老年斑又称轴突斑,是 AD 脑中主要病理特征之一。这种病变的范围 50~200μm,用银染色很容易显示。病变的核心是淀粉样蛋白(β－AP),周围由变性的轴突、树突突起、类淀粉纤维和胶质细胞及突起组成。SP 在银染色下可分为 3 种类型:①原始型或早期斑;②经典型或成熟斑;③燃尽型或致密斑。现在的研究表明原始型,是由少量扭曲的大部分来自于突触前的轴突,伴有少许淀粉样蛋白、星形细胞突起,偶有小胶质细胞参与组成的。所谓经典型或成熟斑,有一致密的淀粉样蛋白,周围是营养不良的轴突、星形细胞的突起和胞体,偶有小胶质细胞。而最后一个阶段称为燃尽斑,主要由致密的淀粉样蛋白核心组成。

使用抗淀粉样蛋白抗体研究 AD,发现淀粉样蛋白在脑中的沉积要比用传统染色广泛得多。在中枢神经系统与抗淀粉样蛋白抗体产生免疫反应的部位有新皮层、Meynert 基底核、中脑、脑桥、延髓、小脑皮层和脊髓。淀粉样蛋白在皮层内沉积也有定位,主要分布在皮层的第Ⅱ、Ⅲ、Ⅴ层。淀粉样蛋白来自它的前体蛋白(amyloid precuisor protein,APP)断裂后产生的 1 种 41~43 个残基的多肽,尽管所有的细胞都有产生 APP 的潜能,但神经元是产生这种物质的主要根源,星形细胞和小胶质细胞也产生一定数量。

2. 神经原纤维缠结(NFTs)　AD 第 2 个主要的组织学变化是 NFTs,NFTs 并非 AD 的特异性改变,它们也可见于正常老年人和其他神经系统变性病中,包括:Down 综合征,脑炎后帕金森综合征,拳击脑,关岛肌萎缩侧索硬化－帕金森－痴呆综合征和亚急性硬化性全脑炎,老年人 NFTs 多见于颞叶结构,而 AD 则遍及整个大脑。NFTs 的构形是随神经元的形状不同而不同的。在锥体细胞中 NFT 是火舌样的,而在脑下的神经元中他们的形态是线球样的。NFTs 在 HE 染色的组织切片中极容易看到,但最好用银浸染技术或刚果红染色在偏振光下观察,应用各种抗神经丝蛋白、Tau 蛋白和泛蛋白的抗体标记均可显示 NFTs。电镜下显示,

NFFs 是由成对螺旋丝(PHFs)组成。PHF 每根微丝的直径 10nm,每隔 80nm 有个相互交叉点,形成典型的双殴螺旋状。

生物化学研究显示,NFTs 是一种异常磷酸化 Tau 蛋白的异型,是微管相关糖蛋白的一种主要成分。识别这种异常 Tau 蛋白的单克隆抗体是 PHF 的特异性标记物,并可用来对 NFTs 进行定量分析。它们也含有泛蛋白,用抗泛蛋白抗体标记 NFTs 显示强阳性。NFTs 是胞浆内的包含物,含有这种物质的神经元死亡后 NFTs 可存在于细胞外,这些神经元外的 NFTs 最常见于海马和内嗅皮层,它们抗原性和超微结构不同于神经元内的 NFTs,它们主要由微丝,而不是 PHF 组成。

三、临床表现

AD 属皮层性痴呆,是最常见的原发性变性痴呆,其主要临床特点是:

1.起病缓慢,多在 50 岁以后隐袭起病。病程为缓慢进展,一般持续 5～10 年。

2.以进行性痴呆为突出症状,最主要的表现为近记忆力丧失。起初患者健忘、淡漠、懒散,继之定向力、判断力及计算力障碍,智能明显减退,并有幻觉、妄想等精神症状。

3.晚期可伴有各种类型的癫痫发作,以全身强直阵挛发作和复杂部分发作较常见。神经系统检查早期一般无明显定位体征,晚期可出现锥体束或锥体外系体征。

4.脑脊液一般正常,部分患者蛋白轻、中度升高。

5.脑电图病程早期可见。节律丧失及电位普遍降低。病程后期可见弥漫性中波幅 θ 及 δ 波,不规则,双侧可不对称。

6.CT 或 MRI 显示普遍性脑萎缩,即脑皮质与脑髓质均萎缩。脑皮质萎缩显示大脑表面的脑沟、脑裂及脑池扩大。脑髓质萎缩显示脑室扩大。

四、诊断与鉴别诊断

(一)AD 的临床诊断步骤

1.确定"痴呆的诊断" 根据简易精神检查(MMSE)或 DSM－Ⅳ标准作出痴呆诊断。

2.确定"痴呆的程度" 根据 ICD－10,临床痴呆评定量表(CDR)作出痴呆严重程度的诊断。

3.确定"痴呆的病因－AD" 根据 NINCDS－ADRDA 诊断标准,排除特定原因引起的痴呆。

NINCDS－ADRDA 学会(the National Institute of Neurologicai,Communicative Disorders and Stroke－Alzheimer's Disease and Related Disorders Association,NINCDS－AD－RDA,Work Group Criteria)诊断标准见表 1－4－1。

由美国国立神经病、语言交流障碍和卒中研究所－老年性痴呆及相关疾病学会制订的标准。被称之为老年性痴呆患者诊断的"金"标准。其诊断准确率达 80%～100%,敏感性达 81%～88%,特异性达 90%。

老年性痴呆的诊断主要靠临床,临床诊断的主要依据是:①中、老年起病,符合痴呆的表现;②痴呆呈进行性进展;③影像学表现大脑半球普遍萎缩;④排除其他原因所致痴呆,如血管性痴呆等。确诊须依靠病理发现 AD 特征性病理改变－老年斑和神经原纤维缠结。

表1-4-1　诊断标准

怀疑标准
1.发病或病程中缺乏足以解释痴呆的神经、精神及全身性疾病
2.痴呆合并全身或脑部损害,但不能把这些损害解释为痴呆的原因
3.无明显病因的单项认知功能进行性损害
可能标准
1.临床检查为痴呆,并有神经心理检查确定
2.进行性恶化
3.意识状态无改变
4.40～90岁起病,常在60岁以后
5.排除了系统性疾病或器质性脑病所致的记忆或认知障碍
很可能标准
1.根据痴呆综合征可作出
2.存在有继发性系统或脑部疾病可作出
确定标准
临床很可能,且有病理证据
支持可能AD诊断标准
1.特殊认知功能进行性衰退(如:失语、失用、失认)
2.损害日常生活能力及行为的改变
3.家族中有类似患者
4.实验室检查结果:腰穿脑压正常,脑电图正常或无特异性改变,如慢波增加
排除可能AD诊断标准
1.突然及卒中样起病
2.病程早期出现局部的神经系统体征,如偏瘫、感觉障碍和视野缺损等
3.发病或病程早期出现癫痫或步态异常
为研究方便,可分为下列几型
1.家族型
2.早发型(发病年龄<60岁)
3.21号染色体三联体形
4.合并其他变性病,如:帕金森病

(二)AD的实验室诊断

1.神经影像学　CT或MRI:显示普遍性脑萎缩,即脑皮质与脑髓质均萎缩。脑皮质萎缩显示大脑表面的脑沟、脑裂及脑池扩大。脑髓质萎缩显示脑室扩大。此外,可帮助排除临床上貌似AD的其他痴呆性疾病如:脑积水、慢性硬膜下血肿、脑瘤和脑梗死。SPECT:AD早期可发现双颞叶后部和颞顶区局部脑血流(r-CBF)减少,追踪观察诊断符合率77%～80%,晚期脑血流普遍减少。PET:证实AD脑代谢功能下降,颞顶枕结合区皮层下降最明显,临床诊断"很可能AD"中,PET敏感性为96%,特异性为97%。

2.脑电图和脑地形图　脑电图病程早期可见。节律丧失及电位普遍降低。病程后期可见弥漫性中波幅θ及δ波,双侧可不对称。脑地形图中,δ及θ功率弥漫性增强,α功率大部分区域下降。

(三)鉴别诊断

虽然,许多器质性脑病可产生与老年性痴呆相似的临床症状和病程,但实验室检查,尤其是神经影像学检查可有助于其正确诊断。

1. 老年性痴呆与正常老年的鉴别　轻度健忘是大多数老年人的常见主诉。在临床实践中常需鉴别这究竟是良性衰老性健忘,还是轻度、非进展的老年性痴呆。但这在疾病分类学上尚未解决,诊断上也较困难。

Grober E. 等将记忆障碍分为表面记忆缺陷和真正记忆障碍。前者可通过对语意处理过程的适当调节、协助编码和有效暗示,使回忆得到改善。后者常伴有痴呆,是记忆过程受损。可分别称之为健忘和遗忘。为对少数有记忆障碍、早期不典型痴呆者进行筛选,Grober E. 等设计了记忆障碍的综合评价,包括命名、增加暗示、回忆和空间位置记忆。测试结果证明痴呆者有真正的记忆障碍,言语障碍有助于鉴别。对可疑痴呆者追踪观察发现,言语障碍可预示继续衰退。此外,与年龄有关的认知改变是多因素的。除老年本身外,感觉缺陷、一般健康状况和态度等都可能影响智能测试。因此,老年人有轻度认知缺损时是属于正常老化,还是诊断早期老年性痴呆,是一个复杂的问题。鉴别的唯一途径是追踪、动态观察。

2. 血管性痴呆　血管性痴呆有卒中史,伴局灶性神经功能损害的表现,痴呆发病在卒中后 3 个月以内。多呈阶梯式进展,病程起伏,CT 或 MRI 呈现局灶性损害,单光子发射断层扫描有局灶性血流量减少,Hachinski 评分＞7 分。具体见表 1-4-2。

表 1-4-2　Hachinski 缺血指数量表

项目	是	否
1. 急性起病	2 分	0
2. 阶梯性恶化	1 分	0
3. 波动性病程	2 分	0
4. 夜间谵妄	1 分	0
5. 人格保持良好	1 分	0
6. 抑郁	1 分	0
7. 诉说躯体症状	1 分	0
8. 情绪不稳定	1 分	0
9. 既往有高血压史	1 分	0
10. 中风史	2 分	0
11. 合并动脉硬化	1 分	0
12. 神经系统局灶性症状	2 分	0
13 神经系统局灶性体征	2 分	0

注:仅用于老年性痴呆和血管性痴呆的鉴别诊断

3. 额颞性痴呆　这是一组以行为障碍为主而记忆损伤次之的变性痴呆,其病理、临床表现、神经心理及影像学等方面与 AD 有所不同,被命名为额颞性痴呆(frontotemporal dememia,FTD)。现在认为额颞性痴呆包括额叶变性型、运动神经元病型及 Pick 型:

(1)额叶变性型:轻度对称性额叶及前颞叶脑回萎缩,镜下可见神经元萎缩或缺失及轻到中度的星形胶质细胞增生,无 Pick 小体或 Lewy 包涵体。

(2)运动神经元病型:脑部的病理改变与额叶变性型相同,并存在脊髓运动神经元变性,主要影响颈、胸段。此型可出现球麻痹,肌无力,肌束震颤等运动神经元病征象。

(3)Pick 型即 Pick 病,现在认为 Pick 病是额颞性痴呆的一个类型。

总之,当患者表现有行为障碍先于记忆力降低,萎缩以大脑前部为主,及正常的 EEG 时必须怀疑额颞性痴呆。确诊须依靠病理学检查。

4. Lewy 体痴呆　Lewy 体痴呆亦是一种变性性痴呆,临床表现有 3 大症状:波动性的进行性痴呆,自发性帕金森综合征的运动特征和以视幻觉为突出代表的精神症状,确诊依靠病理发现大脑皮层及皮层下核团弥散分布的 Lewy 包涵体。

五、治疗及预后

由于 AD 原因未明和发病机制不清,目前尚无特异性治疗方法。近一个世纪的探索,用于 AD 治疗的药物达几十种,主要是:抗精神病药、神经介质替代剂、神经营养因子和神经细胞保护剂。以下部分除对 AD 现行的治疗方法进行评价外,并对今后的治疗进行了展望。

(一)AD 现行治疗方法的评价

AD 的治疗可分为对症治疗、生物学治疗和对因治疗。生物学治疗包括神经介质替代疗法、神经营养因子、促神经细胞代谢药、神经细胞保护剂及神经移植。目前,对症治疗和生物学治疗是 AD 治疗的主要方法。

1. 对症治疗　各种精神症状如嗜睡、抑郁、焦虑、攻击行为甚至成为植物状态在 AD 中常见,治疗中选择各种抗精神病药物是合理的。但是绝大部分抗精神病药物都有副作用,甚至使病情恶化。控制精神症状首先试用非药物疗法,如增加活动、消除疑虑。必须采用药物治疗时从小剂量开始逐渐增加,同时密切注意病情变化,及时停药。

2. 乙酰胆碱替代疗法　乙酰胆碱缺乏曾是 AD 病因中强调的重点,20 世纪 80 年代 AD 治疗集中于乙酰胆碱替代疗法,期望像多巴胺治疗帕金森病一样,取得 AD 治疗的突破。但是迄今为止没有取得满意的效果。胆碱疗法包括乙酰胆碱前体,胆碱酯酶抑制剂,胆碱受体激活剂。乙酰胆碱前体包括胆碱和胆碱磷脂,目的是增加体内乙酰胆碱的合成,43 个临床试验仅 10 个报告有效,其治疗效果被否定。

胆碱酯酶抑制剂是最常用的治疗药物,也是最有希望的治疗方法。第一代胆碱酯酶抑制剂主要有毒扁豆碱,四氢氨基吖啶和 Venacrine。毒扁豆碱改善记忆的作用已被证实,其缺点是作用时间短(1~2h),治疗剂量个体差异性大。四氢氨基吖啶是一种中枢神经系统内有活性的氨基吖啶,呈现可逆性的胆碱酯酶抑制作用。3 个中心临床试验证明改善认知功能有疗效,主要副作用是肝脏损害和消化道反应。治疗期间大约有 50% 的患者出现血清转氨酶升高,10%~20% 的患者由于消化道症状不能忍受。四氢氨基吖啶是第一个被美国 FDA 批准用于治疗 AD 的胆碱酯酶抑制剂。Venacrine 是四氢氨基吖啶的羟化代谢物,治疗作用和副作用与四氢氨基吖啶相似。鉴于第一代胆碱酯酶抑制剂疗效差,副作用大,第二代胆碱酯酶抑制剂已应用于临床如盐酸多奈哌齐(安理申,Aricept)、重酒石酸卡巴拉丁(艾斯能,Exelon)、石杉碱甲(哈伯因,Huperzine),临床实践证明第二代胆碱酯酶抑制剂能改善患者记忆功能,提高患者生活质量,而且副作用轻。

胆碱受体激活剂:AD 患者的大脑中突触前乙酰胆碱受体(M_2)减少,而突触后的乙酰胆碱受体(M_1)相对完整。基于这个理论给予胆碱能受体激活剂是合理的。胆碱能受体激活剂有 Bethanechol,Oxotremorine,Pilocarpine 和 Arecoline。脑室内给以 Bethanechol 显示了治疗作用,但是脑室插管能引起严重的并发症包括出血、癫痫,甚至死亡。口服 Pilocarpine 和 Oxotremorine 没有显示治疗作用,Arecoline 仅出现了短期疗效,且需要静脉给药,目前应用的胆碱受体激活剂无选择地同时激活 M_1 和 M_2 受体,长时间的激活突触前受体(M_2),可能实际上抑制了乙酰胆碱的释放。因此现有的胆碱受体激活剂疗效远不及胆碱酯酶抑制剂。

3.神经营养因子 神经营养因子是一些促进神经系统发育和维持神经系统功能的蛋白质。近年来,应用这些神经营养因子作为神经细胞保护剂治疗神经系统疾病如肌萎缩侧索硬化,周围神经病和 AD。它们的治疗机制是刺激神经细胞合成必须的神经介质和重建这些神经细胞的突触系统。动物模型和体外细胞培养均证实了神经营养因子能提高神经细胞的存活率,临床应用神经营养因子的目的是抑制神经胞变性,恢复变性细胞的功能。在治疗 AD 研究中应用最多的是神经生长因子。动物实验中,皮层和海马的胆碱能系统遇到损害会出现记忆和认知功能下降,大量资料证实 NGF 能预防这种胆碱能纤维变性。最近分子生物学发现 NGF 和 NGF 受体的基因功能异常,可发现与胆碱能神经系统和认知功能一致的变化。这些实验结果给 NGF 疗法带来了希望。NGF 的治疗作用主要是阻止 AD 的发展而不能短期内出现疗效,这给临床观察带来了一定的困难。大规模的临床试验正在计划中。除 NGF 外,还有其他的神经营养因子十余种如脑源性神经营养因子。

4.促神经细胞代谢药 AD 患者大脑利用葡萄糖能力降低而且代谢异常。根据这一理论,应用某些药物,企图纠正葡萄糖代谢的异常。这类药物常用的有海得琴和促智药。海得琴是一种 α 肾上腺素受体阻断剂,主要用于治疗各种血管病,包括周围血管病、冠心病、脑血管病。它们还能降低血小板的活性和血细胞对血管壁的附着,从而改善微循环。近来被用来治疗各种痴呆和衰老引起的认知障碍,大量的临床资料未显示确切的疗效,脑通是海得琴的换代产品。促智药是一类 GABA 衍生物包括脑复康、Oxiracetam、Pramiracetam 等,能增强神经传递,促进能量代谢。临床双盲多中心试验未取得一致的治疗意见。根据文献报道银杏叶对改善记忆功能有一定疗效,药理作用与清除自由基有关。

5.神经细胞保护剂 变性机制的研究揭示了神经细胞变性是神经细胞凋亡。这一过程的发生首先是多种因素(细胞内、外)引起细胞内胞浆钙离子浓度升高,升高的钙离子激活核酸内切酶,从而引发细胞凋亡。根据这一观点应用钙离子通道拮抗剂是合理的。有人比较了尼莫地平和海得琴的治疗作用,发现尼莫地平优于海得琴。但是尼莫地平确切疗效仍在研究中。

(二)AD 治疗的展望

1.对症治疗 抗精神病药物改进患者的认知功能仅能呈现短期疗效,决定患者预后的是护理,包括精神护理和基本护理。提高护理质量是对症治疗的关键。

2.乙酰胆碱替代疗法 今后的战略是寻找新的药物,这种药物应符合 3 个条件:①选择性兴奋突触后受体,而抑制突触前 M_2 受体;②容易透过血脑屏障;③最大限度地减少对周围神经的作用。

3.神经营养因子 由于 NGF 治疗作用受到限制,这种治疗方法寄希望于:①发现广谱的神经营养因子或几种神经营养因子联合应用。②神经营养因子不能通过血脑屏障,如何使神经营养因子进入脑内是今后必须解决的课题。

解决的途径:①应用计算机改进目前的机械装置。②移植缓慢释放神经营养因子的载体。③基因治疗:移植能产生多种神经营养因子的细胞如用基因工程产生的、能分泌多种神经营养因子的成纤维细胞,或把神经营养因子的基因经过一定的载体转入脑内的靶细胞。④

增加内源性神经营养因子的作用:这包括增加合成、释放与受体结合。这种方法可避免给予外源性神经营养因子的各种困难。

4.病因治疗　AD 的众多病因中,得到广泛承认是遗传学和神经元中毒学说。根据这两个学说,淀粉样蛋白(β—AP)在 AD 发病中起到了中心和共同通道的作用。对 β—AP 连锁反应的多个环节进行干扰,打断其恶性循环是治疗 AD 的一个重要策略,这包括减少 β—APP 的产生,抑制 β—AP 的分泌(β—APP 的 P 代谢途径),防止 β—AP 的沉积。

5.神经移植　理论上活的神经组织能阻止神经细胞变性和提高病变组织的功能。3 种神经组织可作为实验预选材料:胎儿脑组织,周围神经和体外培养的神经细胞。由于 AD 缺乏成熟的动物模型,神经移植疗法目前仍处在理论研究和动物实验阶段。

AD 治疗虽然有许多潜在的治疗方法,但最近一个时期内支持疗法仍然是基本的治疗措施,胆碱酯酶抑制剂是首选的治疗方法。随着各种药物的出现,药物治疗与支持疗法相结合将取代单一的支持疗法。由于 AD 病因未明,目前的治疗基本上属"治标"范围,根本的治疗方法要依靠病因的明确和发病机制的证实。目前 AD 缺乏有效的治疗方法,预后不良。

(吕辉)

第三节　血管性痴呆

血管性痴呆(vascular dementia,VD)广义上指各种脑血管病(包括缺血性脑血管病、出血性脑血管病以及脑缺血缺氧性损害)引起的痴呆。但一般概念是指缺血性脑血管病引起的痴呆。老年期痴呆中,欧美国家 Alzheimer 病患病率高于血管性痴呆,血管性痴呆占痴呆病因第二位,日本和我国几个小样本流行病学调查结果相反,血管性痴呆的患病率高于老年痴呆症患病率,是痴呆的第一位原因。血管性痴呆具有 3 个基本要素:①脑血管病;②痴呆;③痴呆的发生与脑血管病有一定关系,即痴呆发生在脑血管病后 3 个月以内。一般来说,血管性痴呆的预后好于老年痴呆症,一定程度上可以预防。

一、病因与发病机制

引起痴呆的脑血管病可分为 6 种类型:

(一)多灶性梗死

这是引起痴呆的最常见类型,多梗死后痴呆占 VD 40%～45%。多梗死后是否引起痴呆,梗死灶的部位,范围与痴呆的关系目前尚未澄清。Tomlinson 经尸解研究认为,痴呆的发生与梗死的部位无关,而与梗死的总体积密切相关,如梗死灶总体积＞100ml,90% 的患者就能发生痴呆。然而,目前更多的研究资料表明,VD 的发生不仅与梗死灶的体积相关,而且与梗死灶的数目,部位密切相关。尽管多发小梗死灶体积小,神经症状轻微,但因数量多,造成皮层下白质传导纤维多处断裂,因而可引起明显的痴呆。临床经验也表明,大面积的脑梗死或脑出血引起显著偏瘫,偏身感觉障碍,失语等症状,但幸存者一般并不痴呆,只有双侧受累,引起假性球麻痹后才有 43.8% 的患者出现痴呆。痴呆还与梗死灶的部位有关,日本小高弘子的病理研究发现,左半球梗死较右半球易发生痴呆。Kamayama 报道多发额叶梗死灶 60% 导致痴呆,其他脑区的多发性梗死仅 27% 引起痴呆。孟家眉对多梗死痴呆的临床研究指出,多梗死后是否发生智能障碍,影响最大的因素是皮质病变,即脑萎缩的程度,其次是皮质下病变,第三位的才是脑梗死的体积。

多梗死后如何引发痴呆,目前还不清楚,有的患者梗死灶数量很多,不一定有痴呆,时常发生临床表现与影像学所见并不吻合。因此,痴呆的发生与很多因素有关,目前较为普遍的观点认为,痴呆的发生是由于多梗死后对某些中枢结构的损害以及影响了中枢之间的联系而导致痴呆。近来应用 PET 对局部脑血流和糖代谢的研究表明,多梗死痴呆患者的额叶、颞叶,尤其是丘脑、基底节等部位的脑血流及糖代谢率较其他部位显著下降,提示可能系皮质下结构联系中断所为,即大脑神经功能联系不能所致。

（二）大面积脑梗死

脑动脉主干闭塞,一次发病即可导致痴呆。

（三）关键部位梗死

角回、丘脑、基底前脑或大脑后动脉、大脑前动脉供血区梗死均可引起痴呆。

（四）低灌流

急性血流动力学变化如心脏骤停、脱水、低血压所致的分水岭脑梗死。

（五）小血管病变

腔隙状态、Binswanger 病、CADASIL、脑淀粉样血管病。

1.腔隙状态　又称多发性腔隙性脑梗死,这是由于大脑或脑干深部的终末细小动脉闭塞而引起的腔隙性小梗死,病理学上表现为直径在 2~20mm 的腔隙梗死灶,95％的病灶分布于基底节,脑桥和深部白质等皮质下部位。最常见于高血压、动脉硬化和糖尿病的患者,近年来发现经常与其他形式的脑损伤如大梗死,白质变性等同时存在。目前有报道认为多发性腔隙性脑梗死患者发展成 VD 的危险性至少是正常人群的 5~25 倍,其所致痴呆的临床表现主要为精神运动迟缓,注意力不集中,犹豫不决,精神不振等皮质下痴呆的表现。

2.Binswanger 病　又称皮质下动脉硬化性白质脑病,是一组以慢性高血压脑动脉硬化,痴呆,头颅 CT 显示脑室周围白质低密度改变为特征的综合征,是 VD 的一个重要类型。在头颅 CT,MRI 应用于临床之前,Binswanger 病被认为是一罕见的疾病,随着现代影像技术的发展,有关 Binswanger 病的报道明显增加,因而引起研究者的关注。

现在认为大脑半球白质在脑室周围为皮层长髓支和白质深穿支动脉的供血交界区（分水岭区）,两者均为终末动脉,其间缺少血管吻合,血液循环相对较差。而且随着年龄的增长,上述血管常发生扭曲,盘绕和螺旋样改变。近来采用计算机对增龄有关的动脉扭曲进行分析发现,其血管阻力和维持灌注的最小压力阈都增加。因此当局部或全身血流量下降时,极易导致白质缺血。因此,至少从局部解剖学意义上来讲,白质应为选择性敏感区。此外,广泛的深穿支动脉硬化,管壁增厚,管腔狭窄,进一步导致白质缺血。现在认为白质改变的病理学基础为:①白质纤维的髓鞘肿胀或脱失,多灶性星形细胞增生,可同时伴有轴突的破坏,电镜下可见髓鞘板层严重断裂,折叠和水波样,内板呈网状,局灶性小结节样增厚,轴突部分肿胀,破损,细胞器消失或完全空变,神经元核内染色质溶解或融合成团。②在白质深部形成多发腔隙性脑梗死或筛网状态。③深部白质区广泛的小动脉硬化。④脑室系统扩大,深部灰质核团萎缩,胼胝体变薄。有的学者认为胼胝体神经纤维减少与该病的智能障碍有关。通过免疫组化研究发现,大脑皮质神经突触小体的减少可能与 Binswanger 病患者的痴呆发生有关。对 Binswanger 病患者的尸解材料进行生化研究发现,脑室周围的组织蛋白脂质碱性髓鞘蛋白明显减少,微管蛋白明显减少,以及与脑室壁损害后脑脊液的泄漏有关。此外,脑脊液的循环障碍,血脑屏障的损害,深部白质的静脉回流障碍在发病机制中的作用有待深入研究。

3.皮层下梗死和白质脑病伴常染色体显性遗传脑动脉病(cerebral autosomal dominant arteriopathy with subcortical infarcts and leukoencephalopathy,CADASIL)　是由 Sourander 等首先发现的一种特殊类型的脑血管病,此病患者缺乏通常脑血管病的危险因素,临床主要表现为有遗传倾向,中年起病的复发性皮层下卒中,偏头痛样的头痛,进行性皮质下痴呆和假性球麻痹,神经影像学及组织病理与 Binswanger's 病相似。CADASIL 的发病机制目前尚不清楚,电子显微镜检查提示白质内的小血管内膜和基底膜正常,而中层明显变厚,沉积物含有胶原,弹性碎片和一种细胞外的颗粒电子密度物质。组织化学染色后,推测此种物质可能是酸性黏多糖。这种小动脉壁上颗粒沉积物的本质目前还不清楚,人们期望通过对于它的探索,能够对小动脉病变的发病机制研究有所突破。目前的研究认为,CADASIL 是一种常染色体显性遗传性疾病,用遗传连锁分析,把 CADASIL 的遗传基因定位于染色体 19q12 位点上,尚未克隆出 CADASIL 的编码基因,而编码家族性偏瘫性偏头痛的基因也位于第 19 对染色体上,这与 CADASIL 常见的偏头痛样发作之间的关系有待进一步研究。此外,其与 Binswanger's 病之间具有相似的临床及影像学特点,二者之间的关系也有待进一步探讨。总之,目前对 CADASIL 的认识尚处于描述性阶段,还有许多有待今后的研究。

4.脑淀粉样血管病　多见于老年人,原因不清,可能是一种自体免疫性疾病。病变血管主要是位于皮质和脑膜的小血管,淀粉样物质沉积在血管壁中,血管内膜增厚、管腔变窄或闭塞;或使血管扩张,管壁变薄,或形成粟粒状动脉瘤破裂出血。临床以反复脑叶出血多见,脑梗死少见,脑淀粉样血管病患者 30% 有痴呆。

(六)出血性脑血管病

脑出血、蛛网膜下腔出血后的正常颅压脑积水。

血管性痴呆既可累及大脑皮层,又可累及皮层下结构,是一种混合性痴呆。血管性痴呆同其他痴呆发病机制一样,其病变主要累及了边缘系统,神经介质也参与了其发病过程,血管性痴呆的确切发病机制仍未明了,脑血管病与痴呆的关系仍是一个未解之谜,对痴呆的最实质症状—智能障碍仍没有确实有效的治疗药物,在这一领域内仍有许多问题需要进一步探讨。

二、临床类型及表现

血管性痴呆的临床表现与病损部位、大小和次数有关,血管性痴呆的临床表现主要由 2 部分组成:①构成痴呆的记忆障碍和精神症状;②脑损害的局部症状和体征。血管性痴呆起病急缓不一,缓慢起病者,近记忆力减退常为首发症状;并有情绪不稳、忧郁哭泣等,生活、工作能力下降,但人格保持良好。急性起病者常为关键部位或大面积的病变引起,也可能多次发作后,智能突然下降。脑血管病引起的脑损害依部位不同而出现相应的神经精神症状。下面根据临床亚型分述其临床表现。

1.多发梗死性痴呆

(1)脑血管病高危因素,如高血压、糖尿病、高血脂等。

(2)反复发作的脑梗死引起的局灶性神经系统体征。

(3)进行性痴呆,可伴随脑梗死反复发生呈阶梯样发展。临床表现包括记忆力减退,定向力障碍,综合判断能力降低及精神症状。

(4)影像学检查显示多发性梗死灶。

2. 腔隙状态　又称多发性腔隙性脑梗死,95%的病灶分布于基底节,脑桥和深部白质等皮层下部位。脑血管病高危因素中与高血压的关系最为密切,临床上可出现反复发作的腔隙性脑梗死综合征,如单纯运动性轻偏瘫、单纯感觉性卒中、呐吃-拙手综合征、共济失调性轻偏瘫等。随着多发性腔隙性脑梗死出现痴呆、假性球麻痹,病情呈阶梯状进展。也有部分患者缺少反复发作的腔隙性脑梗死综合征,而逐渐出现痴呆。影像学检查显示多发性腔隙性梗死灶。

3. Binswanger 病　是 VD 的一个重要类型,在头颅 CT,MRI 应用于临床之前,Binswanger 病被认为是罕见的疾病,随着现代影像技术的发展,有关 Binswanger 病的报道明显增加。临床表现与多发梗死性痴呆相似,但影像学检查不同。Binswanger 病患者头颅 CT 显示脑室周围白质边界不清的低密度改变,磁共振 T_2WI 显示双侧大脑半球皮质下及侧脑室旁多个大小不等的圆形、类圆形长 T_2 高信号病灶。

4. CADASIL　本病具有家族遗传性,病因为 19 号染色体 Notchs 基因突变。临床特点有:

(1)偏头痛:多于 30 岁以后起病,首次发病时间常早于卒中发作 10 年左右,此时 MRI 上可发现脑白质中有长 T_1,长 T_2 信号。

(2)多发性皮质下梗死:多见于 40~50 岁,80%的患者有此症状,多出现腔隙性梗死综合征,亦可出现 TIA。

(3)进行性痴呆和精神障碍:约 31%的患者出现进行性痴呆,多在 50~60 岁发生;约 20%出现精神障碍,如严重忧郁、躁狂,甚至自杀。

(4)个别家族以癫痫发作为主要表现。

5. 丘脑性痴呆　是一种罕见的急性皮层下痴呆,双侧丘脑旁正中梗死是其发病基础。丘脑旁正中区由深穿动脉供血,前丘脑下丘脑旁正中动脉起源于大脑后动脉,偶尔双侧丘脑旁正中区由位于一侧的共同主干供血,一旦阻塞则引起双侧丘脑内侧梗死。尸解发现梗死累及丘脑腹前核、背内侧核、板内核及乳突丘脑束,它们都是边缘系统的重要结构。此外,中脑间脑交界处的红核前区或内侧纵束受累可引起垂直凝视和辐辏麻痹。主要的临床表现有:

(1)脑血管病高危因素,如高血压、糖尿病、高血脂等。

(2)典型表现为突然发病,深度木僵或昏迷,持续数小时或数天,然后逐渐清醒,但表情淡漠伴嗜睡。部分患者先有短暂性复视,然后再出现意识障碍。

(3)柯萨克夫(Korsakoff)综合征是本病最常见、最显著的特征。患者有遗忘症,常讲述一些并未发生过的事情,有时是极为荒谬的经历,以此填补遗忘了的那段时间的经历。另一种表现是淡漠无欲,思维迟钝,缺乏主动性。

(4)垂直凝视麻痹与辐辏障碍:向下凝视麻痹几乎见于所有病历。

(5)神经影像学显示双侧丘脑内侧腔隙性梗死。

6. 前脑基底病变性痴呆　前交通动脉瘤或大脑前动脉瘤破裂或结扎术后引起明显的智能衰退与行为异常。前交通动脉瘤或大脑前动脉瘤破裂后血管痉挛引起的脑梗死损害了前脑基底部的重要结构。这些结构包括下丘脑前部、隔核、终板、穹窿柱、胼胝体腹内侧与扣带回前部。主要的临床表现有:

(1)蛛网膜下腔出血起病。

(2)短暂性尿崩症,持续 1~3 周,多数自行缓解。

(3)精神障碍多表现为嗜睡或躁动。随着病情的发展,人格改变逐渐明显,以淡漠、愚钝、行为怪癖及攻击行为常见。

（4）遗忘症是本病的主要特征。患者能记住个别印象如姓名、职业及面孔等，但不能形成完整的记忆，患者常有虚构症，颇似 Korsakoff 综合征。

（5）神经影像学显示：急性期蛛网膜下腔出血、继发性脑梗死、并发脑积水、脑血管造影证实动脉瘤。

7. 正常颅压脑积水　正常颅压脑积水是一个临床病理综合征，虽然多系交通性脑积水，但也包括一些不全梗阻性脑积水。临床表现为三联症：痴呆、下肢失用与尿失禁。神经影像学检查显示脑积水。

三、诊断与鉴别诊断

1. 根据血管性痴呆 3 个基本要素确定血管性痴呆的诊断。3 个基本要素是：①脑血管病；②痴呆；③痴呆的发生与脑血管病有一定关系，即痴呆发生在脑血管病后 3 个月以内（表 1—4—3）。

表 1—4—3　血管性痴呆的诊断标准（根据 NINDS/AIREN 制订的血管性痴呆诊断标准）

A. 临床很可能（probable）标准

1. 通过临床及神经心理学检查有充分证据证明有痴呆。同时排除了由意识障碍、谵妄、神经症、严重失语及全身性疾病或脑变性病（老年性痴呆）所引起的痴呆

2. 有脑血管病的证据

①临床证明有脑血管病所引起的局灶性体征，如：偏瘫，中枢性舌瘫、病理征、偏身失认、构音障碍等

②CT 或磁共振证实有脑血管病的表现：多发性脑梗死和腔隙性脑梗死

③重要部位单一的脑梗死

3. 上述两种损害有明的因果关系

①在明确的卒中后 3 个月内出现痴呆

②突然出现认知功能衰退，或波动样、阶梯样进行性认知功能损害

B. 临床支持很可能血管性痴呆标准

1. 早期出现步态异常（小碎步、慌张步态、失用及共济失调步态等）

2. 不能用其他原因解释的多次摔倒病史

3. 早期出现尿急、尿频及其他泌尿系统症状，能用泌尿系统疾病来解释

4. 假性球麻痹

5. 人格及精神状态改变：意志缺乏、抑郁、情感改变及其他皮层下功能损包括：精神运动迟缓和运用障碍

C. 不支持血管性痴呆诊断标准

1. 早期发现的记忆力损害，且进行性加重，同时伴有其他认知功能障碍，且神经影像学上缺乏相应的病灶。

2. 缺乏局灶性神经系统体征

3. Cr 或磁共振上无脑血管病损害的表现

D. 临床疑诊血管性痴呆标准

1. 有痴呆表现及神经系统局灶性体征，但脑影像学上无肯定的脑血管病表现

2. 痴呆与脑卒中之间缺乏明显的相互关系

3. 隐匿性起病，认知功能损害呈平台样过程，且有相应的脑血管病证据

E. 确定血管性痴呆诊断标准

1. 符合临床很可能诊断为血管性痴呆标准

2. 脑活检或尸检的病理证实有脑血管病的病理改变

3. 无病理性神经元纤维缠结及老年斑

4. 无其他可导致痴呆病理改变的病因

F. 为研究方便，依据临床、影像学及病理学特点，血管性痴呆可分为下列几种亚型：皮层型、皮层下型、Bingswanger's 病及丘脑痴呆

2. 血管性痴呆各亚型之间的鉴别诊断参照临床表现和神经影像学检查。

3. 血管性痴呆与其他类型的痴呆鉴别参阅第二节 Alzheimer 病。

4. 脑白质疏松症与 Bingswanger 病　脑白质疏松症是一个放射学术语,指脑室周围或皮质下区(半卵圆窝中心)CT 上弥漫性低密度带或磁共振 T_2 加权像上弥漫性高信号。人们普遍认为脑白质疏松症是多种神经系统疾病表现的非特异性影像学改变,其临床意义与痴呆密切相关。脑白质疏松症的发病机制尚未完全清楚,根据文献报道,脑白质疏松症与缺血损伤的相关性最大,其次与脑脊液循环障碍及血脑屏障的通透性改变有关。脑白质疏松症的临床表现除了原发病的症状外,尚有痴呆、下肢功能障碍、尿失禁和锥体束损害。虽然脑白质疏松症与 Bingswanger 病之间都有痴呆和相似的影像学改变,但二者是两个不同的概念。脑白质疏松症是一个放射学概念,Bingswanger 病是一个临床概念。只有当脑白质疏松症是由血管病变引起,而且临床上具有痴呆表现时才能诊断 Bingswanger 病。

四、治疗及预后

(一)对因治疗

血管性痴呆的病因是脑血管病,防治脑血管病是治疗血管性痴呆最根本的方法。

(二)对症治疗

血管性痴呆除对因治疗外,对症治疗包括抗精神病药、神经介质替代剂、神经营养因子和神经细胞保护剂,参阅第二节 Alzheimer 病。

(三)预后

血管性痴呆属脑血管病的晚期阶段,一旦出现痴呆,缺乏有效的治疗方法,因此预后不良。

(吕辉)

第四节　额颞痴呆

这是一组以行为障碍为主而记忆损伤次之的变性痴呆,其病理、临床表现、神经心理及影像学等方面与老年痴呆症有所不同,被命名为额颞痴呆(frontotemporal dementia,FTD)。额颞痴呆包括额叶变性型、运动神经元病型及 Pick 型。Pick 型即 Pick 病,过去认为 Pick 病是一个单独的疾病。瑞典 Lund 和英国 Manchester 研究小组共同发表了一份关于"额颞痴呆的临床及神经病理学标准",从而澄清了 Pick 病在额颞痴呆中的位置,现在认为 Pick 病是额颞痴呆的一个类型。

一、病因与发病机制

额颞痴呆属于中枢神经变性痴呆,家族性病例与散发性病例并存,遗传学特点为异质性。目前病因未明,发病机制不清。

二、病理

(一)额叶变性型

大体解剖,轻度对称性额叶及前颞叶脑回萎缩,脑室系统扩大,一般无纹状体、查仁核或海马的萎缩。镜下,微空泡形式和轻到中度的星形胶质细胞增生见于Ⅰ～Ⅲ层;神经元萎缩或缺失出现于Ⅱ和Ⅲ层;有时见少量的营养不良性轴突。无 Pick 小体或 Lewy 体。白质区见轻到中度的星形胶质细胞增生,主要发生于皮质下 U 形纤维,而深部白质的改变轻微,这些白质区的改变与灰质病变相关。

（二）运动神经元病型

脑部的病理改变与额叶变性型相同,并存在脊髓运动神经元变性,主要影响颈和胸段,最明显的细胞缺失出现于灰质内侧细胞柱。该型许多患者还有明显的黑质细胞缺失。

（三）Pick 型

局限性脑叶萎缩与额叶变性型类似,独特的病理特点是皮质小型神经元中可见嗜银包含体即 Pick 小体。电镜下 Pick 小体有 2 种丝状结构组成,一种系直径 15nm 的直丝,另一种为 2 条 13nm 丝状结构相互缠绕而成的螺旋状结构,2 种结构互相排列。萎缩区白质胶质细胞增生。

三、临床表现

（一）临床特点

1.发病年龄　发病在 65 岁以前,在一级亲属中可有相似患者。

2.行为障碍　隐袭起病,缓慢发展,早期自知力及社会意识丧失。患者不注意卫生或表现小偷行为;有抑制力解除的早期征象,如无节制的性活动,暴力行为等;心理固化和固执;口欲过度,如暴食,大量吸烟,酗酒;刻板和重复行动;利用行为,如对环境中物体的无节制的探寻;注意力涣散;冲动;洞察力早期丧失。

3.情感症状　抑制解除,焦虑,过度悲伤,自杀和固定观念,妄想;疑病,古怪的躯体关注。上述症状出现于早期且逐渐消失。后出现情感冷漠,缺乏同情心;表情缺乏。

4.言语障碍　言语进行性减少;言语刻板;模仿言语及持续性言语;后期则出现缄默。

5.记忆障碍　早期即可出现记忆障碍,但临床常用的简明精神状态检查（MMSE）和 Mattis 痴呆等级量表得分在一段时间内仍保持在正常范围。记忆损害研究发现,疾病早期已有顺行性遗忘。老年痴呆症的言语记忆和空间记忆均受损,而额颞痴呆则无空间记忆的缺陷,据此可以与老年痴呆症相鉴别。

6.体征　患者可有躯体征,如早期出现原始反射及大小便失禁。晚期出现运动减少,肌强直及震颤;低血压和血压不稳。运动神经元病型可出现球麻痹,肌无力,肌束震颤等运动神经元病征象。

（二）电生理及影像学

脑电图正常是额颞痴呆的一个显著特征,并可依此与老年痴呆症、血管性痴呆及 Creutzfeldt－Jakob 病鉴别。

疾病早期,CT 或 MRI 可以正常或有不对称的额叶及颞叶前份萎缩,即使到疾病晚期脑萎缩仍以额及颞前区为主,很少累及颞叶中份。

额颞痴呆的 SPECT 和 PET 的研究同样显示选择性额及颞区的血流减少,而顶叶和枕叶血流相对完好。

四、诊断与鉴别诊断

1.诊断要点

(1)发病在 65 岁以前,在一级亲属中可有相似患者。

（2）隐袭起病，缓慢发展，行为障碍为主而记忆损伤次之。

（3）患者可有躯体征，运动神经元病型可出现球麻痹，肌无力，肌束震颤等运动神经元病征象。部分患者可出现运动减少，肌强直、震颤等锥体外系体征。

（4）脑电图正常。

（5）CT 或 MRI 显示叶及额颞叶前份萎缩。

（6）最后确诊及分型须依靠病理。

2. 鉴别诊断　额颞痴呆须与老年痴呆症、血管性痴呆、Lewy 包含体痴呆等鉴别，鉴别诊断参阅本章第二节 Alzheimer 病。

五、治疗及预后

目前尚无特异性治疗方法。可参照老年痴呆症的治疗试用对症治疗、神经介质替代剂、神经营养因子和神经细胞保护剂。

（吕辉）

第五节　Lewy 包涵体痴呆

Lewy 包涵体痴呆（dementia with Lewy body，DLB）系中枢神经系统变性病，临床主要表现为进行性痴呆、帕金森综合征及以视幻觉为突出代表的精神症状。病理特征为大脑皮层及皮层下核团弥散分布 Lewy 包涵体（Lewy body，LB）。Okazaki 等首先描述了 2 例患者的临床及病理改变，第一届 Lewy 包涵体痴呆国际工作会议统一了该病命名，称为 Lewy 包涵体痴呆。许多西方学者认为老年期痴呆中，Lewy 包涵体痴呆仅次于老年痴呆症而居于第二位。我国虽有少数 Lewy 包涵体在脑内分布的病理报告和个别病例的报道，但目前尚缺乏系统的、详细的临床病理资料。

一、病理

Lewy 包涵体（LB）是胞浆内球形的、嗜伊红神经源性包涵体，分为脑干型 LB 和皮质型 LB。脑干型 LB 直径多数在 $15\mu m$ 以上，极嗜伊红，有球形玻璃样致密的核心，环绕清晰的苍白"晕圈"，分布于脑干核团（黑质、蓝斑）、Meynert 基底核、下丘脑。皮质型 LB 直径小，较少嗜伊红，缺乏清晰的"晕圈"，用传统 HE 染色难以识别，应用针对泛素的抗体作免疫组化染色，其敏感性比 HE 染色增加 2 倍。皮质型 LB 见于较深层的中型、小型非锥体神经元中，多见于扣带回、脑岛皮层、查仁核和额叶皮层。常规免疫组化染色时，在 LB 中没有发现 Tau 蛋白。DLB 大多数有老年痴呆症的病理特点，如散在的老年斑及神经原纤维缠结，但比老年痴呆症要轻，最近发现，α-突触核蛋白是 LB 的成分之一，这是一种突触前神经末梢蛋白，在 DLB、帕金森病的 LB 中异常积聚，其标记阳性的 LB 中，泛有素、synaptophysin 和神经微丝（非 Tau 蛋白）标记亦阳性，而 Tau 蛋白标记阴性。

DLB 认知功能障碍的生理基础复杂，它与 LB 数、胆碱乙酰转移酶（choline acetytransferance，ChAT）活性、老年痴呆症理改变等有关。LB 积聚和 ChAT 耗竭产生 DLB 的中度痴呆，加上 AD 病理改变，则 DLB 的痴呆程度更加明显。

二、临床表现

DLB临床表现有3大组症状:波动性的进行性痴呆,自发性帕金森综合征的运动特征和精神症状。DLB可以痴呆或锥体外系症状起病,多在60岁之后起病,以锥体外系症状起病者,起病较早。男性多于女性,且预后差。

(一)痴呆

DLB患者的痴呆早期较轻,主要影响远事记忆,而老年痴呆患者主要影响近事记忆。与痴呆程度相同的老年痴呆患者相比,DLB患者在视空操作、执行功能、解决问题能力、言语流畅性方面受累更严重。DLB患者有皮质性痴呆特征(如失语、失用、失认),也有皮质下痴呆特征(如注意力减退和言语流畅程度受损)。

DLB患者认知障碍的一个重要特征是波动性,表现在定向、记忆、行为和言语,尤其是注意力和警觉性等方面的波动。这种波动性可在一天之内或数天之间。有的可白天过度嗜睡及行走时短暂意识障碍,并在无刺激环境中加重,而在新奇环境中反应及言语改善,但这种改善持续时间短暂。

(二)帕金森综合征运动特征(motor parkinsonism,MP)

在DLB中,50%以上有帕金森综合征运动特征,锥体外系症状可以是某些患者的起始表现,与原发性帕金森病很难区分,且均对左旋多巴有效。运动迟缓、肌强直多见;低音调言语、面具脸、前倾姿势、慢细碎步态亦不少见;静止性震颤和症状的左右不对称性较为少见。Mckeith等建议,若在锥体外系症状后12个月内出现痴呆,可能为DLB;超过12个月者,宜诊断为帕金森病合并痴呆。DLB自发出现的帕金森综合征多数提示预后不良。

(三)精神症状

精神症状见于绝大多数DLB患者,以视幻觉最多见,谵妄及抑郁也不少见。视幻觉可反复发生,形式完整,内容具体。患者对其反应有害怕、愉悦或漠不关心,并有一定认知力。谵妄多有固定的、复杂的、稀奇古怪的内容。DLB谵妄发生率比老年痴呆症和帕金森病均高。抑郁发生率高于老年痴呆症,而与帕金森病无区别。

其他临床表现如对精神抑制药副反应的高敏感性亦是DLB的一个特征。在最近一个前瞻性研究中提示,DLB痴呆患者使用精神抑制药后,智能衰退更快,这可能与精神抑制药的抗胆碱能作用,使注意力减低有关。但皮质Lewy小体病理并不能解释精神抑制药与智能的更快减退有关。另还有反复摔倒,晕厥和短暂意识丧失等表现。

实验室检查:影像学检查无特异性,仅有鉴别诊断意义。DLB患者早期脑电图可发生非特异性改变。SPECT检查,DLB患者有双颞叶皮层低灌注,也可有枕叶低灌注。另外患者脑脊液中高香草酸明显降低。

三、诊断与鉴别诊断

(一)诊断

根据第一届DLB国际会议上提出的标准,其诊断的中心特点是进行性加重的、影响正常社会社交和职业能力的认知功能减退。以下诸特征中有两点可拟诊DI.B:①波动性的认知障碍伴明显注意和警觉改变;②反复发作形式完整、内容具体的视幻觉;③自发性帕金森综合征的运动特征(表1—4—4)。

表 1-4-4　Lewy 体型老年性痴呆的诊断标准

1. 累及记忆和高级皮层功能的波动性认知障碍。反复用认知量表或日常生活能力检测可确定其认知障碍。其波动性像谵妄那样以发作性迷乱和清醒期相交替为特征

2. 至少有下列之一：

① 常伴有妄想的视或听幻觉

② 轻度锥体外系特征或对神经安定药敏感综合征

③ 反复找不到原因的跌倒或短暂的意识模糊或丧失

3. 有波动，但与谵妄不同，其临床特征持续较长的时期（数以周或月计）

4. 通过适当的检查和观察，除外了可引起其波动性认知障碍的躯体性疾病

5. 脑影像学检查无脑缺血或结构性损害的证据，否认有卒中史

（二）鉴别诊断

DLB 需要与老年痴呆症、血管性痴呆、额颞痴呆、帕金森病、Creutzfelde-Jacob 病、进行性核上性麻痹相鉴别。

1. 帕金森病　DLB 锥体外系症状可以是某些患者的起始表现，且均对左旋多巴有效，与原发性帕金森病很难区分。静止性震颤和症状的左右不对称性较帕金森病少见。帕金森病早期不出现痴呆，若锥体外系症状后 12 个月内出现痴呆，可能为 DLB；超过 12 个月者，宜诊断为帕金森病合并痴呆。

2. Creutzfelde-Jacob 病　又称亚急性海绵状脑病、皮层-纹状体-变性，现在认为属朊蛋白病。中年起病，以迅速进行性痴呆为突出表现，可伴有锥体束、锥体外系及小脑受累征象，若脊髓受累可见广泛肌萎缩。此病另一个临床特点是持续进展，多在 1 年内死亡，确诊依靠病理学检查发现脑组织海绵样变性。

3. 进行性核上性麻痹　一种原因未明的中枢神经变性病，主要累及皮层下结构，包括苍白球、丘脑底核、中脑的红核、黑质及导水管周围灰质。主要的临床表现是：

（1）50～70 岁发病，表现为运动减少、肌强直、偶见震颤的帕金森综合征。

（2）特征性的核上性眼球运动障碍，特别是垂直运动障碍（尤其向下）。

（3）假性球麻痹。

（4）轻、中度痴呆。

（5）影像学检查：脑干、小脑局限性萎缩。

四、治疗及预后

对 DLB 的治疗是对症处理，包括提高记忆力（如用增加胆碱能系统功能药物，包括毒蕈碱乙酰胆碱 M_1 受体激动剂和胆碱酯酶抑制剂，如盐酸多奈哌齐），抗帕金森症状（小剂量多巴制剂，如美多巴），治疗精神症状（精神抑制药改善幻觉，5-羟色胺再吸收抑制剂抗抑郁）。

DLB 系中枢神经系统变性病，目前尚无特异性治疗，预后较差。自然病程在 1～20 年之间，多数学者认为 DLB 较 AD 病程短而进展迅速。

（吕辉）

第六节 弥漫性神经原纤维缠结伴钙化症

弥漫性神经原纤维缠结伴钙化症(diffuse neurofibrilary tangles with calcification, DNTC)是近来发现的一种少见的变性痴呆,到目前为止仅有 28 例报道,曾被称为"皮克病合并阿尔茨海默病"、"非阿尔茨海默病和非皮克型痴呆伴 Fahr 综合征"。"非阿尔茨海默病和非皮克型痴呆伴 Fahr 综合征"概括了本病的特点,即临床表现与老年痴呆症相似—皮层性痴呆;影像学与 Pick 病相似—颞叶和额叶占优势的脑萎缩,但同时有 Fahr 综合征的特征—脑内广泛钙化;病理学表现大脑皮质含大量神经原纤维缠结,但是没有老年斑和皮克小体。

一、病因与发病机制

DNTC 是一种病因和发病机制不明的变性痴呆。最近已将伴有 Tau 蛋白异常的疾病统称为 Tau 病,DNTC 也因为广泛存在神经原纤维缠结而属于 Tau 病的一种。DNTC 和 Tau 蛋白异常也出现于神经胶质细胞中,但由于缺乏特异性,因此认为 DNTC 系原发性神经元变性疾病。DNTC 的主要病理变化神经原纤维缠结与 Fahr 病样钙化之间的关系也不明。曾有人提出高血压所致的血管变化可能为弥漫性神经原纤维缠结伴钙化症的本质。然而,已报道的病例多数并无高血压。目前,DNTC 的病因和发病机制尚未明了,有待积累病例进一步研究。

二、病理

DNTC 大体解剖上与 Pick 病相似,呈现局限性脑萎缩,特别以颞叶为显著,其次为额叶。但萎缩的范围比 Pick 病广泛,包括海马区域在内的颞叶皮质和白质,颞叶白质的萎缩导致侧脑室下角扩大。镜下有以下特征:

1. 变性 重度萎缩的部位镜下可见皮质全层出现严重的神经元脱失,海绵状态以及大量星形胶质细胞增生。萎缩较轻的皮质中同样的变化可出现于皮质的第 2～3 层。这些所见为变性疾患共同的非特异性变化。

2. 神经原纤维缠结 神经原纤维缠结是老年痴呆症的病理特征之一,DNTC 与老年痴呆症相似,大脑皮质含大量神经原纤维缠结。这些神经原纤维缠结与老年痴呆症具有相同的特点:

(1)分布区域相同,多出现在海马、查仁核、Meynert 基底核及下丘脑。

(2)电子显微镜下同样是由双股螺旋状细丝构成。

(3)免疫组化显示抗 Tau 蛋白染色阳性。

因此,DNTC 与老年痴呆症的神经原纤维缠结有着共同的抗原性。

3. 钙沉着 DNTC 的病理特征之一为病理性钙沉着,实际上是病变蛋白(含有丰富蛋白的血管渗出物)的沉着,因此称为假性钙化。钙化部分是假性钙化的继发性钙沉着,其化学成分为糖蛋白和酸性黏多糖为基质的钙和铁的沉着。钙沉着常见于大脑皮质和白质、小脑皮质、苍白球、小脑齿状核。DNTC 钙沉着的分布特点和化学性质与 Fahr 病是一致的,但程度较轻。这种钙沉着对脑组织的损害较轻,但是其出现在疾病的早期,因此 CT 有重要诊断意义。

4.无老年斑和 Pick 小体　这一病理特点使 DNTC 区别于老年痴呆症和 pick 病。另外,约半数病理解剖病例报道伴有脑梗死灶以及白质血管出现玻璃样小动脉硬化。

三、临床表现

(一)临床特点

DNTC 是一种少见的变性痴呆。到目前为止,28 例报道中 23 例系病理报道,仅 5 例临床病例报道。DNTC 绝大多数老年前期发病,平均发病年龄 54 岁(42～68 岁),平均死亡年龄62.9 岁(48～79 岁),平均病程 10.2 年(3～24 年),男女患者比例为 1.0：3.7,以女性为多。所报道的 28 例均无家族史。DNTC 临床经过比老年痴呆症和 pick 病缓慢,也可分为早期、中期和晚期。

1.早期　首发症状和早期经过与 AD 相似,多以遗忘发病,缓慢出现进行性的铭记和记忆障碍。部分患者以精神症状发病,表现为性格变化,易激惹、反社会行为、不洁行为、幻觉和妄想等。由于精神症状明显,临床上常被诊断为 pick 病。一般情况下病程缓慢,空间定向力尚好。

2.中期　随着病情的加重,可出现高度的记忆障碍以及明显的定向和认知障碍。与 AD不同的是失用,视觉空间失认和结构性失用等大脑局灶性症状在 DNTC 中不明显,言语障碍表现为语量减少,遗忘性失语,有时还表现有感觉性失语,重复和刻板语言。从早期开始的pick 病样人格变化,易激惹、攻击性、多动以及徘徊等颞叶症状不如 pick 病严重,没有不知羞耻的行为。另外也可出现疏懒、淡漠、自发性低下等额叶症状。颞叶症状和额叶症状可同时出现。

3.晚期　本病伴随的神经症状较少。从中期开始可出现肌强直、震颤、碎步以及动作缓慢等帕金森症状。末期可出现吞咽困难、原始反射、四肢屈曲、完全失语以及卧床不起,最终呈去皮质状态。这种末期的临床表现像老年痴呆症和 Pick 病一样,因此 DNTC 也是皮质性痴呆。

(二)实验室检查

头部 CT 和 MRI 检查所见为颞叶和额叶占优势的脑萎缩以及两侧的基底核和小脑齿状核的钙化。单光子发射计算机断层摄影术(SPECT)和正电子发射体层摄影术(PET)检查表现为颞叶和额叶脑血流量减少。EEG 检查除弥漫性慢波以外无特异变化。血液生化学检查无明显异常,血清中的钙和磷正常。内分泌检查显示甲状旁腺功能正常。

四、诊断与鉴别诊断

(一)DNTC 临床诊断标准

1.老年前期以记忆障碍发病。

2.缓慢进行性加重的皮质性痴呆。

3.神经放射线学的特征为颞叶和额叶占优势的局限性脑萎缩以及 Fahr 病样钙化。

4.血清中的钙和磷正常。

因此,结合其临床和神经放射线学的特征可以做出临床诊断。确诊须依靠病理检查。

(二)鉴别诊断

1.老年痴呆症和额颞痴呆 DNTC临床上难与老年痴呆症和额颞痴呆鉴别,神经影像学的Fahr病样钙化可与老年痴呆症和额颞痴呆区分。

2.Fahr病 DNTC的痴呆表现和脑内多灶钙化与Fahr病相似,以下特点可帮助鉴别:

(1)Fahr病常有家族史。

(2)Fahr病常有锥体外系受损的表现。

(3)Fahr病神经放射学缺少颞叶和额叶占优势的局限性脑萎缩。

五、治疗及预后

DNTC是一种病因和发病机制不明的变性痴呆,目前尚无特异性治疗。预后欠佳,但临床经过比老年痴呆症和Pick病缓慢,自然病程平均10年左右。

(吕辉)

第五章 头痛

第一节 偏头痛

偏头痛是临床最常见的原发性头痛,患病率高,通常认为在5%～10%。其临床特征是病程长、呈发作性、多为偏侧、偶为双侧或两侧交替出现、搏动样头痛、程度为中重度,一般持续数小时至3～5d不等,每次发作的部位、疼痛程度和持续时间可不一致,偶伴有恶心、呕吐。光声刺激、不良情绪和日常活动均可加重头痛,安静环境、休闲尤其是睡眠,可有效缓解头痛。

一、病因

偏头痛的病因目前尚不明确,综合来看与下列因素有关。

(一)内因

偏头痛具有遗传易感性,约60%的偏头痛患者有家族史,其亲属出现偏头痛的风险是一般人群的3～6倍。家族性偏头痛(familial hemiplegie migraine,FHM)呈高度外显率的常染色体显性遗传,FHM-Ⅰ为CACNAIA基因突变,定位在19p13;FHM-Ⅱ为ATP1A2基因突变,定位在1q21-31;FHM-Ⅲ为SCNIA基因突变,定位在2q24。本病女性多于男性,多在青春期发病,月经期容易发作,妊娠期或绝经后发作减少或停止。提示内分泌和代谢因素参与偏头痛的发作。

(二)外因

偏头痛发作可由进食某些食物和药物所诱发。如包括含酪胺的奶酪、含亚硝酸盐的肉类和腌制食品、含苯乙胺的巧克力、含谷氨酸钠的食品添加剂及葡萄酒等;药物包括口服避孕药和血管扩张剂如硝酸甘油等。环境因素如高温、寒冷、噪音、强光、强电磁辐射、过劳、应激以及应激后的放松、睡眠过度或过少、禁食水、紧张、情绪不稳等也是偏头痛的诱发因素。

二、发病机制

偏头痛的发病机制没有定论,目前有说服力的主要有以下学说。

(一)血管学说

认为偏头痛是原发性血管疾病。颅内血管收缩引起偏头痛先兆症状,如眼前发黑、视物模糊、困乏烦躁等,随后由于循环不畅,导致各种代谢产物在血管外堆积,刺激血管扩张导致搏动性的头痛产生。颈动脉压迫、血管收缩剂麦角生物碱如麦角胺咖啡因可缓解偏头痛支持这一理论。

(二)神经学说

认为偏头痛是原发性神经功能紊乱性疾病。偏头痛先兆是由扩展性皮层抑制(cortical spreading depressing,CSD)引起。CSD是指各种有害刺激引起的起源于大脑后部皮质(枕叶)的神经电活动抑制带,此抑制带向临近皮质扩展,并伴随出现扩展性血量减少(spreading oligemia);并非是按照脑动脉分布扩展,而是按照大脑皮质细胞构筑模式进行,向前扩展一般不超过中央沟。CSD能很好地解释偏头痛先兆症状。另外,5-羟色胺(5-HT)能神经元广泛地分布于脑中,许多有效抗偏头痛药可作为中枢性5-HT受体激动剂或部分激动剂起作用,这提示神经功能紊乱参与偏头痛的发作过程。

(三)三叉神经血管学说

是近年来最为流行并受到广泛重视的理论。其解剖生理基础是三叉神经血管复合体；颅内痛觉敏感组织如脑血管、脑膜血管、静脉窦，其血管周围神经纤维随三叉神经眼支进入三叉神经节，或从后颅窝进入 1、2 颅神经(C_1、C_2)后根；两者在三叉神经节和 C_1、C_2 脊神经节换元后，发出神经纤维至三叉神经颈复合体，后者由三叉神经脊束核尾端与 C_1、C_2 后角构成；三叉神经颈复合体发出神经纤维，经脑干交叉后投射至丘脑。该学说的周围疼痛机制认为三叉神经节损害可能是偏头痛产生的神经基础。当三叉神经节及其纤维受刺激后，可引起 P 物质、降钙素基因相关肽(calcitonin gene—related peptid，CGRP)和其他神经肽释放增加。这些活性物质作用于临近脑血管壁，可引起血管扩张而出现搏动性头痛，还可使血管通透性增加，血浆蛋白渗出，产生无菌性炎症，并刺激痛觉纤维传入中枢，形成恶性循环。已有研究显示，5—HT 受体激动剂曲普坦类制剂可通过作用于三叉神经颈复合体的 5—HT1B、5—HT1D 和 5—HT1F 受体，终止偏头痛急性发作；CGRP 受体拮抗剂微量渗入三叉神经颈复合体可有效抑制三叉神经血管系统痛觉信息的传递；曲普坦类微量渗入丘脑腹后内侧核后，也可通过 5—HT1B 或 5—HT1D 受体终止头痛发作。

三、临床表现

偏侧头痛是此病的突出症状，多自幼起病，中青年期达发病高峰，多以失眠、劳累、饮酒或不良情绪刺激为诱因，疼痛多位于头部一侧，以颞部最突出，呈波动性跳疼，以中、重度者居多，严重者因难以忍受甚至有自杀的念头和行动，多数患者伴有恶心，少数可有呕吐，持续时间为数小时至 3～5d，轻者经睡眠后可以缓解，重者需经医治。此病可呈周期性发作，亦有间歇期长达数月甚至数年，女性多见，男女患者比例约为 1：(2～3)，常有遗传背景。

2004 年 HIS 制定的偏头痛分型见表 1—5—1。

表 1—5—1　HIS 制定的偏头痛分型

1.无先兆偏头痛
2.有先兆偏头痛
2.1 伴典型先兆的偏头痛性头痛
2.2 伴典型先兆的非偏头痛性头痛
2.3 典型先兆不伴头痛
2.4 家族性偏瘫性偏头痛
2.5 散发性偏瘫性偏头痛
2.6 锥底型偏头痛
3.常常偏头痛前驱的儿童周期性综合征
3.1 周期性呕吐
3.2 腹型偏头痛
3.3 良性儿童期发作性眩晕
4.视网膜性偏头痛
5.偏头痛并发症
5.1 慢性偏头痛
5.2 偏头痛持续状态
5.3 无死梗的持续先兆
5.4 偏头痛性死梗
6.很可能的偏头痛
6.1 很可能的无先兆偏头痛
6.2 很可能的有先兆偏头痛
6.3 很可能的慢性偏头痛

（一）偏头痛

是最常见的偏头痛类型，约占80％。临床表现为反复发作的一侧或双侧额颞部搏动性疼痛，疼痛持续时间不等，诱因亦不固定，常伴有烦躁、恶心、呕吐、畏光、畏声、出汗、全身不适、头皮触痛等症状。在女性患者中多与月经有明显的关系。

（二）有先兆偏头痛

约占偏头痛患者的10％。部分患者发作前数小时至数日可有烦躁、倦怠、注意力不集中的等前驱症状。其突出的临床表现是，在头痛之前或头痛发生时，先兆是可逆的局灶性神经系统症状，多为视觉异常，其次是感觉、言语和运动的缺损。最常见为视觉先兆，为双眼同向症状，如视物模糊、暗点、闪光、亮点亮线或视物变形；偶为感觉症状多呈面一手区域分布；语言和动作先兆少见。先兆症状一般在5～20min逐渐明显，持续不超过60min；多为一种先兆症状，偶有不同先兆接连出现。头痛在先兆同时或60min内可发生，表现为一侧或双侧额颞部或眶眼后搏动性疼痛，常伴有恶心、呕吐、畏光或畏声、面色苍白出汗，烦躁和疲劳感，偶见颞动脉突出、颜面部水肿等。活动、言语交谈及不良情绪刺激均能使症状加重，休息尤其是睡眠可缓解。头痛可持续4～72h，消退后可有疲劳、倦怠、烦躁、无力和食欲差等症状，多在1～2h后常可好转。

1. 伴典型先兆的偏头痛性头痛　为最常见的有先兆偏头痛类型，先兆表现为完全可逆的视觉，感觉或语言症状，但无肢体无力即为伴典型先兆的偏头痛。若与先兆同时或先兆后60min内发生的头痛表现不符合偏头痛特征，则称为伴典型先兆的非偏头痛性头痛；当先兆后60min内不出现头痛，则称为典型先兆不伴头痛。后两者应注意与短暂性脑缺血性发作相鉴别。

2. 偏瘫性偏头痛　临床少见。先兆除必须有运动无力症状外，还应包括视觉、感觉和语言3种先兆之一，先兆症状持续5min～24h，症状呈完全可逆性，在先兆同时或先兆60min内出现符合偏头痛特征的头痛。如在偏瘫性偏头痛患者的一级或二级亲属中，至少有一人具有包括运动无力的偏头痛先兆，则称为家族性偏瘫性偏头痛；若无，则称为散发性偏瘫性偏头痛。

3. 基底型偏头痛　单纯的基底型偏头痛临床更是罕见。先兆症状明显源自于脑干和（或）两侧大脑半球，临床可见构音障碍、眩晕、耳鸣、听力减退、复视、双眼鼻侧及颞侧视野同时出现视觉症状、共济失调、意识障碍、双侧同时出现感觉异常，但无运动无力症状。在先兆同时或先兆60min内出现符合偏头痛特征的头痛，常伴恶心、呕吐。

（三）视网膜性偏头痛

为反复发生的完全可逆的单眼视觉障碍，包括闪烁、暗点或失明，并伴偏头痛的发作，在发作间期眼科检查正常。与基底型偏头痛视觉先兆症状积累几双眼不同，视网膜性偏头痛视觉状况仅局限于单眼，不伴有脑干或大脑半球的神经缺失或刺激状况。

（四）常为偏头痛前驱的儿童周期性综合征

可视为偏头痛等位症，临床可见周期性呕吐、反复发作的腹部疼痛伴恶心呕吐即腹型偏头痛、良性儿童期发作性眩晕。发作时不伴有头痛，随着时间的推移可发生偏头痛。

（五）偏头痛并发症

1. 慢性偏头痛　偏头痛每月头痛发作超过15d，连续3个月或3个月以上，并排除药物过量及头颅其他器官病变如副鼻窦炎等引起的头痛,可考虑为慢性偏头痛。

2.偏头痛持续状态 偏头痛发作持续时间≥72h,而且头痛程度较严重,但其间可有因睡眠或药物应用获得的短暂缓解期。

3.无梗死的持续先兆 只有先兆偏头痛患者在一次发作中出现一种先兆或多种先兆症状持续1周以上,多为双侧性;本次发作其他症状与以往发作类似;须神经影像学排除脑梗死病灶。

4.偏头痛性梗死 极少数情况下偏头痛先找可触发痫性发作,且痫性为偏头痛性梗死。

5.偏头痛诱发的痫样发作 极少数情况下偏头痛先兆症状可触发痫性发作,且痫性发作发生在先兆症状中或1h以内。

(六)眼肌麻痹性偏头痛

临床表现为反复发作的偏头痛样头痛,头痛发作同时或4d内出现头痛侧眼肌麻痹,动眼神经最常受累,常有上睑下垂、瞳孔扩大,部分病例可同时累及滑车和展神经。眼肌麻痹性偏头痛患者头痛持续1周或1周以上,头痛至出现眼肌麻痹的潜伏期可最长可达4d。部分患者MRI增强扫描可提示受累动眼神经有反复发作的脱髓鞘改变。此类患者建议按照脱髓鞘病处理。

四、诊断

根据偏头痛发作的临床表现、神经系统查体、家族史,通常可作出临床诊断。脑部CT、CTA、MRI、MRA、LP检查可以排除脑血管疾病、颅内动脉瘤、占位性病变和颅内炎症等颅内器质性疾病。2004年HIS制定偏头痛诊断标准如下。

1.无先兆偏头痛诊断标准

(1)符合(2)~(4)特征的至少5次发作。

(2)头痛发作(未经治疗或治疗无效)持续4~72h。

(3)至少有下列中的2项头痛特征:①单侧性;②搏动性;③中或中度头痛;④日常活动(如步行或上楼梯)会加重头痛,或头痛时会主动避免此类活动。

(4)头痛过程中至少伴有下列1项:①恶心和(或)呕吐;②畏光、畏声。

(5)不能归因于其他疾病。

2.伴典型先兆的偏头痛性头痛诊断标准

(1)符合(2)~(4)特征的至少2次发作。

(2)先兆至少有下列的1种表现,但没有运动无力症状:①完全可逆的视觉症状,包括阳性表现(如闪光、亮点或亮线)和(或)隐形表现(如视野缺损);②完全可逆的感觉异常,包括阳性表现(如针刺感)和(或)阴性表现(如麻木);③完全可逆的言语功能障碍。

(3)至少满足以下2项:①同向视觉症状和(或)单侧感觉症状;②至少1个先兆症状逐渐发展的过程≥5min,和(或)不同的先兆症状接连发生,过程≥5min;③每个先兆状态持续5~60min。

(4)在先兆症状同时在先兆发生后60min内出现头痛,头痛符合无先兆偏头痛诊断标准中的(2)~(4)项。

(5)不能归因于其他疾病。

五、鉴别诊断

(一)丛集性头痛

是一侧眼眶周围发作性剧烈疼痛,持续15min～3h,发作从隔天1次到每日8次。反复密集发作是其突出的特征,为单侧头痛,伴有同侧结膜充血、流泪、流涕、前额和面部出汗和Horner征等临床表现。

(二)紧张型头痛

是双侧枕部或全头部紧缩性或压迫性头痛,多为持续性,偶为阵发性、搏动性头痛,很少伴有恶心、呕吐。常见于青、中年女性,不良情绪刺激和其他心理因素可加重头痛症状。

(三)Tolosa－Hunt综合征

传统称为痛性眼肌麻痹,临床特点是阵发性眼球后及眶周的顽固性胀痛、刺痛或撕裂样疼痛,伴有动眼、滑车和(或)展神经麻痹,眼肌麻痹可与疼痛同时出现或疼痛发作后2周内出现,MBI或活检可发现海绵窦、眼上裂或眼眶内有肉芽肿病变。本病属于良性疾病,持续数周后能自行缓解,可反复发作,糖皮质激素治疗疗效明显。

(四)症状性偏头痛

是指由于头颈部血管性病变导致的头痛如缺血性脑血管疾病、脑出血、未破裂的囊状动脉瘤和动静脉血管畸形、颅内肿瘤、颅内感染、头颅其他器官病变等导致的头痛。这些继发性头痛在临床上也可表现为类似偏头痛性质的头痛,可伴有恶心、呕吐、但无典型偏头痛发作过程,大多有局灶性神经功能缺失或刺激症状,颅脑影像学检查可发现病灶。由于内环境紊乱的头痛如高血压危象、高血压脑病、子痫或先兆子痫等,多表现为双侧搏动性头痛,头痛的发生与血压升高密切相关,神经影像学检查可发现脑组织肿胀等改变。

(五)药物过量使用性头痛

属于继发性头痛。药物过量主要是指使用过于频繁且规则,如每月或每周有相对固定时间。临床常见每月规则服用麦角胺、曲普坦、鸦片类药物等多10d或单纯止痛药多15d,连续3个月以上,在上述药物过量使用期间头痛发生或明显恶化。头痛发生与药物有关,可呈类偏头痛样或同时具有偏头痛和紧张型头痛性质的混合性头痛,头痛在药物停止使用后2个月内缓解或回到原来的头痛模式。药物过量使用性头痛对预防性治疗措施无效。

六、治疗

治疗目的减轻和终止头痛的发作,缓解消除伴发症状,预防头痛复发。传统治疗是以药物治疗为主要手段,而现代医学更强调非药物治疗。非药物治疗主要是加强宣教,使患者了解偏头痛的发病机制和防治措施,帮助患者树立信心,确立正确的防治观念和目标,保持健康的生活方式,寻找避免各种偏头痛诱因。

(一)发作期的治疗

临床治疗偏头痛应越早越好,如果能够在先兆症状发生时积极治疗,就有可能阻止头痛的发作,减轻患者的痛苦。治疗药物包括非特异性止痛药如非甾体类抗炎药(nonsteroidal antiinflammatory drugs,NSALDS)和阿片类药物,特异性药物如麦角类制剂和曲普坦类药物(表1－5－2)。药物选择应根据头痛程度、发作频率、患者的年龄和体重、伴随症状、既往用药反应等综合考虑,目前普遍采用的是阶梯法、分层选药,进行个体化治疗。

表1-5-2　偏头痛治疗药物

药物	用法用量	日最大剂量	半衰期(小时)
麦角类制剂			
麦角胺	1~2mg PO/SL/PR	6mg PO/SL/PR	2
二氢麦角胺	1~2mg IM	4mg IM	2.5
	1~3mg PO	9mg PO	
曲普坦类			
舒玛曲普坦	6mg SC	12mg SC	2
	25~100mg PO	300mg PO	
那拉曲普坦	2.5mg PO	5mg PO	5.0~6.3
利扎曲普坦	5~10mg PO	30mg PO	2
佐米曲普坦	2.5~5mg PO	10mg PO	3
阿莫曲普坦	6.25~12.5mg PO	25mg PO	3.5

1.轻一中度头痛　单用 NSAIDS(如对乙酰氨基酚、萘普生、布洛芬)等可有效,如无效再用偏头痛特异性治疗药物。阿片类制剂如哌替啶对确诊偏头痛急性发作亦有效,因其具有成瘾性,不推荐常规用于偏头痛的治疗,但对于有麦角类制剂或曲普坦类应用禁忌的病,如合并有心脏病、周围血管病或妊娠期偏头痛,则可给予哌替啶治疗以终止偏头痛急性发作。

2.中一重度头痛　可直接选用偏头痛特异性治疗药物以尽快改善症状,部分患者虽有严重头痛但以往发作对 NSAIDS 反映良好者,仍可选用 NSAIDS。①麦角类制剂:为 5-HT,受体非选择性激动剂,药物有麦角胺(ergotamine)和二氢麦角胺(dihydroergotamine,DHE),能终止偏头痛的急性发作。②曲普坦类:为 $5-HT_{1B/1D}$ 受体非选择性激动剂,可能通过收缩脑血管、抑制周围神经和"三叉神经颈复合体"二级神经元的神经痛觉传递,进而发挥止痛作用。常用药物有舒玛曲普坦那拉曲普坦利扎曲普坦、佐米曲普坦阿莫曲普坦。麦角类和曲普坦类药物不良反应包括恶心、呕吐、心悸、烦躁、焦虑、周围血管收缩,大量长期应用可引起高血压和肢体缺血性坏死。以上两类药物具有强力的血管收缩作用,严重高血压、心脏病和孕妇或者均为禁忌。另外,如麦角类和曲普坦类药物应用过频,则会引起药物过量使用性头痛,为避免这种情况发生,建议每周用药不超过 2~3d。

近年来发展起来的 CGRP 受体拮抗剂有望成为终止偏头痛急性发作安全有效的特异性药物。

3.伴随症状　恶心、呕吐是偏头痛最常见的伴随症状,也是药物常见的不良反应,因此合用止吐剂(如甲氧氯普胺 10mg 肌内注射)是必要的,对于严重呕吐者可给予小剂量奋乃静、氯丙嗪。有烦躁者可给予苯二氮䓬类药物以促使患者镇静和入睡。

(二)预防性治疗

适用于:①频繁发作,尤其是每周发作 1 次以上严重影响日常生活和工作的患者;②急性期治疗无效,或因副作用和禁忌证无法进行急性期治疗者;③可能导致永久性神经功能缺损的特殊变异型偏头痛,如偏瘫性偏头痛、基底型偏头痛或偏头痛性梗死。

临床用于偏头痛预防的药物(表1-5-3)包括:①β-肾上腺素能受体阻滞剂,如普萘洛尔、美托洛尔；②钙离子拮抗剂，如氟桂利嗪、维拉帕米；③抗癫痫药，如丙戊酸、托吡酯加巴喷丁；④抗抑郁药，如阿米替林、丙米嗪、氟西丁；⑤5-HT 受体拮抗剂，如苯噻啶。其中，普萘洛尔、阿米替林和丙戊酸 3 种在结构上无关的药物，是预防性治疗的支柱，一种药物无效可选用另一种药物偏头痛的预防包括改善生活习惯、避免不良药物、注意环境和气温变化等。

表 1-5-3　偏头痛预防性治疗常用药物

药物	用法用量	不良反应	注意事项
β-肾上腺素能受体阻滞剂			
普萘洛尔	10～60mg/次，2 次/d	抑郁、低血压不能耐受活动、阳痿等	应从小剂量开始，缓慢增加剂量，以心率≥60 次/min 为限；哮喘、房室传导阻滞、心衰竭者禁忌
美托洛尔	100～200mg/次，1 次/d		
钙离子拮抗剂			
氟桂利嗪	5～10mg/次，1 次/睡前	疲劳感、体重增加、抑郁、锥体外系症状	
维拉帕米	160～320mg/d	便秘、下肢水肿、房室传导阻滞	从小剂量开始
抗癫痫药			
丙戊酸	400～600mg/次，2 次/d	嗜睡、体重增加、脱发、震颤、肝功能损害	
托吡酯	25～200mg/d	意识模糊、感觉异常、认知障碍、体重减轻、肾结石	
加巴喷丁	900～1800mg/d	疲劳感、头昏	
抗抑郁药			
阿米替林	25～75mg/d，睡前	嗜睡	
5-HT 受体拮抗剂			
苯噻啶	0.5～3mg/d	嗜睡、体重增加	

七、偏头痛的预防及预后

临床实践证实，给予患者科学的指导和认真查找相关诱因，就能够减少或避免头痛的发作。包括改善不良生活习惯如酗酒、睡眠不足或过长、注意情绪变化等，避免服用不良药物如血管扩张药物、大量服用镇痛或神经兴奋药物、避孕药等，注意环境和气温变化如噪音、强光、时差、忽冷忽热及强烈气味等。

偏头痛患者的预后良好。大多数偏头痛患者可随年龄的增长而症状逐渐缓解。

（吕　辉）

第二节　紧张型头痛

紧张型头痛以往称紧张性头痛或肌收缩性头痛,是双侧枕部或全头部紧缩性或压迫性头痛。约占头痛患者的 40%,是临床最常见的慢性头痛。

一、病因与发病机制

病理生理学机制尚不清楚,目前认为"周围性疼痛机制"和"中枢性疼痛机制"与紧张型头痛的发病有关。"周围性疼痛机制"认为,紧张型头痛患者由于颅周肌肉或肌筋膜结构收缩或缺血、细胞内外钾离子转运异常、炎症介质释放增多等,颅周肌筋膜组织痛觉敏感度明显增加,易引起颅周肌肉或肌筋膜结构的紧张和疼痛,它在发作性紧张型头痛的发病中起重要作用,"中枢性疼痛机制"可能是引起慢性紧张型头痛的重要机制。慢性紧张型头痛患者由于脊髓后角、三叉神经核、丘脑、皮质等功能和(或)结构异常,对触觉、电和热刺激的痛觉阈明显下降,易产生痛觉过敏。中枢神经系统功能异常可有中枢神经系统单胺能递质慢性或间断性功能张。神经影像学研究证实慢性紧张型头痛患者存在灰质结构容积减少,提示紧张型头痛患者存在中枢神经系统结构的改变。另外,应激、紧张、抑郁等也有与持续性颈部及头痛肌肉收缩有关,也能加重紧张性头痛。

二、临床表现

患者病前有不良情绪史,多在 30 岁左右发病,随着年龄的增长患病率增加,两性均可患病,女性稍多见。头痛多位于两额及枕、颈部,呈持续性钝痛,患者常诉头部有紧箍感和重压感,一般不伴恶心和呕吐。许多患者可伴有头昏、失眠、焦虑或抑郁等症状。偶有患者出现恶心、畏光或畏声等症状。体检可发现疼痛部位肌肉触痛或压痛点,少数患者牵拉头发也有疼痛,颈肩部肌肉有僵硬感,捏压时肌肉感觉舒适。紧张型头痛患者头痛期间日常生活与工作常不受影响。传统上认为紧张型疼痛与偏头痛是不同的两种疾病,但部分病例却兼有两者的头痛特点。

三、诊断

根据患者的临床表现和神经系统检查有肌肉压痛点等,排除颅颈部疾病如颈椎病、占位性病变和炎症性疾病等,通常可以诊断。HIS 最新紧张型头痛诊断标准如下。

1. 偶发性发作性紧张型头痛诊断标准

(1)符合(2)~(4)特征的至少 10 次发作;平均每月发作<1d;每年发作<12d。

(2)头痛持续 30min~7d。

(3)至少有下列中的 2 项头痛特征:①双侧头痛;②性质为压迫感或紧箍样(非搏动样);③轻或中度头痛;④日常生活(如步行或上楼梯)不会加重头痛。

(4)符合下列 2 项:①无恶心或呕吐;②畏光、畏声中不超过 1 项。

(5)不能归因于其他疾病。

根据触诊颅周肌肉是否有压痛可分为与颅周肌肉紧张有关的偶发性发作性紧张型头痛、与颅周肌肉紧张无关的的偶发性发作性紧张型头痛两类。

2.频发性发作性紧张型头痛诊断标准

（1）符合（2）～（4）特征的至少 10 次发作；平均每月发作≥1d 而≤15d,至少 3 个月以上；每年发作≥12d 而<180d。

（2）头痛持续 30min～7d。

（3）至少有下列中的 2 项头痛特征：①双侧头痛；②性质为压迫感或紧箍样（非搏动样）；③轻或中度头痛；④日常生活（如步行或上楼梯）不会加重头痛。

（4）符合下列 2 项：①无恶心或呕吐；②畏光、畏声中不超过 1 项。

（5）不能归因于其他疾病。

根据触诊颅周肌肉是否有压痛可分为与颅周肌肉紧张有关的频发性发作性紧张型头痛、与颅周肌肉紧张无关的频发性发作性紧张型头痛两类。

3.慢性紧张型头痛诊断标准

（1）符合（2）～（4）特征的至少 10 次发作；平均每月发作≥15d,3 个居以上；每年发作≥180d。

（2）头痛持续 30min～7d。

（3）至少有下列中的 2 项头痛特征：①双侧头痛；②性质为压迫感或紧箍样（非搏动样）；③轻或中度头痛；④日常生活（如步行或上楼梯）不会加重头痛。

（4）符合下列 2 项：①畏光、畏声、轻度恶心中不超过 1 项；②无中一重度恶心和呕吐。

（5）不能归因于其他疾病。

根据触诊颅周肌肉是否有压痛可分为与颅周肌肉紧张有关的慢性紧张型头痛、与颅周肌肉紧张无关的慢性紧张型头痛两类。

本病的许多治疗药物与偏头痛用药相同。急性发作期用对乙酰氨基酚,阿司匹林等非甾体抗炎药,麦角胺或二轻麦角胺等亦有效。对于频发性和慢性紧张型头痛,应采用预防性治疗,可选用三环类抗抑郁药如阿米替林、多塞平,或选择 5-羟色胺重摄取抑制剂如舍曲林火氟西汀等,或肌肉松弛剂如盐酸乙哌立松、巴氯芬等。伴失眠者可以给予苯二氮䓬类药如地西泮 10～20mg/d 口服。口服药物疗效不佳者,可给予 A 型肉毒杆菌毒素治疗,A 型肉毒杆菌毒素的一个优点就是可以针对病变肌肉进行治疗,而现有的药物治疗不可能做到这一点。非药物疗法包括松弛治疗、物理治疗、生物反馈和针灸治疗等也可改善部分病例的临床症状。由于繁重的学习和工作压力造成的精神紧张、情绪异常以及睡眠严重不足等是导致紧张性头痛的重要原因,因此心理治疗也非常重要。

（吕辉）

第三节　丛集性头痛

丛集性头痛临床上又称为,偏头痛性神经痛,组胺性头痛,岩神经痛。是一种原发性神经血管性头痛,临床表现是一侧眼眶周围的剧烈疼痛,突出特点是反复密集的发作,往往伴有同侧自主神经症状如眼结膜充血、流泪、瞳孔缩小、眼睑下垂,以及头面部出汗等。多在一天里固定时间发作,持续时间不等,长达数周至数月。

一、发病机制

丛集性头痛的发病机制尚不明确。有证据显示与免疫反应有关,丛集性头痛患者发作期静脉血中 CGRP 明显增高,提示三叉神经血管复合体参与丛集性头痛的发病。丛集性头痛发作存在昼夜节律性和同侧颜面部的自主神经症状,普遍认为可能与日周期节律的控制中心和自主神经活动中枢—下丘脑的神经功能紊乱有关。功能神经影像学 fMRI 和 PET 研究证实丛集性发作期存在下丘脑后部灰质的异常激活,痛发生一侧的下丘脑灰质密度增加,这与丛集性头痛急性发作期的正电子发射型断层扫描术观察到的活动区域几乎完全一致,而下丘脑是与周期节律性有关的脑区部分。目前广泛开展的微创手术—下丘脑后部灰质的深部脑刺激术,使药物难以控制的丛集性头痛得到了有效治疗,更证实下丘脑神经功能紊乱是丛集性头痛的重要病因。因此,丛集性头痛可能是下丘脑神经功能障碍引起的、三叉神经血管复合体参与的原发性神经血管性头痛。

二、临床表现

平均发病年龄较偏头痛晚,约为 25 岁,部分患者可有家族史。以男性多见,约为女性的 3~4 倍。头痛突然发生,无先兆症状,几乎每日同一时间,常在晚上发作,使患者从睡眠中痛醒。头痛位于一侧眶周、眶上、眼球后和(或)颞部,成尖锐、爆炸样、非搏动性剧痛。头痛达高峰时,患者常以手击头部、甚至以头撞墙,患者因头痛难忍而烦躁不安。头痛发作持续数十分钟,极少超过 4h。发作频率不一,从 1d 8 次至隔日 1 次,疼痛时常伴有同侧颜面部自主神经功能症状,表现为结膜充血、流泪、流涕等副交感亢进症状,偶有瞳孔缩小和眼睑下垂等 Horner 征,较少伴有恶心、呕吐。头痛发作可连续数周至数月(常为 2 周~3 个月),在此期间患者头痛呈一次接一次地成串发作,故名丛集性头痛。丛集发作期常在每年的春季和秋季。丛集发作期后可有数月或数年的间歇期。在丛集期,饮酒、紧张、血管扩张药均可诱发头痛发作,而在间歇期,均不会引起头痛发作。

三、诊断

根据中青年患者尤其是男性患者,无先兆症状,突然出现的发作性单侧眶周、眶上和(或)颞部严重或极度严重的疼痛,可伴有同侧结膜充血、流泪、眼睑水肿、流涕、前额和面部出汗、瞳孔缩小、眼睑下垂等自主神经症状,发作时坐立不安,易激惹,并具有反复密集发作的特点,神经系统查体无其他局灶体征,神经影像学排除引起头痛的颅内器质性病变,可作出丛集性头痛的诊断。当至少有两次丛集期持续 7~365d,两次丛集期之间无痛间歇期≥1 个月,则称为发作性丛集性头痛(episodic cluster headache);一旦丛集期>1 年,无间歇期或间歇期<1 个月,则称为慢性丛集性头痛。

四、鉴别诊断

(一)发作性偏侧头痛

女性较多见,为一侧眶周、眶上和(或)颞部剧烈头痛,可伴同侧结膜充血、流泪、鼻塞、流涕、前额和面部出汗、瞳孔缩小、眼睑下垂等。本病头痛发作持续时间为 2~30min,发作频率常为每天 5 次以上,吲哚美辛能完全控制头痛发作。

（二）偏头痛

好发于青少年女性,头痛前可有先兆症状,头痛常呈搏动性,常伴恶心、呕吐症状,部分有家族史等。

五、治疗

急性期的治疗:吸氧疗法因无禁忌证、安全、无明显不良反应,为头痛发作时首选的治疗措施,给予吸入纯氧,流速 7～10L/min,10～20min,可有效阻断头痛发作,约 70%患者有效。5－$HT_{1B/D}$受体激动剂舒马曲普坦皮下注射或经喷鼻吸入、佐米曲普坦经喷鼻吸入,麦角类制剂二氢麦角胺静脉注射,可迅速缓解头痛,心脑血管疾病和高血压病是禁忌证。4%～10%利多卡因 1ml 经患者侧鼻孔滴入,可使 1/3 的患者头痛活得缓解,可能是通过阻断蝶腭神经节而发挥药效。对于难治性的丛集性头痛。伽玛刀疗法和对丘脑下部深度刺激疗法显示有效性,长期预后需要进一步观察。

六、预防性治疗

丛集性头痛发作疼痛程度剧烈、患者痛苦不堪,因此预防性治疗非常重要。预防性药物包括维拉帕米、锂制剂和糖皮质激素等。

维拉帕米 240～320mg/d 可有效预防丛集性头痛发作,可在用药 2～3 周内发挥最大疗效。锂制剂同样可预防丛集性头痛发作,起效较维拉帕米缓慢,治疗窗窄,仅适用于其他药物无效或有禁忌证者。锂制剂主要不良反应为甲状腺功能亢进、震颤和肾功能损害等。糖皮质激素如泼尼松 40～60mg/d,常可预防头痛的发作,第 2 周逐渐减量停药。其他用于丛集性头痛的预防药物还包括托吡酯、丙戊酸、苯噻啶、吲哚美辛和褪黑素等。由于丛集性头痛发作有某些诱发因素,如饮食中的牛奶、奶酪制品、咖啡、浓茶、鸡、蛋类。因此,要尽量早发现并避免食用致敏食品。

（吕辉）

第四节　慢性每日头痛

一、概述

慢性每日头痛(chronic daily headache,CDH)是指频繁头痛,凡头痛超过 4h/d 和超过 15d/月,持续超过 3 个月者即可诊断为 CDH。CDH 不是单独的头痛病种,而是多种原发性头痛和继发性头痛的变形或混合性头痛。IHS 分类不包括混合性头痛,故 CDH 未能列入。在诊断原发性头痛之前必须排除继发性头痛。世界范围人群的 3%～5%患有慢性每日头痛或慢性近每日头痛。频繁头痛的折磨影响患者的生活质量和工作。CHD 的危险因素有肥胖,频繁头痛历史(>1 次/周),咖啡,过度使用治疗急性头痛的药物,包括一般止痛药、麦角类和曲普坦类制剂。1/2 以上的 CHD 患者有睡眠紊乱和情绪疾病如抑郁或焦虑。

二、分类

（一）原发性慢性每日头痛（表1－5－4）

原发性慢性每日头痛包括IHS定义的下列几种原发性头痛。其中以变异性偏头痛最常见。原发CDH又以每次发作的时间长短（＞4h或＜4h）再细分为不同的亚型。所有的原发性头痛都可合并止痛药使用过度。

表1－5－4　原发性CDH的类型

慢性紧张型头痛
慢性偏头痛（也曾称作变异性头痛伴有或不伴有止痛药反跳）
新症每日持续头痛
慢性丛集性头痛
连续半侧颅痛
慢性阵发性半侧颅痛
睡眠头痛
自发性刺戳样头痛
SUNCT（短暂单侧神经痛样头痛伴结膜充血和流泪）
颅神经痛（如三叉神经痛）

（二）继发性慢性每日头痛

所有的继发性CDH都可合并用药过度。其病因为：外伤后头痛（表现可与多种原发性头痛相似）、颈源性头痛（特别是C_2、C_3上神经根嵌顿）、颞下颌关节综合征、鼻窦疾病、动静脉畸形、动脉炎（包括巨细胞动脉炎）、硬膜下血肿、夹层动脉瘤、新生物、感染、颅内压增高、低颅压。

CHD以变异性偏头痛和用药过度头痛最多见，以下重点讲解这两型CHD。

三、临床表现

（一）变异性偏头痛（transformed migraine，TM）

女性多见，原有发作性偏头痛史，多于10～20岁起病，多为无先兆的普通型偏头痛。其头痛发作随时间增长，逐月逐年加重，但先兆消失，伴随症状如恶心、畏声、畏光等却变得愈来愈轻。而月经期加重等诱发因素以及单侧头痛和胃肠道症状可持续不变。多数患者系过度滥用止痛药所致，部分患者是共存焦虑和抑郁等疾患所致。

（二）用药过度头痛（medication－overuse headaches，MOH）

女性多见，临床症状主要有下列表现。

1. 一般头痛症状

（1）每日或几乎每日头痛，头痛顽固。

（2）头痛的严重性、类型和定位变化不定。

（3）可预期的经常早晨头痛（2～5am）。

（4）躯体奋力或用脑过度出现头痛的阈值低下。

（5）过量使用止痛药物（＞15d/月）。

(6)对止痛药出现耐受性。

(7)对预防头痛用药无效。

(8)突然中断止痛药时出现戒断症状。

(9)缓慢逐渐停用止痛药,头痛几天内自发改善。

2. 伴随症状

(1)头痛伴有乏力、恶心和其他消化道症状。

(2)烦躁,焦虑,易激惹,抑郁。

(3)情绪和认知功能缺陷。

3. 特殊症状(麦角制剂过度应用时)

(1)肢体冷和(或)无力,感觉异常,心动过速,肠道激惹综合征。

(2)脉搏缓慢,高血压,头轻。

(3)肢体肌肉疼痛,下肢无力。

四、诊断要点

变异性偏头痛和用药过度头痛的诊断标准见表1-5-5。

表1-5-5　变异性偏头痛和用药过度头痛的诊断标准

变异性偏头痛
A. 每日或几乎每日头痛>1个月,>15d/月
B. 平均头痛时间:>4h/d(若不处理)
C. 符合至少下列1项:
1. 发作性偏头痛病史,符合 IHS 标准
2. 头痛发作频率增加,但偏头痛的严重性和其他表现减轻的病史至少3个月
3. 头痛发作时除时间外其他方面符合 IHS 标准
D. 不符合新症每日持续头痛或持续性半颅痛的标准
E. 排除其他疾病
过度用药头痛(MOH)
A. 头痛至少 15d/月
B. 特征以过度用药时出现头痛或头痛恶化,以及停止责任药物后2个月头痛消退和恢复到原先头痛的形式
过度用药的定义
1. 规律地过度使用头痛药物>3个月
2. 用麦角制剂、曲普坦类制剂、鸦片和止痛药复合剂≥10d/月
3. 用一般止痛药≥15d/月
4. 所有头痛药物总用量≥15d/月

注:止痛药的复合制剂多含有阿司匹林、醋氨酚和咖啡因

五、治疗方案及原则

原发性每日头痛和继发性每日头痛按照各自的具体疾病进行处理。因原发性和继发性CDH多合并用药过度,以下只介绍过度用药的处理。

（一）过度用药的处理

持续数月或数年的慢性每日头痛患者治疗困难,更无任何疗法能使患者完全不再头痛。治疗目的是停用正在使用的致病责任药物以阻断恶性循环,采取预防措施(药物和非药物)以减少头痛发作,并于停止过度用药后1～2个月对急性头痛发作进行正规的治疗。

1.治疗的第一步是停用致病责任药物　若是简单止痛药可迅速戒断。若责任药含有咖啡因、巴比妥、苯二氮䓬类和麻醉剂则应逐渐戒断,巴比妥突然戒断可出现癫痫发作。鸦片类突然戒断可出现恶心、呕吐、激动不安等更严重的戒断综合征。严格地讲,诊断MOH要求停止服用所用的药物,并随访2个月以观察头痛发作的频率,临床上实际患者的顺应性很差,故几乎很难做到。凡遇此情况时,可于停止用药的同时给予60mg泼尼松5d,以减少戒断性头痛和其他症状。

2.治疗反跳性头痛和戒断综合征　停用致病责任药物会造成反跳性头痛和戒断综合征,应同时给予治疗,特别是戒断后第7～10d。对抗药物应视作用责任药而定,若责任药为麦角胺或其他血管活性物质,可使用非甾体抗炎药(NSAIDS)或吩噻嗪类药,同时可使用类固醇激素;若责任药为简单止痛药时,可使用双氢麦角胺和西坦类药。

3.预防头痛发作

（1）药物:停用致病责任药物成功后,应给予预防用药。预防用药的选择取决于撤药后复现的头痛类型,若是偏头痛则可选用三环抗抑郁药、β—肾上腺素能阻滞剂、钙拮抗剂、丙戊酸钠。三环抗抑郁药,特别是不只有缓解头痛、帮助睡眠且同时有抗抑郁疗效应作首选。常用的是阿米替林10mg,睡前服用,逐渐增加量直至头痛发作减少,随访3个月逐渐减量或停用。变异性偏头痛和用药过度头痛的预防用药见表1－5－6。停用原责任药物成功后,若患者仍需用原药物治疗头痛时,必须在停药后1～2个月后才能限制使用,且只能用于急性发作,每周最多用1～2d。

表1－5－6　变异性偏头痛和用药过度头痛的预防用药

药物种类	目标日剂量	逐渐增量的时间	不良反应
三环抗抑郁药			
阿米替林	50～100ng	1～2个月,	体重增加、口干、便秘、心跳、嗜睡、头晕、疲乏
SSRI			
氟西汀	20～60mg	1个月	厌食、失眠、焦虑、震颤、无力、头晕、嗜睡
抗癫痫药			
丙戊酸钠	600mg	2～4周	恶心、嗜睡、头晕、呕吐、震颤、秃头、体重增加
加巴喷丁	900～3600mg	1～2个月	头晕、嗜睡、共济失调、思维异常、周围水肿、体重增加
神经毒素			
肉毒素A	25～260U/次	每3个月注射1次	注射肌肉无力、颈痛、睑下垂

（2）枕神经刺激:双侧枕骨下埋藏刺激器治疗变异性偏头痛。

（3）非药物治疗:包括禁用咖啡和浓茶、烟、酒和其他诱发头痛的饮食,生活规律,适当运动,保持心情愉快和自我放松,充足和定时睡眠等。

4.住院治疗　若门诊治疗无效,不安全或戒断症状严重等都应住院治疗。住院治疗除能及时和合理地治疗戒断综合征外,更可静脉给予双氢麦角胺治疗(dihydroergotamine,DHE),它可以安全、有效和短时间控制顽固性头痛。双氢麦角胺本身具有抗偏头痛效应,但连续反复使用不会造成慢性头痛和反跳性头痛。此外尚应对非头痛的其他戒断症状给予处理,如应用吩噻嗪等药物治疗。

（二）禁止滥用止痛药和用药过度

慢性头痛患者特别是紧张型头痛和偏头痛患者常过度应用或滥用解热止痛剂、麻醉药、咖啡因、麦角胺、巴比妥类药物。这些药物常以复合剂形式罩以不同的商品名以非处方用药（OTC）出售。慢性头痛患者因头痛折磨所驱动无限制地服用药物,结果是产生药物依赖性,产生慢性每日头痛。停用止痛药又产生反跳性头痛和戒断综合征,表现为头痛恶化并使预防头痛的药物失效,促使患者使用更多的止痛药,从而形成恶性循环。多数头痛患者多不认识过度频繁服用止痛药的恶果,而一旦出现药物依赖后又多不愿或拒绝承认过度用药史,给诊断和治疗带来困难。能够造成反跳头痛和 CDH 的止痛药的确切剂量和期限难以确定,一般认为单纯止痛药每日 3 次,每周 5d;止痛剂与咖啡因复合制剂每周 3d;与麻醉药（如可待因）或麦角胺的复合剂每周 2d;麦角胺和咖啡因合剂最差,每周 2 片足以造成反跳头痛和 CDH。停止服药是唯一有效的治疗手段。停药头 2 周会出现头痛恶化等戒断症状,随后改善,可代以作用机制不同的止痛药,控制使用治疗头痛。精神或躯体依赖严重的患者需住院进行脱毒疗法。

（吕辉）

第五节　其他原发性头痛

一、SUNCT 综合征

（一）概述

SUNCT 综合征的全称为"持续时间短暂的单侧神经痛样头痛发作,伴有结膜充血和流泪"（short－lasting,unilateral,neuralgiform headache attacks with conjunctival injection and tearing,SUNCT）,如此冗长的名称虽把疾病的特征、症状包揽无遗,但难以记忆,更难以应用。为此选其英文名称的几个字头,简称为"SUNCT"。

SUNCT 综合征隶属三叉神经自主神经头痛（the trigeminal autonomic cephalgias,TACs）的一种,TACs 是一组单侧三叉神经分布区域的疼痛,同时伴有突出的同侧颅自主神经症状,这种疾病还包括丛集性头痛、阵发性半侧颅痛和连续性半侧颅痛。

（二）临床表现

SUNCT 综合征不多见,可能是因对其认识不足。发病年龄在 50 岁左右。患者在整日头痛的基础上出现程度严重的阵发性头痛,疼痛局限于三叉神经第 1 支分布区,阵发性头痛发作时伴有颅部自主神经症状。

头痛一般在三叉神经分布的眼支最重,特别是在眼眶部,或眼眶周围、前额和颞部。头痛发作只限于单侧。疼痛的严重性介于中度到重度。疼痛性质多描述为刺痛、烧灼性痛或电击样痛。头痛发作时间短暂,持续时间介于 5～250s(平均 49s),偶可持续更长些。阵发性头痛发作突然,在 2～3s 内达到最大强度,然后维持在最大强度 1min 后作用突然停止。多数患者于发作间隙期毫无症状,部分患者于间隙期可有头钝痛。

急性头痛发作时伴随多种头颅的自主神经症状,最多伴有的症状包括同侧结膜充血和流泪;较少见的有同侧鼻充血、流涕、眼睑水肿、眼睑下垂、瞳孔缩小、面部发红和出汗。头痛发作时不伴有恶心、呕吐、畏光、畏声和烦躁不安等。

多数患者碰触三叉神经分布区可触发疼痛发作,偶尔碰触三叉神经分布以外的区域也能触发发作,如面的其他部位、头皮,剃胡须、吃饭、咀嚼、刷牙、谈话、咳嗽、颈部运动可触发发作,但有些患者能借连续旋转头部以减轻或中断发作。与三叉神经痛不同的是患者无"不应期",即不停碰触可连续触发疼痛发作。

(三)诊断要点

1.诊断　依靠典型的临床表现。

2.诊断标准　2004年IHS的诊断标准和说明:SUNCT综合征的特征是持续时间短暂的单侧神经痛样头痛发作,发作时间极短暂、伴有突出的流泪和同侧结膜充血,是区别于其他头面痛综合征的特点。

(1)诊断标准(表1-5-7)。

(2)说明:①SUNCT综合征在第1版《国际头痛疾病分类》出版后才被报告,在最近10年内已被确认。②患者可只有结膜充血或流泪,或其他颅部自主神经系统症状,如鼻腔充血、流涕或眼睑水肿。③SUNCT可能是附录中描述的短暂单侧神经痛性头痛发作,伴颅自主神经症状的亚式(SUNA)。④文献中报道最常类似SUNCT的疾患是位于颅后窝或累及垂体的病变。⑤SUNCT合并三叉神经痛:有报告SUNCT患者同时重叠发生三叉神经痛。这些患者应给两个诊断。因将二者从临床上区分开来很困难。

表1-5-7　SUNCT综合征的IHS诊断标准(2004年)

A.免少有20次发作符合B~D标准

B.单侧眼眶、眶上或颅部刺痛或波动性疼痛,持续5~240s

C.头痛伴随同侧结膜充血及流泪

D.发作频率每日3~200次

E.能排除其他相关疾病

注:病史、体检和神经系统检查未发现IHS头痛分类中的任何继发性头痛(第5~12项疾病);或病史和(或)体检和(或)神经系统检查虽然怀疑这些疾患的可能性,但经适当诊查后已经排除,或这些疾患虽存在,但SUNCT综合征首次发生与该疾患并无时间上的密切关联

3.鉴别诊断

(1)存在自主神经症状和只限于三叉神经第1支,有助于与三叉神经痛鉴别(表1-5-8);而发作时间短暂、疼痛的频繁性和阵发性得以与丛集性头痛(典型疼痛持续2~30min,每日定时1次)和发作性阵发性半侧颅痛(典型发作持续2~30min)相鉴别。

表1-5-8　SUNCT和三叉神经痛的区别

临床表现	SUNCT	三叉神经痛
性别(男:女)	2.1:1	1:2
疼痛部位	V1	V2/3
严重程度	中度~重度	极严重
持续时间	2~250s	<1s
自主神经症状	突出	无或极轻微
不应期	无	完全
卡马西平	部分	完全

（2）若诊断不能肯定可进行治疗试验：吲哚美辛能排除吲哚美辛反应性头痛，如发作性阵发性半侧颅痛；抗癫痫药如拉莫三嗪和加巴喷丁对 SUNCT 有时有效，但常不如对三叉神经痛那样完全。然而，在作出原发性 SUNCT 诊断之前，应作 MRI 检查以排除颅内占位病变，特别是位于颅后窝和蝶鞍附近的肿瘤。

（四）治疗方案及原则

抗癫痫药物能部分缓解疼痛发作，证实有效的有卡马西平、拉莫三嗪和加巴喷丁，但效果不如抗癫痫药治疗三叉神经痛显著。

二、霹雳头痛

（一）概述

霹雳头痛（thunderclap headache，TCH），又称作蛛网膜下隙出血样头痛。良性霹雳头痛为突发的剧烈头痛，症状和颅内动脉瘤破裂的头痛相似。按新分类标准已被独立列为独立的头痛类型，应单独诊断。

（二）诊断要点

1. 诊断标准（表 1－5－9）

表 1－5－9　TCH 的诊断标准

A. 严重头痛痛，符合标准 B 和 C
B. 需符合下列 2 项特征：（1）突然发病，<1min 内头痛达到最严重强烈；（2）持续 1h～10d
C. 其后几周或几个月无无规则的复发发作
D. 能排除其他疾病

注：（1）发病后 1 周内可能再次复发；（2）应作腰椎穿刺和脑脊液检查，以及头颅影像学检查，结果必须正常

2. 鉴别诊断

（1）TCH 作为原发性头痛的证据欠缺，故临床工作中应紧急和详尽地寻找发病原因，排除继发性头痛。

（2）继发性 TCH 头痛：TCH 常是颅内严重的血管性疾病的临床表现，特别是蛛网膜下隙出血，其他必须要排除的疾病还有脑出血、脑静脉窦血栓形成、未破裂的血管畸形（多为动脉瘤）、夹层动脉瘤（颅内及颅外）、高血压危象、中枢神经系统血管炎、可逆性 CNS 血管病和垂体卒中。其他可造成 TCH 的器质性病因有第三脑室胶样囊肿、自发性低颅压，以及急性鼻窦炎（尤其是气压性创伤性）。

（3）只有在排除所有器质性病因后才可诊断为原发性霹雳头痛。

（三）治疗方案及原则

部分患者对尼莫地平治疗有效。

三、睡眠头痛

（一）概述

睡眠头痛综合征又称"闹钟"头痛。

（二）临床表现

睡眠头痛是一罕见的良性、复发性头痛病，多发生于老年人，女性多见。头痛独特地只发生在夜间睡眠时，多于夜间 1～3 点时发生，白天午睡时也可发生。睡眠头痛的疼痛程度一般

为轻至中度,但约 20%的患者报告严重的疼痛。约 2/3 的病例为双侧疼痛。头痛发作通常持续 15～180min,但亦有持续更久的例子。不伴有自主神经系统症状。头痛发作频率高,每周多于 4 次。有报告咖啡因与锂盐对头痛有效。

（三）诊断要点（表 1－5－10）

表 1－5－10　睡眠头痛的诊断标准

A. 头痛为钝痛,符合标准 B～D

B. 只有在睡眠中发生,头痛使患者从睡眠中醒来

C. 至少需具下列 2 项特征:(1)每个日内发作>15 次;(2)痛醒后持续≥15min;(3)首次发作在 50 岁之后

D. 无自主神经系统症状,且下列症状最多不超过 1 项:恶心、畏光和畏声

E. 能排除其他疾病

注:应排除颅内疾患。为有效处理患者,应与三叉自主神经头痛鉴别开来

（四）治疗方案及原则

碳酸锂被认为是最有效的药物。其他报告有效的药物还有咖啡因、氟桂利嗪、异搏定、吲哚美辛,以及加巴喷丁和乙酰唑胺。

（吕辉）

第六章　脑血管病介入治疗

第一节　颅内动脉瘤

一、概述

颅内动脉瘤是颅内动脉壁上的异常膨出,由于瘤体一般很小,在其破裂出血之前很少被发现,是引起致死性蛛网膜下腔出血(sub—arachnoid hemorrhage,SAH)的主要原因。早在17世纪,即有人在尸体解剖中发现颅内动脉瘤,并认识到它是引起SAH的原因。根据国外的大宗统计,动脉瘤的人群发生率为1.2%~6%。在中国,患动脉瘤的人数大概为1500万~7000万,SAH发生率为6~8人/(100000人·年),自发性SAH的动脉瘤检出率为80.4%(国家"十五"脑卒中规范化外科治疗技术推广应用研究)。在中国,由动脉瘤破裂引起的SAH病例为50000~80000例/年。自然发展结局:破裂出血,逐渐扩大,大小无变化,自然血栓形成而闭合。以动脉瘤的位置分为:颈内动脉系占90%,椎基底动脉系占10%。颅内多发性动脉瘤约占20%,以2个多见,亦有3个以上者。

(一)分类

1.病因分类　颅内动脉瘤的发病原因是多因素的,通常按其不同病因分为5类:先天性(发育性)动脉瘤;感染性动脉瘤;外伤性动脉瘤;动脉硬化性动脉瘤;剥离性动脉瘤(壁间动脉瘤、夹层动脉瘤、动脉剥离)。其中绝大多数是所谓"先天性动脉瘤"。目前对先天性病因的争论很多,因为真性的先天性动脉瘤很少见。故通常称之为囊性动脉瘤(saccular aneurysm)或浆果样动脉瘤(beny aneurysm),本书即按此惯例称之为囊性动脉瘤或简称为颅内动脉瘤。

2.形态学分类　①囊状动脉瘤;②梭形动脉瘤;③夹层动脉瘤;④假性动脉瘤。

3.直径大小分类　①微小动脉瘤:2mm以内;②小型动脉瘤:2~5mm;③中型动脉瘤:5~15mm;④大型动脉瘤:15~25mm;⑤巨型动脉瘤:>25mm。

二、病因和危险因素

(一)病因

颅内动脉瘤的发病原因是多因素的,绝大多数囊性动脉瘤目前认为是先天性血管发育不良和脑血管后天性获得病变共同作用的结果。此外,创伤和感染也可引起动脉瘤,高血压、吸烟、饮酒、滥用可卡因、避孕药、某些遗传因素也被认为与动脉瘤形成有一定关系。通常按其不同病因分为5类:先天性(发育性);感染性;外伤性;动脉硬化性;剥离性(壁间动脉瘤、夹层动脉瘤、动脉剥离)。

(二)危险因素

目前认为体力劳动、情绪波动、酒后、解便等均可引起动脉瘤突然破裂,而年龄、性别、吸烟、饮酒、高血压已被证实是颅内动脉瘤的危险因素。

1.年龄　颅内动脉瘤可以发生于任何年龄,但儿童及青年发病较少,主要以40~60岁多见。另外,研究提示,相对年长者可以增加其他危险因素引起颅内动脉瘤的概率。

2.性别　是颅内动脉瘤发生、发展的高危因素,女性比男性更易患动脉瘤。相关报告表明,女性直到 50 岁以后,其动脉瘤的概率才明显增加,绝经后女性发病率高于绝经前女性。这主要是由于荷尔蒙因素引起的,即雌激素有利于抑制颅内动脉瘤的形成。另外,脑血管壁内的胶原蛋白含量在绝经后明显减少,进一步促进了动脉瘤的形成。

3.吸烟、饮酒、吸毒

(1)吸烟:吸烟作为高危因素,可以明显促进颅内动脉瘤形成,增加颅内动脉瘤破裂的机会。研究表明,吸烟是除饮酒、高血压、服用非类固醇类抗炎药物和麻醉药物以外引起颅内动脉瘤的独立危险因素,且每日吸烟 20 支以上具有更高的风险性。其主要原因是吸烟可以引起及加重动脉粥样硬化,从而导致动脉壁的剪切力发生变化,血管壁内膜层增厚及管壁脆性增加促进了管壁中弹力蛋白的降解,从而形成动脉瘤;进而促进已存在的动脉瘤增长,最终引起动脉瘤破裂。另外,吸烟被认为可以促进大动脉瘤及多发动脉瘤的形成。而长期随访研究证实,停止吸烟可以减少颅内动脉瘤破裂引起 SAH 的概率。

(2)饮酒:饮酒也被认为是颅内动脉瘤的危险因素。但有人认为,饮酒仅在相对短的时间内与动脉瘤性 SAH 相关,这主要是因为饮酒可以在短期内影响血压的变化,从而引起动脉瘤破裂;而酒精本身并不是导致颅内动脉瘤形成及促进其生长的主要原因。

(3)吸毒:关于吸毒与颅内动脉瘤的关系最近也不乏报告。可卡因中毒有助于颅内小动脉瘤的发生与破裂,这主要由于暂时性高血压及心动过速所引起;而长期使用可卡因者能够改变颅内动脉瘤的自然进程。Davis 等报告,可卡因使用者颅内动脉瘤破裂的平均年龄为 32.8 岁,而非可卡因使用者为 52.2 岁,前者病死率明显上升。因此,可卡因滥用对于颅内动脉瘤来说,是一个危险因素,尤其是对于年轻的可卡因吸食者来说,更是如此。

4.冠心病　多以冠状动脉粥样硬化为疾病基础,动脉粥样硬化可引起血管壁发生退行性改变,使动脉的顺应性和抗张强度降低。动脉硬化不仅限于冠状动脉,更容易发生在颅内动脉,而颅内动脉位于蛛网膜下腔,缺乏血管外组织支持;与颅外动脉相比,无外弹性膜,管壁较颅外相同直径的动脉薄。颅内动脉硬化本身可以减弱血管的弹性,增强血管脆性,血管壁内弹力膜层出现损坏甚至断裂。因此,极容易在血管壁的上述病变基础上引发颅内动脉瘤。

5.高血压　是以体循环动脉压增高为主要表现的临床综合征,是最常见的心血管疾病,可分为原发性及继发性两大类。高血压早期仅表现为心排血量增加和全身小动脉张力的增加,高血压持续及进展即可引起全身小动脉病变,表现为小动脉玻璃样变、中层平滑肌细胞增生、管壁增厚、管腔狭窄,使高血压维持和发展,并进而导致重要靶器官如心、脑、肾的缺血损伤。同时,高血压可促进动脉粥样硬化的形成及发展,后者引起血管壁发生退行性改变,使动脉的顺应性和抗张强度降低,从而在动脉瘤形成过程中起重要作用。脑动脉壁由内膜、中层平滑肌和薄层胶原物质构成的外膜组成。细胞外基质(extra cellular matrix,ECM)是颅内动脉壁中非常重要的成分,由成纤维细胞分泌的大分子聚合物构成,对维护动脉壁的完整性,保持动脉的弹性和抗张力起着非常重要的作用,特别是它可以通过与动脉壁细胞的相互作用,参与对细胞和平滑肌的调控,为血管壁细胞发挥生理作用提供了必要的框架。正常情况下,ECM 各种成分的降解和合成受到多种蛋白酶及其抑制剂等共同调控,处在一个稳定的代谢过程中。一旦这种平衡被某些因素打破,再加上高血压导致的脑部小动脉硬化,脑动脉壁薄弱的特点及脑循环血量较大等因素,动脉壁中层发生纤维化,动脉壁的内弹性膜损伤,进而促进动脉瘤的发生。Zhang 等通过对 20 只自发性高血压大鼠和 10 只 Wilster Kyoto 大鼠在相同条件下进行对照研究发现：1年后，2只自发性高血压大鼠在基底动脉分叉处出现动脉瘤，而对照组未发现；对动脉瘤标本进行光镜和电镜观察，发现首先是基底动脉分叉处内膜移行处有损伤，其次是内皮细胞缺失，内膜退行性改变，内弹性膜断裂，淋巴细胞或红细胞局部浸润。因此，笔者认为，长期全身动脉高血压是导致动脉瘤的病因之一。

6.糖尿病　由多种病因引起的以慢性高血糖为特征的代谢紊乱，可引起多系统损害，导致眼、肾、神经、心脏、血管等组织的慢性进行性病变，引起功能缺陷及衰竭。糖尿病的血管病变主要表现在微血管瘤形成、微循环障碍和微血管基底膜增厚。

三、发病机制

绝大多数囊性动脉瘤目前认为是先天性血管发育不良和脑血管后天性获得病变共同作用的结果。此外，创伤和感染也可引起动脉瘤。高血压、吸烟、饮酒、滥用可卡因、避孕药、某些遗传因素也被认为与动脉瘤形成有一定关系。

四、临床表现

颅内动脉瘤的临床表现与动脉瘤的大小、部位及是否破裂有关。未破裂的颅内动脉瘤主要表现为因压迫周围结构而产生相应的局部症状，如眼睑下垂、眼球突出、偏头痛、三叉神经痛和眼肌麻痹等症状。破裂的颅内动脉瘤主要表现为蛛网膜下腔出血的症状和体征。动脉瘤性蛛网膜下腔出血的典型临床表现是突然发作的剧烈头痛、呕吐、畏光、烦躁不安，随后有短暂的意识丧失，清醒后有各种神经功能障碍和脑膜刺激症状。

（一）诱因及先兆症状

发病前多有明显诱因，如剧烈运动、过劳、激动、排便、咳嗽、饮酒等；少数可在安静状态下发病（12%～34%）。20%～50%确诊为SAH前几天至几周有明显的或非寻常的严重头痛—预警性头痛，其特点为：头痛可在任何部位，可单侧也可双侧。约50%发生在大量SAH之前通常突然起病，通常存在1天或2天，但也可持续数分钟至数小时或2周不等。70%出现伴随症状和体征，大约30%病例有恶心和呕吐；30%患者有颈部疼痛和僵硬；15%有视觉改变，如视物模糊或双影；20%的有运动或感觉障碍，疲乏、眩晕或意识丧失各20%。约50%患者会看医生，但常被误诊。

（二）警兆症状

颅内动脉瘤的体积一般都很小，在未破裂之前无临床症状，只有少数体积较大的动脉瘤因压迫邻近神经组织而引起症状。由于动脉瘤破裂后的死亡率和致残率都很高，如能在发生SAH之前即可得出诊断，其治疗效果将大为改观。

（三）SAH的典型临床表现

90%存在头痛；经典的头痛：突然、剧烈和持续性，经常伴有恶心、呕吐、脑膜刺激征，局灶神经系统症状和意识丧失；爆炸样头痛："一生中最剧烈的头痛"；12%感觉到破裂；8%头痛从轻度逐渐加重，92%一发病即非常剧烈；可发生在任何部位，可单侧或双侧；75%表现头痛、恶心和呕吐；66%突然发生头痛伴有意识丧失或局灶缺损；50%无或仅有轻度头痛和轻度脑膜刺激征或中度至重度头痛不伴神经功能缺损或颅神经麻痹；75%在SAH最初24小时和第4天有颈强直（74%、85%、83%、75%）；在最初24小时：40%意识清楚，67%言语流利，69%运动功能正常；50%的表现与脑膜炎相似：头痛、颈项强直、恶心、呕吐、畏光和低热；33%以上患者存在短暂的意识丧失。

二、诊断思路与介入诊断要点

(一)临床特点

多因动脉瘤破裂引起 SAH 而前来就诊,临床表现主要取决于出血量、积血部位、脑脊液循环受损程度等。目前临床上关于 SAH 临床评分的方法有多种,但应用最多的还是 Hunt—HeSS 评分,本文推荐神经外科医师世界联合会的评分方法,该方法同时结合了 GCS 评分,使其评分更加准确、客观。部分患者有运动、情绪激动、排便、咳嗽、头部创伤、性交或分娩等明显诱因。而未破裂的小动脉瘤患者可无任何症状和体征,多在体检中被发现。巨大动脉瘤则可因为局部压迫引起局灶症状而就诊被发现。

1.起病形式　多在情绪激动或用力等情况下急骤发病。

2.主要症状　突发剧烈头痛,持续不能缓解或进行性加重;多伴有恶心、呕吐;可有短暂的意识障碍及烦躁、谵妄等精神症状,少数出现癫痫发作。

3.主要体征　脑膜刺激征明显,眼底可见玻璃膜下出血,少数可有局灶性神经功能缺损的征象,如轻偏瘫、失语、动眼神经麻痹等。

4.临床分级

(1)一般采用 Hunt 和 Hess 分级法(表 1-6-1)对动脉瘤性 SAH 的临床状态进行分级以选择手术时机和判断预后。

表 1-6-1　Hunt 和 Hess 分级法

分类	标准
0 级	未破裂动脉瘤
Ⅰ级	无症状或轻微头痛
Ⅱ级	中至重度头痛、脑膜刺激征、颅神经麻痹
Ⅲ级	嗜睡、意识混浊、轻度局灶神经体征
Ⅳ级	昏迷、中度或重度偏瘫、有早期去脑强直或自主神经功能紊乱
Ⅴ级	深昏迷、去大脑强直、濒死状态

(2)根据格拉斯哥昏迷评分(Glasgow coma scale,GSC)和有无运动障碍制定的世界神经外科联盟(WFNS)分级(表 1-6-2)也广泛应用于临床。

表 1-6-2　WFNS 分级法(1988)

分级	GCS	运动障碍
Ⅰ	15	无
Ⅱ	14~13	无
Ⅲ	14~13	有局灶症状
Ⅳ	12~7	有或无
Ⅴ	6~3	有或无

5.发病后的主要并发症　包括再出血、脑血管痉挛、急性非交通性脑积水和正常颅压脑积水等。再出血以 5~11 天为高峰,81% 发生在 1 个月内,颅内动脉瘤初次出血后的 24 小时内再出血率最高,约为 4.1%,至第 14 天时累计为 19%。临床表现:在经治疗病情稳定好转

的情况下,突然发生剧烈头痛、恶心呕吐、意识障碍加重、原有局灶症状和体征重新出现等;血管痉挛通常发生在出血后第 1～2 周,表现为病情稳定后再出现神经系统定位体征和意识障碍,因脑血管痉挛导致缺血性脑梗死引起,腰穿或头颅 CT 检查无再出血表现;急性非交通性脑积水指 SAH 后 1 周内发生的急性或亚急性脑室扩大所导致的脑积水,机制主要为脑室内积血,临床表现主要为剧烈的头痛、呕吐、脑膜刺激征、意识障碍等,复查头颅 CT 可以诊断;正常颅压脑积水出现于 SAH 的晚期,表现为精神障碍、步态异常和尿失禁。

（二）辅助检查

1.腰椎穿刺　腰椎穿刺是诊断动脉瘤破裂后 SAH 的直接证据,在 CT 未发明以前常用以确定动脉瘤的破裂,目前只用于有警兆症状但 CT 为阴性的患者,以判断近期是否曾有 SAH 的发生。由于动脉瘤破裂后常有颅内压增高,故腰椎穿刺放液应慎重进行,以免导致脑疝;而且放脑脊液不宜过多,以防止颅内压降低使动脉瘤壁内外压力差增大,导致动脉瘤破裂。

2.电子计算机断层扫描(CT)　CT 被认为是蛛网膜下腔出血的首选检查,且能确定出血范围、血肿大小、脑梗死等,有助于动脉瘤的定位。CT 检查中密度不同的同心环图像"靶环征"是巨大动脉瘤的特征性表现。随着 CT 技术的发展,三维 CT 血管造影重建技术(3DCTA)对颅内动脉瘤诊断的帮助越来越大。目前 CTA 主要用于动脉瘤的诊断和夹闭术后的复查。多层螺旋 CT 三维血管造影(MS3D－CTA)容积重建(VR)是一项新技术。目前临床上多采用最大强度投影(MIP)、表面遮盖显示(SSD)、CT 仿真内窥镜(CTVE)进行图像后处理重建。VR 诊断颅内动脉瘤的敏感度为 98%～100%,特异度为 100%,准确度为99%,与 DSA 基本一致。但 VR 技术也有一定缺陷,其易受颅底骨质干扰,只能显示血管及动脉瘤的表面,不能区分血管壁的钙化,同时对于血管及动脉瘤内的血栓也显示较差。

3.磁共振扫描(MRI)　MRI 能很好地显示动脉瘤的全部及其与周围组织的关系,动脉瘤内血块及血流部分皆能分别显示出来,连续扫描还能显示瘤内的涡流,可用于诊断动脉瘤的大小和部位。而磁共振血管造影(MRA)可以显示整个脑血管系统,不仅可以显示动脉瘤内的血流情况,还可清晰地显示瘤蒂。在直径＞3mm 的动脉瘤中 60%～95% 可由 MRA 发现,且 MRA 无需造影剂,可以部分代替 DSA 检查。对于 DSA 检查正常的患者,也有必要复查MRA。但总的来说,CTA 和 MRA 对解剖细节的显示还不能替代 DSA。

4.多普勒超声检查(TCD)　主要用于对术前颈总动脉、颈内动脉、颈外动脉及椎基底动脉的供血情况,从而对结扎这些动脉后或颈内外动脉吻合后血流方向和血流量作出估计。而在动脉瘤栓塞或开颅动脉瘤颈夹闭术中,TCD 检查还可以帮助预测治疗后患者是否存在脑缺血的风险。而术后,TCD 检查则可用于脑血管痉挛的检测。

5.数字减影血管造影(DSA)　DSA 是影像增强技术、电视技术和计算机技术相结合的产物,它是将造影前、后获得的数字图像进行数字减影,在减影图像中消除骨骼和软组织结构,使低浓度的造影剂所充盈的血管在减影中显示出来,有较高的图像对比度。DSA 是颅内动脉瘤诊断的金标准。凡患者有 SAH、自发的Ⅲ～Ⅳ颅神经麻痹或后组颅神经障碍等,均应行 DSA 检查。造影能显示动脉瘤的部位、大小、形态、数目,动脉硬化及动脉痉挛的范围、程度、瘤蒂大小及是否适合夹闭等。此外,还可了解血管的正常与变异、侧支循环。约 16% 的动脉瘤内有血栓形成、动脉瘤与动脉影像重叠或动脉痉挛使动脉瘤不显影,再造影时约有 20%的动脉瘤可再度显影。但这种 DSA 也存在一些不足之处,因血管走行的重叠、成角及投照角度选择不当等原因造成诊断和治疗困难,甚至误诊、漏诊。由于其不能很好地显示动脉瘤的三维立体结构,在指导手术及栓塞治疗时也非常不方便。三维数字减影血管造影:该DSA具有的旋转功能为多角度观察靶目标提供了方便,有效地排除了血管成角、重叠等常见因素的干扰,可提供动脉瘤颈、载瘤动脉、周围血管结构的重要信息,对动脉瘤诊断的准确性明显优于2D-DSA。对于Hunt-Hess分级Ⅰ～Ⅱ级者应尽早造影,一般认为出血后3天内造影并发症最少,第4天开始增加,2～3周最高。Ⅲ～Ⅳ级并怀疑有颅内动脉瘤者也应尽早造影。Ⅴ级者可做CT或MRI检查以排除血肿和脑积水,以免造影加重症状。但DSA是一项有创检查,可引起一系列并发症:严重的非神经系统并发症占0.3%～0.8%,严重的暂时性神经系统并发症占0.5%～2.3%,永久性神经系统并发症占0.1%～0.5%。另外,操作过程中导致动脉瘤破裂出血占2.6%。

急症或门诊患者可先行头部CT平扫,若证实有自发性SAH或颅内血肿并怀疑脑血管疾病,特别是颅内动脉瘤者应立即行CTA或MRA检查以明确病因。对于有介入治疗指征CTA或MRA显示欠佳者,DSA既可明确诊断又可继续进行介入治疗。

三、治疗原则与治疗方法选择

(一)颅内动脉瘤的非手术治疗

非手术治疗其主要目的在于防止再出血和脑动脉痉挛等主要适用于下述情况:患者病情不适合手术;诊断不明需进一步检查;患者拒绝手术或手术失败;作为手术前后的辅助治疗手段。非手术治疗主要包括:绝对卧床休息、镇痛、抗癫痫、控制血压等。用TCD检测颅内动脉压,维持正常的脑灌注压,积极预防和治疗脑动脉痉挛。

(二)颅内动脉瘤的手术治疗

目前颅内动脉瘤的手术治疗主要采用显微外科技术,其核心思想在于将动脉瘤排除于脑循环之外,并减轻动脉瘤对邻近结构的占位效应。手术方法主要有动脉瘤颈夹闭或结扎术、动脉瘤电凝固术、动脉瘤铜丝导入术、立体定向磁性栓塞术、动脉瘤包裹加固术、激光凝固术等,但动脉瘤颈夹闭术仍是首选方法。手术时机的选择尚有争议,早期手术(SAH后48～72小时内)可避免再出血,并可清除蛛网膜下腔出血以缓解致命性的动脉痉挛。但于早期手术时脑水肿较重,使动脉瘤暴露困难容易损伤脑组织,术中容易引起动脉瘤破裂。当然患者血压不正常,颅内压过高,有急性心、肺疾病等,推迟手术以完善术前准备也是合理的。说明延期手术虽不能明显减少再出血的发生率,但其他方面的效果还是和早期手术相当的。而早期手术虽能减少再出血,但不减少缺血性神经功能缺失或其他并发症。

(三)颅内动脉瘤的血管内介入治疗

血管内治疗是指利用介入治疗的方法,单纯或在其他材料的辅助下,将栓塞材料填塞入瘤腔内,或将载瘤动脉闭塞。随着栓塞材料的发展和栓塞技术的成熟,已成为AN开颅夹闭术的一种有效替代。在欧美国家已成为AN手术治疗的首选方法。

四、介入治疗

(一)适应证与禁忌证

1.适应证

(1)破裂动脉瘤:如患者全身情况可耐受麻醉,技术可达到治疗目的,可以行介入治疗。

Hunt—Hess 分级Ⅰ～Ⅲ级应积极治疗,Hunt—Hess 分级Ⅳ～Ⅴ级应酌情理。大部分囊性动脉瘤都是适应证。包括:手术难于切除或接近的动脉瘤;或不可夹闭的动脉瘤;假性动脉瘤闭塞载瘤动脉;患者情况不允许手术。

(2)未破裂动脉瘤:如患者全身情况可耐受麻醉,技术可达到治疗目的,可以行介入治疗。

2.禁忌证　全身情况不能耐受麻醉;目前介入技术不能达到治疗目的,患者或家属拒绝介入手术;其他不适合进行介入治疗的情况,如濒危状态,不能耐受缺血而不能闭塞载瘤动脉,动脉瘤或瘤颈过小。

(二)介入治疗方法

目前临床运用的血管内栓塞技术主要有动脉瘤囊内单纯微弹簧圈技术、球囊再塑形技术、支架结合微弹簧圈技术、双微导管技术。

1.动脉瘤囊内单纯微弹簧圈技术　该技术适用于治疗窄颈动脉瘤。

(1)栓塞材料:5～7F 软头导引导管、导丝导引微导管(10、14、18 系列)、与微导管配套的微导丝(10、14、18 系列)、可控解脱弹簧圈和解脱系统、液态栓塞材料及其栓塞系统。

(2)栓塞要点:尽可能采用全身麻醉,全身肝素化(SAH 后 4 小时之内除外)。根据造影结果选择 1～2 个最佳工作角度,使瘤颈和瘤体均显示清楚。根据动脉瘤的位置及形态进行微导管塑形。微导管的操作要缓慢平滑地行进,不能跳跃式前进。微导管头端不能顶在动脉瘤壁上。弹簧圈的选择要根据造影动脉瘤的结果,第 1 个弹簧圈的直径应该大于瘤颈,等于或稍大于瘤体最小径,尽可能长一些,使其在瘤内能紧贴瘤壁盘成篮状。对于新近出血的小动脉瘤,应尽可能选择柔软的弹簧圈。弹簧圈的位置放置合适后要进行造影证实,确信无正常血管闭塞再行解脱。弹簧圈填塞要尽可能致密。

2.球囊再塑形技术　该技术适用于治疗宽颈动脉瘤。再塑形技术的优点是:充盈的球囊可以暂时固定微导管;有效防止了弹簧圈经瘤颈突入载瘤动脉;反复充盈球囊可使弹簧圈的填塞更紧密,提高完全闭塞率。ONYX 也必须在 RT 的配合下应用。

3.支架结合微弹簧圈技术　该技术适用于宽颈、梭形或夹层动脉瘤,分 3 种。

(1)顺序式:先骑跨动脉瘤开口放置支架,再使微导管穿过支架网眼进入动脉瘤腔,送入弹簧圈栓塞动脉瘤。

(2)平行式:先将微导管插入动脉瘤腔内,再骑跨动脉瘤开口放置支架,继而送入弹簧圈栓塞动脉瘤。

(3)分期式:支架放置 1 个月后再行弹簧圈栓塞,此时支架因内膜化而相对固定。

4.双微导管技术　该技术是指在动脉瘤内放置 2 个微导管,交替送入弹簧圈,观察弹簧圈稳定后再解脱。交互编织的弹簧圈在动脉瘤腔内的稳定性强,不易突入载瘤动脉。由于在 1 根载瘤动脉内同时操作 2 根微导管,故技术难度增加,缺血性并发症的发生率也相应增加。

5.血管内栓塞治疗材料

(1)表面改良的弹簧圈

1)新一代电解式可脱性弹簧圈(GDC)—Matrix 弹簧圈(Boston 公司):被覆共聚物涂层聚乙二醇—聚乳酸,其体积占弹簧圈总体积的 70%,在 90 天内可在体内完全被吸收。动物实验表明,同老一代 GDC 相比,Matrix 弹簧圈致血栓能力更强,能促进动脉瘤腔内纤维结缔组织增生,故有望降低动脉瘤再通率,同时栓塞后动脉瘤的体积可随共聚物的吸收而缩小。但临床效果尚待调查和随访。

2）HES(hydrocoil embolic system)弹簧圈(Microvention 公司)：被覆水凝胶涂层 hydro-gel 一种遇水膨胀的丙烯酸共聚物。HES 弹簧圈被置于血液中 5 分钟后，羧基的去质子化作用使共聚物吸收水分而膨胀；20 分钟后膨胀完全，弹簧圈直径达原来的 3 倍。这种能在体内自发膨胀的生物弹簧圈有望提高动脉瘤的完全栓塞率和降低远期再通率。

3）放射性弹簧圈：将 32P 植入普通弹簧圈表面制成放射性弹簧圈，32P 的原位放射作用能促进动脉瘤瘤腔纤维化和瘤颈新生内皮生长，从而有望降低动脉瘤远期再通率。32P 释放的 β 射线穿透力极弱，不接触弹簧圈的组织可免受放射影响。

4）纤毛弹簧圈：将涤纶纤毛覆于可脱弹簧圈表面，增强弹簧圈的致血栓性，可用于栓塞巨大动脉瘤或破裂动脉瘤的子囊，也可用于闭塞载瘤动脉。

（2）带膜支架：支架被覆共聚物薄膜即带膜支架，又名人工血管。薄膜成分可以是可降解性共聚物（如聚乙醇酸、聚乳酸等），也可以是不可降解性共聚物（如聚氨酯、硅树脂、聚酯等）。带膜支架能够在血循环中屏蔽动脉瘤并重建载瘤动脉，是治疗颅内巨大、宽颈或梭形动脉瘤的理想选择，但只能用于无重要侧支或穿支发出的动脉节段，如颈内动脉后交通段以下水平或椎动脉远离小脑后下动脉开口的节段。另外，与裸支架相比，带膜支架有更强的诱导内皮增生和致血栓的作用，也更难以被送入颅内靶点。柔软、易于输送和具有良好生物相容性的颅内专用带膜支架有待发展。

（3）非黏附性液体栓塞剂—Onyx：Onyx 套装(MTI 公司)包括次乙烯醇异分子聚合物(ethylene—vinyl alcohol copolymer，EVOH)、二甲基亚砜溶剂(dimethyl sulfoxide，DMSO)和作为显影剂的微粒化钽粉。EVOH 是一种非黏附性栓塞材料，不溶于水，溶于 DMSO。DMSO 遇血液时迅速弥散，预先溶于其中的 EVOH 则沉淀析出为海绵状团块，在靶点成为永久性栓塞物。液体栓塞剂与动脉瘤腔的高匹配性是固体栓塞剂无法比拟的，栓塞体积比理论上可达 100%，尤其适用于巨大或形状不规则的动脉瘤。由于 Oynx 的非黏附性，微导管不会被黏滞于动脉瘤腔内，允许术者从容进行介入操作。Onyx 必须在球囊再塑形技术配合下应用，球囊对动脉瘤颈的有效封堵和 Onyx 的缓慢、间歇注射是防止 Onyx 漏入载瘤动脉的关键。Onyx 的固有缺点在于 DMSO 的潜在血管毒性，但在实际应用中只要严格掌握注射剂量和速度，即可避免血管毒性反应。

（三）术后处理

1. 破裂动脉瘤导致急性 SAH 患者术后处理

（1）一般处理及对症治疗

1）保持生命体征稳定：有条件应争取监护治疗，密切监测生命体征和神经系统体征的变化；保持气道通畅，维持稳定的呼吸、循环系统功能。

2）降低颅内压：适当限制液体入量、防治低钠血症、过度换气等都有助于降低颅内压。临床上主要是用脱水剂，常用的有甘露醇、速尿、甘油果糖或甘油氯化钠，也可以酌情选用白蛋白。若伴发的脑内血肿体积较大时，应尽早手术清除血肿，降低颅内压以抢救生命。

3）纠正水、电解质平衡紊乱：注意液体出入量平衡。适当补液补钠、调整饮食和静脉补液中晶体胶体的比例可以有效预防低钠血症。因抗利尿激素分泌紊乱，低钾血症也较常见，及时纠正可以避免引起或加重心律失常。

4）对症治疗：烦躁者予镇静药，头痛予镇痛药，注意慎用阿司匹林等可能影响凝血功能的非甾体类消炎镇痛药物或吗啡、哌替啶等可能影响呼吸功能的药物。痫性发作时可以短期采用抗癫痫药物如地西泮、卡马西平或者丙戊酸钠。

5)加强护理:给予高纤维、高能量饮食,保持尿便通畅。意识障碍者可给予鼻胃管,小心鼻饲慎防窒息和吸入性肺炎。尿潴留者留置导尿,注意预防尿路感染。采取勤翻身、肢体被动活动、气垫床等措施预防压疮、肺不张和深静脉血栓形成等并发症。

(2)防治脑动脉痉挛及脑缺血

1)维持正常血压和血容量:血压偏高给予降压治疗;在动脉瘤处理后,血压偏低者,首先应去除诱因如减少或停用脱水和降压药物;给予胶体溶液(白蛋白、血浆等)扩容升压;必要时使用升压药物如多巴胺静滴。

2)早期使用尼莫地平:常用剂量 10～20mg/d,静脉滴注 1mg/h,共 10～14 天,注意其低血压的副作用。

3)腰穿放 CSF 或 CSF 置换术:多年来即有人应用此等方法,但缺乏多中心、随机、对照研究。在早期(起病后 1～3 天)行脑脊液置换可能有利于预防脑血管痉挛,减轻后遗症状。剧烈头痛、烦躁等严重脑膜刺激征的患者,可考虑酌情选用,适当放 CSF 或 CSF 置换治疗。注意有诱发颅内感染、再出血及脑疝的危险。

(3)防治脑积水

1)药物治疗:轻度的急、慢性脑积水都应先行药物治疗,给予醋氮酰胺等药物减少 CSF 分泌,酌情选用甘露醇、速尿等。

2)脑室穿刺 CSF 外引流术:CSF 外引流术适用于 SAH 后脑室积血扩张或形成铸型出现急性脑积水经内科治疗后症状仍进行性加剧,有意识障碍者;或患者年老、心、肺、肾等内脏严重功能障碍,不能耐受开颅手术者。紧急脑室穿刺外引流术可以降低颅内压、改善脑脊液循环,减少梗阻性脑积水和脑血管痉挛的发生,可使 50%～80% 的患者临床症状改善,引流术后尽快夹闭动脉瘤。CSF 外引流术可与 CSF 置换术联合应用。

3)CSF 分流术:慢性脑积水多数经内科治疗可逆转,如内科治疗无效或脑室 CSF 外引流效果不佳,CT 或 MRI 见脑室明显扩大者,要及时行脑室－心房或脑室－腹腔分流术,以防止加重脑损害。

2.未破裂动脉瘤术后处理

(1)防治脑动脉痉挛及脑缺血:使用尼莫地平:常用剂量 10～20mg/d,用微量泵持续输注 1mg/h,共 2～3 天,注意其低血压的副作用。

(2)抗凝:常用剂量低分子肝素 5000U,皮下注射,Q12h,共 2～3 天,注意查出凝血时间、凝血酶原时间。

(3)抗脑水肿治疗:常用 20% 甘露醇 125ml 静脉注射,每 6～8 小时 1 次。

(4)术后 6 小时无呕吐时,允许进饮食。

(5)保持患者安定,给予镇静剂,保持呼吸通畅、给氧。

(6)术后严密观察患者神志、瞳孔、生命体征、语言功能、肢体运动等病情变化,随时注意脑水肿、颅内出血等,并注意穿刺点出血情况和穿刺侧足背动脉搏动情况及穿刺侧肢体温度、颜色、有无肢体疼痛等。

(四)并发症的处理

以下并发症是不可能完全避免的,应予以高度重视。常见并发症有:

1.脑血管痉挛 由 SAH 引起,血管内导管、导丝的刺激。

2.血栓形成　原因为未抗凝或抗凝不完全,使用支架前、后没有充分进行抗血小板聚集的治疗,同轴系统没有进行持续灌注。处理:按急症溶栓常规溶栓,应在动脉瘤完全致密填塞后进行溶栓,尽量采用微导管超选择溶栓。溶栓药的剂量尽可能减小,应以影像上血管畅通为标准。

3.动脉瘤破裂　原因为动脉瘤自然破裂,导管、导丝的操作诱发动脉瘤破裂,弹簧圈过度填塞而撑破动脉瘤。处理:保持镇静;中和肝素,给予止血药物;降低体循环血压,减少破口出血;迅速致密填塞动脉瘤;减少载瘤动脉内造影剂的注射;降低颅内压;栓塞术后CT扫描。

4.脑缺血　原因为血管痉挛及其血管病变、大动脉瘤栓塞后机械压迫、载瘤动脉闭塞后侧支循环不足、手术操作时间过长。处理:对于机械性压迫者,给予升压、抗凝、扩容治疗;血循环代偿不足者,若升压、抗凝、扩容治疗无效时,可行急诊搭桥术。

5.弹簧圈断裂、移位处理　一旦发生,尽可能将弹簧圈从血管内拉出。无法取出者,尽可能将弹簧圈解旋,拉至降主动脉内。取出失败后,可给予升压、抗凝、扩容治疗。取出失败时,也可用支架将弹簧圈游离部分贴附至动脉壁上。

五、介入治疗疗效及安全性评价

颅内动脉瘤介入治疗始于20世纪70年代初。早期,介入治疗仅适用于动脉瘤形态和部位,不适合手术夹闭或临床状态较差的患者。随着导管技术和栓塞材料的不断改进,介入技术逐渐成熟,目前已成为治疗颅内动脉瘤的重要方法。近期一项多中心随机临床试验—国际蛛网膜下腔出血动脉瘤试验(international subarachnoid aneurysm trial,ISAT),对血管内弹簧圈栓塞和神经外科夹闭两种方法进行了比较,结果表明前者能够提高患者术后1年独立生活的机会。介入治疗安全性、有效性的提高无疑有赖于新技术和新材料的发展。2002年公布的ISAT的结果显示,对于大多数颅内动脉瘤,血管内治疗可以作为手术治疗的有效替代。

目前一项基于生物工程、分子生物学和细胞生物学的新技术—经腔内血管组织工程又被引入到颅内动脉瘤的血管内治疗策略中来。它是以弹簧圈、支架为机械载体,以腺病毒、逆转录酶病毒或生物可降解高分子材料为生物载体,将体外制备的蛋白、基因、血管平滑肌细胞、血管内皮细胞外基质或细胞因子,借助常规导管技术引入动脉瘤腔,使动脉瘤解剖愈合。尽管技术上还有障碍,但这个设想已得到了多方面实验证据的支持。关于血管内治疗器械的未来,从输送系统的继续改良,到血管内镜与微导管、微导丝的结合,到血管内导航,再到输送系统的人工智能化,可能是合理的发展趋势。随着栓塞材料和技术的进步,血管内治疗有望成为颅内动脉瘤的首选治疗方法。

(杨新喜)

第二节　脑动静脉畸形

一、概述

脑动静脉畸形(brain arteriovenous malformation,BAVM)是一种先天性疾病,可发生于脑的任何部位,但以大脑半球为主,70%～90%发生于幕上结构,约80%发生于一侧半球,5%～10%发生于中线深部,5%～10%发生于脑干与小脑。BAVM是脑血管畸形中最常见的一种类型,在血管构筑上缺少毛细血管成分,致使动脉直接与静脉相通,形成动静脉之间短路,局部脑血管外周阻力下降,畸形血管的供血动脉内血流速度明显增加,层流现象突出,以形成供血动脉端或引流静脉端血管瘤样扩张。在瘘口部位供血动脉的高血流、高灌注压向脆弱的静脉分流亦是导致畸形血管破裂的因素之一,常出现脑内或蛛网膜下腔出血。另外,大量血流在压力差的作用下,血液通过短路流向畸形血管团增加,而邻近脑组织灌注减少,产生溢血现象而造成潜在性脑缺血,引起头痛头昏,重者发生癫痫、神经功能障碍等一系列临床症状。

二、诊断思路与介入诊断要点

1.诊断思路　BAVM 的临床诊断根据临床表现、体征及辅助检查均可得出诊断。大多数脑动脉畸形的患者都有临床症状及体征,只有少数小型或隐性可没有任何症状与体征。

其诊断主要依据以下几点:

(1)突发性:年龄较轻的脑内或蛛网膜下腔出血表现为突发性剧烈头痛呕吐,重者意识丧失,颈项强直,Kerning 征阳性。

(2)头痛:10%～50%的患者出现头痛,反复发作的顽固性头痛,多表现为偏头痛,为AVM 血管破裂出血时,则头痛性质改变,患者呈剧烈头痛,伴有恶心、呕吐,出血量大者甚至出现偏瘫、失语等神经功能障碍。

(3)癫痫:以癫痫为首发症状的 AVM 占 25%～50%,多见于畸形血管团较大并有溢血现象的 AVM 患者,可见于出血前亦可见于出血之后。一般情况下,AVM 愈大,发生率愈高,尤其在顶叶的 AVM 患者发生率最高;其次为额叶和颞叶,枕叶与脑深底部 AVM 也可发生,但相对较少。癫痫的发作类型与 AVM 的部位也有一定关系。额叶为全身性发作,顶叶为部分性发作。

(4)神经功能障碍:AVM 的神经功能障碍可呈短暂性、持续性或进行性。而引起神经功能障碍的主要原因有以下几点:

1)脑缺血:因 AVM 血管团巨大,造成大量的血液溢流,常使邻近脑组织缺血缺氧,引起头昏头痛及神经功能障碍,症状常在剧烈运动时发生,历时短暂,但随着脑缺血次数的增加,神经功能障碍持续时间就会越来越长,瘫痪程度亦更趋严重。

2)出血:位于基底节和深部的 AVM 易出血,因为深部引流静脉较易狭窄,造成静脉高压导致出血。直径<2cm 或直接供血动脉短而粗,因畸形血管团血管壁薄,供血动脉的灌注压力衰减较少,容易造成破裂出血;AVM 的动脉或静脉瘤样扩张,也是出血的一个主要原因;引流静脉细小或数目较少,不能将畸形血管团的血液引流至静脉回流而导致破裂出血。但出血引起的神经功能障碍经过一段时间血肿吸收,水肿消退,瘫痪逐渐减轻,有的可完全恢复正常。

3)脑水肿或脑萎缩:AVM 血管团较大,病变部位血栓形成,这种神经功能障碍可长期存在,随着病程而进行性加重。

4)巨大 AVM:因溢血严重,导致脑组织缺血脑组织发育障碍。

2.诊断要点　根据临床表现突发性头痛伴颈项强直应考虑有颅内出血,伴有神经功能障碍如偏瘫提示对侧脑内血肿,而无神经功能障碍常为蛛网膜下腔出血。30%左右以癫痫形式起病,30%左右为头痛,部分患者有神经功能障碍及智力障碍。

辅助检查:

(1)CT诊断:头部CT扫描可发现脑内血肿或蛛网膜下腔出血,增强扫描可发现团状或条索状高密度影,病变位于大脑表浅部位,性状不规则,边缘不清楚,呈等密度或高密度点状或蚯蚓状血管影,可有钙化,增强可见粗大的引流静脉。CTA片上可利用三维成像显示畸形血管团的大小及部位。但病变显示不如脑血管造影清楚。

(2)MRI诊断:MRI检查可显示异常血管和高血流的血流信号,无需增强均能直接显示供血动脉引流静脉或葡萄状血管团。MRI可同时显示脑内全部血管,若采用预饱和技术还可区分每一支供血动脉情况,较CT清晰。

(3)DSA诊断:对BAVM的血管造影检查是十分重要的,通过血管造影诊断,对AVM的形态学特点有一个全面的了解,其中主要包括供血动脉、引流静脉、有无动脉瘤、静脉瘤、有无动静脉瘘及引流静脉狭窄学等。为了对BAVM有一个较为全面正确的评价,便于选择更好的治疗方案,通常分两步进行:①选择性全脑血管造影检查动静脉畸形本身,以及其余正常脑血管。了解各个供血动脉及供血范围的具体情况,明确引流静脉对畸形血管团有一个大致的评估,识别畸形血管团的大小、性状、血流情况,有无动脉瘤及静脉瘤样扩张,引流静脉有无狭窄、闭塞及曲张等。②用微导管超选择性血管造影检查,主要是为血管内治疗或选择治疗方式提供有效依据,它可广泛详细了解BAVM血管团结构情况,进一步明确供血动脉血管的病历变化,供血动脉与畸形血管团的关系,畸形血管团与引流静脉的关系,是否有动静脉瘘,畸形血管团内是否有血栓形成,引流静脉出口是否有阻塞及扩张等。DSA检查是诊断BAVM最有价值的金标准,除了明确病变的部位、大小、供血动脉、引流静脉外,还可按供血方式确定是终末供血或穿支供血,是否存在有直接AVF,或是否伴有动脉瘤或静脉瘤样扩张。

三、治疗原则与治疗方法选择

BAVM是临床上最常见的脑血管畸形,常发生于20~40岁的青年人,随着年龄的增长,神经功能障碍的风险就越来越大。BAVM的主要危害是溢血和出血,治疗的目的是消除病灶,制止出血,改善脑循环。因此对症治疗与病因治疗并驾齐驱,才能从根本上解决问题。

(一)治疗原则

1.对症治疗

(1)一般处理:规范生活习惯,对有出血者绝对卧床休息,避免情绪波动,禁烟酒,保持大便通畅,适当控制血压,维持正常睡眠状态,监测生命体征及神经功能。

(2)如有颅内高压则脱水降颅内高压处理,20%甘露醇注射液125~250ml静脉快速滴注,每6~8小时1次。如有癫痫患者可根据发作类型,选择不同类型的抗癫痫治疗。对全身性与局限性发作,选用苯妥英钠、苯巴比妥钠或扑痫酮;对精神运动性发作,可选用苯妥英钠、卡马西平、氯硝西泮或扑痫酮、丙戊酸钠;对失神部分性发作选用乙琥胺、丙戊酸钠等。

(3)防止再出血

1)安静休息,保持环境安静及避光,避免用力及情绪波动,及时应用镇静、镇痛、镇吐、镇咳等药物。

2)调控血压:若收缩压＞180mmHg,平均动脉压＞120mmHg,在密切监测血压下使用短效降压药物,保持血压稳定在正常或起病前水平,可选用钙离子通道阻滞剂、β受体阻滞剂或ACEI类等。

3)抗纤溶治疗:为防止再出血,可酌情选用抗纤维蛋白溶解剂6－氨基乙酸(EACA)或氨甲苯酸。

2.病因治疗

(1)显微外科手术治疗,外科手术是治疗BAVM最有效的方法,手术时全部切除畸形血管团,可完全消除再破裂出血的风险,但对于功能区及部位深病变部位散在则不适宜手术治疗,因其手术风险及危害超过了自身破裂出血给患者带来的危害。

(2)血管内栓塞治疗。

(3)立体定向放射治疗。

(二)治疗方法选择

1.保守治疗　对于偶然发现的BAVM,经过全脑血管造影检查,确认引流静脉多且无狭窄及静脉瘤,引流顺畅无滞流;无出血史、无任何症状,可以不予以治疗。对于少数巨大型BAVM的患者可予以对症治疗,不进行病因治疗。

2.外科治疗　对于非功能区,位于皮质的浅表的直径≤3cm,可首选手术治疗,但对于只有一根供血动脉且导管容易到位者亦可选择栓塞治疗。有血肿较大者也选择手术治疗。

3.立体定向放射治疗　对于不适合外科手术或介入治疗的BAVM,如深部或重要功能区的BAVM。另外,BAVM较大,供血动脉为多根,一次不能栓塞治疗的患者,可先部分栓塞后将高流量变为低流量后可立体定向放射治疗。

4.血管内栓塞治疗　血管内栓塞治疗是BAVM治疗的重要方法。从真丝线段、氰基丙烯酸异丁酯(isobutyl－2－cyanocrylate,IBCA)、蓝色组胺(histoacryl blue,NBCA)、聚乙烯醇(polyvinyl alcohol,PVA)、二甲基亚砜(DMSO)和钽的混合物(Onyx)、乙烯－乙烯基醇共聚物(EVM)到丙烯酸酯液体胶(Glubranz,G－NB－Z)。用于BAVM栓塞治疗以来,许多BAVM得到完全栓塞,据国外报告,完全栓塞率超过40%,对于小的BAVM可一次达到治愈的目的,对于较大的且供血动脉多的患者可先栓掉30%,缩小体积,减少供血,为手术或立体定向放射治疗做好前期准备。

四、介入治疗

(一)适应证与禁忌证

1.适应证

(1)有明显临床症状,病变广泛深在,不适宜手术治疗者。

(2)病变位于重要功能区和巨大BAVM,手术后将产生严重并发症或后遗症者。

(3)高血流病变溢血严重,病灶巨大,伴有动脉瘤或巨大动静脉瘘者。

(4)造影过程中血管破裂出血。

(5)引流静脉狭窄、瘀滞、假性动脉瘤者或畸形血管团内有明显动脉瘤。

2.禁忌证

(1)病变浅表,供血动脉细小,微导管无法插入或供血动脉为穿支动脉者。

(2)血管迂曲,微导管无法插入病变区供血动脉者。

（3）全身情况差，多脏器功能衰竭，不能耐治疗或患者及家属拒绝介入治疗者。

（4）目前介入技术不能达到治疗目的。

（二）介入治疗方法

1. 术前准备

（1）详细询问病史，系统进行体格检查，建立规范的医疗档案。

（2）对患者进行血常规、尿常规、出凝血时间、肝肾功能、胸部照片、心电图等实验室检查。

（3）头部 CT 检查，约 50％的阳性检出率，对血管畸形的定位有参考价值，亦可发现其他颅内疾患。

（4）头部 MRI、MRA，具有"流空效应"，检出率达 100％，大致显示畸形团的结构，可确定病灶与功能区的关系，为术前讨论提供理论依据。

（5）TCD 检查，出现收缩期、舒张期高血流频谱；频谱波形紊乱、增宽、边缘不清，出现高流速低搏动指数的多普勒频谱。血流速度的高低与 BAVM 大小有关，病变供血动脉越粗，血流速度越高，则搏动指数就越小。压颈试验出现异常。

（6）脑血管造影检查，是确诊性检查，它可明确病变的部位、大小，了解供血动脉的多少，供血动脉的大小，是否伴有血流相关动脉瘤，对畸形血管团的血管构筑学分类，是终末性供血还是穿支性供血，是否有高流动静脉瘘；畸形血管团内是否有动脉瘤或血栓，引流静脉的数量、深浅、途径，是否有狭窄或瘤样扩张，有无颈外动脉供血以及动静脉循环时间，这些均是术前正确评估患者基本情况的重要依据。

（7）术前讨论：检查术前准备工作是否完善；评估手术的难易程度，确立手术目的，确定是单纯栓塞治疗还是结合立体定向放射治疗或外科手术治疗，单纯栓塞治疗是一次性还是分次分期进行；术中有可能出现的并发症及预处理措施；选择何种麻醉。

（8）知情告知，做好患者及家属的解释工作，阐明患者病情和治疗方法及成功率和风险率，讲清血管内治疗的优点及必要性。对于术中有可能发生的不良后果、并发症、后遗症要重点提出详细表达，并对手术中的费用有个大概估计。让患者及家属对其治疗方法有所认识和理解，以最大程度获得患者及家属的信任，并按规定要患者及家属履行签字手续。

（9）患者穿刺部位备皮。

（10）术前 6 小时禁食。

（11）术前 3 天口服尼莫地平 20mg，每日 3 次，或术前 24 小时持续静脉泵入尼莫地平 4ml/h，有癫痫发作者，口服抗癫痫药物，术前 30 分钟给予安神镇静处理，鲁米那 0.1g 肌内注射。

（12）患者术前留置导尿管。

（13）碘过敏试验，普鲁卡因过敏试验，青霉素过敏试验。

2. 手术步骤

（1）患者仰卧于 DSA 血管造影床上，常规心电、血压、氧饱和度监测，选有经验麻醉医师观察患者，安定麻醉者，患者四肢用布带约束。建议使用插管全身麻醉。

（2）手术野常规消毒。

（3）铺无菌巾及无菌孔巾。

（4）应用 Seldinger 法，用 1GG 或 18G 穿刺针穿刺右侧或左侧股动脉。若血管迂曲无法从此处穿刺者，则选颈动脉或肘动脉、桡动脉等。穿刺成功后经穿刺针送入 40cm 短导丝，退出穿刺针。用小三角刀切穿刺点皮肤 0.2～0.5cm 小口，再沿导丝插入 6F 动脉鞘，其侧臂三通软连接管与加压输液袋连接管相接。在管道连接前必须将所有管道用肝素盐水冲洗并排净空气及凝血块，并固定好动脉鞘。

（5）动脉鞘插入 5F 造影管，在电视监视下用"定向旋转"手法将导管依次插入，分别行全脑血管造影。造影剂用量：颈内动脉 5～6ml，总量 7～8ml；颈外动脉 3～4ml/秒，总量 5～6ml；椎动脉 3～5ml/秒，总量 5～7mU 经造影确认 BAVM，并明确病灶大小、部位、供血动脉及引流静脉后，拔出造影导管，行全身肝素化，再插入 6F 导引导管，插至病变侧的颈内动脉或椎动脉，约平第 2 颈椎平面。导引导管可在导丝导引下送管，并在导引导管近端用 5 型阀三通软连接管与加压输液袋相连持续滴注冲管，连接前排净各管道空气。

（6）选择根据供血动脉的粗细，血流量情况及动静脉循环时间选择不同类型的微导管，若为高血流量，循环时间很快，则选择漂浮微导管，如 Magic 及 Spinaker 系列，若为低流量，循环时间较长则选择由微导丝引导微导管（如 Excel/Prowler 系列），在电视监视下，采用捻转、插送、抽拉等手法，慢慢将微导管送至 BAVM 供血动脉或 AVM 病灶内。

（7）再经微导管造影证实供血动脉无正常脑组织穿支供血后，可经微导管注入 NBCA、Glubrun－2 或 Onyx 胶。

（8）最后经导引导管造影，了解栓塞情况，如已达到治疗目的，则终止治疗。

（9）手术结束时根据体内的肝素量情况用鱼精蛋白中和肝素，比例为 1∶1。10 分钟左右拔出动脉鞘，局部加压压迫 20 分钟，无出血，无菌纱布加绷带包扎。

3. 术中操作技术要点

（1）明确 BAVM 的高危因素，如畸形团内有无动脉瘤及血栓形成，有无引流静脉狭窄及静脉瘤样扩张，有无动静脉直接瘘。

（2）手术的关键所在，是微导管超选择插管是否到位，是否避开了供应正常脑组织的穿支动脉。当确认无正常脑组织供血后才能进行栓塞，否则会引起血栓而造成并发症和后遗症。若血流冲力较大，一般选用漂浮微导管，微导管容易到位，如为低血流量微导管困难时，可选用微导丝导引的微导管。

（3）在栓塞治疗中需注意的事项

l）NBCA 胶的特点及操作要点：NBCA 为负离子型瞬间栓塞剂，遇到含负电荷的物质立即发生聚合反应（为产生热量的化学反应），而人体内的血液成分表面为负电荷，血管内膜表面亦为负电荷。所以当注射 NBCA 之前，微导管必须用 5％葡萄糖水冲洗，目的是避免胶在导管腔内发生聚合反应而堵塞。另外，碘苯脂为脂溶性造影剂，不含电荷，作为示踪剂和稀释剂与 NBCA 混合，混合后可延缓其聚合速度，术中根据需要将 NBCA 与碘剂按不同比例混合，一般控制在 1∶2 的浓度较宜（即 30％的 NBCA 与碘苯脂的混合液）。也可根据病灶循环时间、速度、病灶大小的不同适当调整浓度，并在注胶时掌握好速度及剂量，避免引流静脉或返流入正常脑供应动脉。如畸形血管团动静脉循环时间短于 1.5 秒时，先在畸形血管团内送入为螺旋圈，以形成网格支架并减缓血流速度，使畸形团动静脉循环时间延长至 2 秒以上，再注入 30％的 NBCA 和碘苯脂的混合液。每次使用 1ml 的注射器作为盛 NBCA 混合液的容器，以便有足够的压力使 NBCA 胶从微导管注入。在透视下发现栓塞剂弥散并确认畸形血管团已被栓塞剂充填或返流区已无供血动脉时，须匀速退出微导管。若一次注射未能使此单元畸形血管团完全栓塞，可行再次注射至满意为止。如需栓塞另一支供血动脉的畸形血管单元时,应置入新的微导管。

2)Onyx 胶的特点及操作要点:Onyx 栓塞剂与其他液体(水或血液)接触时 DMSO 析出,表面出现栓塞剂的固化(为物理反应,不产热量),而未接触的内部作为液态。Onyx 在 AVM 的病灶里靠主压力梯度弥散,以微导管顶端为中心,出现一个压力梯度,Onyx 胶在 Nidus 中固化之后成为永久栓塞物质,术后不会再通,但在栓塞中尽量选择相对粗大的供血动脉做弥散血管,可以达到较大范围的栓塞,但对多支供血的 BAVM,不应强求仅通过单支供血动脉达到整个 AVM 的铸型,尤其是巨大的 AVM。因此,对于体积属于中小型的 AVM 争取一次性栓塞,对于体积大或巨大型的可分次栓塞,或结合外科手术,或结合立体定向放射治疗。一般情况下,每次栓塞体积不超过总体积的 1/3。但有的部分栓塞后,因血流动力学改变,使供血动脉内压力升高,若畸形血管团内有动脉瘤等薄弱结构存在,则应继续栓塞,不能只顾虑栓塞体积的大小。若引流静脉少的病灶,在栓塞时引流静脉受损时极易引起栓塞后畸形血管团破裂出血,对于这类病灶,应争取完全栓塞,若不能达到完全栓塞,则建议选择尽早手术切除。对于分次栓塞的病例,2 次栓塞时间可间隔 4~8 周,以便于邻近脑血管适应血流动力学改变。

Onyx 胶栓塞操作方法:使用 MTI 专用漂浮微导管,在微导丝的导引下使微导管进入 AVM 病灶内,先预冲微导管,用 0.2ml 的 DMSO 缓慢充盈微导管 90 秒,然后缓慢注射 Onyx 胶,在透视下注射,若发现有返流可暂停或减慢注胶速度,直至 AVM 团填满后才迅速撤出微导管。但对 DMSO 对血管的毒性事件要有充分的认识,DMSO 是一种血管毒性、腐蚀性很强的液体,因此在使用时用量不超过 0.2ml,且速度不能过快,否则易引起血管痉挛,血管腐蚀变性破裂出血等。但其优良的弥散性能和不粘管的特性,比 NBCA 胶栓塞更安全,更具操作可控性。目前在动静脉畸形的栓塞治疗中仍占主导地位。

(三)术后处理

1.一般治疗与护理　术后平卧 24 小时,穿刺侧下肢伸直制动,重症病房监测 24 小时,注意神志、瞳孔、神经功能、血压、脉搏、呼吸变化,监测穿刺侧足背动脉搏动、伤口渗血、血肿情况 Q1/2h,连续 4 小时。

2.术前有癫痫病史继续抗癫痫治疗。

3.20%甘露醇 125~150ml 加地塞米松 10mg 脱水,每日 1~2 次,用 2~3 天。

4.抗生素预防感染治疗,一般不超过 3 天。

5.对高血流病变或有可能发生过度灌注综合征者,酌情采取控制性低血压及脱水治疗,持续 3~5 天。

6.术后继续抗血管痉挛治疗,尼莫地平微量泵持续泵入,4~6ml/h,连用 3~5 天,之后尼莫地平 20~30mg,口服每日 3 次,持续 1 个月。

7.如有微导管断于颅内,术后肝素化治疗,25mg 静脉注射,每日 3 次,持续 3~5 天。

(四)并发症的处理

1.颅内出血　常见的原因有灌注压突破,误栓引流静脉,静脉血栓形成,使用 NBCA 或 Onyx 胶时微导管粘于病变供血动脉或严重脑血管痉挛拔管困难过度牵拉及术中血压过高微导丝刺破血管等,均可导致颅内出血。一旦确诊颅内出血,若出血量不多,则脱水降颅压、控制性低血压治疗。若出血量较大则选择外科手术治疗。

2.脑血管痉挛　术中微导管及其栓塞材料对血管的机械刺激或微导管断离,均能发生脑血管痉挛,引起急性脑缺血,脑水肿所致神经功能障碍。处理:尼莫地平注射液 4~6ml/h,微量泵持续泵入,连用 3～5 天,有脑水肿者甘露醇 125～150ml,每日 2 次,连用 3 天。地塞米松 10～20mg 静脉注射,每日 1 次,连用 3 天。

3. 微导管断于颅内　先采用血管内取异物器套住断离微导管近心端将其拉出。如有困难,则用肝素 20mg,每日 3 次,静脉注射,连用 3～5 天。

五、介入治疗疗效及安全性评价

（一）概述

BAVM 是临床上最常见的脑血管畸形,血管内栓塞治疗是 BAVM 治疗的重要方法。长期以来,外科手术作为 BAVM 的治疗手段之一发挥着重要作用。但是由于相当一部分 BAVM 的病灶内血管构筑的特殊性以及位于功能区,因其手术风险较大,且超过了自身破裂出血给患者的危害,而不适宜栓塞治疗。立体定向放射治疗是近年内发展起来的治疗方法,但是由于血管壁的弹力纤维及内皮细胞对放射线的敏感性,当 BAVM 内存在动脉瘤或静脉瘤样扩张时,进行放射照射会诱发动脉瘤或静脉瘤样张的瘤壁破裂而出血,因此放射线照射亦受到一定限制,同时对血流速较快、供血动脉较多且粗,最适合在栓塞后进行外科手术或放射治疗。

临床上 BAVM 常以颅内出血或蛛网膜下腔出血或头痛或癫痫发作或神经功能障碍而就诊,多见于 20～40 岁的青年人。随着年龄的增长,出血及神经功能损害的风险就越大,40 岁左右时约 50% 的 BAVM 患者发生颅内出血,死亡率为 10%～15%,致残率约 40%。因此一旦发现就应积极治疗,其目的就是去除或降低 BAVM 破裂出血的风险,而部分消除畸形血管团并不能彻底消除 BAVM 破裂出血的风险,而 BAVM 的治疗目的是彻底消除畸形血管团,Onyx 胶应用于栓塞治疗后使 BAVM 的一次治愈率由原来的 11%～14% 提高到 40% 以上;对于大型或巨大型 BAVM 可分次栓塞,或作为外科治疗的前提准备,减少血供,减少出血,缩小体积,减少神经细胞的损伤;亦可与立体定向放射治疗相结合,使 BAVM 血流量减少,体积缩小,使照射的敏感性减少到最低程度。

（二）介入治疗目的

1. 对于病灶在≤3cm 的 BAVM 经过血管内栓塞治疗,彻底消除病灶,恢复脑组织的正常血供。

2. 对于伴有动脉瘤或锋脉瘤样扩张的 BAVM 患者,先处理动脉瘤及相关的薄弱环节,可消除或降低出血的风险。

3. 对大型或巨大型 BAVM,进行部分栓塞可缩小动静脉畸形体积,缓解溢血症状和癫痫发作,有利于控制临床病情。

4. 对流速高、低阻力的畸形团,先行部分栓塞,使血流速减低,可为外科手术或放射治疗创造有利条件。

目前血管内介入治疗仍然是 BAVM 治疗的重要方法,随着介入材料的不断更将会有更广阔的前景。

（三）安全性评价

血管内介入治疗虽然是一种微创手术,与外科手术治疗相比有创伤小、痛苦轻的优势,但由于畸形血管团血管构筑的多样性,以及不同的部位、不同的大小、不同的供血动脉及引流静脉而有其不同的特殊性。怎样才能既安全又能达到最佳的治疗目的,首先术前要对患者有一个全面正确的评估,明确手术的难易程度,确立手术目的,确定是单纯栓塞治疗抑或栓塞后结合放射或外科治疗。因此术前和术中对 BAVM 血管团构筑情况应充分认识,牢记重要供血动脉和引流静脉的位置,做到心中有数。

目前在栓塞治疗中,栓塞材料的选择在很大程度上决定了治疗的效果及安全性。栓塞材料分为固体栓塞材料与液体栓塞材料两大类,而选择液体材料的较多,液体材料又分为黏附性液体栓塞剂(又称为胶)和非黏附性液体栓塞剂。前者包括 2-氰基丙烯酸异丁酯(IBCA)、2-氰基丙烯酸正丁酯(NBCA)、Glubrani(G-NB-2)等,后者为 Onyx。前者为氰丙烯酸脂类,主要与血浆游离的 OH^- 发生迅速的聚合而发生固化,呈液体状,能均匀弥散于血管内而闭塞畸形血管团,是较好的 BAVM 治疗的栓塞材料。但是与 Onyx 胶比,完全闭塞率较低(<30%),易粘管、易堵塞引流静脉。而新一代栓塞剂 Onyx 胶,具有不粘管、弥散性良好,完全栓塞率高(>40%)优势。对其中较小的 BAVM 完全栓塞率高达 50% 以上。目前在临床上使用最广泛。但 Onyx 也不是最理想的栓塞材料,理想的栓塞材料应具有永久闭塞畸形团内的血管通道,非黏附性,允许长时间注射,无粘管风险,能够穿透团间沟进入邻近的团内分区,无血管毒性或神经毒性。而 Onyx 中的 DMSO 能快速进入血管产生血管毒性,严重的导致血管痉挛和血管壁坏死。随着科研的不断深入,技术的不断进步,技术性带来的相关并发症将会逐渐减少,并产生研究出更新、并发症更少的栓塞材料,能大幅度提高治愈率,使脑动静脉在血管内介入治疗方面有更好的发展。

(杨新喜)

第七章　神经及精神疾病的药物治疗

第一节　脑出血

一、概述

脑出血(intracerebral hemorrhage,ICH)是指原发性非外伤性脑实质内出血。高血压是脑出血最常见的原因,其他病因包括:脑动脉粥样硬化、血液病、脑淀粉样血管病变、动脉瘤、动静脉畸形、Moyamoya病、脑动脉炎、硬膜静脉窦血栓形成、夹层动脉瘤病、原发或转移性肿瘤、梗死性脑出血、抗凝或溶栓治疗等。

临床常发生于50～70岁中老年人,男性略多见,冬春季发病较多,常在情绪激动、用力排便、饱餐、剧烈运动时发生,数分钟到数小时达高峰。患者虽可因出血部位及出血量不同而表现不同,但多有头痛、恶心、呕吐、意识障碍、血压升高等症状。

基底节区出血以壳核出血多见。临床表现与出血量多少相关,常以内囊损害体征为主要表现,即"三偏"症状,偏瘫、偏盲、偏身感觉障碍;内囊出血的患者常有头和眼转向病灶侧,呈"凝视病灶"状。

丘脑出血除对侧肢体瘫痪外,可出现丘脑性共济失调,明显的感觉障碍或感觉运动异常,行为异常、上视麻痹和眼球固定,瞳孔对光反应迟钝在丘脑出血亦较常见。

脑桥出血,出血量<5ml时可意识清楚,双眼向病灶对侧凝视,出现交叉性瘫痪。出血量>5ml时,患者往往迅速昏迷,双侧针尖样瞳孔,呕吐咖啡样胃内容物,中枢性高热及中枢性呼吸障碍,四肢瘫痪或去大脑强直,多在48小时内死亡。

小脑出血起病突然,发病时神志清楚,眩晕,频繁呕吐,枕部疼痛,无肢体瘫痪,瞳孔往往缩小,一侧肢体笨拙,行动不稳,共济失调,眼球震颤;晚期病情加重,意识模糊或昏迷,瞳孔散大,中枢呼吸障碍,最后死于枕骨大孔疝。

脑叶出血以顶叶最常见,其次为颞叶、枕叶、额叶,也可多发脑叶出血,常有头痛、呕吐、脑膜刺激征及出血脑叶的局灶定位症状,如顶叶可有偏身感觉障碍、空间构象障碍等。

脑室出血量小者,常有头痛、呕吐、脑膜刺激征,一般无意识障碍及局灶性神经缺损体征。大量脑室出血常起病急骤、迅速出现昏迷,频繁呕吐,针尖样瞳孔,眼球分离斜视或浮动,四肢迟缓性瘫,可有去脑强直、中枢高热。

二、诊断要点

有长期高血压病史,剧烈活动或情绪激动时起病,发病突然,血压常明显升高,出现头痛、恶心、呕吐等颅内压升高症状,有偏瘫、失语等局灶性神经功能缺损症状和脑膜刺激征,或伴有意识障碍,应高度怀疑脑出血。头部CT检查有助于明确诊断。

三、辅助检查

1.CT检查　颅脑CT是临床疑诊脑出血的首选检查。脑出血发病后CT可立即显示出边界清楚的圆形或卵圆形均匀高密度区,可明确血肿部位、大小、形态,是否破入脑室或脑组织移位、脑水肿程度以及梗阻性脑积水等,有助于确诊及指导治疗。如遇病情进展应进行 CT 动态观察。脑室大量积血呈高密度影和脑室扩大。

2.MRI 检查　颅脑 MRI 对脑干出血的诊断优于 CT,但急性期对幕上及小脑出血的诊断价值不如 CT;病程 4~5 周后 CT 不能辨认脑出血时,MRI 仍可分辨,故可区别陈旧性脑出血和脑梗死。MRI 较 CT 更易发现脑血管畸形、血管瘤及肿瘤等出血原因。

3.数字减影脑血管造影　适用于怀疑脑血管畸形、Moyamoya 病、血管炎等患者,疑似患者行脑血管造影检查以明确诊断或行介入治疗。

4.其他　如血、尿、大便常规及肝肾功能、凝血功能、心电图检查均属必要。外周血白细胞、血糖、尿素氮水平等可短暂升高;凝血活酶时间和活化部分凝血活酶时间异常提示凝血功能障碍。

四、处理原则

急性期以防止继续出血、减轻脑水肿和颅内高压以及防治并发症为主要目标。

1.内科治疗

(1)一般处理:主张就近治疗、尽量避免搬动;应保持安静,卧床休息,减少探视;保持呼吸道畅通,及时清理呼吸道分泌物,必要时吸氧;有意识障碍、消化道出血者宜禁食 24~48 小时,然后酌情安放胃管鼻饲以保证营养和维持水、电解质平衡。

(2)脱水降颅压、控制脑水肿:出血后脑水肿约在 48 小时达高峰,维持 3~5 天后逐渐消退,严重时可使颅内压增高或形成脑疝,故应积极治疗。

(3)控制高血压:脑出血后由于应激及颅内压的增高而出现血压短暂升高,通常可不使用降压药,特别是注射利血平等强降压药。急性期后血压持续升高者,应系统降血压治疗。急性期血压骤降提示病情危笃,应及时予多巴胺、间羟胺等升压治疗。

(4)并发症的防治:①感染:对并发肺部或尿路感染者,可先根据经验选用抗生素治疗,随后根据痰、尿或血培养以及药敏试验结果来进一步调整;同时加强口腔和气道护理;必要时行气管插管或切开术;②应激性溃疡:预防可用仇受体阻滞剂;一旦出血应按上消化道出血进行治疗;③抗利尿激素分泌异常综合征:可加重脑水肿。应限制水的摄入,每日 800~1000ml,补钠每日 9~12g;低钠血症宜缓慢纠正,以免导致脑桥中央髓鞘溶解症;④痫性发作:以全面性发作为主。频繁发作者可缓慢静注地西泮 10~20mg,或苯妥英钠 15~20mg/kg 控制发作,不需长期治疗;⑤中枢性高热:物理降温为主,严重者可用多巴胺受体激动剂如溴隐亭、硝苯呋海因;⑥下肢深静脉血栓形成:可通过被动活动或抬高患肢等进行预防,一旦发生,应立即抗凝治疗。

2.外科治疗　少量脑出血多采用内科保守治疗。如出血量大或 CT 证实血肿继续扩大时,应及时手术治疗。手术适应证有:小脑半球出血>10ml 或血肿直径>3cm、蚓部出血>6ml,或血肿破入第四脑室或脑池受压消失者;脑室出血致梗阻性脑积水者;丘脑出血量>10ml,壳核出血量>30ml,或颅内压明显升高、保守治疗无效的重症患者。脑桥出血一般不宜手术。

3.康复治疗　脑出血后,只要患者病情稳定,康复治疗宜尽早进行。患者如有情绪抑郁,应及时给予药物治疗和心理支持,如氟西汀 10~20mg,每日一次。

五、用药方案

(一)脱水降颅压、控制脑水肿

1.脱水剂　脱水剂是降低颅内压、控制脑水肿的一项主要疗法,尤其是在脑疝前驱期或已发生脑疝时,脱水剂的使用是抢救关键治疗之一。

(1)高渗脱水剂:使用高渗药物能提高血浆渗透压,使血浆与脑之间存在渗透压梯度,水从脑组织移向血浆,而使脑组织脱水、脑体积缩小、颅内压降低。此外,血浆渗透压增高及通过血管反射机能抑制脉络丛的滤过和分泌功能也可使脑脊液产生减少,降低颅内压。药物产生脱水作用同溶液渗透压高低及输入速度密切相关,通常要求快速输入。随着高渗物质的输入,脑组织的渗透压也逐渐提高,当停止输入后一段时间,血浆渗透压就可能暂时低于脑组织,故水分子将逆转从血浆流向脑组织内,颅内压回升,出现所谓的"反跳"现象。因此,高渗脱水剂的使用要注意其半衰期,不可间隔过长。

①甘露醇:甘露醇是临床上最常用的脱水剂。降颅压机制主要是通过血-脑和血-脑脊液间渗透压差而起作用。1g甘露醇能带出12.5ml的水分。20%的甘露醇一次给药125ml可使血浆渗透压提高32.5mOsm/L。用法:甘露醇的最低有效剂量每次为0.3～0.5g/kg体重,而最佳有效剂量为每次1g/kg体重。临床常用20%甘露醇125～250ml,静脉注射或快速滴注(30～40min滴完),每4～6h一次。甘露醇静脉用药后10～20min开始起作用,2～3h降颅压作用最强,可维持作用4～6h。在严重颅内高压,尤其脑疝抢救时,须快速静脉注射甘露醇250～500ml,并根据脑疝的临床表现及心、肾功能等选择更大剂量,才能取得疗效。副作用:甘露醇可在肾小管处产生微结晶导致肾小管上皮细胞肿胀、空泡形成,同时尿中溶液排泄增加,刺激致密斑产生强烈的肾小管-肾小球反馈,导致入球小动脉收缩,降低肾小球滤过率,引起肾损害;甘露醇应用初期引起一过性血容量增加,加重心脏负荷,严重者可引起心功能不全;长期应用甘露醇后,血脑屏障破坏,可产生甘露醇抵抗,反而加重脑水肿;甘露醇剂量过大可发生惊厥。

②甘油:甘油可通过提高血浆渗透压,使组织发生脱水状态;当大量应用时,机体不能全部代谢,一部分由尿中排出。它可进入脑内,易被细胞代谢成二氧化碳和水,用后无"反跳"之弊病。甘油可持续使用较长时间,甚至数月之久。临床常用10%甘油果糖250～500ml,每日1～2次,静脉滴注。副作用可有头痛、头晕、口渴、恶心、呕吐、腹胀、上腹不适、腹泻、血压轻度下降等,但不影响继续用药。静脉滴注得过快或浓度过高可引起溶血、血红蛋白尿、甚至急性肾功能衰竭。

③血清白蛋白或浓缩血浆:血清白蛋白或浓缩血浆不同于甘露醇、甘油这些晶体类脱水剂,人血白蛋白或浓缩血浆属胶体类脱水剂,它通过提高血浆胶体渗透压而发挥脱水降颅压作用。这种提高血浆胶体渗透压的疗法,可较长时间保持良好的血流动力学及氧的运输。此外,还可补充蛋白质,参与氨基酸代谢,产生能量。对血容量不足、低蛋白血症的脑水肿患者尤其适用。一般用20%～25%人血白蛋白50ml或浓缩血浆100～200ml,每日静脉滴注1～2次。副作用为可增加心脏负荷,心功能不全者慎用。为防止心衰,静脉滴注后,可给予速尿静脉注射。主要作为辅助的脱水药。

(2)利尿剂:利尿剂治疗脑水肿的机制主要是通过增加肾小球的滤过率,减少肾小管的再吸收和抑制肾小管的分泌,使排出尿量显著增加而造成整个机体的脱水,从而间接地使脑组织脱水,降低颅内压。实验研究显示利尿酸钠和速尿还具有抑制钠进入正常和病变的脑皮质及脑脊液的作用,由此可减轻脑水肿的程度。利尿剂的脱水作用不及高渗脱水剂,先决条件是肾机能良好和血压正常,对全身浮肿伴脑水肿者较适用。

①利尿酸钠:主要是抑制肾小管对钠、氯、钾再吸收,产生利尿、脱水作用快而强。一般用量为每次 0.5～1ml/kg,成人通常每次 25～50ml,加入 5%～10%葡萄糖溶液静脉注射,约每毫升含 1mg 以减少刺激性。注射后 15min 即可利尿,2h 达高峰,维持 6～8h,故每天 1～2 次或 3～4 次,日剂量可达 100～150mg。副作用包括代谢紊乱(低血钠、低血钾、低血容量休克、代谢性碱中毒、高尿酸血症、高血糖症)、急性听力减退(可逆性)、胃肠道反应、皮疹,偶有血小板减少、粒细胞减少和贫血等。

②速尿:速尿的作用机理与利尿酸钠相似,且能较强地增加肾小球滤过率。成人通常每次 20～40mg,每天 2～3 次,肌内或静脉注射。利尿作用快而短,在静脉注射后 5min 利尿,1h 内发挥最大效能,维持 2～4h。临床上常将速尿与甘露醇或地塞米松联合应用,减轻脑水肿的效果比单用一种更显著。速尿对脑水肿合并左心衰竭者尤为适用。其主要副作用与利尿酸钠相似。

2.糖皮质激素　糖皮质激素是目前预防和治疗脑水肿有效药物之一。其主要作用是减少脑毛细血管的通透性,增加肾血流量使肾小球滤过率增强,直接影响肾小管的再吸收,抑制垂体后叶分泌抗利尿激素等,从而防止或减轻脑水肿。由于小剂量疗效欠佳,大剂量往往副作用较多,因此,临床并不作常规使用,仅在严重高颅压,甚至脑疝形成时使用,以协同甘露醇等脱水剂迅速降低颅压,抗脑水肿。可使用地塞米松 20～60mg/d,静脉滴注或分次注射;或甲泼尼松龙 500～1000mg/d,静脉滴注。副作用:可导致或诱发消化道出血与溃疡,治疗中应同时给予抑制胃酸分泌药物;还可导致电解质紊乱、钠-水潴留、精神症状、血糖增高、诱发感染等。

(二)控制高血压

对于急性脑出血患者,是否紧急降压应根据颅压、年龄、全身情况、出血病因及基础血压情况决定,主要目的是在保证脑组织灌注的基础上,避免再次出血。如果收缩压(SBP)>200mmHg 或平均动脉压(MAP)>150mmHg,应考虑持续静脉用药积极降压,并每 5min 监测 1 次血压;如果 SBP>180mmHg 或 MAP>130mmHg,且有颅内压升高的证据或怀疑颅内压升高,应考虑监测颅内压,可间断或持续静脉给药降压,维持脑灌注压>60～80mmHg;如果 SBP>180mmHg 或 MAP>130mmHg,且没有颅内压升高的证据,可间断或持续静脉给药适度降压(MAP=110mmHg 或目标血压为 160/90mmHg),并每隔 15min 重复查体 1 次,使SBP 维持在 180mmHg 以下,MAP 维持在 130mmHg 以下。国外推荐使用静脉注射拉贝洛尔,因其能在降颅压的同时平稳降低血压;迅速降压也可使用硝普钠、硝酸甘油缓慢静滴,维持治疗同常规抗高血压治疗。对脑出血患者,部分药物使用需谨慎,如钙拮抗剂能扩张脑血管、增加脑血流,可能增高颅内压;α受体阻滞剂往往出现明显的降压作用及明显的直立性低血压;硝普钠除了可引起反射性心动过速、冠状动脉缺血、抗血小板活性和增高颅内压外,还可降低脑灌注压。

六、建议

出血量较大的患者符合手术适应证者应行手术治疗,常用手术有去骨瓣减压血肿清除术、微创血肿清除术等。脑出血患者在病情稳定的情况下宜尽早进行康复治疗。

（李艳丽）

第二节　蛛网膜下腔出血

一、概述

蛛网膜下腔出血（subarachnoid hemorrhage，SAH）是指多种病因所致脑底部或脑及脊髓表面血管破裂的急性出血性脑血管病，血液直接流入蛛网膜下腔，又称原发性蛛网膜下腔出血。是神经内科常见急症之一。SAH 年发病率为 5～20/10 万，常见病因为颅内动脉瘤，其次为脑血管畸形，也可见于高血压性动脉硬化性动脉瘤、动脉炎、脑底异常血管网、结缔组织病、血液病、抗凝治疗并发症等。

二、诊断要点

SAH 任何年龄均可发病，30～60 岁为多见。发病突然，多有明显诱因，如剧烈运动、过劳、激动、用力排便、咳嗽、饮酒等。主要表现为突发的剧烈头痛，可呈爆裂样或全头部剧痛，其始发部位常与动脉瘤破裂部位有关；恶心呕吐，呕吐可为喷射性；半数患者有不同程度的意识障碍，轻者有短暂意识模糊，或表现为淡漠、嗜睡、谵妄、幻觉、躁动等，重者则出现昏迷；部分患者可有全身性或局限性癫痫发作。查体可见脑膜刺激征阳性，有时脑膜刺激征是 SAH 的唯一临床表现。眼底检查可见视网膜出血，玻璃体片状出血，这一征象常具有特征性意义。部分患者还可出现颅神经麻痹，以一侧动眼神经麻痹最为常见；也可出现短暂或持久的肢体偏瘫、单瘫及感觉障碍、眩晕、共济失调等。患者的症状因发病年龄、部位、破裂血管的大小及发病次数不同而各异，轻者及少数老年患者可无明显症状和体征，重者则可突然昏迷并在短期内死亡。

SAH 可出现以下并发症：①再出血：是 SAH 致命的并发症。出血后 1 个月内再出血的危险性最大，多为动脉瘤再破裂。②脑血管痉挛：是死亡和伤残的重要原因，早发性出现于出血后，历时数分钟至数小时缓解，迟发性发生于出血后 4～15 天，7～10 天为高峰期，可出现继发性脑梗死。③脑积水：急性梗阻性脑积水常于发病后 1 周内发生，重者可出现昏睡或昏迷，甚至脑疝而死亡；正常颅压性脑积水因症状出现迟且呈缓慢进展而往往被忽视，表现为渐进性智能下降、行动迟缓、小便功能障碍。

SAH 易与无明显肢体瘫痪的原发性脑室出血、小脑出血、尾状核头出血及颅内感染、瘤卒中或颅内转移瘤等疾病相混淆。需详细询问病史及体格检查，可行头颅 CT、MRI、脑脊液等检查进一步鉴别。

三、辅助检查

1.头颅 CT　是诊断 SAH 的首选方法，CT 显示蛛网膜下腔内高密度影可以确诊 SAH。根据 CT 结果可以初步判断或提示颅内动脉瘤的位置。动态 CT 检查还有助于了解出血的吸收情况,有无再出血、继发脑梗死、脑积水等。

2.脑脊液(CSF)检查　通常 CT 检查已确诊者,腰穿不作为临床常规检查。如果出血量少或者距起病时间较长,CT 检查可无阳性发现,而临床疑似 SAH 者需要行 CSF 检查。脑脊液呈均匀血性是 SAH 特征性表现。

3.脑血管影像学检查　有助于发现颅内的异常血管。

(1)脑血管造影(DSA):是诊断颅内动脉瘤最有价值的方法,阳性率达 95%,可以清楚显示动脉瘤的位置、大小、与载瘤动脉的关系,有无血管痉挛等。条件具备、病情许可时应争取尽早行全脑 DSA 检查以确定出血原因和决定治疗方法、判断预后。但由于血管造影可加重神经功能损害,如脑缺血、动脉瘤再次破裂出血等,因此造影时机宜避开脑血管痉挛和再出血的高峰期,应在出血 3 天内或 3 周后进行为宜。

(2)CT 血管成像(CTA)和 MRI 血管成像(MRA):是无创性的脑血管显影方法,主要用于有动脉瘤家族史或破裂先兆者的筛查,动脉瘤患者的随访以及急性期不能耐受 DSA 检查的患者。

4.其他　经颅超声多普勒(TCD)动态检测颅内主要动脉流速是及时发现脑血管痉挛(CVS)倾向和痉挛程度的最灵敏的方法;局部脑血流测定用以检测局部脑组织血流量的变化,可用于继发脑缺血的检测。

四、处理原则

SAH 的主要处理原则为控制继续出血,防治脑血管痉挛及脑积水,去除病因和防止复发。

(一)一般处理及对症治疗

保持生命体征稳定、降低颅内压、纠正水、电解质平衡紊乱、加强护理及烦躁者予镇静药、头痛予镇痛药、痫性发作时可以短期采用抗癫痫药物等对症治疗。

(二)防治再出血

1.安静休息　应绝对卧床 4～6 周,避免用力和情绪刺激。

2.调控血压　去除疼痛等诱因后,如 MAP>125mmHg 或 SBP>180mmHg,可在血压监测下使用短效降压药物,保持血压稳定在正常或起病前水平。

3.抗纤溶药物　为防止动脉瘤周围的血块溶解引起再度出血,可用抗纤维蛋白溶解剂。

4.手术治疗　动脉瘤性 SAH,Hum 和 Hess 分级≤Ⅲ级时,多早期行手术夹闭动脉瘤或介入栓塞。

(三)防治脑动脉痉挛及脑缺血

维持正常血压和血容量;早期使用血管解痉药物;腰穿放 CSF 或 CSF 置换术。

(四)防治脑积水

轻度的急、慢性脑积水都应先行药物治疗,酌情选用甘露醇、速尿、乙酰唑胺等;药物治疗效果欠佳或中度以上的脑积水可进行脑室穿刺 CSF 外引流术;慢性脑积水多数经内科治疗可逆转,如内科治疗无效或脑室 CSF 外引流效果不佳,要及时行脑室－心房或脑室－腹腔分流术,以防加重脑损害。

(五)病变血管的处理

针对病变血管可采用血管内介入治疗、外科手术治疗及立体定向放射治疗（γ—刀治疗）。

五、用药方案

(一)防治再出血药物治疗

1.6—氨基己酸(EACA)　是一种单氨基羧酸，为赖氨酸类似物，是特异性的抗纤维蛋白溶解药，能抑制纤维蛋白溶解酶原的激活因子，使纤维蛋白溶解酶原不能激活为纤维蛋白溶解酶，从而抑制纤维蛋白的溶解，产生止血作用。高浓度时，对纤维蛋白溶解酶还有直接抑制作用，对于纤维蛋白溶酶活性增高所致的出血有良好疗效。静脉给药后 $1\sim72h$ 起效，给予负荷剂量后起效时间相应缩短。本药排泄较快，须持续给药，以免有效浓度迅速降低，初次剂量为 $4\sim6g$ 溶于 100ml 生理盐水或 5% 葡萄糖注射液中静滴，每天 $12\sim24g$，使用 $2\sim3$ 周或到手术前。

2.止血芳酸(PAMBA)　其立体构型与赖氨酸(1,5—二氨基己酸)相似，能竞争性阻抑纤维蛋白溶解酶原吸附在纤维蛋白网上，从而防止其激活，保护纤维蛋白不被降解而达到止血作用。与 6—氨基己酸相比，抗纤溶活性强 5 倍。静注后有效血药浓度可维持 $3\sim5h$，可每次予 $0.1\sim0.3g$，用 5% 葡萄糖注射液或生理盐水 $10\sim20ml$ 稀释后缓慢注射，一日最大用量 0.6g。

3.止血环酸(氨甲环酸)　作用机制与 PAMBA 类似，能透过血—脑脊液屏障，可使脑脊液中纤维蛋白降解产物降低到给药前的 50% 左右。静脉注射血清抗纤溶活力可维持 $7\sim8h$，组织内可维持 17h，一次 $0.25\sim0.5g$，一日量为 $0.75\sim2g$，静脉注射以 25% 葡萄糖液稀释，静脉滴注以 $5\%\sim10\%$ 葡萄糖液稀释。

4.止血敏(酚磺乙胺注射液)　能使血管收缩，降低毛细血管通透性，增强血小板聚集性和黏附性，促进血小板释放凝血活性物质，缩短凝血时间，达到止血效果。静注后 1h 血药浓度达高峰，作用持续 $4\sim6h$，肌内或静脉注射，一次 $0.25\sim0.5g$，一日量为 $0.5\sim1.5g$。

(二)防止脑血管痉挛药物

1.尼莫地平　尼莫地平为第二代双氢吡啶类钙离子拮抗剂，易透过血脑屏障，具有促进胞浆内钙的排出，同时又能增强线粒体、内质网等钙库的摄取和储存钙的作用，从而调节细胞内 Ca^{2+} 的浓度，抑制血管收缩。其次尼莫地平能够显著改善 SAH 对大脑的血液流变学的影响。尼莫地平已经成为临床首选的脑血管痉挛治疗药物之一，应早期使用。推荐静脉滴注或泵入，常用方法为 $10\sim20mg/d$，$1\sim2mg/h$，共 $10\sim14$ 天。若口服可予 60mg，每 $4\sim6$ 小时一次。静脉应用时需注意血压急剧下降和静脉炎性反应，应常规进行血压监测。

2.法舒地尔　可通过抑制钙敏化效应，扩张血管。其次，能抑制炎细胞的迁徙和浸润，减少炎症递质的产生，减轻炎症反应，发挥组织保护作用。法舒地尔对于 SAH 后脑血管痉挛有多重防护作用。常用剂量为 30mg，以 $50\sim100ml$ 的生理盐水或 5% 葡萄糖注射液稀释后静脉滴注，一日 3 次，每次静滴时间为 30 分钟。

六、建议

SAH 患者应尽可能在发病后及时行脑血管造影，若发现动脉瘤或血管畸形，宜介入或手术治疗以根除病因，防止复发；出血量较大或颅内压增高明显者可行脑脊液置换疗法。

（李艳丽）

第三节　缺血性脑血管病

一、概述

缺血性脑血管病，是指在供应脑的血管管壁病变及/或血流动力学障碍的基础上发生的脑部血液供应障碍，导致相应供血区脑组织由于缺血、缺氧、坏死或软化，引起短暂或持久的局部或弥漫神经功能缺损的症候群。缺血性脑血管病是导致人类死亡的三大主要疾病之一，具有高发病率、高致残率、高死亡率的特点。传统的缺血性脑血管病包括短暂性脑缺血发作(transient ischemic attack，TIA)、脑梗死(cerebral infarction，CI)。脑梗死临床上最常见的类型有脑血栓形成、腔隙性脑梗死和脑栓塞。缺血性脑血管病常见病因有：①血管壁病变：以动脉粥样硬化和高血压性动脉硬化最常见，其次为血管先天性发育异常等；②心脏疾患和血流动力学改变：各种心脏疾患特别是心房纤颤及高血压或低血压；③血液成分的改变：各种原因所致的高黏血症及凝血机制异常等；④其他病因如空气、脂肪、癌细胞和寄生虫等颅外栓子、脑血管受压、外伤、痉挛等。

TIA 是指局部脑组织或视网膜短暂缺血，引起相应部位的功能缺失，出现一过性的神经系统症状。临床症状一般持续约 5～10min，多在 1h 内完全恢复，最长不超过 24h，可反复发作。一般认为 TIA 是发生脑梗死的预警信号。临床症状表现多样，取决于受累的脑血管及供血范围。颈内动脉系统受累可表现为：①颈内动脉主干：眼动脉交叉瘫：病侧单眼一过性黑矇、失明和/或对侧偏瘫及感觉障碍；Horner 交叉瘫：病侧 Horner 综合征、对侧偏瘫、偏身感觉障碍；②大脑中动脉：对侧肢体单瘫、轻偏瘫，可伴偏身感觉障碍和对侧偏盲，优势半球受损常出现失语，非优势半球受损可出现空间定向障碍；③大脑前动脉：人格和情感障碍，对侧肢体无力。椎－基底动脉系统受累最常表现为眩晕、共济失调、眼球运动异常、眼球震颤。可有单侧或双侧的运动和感觉症状如交叉瘫或交叉性感觉障碍、构音不清、吞咽困难、猝倒发作和双眼视力障碍(大脑后动脉受累)等。

脑血栓形成又称血栓性脑梗死，是脑梗死最常见的类型，是指各种原因尤其是在动脉粥样硬化导致脑动脉管壁病变的基础上发生血栓，致使动脉管腔狭窄或闭塞，从而使相应的脑组织发生梗死而引起的一组疾病。常在安静或睡眠中发病，多数患者起病急，脑部的局灶症状多在数小时内出现，1～3 天达高峰，一般无意识障碍，症状和体征主要取决于颅内血管的供应范围、梗死灶的大小和部位，临床症状与 TIA 相似，但症状非一过性及反复发作，而表现为持续性。

脑栓塞是指血液中的异常栓子进入脑动脉而阻塞血管，当侧支循环不能代偿时，引起相应供血区的脑组织缺血坏死，出现局灶性神经功能缺损。临床表现的轻重与栓子大小、脑血管的受累程度和侧支循环能否建立等有关。一般来说，小栓子所致的脑梗死，症状较轻或无症状，持续时间亦短，有时需靠神经影像检查方可发现小的梗死灶。心源性脑栓塞最为常见，其最多累及的部位是大脑中动脉主干和分支。

腔隙性脑梗死是指大脑半球或脑干深部的小穿支动脉，在长期高血压的基础上，脑小血管壁发生病变，最终管腔闭塞，导致缺血性微梗死。通常症状较轻、体征单一、预后较好，一般无头痛、颅内压升高和意识障碍，许多患者临床没有症状而由头颅影像学检查发现腔隙病灶。

临床较为常见的有 4 种综合征:纯运动性轻偏瘫、纯感觉性卒中、共济失调性轻偏瘫及构音障碍－手笨拙综合征。

二、诊断要点

1. TIA 的诊断要点

(1)突然发作的、短暂的局部脑和视网膜缺血症状,多在 1 小时内完全恢复,最长不超过 24 小时。

(2)常反复发作。

(3)发作间歇期无神经系统阳性体征。

(4)起病年龄大多在 50 岁以上,多有动脉粥样硬化。临床上需与癫痫的部分性发作相鉴别,部分性发作多为持续数秒至数分钟的肢体抽搐或麻木针刺感,脑电图可有异常,颅脑 CT 和 MRI 可能发现病灶,抗癫痫药物治疗有效。

2. 急性脑梗死诊断要点

(1)急性起病。

(2)局灶性神经功能缺损,少数为全面神经功能缺损。

(3)脑 CT 或 MRI 排除脑出血和其他病变。

(4)脑 CT 或 MRI 有梗死病灶。临床上常需与以下疾病相鉴别:

①脑出血:脑出血常发病年龄较轻,起病速度快,头痛多见,常有高血压病病史,头痛、呕吐、嗜睡等全脑症状较常见,意识障碍较重,脑 CT 可见脑实质内高密度影。

②蛛网膜下腔出血:各年龄段均有发病,多在活动中急性起病,剧烈头痛、呕吐,多无局灶性定位体征,颈部抵抗明显,有颅内血管异常病史,CSF 呈血性,脑 CT 显示蛛网膜下腔高密度影。

③颅内占位性病变:颅内肿瘤、硬膜下血肿、脑脓肿等起病比较缓慢,有的可呈卒中样发作。颅脑 CT、MRI 显示病灶周围水肿明显,有占位效应可以鉴别。

三、辅助检查

(一)脑病变检查

1. 颅脑 CT 检查　急诊平扫 CT 可准确识别绝大多数颅内出血,并帮助鉴别非血管性病变(如脑肿瘤),是疑似脑卒中患者首选的影像学检查。灌注 CT 可区别可逆性与不可逆性缺血,因此可识别缺血半暗带。

2. 颅脑 MRI 检查　标准 MRI(T_1 加权、T_2 加权及质子相)在识别急性小梗死灶及后颅窝梗死方面明显优于平扫 CT。但有检查时间长及患者本身的禁忌证(如有心脏起搏器、金属植入物或幽闭恐惧症)等局限,一般不作急诊检查。MRI 弥散加权成像(DWI)、灌注加权成像(PWI)、水抑制成像(FLAIR)和梯度回波(GRE)可更好明确病灶性质。DWI 在症状出现数分钟内就可发现缺血灶并可早期确定其大小、部位与时间,对小梗死灶的早期发现较标准 MRI 更敏感;PWI 可显示脑血流动力学状态;弥散－灌注不匹配(PWI 显示低灌注区而无与其相应大小的弥散异常)提示可能存在缺血半暗带。GRE 可发现 CT 不能显示的无症状性微出血。

（二）血管病变检查

颅内、外血管病变检查有助于了解脑卒中的发病机制及病因,指导选择治疗方案。常用检查包括颈动脉超声、经颅多普勒(TCD)、磁共振血管成像(MRA)、CT 血管成像(CTA)和数字减影血管造影(DSA)等。

（三）实验室检查

对缺血性脑血管疾病患者均应进行常规实验室检查:①血糖、血脂、肝功能、肾功能和电解质。②心电图和心肌缺血标志物。③全血常规。④凝血功能。⑤氧饱和度。⑥胸部 X 线检查。

四、处理原则

（一）TIA 治疗原则

1.控制危险因素健康的行为和生活方式。

2.药物治疗

（1）抗血小板聚集药物:已证实对有卒中危险因素的患者行抗血小板药物治疗能有效预防脑卒中。对反复发作者,应首先考虑选用抗血小板药物治疗。常用阿司匹林、氯吡格雷、双嘧达莫或双嘧达莫阿司匹林合剂,其他如奥扎格雷等也可考虑选用。

（2）抗凝药物:临床上对房颤、频繁发作的 TIA 患者,可考虑选用抗凝治疗;TIA 患者经抗血小板治疗,症状仍频繁发作,可考虑选用抗凝治疗。

（3）降纤药物:纤维蛋白原明显增高或频繁发作者,可选用巴曲酶或降纤酶治疗。

3.外科治疗　反复发作性的大脑半球或视网膜短暂性脑缺血发作,如存在颈动脉狭窄可行颈动脉内膜切除术治疗。

（二）脑梗死治疗原则

1.一般处理

（1）吸氧与呼吸支持:合并低氧血症者应给予吸氧,气道功能严重障碍者应予气道支持及辅助呼吸。

（2）心脏监测与心脏病变处理:脑梗死后 24 小时内应常规进行心电图检查,必要时进行心电监护,以便早期发现心脏病变并进行处理;避免或慎用增加心脏负担的药物。

（3）体温控制:对体温升高的患者应明确发热原因,如存在感染应给予抗生素治疗;对体温>38℃的患者应给予退热措施。

（4）血压控制:①高血压:约 70% 的缺血性脑卒中患者有急性期血压升高,多数患者在脑卒中后 24 小时内血压自行降低。目前关于脑卒中发病早期是否应该立即降压、降压目标值、脑卒中后何时开始恢复原用降压药及降压药物的选择等问题尚缺乏可靠的研究证据。准备溶栓者,应使收缩压<180mmHg 或舒张压<100mmHg;缺血性卒中后 24 小时内血压升高者应谨慎处理。②低血压:脑卒中患者低血压可能的原因有主动脉夹层、血容量减少及心输出量减少等。应积极查明原因,给予相应处理。

（5）血糖的控制:脑卒中后高血糖对预后不利。血糖超过 11.1mmol/L 时予胰岛素治疗。血糖低于 2.8mmol/L 时给予葡萄糖口服或注射治疗。

（6）营养支持:脑卒中后应重视液体及营养状态评估,必要时给予营养剂补液支持。

2.特异性治疗　特异性治疗是针对缺血损伤病理生理机制中某一特定环节进行的干预。

近年研究热点为改善脑循环的多种措施及神经保护药物治疗。

(1)溶栓：是目前最重要的恢复脑血流措施。重组组织型纤溶酶原激活剂(r—tPA)和尿激酶是我国主要使用的溶栓药物，溶栓方法包括静脉溶栓、动脉溶栓。

溶栓治疗应在发病后尽早进行，治疗时间越早则临床疗效越好，超过时间窗则不主张使用。目前认为：①对缺血性脑卒中发病 3 小时内和 3～4.5 小时的患者，应根据适应证严格筛选，尽快给予静脉溶栓治疗。②发病 6 小时内由大脑中动脉闭塞导致的严重脑卒中且不适合静脉溶栓者，经过严格选择后可动脉溶栓。③发病 24 小时内由后循环动脉闭塞导致的严重脑卒中且不适合静脉溶栓者，经过严格选择后可动脉溶栓。

(2)抗血小板聚集：对不符合溶栓适应证且无禁忌证的缺血性脑卒中患者应在发病后尽早给予口服阿司匹林 150～300mg/d。急性期后可改为预防剂量(50～150mg/d)。溶栓治疗者，阿司匹林等抗血小板药物应在溶栓 24 小时后开始使用。对不能耐受阿司匹林者，可考虑选用氯吡格雷等抗血小板聚集治疗。

(3)抗凝：对大多数急性缺血性脑卒中患者，不推荐无选择地早期进行抗凝治疗；关于少数特殊患者的抗凝治疗，可在谨慎评估风险、效益比后慎重选择。

(4)降纤维蛋白原：对不适合溶栓并经过严格筛选的缺血性脑卒中患者，特别是高纤维蛋白血症者可选用降纤维蛋白原治疗。

(5)扩容、改善脑循环：对一般缺血性脑卒中患者，不推荐扩容。对于低血压或脑血流低灌注所致的急性脑梗死如分水岭梗死可考虑扩容治疗，但应注意可能加重脑水肿、心功能衰竭等。此类患者不推荐使用扩血管治疗。改善脑循环是治疗的重要环节，溶栓、抗血小板聚集、抗凝、降纤、扩容均有助于重建或改善脑循环，在我国有很多以活血化瘀为主的中药及其提取物注射剂作为改善脑循环而被广泛应用于临床。

(6)神经保护：神经保护剂是针对急性缺血或再灌注后细胞损伤的药物，可保护脑细胞，提高对缺血缺氧的耐受性。但这些药物治疗作用均缺乏多中心、随机双盲研究等循证医学证据。

(7)急性期并发症的处理：注意处理脑水肿、颅内压增高、肺部感染、卒中后抑郁等并发症。

五、用药方案

(一)抗血小板聚集药物

1.阿司匹林　阿司匹林有抑制环加氧酶，使血小板质膜蛋白乙酰化，并有抑制血小板膜上的胶原糖基转移酶的作用。不同剂量的阿司匹林对血小板 TXA_2 与血管壁内皮细胞 PGI_2 形成有不同的影响。小剂量(2mg/kg)即可完全抑制人的血小板 TXA_2 的合成，但不抑制血管壁内皮细胞 PGI_2 的合成，产生较强的抗血小板聚集作用。因此，一般认为小剂量(160～325mg/d)对大多数人有抗血栓作用，对于不符合溶栓适应证且无禁忌证的缺血性脑卒中患者应在发病后尽早给予口服阿司匹林 150～300mg/d。急性期后可改为预防剂量(50～150mg/d)。

2.氯吡格雷　氯吡格雷通过选择性不可逆地和血小板 ADP 受体结合，抑制血小板聚集，防止血栓形成和减轻动脉粥样硬化。常用剂量为氯吡格雷 75mg/d。

3.双嘧达莫(dipyridamole，又名潘生丁，双吡啶氨醇)　双嘧达莫能抑制 ADP 所诱导的初发和次发血小板聚集反应,高浓度下可抑制血小板对胶原、肾上腺素和凝血酶的释放反应,其作用机理是抑制磷酸二酯酶,也有可能刺激腺苷酸环化酶,使血小板内 cAMP 增高。双嘧达莫可能有增强动脉壁合成前列腺环素(PGI_2)、抑制血小板生成 TXA_2 的作用。常用剂量为 200~250mg/d,分 3 次服。与阿司匹林并用更有效,临床可使用阿司匹林双嘧达莫缓释剂。副作用有恶心、头痛、眩晕、面潮红等。

4. 西洛他唑(cilostazol)　能选择性抑制血小板及血管平滑肌细胞内的磷酸二酯酶的活性,从而抑制环磷酸腺苷(cAMP)分解,使 cAMP 上升,也有增加脑血流量的作用。用法:50~100mg,一日 2 次。

(二)抗凝药物

1. 华法林　华法林是维生素 K 拮抗剂,它通过影响维生素 K 依赖性凝血蛋白 S 的形成而发挥作用。初始剂量可用 4.5~6.0mg/d,3 天后根据国际标准化比值(INR)调整剂量。用药前测 INR,用药后头二周隔天或每天一次监测 INR,稳定后定期如每月一次检测 INR。INR 的有效范围在 2.0~3.0。应用华法林期间要密切观察是否有出血或出血倾向,如牙龈出血。应定期检查血、尿、便常规及大便潜血。

2. 肝素　肝素是一种带阴离子的黏多糖,它通过抑制干扰纤维蛋白合成的因子以及抑制血栓延伸而起作用。静脉给药后立即起效,故适用于紧急状态下的抗凝,可先静脉给 3500~5000IU 冲击量肝素,然后以每小时 100IU 的速度静滴,根据 APIT 来调整滴速,要求 APTT 延长并保持在正常值的 1.5~2.5 倍。虽然应用冲击量肝素能迅速达到抗凝治疗水平,但冲击量肝素会增加出血发生。低分子肝素较肝素安全,目前临床广泛使用。常用 4000~6000IU 皮下注射,每日 1~2 次。

(三)降纤药物

1. 降纤酶(defibrase)　降纤酶可改善神经功能,降低脑卒中复发率,发病 6 小时内效果更佳,但纤维蛋白原降至 1.3g/L 以下时增加了出血倾向。急性期:一次 10 单位,加入生理盐水 100~250ml 中,静脉点滴 1 小时以上,每日 1 次,连用 3~4 天。非急性期:首次 10 单位,维持量 5 单位,一日或隔日 1 次,二周为一疗程。

2. 巴曲酶　治疗急性脑梗死有效,不良反应轻,但应注意出血倾向。其作用机制为:①具有分解血纤维蛋白原,抑制血栓形成作用。②具有诱发 TPA 的释放,增强 TPA 的作用,促进纤维蛋白溶酶的生成,从而发挥溶解血栓的作用。③具有降低血黏度,抑制红细胞凝集,增强红细胞的血管通过性及变形能力,降低血管阻力以及改善微循环等作用。成人用量首次量为 10 单位,以后的维持量可减为 5 单位,隔日 1 次,使用前本品先用 100ml 以上的生理盐水稀释,静脉滴注。

(四)溶栓药物

1. r-tPA　r-tPA 是急性脑梗死静脉溶栓的首选药物,其治疗时间窗包括发病后 3~4.5 小时内,后循环可酌情延至 6 小时内。用法为 0.9mg/kg,最大剂量 90mg,先静脉推注 10%(1 分钟)其余剂量 60 分钟内静脉滴入。治疗中及治疗后需严密观察神经功能损害、血压、出血等病情变化,出现下列情况停止输注:过敏反应;显著的低血压、血管性水肿导致部分气道梗阻;意识水平下降(GCS 眼/运动评分下降 2 分);病情加重(NHISS 评分增加 4 分)、血压升高>185/110mmHg、持续存在或伴随神经功能恶化;严重的全身出血、胃肠道出血、腹腔内出血等。

2.尿激酶　尿激酶为酶类溶血栓药,本身不和纤维蛋白结合,而是直接作用于血块表面的纤溶酶原,尿激酶对新鲜血栓效果较好。尿激酶可直接激活纤溶酶原成为纤溶酶,溶解血块,对整个凝血系统各组分也有系统性作用。一般用 100 万~150 万 IU,加入生理盐水 100~200ml,1 小时内滴注。溶栓后 24 小时内,不得使用抗凝药或阿司匹林。24 小时后如临床和头颅 CT 复查显示无出血,可行抗血小板和/或抗凝治疗。

(五)扩容、改善脑循环药物

1.低分子右旋糖酐　对于低血压或脑血流低灌注所致的急性脑梗死可考虑扩容治疗。低分子右旋糖酐既有扩容作用,并可降低血浆黏度,增加血流速度,减轻微血管中红细胞的聚集现象,改善组织灌流,抑制血栓形成和改善微循环。常用 250~500ml,静脉滴注,每日 1 次,可连续应用 7~10 天。

2.中药制剂　作为改善脑循环为主要作用靶点的中药及中药提取物在我国被广泛应用于临床,主要药物有川芎、丹参、红花、灯盏细辛、银杏等相关制剂。其具体疗效尚缺乏循证医学证据。

(六)神经保护药物

1.胞磷胆碱　胞磷胆碱为核苷酸衍生物,作为辅酶参与体内卵磷脂生物合成。能增加脑部血流和氧的消耗,对改善脑组织代谢、促进大脑功能恢复和促进苏醒有一定作用。临床常用 0.5~1.0g,静脉滴注。不良反应有暂时性低血压、面部潮红、兴奋、失眠等。严重脑干损伤及颅内出血时不宜大剂量应用。

2.依达拉奉　化学名 3-甲基-1-苯基-2-吡唑啉-5-酮,研究认为其具有清除自由基、抑制脂质过氧化作用,可保护脑的缺血/缺血再灌注损伤,抑制梗死灶周围局部脑血流量的减少,阻止脑水肿和脑梗死的进展,从而缓解神经损伤症状,抑制迟发性神经元死亡。常用方法:一次 30mg,每日 2 次,加入适量生理盐水中稀释后静脉滴注,30 分钟内滴完,疗程一般为 10~14 天。肝、肾功能损害及高龄患者慎用。

3.脑蛋白水解物　是由游离氨基酸与低分子生物活性肽组成,能透过血脑屏障。可通过改善脑代谢、突触传递及对大脑神经营养支持而发挥脑保护作用。此类产品较多,规格不一,均采用生理盐水稀释静脉滴注,每日 1 次。

4.吡拉西坦　是 γ-内酰胺类脑功能改善药,为脑代谢促进剂之一。吡拉西坦可提高脑内 7_氨酪酸水平,促进大脑半球经由胼胝体的信息传递,增加大脑蛋白质的合成及腺苷激酶活性,降低脑血管阻力,间接增加脑血流量,从而具有对缺氧脑组织的保护作用。常用 4~8g,每日 1 次,用生理盐水 250ml 稀释后静脉滴注。

5.其他　也有认为钙离子拮抗剂、兴奋性氨基酸受体阻断剂、阿片类受体阻断剂及镁离子等也具有脑保护作用。

(七)急、性期并发症的处理

1.脑水肿、颅内压增高　见于大面积脑梗死及重症患者,应予抗脑水肿,降低颅内压治疗。

2.预防感染　卒中后由于长时间卧床,老年患者常并发肺部、泌尿道、口腔等感染,应加强护理。一旦发生感染,应寻找明确病原体,进行相应抗生素治疗。

3.卒中后情绪障碍　卒中后很多患者出现情绪障碍,以抑郁、焦虑为多见,临床应密切注意患者情绪变化,及时发现处理。治疗可相应选择抗抑郁剂、抗焦虑剂,必要时进行心理干预。

六、建议

急性脑血管病贵在预防,一旦发生缺血性脑卒中,应尽可能在时间窗内行溶栓治疗。急性期通过介入方法行动脉溶栓及支架置入重建循环在我国已广泛开展,虽国内外在学术上基于不同样本存在争议,但大量患者获益。严重的缺血性脑卒中患者如出现严重脑水肿及高颅压表现,甚至引发脑疝者可外科行去骨瓣减压术以挽救生命。

(李艳丽)

第四节 癫痫

一、概述

癫痫发作是指脑神经元异常和过度的超同步化放电所造成的临床现象。由于异常放电的神经元在大脑中的部位不同可出现运动和(或)感觉、精神、自主神经障碍等多种多样的表现,伴有或不伴有意识或警觉程度的变化。其特征是突然和一过性症状。2013 年底国际抗癫痫联盟对癫痫作了实用性定义,即癫痫是一种脑部疾患,至少有两次间隔 24 小时以上的非诱发(或反射性)发作,且根据脑电图(EEG)、脑部疾病史判断未来 10 年内有再发风险者。仅有一次发作不能诊断为癫痫,而是痫性发作。在癫痫中,由特定症状和体征组成的特定癫痫现象称为癫痫综合征。根据发作的临床表现及 EEG 改变,对癫痫发作进行分类,即发作起始症状及 EEG 改变提示"大脑半球某部分神经元首先受累"的发作则称为部分性/局灶性发作;反之,如果提示"双侧大脑半球同时受累"的发作则称为全面性发作。

二、诊断要点

(一)常见的癫痫发作类型

1.强直阵挛发作 特征为突然丧失意识,伴以躯干和四肢的肌肉伸直性强直性收缩(强直期),肌肉强直性收缩持续短时间后出现短暂的肌肉松弛,随后变为短暂的肌肉强直性收缩和松弛交替发生(阵挛期),肌肉松弛期逐渐延长,最后肌肉强直性收缩停止,发作共持续数分钟。发作后患者可有短暂的意识不清和昏睡,此后可主诉头痛和肌肉酸痛,其他恢复如初。症状性全面强直阵挛发作多由局限性发作或有定位价值的先兆发展而来,发作后可出现暂时性轻偏瘫(Todd 麻痹)、黑矇或失语。

2.部分性发作 首发起源于一侧半球的局限范围内神经元放电。临床上有单纯部分性发作和复杂部分性发作,单纯部分性发作为局限性,此时意识清楚;而复杂部分性发作在发作时为双侧性发放,至少在双侧额、颞叶,此时意识状态出现不同程度的障碍,多数表现为朦胧状态。局限性运动症状发作最常见于一侧口角及上肢抽搐,因其在运动皮质代表区最大。发作可严格限于局部;也可以从局部开始,最常见于一侧口角或手指,在发作过程中逐渐扩展至整个半身,称 Jackson 发作,但不应扩展至全身。如扩展至全身应称为部分性发作继发全面发作。

3.其他 癫痫症状复杂,类型很多,常见的还有失神发作、肌阵挛发作、失张力发作、躯体感觉或特殊感觉发作、自动症等。

(二)癫痫综合征

因脑构造性病变造成的称为症状性癫痫综合征,属症状性癫痫。病因尚未确定者称为隐源性癫痫综合征。

1. 大田原综合征(Ohtahara syndrome)　发病于小婴儿,发作形式表现为角弓反张姿势的强直痉挛发作。EEG 表现为间隔 3～4 秒的慢波和棘波暴发。

2. 婴儿痉挛(West 综合征)　发病于 1 岁以内。以强直痉挛及点头样发作为特点。发作期间 EEG 为高度节律失调。

3. Lennox－Gastaut 综合征　起病于 1～7 岁,3～5 岁为高峰。临床有以下特点:①同一病儿有多种发作形式;②智力进行性衰退;③EEG 为 1～2.5Hz 慢棘慢复合波。

4. 良性中央回发作　具有中央颞区棘波的小儿良性癫痫,发病于 3～13 岁,以 5～10 岁为高峰。有三大特点:①非常局限的部分性运动发作,以一侧口角及手抽动为主,多在或仅在入睡后发作;②智力不受影响,青春期后自愈;③睡眠中限于一侧中央及中颞区有散在棘波。

5. 额叶癫痫　表现为多种多样的奇异的运动性动作和复杂部分性发作,常见似有目的的自动症,多有继发性全身发作。常规 EEG 在非发作期很少发现异常。

6. 颞叶癫痫　主要发病于青少年期(10～20 岁)。临床表现:①口及消化道的自动症;②具有自主神经症状的单纯部分性发作,如腹部气向上冲;③特殊感觉异常,如嗅、听幻觉或错觉;④情感、认知、记忆功能障碍发作。EEG 在一侧前颞区有棘波发放,发作时为双侧额、颞叶或全脑发放。

7. 枕叶癫痫　从视觉先兆开始,而后双眼及头向对侧偏转,全身强直或强直阵挛发作。发放扩散至颞叶及(或)额叶,可以出现相应发作。EEG 可见头后部有棘波发放。

(三)癫痫持续状态

癫痫持续状态是指 24 小时内连续重复性发作,两次发作间意识不恢复或一次全面性发作持续 30 分钟以上。1 岁以内及 65 岁以上发病率较高。癫痫持续状态属急重症之一,需紧急处理,迅速控制发作。

三、辅助检查

1. 脑电图(EEG)　EEG 检查是必需的。癫痫样波(棘波、尖波、棘慢复合波)可以作为癫痫的诊断依据,但必须结合临床。必要时应作 24 小时脑电图或视频脑电图监测,尤其是后者对癫痫的鉴别诊断及分型有重要价值。

2. 神经影像学检查　CT、MRI、MRA 有助于发现癫痫的病因,但不作为癫痫本身的诊断依据。

3. 单光子断层扫描(SPECT)和正电子断层扫描(PET)　可以作为外科治疗前手术定位的一种检查,但不能仅仅依靠这两种检查的结果定位。

4. 脑磁图　是探测脑电磁生理信号的一种新的检测技术,它反映脑的磁场变化,对脑部损伤的定位诊断比 EEG 更准确,对癫痫诊断和癫痫灶术前定位有重要价值。

四、处理原则

癫痫的内科治疗是应用抗癫痫药控制发作。目前尚无对所有发作类型皆有效和能完全控制发作的药物。抗癫痫药只有控制发作的对症治疗效应,无消除病因和癫痫发生源的根治效应,故需长期应用。正规应用抗癫痫药可提高疗效和减少副反应。

（一）一般原则

1.癫痫未确诊前或仅发作 1 次，应继续观察，不建议应用抗癫痫药。发作频率一年＜1 次者也可不进行抗癫痫治疗。

2.癫痫的诊断和治疗应在专科医生指导下进行。

3.抗癫痫药物应根据发作类型选择用药，不同的抗癫痫药有不同的作用机制，因此某种抗癫痫药只对某一种或某几种发作类型有效。

4.单一药物治疗原则是国际公认的用药原则，单药治疗至少有 65％以上的患者可以控制发作。

5.一线药物应作为首选抗癫痫药使用，当一线药单药治疗失败时，可选用 2 个甚至 3 个一线药物联合治疗。一线药物联合治疗不能满意控制的患者很少，约 5％。多为难治性癫痫，也称耐药癫痫、顽固性癫痫，可选用二线药物与一线药联合应用或替代一线药单独使用。

6.为了保持稳态有效的血药浓度，发挥最佳疗效，应长期规则用药。

7.抗癫痫药需从小剂量开始，逐渐递增，一般约需时 1 周方可达到有效血药浓度。

8.应用抗癫痫药应了解其最基本的药代动力学特点，包括半衰期、有效浓度范围、达峰浓度时间等。每次用药间隔时间应短于其半衰期，否则难以达稳定有效浓度。判断一个抗癫痫药是否有效，需要观察 5 倍于过去发作平均间隔时间，如患者每月平均发作 2 次，至少应观察 2.5 个月。

9.儿童、老年人和孕妇以及慢性疾病长期应用其他药物的患者，在选用抗癫痫药和使用剂量时，应按具体情况确定。

10.随时观察和定期检测患者对药物的耐受性和不良反应，并作出相应的处理。

（二）抗癫痫药物

1.一线抗癫痫药物　按照不同发作类型和具体情况可选用的一线药物（表 1－7－1）。

表 1－7－1　根据发作类型的选药原则

发作类型	一线药物	二线药物	可以考虑的药物	可能加重发作的药物
强直阵挛发作	丙戊酸钠	左乙拉西坦托吡酯	苯妥英钠、苯巴比妥	—
失神发作	丙戊酸钠 拉莫三嗪	托吡酯		卡马西平、奥卡西平 苯巴比妥、加巴喷丁
肌阵挛发作	丙戊酸钠 托吡酯	左乙拉西坦 氯硝西泮 拉莫三嗪 左乙拉西坦		卡马西平、奥卡西平 苯妥英钠、加巴喷丁
强直发作	丙戊酸钠	氯硝西泮 拉莫三嗪 托吡酯	苯巴比妥 苯妥英钠	卡马西平 奥卡西平
失张力发作	丙戊酸钠 拉莫三嗪	左乙拉西坦 托吡酯 氯硝西泮	苯巴比妥	卡马西平 奥卡西平
部分性发作（伴或不伴继发全身强直阵挛发作）	卡马西平 丙戊酸钠 奥卡西平 拉莫三嗪	左乙拉西坦 加巴喷丁 托吡酯 唑尼沙胺	苯妥英钠 苯巴比妥	

(1)全面性强直阵挛发作、局限性发作伴有或不伴有继发性全面发作,可选用的有丙戊酸钠、卡马西平、苯妥英钠。

(2)失神发作、肌阵挛和失张力发作,可选丙戊酸钠。

(3)混合型发作,即混合多种发作类型者宜选广谱抗癫痫药丙戊酸钠。

2.二线抗癫痫药物

(1)二线药物为一线药的辅加抗癫痫药。单药治疗有效的二线药物可作为一线药物治疗失败或不能耐受的替换药物。在新二线抗癫痫药中,拉莫三嗪、托吡酯、左乙拉西坦与丙戊酸钠同属广谱抗癫痫药。

二线抗癫痫药的适应证是耐药癫痫发作。

(三)抗癫痫药物治疗中的监测

1.开始用药前应作脑电图、血常规及肝、肾功能检查,作为基础记录。其后应根据具体治疗药物定期复查,检测药物的副作用。

2.治疗过程中应定期随访,发作频繁者应每2周、一般患者应每月随访1次。应询问发作频率的增减、发作类型有无变化、是否有不良反应以及是否按医嘱服药。

3.脑电图可每6个月检查1次。发作次数增多时应及时作脑电图检查。

4.血药浓度对可以监测浓度的抗癫痫药均应定期检测血药浓度,以便更好确定药物依从性、剂量相关的不良反应、疗效预期判断、调整剂量等。

(四)增减、更换药及终止药物原则

1.增减药物　如果增加或减少药物剂量,需注意增药宜快,但减药要慢,逐渐递减,以便疗效及副作用的评估,同时防止减药过快诱发癫痫。

2.更换药物　更换药物需遵循新加药物可以常规治疗量直接使用,而被更换的药物则要在新增药物基本达到稳态浓度后逐渐递减直至停用,一般需要5～7天或更长的时间。如因严重不良反应需更换的药物应立即停用,必要时应住院进行更换,防止停药诱发癫痫持续状态。

3.终止药物　停用抗癫痫药应视患者的具体病情决定。一般于发作完全控制后再继续按原剂量服用2～3年方可考虑停药,青少年肌阵挛癫痫以5年为宜,儿童良性癫痫1年即可。应逐渐停药,停药的过程为0.5～1年。停药后复发率为20%～40%,多出现在停药后2年内。

(五)癫痫的外科治疗

少数药物正规治疗无效的癫痫患者,可考虑外科治疗。

适应证:①正规充分抗癫痫药物单药或多药联合治疗2年以上,无效者;②影像学检查颅内有结构性病变,其部位对脑功能影响不严重的区域可以进行手术治疗。

(六)癫痫持续状态的治疗

在癫痫持续状态中,80%为惊厥持续状态,如持续30分钟以上会造成全身及神经系统损害,病死率较高。所以应尽可能在短时间内控制发作。

1.一般处理　应作紧急处理。首先应判断呼吸道是否通畅,循环功能和其他生命体征是否稳定,并急做血常规及生化检查,如有异常应作相应处理。

2.迅速控制癫痫发作　选用合适的抗癫痫药。

3.发现和处理诱因和病因　在处理发作的同时就应开始积极寻找诱因或病因,并及时作相应的处理。完全控制发作后,应建立正规抗癫痫药治疗方案,避免再发。

五、用药方案

(一)一线抗癫痫药物

1. 苯妥英钠(phenytoin,PHT)　对全面强直阵挛发作和部分性发作有效,可加重失神和肌阵挛发作,有效治疗剂量和中毒剂量接近。因对认知功能、外胚层发育有影响,儿童长期使用需谨慎,并应严密注意副作用。成人维持剂量 300～500mg/d,儿童每天 4～12mg/kg。常见副作用有皮疹、齿龈增生、毛发增多、面容粗糙、痤疮、共济失调、复视、再生障碍性贫血、白细胞减少、干扰叶酸代谢导致巨细胞贫血、认知功能障碍、致畸等。苯妥英钠因副反应较多,目前临床已少用。

2. 卡马西平(carbamazapine,CBZ)　是复杂部分发作、单纯部分发作及继发全身发作的首选药物,对全身强直阵挛发作、强直发作、阵挛发作有效。但对肌阵挛发作、失神发作、非典型失神发作及失张力发作不仅无效反而加重。作用机制可能与阻滞钠通道、抑制 NMDA 受体所激活的钠、钙内流以及增强 γ-氨基丁酸(GABA)抑制功能有关。成人维持剂量 300～600nig/d,儿童每天 10～20mg/kg。主要副作用有皮疹、剥脱性皮炎、嗜睡、眩晕、共济失调、复视、再生障碍性贫血、白细胞减少、易激惹等。

3. 丙戊酸钠(valproate,VPA)　抗癫痫谱广,毒副反应较少。是原发性全身强直阵挛发作、肌阵挛发作、失神发作的首选药物。对复杂部分性发作、单纯性部分性发作也有一定的疗效,但不及卡马西平。其作用机制有:①通过增加合成、减少降解以及增强突触后膜的反应性,加强脑内抑制性神经递质 GABA 功能。②直接作用于神经元膜,改变钾离子转运而降低其兴奋性。③降低脑内兴奋性神经递质天门冬氨酸的浓度等。丙戊酸钠口服后迅速完全吸收,1～4 小时达峰浓度,半衰期 9～21 小时,平均 12～13 小时。成人初始剂量 500mg/d,维持量 600～1500mg/d,儿童每天 20～50mg/kg。副作用有体重增加、震颤、毛发减少、血小板减低、月经紊乱、肝功能损害等。

4. 氯硝西泮(clonazepam,CZP)　对各种类型的癫痫有抑制作用。成人常用量:开始用每次 0.5mg,每日 3 次,每 3 天增加 0.5～1mg,直到发作被控制或出现不良反应为止。小儿常用量:10 岁或体重 30kg 以下的儿童开始每日按体重 0.01～0.03mg/kg,分 2～3 次服用,以后每 3 天增加 0.25～0.5mg/kg,至达到按体重每日 0.1～0.2mg/kg 或出现不良反应为止。主要副作用是睡眠增多、困乏,对小儿认知功能发育有一定影响。同时易产生耐药,长期使用疗效下降,现多作为辅助用药。

5. 乙琥胺(ethosuximide,ESM)　仅作为失神发作的治疗药物,开始剂量 3～6 岁每日 250mg,6 岁以上每日 500mg,一次口服。以后酌情渐增,每 4～7 日加 250mg。儿童剂量超 0.75g/d,成人达 2.0g/d 时,则需分次服用。

6. 扑痫酮(primidone,PRM)　主要用于全面强直阵挛发作,对复杂部分性发作也有一定疗效。起始量为每次 0.15g,逐渐增加至 0.25g,一日 3 次。极量 2.0g/d。儿童每天口服 12.5～25mg/kg,分 2～3 次服。一般服药后 5～7 天生效,可长期服用。

7. 苯巴比妥(phennobarbital,PB)　曾是小儿癫痫的常用药,起效快,对全面强直阵挛发作疗效好,对单纯及辅助部分性发作有效,并对发热惊厥有预防作用,成人 60～150mg/d,儿童每天小于 3mg/kg。副作用有镇静、多动和认知功能障碍,因而临床已不将其作为首选,尤其是儿童患者。

(二)新型二线抗癫痫药物

1. 托吡酯(topiramate,TPM) 磺胺基团的单糖衍生物,结构上与传统抗癫痫药物迥然不同,有多重抗癫痫作用机制:①阻断电压依赖性钠通道。②拮抗红藻氨酸/AMPA 亚型谷氨酸受体。③通过非苯二氮草机制增加 GABA－A 型受体及 GABA 的活性。④抑制碳酸酐酶。⑤钙离子通道阻滞。对除失神发作外的全面性发作、部分性发作、难治性部分性发作有效,对 Lennox－Gastaut 综合征和 West 综合征有效。成人剂量以 25mg/d 开始,每周每天递增 25mg,目标剂量每天 200mg。儿童以每天 0.5mg/kg 开始,每周每天增加 0.5～1mg/kg,目标剂量每天 4～8mg/kg。副作用有头昏、嗜睡、幻觉、找词困难、协调障碍、影响认知功能等,另还有体重下降、少汗等。

2. 拉莫三嗪(lamotrigine,LTG) 其抗癫痫机制主要为阻断电压依赖性钠通道,抑制兴奋性氨基酸谷氨酸和天门冬氨酸的释放。抗痫谱较广,加用或单药治疗对全面性发作和部分性发作均有效,尤其对失神发作及失张力发作有效,也可用于难治性癫痫。成人维持剂量 100～200mg/d,儿童每天 5～15mg/kg。治疗均宜小剂量开始,分 2 次服用,缓慢加量,当与酶抑制剂丙戊酸钠合用时,应相应减少剂量,而与酶诱导剂(卡马西平、苯妥英钠、苯巴比妥)合用时,应适当增量。副作用有头晕、头痛、皮疹、复视、共济失调、眼震、易疲劳、肝功能损害等,多呈剂量相关性。

3. 奥卡西平(oxcarbazepine,OCBZ) 化学结构与卡马西平类似,具有相似的抗痫作用机制及抗痫谱。临床主要用于部分性发作的单药治疗或添加治疗,疗效与卡马西平相当,但对难治性癫痫显示了较好的疗效,尤其可以改善精神症状及认知功能。成人平均剂量 600～1200mg/d,儿童 25～30mg/d,初始剂量分别为 300mg/d 及 10mg/d,每周缓慢递增。副作用似卡马西平,但少见且较轻,变态反应性皮疹罕见。

4. 加巴喷丁(gabapentin,GBP) 是 GABA 的衍生物,其作用是通过改变 GA－BA 代谢而产生。适用于部分性发作,尤其难治性部分性发作的辅助药物。起始剂量为 100mg,每日 3次,逐渐递增,最大用量可达 3600mg/d,维持量为 900～1800mg/d。副作用包括嗜睡、眩晕、行走不稳、疲劳感等。儿童偶尔会急躁易怒,停药后消失。

5. 左乙拉西坦(levetiracetam,LEV) 用于成人及 4 岁以上儿童癫痫部分性发作的加药治疗。成人和青少年(12～17 岁,体重≥50kg 者):起始治疗剂量为每次 500mg,每日 2 次。根据临床效果及耐受性,每日剂量可增至每次 1500mg,每日 2 次。4～11 岁的儿童和青少年(12～17岁,体重<50kg 者):起始治疗剂量是 10mg/kg,每日 2 次。可渐增至 30mg/kg,每日 2 次。

6. 氨己烯酸(vigabatrin,VGB) 对难治性部分性发作疗效较好,对继发的全面性发作疗效较差。成人及 6 岁以上儿童,开始剂量 500mg/d,每 4～7 天增 250mg/d,直至达到最佳疗效。最高剂量 1500mg/d。3～6 岁儿童,开始剂量 250mg/d,每 4～7 天增 250mg/d,直至达到最佳疗效。副反应较少,主要有嗜睡、降低抗惊厥作用。

7. 替加宾(tiagabine,TGB) 作为难治性复杂部分性发作的辅助治疗。开始剂量 4mg/d,一般用量 10～15mg/d。

(三)癫痫持续状态用药

1. 迅速终止发作

(1)安定(地西泮):为首选药物。其优点是作用快,1～3 分钟即可起效。缺点是作用持续时间较短。主要副作用是呼吸抑制。具体用法:儿童地西泮 0.2～0.5mg/kg,最大剂量不超过 10mg。或按(岁数+1)mg 计算,如 1 岁 2mg,2 岁 3mg,以此类推。以每分钟 1～2mg 的速度缓慢静脉注射。成人首次静脉注射 10～20mg,注射速度<2 如癫痫持续或复发可于 15min 后重复给药,或用 100～200mg 安定溶于 5%葡萄糖溶液中,于 12 小时内缓慢静脉滴注。

(2)氯羟安定(劳拉西泮 lorazepam,LZP):静脉注射成人推荐剂量 4mg,缓慢注射,注射速度<2mg/min,如果癫痫持续或复发可于 10～15 分钟后按相同剂量重复给药;如再经 10～15 分钟后仍无效,需采取其他措施。12 小时内用量一般不超过 8mg。12 岁以下小儿安全性与剂量尚未确定。18 岁以下的患者不推荐静脉注射本药。抗癫痫作用维持时间比安定长。

(3)苯妥英钠:成人静脉注射每次 150～250mg,注射速度<50mg/min,需要时 30 分钟后可再次静注 100～150mg,一日总量不超过 500mg。静脉滴注用量 16.4±2.7mg/kg。小儿常用量:静注 5mg/kg 或按体表面积 250mg/m^2,1 次或分 2 次注射。静脉注射速度过快易导致房室传导阻滞、低血压、心动过缓,甚至心搏骤停、呼吸抑制。使用时需注意监测心电图及血压。

(4)丙戊酸钠:丙戊酸钠注射液 15～30mg/kg 静脉推注后,以每小时 1mg/kg 速度静脉滴注维持。

(5)水合氯醛:10%水合氯醛 20～30ml 加等量植物油保留灌肠。适宜于呼吸功能不全或不能使用苯巴比妥类药物的患者。

2.超过 30 分钟未终止发作的治疗　可酌情选用下列药物:如咪达唑仑、丙泊酚、硫喷妥、戊巴比妥等。

3.维持治疗　在应用上述方法控制发作后,应立即应用长效抗癫痫药物,苯巴比妥 0.1～0.2g 肌内注射,每 6～8 小时一次,巩固和维持疗效。同时,根据发作类型选用口服抗癫痫药物,必要时可鼻饲给药,达有效血药浓度后逐渐停止肌内注射苯巴比妥。

(李艳丽)

第五节　帕金森病

一、概述

帕金森病(Parkinson disease,PD),又称震颤麻痹。是一种中老年人常见的神经变性疾病,以中脑黑质多巴胺(DA)能神经元大量变性丢失和路易小体(Lewy body)形成为病理特点,以静止性震颤、肌强直、运动迟缓和姿势步态异常等运动障碍为临床特征。我国 65 岁以上人群患病率约为 1000/10 万。本病的病因和发病机制仍不十分清楚,目前认为可能与以下因素相关。

1.年龄因素　本病主要发生于 50 岁以上的中老年人,并随年龄增加发病明显增多,提示年龄老化与发病有关。随着年龄的增加,黑质 DA 能神经元数目逐渐减少,纹状体内 DA 递质水平逐渐下降,DA 受体逐年减少。按正常老化速度,通常 60 岁时黑质 DA 能神经元丢失总量不足 30%,纹状体内 DA 递质含量减少也小于 50%。而只有当这两者减少分别达 50% 和 80%以上时,临床才出现 PD 运动症状,故年龄增加只是一个促发因素。

2.环境因素　海洛因毒品中的 1－甲基－4－苯基－1,2,3,6－四氢吡啶(MPTP)是一种嗜神经毒性的化合物,可诱发人及其他灵长类动物出现与 PD 相似的临床症状和病理改变。MPTP 分子结构与某些工业或农业制剂类似,如某些除草剂、杀虫剂、鱼藤酮、异喹啉类化合物等,长期接触或生活在上述相关环境者 PD 发病率增高。

3.遗传因素　本病绝大多数为散发性,约 10%～15% 的患者有阳性家族史,呈常染色体显性或隐性遗传。目前已经发现 18 个与 PD 发病相关的基因,分别命名为 PARK1～PARK18,其中 PARK1、3、4、5、8、10、11 为常染色体显性遗传,PARK2、6、7、9、14、15 为常染色体隐性遗传,PARK12 为 X 连锁遗传。

4.氧化应激　PD 患者脑内脂质过氧化物明显增高,黑质和纹状体中 8－羟－2－脱氧鸟苷酸含量显著增加,亚硝酰基、蛋白碳酰基增多,还原型谷胱甘肽含量减少,细胞处在氧化应激状态。活性氧产生过多,会损伤细胞和线粒体,诱导 DA 能神经元凋亡。

PD 的发病并非单一因素,可能是遗传易感性、环境毒素和衰老几种因素共同作用引起 DA 能神经元的受损,DA 分泌减少。DA 是一种重要的参与运动调节的单胺类神经递质,它和纹状体内另一种神经递质乙酰胆碱(ACh)相互拮抗,两者平衡对基底节环路活动起着重要的调节作用。纹状体内 DA 含量显著降低,ACh 系统功能相对亢进,则产生震颤、肌强直、运动减少等症状。

二、诊断要点

PD 多于 50 岁后缓慢起病,逐渐进展。症状常自一侧上肢开始,逐渐扩展至同侧下肢、对侧上肢及下肢,临床上表现为特征性的运动症状,即静止性震颤、肌强直、运动迟缓和姿势步态异常等。①静止性震颤:常为首发症状,表现为节律性的手指屈曲和拇指对掌运动,如"搓丸样"动作。震颤可自某一肢体逐渐扩展至四肢,但上肢震颤通常比下肢明显,先出现震颤的一侧始终比后出现的一侧为重,表现明显的不对称性。②肌强直:表现为伸肌和屈肌的张力同时增高。当腕、肘关节被动运动时,其阻力增高是均匀一致的,称为"铅管样肌强直";如在均匀阻力上出现断续的停顿,如同齿轮转动感,称为"齿轮样肌强直"。躯干、四肢和颈部肌肉强直常使患者呈屈曲体姿,表现为头部前倾、躯干俯曲、四肢关节屈曲。手部肌肉强直,可表现出写字越写越小,呈现写字过小症。③运动迟缓:表现为随意运动减少,动作缓慢,尤以动作开始时明显,如坐位或卧位时起立困难。面部表情减少,呈"面具脸"。口、舌、咽和腭肌运动障碍使讲话缓慢、语调变低,严重时发音单调。④姿势步态异常:轻症患者行走时患侧上肢自然摆臂动作减少,患侧下肢略拖曳僵硬。病情逐渐加重则出现慌张步态。部分患者在起步时或行走过程中双足抬起困难,好像被粘在地上一样,称为冻结现象或冻结足。中晚期患者因平衡功能减退而出现姿势步态不稳,易跌倒,严重影响生活质量。

近年来 PD 的非运动症状日益受到关注。主要表现为抑郁、焦虑、淡漠、错觉、幻觉、生动的梦境、妄想、欣快、轻度躁狂、精神错乱、认知功能障碍、痴呆等精神障碍;便秘、排尿障碍、体位性低血压、性功能障碍、体温调节异常、出汗异常等自主神经功能障碍;睡眠障碍及嗅觉障碍、疼痛、麻木、疲劳等。

根据临床症状、体征,大多数患者均可诊断。诊断要点包括:①中老年发病,缓慢进行性病程。②四项主征(静止性震颤、肌强直、运动迟缓、姿势步态异常)中必备运动迟缓一项,其余三项至少具备其中之一,症状具不对称性。③左旋多巴治疗有效。

PD 主要应与继发性帕金森综合征及帕金森叠加综合征相鉴别。

1.继发性帕金森综合征　是指有明确原因所致的肌张力增高、运动迟缓、震颤、姿势障碍等帕金森病样症状。常见的原因有：①药物性：长期服用吩噻嗪类、丁酰苯类、利血平、锂剂、α—甲基多巴、甲氧氯普胺、氟桂利嗪等引起，停药后帕金森症状可明显减轻或消失；②中毒性：以一氧化碳和锰中毒较为多见，其他有杀虫剂和除草剂、甲醇、汞、氰化物等；③其他：如病毒性脑炎、多发性腔隙性脑梗死、脑外伤等。

2.帕金森叠加综合征　是指一组包含帕金森病样主要症状，而叠加有神经系统其他损害的复杂表现的变性性疾病。常见的帕金森叠加综合征有多系统萎缩（multiple system atrophy，MSA）、进行性核上性麻痹、皮质—基底节变性等。

三、辅助检查

1.正电子发射断层扫描（PET）及单光子发射断层扫描（SPECT）　进行放射性核素检测，可显示脑内多巴胺转运体（DAT）功能降低、多巴胺递质合成减少等，对早期诊断、鉴别诊断及监测病情有一定价值。

2.基因检测　采用 DNA 印记技术、PCR、DNA 序列分析等可能发现基因突变。对家族性帕金森病（familial Parkinson disease，FPD）患者均应进行相关基因分析。

3.PD 患者血、脑脊液常规化验均无异常　脑 CT、MRI 检查无特征性改变。

四、处理原则

1.强调全面综合治疗　应坚持全面综合治疗的理念，对不同 PD 患者选择相应治疗方案。全面综合治疗首先强调对 PD 的运动症状和非运动症状采取全面综合的治疗，治疗方法和手段包括药物治疗、手术治疗、运动疗法、心理疏导及照料护理等。

2.首选药物治疗　药物治疗是 PD 整个治疗过程中的主要治疗手段，手术治疗则是药物治疗的一种有效补充。

3.提倡早期诊断、早期治疗　早期治疗不仅可以更好地改善症状，而且可能会达到延缓疾病进展的效果。药物治疗包括疾病修饰治疗和症状性治疗。疾病修饰治疗药物除了可能的疾病修饰作用外，也具有改善症状的作用；症状性治疗药物除了能够明显改善疾病症状外，部分也兼有一定的疾病修饰作用。争取掌握疾病早期的修饰时机，对今后帕金森病的整个治疗成败起关键性作用。临床上可能有疾病修饰作用的药物主要包括单胺氧化酶 B 型（MAO—B）抑制剂和多巴胺受体（DR）激动剂等。大剂量维生素 E、辅酶 Q_{10} 可能具有疾病修饰的作用。早期的非药物治疗包括：认识和了解疾病，补充营养，加强锻炼，坚定战胜疾病的信心等。

4.药物治疗应坚持"剂量滴定"的方法　应从小剂量递增，力求以较小剂量达到满意疗效。避免产生药物的急性副作用，降低运动并发症尤其是异动症的发生率。

5.治疗应遵循循证医学的证据，强调个体化治疗　选择用药应考虑患者的症状特点、疾病严重程度、有无认知障碍、发病年龄、就业状况、有无共病、药物可能的副作用、患者的意愿、经济承受能力等因素，拟订恰当可行的方案。

6.用药原则以达到有效改善症状、提高工作能力和生活质量为目标　目前应用的治疗手段，无论是药物或手术治疗，只能改善症状，并不能阻止病情的发展，更无法治愈。因此，治疗不仅要立足当前，并且需要长期管理，以达到长期获益。

五、用药方案

(一)药物治疗选择策略

本病的症状性药物治疗目前仍主要采用增强 DA 递质功能和/或抗胆碱能阻断 ACh 作用,纠正纹状体 DA 与 ACh 递质的平衡,改善症状,达到对症治疗的目的。PD 一旦确诊,应根据发病年龄、临床症状特点选择药物治疗方案,首选药物的原则如下。

1. 早发型 发病于老年前期(<65 岁),不伴智能减退的患者可选择:①非麦角类 DR 激动剂。②MAO-B 抑制剂或加用维生素 E。③金刚烷胺和/或抗胆碱能药物,后者更宜于震颤明显者。④复方左旋多巴。⑤COMT 抑制剂或复方左旋多巴＋COMT 抑制剂,一般在(1)、(2)、(3)方案治疗效果不佳时使用。首选药物并非完全按照以上顺序,若因特殊之需或出现认知功能减退则可首选(4)或(5)方案。

2. 晚发型 发病于老年期(≥65 岁),或伴智能减退的患者:首选复方左旋多巴,必要时可加用 DR 激动剂、MAO-B 抑制剂或 COMT 抑制剂。尽可能不使用抗胆碱能药物。

随着疾病的进展及病程的延长,中晚期的帕金森病患者,尤其是晚期帕金森病的临床表现极其复杂,其中有疾病本身的症状加重,也有药物副作用或运动并发症的因素参与其中。因此,对中晚期帕金森病患者的治疗,一方面要继续力求改善患者的运动症状;另一方面要妥善处理一些运动并发症和非运动症状。治疗的方案主要为非麦角类 DR 激动剂、MAO-B 抑制剂、复方左旋多巴、COMT 抑制剂的选择及其剂量、给药时间、方法的调整。对于药物治疗无法改善症状的严重患者最终可考虑手术治疗。

(二)运动症状治疗

1. 抗胆碱能药 对震颤和肌强直有效,对运动迟缓疗效较差。适于震颤突出且年龄较轻的患者。常用苯海索 1~2mg,每日 3 次;另有丙环定、甲磺酸苯扎托品等。主要副作用有口干、视物模糊、便秘和尿潴留等,少数可发生幻觉、妄想、精神错乱、智能减退等。青光眼和前列腺肥大者禁用。

2. 金刚烷胺 可通过促进神经末梢释放 DA 和减少 DA 的再摄取,改善震颤、肌强直和运动迟缓等症状。常用量 100mg,每日 2 次。副作用较少见,如不宁、失眠、头晕、头痛、恶心、下肢网状青斑、踝部水肿等。肾功能不全、严重胃溃疡、癫痫及肝病患者慎用,哺乳期妇女禁用。

3. 复方左旋多巴 可直接补充黑质纹状体内 DA 不足,对震颤、肌强直、运动迟缓均有效,是 PD 最基本有效的治疗药物。现有标准剂、控释剂、水溶剂三种剂型:①标准剂常用的有美多芭(madopa)和帕金宁(sinemet),分别为左旋多巴与苄丝肼、卡比多巴的复合制剂。治疗初始剂量为 62.5~125mg,每日 2~3 次,餐前 1 小时或餐后 1.5 小时服药,并根据病情而渐增剂量至疗效满意和不出现明显副作用时的适宜剂量维持治疗。②控释剂常用有息宁控释片(sinemel CR)及美多巴液体动力平衡系统(madopar-HBS),其优点是血药浓度稳定,作用时间较长,可减少服药次数,且有利于控制症状波动。但其起效缓慢,生物利用度较低。③水溶剂:主要为弥散型美多巴(madopar dispersible),特点是吸收及起效迅速,作用维持时间与标准剂基本相同,适用于清晨运动不能、餐后"关闭"状态及吞咽困难患者。复方左旋多巴制剂主要副反应有恶心、呕吐、心律失常、位置性低血压、尿潴留、便秘、不宁、失眠、幻觉等。闭角型青光眼和精神分裂症患者应禁用。疾病晚期及长期服用 DA 制剂可出现运动并发症,包括症状波动和异动症。

(1)症状波动的治疗:症状波动主要有剂末恶化、开关现象。①剂末恶化(end of dose deterioration):又称疗效减退。即每次用药有效时间缩短,症状随血药浓度发生规律性波动。处理可适当增加每日服药次数或每次剂量,也可改用缓释剂或加用 DR 激动剂、COMT 抑制剂及 MAO－B 抑制剂;②开关现象(on－off phenomenon):症状在突然缓解(开期)与加重(关期)间波动。多见于病情较为严重的患者,其发生与服药时间、药物血浆浓度无关。"关期"表现为严重的 PD 症状,然后又突然转为"开期","开期"常伴有异动症。对开关现象的处理较为困难,可选用 DR 激动剂。

(2)异动症的治疗:异动症又称运动障碍(dyskinesia),大多表现为累及头面部、四肢和躯干的舞蹈样或手足徐动样不自主运动。主要有三种形式:①剂峰异动症:出现在用药 1～2 小时的血药浓度高峰期,与用药过量或 DR 超敏有关。治疗可减少每次复方左旋多巴的剂量,或在减量基础上加用 DR 激动剂、COMT 抑制剂或金刚烷胺;②双相异动症:剂初和剂末均可出现,机制不清,处理较为困难;③肌张力障碍:表现为足或小腿痛性肌痉挛,多发生于清晨服药之前。治疗可于睡前加用复方左旋多巴控释片或长效 DR 激动剂,或在起床前服复方左旋多巴标准剂或水溶剂。

4.DR 激动剂　可直接刺激突触后膜多巴胺 D_1、D_2 受体,对 DA 能神经元可能有保护作用。有两种类型:麦角类包括溴隐亭、培高利特、α－二氢麦和角隐亭、卡麦角林和麦角乙脲,此类药物有致心脏瓣膜病变及肺胸膜纤维化之虞,已少用,其中培高利特已停用;非麦角类包括普拉克索、罗匹尼罗、吡贝地尔、罗替戈汀和阿扑吗啡,副作用相对较小,与复合左旋多巴制剂类似,需小剂量开始,逐渐加量。常用有:①吡贝地尔缓释片:初始剂量 50mg,每日 1 次;第 2 周增至每次 50mg,每日 2 次;有效剂量 150mg/d,分 3 次口服,最大不超过 250mg/d。②普拉克索:初始剂量 0.125mg,每日 3 次,以后每周增加 0.125mg,一般有效剂量 0.50～0.75mg,每日 3 次,最大不超过 5mg/d。

5.MAO－B 抑制剂　可抑制神经元内 DA 降解,增加脑内 DA 含量,与复方左旋多巴合用有协同作用,对 DA 能神经元可能有保护作用。常用司来吉兰(selegiline)2.5～5.0mg,每日 2 次;雷沙吉兰(rasagiline)1mg,每日 1 次。胃溃疡者慎用,禁与 5－羟色胺再摄取抑制剂(SSRI)合用。

6.COMT 抑制剂　通过抑制左旋多巴在外周代谢、维持较高的左旋多巴血浆浓度、增加脑内 DA 含量。与复方左旋多巴制剂合用可增强后者疗效,减少症状波动,单用无效。常用恩托卡朋(entacapone):每次 100～200mg,每日 3～4 次。托卡朋(tolcapone)每次 100～200mg,每日 3 次,最大剂量为 600mg/d。副作用有腹泻、运动障碍、头晕、腹痛、幻觉、转氨酶升高等。托卡朋有偶致肝坏死报道,用药期间须监测肝功能。

(三)非运动症状治疗

1.精神症状治疗　对有明显精神症状的患者,如错觉、幻觉、欣快、躁狂、精神错乱和意识模糊等。首先考虑依次减用或停用抗胆碱能药、金刚烷胺、MAO－B 抑制剂、DR 激动剂。严重者可选用氯氮平、喹硫平等,氯氮平作用优于后者,但氯氮平约有 1%～2% 的患者会出现白细胞减少,甚至粒细胞缺乏,治疗中要检测白细胞计数;抑郁患者可用选择性 5－羟色胺再摄取抑制剂(selective serotonin reuptake inhibitor,SSRI),如舍曲林、氟西汀、西酞普兰等,也可加用 DR 激动剂,如普拉克索;焦虑和激惹明显的患者,可加用劳拉西泮(lolazepam)、西地泮治疗。

2.自主神经功能障碍治疗　常见的自主神经功能障碍有便秘、排尿障碍及体位性低血压。反复便秘者,可增加高纤维含量食物,多饮水,必要时服用温和的通便药物,如乳果糖、龙荟丸、大黄片、番泻叶等,也可加用胃肠动力药如多潘立酮、莫沙比利等;尿频或急迫性尿失禁者,可使用外周抗胆碱能药,如奥昔布宁、托特罗定和莨菪碱等;体位性低血压者,应增加盐和水的摄入量,穿弹力袜裤,严重者可用 α 肾上腺素能激动剂米多君。

六、建议

晚期重症患者,在药物治疗无效的情况下,可选择以下治疗方法。

1.手术治疗　主要有神经核毁损术和脑深部电刺激术(deep brain stimulation,DBS)。因 DBS 相对无创、安全和可调控性而作为主要选择。须严格掌握手术适应证。

2.细胞移植治疗及基因治疗　有研究认为可能有效,临床应用尚待探索。

3.康复及心理治疗　可作为辅助手段对改善症状有一定作用,是综合治疗的一部分,对晚期重症患者更具意义。康复治疗包括语言、进食、步态平衡等日常生活能力的训练;心理疏导及加强照料护理可预防或减轻患者的抑郁及其他精神症状。

4.预防并发症　晚期患者由于严重的全身僵硬终至卧床不起,极易发生肺炎、骨折、压疮等各种并发症,甚至窒息危及生命,应加强预防。

(李艳丽)

第六节　阿尔茨海默病

一、概述

阿尔茨海默病(Alzheimer's disease,AD),是一种起病隐匿,呈进行性加重的神经系统退行性疾病。AD 的患病率和发病率均随年龄增长而升高,女性显著高于男性。

临床上可表现为进行性认知、识别功能障碍,有明显记忆力减退并伴随性格和行为的改变;视觉空间关系、语言交流能力、抽象思维、学习和计算能力及日常生活工作能力持续下降,严重者可影响日常工作和社会活动,并伴有各种精神症状,如嗜睡、抑郁、焦虑、乱放物品、攻击行为等;病变严重并持续发展最终导致认知以外的运动等神经功能障碍,生活不能自理,甚至终日卧床。

本病最典型的病理特征为大脑皮层和海马组织内出现大量的老年斑(senile plaques,SP)、神经纤维缠结(neurofibrillary tangles,NFTs)、神经元数量减少和颗粒空泡变性。病因尚不清楚,一些危险因素与本病有关,包括高龄、遗传因素、脑血管病变、女性、受过头部外伤和心脏病等。AD 发病机制非常复杂,目前有 Aβ 淀粉样蛋白级联假说、tau 蛋白过度磷酸化学说、神经血管功能衰退学说、胆碱能学说、基因突变学说、神经细胞凋亡学说、免疫异常学说、氧化应激学说、炎性反应学说等。其中,Aβ 淀粉样蛋白级联假说、tau 蛋白过度磷酸化学说是本病最重要的机制,当然也可能是多种因素相互作用的结果。

二、诊断要点

AD 的诊断要素包括以下 6 个方面:①认知损害病史,且进行性恶化。②临床有记忆损害和非记忆损害症状。③客观的精神状态检查或神经心理学测试证实存在认知功能障碍。④工作或日常生活能力下降。⑤最好具备一项及以上生物标志物,如结构影像学显示内侧颞叶萎缩或海马体积缩小,或功能影像学显示特殊脑区皮层葡萄糖代谢率下降和(或)Aβ 沉积增多,或脑脊液中 Aβ42 降低和(或)tau 蛋白升高。⑥无法用谵妄或其他精神疾病来解释,并除外其他痴呆原因。

阿尔茨海默病临床诊断标准。

1. 记忆或认知功能损害逐渐出现 6 个月以上,且进行性恶化。

2. 神经心理学测评证实存在显著的情节记忆损害,如中文版延迟故事回忆(DSR)不同年龄分界值:50 岁及以上者<15.5 分、65 岁及以上者<11.5 分、75 岁及以上者<9.5 分,平均<10.5 分。

3. 精神状态检查或神经心理学测评提供认知功能损害的客观证据,如中文版简易精神状态检查(MMSE)不同教育程度分界值:文盲组≤19 分、小学组≤22 分、初中及高中组≤23、高等教育组≤26 分,平均≤23 分。

4. 工作或日常生活能力受损,如中文版工具性日常生活活动量表(IADL)得分≥16 分。

5. 整体状态评价为轻度痴呆及以上,如痴呆评定量表(CDR)得分≥0.5 分。

6. 神经影像学证据 海马体积缩小,如 MRI 显示左侧海马体积≤1.96cm³,右侧海马体积≤2.01cm³;或内侧颞叶萎缩,如 MTA－scale75 岁以下者≥2 分,75 岁以上者≥3 分。

7. 除外其他类型痴呆,如血管性痴呆、路易体痴呆、额颞叶痴呆及精神疾病引起的认知损害。

三、辅助检查

1. 神经心理学测定

(1)简易精神量表(MMSE):内容简练,测定时间短,易被老人接受,是目前临床上检查本病智能损害程度最常用的筛查量表。如说明存在认知功能损害。应进一步进行详细神经心理学测验包括记忆力、执行功能、语言、运用和视空间能力等各项认知功能的评估。如 AD 评定量表认知部分(ADAS－cog)是一个包含 11 个项目的认知能力成套测验,专门用于检测 AD 严重程度的变化,但主要用于临床试验。

(2)日常生活能力评估:如日常生活能力评估(ADL)量表可用于评定患者日常生活功能损害程度。

(3)行为和精神症状(BPSD)的评估:包括 AD 行为病理评定量表(BEHAVE－AD)、神经精神症状问卷(NPI)和 Cohen－Mansfield 激越问卷(CMAI)等,常需要根据知情者提供的信息基线评测,不仅可发现症状的有无,还能评价症状频率、严重程度、对照料者造成的负担,重复评估还能监测治疗效果。

2. 血液学检查 主要用于发现存在的伴随疾病或并发症、发现潜在的危险因素、排除其他病因所致痴呆。包括血常规、血糖、电解质、肾功能和肝功能、维生素 B₁₂、叶酸、甲状腺素等指标。部分还应进行梅毒、人体免疫缺陷病毒等血清学检查。

3.神经影像学检查

(1)颅脑 CT 和 MRI 检查:可显示脑皮质萎缩明显,特别是海马及内侧颞叶萎缩,支持 AD 的临床诊断。与 CT 相比,MRI 对检测皮质下血管改变及其他病变更为敏感。

(2)正电子发射断层扫描(PET)及单光子发射断层扫描(SPECT):可显示颞顶和上颞/后颞区、后扣带回皮质和楔前叶葡萄糖代谢降低,揭示 AD 的特异性异常改变。AD 晚期可见额叶代谢减低。18FDG-PET 对 AD 病理学诊断的灵敏度为 93%,特异性为 63%,已成为一种实用性较强的工具,尤其适用于 AD 与其他痴呆的鉴别诊断。

4.脑电图(EEG)　AD 的 EEG 表现为 α 波减少、θ 波增高、平均频率降低的特征。但 14% 的患者在疾病早期 EEG 正常。EEG 用于 AD 的鉴别诊断,可提供朊蛋白病的早期证据,或提示可能存在中毒—代谢异常、暂时性癫痫性失忆或其他癫痫疾病。

5.脑脊液检测

(1)脑脊液细胞计数、蛋白质、葡萄糖和蛋白电泳分析血管炎、感染或脱髓鞘疾病疑似者应进行检测。

(2)脑脊液 β 淀粉样蛋白、tau 蛋白检测:AD 患者的脑脊液中 β 淀粉样蛋白(Aβ42)水平下降(由于 Aβ42 在脑内沉积,使得脑脊液中 Aβ42 含量减少),总 tau 蛋白或磷酸化 tau 蛋白升高。这些标记物可用于支持 AD 诊断,但鉴别 AD 与其他痴呆诊断时特异性低(39%~90%)。

6.基因检测　淀粉样蛋白前体蛋白基因(APP)、早老素 1、2 基因(PS1、PS2)突变在家族性早发型 AD 中占 50%。载脂蛋白 E4 基因检测可作为散发性 AD 的参考依据。

四、处理原则

目前,AD 尚无根治的方法,对 AD 治疗主要目的是初级预防,推迟起病;控制疾病进展和改善患者症状,包括减轻记忆力减退、纠正精神行为紊乱等,以期提高患者生活质量,延长寿命。

五、用药方案

1.胆碱酯酶抑制剂(cholinesterase inhibitors,ChEIs)　ChEIs 是用于 AD 治疗的一线药物,为轻、中度患者的标准治疗药物,能延缓智力衰退的进程并减轻神经精神症状。现在被美国食品药品监督管理局(FDA)批准使用的药物,包括他克林、多奈哌齐、卡巴拉汀和加兰他敏、石杉碱甲。

(1)他克林:是最早应用于临床的胆碱能药物,但由于其肝功能异常、消化道副作用较常见,因此已逐渐被其他 ChEIs 所取代。

(2)多奈哌齐:第二代 ChEIs,是目前全世界应用最广泛的 ChEIs。选择性强,在脑中最敏感的区域是皮质和海马回,可极大地减轻胆碱能缺乏导致的学习功能缺陷,并能增加整个脑血流量,减轻淀粉样蛋白的神经毒性作用,减轻自由基导致的神经变性。开始剂量 5mg/d,4~6 周后可加量至 10mg/d。其治疗剂量副作用较小,而半衰期长。对老年或肾脏、肝脏有损害的患者也无须减少剂量,主要副作用为胆碱能作用,如恶心、腹泻、肌肉痉挛和乏力等。

(3)卡巴拉汀:又称利凡斯的明。能选择性抑制大脑皮质和海马的乙酰胆碱,对于皮质小脑通路和纹状体通路的影响较小,可避免抑制呼吸中枢和产生锥体外系症状。起始剂量每次

1.5mg,每天 2 次,两周后,剂量可逐渐增加至 3mg,每天 2 次,最大剂量 6mg,每天 2 次。因其毒副作用相对较多,临床应用受到限制。

(4)加兰他敏:是第二代可逆性竞争性 ChEIs,又是烟碱受体调节剂,具有双重作用。对神经元中的乙酰胆碱有高度选择性。可改善 AD 患者的认知功能,维持日常生活能力和行为。口服剂量 30～60mg/d,未见肝脏毒性,主要不良反应为恶心、心动过速、失眠等。

(5)石杉碱甲:商品名哈伯因、双益平。是我国从中草药千层塔中分离得到的石杉碱类生物碱,是一种高效可逆性的竞争性 ChEIS。易通过血脑屏障,可明显提高额叶、颞叶、海马等脑区的乙酰胆碱含量,有效时间长,其作用强度仅次于多奈哌齐。口服每天 2 次,每次 100～200μg,一日剂量不能超过 450μg。

2.NMDA 受体拮抗剂　美金刚,商品名易倍申。是一种低中度的 NMDA 受体拮抗剂,可通过功能依赖性的方式非竞争性阻断过度开放的受体,但不影响生理性 NMDA 受体的活化。主要用于治疗中、重度 AD。起始量 5mg/d,治疗前 3 周每周递增 5mg,逐渐达到每日最大剂量 20mg。

3.抗氧化剂

(1)司来吉兰:该药物是选择性、不可逆性单胺氧化酶 B 抑制剂,可减少脑内儿茶酚胺降解,抑制神经细胞变性,减少线粒体自由基,具有神经保护作用。长期服用可防止和延缓神经细胞变性。有效剂量 10mg/d。主要副作用为体位性低血压。

(2)维生素 E:AD 患者脑脊液中的维生素 E 的浓度通常是降低的,补充维生素 E 可抑制和清除海马 CA1 区 Aβ 的沉积,有一定的减缓 AD 进展的作用。

(3)褪黑素:是一种内源性自由基清除药。能促进体内多种抗氧化酶的活性,直接清除自由基或协同抑制自由基的产生;同时还能减少 Aβ 的形成,减少 Aβ 的沉积,抑制 Aβ 的神经毒性作用,对 AD 患者有益。

4.他汀类药物　他汀类药物通过降低胆固醇水平,APP 蛋白酶活性减弱,APP 的转运及消除发生改变,Aβ40、Aβ42 的合成和积累受到抑制,可能起到推迟 AD 的发生或延缓 AD 的进程。

5.脑血管扩张剂　此类药物主要是通过扩张脑毛细血管,增加脑供血,促进微循环,改善脑组织对能量和氧的利用,促进脑细胞修复。常用的有尼麦角林、都可喜、艾地苯醌、长春西丁以及临床上早已广泛使用的心脑血管扩张剂烟酸等。

6.雌激素替代治疗　雌激素可刺激 ACh 等神经递质,激活神经生长因子,增加脑血流,具有神经保护作用,有认为可延缓或降低 AD 的发病。但临床尚无肯定结论。

7.抗炎治疗　AD 患者脑内老年斑周围可见小胶质细胞增生,为炎性反应的改变。因此,炎症是 AD 神经变性的机制之一。使用非甾体抗炎药,如阿司匹林、吲哚美辛、环氧化酶－2 抑制剂等可使患 AD 的风险降低,并可能有减缓进程,减轻症状的作用。

六、建议

AD 患者在生活还能自理时因存在认知及行为异常,要做好防走失、防自残的工作。晚期患者长期卧床,需加强翻身、拍背,防压疮及坠积性肺炎等并发症。

(李艳丽)

第七节　疼痛

一、概述

疼痛是组织损伤或与潜在的组织损伤相关的一种不愉快的躯体感觉和情感经历,同时可伴有代谢、内分泌、呼吸、循环功能和心理学的改变。疼痛不仅给患者带来肉体和精神的痛苦,某些慢性疼痛疾病还会严重影响患者的正常生活、工作,甚至导致自杀并危及社会安定。疼痛还可能是某种严重甚至危及生命的疾病早期症状。

疼痛的范畴包括:头痛、创伤后疼痛、内脏痛、术后痛、分娩痛、癌性疼痛和慢性疼痛性病症,其中慢性疼痛性病症有①软组织慢性损伤为主的疼痛;②骨关节炎的疼痛;③软组织、骨和小关节损伤或炎症所致疼痛,如颈椎病、颈椎间盘突出、腰椎间盘突出等;④神经病理性疼痛,如带状疱疹、带状疱疹后神经痛、糖尿病性神经病变等;⑤血管源性疼痛。

二、诊断要点

根据主诉和病史提供的疼痛部位和性质特征,进行重点体格检查,证实和发现压痛点和阳性体征;同时进行全面体格检查发现或排除其他部位、系统的疾病;根据体格检查后的初步诊断,进行必要的实验室和辅助检查,如影像学、超声、肌电图等神经电生理检查、心电图等;必要时行诊断性神经阻滞。

三、辅助检查

根据患者主要疼痛部位,病变区域进行相应的 X 线、CT、MRI、超声、神经电生理等检查,结合患者病史必要时需做全身检查明确病因。

四、处理原则

消除疼痛病因,对症治疗,阻断疼痛的神经传导,提高痛阈,改善疼痛反应。

五、用药方案

1.麻醉性镇痛药　主要用于术后、严重创伤、心肌梗死、缓解各种急性、慢性、顽固性疼痛和癌症晚期疼痛。常用药物及用法:①吗啡:皮下注射,成人一次 5～15mg,15～40mg/d;静脉注射,成人镇痛常用量 5～10mg。②羟考酮:初始一般为 5mg,每 12 小时 1 次,最高剂量为每 12 小时 200mg。③可待因:一次 15～30mg,30～90mg/d,最高剂量为一次 100mg,250mg/d。④美沙酮:口服,5～10mg/次,2～3 次/天,肌内或皮下注射 5～10mg/次。⑤哌替啶:口服,每次 50～100mg,极量,每次 150mg,600mg/d;皮下注射或肌注:每次 25～100mg,极量,每次 150mg,600mg/d。⑥丁丙诺啡:肌注或缓慢静注:每次 0.15～0.3mg;舌下含服 0.2～0.8mg,每隔 6～8 小时 1 次。

2.非甾体类抗炎药　主要用于解热、镇痛、抗炎与抗风湿作用,对于轻—中度急慢性疼痛也有较好的疗效。常用药物及用法:①吲哚美辛:每次 25～50mg,3 次/天。②布洛芬:一次

0.2～0.4g,每4～6小时1次。成人最大限量为每日2.4g。③双氯芬酸钠:75mg～100mg/d,分3次口服;肌内注射,75mg/次,1～2次/天。④其他:酮洛酸、吡罗昔康、美洛昔康、塞来昔布。

3.抗抑郁药　可用于治疗神经病理性疼痛及心因性疼痛。常用药物及用法:①阿米替林:初始剂量为25mg/d,2～3次/天,每周增加25mg,至疼痛缓解或产生不能耐受的副作用为止,最大剂量150mg。②丙咪嗪:每次12.5～25mg,3次/天,不超过200～300mg/d。③氟西汀:每次20mg,每天一次。可以逐渐增加剂量达到40～60mg/d,分早晚两次服用,最大不超过80mg/d。

4.抗癫痫药　主要用于治疗神经病理性疼痛,如三叉神经痛、糖尿病周围神经病、带状疱疹后神经痛等。常用药物及用法:①卡马西平:300～1200mg/d,分2～4次服用,从小量开始,渐增量。②加巴喷丁:300mg/d,分3次服用,逐渐加量,最大为4800mg/d。

5.神经安定药　对伴幻觉、妄想、兴奋躁动、失眠、焦虑不安等精神症状的急慢性疼痛有良好的镇痛作用。常用药物及用法:①氯丙嗪:一次25～50mg,2～3次/天,每隔2～3天可缓慢加量,每次增加25～50mg,一日总量400～600mg。②奋乃静:一次2～4mg,次/天,每隔1～2天增加6mg,逐渐增至常用治疗剂量20～60mg/d,维持剂量10～20mg/d。③氯普噻吨:开始一次25～50mg,2～3次/天,最大不超过400～600mg/d。④氟哌啶醇:开始一次1～2mg,可逐渐增量至4～60mg/d。

6.糖皮质激素类药　具有抑制炎症反应,减轻局部红、肿、热、痛作用,可作为关节腔内、腱鞘内注射及疼痛局部封闭和神经阻滞用药。常用药物及用法:①地塞米松:腱鞘内注射或关节腔,软组织的损伤部位内注射,一次0.8～6mg,间隔2周一次;局部皮内注射,每点0.05～0.25mg,共2.5mg,每周一次。②得宝松:关节腔内注射,0.5～2ml;皮下注射0.2ml/Cm2。③曲安奈德:肌注,每周一次20～100mg;皮下或关节腔内注射2.5～5mg,不超过30mg/d,一周不超过75mg。

六、建议

在患者疼痛病因诊断不明时,不能盲目使用止痛药物对症处理,以免掩盖病情,延误诊断。

(李艳丽)

第八节　偏头痛

一、概述

偏头痛是一种临床常见的慢性神经血管性头痛,属于原发性头痛的一种,主要表现为发作性中一重度搏动样头痛,单侧多见,亦可累及双侧或双侧交替发作,伴或不伴有眼前闪光、视野缺损及麻木等先兆症状,发作时还可伴随一些自主神经症状如恶心、呕吐、畏光、畏声、气味恐怖等。

偏头痛可发生于儿童及其他不同年龄阶段,女性多于男性。最常见的两种类型是无先兆偏头痛和先兆偏头痛。无先兆偏头痛约占偏头痛的 80%，也称普通偏头痛，可表现为持续 4~72 小时的单侧搏动样头痛，疼痛程度为中一重度，活动后加重，伴随恶心、呕吐，畏光和畏声，发作间期患者完全正常。先兆偏头痛占偏头痛的 15%~18%，也称典型偏头痛，表现为发作前出现短暂的先兆，可为一侧可逆性视觉和触觉症状，如闪烁性暗点、黑矇和偏盲、感觉障碍和短暂性失语等。先兆症状可持续数分钟，大多在 5~60 分钟，不同类型的先兆症状可以依次出现。

偏头痛发作可有诱发因素，常见的有月经来潮、饮酒、精神紧张、焦虑、睡眠不足或睡眠过多、强体力活动、疲劳、强光、闪烁等视觉刺激、天气变化、高海拔、服用硝酸甘油、头部创伤等。偏头痛反复发作可严重影响正常工作、学习和日常生活。

二、诊断要点

2013 年国际头痛协会(International headache society,IHS)发布了第三版国际头痛疾患分类(International Classification of Headache Disorders,ICHD)，简称 ICHD－Ⅲ。偏头痛诊断标准如下。

1. 无先兆偏头痛

A. 至少有 5 次满足标准 B—D 的头痛发作。

B. 发作持续 4~72 小时(未经治疗或治疗无效)。

C. 头痛至少具有下列 4 项特征中的 2 项：①偏侧分布；②搏动性；③中或重度疼痛程度；④日常活动导致头痛加重或头痛导致日常活动受限(如走路或登楼)。

D. 头痛发作时至少有下列 1 项：①恶心和/或呕吐；②畏光和畏声。

E. 无法用另一种 ICHD－3 的头痛疾患诊断来更好地解释。

2. 先兆偏头痛

A. 至少有 2 次符合标准 B 和 C 的发作。

B. 以下 1 种或多种完全可逆的先兆症状：①视觉；②感觉；③言语和/或语言；④运动；⑤脑干；⑥视网膜。

C. 下列 4 项特征中至少有 2 项：①至少 1 种先兆症状逐渐进展≥5 分钟和/或两种或多种症状相继出现；②每个先兆症状持续 5~60 分钟；③至少 1 个先兆症状是单侧的；④先兆伴随头痛或在先兆发生 60 分钟内发生头痛。

D. 没有另一个 ICHD－3 的头痛疾患诊断能更好解释，且短暂性缺血发作已被排除。

三、辅助检查

1. 实验室检查　如血、尿常规、电解质及脑脊液检查，排除器质性病变。

2. 其他辅助检查　脑电图、经颅多普勒超声(TCD)、颅脑 CT 或 MRI，必要时行脑血管造影检查，有助于与神经系统其他疾病相鉴别。

四、处理原则

偏头痛的治疗原则是减轻或终止头痛发作，缓解伴随症状，寻找并去除发作诱因，预防头痛复发。药物治疗分为急性发作期治疗和预防性治疗。

五、用药方案

（一）偏头痛急性发作期治疗

1.非特异性治疗药物　是指对各种疼痛都具有疗效的药物。

（1）非甾体类抗炎药阿司匹林 325～900mg/d；布洛芬 400～800mg/d；萘普生 250～1000mg/d。

（2）巴比妥类镇静药。

（3）阿片类药物。

2.特异性治疗药物　指仅对偏头痛（或丛集性头痛）而非其他头痛有效的药物。

（1）麦角类制剂：双氢麦角胺 1mg 鼻腔喷雾，如需要 15 分钟后重复 1 次；或 1mg 皮下注射，如需要 30～60 分钟后重复 1 次。

（2）曲坦类药物：①舒马曲坦：5～20mg 鼻腔喷雾；或 4～6mg 皮下注射，如需要 60 分钟后重复 1 次；或 25～100mg/d 口服；②佐米曲坦：5mg 鼻腔喷雾；2.5～5mg/d 口服；③那拉曲坦：1～2.5mg/d 口服；④利扎曲坦：5～10mg/d 口服；⑤阿莫曲坦：6.25～12.5 口服；⑥依立曲坦：20～40mg/d 口服；⑦夫罗曲坦：2.5mg/d 口服。

3.急性发作的止吐药　常用甲氧氯普胺，10～20mg 口服，10mg 肌注或静推或皮下；多潘立酮，20～30mg 口服。

4.重度偏头痛发作或偏头痛持续状态　可使用：①曲坦类药物；②赖氨酸乙酰水杨酸，1000mg 静推或安乃近，500～1000mg 静推；③甲氧氯普胺，10mg 静推；④地塞米松，10mg 静推。

5.急性发作用药选择策略　采用阶梯式治疗和分层治疗。

（1）多次发作的阶梯式治疗：第 1～3 次发作，阿司匹林；第 4～6 次发作，曲坦类药物。

（2）单次发作期间的阶梯式治疗：每次发作，阿司匹林；必要时，曲坦类药物。

（3）分层治疗：轻度发作，乙酰水杨酸；重度发作，曲坦类药物。

（二）偏头痛预防用药

预防偏头痛发作的药物主要包括：β 受体阻滞剂、钙离子通道阻滞剂、抗癫痫药、抗抑郁药、非甾体类抗炎药等。

1.一线药物

（1）β 受体阻断剂普萘洛尔，最大剂量 240mg/d；美托洛尔，最大剂量 200mg/d。

（2）钙离子拮抗剂氟桂利嗪，5～10mg/d。

（3）抗癫痫药物丙戊酸，500～1800mg/d；托吡酯，25～100mg/d。

2.二线药物　①阿米替林，25～75mg/d；②萘普生，500～1000mg/d；③比索洛尔，5～10mg/d。

3.三线药物　①阿司匹林，300mg/d；②加巴喷丁，1200～1400mg/d；③镁剂，360mg/d；④核黄素，400mg/d；⑤辅酶 Q_{10}，300mg/d。

六、建议

急性发作期治疗推荐选用非甾体类消炎药和曲坦类药物。在应用上述二药之前，推荐肌内注射甲氧氯普胺减轻胃肠道反应，利于药物吸收。极重度偏头痛发作时，首选皮下注射舒马曲坦。偏头痛持续状态可用类固醇或二氢麦角胺治疗。β 受体阻滞剂(普萘洛尔和美托洛尔)、氟桂利嗪、丙戊酸和托吡酯可作为偏头痛预防性治疗的首选用药,其次可选用阿米替林、萘普生和比索洛尔。

(李艳丽)

第九节　癌痛

一、概述

癌痛是指由于身患癌症所引起的疼痛,其原因一般都与肿瘤细胞侵袭机体组织所造成真实的或可能存在的组织损伤有关。癌痛与一般的疼痛的不同之处在于:癌痛基本都属于长期的慢性疼痛,而且患者对癌痛的忍受程度和反应阈值又常会受到生理、心理、社会和精神等诸多因素的影响,这一点对于识别和治疗癌痛十分重要。癌痛的诊治与其他疼痛一样,也是至今尚无明确的物理、化学、生物免疫或放射影像学等客观的定性或定量指标,一般只能靠患者的主诉来判定其疼痛程度、性质和止痛效果。然而患者对癌痛的叙述又常常带有情绪色彩,或伴有某种程度的精神心理障碍。癌痛多为持续性,并随着病程的延长和病情的发展,疼痛的程度也会呈进行性或间歇性加剧,经常会出现癌性暴发痛,夜间尤为严重,常令患者寝食难安。总之,日常生活中见到的癌痛性质和部位常常是比较复杂的,甚至是全方位性疼痛,临床上又称作"癌痛综合征"。

二、诊断要点

癌症在其无序进展过程中,在放疗、化疗过程中以及治疗后等相关夹杂病变影响下可引发疼痛,疼痛评估至关重要。癌痛评估是合理、有效进行止痛治疗的前提。癌症疼痛诊断评估应当遵循"常规、量化、全面、动态"评估的原则。

三、处理原则

癌痛的治疗方法包括:病因治疗、药物止痛治疗和非药物治疗。

1. 病因治疗　针对引起癌痛的病因进行治疗。癌痛的主要病因是癌症本身、并发症等。针对癌症给予抗癌治疗,如手术、放疗或化疗等,可能解除癌症疼痛。

2. 药物止痛治疗

(1)根据世界卫生组织(WHO)癌痛三阶梯止痛治疗指南,癌痛药物止痛治疗的五项基本原则如下。

①口服给药:口服为最常见的给药途径。

②按阶梯用药:指应当根据患者疼痛程度,有针对性地选用不同强度的镇痛药物。

轻度疼痛:可选用非甾体类抗炎药物(NSAID)。

中度疼痛:可选用弱阿片类药物,并可合用非甾体类抗炎药物。

重度疼痛:可选用强阿片类药,并可合用非甾体类抗炎药物。

③按时用药:指按规定时间间隔规律性给予止痛药

④个体化给药:指按照患者病情和癌痛缓解药物剂量,制定个体化用药方案。

⑤注意具体细节:对使用止痛药的患者要加强监护,密切观察其疼痛缓解程度和机体反应情况。

(2)药物选择与使用方法应当根据癌症患者疼痛的程度、性质、正在接受的治疗、伴随疾病等情况,合理选择止痛药物和辅助药物。

①非甾体类抗炎药物:是癌痛治疗的基本药物,常用于癌痛治疗的非甾体类抗炎药包括:布洛芬、双氯芬酸钠、对乙酰氨基酚、吲哚美辛、塞来昔布等。

②阿片类药物:是中、重度疼痛治疗的首选药物。首选口服给药途径,有明确指征时可选用透皮吸收途径给药,也可临时皮下注射用药,必要时可自控镇痛给药。

A.初始剂量滴定　阿片类止痛药的疗效及安全性存在较大个体差异,需要逐渐调整剂量,以获得最佳用药剂量,称为剂量滴定。对于初次使用阿片类药物止痛的患者,按照如下原则进行滴定:使用吗啡即释片进行治疗;根据疼痛程度,拟定初始固定剂量5~15mg,每4小时一次;用药后疼痛不缓解或缓解不满意,应于1小时后根据疼痛程度给予滴定剂量(表1-7-2),密切观察疼痛程度及不良反应。第一天治疗结束后,计算第二天药物剂量:次日总固定量=前24小时总固定量+前日总滴定量。第二天治疗时,将计算所得次日总固定量分6次口服,次日滴定量为前24小时总固定量的10%~20%。依法逐日调整剂量,直到疼痛评分稳定在0~3分。如果出现不可控制的不良反应,疼痛强度<4,应该考虑将滴定剂量下调25%,并重新评价病情。

表1-7-2　剂量滴定增加幅度参考标准

疼痛强度(NRS)	剂量滴定增加幅度
7~10	50%~100%
4~6	25%~50%
2~3	≤25%

B.维持用药　我国常用的长效阿片类药物包括:吗啡缓释片、羟考酮缓释片、芬太尼透皮贴剂等。在应用长效阿片类药物期间,应当备用短效阿片类止痛药。当患者因病情变化,长效止痛药物剂量不足时,或发生爆发性疼痛时,立即给予短效阿片类药物,用于解救治疗及剂量滴定。解救剂量为前24h用药总量的10%~20%。每日短效阿片解救用药次数大于3次时,应当考虑将前24h解救用药换算成长效阿片类药按时给药。

阿片类药物之间的剂量换算,可参照换算系数表(表1-7-3)。换用另一种阿片类药时,仍然需要仔细观察病情,并个体化滴定用药剂量。

表1-7-3　阿片类药物剂量换算表

药物	非胃肠给药	口服	等效剂量
吗啡	10mg	30mg	非胃肠道:口服=1:3
可待因	130mg	200mg	非胃肠道:口服=1:1.2 吗啡(口服):可待因(口服)=1:6.5
羟考酮	10mg		吗啡(口服):羟考酮(口服)=(1.5-2):1
芬太尼透皮贴剂	25μg/h(透皮吸收)		芬太尼透皮贴剂(μg/h),q72h剂量=1/2×口服吗啡(mg/d)

如需减少或停用阿片类药物,则采用逐渐减量法,即先减量30%,两天后再减少25%,直到每天剂量相当于30mg口服吗啡的药量,继续服用两天后即可停药。

C.副作用防治　阿片类药的副作用主要包括:便秘、恶心、呕吐、嗜睡、瘙痒、头晕、尿潴留、谵妄、认知障碍、呼吸抑制等。应把预防和处理阿片类止痛药副作用作为止痛治疗计划的重要组成部分。

③辅助用药:辅助镇痛药物包括:抗惊厥类药物、抗抑郁类药物、皮质激素、N-甲基-D-天冬氨酸受体(NMDA)拮抗剂和局部麻醉药。辅助药物能够增强阿片类药物止痛效果,或产生直接镇痛作用。

3.非药物治疗　用于癌痛治疗的非药物治疗方法主要有:介入治疗、针灸、经皮穴位电刺激等物理治疗、认知-行为训练、社会心理支持治疗等。适当应用非药物疗法可作为药物止痛治疗的有益补充,与止痛药物治疗联用,可增加止痛治疗的效果。

四、用药方案

(一)常用非甾体类抗炎药

1.对乙酰氨基酚　即扑热息痛。对解热镇痛十分有效。口服后在胃肠道迅速吸收,0.5～1小时即可达到血药浓度高峰,其镇痛作用缓和而持久,强度略高于阿司匹林。治疗剂量的扑热息痛其副作用较轻。该药不刺激胃黏膜,也可以用于对阿司匹林过敏者。扑热息痛主要用于各类轻至中度的癌痛,也是与阿片类药物联合服用机会最多的药物,在癌痛治疗中是第一阶梯的首选药物。常用剂量为500～1000mg/次,每6～8小时服用1次,每日总量不宜超过4000mg。对有慢性酒精中毒或肝脏疾患的患者则要慎用。

2.双氯酚酸钠　商品名双氯灭痛。具有良好的解热镇痛作用,成人用量为每次50～100mg,每日最大剂量不宜超过300mg。该药尤适用于炎性疼痛和转移性骨痛。副作用主要是胃肠道的不适应性及肝脏损害,用药过程中出现肝功能异常者应及时停药。

3.布洛芬　又称丁苯丙酸。是使用非常广泛的一种非处方镇痛药,其镇痛强度较阿司匹林、对乙酰氨基酚等为强。胃肠道的副作用小于阿司匹林或吲哚美辛等非甾体类药物。常规止痛剂量在200～600mg,4～6小时口服一次,每日总量不宜超过3200mg。对其他非甾体类药物耐受性差者,往往对布洛芬可有良好的耐受性。

4.罗非昔布　商品名万络。其最大优点是对胃肠道的安全性良好,对血小板的凝集影响也相对较弱。临床多用于合并骨转移所导致的骨痛,疗效明显。常用剂量为12.5～25mg/次,每日一次即可。服用过程中可能与其他非甾体类药物有交叉性过敏反应,同时要注意对肝、肾功能可能导致直接或间接性损害。

5.塞来昔布　商品名西乐葆。是一种新型治痛药,基本不影响胃肠道、血小板及肾脏功能。口服后吸收迅速,治疗癌性骨痛效果良好。每12小时服用200～400mg,每日用量不宜超过800mg。

(二)常用弱阿片类药物

1.可待因　是阿片中的天然成分,其止痛强度仅为吗啡的1/12。本品口服吸收较好,生物利用度在40%以上,其止痛作用主要是通过在体内部分生物转化成吗啡而产生。临床上通常采用每4～6小时予30～60mg,一般对中到重度疼痛都可收到较好的疗效。本品尤适合用于肺癌疼痛的患者,服药后既可镇痛又能止咳。若与非甾体类药物联合使用,止痛效果更佳。氨酚待因、路盖克等非处方止痛药,即可待因与扑热息痛的复合制剂。服用可待因的副作用与吗啡相似,但较吗啡为轻,也很少有呼吸抑制发生。

2.强痛定 化学名为盐酸布桂嗪。是一种人工合成具有弱阿片类药物性质和强度的速效中度止痛药,其镇痛强度为吗啡的1/3,比一般非甾体类药物(如阿司匹林、氨基比林)强4~20倍。对皮肤黏膜和四肢骨关节的疼痛抑制作用尤为明显,但对内脏器官的镇痛效果较差。每次口服30~60mg,30分钟内即可起效,止痛效果可维持3~6小时。与吗啡相比,强痛定虽不易成瘾,但有不同程度的耐受性。该药被列入特殊管理的一类精神类药品,因此必须按照国家有关管理条例的规定使用,杜绝乱用或滥用。

3.曲马朵 是一种人工合成的中枢性镇静药,口服后吸收良好,若按吗啡效价的1/4~1/10比照投药,对中至重度疼痛都有明显疗效,而且一般不会发生呼吸抑制。曲马朵有即释片和缓释片两种,前者可每6小时服用50~100mg,后者可每12小时服用100~200mg,每日总量不宜超过400mg。患者服药后可能产生一过性低血压,因此应嘱患者静卧30~40分钟再起床,以免发生直立性低血压。

(三)强阿片类药物

1.吗啡即释片 常用有盐酸吗啡片(5mg)和硫酸吗啡片(20mg)两种即释片,口服为最佳给药途径,其优点为易吸收、起效快、方便无创、费用低廉。癌痛患者初始剂量一般为4~6小时服10mg,再根据止痛效果调整剂量大小,增加幅度控制在前次剂量的50%~100%间。吗啡即释片除按常规服用外,在使用控(缓)释或长效剂型止痛药期间,一旦出现癌性爆发痛,立即口服一定剂量的即释吗啡,疼痛可得到很快缓解。

2.吗啡控(缓)释片 常用的有硫酸吗啡控释片和盐酸吗啡控释片。与即释片的区别在于药物在体内维持的止痛时间不同,因此服药的间隔时限也不同。由于控(缓)释片可以间隔12小时服药,而且服药后的血药浓度能相对保持平稳,无明显的血药峰值和浓度的波动,从而能既减少服药次数,又能维持较长时间的止痛效果,可提高患者的顺应性,减少发生吗啡耐药性的机会,更符合患者对镇痛的要求。对于不能口服的患者,可通过直肠或阴道内用药。女性患者在非月经期可将药片塞入阴道,通过阴道黏膜逐渐吸收。通过直肠还是阴道途径给药,与口服用药的效价基本相同,而且可以减少肝脏对药物的首过效应,副作用也较口服明显为轻。

3.芬太尼透皮贴剂 商品名多瑞吉。是一种经皮肤吸收给药的强阿片制剂,第一个通过皮肤吸收向体内释放稳定的麻醉性镇痛药。其有效成分系人工合成,镇痛强度是吗啡的80~100倍,每次用药后镇痛时间可长达72小时。用于顽固性的慢性癌痛,尤其适用于不能口服用药的患者。由于药物是经皮肤和皮下组织吸收后直接入血发挥作用,所以不受消化道内因素的影响,也避免了首过效应的发生,副作用较口服吗啡要相对为轻。该药有每贴含芬太尼215mg和510mg两种剂型,既往使用过口服吗啡制剂的患者,若有需要,可以通过换算后改为贴敷多瑞吉。换算公式为:口服吗啡类制剂的24小时总量(mg)/2=1次贴敷多瑞吉72小时剂量(μg)。如患者每天口服吗啡的个体化总量为100mg,若改为贴敷多瑞吉,可按100/2=50(μg/h),即每次贴敷5mg多瑞吉1贴即可,72小时更换1次。体温增高会影响芬太尼的吸收速度,因此贴敷过程中不要加热或加压,发热患者要慎用。对于有脑水肿颅压增高、慢性阻塞性肺病、肝肾功能不全、过度消瘦衰弱或老年患者,要减量使用或不用。

(四)常用于神经病理性疼痛的辅助药物

1.抗惊厥类药物 用于神经损伤所致的撕裂痛、放电样疼痛及烧灼痛,如卡马西平、加巴喷丁、普瑞巴林。常用:①加巴喷丁100~300mg口服,每日1次,逐步增量至300~600mg,每日 3 次,最大剂量为 3600mg/d;②普瑞巴林 75～150mg,每日 2～3 次,最大剂量 600mg/d。

2.三环类抗抑郁药 用于中枢性或外周神经损伤所致的麻木样痛、灼痛,该类药物也可以改善心情和睡眠,如阿米替林、度洛西汀,文拉法辛等。常用阿米替林 12.5～25mg 口服,每晚 1 次,逐步增至最佳治疗剂量。

五、建议

癌痛是癌症患者常见的症状之一,往往严重而复杂。在药物治疗的同时,应尽早采取综合措施,包括认知－行为训练、社会心理支持等,针灸、中医药及物理疗法作为辅助治疗可能有益。严重的癌痛患者可采用外科手术及介入手段治疗。

(李艳丽)

第十节　精神分裂症

一、概述

精神分裂症(schizophrenia)是一组病因未明的精神疾病,具有知觉、思维、情感和行为等方面的障碍,以精神活动和环境不协调为特征。多起病于青壮年,常缓慢起病,病程迁延,有慢性化倾向,但部分患者经合理治疗能痊愈或基本痊愈。一般无智能及意识障碍,部分患者出现认知功能损害。

精神分裂症的病因还不清楚,近年来发现与本病病因或发病机制有关的因素如下。

1.遗传因素 遗传因素是精神分裂症病因中最重要的因素。大多认为本病为多基因遗传,也有认为是常染色体单基因遗传(11 号染色体)或多源性遗传。目前最可能成为精神分裂症致病候选基因的是:精神分裂症 1 断裂基因(DISC1),代谢型谷氨酸受体 3 基因(GRM3),儿茶酚氧位甲基转移酶(COMT)基因,神经调节蛋白基因(NRG1),G 蛋白信号调节基因(RGS4)等。

2.神经发育 精神分裂症的发生可能与神经发育异常有关。由于遗传因素(易感性)和某些神经发育危险因素(妊娠期与出生时的并发症、妊娠期感染流感病毒等)的相互作用,在胚胎期大脑发育过程就出现了某种神经病理改变,导致心理整合功能异常。

3.神经生化 目前临床上使用的抗精神分裂症药物主要基于神经生化假说,如多巴胺假说、5－羟色胺假说、谷氨酸假说、氨基丁酸假说等。

4.心理社会因素(环境因素) 社会环境因素在精神分裂症的发病中,也起一定作用,对患者精神障碍的发生及复发均有影响。

二、诊断要点

1.早期症状 初期可出现神经症样表现或有强迫症状,有的逐渐表现出孤僻、冷淡、缺乏主动性;有的变得敏感多疑,恐惧等;也有的突然出现令人费解的奇异行为,接着逐渐显露出精神分裂症状和病型特点。

2.发展期 症状多而明显,虽类型不同表现各异,但有共同特征。

(1)思维障碍:①思维内容障碍主要指各种妄想,内容以被害和嫉妒多见,可见于各个年龄层。②思维形式障碍表现为思维联想过程缺乏连贯性和逻辑性,这是最具有特征性的症状。患者轻者出现联想松弛、谈话内容不紧凑,应答不切题,进而出现联想散漫,重者出现思维破裂、联想中断、病理性象征性思维、词语新作、逻辑倒错性思维、内向型思维、思维贫乏等。

(2)感知障碍:表现为幻觉、错觉、妄想、感知综合障碍等,最突出的是幻觉,以言语性幻听最为常见。

(3)情感障碍:主要表现为情感反应与思维活动、意志行为和环境不协调,或出现情感反应倒错即对客观刺激内心体验做出不相称或截然相反的情绪反应,或表现为情感反应淡漠。随病情发展,情感障碍日益加重,情感变化令人感到与前判若两人。

(4)意志与行为障碍:①意志减退,表现为内向性,孤僻,懒散,闭门不出,社交退缩。②行为障碍,表现为行为怪异、愚蠢幼稚,也可表现为紧张症状群,如刻板、模仿动作、作态,甚至木僵或突然兴奋冲动。

(5)人格改变和其他障碍:发病后出现分裂样性格,但意识清晰,智力尚保持良好,但自知力不良,后期可有智力减退。

3.后期　发展期症状如不缓解,或病情多次复发,迁延多年后,可呈所谓慢性期或衰退期精神分裂症,此时,发展期的症状大部分消退,出现人格幼稚化及精神活动减退,如思维贫乏、情感淡漠或出现空笑,意志和行为缺乏自发性,孤独退缩,生活需人照顾。

4.临床分型

(1)根据临床特征分为以下亚型:①偏执型:最为常见,多在青壮年或中年起病,起病形式缓慢,以相对稳定的妄想为主要临床表现,常伴有幻觉(特别是幻听),预后多较好。②青春型:多在青春期发病,起病较急,病情进展快,多在2周之内达到高峰。以联想障碍为主,突出表现为精神活动的全面紊乱。思维破裂或明显松弛,行为不可预测,缺乏目的,病情较易恶化,预后欠佳。③紧张型:常急性发作,以明显的精神运动紊乱为主,外观呆板。可交替出现紧张性木僵与紧张性兴奋,或被动性顺从或违拗,预后较好。④单纯型:不多见,起病隐匿,缓慢发展,病程至少2年,以思维贫乏、情感淡漠、意志缺乏和社会性退缩等阴性症状为主,预后较差。⑤混合型或未分化型:指具有明显的阳性精神病症状,如妄想、幻觉等,但不符合上述各型诊断标准或为其混合形式者。

(2)采用症状分类法:以生物学和现象学相统一的观点,将精神分裂症分为阳性症状和阴性症状两型。阳性症状指精神功能的异常亢进,包括幻觉、妄想,明显的思维障碍、反复的行为紊乱和失控。阴性症状指精神功能的减退或缺失,包括情感平淡、言语贫乏、意志缺乏、无快感体验、注意障碍。

Ⅰ型精神分裂症:以阳性症状为主,对抗精神病药反应良好,无认知功能改变,预后良好,主要是多巴胺功能亢进。

Ⅱ型精神分裂症:以阴性症状为主,对抗精神病药反应差,伴有认知功能改变,预后差,主要是脑细胞丧失退化(额叶萎缩),多巴胺功能无特殊变化。

三、辅助检查

精神分裂症的诊断除根据临床症状、病程特征外,还应结合病史、体格检查和实验室检查的结果,诊断时必须排除器质性病变引起的精神障碍。体格检查可找出某些阳性发现,实验室检查可找到相关的证据。

四、处理原则

1.综合治疗原则　采用药物治疗、心理治疗和社会康复治疗相结合的综合治疗,以达到控制症状、解除心理负担和自闭情绪,促进社会康复,或通过参加社会活动,以延缓其衰退。还可以采取电抽搐治疗(electroconvulsive therapy,ECT)、胰岛素昏迷疗法和精神外科疗法等。

2.早发现、早诊断、早治疗原则　发现越早,治疗针对性越强,预后越好。

3.足疗程、持续治疗原则　每种药物至少用足疗程,若仍无效才考虑换药。急性期经治疗量系统治疗4~6周无效可换药;恢复期坚持巩固治疗至少3~6个月;维持期应根据个体及所用药物情况,确定是否减少剂量,把握预防复发所需剂量。精神分裂症是慢性病,应有长期的治疗计划,即使症状缓解后仍需持续的医疗帮助。

4.足剂量治疗原则　只要病情未达治愈,就要将药物加到治疗量的上限,若最高剂量仍无效,再考虑换药,但要注意不良反应,一般情况下不能突然停药。

5.治疗个体化原则　根据患者对药物的反应,摸索个体化的用药剂量。

6.单一药物治疗原则　一般从小剂量开始,缓慢加量,2周内加至治疗量。如已达治疗剂量仍无效,酌情加量或换用另一类化学结构的药物。

五、用药方案

(一)治疗药物分类

常用的抗精神病药其差异在于剂量的大小,作用强弱和副反应的轻重。根据药理作用特点及开发上市的先后分类。

1.第一代抗精神病药　又称典型或传统抗精神病药,多巴胺受体阻滞剂。主要为脑内多巴胺 D_2 受体阻断剂,还对 α_1、α_2 受体、M_1 受体及 H_2 受体有阻断作用。临床上治疗幻觉、妄想、思维障碍、行为紊乱、兴奋、紧张综合征具有明显疗效。对阴性症状及抑郁症效果差。不良反应以锥体外系反应和催乳素水平升高为主。代表药物有氯丙嗪、奋乃静、氟哌啶醇等。

2.第二代抗精神病药　又称非典型或非传统抗精神病药。除阻断皮质下 D_2 受体外,还拮抗大脑皮质前额叶和边缘叶的 $5-HT_{2A}$ 受体和多巴胺 D_3 受体,激动多巴胺 D_1 受体。对精神分裂症的阳性和阴性症状都有效,能明显改善患者的认知功能。锥体外系反应和催乳素水平升高少见,代表药物有利培酮、氯氮平、奥氮平、喹硫平、阿立哌唑等。

(二)治疗药物选用

目前精神分裂症还不能彻底治愈,药物治疗的目的是降低发作频率、减轻症状的严重程度,防止复发及伴随的功能恶化,帮助患者保持适应社会生活的能力,最终使其重返社会。选用治疗药物时,应考虑药物的作用特点及不良反应,疾病的特点、类型、病程、病期及患者的躯体状况、年龄、经济等,根据世界精神卫生协会治疗指南的建议,一般推荐第二代抗精神病药作为一线药物,第一代及第二代抗精神病药的氯氮平作为二线药物。根据我国目前的用药情况,第一代抗精神病药的氯丙嗪、奋乃静、氟哌啶醇和舒必利也作为首选药物使用。

1.急性期(首次发作)用药　宜采用积极的强化性治疗,争取最大限度地缓解精神症状,防止病情波动。

(1)以幻觉妄想为主要临床症状的患者:①对于不合作患者:选择第一代抗精神病药物氯

丙嗪或与等量异丙嗪混合注射或氟哌啶醇 5~10mg,肌注,每 4 小时一次,治疗疗程 1~2 周。对于伴有躁动、兴奋的患者,可采用氯丙嗪、异丙嗪等量溶于生理盐水中,缓慢静脉注射或静脉滴注。或者口服第二代抗精神病药,合并注射苯二氮䓬类如氯硝西泮、劳拉西泮或地西泮等。小剂量开始快速增加至治疗剂量,维持治疗 7~10 天。若治疗有效,可选择相应药物继续口服治疗,药物治疗过程同合作患者。②对于合作患者:第一步治疗:口服一种第二代抗精神病药如利培酮、奥氮平、喹硫平、齐拉西酮、阿立哌唑或第一代抗精神病药如氯丙嗪、氟哌啶醇、奋乃静或舒必利治疗。小剂量开始,1~2 周逐渐增加至治疗剂量,速度过快易出现不良反应。达治疗量后,持续治疗 6~8 周,定期评定疗效,根据疗效和不良反应适当调整剂量,进行个体化治疗。若治疗无效,换用另一种第二代或第一代抗精神病药,也可谨慎使用氯氮平。第二步治疗:第一步治疗无效时采用。采用合并治疗如合并第二代和第一代抗精神病药,或合并第一代的长效制剂如氟奋乃静癸酸酯、氟哌啶醇癸酸酯或氯氮平。第三步治疗:若第二步治疗无效,考虑进行 ECT 治疗。根据临床表现,若是 ECT 治疗适应证,可在各个治疗步骤应用。

(2)以兴奋、激越为主要临床症状的患者:宜选用控制兴奋和躁动作用较强的药物,首选第一代抗精神病药如氯丙嗪或氟哌啶醇,肌内注射;或口服第二代抗精神病药合并注射苯二氮䓬类药物。治疗若有效,继续口服药物治疗,同幻觉妄想症状合作者。如治疗无效,换用氯氮平或合并心境稳定剂如丙戊酸钠。若上述治疗仍无效,考虑进行 ECT 治疗。

(3)以紧张症状群为主要表现的患者:治疗前应明确诊断,排除器质性脑病、恶性综合征或药源性紧张症。首选注射舒必利,3~5 天内增加至治疗剂量(200~600mg/d),持续 1~2 周。若治疗有效,继续口服舒必利或第二代抗精神病药。治疗过程同幻觉妄想症状合作患者。对于紧张症患者应重视躯体营养状况及水、电解质平衡,应合并躯体支持治疗。根据临床表现,可在各个治疗步骤应用 ECT 治疗。

(4)以阴性症状为主要表现的患者:首选第二代抗精神病药或谨慎使用氯氮平。若无效,换用另一种第二代抗精神病药或选用氯氮平。若仍无效,采用联合治疗,合并使用氯氮平和其他第二代抗精神病药。

(5)以阳性症状为主要表现,同时伴有情感症状的患者:①伴有抑郁症状的患者:首选一种第二代抗精神病药如利培酮、奥氮平或喹硫平,或第一代抗精神病药如舒必利、硫利达嗪;有自杀倾向者谨慎使用氯氮平。若无效,换用另一种或第二代抗精神病药,若仍无效,可在此基础上合并抗抑郁药。根据临床表现,可在各个治疗步骤采用 ECT 治疗。②伴有躁狂症状的患者:首选第二代或第一代抗精神病药。若无效,在此基础上加心境稳定剂如碳酸锂、丙戊酸钠或卡马西平,或换用另一种第一代或第二代抗精神病药。若仍无效,可考虑两代抗精神病药合用。根据临床表现,可在各个治疗步骤采用 ECT 治疗。

2.慢性精神分裂症患者急性恶化的用药　治疗过程同首次发作患者,但是在药物选择上要参考患者以往的用药史,首选过去效果最好的药物和有效剂量,可适当增加药物剂量,如果治疗有效,继续治疗;同时进行家庭教育,提高患者的服药依从性。若治疗无效,根据患者的临床表现和用药史,给予同上述首次发作患者的后续治疗。

3.恢复期治疗和维持治疗

(1)恢复期治疗:急性期患者经上述治疗后有效,继续以该药和有效剂量治疗;合并适当的心理治疗,促进患者对疾病的认识,增强患者对治疗的依从性,促进社会功能的恢复。疗程至少 3～6 个月，慢性患者疗程可延长至 6 个月至 1 年。难治性精神分裂症患者以最有效药物的有效剂量继续治疗，疗程 1～2 年。

(2)维持治疗:患者精神症状消失 3 个月(慢性复发患者精神症状消失 6 个月)以上，患者自知力恢复，对自己精神状态认识客观，对将来有适当的计划，可以考虑降低药物剂量。减药过程需缓慢，维持剂量为最小有效剂量，继续治疗 1～2 年(多次复发患者可能需要更长时间)。对长期治疗依从性不好者，或难以保证按医嘱服药者可选用第一代抗精神病药长效制剂。

4.难治性精神分裂症的用药　首选第二代抗精神病药氯氮平(可选用利培酮、奥氮平、喹硫平或注射第一代长效抗精神病药如氟奋乃静癸酸酯等)，或合并使用抗精神病药和增效剂，如苯二氮䓬类、心境稳定剂或抗抑郁药;若上述治疗无效，采用 ECT 治疗。

5.药物更换　对疗效不满意或不良反应不能耐受者需要更换药物。

(1)骤停原药换药法:适用于出现严重不良反应时，建议住院换药，氯氮平不宜骤停，因可能出现疗效空档导致复发或撤药综合征;

(2)骤停原药加新药:适用于有较严重的锥体外系反应患者，两药重叠短时间，氯氮平不宜骤减;

(3)缓减原药、缓加新药;可减少撤药反应及症状复发，但可能增加两药合用引发的不良反应。

(三)常见不良反应及处理

1.锥体外系反应　与药物阻断黑质一纹状体多巴胺受体作用有关，为第一代抗精神病药最常见的副作用。其中以含氟化合物发生较多，如氟奋乃静等，发生率为 25%～60%，多在用药后 3～4 周发生，最早可在 0.5～48 小时发生。表现形式如下。

(1)急性肌张力障碍:治疗 1～5 天发生，表现为舌、面、颈、背部肌肉痉挛，类似癫痫发作。治疗:肌注东莨菪碱 0.3mg 或异丙嗪 25～50mg，可迅速缓解。有时需减少药物剂量，加服抗胆碱能药苯海索，或换用锥体外系反应发生率低的药物。

(2)类帕金森症:最常见，可能与拮抗多巴胺作用有关。治疗最初在 1～2 个月发生，发生率高达 56%。最初表现为运动过缓，手足震颤和肌张力增高，严重者协调运动丧失、僵硬、佝偻姿势、拖行步态、面具脸、震颤、流涎和皮脂溢出。治疗给予抗胆碱能药苯海索 2～12mg/d，应在使用 2～3 个月后逐渐停用。抗精神病药应缓慢加药或使用最低有效量。

(3)静坐不能:治疗 1～2 周出现，发生率约为 20%。表现为无法控制的激越不安、不能静坐、反复走动或原地踏步。苯二氮䓬类药和普萘洛尔(20～80mg/d)有效，而抗胆碱能药无效。同时减少抗精神病药剂量或选用锥体外系反应发生率低的药物。

(4)迟发性运动障碍:可能与多巴胺活动增强有关，持续治疗数月或数年后(停药后加重)出现，表现为口一面部运动障碍，广泛的舞蹈手足徐动或肌张力障碍。最早表现为舌或口唇周围的轻微震颤。口部咀嚼样运动在老年患者中最具特征，肢体运动在年轻患者中常见。尚无有效治疗药物，关键在于预防、使用最低有效量或换用锥体外系反应发生率低的药物。抗胆碱能药会促进和加重症状，应避免使用。早发现早处理有可能逆转。

2.精神方面的不良反应

(1)过度镇静:治疗早期最常见不良反应，表现为睡眠增多、困乏、头晕，发生率大于 10%。氯丙嗪、氯氮平和硫利达嗪等多见，与药物拮抗组胺 H_2 受体作用有关。多见于治疗开始或增加剂量时,治疗几天或几周后常可耐受,也有长期服用者表现多睡和白天嗜睡。将每日剂量的大部分在睡前服用,可避免或减轻白天的过度镇静。严重者应该减药,且告诫患者勿驾车、操纵机械或从事高空作业。

(2)焦虑、激越作用:氯丙嗪、舒必利和利培酮有轻度激活或振奋作用,可产生焦虑、激越。

(3)认知缺陷:镇静作用较强的吩噻嗪类倾向于抑制精神运动和注意,但一般不影响高级认知功能。若合用抗胆碱药,记忆功能可能暂时受影响。

(4)撤药反应:抗胆碱能作用强的氯氮平、氯丙嗪等较易出现撤药反应,如失眠、焦虑和不安,应予注意。

3. 自主神经系统不良反应

(1)抗胆碱能的不良反应:表现为口干、视力模糊、排尿困难和便秘等。硫利达嗪、氯丙嗪和氯氮平多见。严重反应包括尿潴留、麻痹性肠梗阻和口腔感染,尤其是合用抗胆碱能药物及三环类抗抑郁药时更易发生。

(2)抗肾上腺素能的不良反应:表现为直立性低血压、反射性心动过速及射精的延迟或抑制。直立性低血压在治疗的头几天最为常见,氯丙嗪肌内注射时最易出现,有心血管疾病的患者,剂量增加应缓慢。应让患者头低脚高位卧床;严重病例应输液并给予去甲肾上腺素、间羟胺等升压,禁用肾上腺素。

4. 内分泌和代谢不良反应

(1)第一代抗精神病药常引起催乳素水平升高及高催乳素血症相关障碍:舒必利多引起闭经、溢乳、性功能改变,第二代抗精神病药利培酮也可导致催乳素水平增高及相关障碍。奥氮平也致暂时性催乳素水平升高且呈剂量依赖性。氯氮平、喹硫平对血浆催乳素水平无明显影响。该不良反应发生与药物拮抗下丘脑-垂体结节漏斗区多巴胺受体有关。可减药、停药,服用中药、多巴胺激动剂和激素治疗。

(2)体重增加及相关并发症(Ⅱ型糖尿病、高血压病、高脂血症):一般与大部分抗精神病药长期使用有关。氯氮平和奥氮平明显增加体重,建议患者应节制饮食,酌情增加活动。

5. 药物过量中毒 抗精神病药毒性比巴比妥类和三环类抗抑郁药小,死亡率低。过量的早期症状是激越或意识混浊。可见肌张力障碍、抽搐和癫痫发作,脑电图显示突出的慢波。常伴严重低血压及心律失常、低体温。采用对症治疗,大量输液,注意维持正常体温,应用抗癫痫药控制癫痫。由于多数抗精神病药血浆蛋白结合率高,血液透析作用不大。抗胆碱能作用使胃排空延迟,所以过量数小时后都应洗胃。低血压由于同时阻断了α、β受体,所以升压时用间羟胺或去甲肾上腺素,禁用肾上腺素。

六、建议

精神分裂症的神经发育障碍假说认为,该病起始于围生期,在青春后期或成年早期出现的精神病表现不是疾病发作的开始,而是疾病的中后期的表现。根据这一假说,可以将精神分裂症的病程分为四个时期:①危险期:可以觉察的缺陷出现之前的时期。②前驱期:明显精神症状出现前期。③精神病期:表现为明显的精神活动异常和急性的功能丧失。④慢性残疾期:以慢性功能残疾、阴性症状、躯体并发症为特征,部分患者可能需要长期封闭式住院照料。目前对该病的治疗主要是关注精神症状的控制。现代脑影像和神经认知检测等技术的开发使用,疾病生物学标记的发现及对细微临床症状的确认,有可能对处于该病一、二期的患者予以识别,进行早期诊断,对早期的认知缺陷进行治疗。有必要对可疑的高危个体进行完整的危险因素评估,包括遗传和环境因素、认知功能、易感性的生理基础等,以识别危险期,确定防止疾病从一、二期发展到三、四期,同时也要动员全社会力量确保处于不同疾病期的患者得到综合性的干预措施。

(李艳丽)

第十一节　抑郁症

一、概述

抑郁发作概括为情绪低落、思维迟缓、意志活动减退"三低"症状,但这些重度抑郁发作时典型症状不一定出现在所有的抑郁障碍患者中。发作至少持续 2 周,并且不同程度地损害社会功能,或给本人造成痛苦或不良后果。

二、诊断要点

1.情绪低落　表现为显著而持久的情绪低落、悲观失望、对日常活动丧失兴趣和愉快感,精力明显减退,无明显原因的持续疲乏感。

2.思维迟钝　表现为语言减少,语速减慢,声音低沉,患者感到思考问题困难,工作学习能力下降。

3.意志活动减退　表现为动作缓慢,严重者可达木僵状态;生活被动懒散。伴有焦虑的患者可有坐立不安等症。严重者甚至反复出现自杀念头或行动。

4.其他症状　主要有睡眠障碍、食欲减退、体重下降、性欲减退、便秘、身体任何部位的疼痛、阳痿、闭经、乏力等。抑郁发作时也可出现人格解体、现实解体及强迫症状。

三、辅助检查

病程及严重标准:以情绪抑郁为主要特征,持续至少 2 周,并达到社会功能受损或给患者造成痛苦、不良后果的严重程度。

四、处理原则

抑郁症为高复发性疾病,应全程治疗,包括急性期治疗、恢复期(巩固期)治疗和维持期治疗。单次发作的抑郁症 50%～85% 会有第 2 次发作,因此常需维持治疗以防复发。抑郁症的治疗方法有药物治疗、心理治疗及康复治疗。药物治疗是主要手段,主要用来改善脑部神经递质的不平衡。其治疗原则与精神分裂症基本相同:包括早期发现、早期诊断、早期治疗;一般采用单一药物治疗,足剂量、足疗程治疗,个体化治疗。

1.急性期治疗　推荐 6～8 周,控制症状,尽量达到临床痊愈。治疗抑郁症时,一般药物治疗 2～4 周开始起效,若患者用药 4～6 周无效,可改用同类其他药物或作用机制不同的药物。

2.恢复期(巩固期)治疗　至少需 4～6 个月,在此期间患者病情不稳,复发风险较大,原则上应继续使用急性期治疗有效的药物且剂量不变。

3.维持期治疗 抑郁症易复发,因此需维持治疗防止复发。维持治疗结束后,若病情稳定,可缓慢减药直至终止治疗,但应密切观察,一旦发现有复发的早期症状,迅速恢复原治疗。维持治疗期间剂量可适当减低,维持治疗时间因人而异,短者半年,发作次数越多,维持治疗时间应越长,发作一次,至少要维持治疗 6～12 个月,发作 2 次,至少维持治疗 2～3 年,病情多次复发者甚至需终生治疗。

抑郁症既是生理性也是心理性疾病,药物治疗和心理治疗相结合的综合治疗会使效果更好。心理治疗一般选择轻-中度的患者,且在治疗过程中密切观察,防止自杀。适合心理治疗的情况有:①患者自愿首选心理治疗或坚决排斥药物治疗者;②有明显的抗抑郁药使用禁忌;③发病有明显的心理社会原因。

五、用药方案

1.治疗药物分类

(1)三环类抗抑郁药:为突触前摄取抑制剂,使突触间隙中的 NE 和 5－HT 浓度增高而达到治疗目的。突触后 α_1、H_1、M_1 受体阻断,导致低血压、镇静、口干和便秘等不良反应。此类药疗效好,适用于各种类型及不同严重程度的抑郁障碍;但不良反应大,现已少用。代表药物有丙咪嗪、氯米帕明、阿米替林、多塞平等。

(2)单胺氧化酶抑制剂:抑制 DA、5－HT、NE 的代谢酶,使单胺类神经递质的浓度升高。新一代为可逆性单胺氧化酶抑制剂,主要抑制单胺氧化酶 A,对酶的抑制作用 $t_{1/2}$ 小于 8 小时,不良反应少,适用于各类抑郁。代表药物为吗氯贝胺。

(3)选择性 5－HT 再摄取抑制药:选择性抑制 5－HT 再摄取,使突触间隙中 5－HT 浓度增高而达到治疗目的。适用于各种类型和不同严重程度的抑郁障碍。抗胆碱能和心血管不良反应比三环类轻,近年来广泛应用。代表药物有氟西汀、帕罗西汀、舍曲林、氟伏沙明、西酞普兰和艾司西酞普兰。疗效同三环类,但对细胞色素 CYP450 酶作用不同,应注意药物间相互作用。

(4)选择性 5－HT 和 NE 再摄取抑制药:主要抑制突触前膜对 5－HT 和 NE 的再摄取,对 DA 的再摄取也有轻度抑制作用。疗效与丙咪嗪相当或更优,起效时间较快,对难治性抑郁也有较好效果。不良反应少,代表药物为文拉法辛、度洛西丁、米那普仑。文拉法辛和度洛西丁高剂量时优于选择性 5－HT 再摄取抑制药,米那普仑普通剂量时疗效优于选择性 5－HT 再摄取抑制药。

(5)选择性 NE 再摄取抑制药:主要抑制突触前膜对 NE 的再摄取与 α_2 受体,使突触间隙中 NE 浓度增高而发挥抗抑郁作用。疗效与氟西汀相似,但对严重抑郁症效果更好,对社会功能、动力缺乏及负性自我感觉的改善更好。代表药为瑞波西汀。

(6)去甲肾上腺素能及特异性 5－HT 能抗抑郁药:拮抗中枢去甲肾上腺素能神经元突触 α_2 自身受体和异质受体,增加 5－HT 和 NE 的释放;既能激活突触后的 5－HT,受体而介入导 5－HT 能神经元的传导,又通过阻断突触后的 $5－HT_2$ 受体、$5－HT_3$ 受体而较少引起焦虑、激越、性功能障碍和恶心等消化道不良反应。此外对 H_1 受体和外周 α_1 受体也有一定作用。有镇静作用、直立性低血压,而抗胆碱能作用小。适用于各种抑郁,尤其是重度抑郁和明显焦虑、激越及失眠的患者。代表药物为米氮平。

(7)α_2 拮抗剂和 $5－HT_1$、$5－HT_2$ 受体拮抗剂:能选择性抑制突触前膜上的 α_2 受体和异质受体,促进 NE 释放;并阻断脑内 5－HT$_1$、5－HT$_2$ 受体。在外周,可对抗组胺和 5－HT 的作用。无抗胆碱能作用,作用与三环类相近,特别适用于有焦虑、失眠的抑郁患者。代表药物为米安色林。

(8)5－HT 受体拮抗和再摄取抑制剂:拮抗 5－HT$_{2A}$ 受体,兴奋 5－HT$_{1A}$ 受体,抑制突触前 5－HT 的再摄取。同时具有抗组胺和拮抗 a$_1$ 受体的作用,镇静作用较强,能引起直立性低血压。适于伴焦虑、失眠的轻中度抑郁,重度抑郁效果差。代表药物为曲唑酮和奈法唑酮。

(9)NE 及 DA 再摄取抑制药:本身对 NE 和 DA 的再摄取抑制作用很弱,但其活性代谢物是很强的再摄取抑制药,且在脑内浓度很高,适用于其他抗抑郁药疗效差或不耐受的抑郁症患者的治疗。

(10)其他:①阿莫沙平:为苯二氮䓬类衍生物,对 NE 摄取抑制作用强,5－HT 摄取抑制作用弱,代谢产物对 D$_2$ 受体有较强抑制作用。适于精神病性抑郁。②噻奈普汀:可增加突触前 5－HT 的再摄取,增加囊泡中 5－HT 的储存,且改变其活性;在大脑皮质水平,增加海马锥体细胞的活性,增加皮质及海马神经元再摄取 5－HT。长期服药可减少抑郁的复发,对老年抑郁症具有较好的疗效;能改善抑郁伴发的焦虑症状。③氟哌啶醇美利曲辛:每片含氟哌啶醇 0.5mg,美利曲辛 10mg。适用于轻中度抑郁症,尤其是心因性抑郁、躯体疾病伴发抑郁、更年期抑郁、酒精依赖及药瘾伴发的抑郁。④S－腺苷甲硫氨酸:一种内源性甲基供体,可增加神经递质的合成,影响脑内儿茶酚胺(DA、NE)、吲哚胺(5－HT、褪黑素)及组胺等神经递质的代谢。适用于各种抑郁,特别是老年抑郁症及其他抗抑郁药不能耐受的抑郁患者。

2.治疗药物选用　抗抑郁药的疗效和不良反应均存在个体差异,药物选择主要取决于患者身体状况、疾病类型和药物不良反应。抗抑郁药的选用,要综合考虑以下因素:①既往用药史:如有效仍可用原药,除非有禁忌证。②药物遗传学:近亲中使用某种抗抑郁药有效,该患者也可能有效。③药物的药理学特征:如有的药镇静作用较强,对明显焦虑激越的患者可能较好。④可能的药物间相互作用:需无药效学或药动学配伍禁忌。⑤患者躯体状况和耐受性:如非典型抑郁可选用选择性 5－HT 再摄取抑制剂或单胺氧化酶抑制剂,精神病性抑郁可选用阿莫沙平。⑥药物的可获得性及价格和成本问题。

(1)伴有明显激越的抑郁症:抑郁症患者可伴有明显激越,激越是女性更年期抑郁症的特征。在治疗中可选用有镇静作用的抗抑郁药,如氟伏沙明、帕罗西汀、米氮平、曲唑酮、阿米替林、氯米帕明等,也可选用文拉法辛。在治疗早期,可合并劳拉西泮(1~4mg/d)或氯硝西泮(2~4mg/d)。当激越焦虑的症状缓解后可逐渐停用苯二氮䓬类,继续用抗抑郁药治疗。

(2)伴有强迫症状的抑郁症:抑郁症患者可伴有强迫症状,强迫症的患者也可伴有抑郁,两者相互影响。药物治疗常用帕罗西汀和氟西汀。一般用量较大,如氟伏沙明可用至 200~300mg/d,氯米帕明 150~300mg/d,舍曲林 150~250mg/d。

(3)伴有精神病症状的抑郁症:精神病患者检验现实的能力丧失,伴有幻觉、妄想、阳性思维形式障碍或木僵等精神病症状。使用抗抑郁药治疗的同时,可合并第二代抗精神病药物或第一代抗精神病药,如利培酮、奋乃静、舒必利等,剂量可根据精神病性症状的严重程度适当进行调整,当精神病性症状消失后,继续治疗 1~2 个月,若症状未再出现,可考虑减药,直至停药,减药速度不宜过快,避免出现撤药综合征。

(4)伴有躯体疾病的抑郁症:抑郁症状可为脑部疾病的症状之一,躯体疾病可与抑郁症状同时存在,相互影响。抑郁症状可以是躯体疾病的一种心因性反应,也可是躯体疾病伴发的抑郁障碍。所以治疗时需在有效控制躯体疾病同时,积极治疗抑郁。抑郁症的治疗可选用选择性 5-HT 再摄取抑制剂如氟西汀、帕罗西汀、氟伏沙明或选择性 5-HT 及 NE 再摄取抑制剂如文拉法辛、米那普仑等。若是躯体疾病伴发抑郁症,经治疗抑郁症缓解,可逐渐停用抗抑郁药。若是躯体疾病诱发的抑郁症,抑郁症状缓解后仍需对抑郁症继续治疗。

（5）难治性抑郁症:治疗策略包括:①增加抗抑郁药的剂量:增加原抗抑郁药剂量至最大剂量的上限,但要注意不良反应,有条件的进行血药浓度检测。但对三环类加量要注意以防中毒。②合并增效剂:可合用锂盐（750～1000mg/d）,7～14 天见效;三环类抗抑郁药合用甲状腺素（加服 T_3 25μg/d）,1 周后加至 37.5～50μg/d,可 1～2 周显效,疗程 1～2 个月。联用丁螺环酮（逐渐增至 20～40mg/d,分 3 次口服）;联用苯二氮䓬类;与新型抗精神病药合用,如利培酮（1～2mg/d）、奥氮平（5～10mg/d）,主要用于精神病性难治性抑郁。与抗癫痫药合用,如卡马西平（0.2～0.6mg/d）、丙戊酸钠（0.4～0.8mg/d）。③两种不同类型或不同药理机制的抗抑郁药的联用:三环类和选择性 5-HT 再摄取抑制药联用,二者联用注意三环类剂量适当减小。三环类和安非他酮联用,抗抑郁药合并 ECT 治疗或采取生物心理社会综合干预措施。

在抑郁症的药物治疗中,应注意药物过量中毒。其中三环类抗抑郁药过量中毒危害最大,过量中毒表现为神经、心血管和外周抗胆碱症状、昏迷、痉挛发作、心律失常、还可兴奋、高热肌阵挛和强直、反射亢进、低血压、呼吸抑制、心搏骤停而死亡。处理方法包括支持疗法和对症疗法。如发生中毒,可试用毒扁豆碱缓解抗胆碱能作用,每 0.5～1 小时重复给药 1～2mg。及时洗胃、输液、利尿、保持呼吸通畅、吸氧等支持疗法。可用利多卡因、普萘洛尔和苯妥英钠等积极处理心律失常。控制癫痫发作,可用苯妥英钠 0.25g 肌注或地西泮 10～20mg 缓慢静注。由于三环类药物在胃内排空延缓,故即使服用 6 小时以后,仍应洗胃。

六、建议

难治性抑郁症的治疗措施如下。

1. 增加抗抑郁药的剂量,至最大治疗剂量的上限,在增量过程中应注意药物的不良反应,有条件的应检测血药浓度。

2. 抗抑郁药合并增效剂,可以合并锂盐、甲状腺素、5-HT_{1A} 受体拮抗剂（如丁螺环酮）、苯二氮䓬类、第二代抗精神病药物、抗癫痫药物等。

3. 两种不同类型或不同药理作用机制的抗抑郁药物的联合使用,此时应特别预防 5-HT 综合征的出现。

（李艳丽）

第十二节　躁狂症

一、概述

躁狂发作的典型临床表现是情绪高涨、思维奔逸、活动增多的"三高"症状,可伴有夸大观念或妄想、冲动行为等。发作应至少持续 1 周,并有不同程度的社会功能损害,可给自己或他人造成危险或不良后果。躁狂可一生仅发作一次,也可反复发作。

二、诊断要点

1. 情绪高涨　这是躁狂症的主要症状,常表现为自我感觉良好,自我评价过高,夸大,甚至达妄想程度。有的以易激惹、发怒为主要症状。

2. 思维奔逸　表现为联想迅速,意念飘忽,言语明显增多,注意力不集中,可有音联、意联或随境转移表现。

3. 活动增多　表现为整日忙碌不停,好管闲事,行为轻率,甚至不顾后果或冒险。

4. 其他症状　睡眠需求减少,且不感到疲乏;性欲亢进;也可出现妄想、幻觉等精神病症状,但一般与思维、情感相一致。

三、辅助检查

病程及严重标准:以情绪高涨或易激怒为主要症状持续至少1周,并达到严重损害社会功能,或给别人造成危险或不良后果的程度。躯体和神经系统检查以及实验室检查,一般无阳性发现,脑影像学检查结果可供参考。家族中特别是一级亲属有较高的同类疾病的阳性家族史。

四、处理原则

为减少发作频率,减轻发作程度,提高临床治愈率,提高生活质量,预防复发,采用以下治疗原则。

1. 个体化治疗原则　需要考虑患者性别、年龄、主要症状、躯体情况、是否合并使用药物、首发或复发、既往治疗史等多方面因素,选择合适的药物,从较低剂量起始,根据患者反应决定。治疗过程中需要密切观察治疗效果、不良反应以及可能出现的药物相互作用等,及时调整,提高患者的耐受性和依从性。

2. 综合治疗原则　应采取药物治疗、躯体治疗、物理治疗、心理治疗和危机干预等措施的综合运用,提高疗效、改善依从性、预防复发和自杀,改善社会功能和生活质量。

3. 长期治疗原则　由于双相障碍几乎终身以循环方式反复发作,其发作的频率远较抑郁障碍为高,因此应坚持长期治疗原则。一般急性期治疗6～8周,巩固期治疗2～3个月,维持期治疗2～3年或更长。患者和家属共同参与治疗。

五、用药方案

1. 治疗药物分类　心境稳定剂也称抗躁狂药,是指对躁狂发作具有治疗作用,并对躁狂或抑郁发作具有预防复发的作用,且不会引起躁狂与抑郁互相转相或导致频繁快速循环发作的药物。

(1)常用心境稳定剂:①碳酸锂:锂作为情绪稳定剂的精确机制还不清楚。锂的选择作用是抑制肌醇单磷脂酰酶的活性,从而干扰磷脂酰肌醇途径和抑制蛋白激酶C活性,尤其抑制α和β亚型来干扰神经传递机制。为治疗躁狂发作的首选药物,既可用于躁狂的急性发作,也可用于缓解期的维持治疗,总有效率约70%。锂盐对躁狂的复发也有预防作用,一般对轻症躁狂效果好。②丙戊酸盐:主要有丙戊酸钠和丙戊酸镁。能促使γ-氨基丁酸的合成并阻止其分解,使脑内抑制性递质γ-氨基丁酸的含量增加,神经肌肉兴奋性下降,对部分躁狂症有效。用于治疗双相情感障碍的躁狂发作,特别是快速循环发作及混合性发作效果较好,对双相情感障碍有预防复发的作用。疗效与碳酸锂相仿,对碳酸锂反应不佳或不能耐受者是较理想的替换药。常见不良反应为消化道反应,少数患者出现脱发、异常兴奋与烦躁不安等症状。过量出现肌无力,嗜睡、四肢震颤、共济失调、意识模糊或昏迷。一旦中毒,立即停药,并根据病情给予对症及支持治疗。③卡马西平:用于急性躁狂发作的治疗。适用于碳酸锂无效或快速循环发作或混合发作患者,对双相情感障碍有预防复发的作用。常见的副作用是恶心、眩晕、共济失调和复视。严重的中毒反应是粒细胞减少症、再生障碍性贫血、多形糜烂性红斑和水中毒。卡马西平可使抗利尿激素减少,继发低钠血症和水中毒,严重者可致昏迷、痉挛等。应定期做血常规和电解质检查,若发生低钠血症,或白细胞总数低于$3×10^9$/L,应停用卡马西平。另外卡马西平诱导肝药酶,用药3周后,不仅引起自身血药浓度下降,也可以加速其他药物如氟哌啶醇、甲状腺激素等的代谢。与锂盐合用时,易引起甲状腺功能减退症。应根据临床症状和血药浓度调整其治疗剂量。

(2)候选心境稳定剂:①拉莫三嗪:为兴奋性谷氨酸受体拮抗剂,可抑制谷氨酸与天门冬氨酸的释放。可合用治疗双向快速循环型及双相抑郁发作。也可作为难治性抑郁的增效剂。主要不良反应皮疹、共济失调、抑郁、复视、无力、呕吐及眼球震颤。②托吡酯:为电压敏感性钠离子通道调节剂。不良反应有食欲减退、认知损害、乏力、嗜睡等。③加巴喷丁:可合用治疗双相躁狂发作。不良反应有嗜睡、眩晕、共济失调等。④第二代抗精神病药:氯氮平、利培酮、奥氮平与喹硫平也可能具有抗躁狂与抗抑郁的心境稳定作用,在双相障碍躁狂发作的急性期治疗阶段,可作为补充或辅助治疗措施。

2.治疗药物的选用　用药初期应对患者进行全面体检,检查血液和尿液,肝、肾功能和甲状腺功能等。药物选择应结合临床症状特点、双相障碍的发作类型、躯体状态、年龄、过去治疗反应、药物相互作用及经济情况来考虑。躁狂发作的治疗方案如下。

第一步:设3个治疗方案,以心境稳定剂单药治疗为主。

方案1:首选锂盐治疗。碳酸锂的剂量为600~2000mg/d,一般从小剂量开始,3~5天内逐渐增加至治疗剂量,分2~3次服用,一般1周见效。维持治疗剂量为500~1500mg/d。老年或体弱者适当减小剂量,与抗抑郁药或抗精神病药合用时剂量也应减小。血锂的有效浓度和中毒浓度非常接近,要对血锂的浓度进行动态监测,并根据病情、治疗反应和血锂浓度调整剂量。急性期治疗血锂浓度应维持在0.8~1.2mmol/L,维持治疗时为0.4~0.8mmol/L,上限不应超过1.4mmol/L,以防锂盐中毒。许多中毒症状反映的是细胞内锂盐浓度过高,早期中毒症状为不良反应加重,如频发的呕吐、腹泻,无力,淡漠,肢体震颤由细小变得粗大,反射亢进。血锂浓度超过2.0mmol/L可出现严重中毒,表现为意识模糊、共济失调、吐字不清、癫痫发作乃至昏迷、休克、肾功能损害。血锂浓度超过3.0mmol/L可危及生命。一旦发现中重度的锂中毒征象,应立即停药,注意水、电解质平衡,用氨茶碱碱化尿液,以甘露醇渗透性利尿排锂,不宜使用排钠利尿剂。严重病例必要时行血液透析,并给予对症和支持治疗。

方案2:混合性发作对锂盐反应差,可选用丙戊酸钠、卡马西平或奥氮平治疗。丙戊酸钠应从小剂量开始,每次200mg,每日2~3次,有效血药浓度范围为50~100μg/ml。卡马西平治疗剂量为600~1200mg/d,分2~3次口服,治疗血药浓度为6~12μg/ml;维持剂量300~600mg/d,血药浓度6μg/ml左右。

方案3:对躁狂及混合性发作伴严重兴奋、行为紊乱及精神病性症状,采用一种第二代抗精神病治疗。若兴奋性症状突出,也可在方案1、2或3中临时加用苯二氮䓬类,如氯硝西泮口服或肌注,控制症状后逐渐减量后停用。

一般情况下,各方案中所有药物均应在患者可以耐受的条件下尽快达到有效治疗剂量。如经2～3周治疗无明显效果,应将该药加至最大治疗剂量。若加大剂量1～2周后仍无明显效果,经检查如无治疗方案以外因素影响疗效,则应转入第二步骤,选择适当方案继续治疗。

第二步:联合治疗策略。一般继续沿用第一步所选择的方案加用另一种药物进行联合治疗。常合用第二代抗精神病药,症状缓解后逐渐停用,然后以心境稳定剂维持治疗。联合用药时注意药物相互作用对药效和安全性的影响。极少数患者联合治疗2周后仍无效或仅部分缓解,此时应采取更积极的手段加强治疗。

第三步:加用ECT治疗或无抽搐电痉挛强化治疗,每周3次,一般多在6次内可达到完全缓解,再用第二步中药物进行维持治疗。临床上严重兴奋状态可能导致严重后果,为尽快控制症状,也可以在治疗的第一、二步便施行ECT治疗。在合并治疗时,由于锂盐具有加强肌肉松弛的作用,使呼吸恢复缓慢,故剂量宜小。

躁狂症复发的预防:经药物治疗已康复的患者在停药后的1年内复发率较高,且双相障碍的复发率明显高于单相抑郁障碍,分别为40%和30%。服用锂盐预防性治疗,可有效防止躁狂或抑郁的复发。心理治疗和社会支持系统对预防本病复发也有非常重要的作用。卡马西平和丙戊酸钠也用作双向障碍的预防药,当双相障碍患者经过单药治疗不能完全预防复发时,常把锂盐和抗癫痫药物联合使用。

(李艳丽)

第十三节　焦虑症

一、概述

焦虑症,又称为焦虑性神经症,是神经症这一大类疾病中最常见的一种,以焦虑情绪体验为主要特征的精神障碍。可分为慢性焦虑(广泛性焦虑)和急性焦虑发作(惊恐障碍)两种形式。焦虑症的焦虑症状是原发的,凡继发于高血压、冠心病、甲亢等躯体疾病的焦虑应诊断为焦虑综合征。其他精神病理状态如幻觉、妄想、强迫症、抑郁症、恐惧症等伴发的焦虑,不应诊断为焦虑症。

焦虑症的发生发展是生物-心理-社会因素综合作用的结果,与遗传因素密切相关。焦虑可通过实验来诱发,如乳酸盐和咖啡因对易感个体可以诱发焦虑发作,儿茶酚胺如NE能够诱发出类似于焦虑的感觉,氢化麦角新碱为α_2肾上腺素受体拮抗剂,能够引起惊恐发作。诱发的机制可能是通过中枢蓝斑核发挥作用。地西泮和可乐定均能阻断氢化麦角新碱诱发焦虑。

焦虑症状与一些具有威胁或伤害的事件有较大的相关性。在患患者群中,焦虑症的发生与生活事件的联系非常紧密。惊恐症与疾病方面的生活事件有特别紧密的关系。在发病机制中的研究中,各种神经递质如GABA、5-HT、NE、DA等在焦虑症的发病机制中可能起关键作用。

二、诊断要点

主要根据病史、家族史、临床症状、病程及体格检查、量表测查和实验室辅助检查,由专科医生诊断。其中最主要的是临床症状和病程。

焦虑症的临床症状可分为精神性焦虑和躯体性焦虑。精神性焦虑指患者主观体验到的紧张、焦虑,如不明原因的心神不定、烦躁不安、担心和害怕等不同程度的焦虑情绪表现。躯体性焦虑是以躯体症状或躯体语言为表现的焦虑,以自主神经系统功能亢进的症状为主,有些患者表现为无客观依据的主观性不适。

1.急性焦虑障碍(惊恐发作或惊恐障碍)　主要症状特点是反复出现的、不可预测的、强烈的惊恐体验,一般历时 5～20 分钟,伴濒死感或失控感,患者常体会到濒临灾难性结局的害怕和恐惧。

(1)发作无明显诱因、无相关的特定情境,发作不可预测。

(2)在发作间隙期,除害怕再发作外,无明显症状。

(3)发作时表现强烈恐惧、焦虑及明显的自主神经症状,并常有人格解体、现实解体、濒死恐惧或失控等痛苦体验。

(4)发作突然开始,迅速达到高峰,发作时意识清晰,事后能回忆。

(5)严重程度标准:患者因难以忍受又无法解脱而感到痛苦。

(6)病程标准:1 月内至少发作 3 次,或在首次发作后继发害怕再发作的焦虑持续 1 个月。

(7)排除其他精神障碍,如恐惧症、抑郁症,或躯体障碍等继发的惊恐发作。排除躯体疾病如癫痫、心脏病发作、嗜铬细胞瘤、甲亢或自发性低血糖等继发的惊恐发作。

2.慢性焦虑障碍(广泛性焦虑障碍)　是一种以缺乏明确对象和具体内容的提心吊胆及紧张不安为主的焦虑障碍,并有显著的自主神经症状、肌肉紧张及运动性不安。

(1)情绪症状:在没有明显诱因的情况下,患者经常出现与现实情境不符的过分担心、紧张害怕,这种紧张害怕常常没有明确的对象和内容。患者感觉自己一直处于一种紧张不安、恐惧、害怕、忧虑的内心体验中。

(2)自主神经症状:头晕、胸闷、心慌、呼吸急促、口干、尿频、尿急、出汗、震颤等躯体方面的症状。

(3)运动性不安:坐立不安,坐卧不宁,烦躁,很难静下心来。

(4)严重标准:社会功能受损,患者因难以忍受又无法解脱而感到痛苦。

(5)病程标准:符合症状标准至少已 6 个月。

(6)排除甲亢、高血压、冠心病等躯体疾病的继发性焦虑,排除兴奋药物过量、镇静催眠药或抗焦虑药的戒断反应,强迫症、恐惧症、神经衰弱、躁狂症、抑郁症或精神分裂症等伴发的焦虑。

三、辅助检查

目前常用的焦虑严重程度评估工具为医生用汉密尔顿焦虑量表(Hamilton Anxiety Scale,HAMA),总分 14 分可明确达到焦虑发作的严重程度标准。

1.测验材料　汉密尔顿焦虑量表由汉密尔顿(Hamilton)于 1959 年编制,是精神科临床中常用的量表之一。本量表包括 14 个反映焦虑症状的项目,主要涉及躯体性焦虑和精神性焦虑两大类因子结构。

2.适用范围 本量表主要用于评定神经症及其他患者的焦虑症状的严重程度,但不大宜于估计各种精神病时的焦虑状态。同时有些重复的项目,如抑郁心境,躯体性焦虑,胃肠道症状及失眠等,故对于焦虑症与抑郁症也不能很好地进行鉴别。

3.施测步骤

(1)评定方法:HAMA应由经过训练的2名评定员进行联合检查,一般采用交谈和观察的方式,待检查结束后,2名评定员独立评分。在评估心理或药物干预前后焦虑症状的改善情况时,首先在入组时评定当时或入组前周的情况,然后在干预2~6周后再次评定来比较焦虑症状严重程度和症状谱的变化。

(2)评分标准:HAMA所有项目采用0~4分的5级评分法,各级的标准为:0无症状;1轻;2中等;3重;4极重。

HAMA没有工作用评分标准,14个条目所评定的症状如下。

1)焦虑心境:担心、担忧,感到有最坏的事情将要发生,容易激惹。

2)紧张:紧张感、易疲劳、不能放松,情绪反应,易哭、颤抖、感到不安。

3)害怕:害怕黑暗、陌生人、一人独处、动物、乘车或旅行及人多的场合。

4)失眠:难以入睡、易醒、睡得不深、多梦、梦魇、夜惊、醒后感疲倦。

5)认知功能:或称记忆、注意障碍。注意力不能集中,记忆力差。

6)抑郁心境:丧失兴趣、对以往爱好缺乏快感、抑郁、早醒、昼重夜轻。

7)肌肉系统症状:肌肉酸痛、活动不灵活、肌肉抽动。肢体抽动、牙齿打战、声音发抖。

8)感觉系统症状:视物模糊、发冷发热、软弱无力感、浑身刺痛。

9)心血管系统症状:心动过速、心悸、胸痛、血管跳动感、昏倒感、心搏脱漏。

10)呼吸系统症状:胸闷、窒息感、叹息、呼吸困难。

11)胃肠道症状:吞咽困难、嗳气、消化不良(进食后腹痛、胃部烧灼感。腹胀、恶心、胃部饱胀感)、肠动感、肠鸣、腹泻、体重减轻、便秘。

12)生殖、泌尿系统症状:尿意频数、尿急、停经、性冷淡、过早射精、勃起不能、阳痿。

13)自主神经系统症状:口干、皮肤潮红或苍白、易出汗、易起"鸡皮疙瘩"、紧张性头痛、毛发竖起。

14)会谈时行为表现:①一般表现:紧张、不能松弛、忐忑不安、咬手指、紧紧握拳、摸弄手帕、面肌抽动、不停顿足、手发抖、皱眉、表情僵硬、肌张力高、叹息样呼吸、面色苍白;②生理表现:吞咽、打嗝、安静时心率快、呼吸快(20次/分以上)、腱反射亢进、震颤、瞳孔放大、眼睑跳动、易出汗、眼球突出。

(3)测验的记分:HAMA的得分为总分和因子分。总分即所有项目评分的算术和,为0~56分。HAMA有两个因子,每个因子所包含的所有项目得分总和即因子分。躯体性焦虑因子:由肌肉系统症状、感觉系统症状、心血管系统症状、呼吸症状、胃肠道症状、生殖泌尿系统症状和自主神经系统症状等7项组成。精神性焦虑:由焦虑心境、紧张、害怕、失眠、认知功能、抑郁心境及会谈时行为表现等7项组成。

(4)结果的解释:HAMA总分能较好的反映焦虑症状的严重程度。总分可以用来评价焦虑和抑郁障碍患者焦虑症状的严重程度和对各种药物、心理干预效果的评估。按照我国量表协作组提供的资料,总分≥29分,可能为严重焦虑;≥21分,肯定有明显焦虑;≥14分,肯定有焦虑;≥7分,可能有焦虑;如<7分,便没有焦虑症状。一般来说,HAMA总分≥14分,提示被评估者具有临床意义的焦虑症状。通过对HAMA躯体性和精神性两大类因子分析,不仅可以具体反映患者的精神病理学,也可反映靶症状群的治疗结果。

四、处理原则

1. 一般治疗原则 一旦确诊后,可以根据患者年龄、既往治疗反应、自杀自伤风险、耐受性、患者对治疗药物的偏好、就诊环境、药物的可获得性、治疗费用等,选择适当的治疗药物,及早开始心理治疗和药物治疗。

心理治疗是主要治疗方法之一,其方法的选择,一方面要考虑患者的受教育水平、人格特点、领悟能力、对心理治疗的了解程度以及个人喜好和治疗期望;另一方面,治疗师受训的背景不同,能够提供的心理治疗方法也不同。在开始治疗前,对患者应进行充分评估和协商性讨论,做到因人而异,灵活运用。

2. 药物治疗原则 明确诊断,尽早治疗,应根据焦虑症的不同亚型和临床特点选择用药。考虑患者生理情况如妊娠和哺乳期,同时考虑病理情况如可能合并躯体疾病,以及药物相互作用、药物耐受、有无并发症等情况,施以个体化治疗。一般不主张联用两种以上的抗焦虑药,应尽可能单一用药,用足量、足疗程治疗。单一药物无效时,可联用两种作用机制不同的抗焦虑药。急性期治疗12周,继续巩固和维持治疗6~12个月,合并心理治疗疗效更好。

五、用药方案

抗焦虑药是指人体使用后,在不明显或不严重影响中枢神经其他功能的前提下,选择性地消除焦虑症状的一类药物。临床上根据药物受体的不同分抗焦虑药物和有抗焦虑作用的药物。

1. 治疗药物分类

(1)苯二氮䓬类药:可促进抑制性神经递质 γ-氨基丁酸(γ-aminobutyric acid,GABA)与GABA受体结合,从而增强受体介入导的氯离子流。小剂量有抗焦虑作用,可使患者的焦虑、恐惧、紧张、烦躁等症状缓解,与药物作用于大脑边缘系统如海马、杏仁核等有关。当剂量加大时,可引起镇静、催眠,与药物作用于脑干网状结构的上行激活系统,使大脑皮质的兴奋性下降有关,也与该系统的GABA能神经传导增强有关。

使用原则:间断服药原则,焦虑严重时临时口服,不宜长期大量服用,疗程一般不超过6周;小剂量原则,能用小剂量就不用大剂量;定期换药的原则,若需要长期服用,3~4周更换另一种苯二氮䓬类药物,可以有效避免依赖的产生;换药时,原来的药慢慢减,新加上的药缓慢加。如果患者年龄偏大,服药剂量不大,疗效较好时,也可不换药。停药时也应缓慢减量,经数周才完全停用。

苯二氮䓬类最大缺点是易产生耐受性,最突出的不良反应是中枢性不良反应,如镇静、白天困倦,过量时出现共济失调或言语不清。中毒的处理:一般处理为催吐,服用温开水500ml后刺激咽喉壁催吐,有明显意识障碍者不宜催吐。洗胃以服药后6小时内为佳,洗胃后从胃管注入10~20g的药用炭可减少药物吸收。常用甘露醇、硫酸钠导泻。促药物排泄有补充血容量、碱化尿液、使用利尿药等方法。可用静脉注射纳洛酮解毒,高血压和心功能障碍者慎用。其他包括对症和支持治疗。

（2）非苯二氮䓬类药目前常用的有丁螺环酮和坦度螺酮,它们与$5-HT_{1A}$具有较强的亲和力,能够激活突触前$5-HT_{1A}$受体,抑制神经元放电,减少$5-HT$的合成与释放,同时对突触后$5-HT_{1A}$受体具有部分激动作用,产生抗焦虑作用。适用于急、慢性焦虑状态,对焦虑伴有轻度抑郁者也有效。这类药的优点是镇静作用轻,不易引起运动障碍,无呼吸抑制作用,对认知功能影响小,但起效慢,需$2\sim4$周,个别需要$6\sim7$周,孕妇和哺乳期妇女不宜使用,禁与单胺氧化酶抑制剂联用。

（3）其他药物：①抗抑郁药：各种抗抑郁药都对焦虑障碍有不同程度的治疗效果,其中$5-HT$和NE递质再摄取抑制剂较多。②抗精神病药：仅作为二线药物,最好与一线抗抑郁药合用。③β受体阻滞剂：如普萘洛尔,单独用于治疗广泛性焦虑障碍的作用有限,常用剂量为$10\sim60mg/d$,分$2\sim3$次服用。

2. 治疗药物的选用　应根据一般会根据患者病情、身体情况、经济情况等因素综合考虑。一般建议服药$1\sim2$年左右。停药及加量请咨询医生,不可自行调整药物治疗方案。在服药期间,注意和医生保持联系,出现副作用或其他问题及时解决。①广泛性焦虑障碍：常用治疗药物有抗焦虑药,$5-HT_{1A}$受体部分激动剂,具有抗焦虑作用的抗抑郁药等。因为焦虑会导致机体神经—内分泌系统出现紊乱,神经递质失衡,而抗抑郁药可使失衡的神经递质趋向正常,从而使焦虑症状消失,情绪恢复正常。一线药物有帕罗西汀、文拉法辛、艾司西酞普兰,二线药物选择度洛西汀。急性期坚持治疗12周,定期评价疗效；早期可合并苯二氮䓬类。若无效,换用其他选择性$5-HT$再摄取抑制剂和三环类。若仍无效,可采用联合治疗方法,用药物治疗加心理治疗：加苯二氮䓬类,或选择性$5-HT$再摄取抑制剂加非典型抗精神病药。文拉法辛起始剂量为$75mg/d$,单次服药最大剂量为$225mg/d$,需增加剂量者,加药间隔最短为4天。度洛西汀起始剂量为$75mg/d$,治疗剂量$60\sim120mg/d$。②惊恐障碍：一线药物选择帕罗西汀、艾司西酞普兰；二线药物选择氯米帕明,早期可合并苯二氮䓬类,若上述治疗无效,换用其他选择性$5-HT$再摄取抑制剂、选择性$5-HT$和NE再摄取抑制剂、三环类,联合心理治疗。

帕罗西汀的剂量一般为$40mg/d$,从小剂量$10mg/d$开始,逐渐加量,每周加药幅度为$10mg/d$,最大剂量为$50mg/d$。艾司西酞普兰起始剂量为$5mg/d$,持续1周后增加至$10mg/d$,最大剂量为$20mg/d$,治疗约3个月可取得最佳疗效,疗程一般持续数月。舍曲林起始剂量为$50mg/d$,平均治疗剂量$100mg/d$,最大剂量为$200mg/d$。氟西汀起始剂量为$5\sim10mg/d$,根据患者反应逐渐增加至$20mg/d$,最大剂量为$60mg/d$。氟伏沙明起始剂量为$50mg/d$,平均治疗剂量$100\sim150mg/d$,最大剂量为$300mg/d$。氯米帕明可明显降低惊恐发作频率和焦虑程度,起始剂量为$10mg/d$,剂量范围为$25\sim150mg/d$。治疗至少持续6个月。老年患者起始剂量为$10mg/d$,根据患者反应逐渐增加至$30\sim50mg/d$。

非苯二氮䓬类起效慢,故常在发作期或治疗初期合并苯二氮䓬类药,苯二氮䓬类药的使用不应超过$3\sim4$周,应及早减药,直至停药。对使用苯二氮䓬类药时间长、剂量大者,减药需$8\sim24$周。

六、建议

药物治疗和心理治疗的综合应用是获得最佳治疗效果的方法。心理治疗是指临床医师通过言语或非言语沟通,建立起良好的医患关系,应用有关心理学和医学的专业知识,让患者明白疾病的性质,增进患者在治疗中的合作,引导和帮助患者改变行为习惯、认知应对方式等。药物治疗是治标,心理治疗是治本,两者缺一不可。还有适合焦虑症患者的心理治疗生物反馈治疗、放松治疗等。越早诊断,越早治疗,焦虑症的预后就越好。经过专科规范治疗后,绝大多数患者会得到临床康复,恢复往日愉快心情。特别应该强调的是:症状缓解后,仍需要坚持服用1~2年时间抗抑郁药物;停药以及减药需咨询专科医生,千万不要擅自调整药物治疗方案。

（李艳丽）

第十四节　化学物质致精神障碍

有些化学物质能对精神活动起特殊作用,如使用不当会引起精神障碍,这类化学物质也称为精神活性物质(psychoactive substances)。可归纳为三大类:①麻醉药品:包括鸦片类、可卡因、大麻等;②精神药物:包括镇静催眠药、中枢兴奋剂、致幻剂等;③其他物质:包括酒、烟草、挥发性溶剂等。

精神活性物质如使用不当或滥用,使得用药者觉得非继续使用不可,否则就会引起心理和生理上的不适,这种情况称为依赖性,俗称成瘾性,依赖分为身体依赖和精神依赖两方面。前者指依赖者骤然停药后会出现有躯体指征的戒断症状,后者指依赖者对应用精神活性物质的心理渴求和觅药行为。戒断症状是指在长期、反复使用某种精神活性物质过程中突然停药时所出现的一组生理功能紊乱症状,其起病和病程均有时间限制,并与所使用的精神活性物质种类和剂量有关。所表现的躯体症状依所用药物而异,心理障碍可表现焦虑、抑郁和睡眠障碍等。当继续使用该物质后戒断症状可获缓解。精神活性物质对机体身心的最主要损害是精神病性障碍和持久性精神障碍。精神活性物质尽管种类多,但它们滥用后对机体产生损害的一般规律基本是一致的,下面主要介入绍酒和阿片类所致精神障碍的治疗。

一、酒精中毒和酒精依赖

（一）概述

1.酒精（乙醇）急性中毒　短时间内大量饮酒,可出现急性中毒现象,醉酒状态就是常见的急性乙醇(酒精)中毒。如血液中乙醇浓度大于500mg%以上,将导致死亡。中毒症状的轻重程度与血液中乙醇含量和代谢的速度密切相关。逐渐出现意识清晰度下降,意志过程减弱,而出现兴奋语多、易激惹、行为轻佻、口齿不清、步态不稳,发作后期进入睡眠,醒后对过程回忆不完全。还有一种酒精急性中毒,称为病理性醉酒,是个体对酒精的特异反应,仅饮小量酒即进入醉酒状态,突然发生严重意识障碍,极度兴奋,攻击和危害行为,发作数小时以深睡结束,醒后对发作过程不能记忆,发作时不出现口齿不清、步态不稳等躯体症状。随着血液中酒精含量的增加出现严重中毒,患者深度昏迷、皮肤苍白冰冷、体温降低,呼吸浅慢。脉搏细速、瞳孔正常或扩大,常死于呼吸衰竭。

抢救:面对严重乙醇中毒患者时,用人工呼吸机维持呼吸功能,让患者自身的肝脏清除乙醇;同时可采用纳洛酮0.4~0.6mg,静脉注射或肌内注射,苯甲酸钠咖啡因0.5g肌内注射,或浓茶直肠灌洗,有助于昏迷患者意识恢复。另外,口服100g果糖能增加乙醇消除速率但可产生恶心和上腹部疼痛。

2.慢性酒精中毒性精神障碍　长期大量的饮酒可导致慢性乙醇中毒,可使大脑皮层、小脑、脑桥和胼胝体变性、心脏、内分泌腺损害,营养不良,酶和维生素缺乏等。乙醇对大脑有直接神经毒性作用,长期大量饮酒使脑细胞脱水、变性、坏死,使神经元胞体萎缩,胞浆减少,形成弥漫性脑萎缩,乙醇及代谢产物可以抑制蛋白质合成,干扰细胞膜的功能,抑制 Na^+、Ca^{2+} 转运,降低神经突触的传递功能,导致神经元死亡。慢性乙醇中毒引起的营养不良(主要是维生素 B_1 缺乏)可导致脑代谢障碍,细胞内环境紊乱。一般来说,乙醇既损害大脑皮质也损害基底节。约15％慢性乙醇中毒患者可发展成为各种精神病,其中某些也难以与其他一些退化性器质性脑综合征相区别。

乙醇除了引起身体多个系统器质性损害外,各种酒类均可致依赖性,含乙醇浓度高的烈酒更易发生。酒类产生依赖的速度较慢,依赖者可出现对酒的心理(精神)依赖性,生理(躯体)依赖性及耐受性。乙醇(酒精)依赖综合征存在以下特征:不可克制的饮酒冲动;有每日定时饮酒的模式;对饮酒需要超过其他一切活动;对酒精耐受性增高;反复出现戒断症状;只有继续饮酒才可能消除戒断症状;戒断后常可旧瘾重染。

(二)诊断要点

慢性酒精中毒最常见的早期症状为四肢与躯干的急性震颤,患者不能静坐或稳定地握杯,易激动和惊跳,害怕面对他人,常见恶心、呕吐和出汗。若给饮酒,上述症状迅速消失,否则会持续数天之久。进一步发展,可有短暂错觉幻觉、视物变形、发音不清或狂叫,随后出现癫痫发作。48小时后可产生震颤、谵妄。慢性酒精中毒者常呈人格改变,变得自私、乖戾,对工作和家庭不负责任,终日嗜酒如命,常有说谎、偷窃等违纪行为。患者常伴有躯体疾患,包括慢性胃炎、肝硬化、吸收不良综合征、周围神经炎及心肌损害等。慢性酒精中毒常见的精神障碍有以下类型。

1.单纯性戒断反应　长期大量饮酒后停止或减少饮酒量,在数小时后出现手、舌或眼睑震颤,并有恶心或呕吐、失眠、头痛、焦虑、情绪不稳和自主神经功能亢进,少数患者可有短暂性幻觉或错觉。

2.震颤谵妄　长期大量饮酒突然停饮或减少饮酒量数日之后,发作时意识不清,有大量恐怖、生动的错觉和幻觉,情绪激动、惊恐,可发生冲动型行为,同时伴有肢体粗大震颤,也有发热、瞳孔扩大、心率增快、共济失调等躯体症状。发作后对过程遗忘或部分遗忘。一般经治疗均可迅速好转。严重谵妄者可用氯丙嗪肌注或静滴。少数患者可死于心力衰竭,或转为 Korsakoff 综合征。

3.记忆及智力障碍　表现为 Korsakoff 综合征,临床特征为近记忆和定向障碍,错构和虚构,判断障碍和情绪欣快。被认为是营养不足和维生素 B_1 缺乏所致,但经 B 族维生素治疗,很少能完全恢复。

4.酒精中毒性幻觉症　常为长期饮酒者突然停饮后缓慢发生,在意识清晰状态下产生侮辱性或威胁性幻听,呈现焦虑不宁。可持续数周、数月或更久。

5.酒精中毒性偏执状态　慢性酒精中毒者对其配偶产生猜疑。常表现为嫉妒妄想,也可见被害妄想。

6.慢性醇性腐化精神病　长期过度饮酒引起,主要症状是脸部毛细血管扩张,自负面容、肌肉软弱、轻微震颤和意志薄弱等。

（三）辅助检查

酒精依赖与家族史关系密切，与边缘性人格障碍或反社会性人格障碍存在密切关系，有人格障碍者的养子易于成为依赖者，且预后较差。因此对有家族史的饮酒者更应早期进行干预和预防。酒精中毒和酒精依赖患者躯体障碍主要表现为肝功能异常、脑电图异常、脑萎缩、周围神经炎以及性功能障碍，这些病变都是随着持续饮酒时间的延长而加重，可以做一些相关检查。

（四）处理原则

戒酒治疗包括三个方面，即控制戒断症状、防止再饮酒和康复治疗。酒依赖者对酒有强烈渴求和身体依赖性，往往不能自拔。因此，除了轻症以外，一般应在住院条件下戒酒，住院期间也应杜绝一切酒的来源。另外利用社会力量对嗜酒者进行宣传教育，强调心理调控和治疗，也是戒酒成功的要点。

1.对戒酒综合征的治疗 戒酒治疗一般不用递减法。骤然戒酒后，酒依赖者会出现轻重不等的戒断症状。轻度者表现为焦虑不安、失眠、手抖、恶心、出汗等；重度者可发生戒酒性谵妄（震颤谵妄），不及时恰当处理可致死。对于轻度戒断症状患者，应用苯二氮䓬类能缓解紧张情绪，保证睡眠，减轻震颤，防止痉挛发作，多数情况下开始可口服氯氮䓬，每3小时50～100mg。也可用地西泮，每小时静注或口服5mg，直到产生镇静作用为止，第一天剂量用足，在一周左右将药减完。同时口服较大剂量的维生素 B_1 及其他维生素，加强营养，缓解症状，安全度过生理依赖期。对于严重的戒断症状，尤其是酒精谵妄，则应住院进行急诊治疗。每日肌注维生再口服50mg，并口服多种维生素，通过静脉补液及时纠正水、电解质失衡，给予苯二氮䓬类注射或口服。对严重震颤谵妄患者不主张应用吩噻嗪类药物，因能降低抽搐阈值，但较大剂量吩噻嗪类（如氯丙嗪或甲硫达嗪10～300mg，每日4次）对幻觉症有效。偶发抽搐无需特殊处理；反复发作的抽搐可静注地西泮1～3mg。对伴有严重脑功能障碍者，应用脑代谢改善的药物。

2.防止再次饮酒 酒精依赖者度过急性戒断期后，虽对酒的生理依赖性已经消失或大为减轻，但对酒的心理依赖性仍未消除，患者容易恢复饮酒。为此，临床上可使用酒增敏药物，使患者对酒产生厌恶感，从而巩固戒酒效果。目前常用的药物是戒酒硫。该药可抑制体内乙醛脱氢酶活性，阻断乙醇代谢过程中乙醛转化为乙酸，使乙醛在体内蓄积。服用此药后，若饮酒，血液中乙醛浓度增高引起一系列不舒服的反应，如焦虑不安、颜面潮红、头痛、胸闷、出汗、心悸、恶心、呕吐等，这样几次尝试后，患者便会视饮酒为畏途。戒酒硫治疗应在急性戒酒期后立即施行，每日口服250mg，2周后改为每周2次，每次250mg，直至戒酒巩固为止。此外，也可服用枸橼酸碳基胺钙，但作用时间短，每日服药2次，每次50mg，这是一种厌恶疗法，可谨慎地用作戒酒辅助治疗，对严重依赖者，应在医院监护下进行，心血管疾病或年老体弱者禁用或慎用。

作为阿片受体拮抗药，纳曲酮可用于治疗酒精中毒，口服50mg/d可降低酒精中毒复发率。纳洛酮可用于重度酒精中毒，肌内或静脉注射0.8～1.2mg，1小时后重复给药0.4～0.8mg。

3.康复治疗 主要通过心理－社会性手段，坚定患者戒酒的信心和决心。具体方法有行为治疗、集体心理治疗、家庭心理治疗等。

（五）用药方案

1.戒断症状的处理

（1）单纯戒断症状：由于酒精和苯二氮䓬类药理作用相似,在临床上常用此类药物来缓解酒精的戒断症状。首次要足量,不要缓慢加药,这样不仅可抑制戒断症状,还能预防可能发生的震颤谵妄、戒断性癫痫发作。如地西泮,每次用 10mg,3 次/日,首次剂量可更大些,口服即可,2～3 日后逐渐减量,不必加用抗精神病药,为避免产生依赖,用药时间不宜过长。若在戒断后期有焦虑、睡眠障碍,可试用三环类抗抑郁药。

（2）震颤谵妄：在断酒后 48 小时后出现,72～96 小时达到高峰,其他脑、代谢、内分泌问题也可出现谵妄,应予鉴别。发生谵妄者,多有兴奋不安,需要有安静的环境,光线不宜太强。如有明显意识障碍、行为紊乱、恐怖性幻觉,则需要有人看护,如有大汗淋漓、震颤,可能体温调节有问题,应注意保温。同时,由于机体处于应激状态、免疫功能受损,易致感染,应注意预防各种感染,特别是肺部感染。

镇静：首选苯二氮䓬类,地西泮,每次 10mg,2～3 次/日,若口服有困难可注射。根据患者的兴奋、自主神经症状调整剂量,必要时可静滴,一般持续一周,直到谵妄消失为止。

控制精神症状：可选用氟哌啶醇,每次 5mg,1～3 次/日,肌注,根据患者反应调整剂量。

其他：包括纠正水、电解质和酸碱平衡紊乱、补充大剂量维生素等。

（3）幻觉、妄想：选用抗精神病药氟哌啶醇或奋乃静口服或注射,也可用新型抗精神病药如利培酮、喹硫平等,剂量不宜太大,在幻觉、妄想控制后逐渐减药,不用长期维持用药。

（4）酒精性癫痫：不常见,可用丙戊酸钠或苯巴比妥类药物,原有癫痫史的患者,在戒断初期就应使用大剂量苯二氮䓬类或预防性使用抗癫痫药物。

2.酒增敏药　常用的药物是戒酒硫。在每日早上服用,最好在医疗监护下使用,一次用量 250mg,可持续应用一个月至数月。少数人在应用戒酒硫治疗中即使少量饮酒亦可出现严重不良反应。因此,患有心血管疾病和年老体弱者应禁用或慎用。

3.抗酒渴求药　纳曲酮能减少酒依赖患者饮酒量和复发率,每天剂量为 25～50mg。另外,GABA 受体激动剂阿坎酸(乙酰高牛磺酸钙)也有抗渴求作用,能减少戒酒后复发。

4.治疗精神障碍　许多酒依赖者同时也患有其他精神障碍,常见的有抑郁症、焦虑症、强迫症等,这些精神障碍可能是导致酒依赖的原因,也可能是酒依赖的结果。改善精神症状将有助于酒依赖的治疗。

（六）建议

治疗首先要取得患者的合作,其次要积极治疗原发病和并发症,如人格障碍、焦虑障碍、抑郁障碍、分裂样症状等。还要注意加强患者营养,补充机体所需的蛋白质、维生素、矿物质、脂肪酸等物质。

二、阿片类药物的依赖

（一）概述

阿片类药物指天然或人工合成的阿片受体激动剂和拮抗剂。激动剂如阿片、吗啡、可待因、海洛因、哌替啶、二氢埃托啡、美沙酮、芬太尼等。拮抗剂如纳洛酮、纳曲酮、纳美酚等。兼具激动和拮抗活性的化合物称部分激动剂,如烯丙吗啡、喷他佐辛、丁丙诺啡等。能形成依赖性的主要是激动剂,形成的依赖既有身体依赖又有精神依赖。阿片类激动剂的致欣快作用会导致用药者为追求欣快而重复用药,称正性强化作用。依赖者惧怕停药后的戒断症状也会导致重复用药,称负性强化作用。两者都导致依赖者滥用药物。

依赖的机制:一般认为,机体内有内源性阿片样多肽,通过受体后多种信号传导系统调节体内诸如去甲肾上腺素能系统、多巴胺系统、5-HT 系统、胆碱能系统、组胺系统、垂体-性腺系统、甲状腺系统、钙离子等离子通道及跨膜传导系统、AC-cAMP 系统和 G 蛋白家族系统等的正常功能,以保持内环境稳定。

吸毒者如从体外大量摄入外源性阿片进入机体后,根据生物负反馈规律,就会扼制体内正常内源性阿片肽的形成和释放。另外,阿片受体对外源性阿片肽能很快产生耐受性,这就迫使吸毒者必须采用更多的毒品才能保持体内平衡。结果使吸毒者无法保证提供日益增长的毒品需求,体内平衡逐渐倾斜,终致依赖者产生各种并发症,体质日差。

如果骤然中断毒品供给,顿时体内外源性和内源性阿片肽都缺乏,阿片受体无法通过阿片肽系统继续保持体内平衡,患者将出现各种各样的戒断症状,苦不堪言。其中尤以去甲肾上腺素能系统和胆碱能系统的功能紊乱更为明显。但这一过程有可逆性,当外源性阿片肽停止进入人体后,内源性阿片肽的形成和释放又逐渐恢复正常,最终达到康复目的,当然,康复期由于各系统恢复过程不平衡所引起的各种稽延性症状还会持续相当长一段时间。而且症状的表现形式、程度、持续时间都因人而异。稽延性症状对患者的困扰是导致脱毒后复吸的主要原因之一。

(二)诊断要点

阿片类急性中毒(超量)的特征是欣快、皮肤潮红、瘙痒(吗啡尤甚)、缩瞳、嗜睡、呼吸变得慢而浅、血压降低、心跳减慢以及体温降低,最后死于呼吸抑制。

本组药物的躯体及精神依赖性和耐受性均极易产生,常用剂量连续使用二周即可成瘾,其中海洛因依赖作用最强,美沙酮最弱。戒断综合征一般包括中枢神经系统功能亢进的症状和体征,严重程度随阿片类的剂量和滥用时间的延长而加重。症状一般在戒断后 4~6 小时出现,海洛因的戒断症状在 36~72 小时达到高峰,可持续一周左右,少数可迁延数月。先是焦虑不安、渴求用药,随后休息时呼吸增快,达每分钟 16 次以上,常伴有哈欠、出汗、流泪及流涕。其他症状有瞳孔扩大、脉搏加快、血压升高、鸡皮疙瘩、震颤、恶心、呕吐、腹痛腹泻、肌肉抽搐、发冷发热、肌肉疼痛及厌食。严重者意识障碍、兴奋躁动、癫痫发作、循环或心力衰竭等。服用美沙酮(半衰期较长)者的戒断症状出现比较缓慢,与海洛因相比明显较轻,但滥用者本人却觉得情况更坏。生理依赖期一般持续 1~3 周,心理依赖期可长达 2 年之久,这也是导致许多吸毒者在戒毒(即度过生理依赖期)后不久又复吸的原因。

(三)辅助检查

躯体检查要注意一般情况、注射痕迹、瘢痕、皮肤的各种感染、立毛肌竖起、瞳孔扩大、流泪、流涕等;实验室检查除完成常规检查外,应注意性病检查、HIV 试验、肝炎病毒检测等。

(四)处理原则

对于阿片类急性中毒(超量)需要立即抢救,对阿片依赖的治疗包括减轻或缓解戒断症状,帮助患者度过生理依赖期的戒毒治疗,和消除与控制患者对阿片类物质的心理依赖性的防复发与康复治疗。

（五）用药方案

1.超量的处理

（1）保持呼吸道通畅，应用呼吸兴奋剂尼可刹米、山梗菜碱、二甲弗林等，必要时行气管插管，使用人工呼吸机。

（2）应用阿片类拮抗剂纳洛酮：纳洛酮立即静注或肌注 0.4～0.8mg，可迅速恢复阿片类药物引起的意识障碍，且无呼吸抑制作用。但因其维持时间短，必要时重复注射给药。由于患者从昏迷状态恢复过程中会出现激动、谵妄及好斗，所以在用拮抗剂之前必须先予安全性约束，所有中毒病例均应住院治疗。

（3）对症及支持疗法：注意保温，维持水、电解质及酸碱平衡，加强护理及其他对症和支持疗法。

2.戒毒治疗

（1）美沙酮替代治疗：美沙酮是阿片受体弱激动剂，使用美沙酮可在一定程度上抑制阿片戒断症状，使患者较易度过痛苦的戒断症状期，其实是以"轻毒"代"重毒"的替代疗法，较易为戒毒者接受。缺点是有的患者可能转为对美沙酮的依赖。此替代疗法目前多采用 2～3 周替代递减法，其开始剂量可根据患者滥用毒品的情况、戒断症状的轻重及患者的躯体状况来决定。对静脉注射海洛因者，开始时美沙酮的用量为每日 30～40mg，对吸入者，一般为每日 10～20mg。

美沙酮用量应该逐渐减少，在 2～3 周后完全停用。减药速度先快后慢，在戒断症状得到较稳定控制时，每日减少先前用量的 20%，减到日量 10mg 时，改为 1～3 日减少 1mg，直到完全停用。也可用长效阿片类药左旋美沙酮醋酸酯，每周用药 3 次，每次 80mg。

（2）丁丙诺啡替代疗法：丁丙诺啡是阿片类部分激动剂，它的激动活性可用来作为替代治疗。本药依赖性较轻，本身不易成瘾。但效果不如美沙酮。对轻中度戒断症状可基本控制，对重度戒断症状也能部分缓解。临床上多采用舌下含片。成瘾较轻者可每日用丁丙诺啡 3mg，中毒成瘾者每日 4mg，重度成瘾者每日 6mg，都是分 3～4 次舌下含服。最大一日剂量不超过 8mg。疗程的前 4 天采用充分剂量，第 5 天后每日剂量递减，至第 8 天完全停药。

（3）可乐定脱毒治疗：可乐定是中枢神经元 α_2 受体激动剂，对下级交感神经系统起着抑制作用，有利于控制戒断时交感神经功能亢进，通过交感神经系统还能调节和影响其他系统。对轻中度戒断症状有较好作用，对重度戒断症状作用有限。本身无成瘾性，但效果不如美沙酮，且常有口干、头昏、便秘和直立性低血压等副作用。戒毒者对他的接受性与用药依从性不如美沙酮，戒毒常半途而废。

可乐定的剂量应根据患者的身体状况，用毒情况及对本药的耐受情况而定，一般应住院治疗。住院治疗时每天最高剂量不超过 14～17μg/kg，每日分 3 次服用。第一天为最高剂量的 2/3，第二天可加到最高剂量，一般为 1.2～1.5mg/d，第五天开始减量，逐日递减约 20%，到第 11 或 12 天时停药。在治疗的前四天尽量卧床休息，如需坐起或站立应缓慢进行，如数次出现直立性低血压或卧位血压持续低于 90/50mmHg，应减少当日用量的 1/4，并注意观察。对体重较轻、进食不佳、基础血压偏低或对本药敏感者尤需注意观察与护理，及时处理可能出现的副反应。

（4）梯度戒毒方案：用激动剂替代，作用彻底，但要注意尽快递减撤药，以免"以瘾代瘾"。用其他药物对症，可避免对药物的依赖，但效果不佳。为结合各药优点，扬长避短，近年来采用梯度戒毒方案,即前三天用阿片纯激动剂如美沙酮;第三、四天用部分激动剂如丁丙诺啡;接着一周用阿片受体拮抗剂如纳曲酮预防复发,这样从纯激动剂、部分激动剂、阿片受体拮抗剂,使所用药物对阿片受体的亲和力呈递减。

(5)东莨菪碱及精神药物综合戒毒法:常用药物有东莨菪碱、氯胺酮、氯丙嗪、异丙嗪、氟哌啶醇、氟哌啶、氯氮平和各种镇静催眠药等。以上这些药物均通过影响依赖者的意识状态,使其进入浅麻醉或冬眠状态,患者很容易度过戒断症状发作的痛苦期。并且患者一入院即中止了阿片类药物的摄入,就不会有停用替代药物后的反跳现象,稽延性戒断症状程度减轻,持续时间缩短。目前常用大剂量东莨菪碱进行戒毒治疗,因其一方面具有浅麻醉作用,同时又可对抗胆碱能神经功能亢进的症状。另外东莨菪碱还能促进体内的一些内分泌腺分泌激素,使神经递质恢复正常功能,使患者食欲增强、体重增加、面色红润、精神好转、睡眠改善,收到戒毒和康复的双重效果。另外常把氯胺酮和纳曲酮并用,在意识剥夺期就可以使用纳曲酮,增加防复发的成功率,这种方案必须由麻醉科医生掌握,在特护条件下进行。此外,也可用氯丙嗪 50～100mg＋异丙嗪 50mg 稀释于 500ml 葡萄糖液中静滴,每日 1～2 次,连续 3 天,然后改氯丙嗪口服,维持 3～5 天,逐步减量后停药。也可用硫利达嗪 20～50mg,每日 2 次口服。苯二氮䓬类只可短期使用,防止引起依赖。

3.防复发及康复治疗 急性戒毒疗程的结束,意味着在相当程度上摆脱了由于对阿片类药物的生理依赖所引起的戒断症状,但还存在着使患者痛苦不堪的稽延性症状,如顽固性失眠、焦虑、周身疼痛、纳差等。另外患者对药物的心理依赖性仍然强烈,所以戒毒后的近期复发率很高,必须继之防复发及康复治疗。

(1)纳曲酮抗复发治疗:纳曲酮是阿片受体拮抗剂,能消除阿片类药物所引起的欣快感,淡化对药物的心理渴求。纳曲酮治疗必须在戒毒治疗结束后再经过 7～10 天才能开始,以免成瘾者由于体内余毒未尽而促发戒断症状,抗复发治疗多采用口服方式。第一天先口服 25mg,观察 1 小时,若未出现戒断症状,可加服 25mg,以后的用法有两种方式,一种是每周一至五每日服 50mg,周六服 100mg,周日停药一天;另一种是每周服药 3 天,即周一、三各服 100mg,周五服 150mg。至少维持治疗 6 个月,维持期越长,效果越巩固。

(2)心理康复治疗:在戒毒取得成效的基础上,还应通过心理—社会性的康复手段来巩固疗效,防止复用毒品。国外常用方法是让戒毒者加入"治疗集体"这样的康复自助活动,在集体互助下,建立心理上的信心与决心以及行为上的调整与适应,从而巩固解毒效果。其他的康复治疗还有家庭心理治疗、集体心理治疗、生活技能训练、认知行为治疗、行为治疗等,如能持之以恒地进行,都有不错的疗效。

(李艳丽)

第十五节 睡眠障碍

一、概述

睡眠对于人精力和机体的恢复是重要的,正常人对睡眠的需求因年龄、个体差异而不同,睡眠质量对健康的影响较睡眠时间更为重要。如果生理性睡眠发生异常,就会导致睡眠障碍,包括失眠、睡眠过度及异常睡眠行为(如梦游等)。睡眠的昼夜节律性与人的生物钟和神经生物调节机制(NE、ACh、组胺、P 物质、肾上腺皮质激素释放激素和 5－HT 等)相关。许多因素(如睡眠环境或生活节律的改变,长期情绪紧张和精神压力,过度疲劳、瘙痒、疼痛等躯体因素,过度饮用咖啡、浓茶等兴奋剂,停药后戒断反应等)均能引起人的生物钟和神经生物调节机制发生紊乱,导致睡眠障碍。睡眠障碍病因复杂,有时难以找到精神和躯体等方面的原因,如原发性睡眠障碍。

二、诊断要点

1. **失眠** 为最常见的睡眠性疾病,多数由心理方面紊乱引起。短期失眠常由于生活当中应激性事件或新发生的疾病引起,而慢性严重失眠为患者主要不适的焦点,多数患者主诉入睡困难,睡眠深度或频度过短(浅睡性失眠)、早醒及睡眠时间不足或质量差劣等。这种睡眠紊乱每周至少发生三次并持续一个月以上;患者日夜专注于失眠,过分担心失眠的后果。对睡眠量和/或质的不满意引起了明显的苦恼甚至影响社会及职业功能。临床上需排除其他躯体疾病所致失眠,如精神疾病所致失眠特征性明显,如焦虑、恐怖所造成的短期失眠,表现为入睡难,或间歇性浅睡;抑郁症则为易惊醒,整个睡眠期缩短,更有甚者可彻夜不眠或睡意完全消失。受躯体疾病影响所致失眠症状,如心律失常、心衰、糖尿病、甲亢、消化性溃疡、慢性疼痛、不孕、不安腿综合征、谵妄、癫痫、帕金森病等,临床表现多样。

2. **睡眠过多** 主要表现为睡眠过度。多为病理性睡眠障碍,时间可持续十几个小时、数天或更久,或从睡眠中难以完全觉醒。并非因睡眠不足、药物、酒精、躯体疾病所致,也非某种精神障碍所致。通常发生于脑部疾病患者,如脑炎(昏睡性脑炎)、肿瘤及严重脑血管病变。

(1)发作性睡病:特征为发作性不可抗拒的短时间睡眠,大多数患者尚伴有"猝倒症"、"睡眠瘫痪症"、"入睡前幻觉"一种或多种症状。与发作性睡眠合称"发作性睡病四联症"。病因不明,少数有家族史。

(2)原发性睡眠增多症又称嗜睡症:白天睡眠过多,不存在睡眠时间不足;不存在从唤醒到完全清醒的时间延长或睡眠中呼吸暂停,睡后时间长,24 小时内睡眠时间明显增加。

(3)周期性饥饿－嗜睡综合征:以 10～20 岁男性为主,发病为周期性持续数日至一周的嗜睡,发作期有强烈饥饿感,虽大量摄食仍饿感不消,常伴定向障碍、躁动不安及冲动性行为精神障碍。

(4)匹克威克(Pickwickian)综合征:又称过度换气不良综合征,好发于中年以后男性。临床特点是嗜睡、睡眠中的发作性呼吸暂停或睡眠鼾音,同时伴有高度肥胖、通气功能不足、紫绀、继发性红细胞增多、右心室肥大或衰竭等表现。

3. **睡眠－觉醒节律障碍** 指睡眠－觉醒节律与常规不符而引起的睡眠紊乱,多见于成年人,一般由于生活节律失常和心理社会的压力造成,使患者在主要的睡眠时段内失眠,在应该清醒时段出现嗜睡,患者明显感到苦恼或社会功能受损,几乎每天发生,并至少持续 1 个月。

4. **异常睡眠行为** 主要表现复杂多样,常见于儿童神经生理功能失调与由于躯体性疾病所致的成人,此障碍可随原发性躯体疾病根治而完全消失。

(1)睡时惊跳:又称夜间肌痉挛,为入睡时出现的下肢或躯干惊跳,常伴恶梦和感觉性发作。肌肉抽动,形如"电锯"一般,每次时间 25 秒以上,可持续数分钟。

(2)夜惊:又称睡惊,多发于 12 岁以下儿童。表现为睡眠中突然坐起、尖声惊叫、声音怪异恐怖或伴有惊恐表情和动作、瞳孔散大、心率增快,呼吸急促,大汗淋漓等,也可与梦游伴发,每次发作持续 1~10 分钟,醒后无记忆。

(3)梦魇:又称梦中焦虑发作,指在睡眠中被噩梦突然惊醒,引起恐惧不安、心有余悸的睡眠行为障碍。通常在夜间睡眠的后期发作,发生于快动眼睡眠阶段。大多迅速缓解,对恶梦记忆犹新,长期发作者可伴有睡瘫症。

(4)梦游:又称"睡行"、"梦行"等。儿童多见,是一种睡眠中的自主动作,通常于入睡后 2~3 小时内发作,患者突然从床上起来四处走动,常双目凝视不语,1~2 分钟后依然躺下入睡。少数患者则起床活动,不易被别人唤醒,历时数分钟或更长时间,醒后毫无记忆,有遗传家族倾向。

(5)多梦:梦多易被声音惊醒,致使难以通过睡眠消除疲劳。

(6)梦语:梦中讲话,其语调常赋予感情色彩,且与梦境相符合。

(7)睡中磨牙:为睡眠中咬肌的节律性收缩,常伴心律加速和自动转动。

(8)遗尿:是指在睡眠中小便不自觉地失禁,而醒后方被发觉的一种病症。多系与儿童遗传、中枢神经系统发育、精神和心理因素有关的功能性疾病。

三、辅助检查

睡眠及其相关障碍疗效标准

1.采用国际统一睡眠效率值(简称睡眠率)公式 睡眠率=实际入睡时间÷上床至起床总时间×100%

2.据 WHO 最新颁布的睡眠监测法,睡眠质量分为 V 级

Ⅰ级:睡眠率 70%~80%,睡眠尚可;

Ⅱ级:睡眠率 60%~70%,睡眠困难;

Ⅲ级:睡眠率 50%~60%,睡眠障碍;

Ⅳ级:睡眠率 40%~50%,中度睡眠障碍;

Ⅴ级:睡眠率 30%~40%,严重睡眠障碍。

(1)痊愈:症状消失,睡眠率 75%以上,停服安眠药;

(2)显效:症状缓解,睡眠率 65%以上,停服安眠药;

(3)有效:症状改善,睡眠率 55%以上,基本停服安眠药或药量减少 3/4;

(4)无效:症状同前,睡眠率 40%以下,靠安眠药维持。

四、处理原则

不同类型的睡眠障碍应用不同处理原则。

1.失眠

(1)病因性治疗:针对原发性和继发性病因治疗。

(2)心理治疗:优选心理分析疗法、行为治疗及人际关系治疗等。

(3)松弛疗法:以进行性松弛训练、自身控制训练及生物反馈疗法,促使警醒水平降低。

(4)生物钟调节:尽量补足睡眠及调整已紊乱的生物节律时间,如按惯常习惯劳逸结合。

(5)药物治疗:临床上主要用苯二氮䓬类药物。

2.睡眠过多

(1)病因性治疗:积极治疗原发病和继发病。

(2)食物疗法:优选心理分析疗法、行为治疗及人际关系治疗等通过饮用浓咖啡、浓茶等兴奋性饮料来迫使醒觉水平升高。

(3)药物治疗:注意剂量个体化,严格用药剂量和服药时间。

3.睡眠—觉醒节律障碍　主要是调整患者入睡和觉醒的时间以恢复正常节律,可逐步调整或一次性调整立刻达到正常作息时间并需不断巩固、坚持下去。为防止反复,常需结合药物巩固效果。

4.异常睡眠行为　有关治疗以预防伤害为主。减少引起异常睡眠行为的相关心理社会因素,部分发作频繁患者可使用镇静药和抗抑郁药治疗,可辅助心理治疗。

五、用药方案

1.失眠的药物治疗

(1)入睡困难伴紧张兴奋者,可选咪达唑仑 15mg 睡前服;或选用苯二氮䓬类药如三唑仑 0.25mg 等,但不宜长服,以免造成成瘾性和耐受性。

(2)睡眠困难伴焦虑、恐惧者可选用艾司唑仑 1～2mg,睡前服。

(3)晨醒过早者选用苯巴比妥 0.06g 或 10%水合氯醛溶液 10ml 口服。

(4)精神性失眠者可据病情分类用苯二氮䓬类,如无效,则可选用低剂量低效价抗精神病药如氯丙嗪、氯普噻吨,甚至氯氮平可有满意效果。

安眠药应用剂量较大时,如需撤药,应逐步减少,不能骤停,以免导致严重精神障碍或惊厥等撤药症状。对伴有睡眠呼吸暂停的失眠,禁用安眠药物,因其可抑制呼吸,加重呼吸障碍。

2.睡眠过多的药物治疗

(1)发作性睡病:以对症处理为主,也可给哌醋甲酯、苯丙胺口服;猝倒症频繁发作者可给丙咪嗪治疗,同时需补充氯化钾。

(2)原发性睡眠增多症治疗:原则同上,同时可短期服用甲基麦角酸丁醇酰胺,治疗从小剂量开始,每次 1mg,一日 3 次,缓慢加至每日 4mg,连用不超过 6 个月。必要时停药 1～2 个月再用。该药也不宜突然停药,而应在 2～3 周内逐渐停药。主要不良反应有恶心、眩晕、周围血管痉挛等,还可引起幻觉、欣快感、精神病发作。长期应用可有严重的腹膜后纤维化,肺、胸膜或心内膜纤维化。

(3)其他抗嗜眠剂:如哌醋甲酯、哌甲酯、麻黄素、甲状腺素、咖啡因等均可据病情给予。

(4)治疗要特别注意用药指征:并应从小剂量开始,及时停药。

3.异常睡眠行为

(1)梦游、夜惊、梦语发作频繁者,睡前选用苯二氮䓬类药物。

(2)梦魇者首要应治疗内脏疾病或精神障碍。

(3)非器质性遗尿症者应加强训练为主,成年人应消除精神因素;器质性者可进行病因治疗。

(4)理疗、水疗、心理治疗可收到暗示效果,也可据病情用丙咪嗪或甲氯芬酯等。

六、建议

开发研究治疗失眠的西药,多围绕作用于 GABA 受体或多巴胺类受体。有治疗作用但尚缺乏机体试验的可能有效的靶药物,包括食欲素拮抗药、促肾上腺皮质激素调节因子(CRF)化合物、促甲状腺素释放激素(TRH)激动药、H_3激动药和$5-HT_{1a/c}$拮抗药等。三环类抗抑郁药曾用于治疗继发于抑郁的失眠,但由于安全性差,目前已被选择性$5-HT$再摄取抑制剂所替代,特别是某些具有镇静作用的抗抑郁药物如帕罗西汀、舍曲林、米氮平、曲唑酮和阿米替林等。褪黑素是由松果体腺分泌的一种物质,由$5-HT$代谢产生,具有诱发睡眠作用,阿戈美拉汀是褪黑色素1、2受体激动剂,能调节睡眠觉醒周期,可在晚间调节患者的睡眠结构增进睡眠,主要用于治疗生理节律紊乱引起的睡眠节律障碍,包括睡眠时相延迟综合征、时差反应、倒班工作所致失眠等,对老年人失眠效果更好。莫达非尼是一种新型中枢兴奋药,主要作用于突触后α_1肾上腺素能受体,不良反应较轻,并可在减量后消失,为目前已知最安全的中枢兴奋药,临床用于治疗发作性睡病等。

(李艳丽)

神经疾病诊治与康复

（下）

李艳丽等◎主编

吉林科学技术出版社

第八章　神经内科疾病护理

第八章　神经内科疾病护理

第一节　护理管理

一、护理管理的概念

护理管理是实现护理学科目标的重要手段及根本保证,是现代医院科学管理的重要组成部分,是以提高护理质量为主要目的的工作过程,是控制和管理护理质量的重要组织措施。护理管理是一门科学,也是一门艺术。

世界卫生组织(WHO)认为护理管理的定义是:"护理管理是为了提高人们的健康水平,系统地利用护士的潜在能力和其他人员的作用或设备、环境和社会活动的过程"。具体地说即为:根据医院的方针、目标为患者提供切实可行的保健护理及护理服务,并围绕服务对象使用适当的人力、物力和财力进行环境业务管理,包括组织和调动护理人员积极性、求知欲及人际关系。

综上所述,护理管理是根据护理组织的内在活动机制,综合运用护理组织中的人力、物力及其他资源,以控制及提高护理质量为主要目标的过程。也就是运用最有效的管理过程,提供最好的护理服务;运用管理学的一般原理、其他学科的成果、各级组织的政策和医院的方针、目标条件,并根据护理工作的特点,服务对象进行综合性管理。

二、护理管理的特点、作用及影响因素

(一)护理管理的特点

1.独立性、系统性　护理学是一门独立的应用学科,护理管理也应该顺应客观规律,朝着自成体系的方向前进。护理工作范围不断延展,照顾患者仅仅是现代护理职能的一小部分,要使患者恢复健康还要通过预防保健和卫生教育使人民保持健康、预防疾病。在护理过程中,虽然服务对象都是患者,但疾病是复杂多变的,要使千差万别的患者恢复健康,绝非简单执行医嘱就能生效。人的年龄、气质、性格、生活习惯、文化水平和经济状况以及社会背景等各不相同,心理需要也不相同,应针对他们不同的需要施以相应的心理护理,才能使患者身心处于配合治疗的最佳状态,以取得预期治疗的护理效果。护理工作有其自身的规律,不是医疗工作能代替的。护理管理与整个学科的发展密切相关,护理作为独立学科,其管理体制和管理方法均需要适应独立性的要求。

此外,护理管理是医院管理系统的子系统,而医院又处在社会环境之中,是社会系统中的一个有机组成部分。因此,护理管理必须应用系统工程的原理和系统分析的方法来指导工作、思考问题,防止片面性、局限性,克服本位主义、地方主义。同时护理管理又贯穿护理过程的每个环节和方方面面,护理过程,处处包含着管理的内容和职责,管理不单纯是护理部或护士长的工作,而是与每个护理人员密切相关,每个人都必须置身于这个系统中,实行全过程、全方位、全员性的系统管理。

2.综合性、协同性　护理学有其自身规律和原理。护理学是一门应用科学,护理人员尤

其是管理者,必须具有多学科的知识,才能更好地完成任务。由于护理工作面广、量大,与医疗、检验、营养、药剂、放射线、物理诊断、后勤等部门相互依存、彼此协作,形成一个有机的整体。护理管理中的病房管理属于综合管理,与其他科室(部门)的工作相互影响。护士是直接为患者服务的,各科室的协调配合又要通过护理人员来完成,因此形成了以患者为中心以护理业务为主体的工作关系。我们必须通过护理工作实践和科室部门间协调作用,才能确保患者得到整体的诊疗和护理。

3.科学性、艺术性　护理管理是一门科学,也是一门艺术。科学的管理是运用科学知识与方法进行各方面的管理,科学的管理不能只靠某个人的个性或经验,而是要求管理者具备一定的管理知识,具有条理化的工作和善于观察问题的能力。这些管理才能来源于管理理论。理论可以通过各种实验与实践而得以证实,例如,护士长对工作程序的安排、操作规范的制订、物品的管理等均属此类。科学管理可以量化能够预测的部分,但对管理中难以测量或不可捉摸的部分,则需要艺术。护理工作是一项精细艺术,对某种情况的感知不能光靠理论分析或逻辑推理,如了解工作人员的工作积极性或士气的高低。管理的艺术水平常与一位管理者的修养、性格、作风有关,但其中某些部分是可以通过实际工作和学习别人经验而获得,例如,护士长每天要遇到一些意想不到的问题,她能逐渐掌握哪些问题必须给予反应,哪些要当机立断处理,而有些问题可以不予理睬,以及如何处理效果较好,这些则靠领导艺术。成熟的领导者在问题未完全暴露时,能预感到事态发展的趋势,能做出正确的估计和决策,并采取适宜的解决办法,这就需要管理的艺术和科学的结合。

4.严格性、规范性　护理工作的特殊性要求护理人员能够处处严格遵守各项规章制度和护理操作规程,严格执行医嘱。高度的严谨性和规范性是建立在崇高的职业道德、工作责任心的基础之上。护理管理要把培养护士规范的道德素质和高度的责任心作为有别于其他行业管理的重要特征,因为只有具备这些素质,才是保证和提高护理质量的基础。

5.人本性、主动性　医院的服务对象是人,护理管理者必须树立以人为本的思想。护理工作的目的是一切为了患者。在工作中自觉地尊重患者和关心患者,主动为患者提供各种服务和信息,满足患者的需求。护理人员要主动、系统地全方位服务,而不是被动、教条地执行医嘱。要因人而异进行整体护理、生活护理和心理护理。坚持以"患者为中心"的宗旨,把提高护理人员的素质作为基本内容,把追求精湛的护理技术和提高护理质量作为根本要求,使护理管理适应现代医院的建设和发展。

6.预见性、安全性　护理管理者要运用科学方法统观全局,纵横分析,全面、全方位、全系统地进行预见性管理。对事件能进行前瞻性控制,特别是要将导致差错事故的不安全因素控制在萌芽状态,防患于未然。这就要求护理管理者对工作中会出现的隐患和不安全因素有深刻的理解,才能及时预见问题,采取预防性的控制措施。

7.连续性、时间性　护理工作连续性强,夜班多,各类技术操作多,接触患者密切,易导致工作人员精神紧张、工作劳累、生活很不规律。在管理过程中尽量安排同一组护士护理患者,并在管理中加强统一要求、统一标准、统一工作程序、统一服务质量。时间性对护理工作也非常重要,没有时间概念也就没有护理质量。要分清患者病情轻重缓急,治疗时要分清药物的时间性,所有治疗、护理必须按时间进行。护理管理者实施管理措施时,必须十分重视保证临床工作的连续性、时间性,重视护理效果和质量,减少护理人员生活节律的影响和差错事故的发生。

（二）护理管理的作用

随着社会发展和生产社会化程度的提高，人们越来越深刻认识到管理的重要性，因此，对管理的要求越来越高。在现代医学中，护理学作为一门独立的应用学科，是不可缺少的重要组成部分。卫生工作要完成为人民健康服务的任务，提高工作效率和质量，离不开护理管理；护理学本身要想获得飞跃发展，也离不开科学管理，如美国阿波罗登月计划的总负责人韦伯博士在总结此项计划时说："我们没有使用一项别人没有的技术，我们的技术就是科学的组织管理"。这句话表明了管理在发挥科学技术的社会功能，提高系统的社会效益和经济效益中的作用。

护理管理是医院管理的重要组成部分，护理管理水平直接反映了医院的管理水平和医疗质量。高质量的护理管理可使门诊和病房工作井然有序，环境清洁安静；各种设备物资保持在随时备用和性能良好状态；患者休养环境良好；患者身心处于最佳状态，接受准确、及时、连续的治疗和护理；医患关系更加融洽；各科之间、医护之间、后勤部门协同工作；环境卫生达到规定要求，减少医院感染的发生；护理人员在护理教学、科研、预防、保健中的作用发挥得更积极有效，护理工作达到更高层次的要求。护理管理的科学化也有利于医院建设和推动医学科学的发展。

（三）影响护理管理的因素

护理管理不是一个封闭的系统，它受许多因素的影响。护理管理者的管理效果取决于他们能否及时准确地掌握内外环境的信息，及时迅速地做出反应，以积极的态度应对变化。

1.医疗机构外的因素　社会政治、经济、法律、道德、政府的政策、社会信仰、科技发展、人们的生活水平等方面都会对护理管理产生深远的影响，要求护理管理者及时预测及了解这些变化，并及时采取应对措施，以适应各种变化对护理的影响。

2.医疗机构本身的因素　医疗机构的服务宗旨、目标、性质、机构设置、管理宽度、管理方法、管理控制的措施、地理位置、建筑及设备状况、信息系统、报酬补偿系统、服务质量控制体系及要求、工作效率、社会效益，员工的培训等都会影响护理管理的效果。

3.护理人员的因素　护理人员的数量及员工背景、价值观和信仰、凝聚力、工作动机、社会关系和人际因素会影响护理管理的方式及方法。

4.服务对象的因素　服务对象的性别、年龄、社会文化背景、健康问题的性质、对护理人员的期望值等均会影响护理管理。

由此可见，进行有效的护理管理，必须综合分析各种因素，充分利用有关的资源，并将理论和实践加以综合运用。

三、护理管理的基本任务和内容

护理管理是以提高护理质量为主要目标，通过研究找出护理工作的特点，探讨护理工作的规律性，应用科学化管理护理拿过程，为患者提供最良好的护理服务。

（一）护理管理的基本任务

护理管理的基本任务力求做到合理利用人力资源，有效控制护理系统，优化护理效应三个方面的统一，对护理组织管理、业务技术管理、质量管理、护理人员的教育培训管理等进行科学的管理，找出其系统性、规律性，以便对护理的人力、物力及其他资源进行系统而科学的计划、组织、决策、指挥及协调、控制及评价，以提高护理工作的效率和效果，提高护理质量，为患者提供优质的服务,更好的保护和增进人民的健康。所以,护理管理的任务是:①向人们提供最良好的护理;②应用科学化的管理过程。

（二）护理管理的内容

1.护理行政管理 指护理工作组织形式、人力、物资、设备等合理分配和有效使用,以圆满实现医院的总目标,包括组织管理、物资管理与经济管理。

2.护理业务管理 是指保持和提高护理工作质量和效率的管理活动。包括解决护理业务技术问题;各项护理技术操作常规和制度的制定、执行和检查;各项护理工作质量指标的制定、监督、检查、评定及控制;新护理技术及业务的开展或改进推广;护理信息管理、护理科研的组织领导、护理人员技术档案的建立等多方面工作。

3.护理教育管理 主要是培养管理人才,通过教育过程,提高护理管理能力,促进管理工作。包括为提高护理人员的素质与业务水平而采取的各种培训管理措施;护生的带教、护士的培训;在职护理人员知识、技术更新和提高,以及岗前培训、管理人才的培养等各方面的工作。

总之,护理管理的内容涵盖了护理的全过程,并以宏观控制和微观指导为手段,以组织管理为保证,以提高护理质量为核心,以业务技术和科研教育为重点的综合性管理。现代护理管理的内容充分体现出人才培养是基础,技术水平是保证,监督检查是手段,规范制度是标准,质量优劣是关键,促进健康是目的,达到护理管理最优化的丰富内涵。

四、特殊科室护理管理的特点

临床科室是直接对患者实施诊断、治疗、护理及进行预防、保健和康复的部门,也是开展临床科研、教学与培训的基地。可以说,临床科室最集中地体现了诊疗基本功能。医院其他部门的工作应围绕着和服务于临床诊疗工作而进行。因此,医院临床科室管理的优劣,直接反映着一个医院的管理水平和整体功能。本书所论述的特殊科室,如手术室、ICU、供应室、血液净化室、产房、麻醉恢复室、高压氧科、胃镜室等科室与临床科室有着共同的特点,同时也有本专业所具有的个性特点。护理管理者要根据不同专业的不同特点,有的放矢地进行系统管理,以提高科室护理管理水平及促进本专业的发展。

1.患者的个体差异 患者是一个特殊的群体,疾病的特点既有专科性,又有个体的差异性。

临床科室直接服务于患者,与患者的生命息息相关。在诊疗护理工作中要求医护人员高度负责,一丝不苟,只有认识到患者的差异性,才能给予不同的个性化护理。

2.护理工作的连续性、应急性和时效性 护理工作琐碎,工作量大,人员少,护士独立操作的机会多。护理管理应强调护理人员慎独精神和自控意识。此外,护理工作中危险因素多,护理操作多,工作环节多,经常会遇到一些突发或危机事件,需要对患者进行紧急抢救及护理。也容易发生护理差错和事故,或出现护理纠纷等。这些都需要在管理中加强控制,时刻把关,保证患者的治疗正确、及时、彻底、安全、有效,才能不断提高护理质量。

3.工作的协调性 临床科室是医、药、护、技、工、管功能集中体现的场所。护理人员需要有良好的协调与沟通能力。护理工作需要与各级医师协作对患者进行诊断、治疗,同时与手术、理疗、药房、放射、其他各种功能检查等医技科室及后勤服务部门工作有密切的联系。大量的护理质量问题与各方协同操作、协调服务有关,需要与各方面加强协同管理,以便更好地发挥整体协调与合作功能。

4. 质量要求的严格性　护理工作的对象是患者,是有思维、有心理活动的社会人,护理技术质量要求高,生活服务要求细。三分治疗、七分护理就充分说明了护理质量的重要性。因此,要不断强化质量管理,进行质量控制,重视环节质量,严格人员管理,遵循制度管理,确保质量要求,才能保证患者的满意和护理质量的提高。

5. 护理服务的艺术性　在对患者实施医疗服务中,要求高尚医德与精良技术的结合,技术服务与生活服务的统一,还需要完美的艺术服务,做到身心的整体护理。服务的艺术性是使病房管理达到事半功倍效果的有效措施,是每个护理人员应逐步掌握并娴熟应用的一门艺术。

科室的管理水平直接影响着护理人员的积极性及科室管理整体效应。人是管理活动的主体,护理管理者要使有限的管理要素发挥最大的效能,最根本的是做好以人为本的管理,了解护士的各种需要,同时,采取各种方法满足护士的合理需要。充分了解其成熟度,做到知人善任,注意人际关系的协调,加强行为激励,形成群体合力,最终实现管理目标。

五、特殊科室护理管理的发展趋势

现代科学技术的飞速发展,医学模式的转变和人类健康观念的更新,使护理工作的范围不断扩大,也给护理管理提出了更高的要求。为了适应新形势下护理的发展需要,特殊科室的护理管理也必将从"人治"过渡到"法制",从片面的人、财、物、信息、时间的管理走向以"患者为中心"的全面质量管理。

1. 从"人治"走向"法制"的管理模式　护理工作与人的生命息息相关,而护理服务与管理和法律的关系又是十分密切的,随着国家法律制度的健全和群众法律意识的提高,要求医务人员知法、懂法、守法,用法制观念规范自己的医疗护理行为。目前,我国已颁布了《护士管理法》,使护理管理从"人治"走向"法制",特殊科室的护理管理也将从原来的部门管理上升到法制管理,把护理工作中的道德规范提高到法律规范的高度,使每一位护士的工作走向法律轨道。使用相关法律,制订和修改一系列新的工作制度、标准、规范,使特殊科室的护理管理进入标准化、规范化、现代化的轨道,以高度的责任心为患者服务。

2. 发挥护理专业独特功能

(1) 服务内容多样化:由于现代社会的发展,生活质量的提高,人口趋于老龄化对护理工作提出更高的需求,也带来更多的机遇,社区护理、家庭护理、临终关怀护理将成为护理工作新的发展点。卫生服务要求也向"四维"发展,从生理无病状态的"一维体",到生理、心理正常的"德、智"二维,再到生理、心理、社会良好的"体、智、美"三维,直到生理、心理、社会、道德完善的"体、智、美、德"四维。护理工作更加强调服务的"六性",即全面性、综合性、协调性、可及性、连续性、社会性。要求护理人员做一个全面的护理者,即身心疾病的护理者、病房的管理者、初级保健的提供者、社会服务的支持者、心理障碍的沟通者。只有这样,才能适应社会的需求,满足患者的需要。

(2) 服务模式多样化:随着保健需求发展,护理的服务模式也向多层面和多样化发展。人们社会文化层次的提高,法律制度的健全,患者自我保护意识的增强,对医疗护理的期望不仅增高,也呈现多样化,如日间病房、夜间病房、上门保健服务、社区护理、出院后咨询热线等,都体现了服务的个性化、精细化和多样化。护理管理的思想和体制必须紧紧围绕这些变化而发展。例如,医院中心供应室由原来的各科室领取到现在的下收下送、手术室的弹性排班制度以适应不同时间手术患者的需要,这些都体现着护理服务模式的多样化。

3.护理人力资源的开发及应用 人力资源管理是近20年来管理学科中发展迅速的一个领域,并逐步被管理者认识到其在组织生存发展中的重要地位。护理人力资源管理的组织职能就是通过对医院护理人员进行合理安排和有效利用,做到人尽其才,才尽充分调动员工的积极性,使护理人员的个人潜能发挥到最大限度,减低人员成本,配合其他护理管理职能,提高护理工作效率、实现组织目标的工作过程。

近年来,随着改革、开放和护理教育的发展,护士队伍不仅人数增长较快,而且学历水平、知识结构合理性、现代护理思想观念和综合素质均有较大提高。但与社会发展、卫生事业发展和广大群众的需求相比,无论数量上还是质量上仍有较大差距,例如,普遍存在着临床护理人力编制不足和人员素质与实施整体护理模式不相适应的问题。

因此,从某种意义上说,护理管理成效很大程度上取决于护理人力资源管理系统是否完善和有效。今后的护理管理中,加强护理人力资源管理仍是重要发展趋势。主要表现在:①改变护理队伍整体素质偏低、人力资源编制不足的状况;②重视培养和合理使用人才,以满足服务对象的需要;③护理人员向专业化方向发展,深化护理内容和扩大工作范围;④加强人性化管理,调动护理人员的积极性及创造性;⑤注重护理管理队伍建设,提高护理管理队伍整体素质。

4.护理质量管理更为科学化、标准化 护理质量管理是医院管理永恒的主题,也是护理管理重要的职能之一。是按照护理质量形成的过程和规律,对构成护理质量的各要素进行科学的计划、组织、协调和控制,以保证护理工作达到标准和满足服务对象需要的活动过程。在整个医疗卫生工作中,护理人员的数量最多,与服务对象的接触机会及时间最长。因此,护理质量直接反映护理工作的职业特色和工作内涵,护理质量的高低不仅取决于护理人员的素质和技术水平,还取决于护理管理方法的优劣及管理水平的高低。随着社会的发展,患者对医疗护理的期望值越来越高,在护理过程中,不但要注意抓好服务态度,而且要有高水平的临床护理技术,抓好护理全过程质量,才能让患者感受高水平护理服务。因此,科学化、标准化的质量管理是提高护理质量的重要措施。

5.护理管理思想及管理方法科学化、现代化 随着我国医院现代化及护理学科发展的需要,护理管理思想及管理方法更趋于科学化及现代化,包括:①从单一因素管理发展到多因素、多方法管理;②从经验定性管理到现代的定量科学管理;③管理思想的人性化及高度民主化,注重以人为本;④从静态管理到动态管理;⑤护理管理向高层次和多方位发展;⑥注重经济效益和讲究成本核算;⑦关注和发展护理辅助技术,提高医疗效果、方便患者、节约护理人力、提高工作效率、减轻护士工作量。

因此,在管理实践上,将做到以下几点:①实施标准化管理;②进行专业化、科学化管理;③强调管理手段现代化;④重视素质化管理;⑤加强风险性管理。

6.加大护理教育、护理研究力度,重视护理信息管理,加强学科建设随着医学科学技术的发展,对护理管理提出了更多、更高、更新的要求,有待于通过护理教育、护理技术研究去探索、去提高、去解决通过对护理各种信息的筛选、加工及处理,发挥护理管理职能,提高护理工作的质量及效率。

(1)护理教育:护理教育的发展是建设高水平护士队伍的基础。改革开放以来,我国的护理教育虽然有了长足的进步,但与社会经济、医学科学和护理专业发展对人才的需求仍存在差距。应针对护理专业的特点和对护士知识、技术和能力的要求,改革和发展高等护理教育,建立和完善包括岗前培训、毕业后教育、继续教育在内的终身教育体系,形成适合护理工作发展需求的人才培养模式。达到护理教育提供符合现代护理需要、有工作能力的队伍的主要目的。

(2)护理研究:护理科研的发展,关系到人类的健康和医学的进步,也关系到护理学科的发展水平。护理科研成果数量的多少、水平的高低,集中反映了科室护理人员的专业水平和学术水平。护理管理者应重视护理研究,按照护理科学技术自身发展的特点和规律,充分发挥人力、物力、财力、时间、信息资源,使其产生最大的效应,促进护理科研目标的实现。

(3)护理信息管理:面对信息时代的发展,传统的护理管理模式被现代的护理管理手段所取代,创立具有时代特征、能够满足现代护理需求的信息管理已成为管理的重要组成部分。未来护理信息管理的功能主要表现在:①计算机管理统一格式的护理文书信息,简化护理统计工作,使信息的成本降低;②及时全面地提供不同要求、不同程度的信息,以最快的分析及解释现象,进行正确的控制;③全面系统地保存、查询和处理信息,为护理管理决策及循证护理提供信息支持;④利用数字化方法和各种管理模型处理信息,预测未来,达到科学决策的目的。

综上所述,掌握特殊科室护理管理的基本原理和特征,探索其中的规律,对护理工作诸要素(人员、技术、设备、物资、信息、时间)等进行科学的计划、组织、控制、协调运行,使其达到最佳运转状态,为患者提供最优质的护理服务。新形势下特殊科室的护理管理必将会打破传统的管理模式,逐步走向系统化、标准化、规范化、法制化、科学化的轨道。

(韩雪莹)

第二节　中枢神经系统感染性疾病的护理

中枢神经系统(CNS)感染性疾病是指各种生物病原体侵犯中枢神经系统实质、脑膜和血管等引起的急性或慢性炎症性(或非炎症性)疾病。引起疾病的生物病原体包括病毒、细菌、螺旋体、寄生虫、真菌、立克次体和朊蛋白等。临床上根据中枢神经系统感染的部位不同可分为:脑炎、脊髓炎或脑脊髓炎,主要侵犯脑和(或)脊髓实质;脑膜炎、脊膜炎或脑脊膜炎,主要侵犯脑和(或)脊髓软膜;脑膜脑炎:脑实质和脑膜合并受累。生物病原体主要通过血行感染、直接感染和神经干逆行感染等途径进入中枢神经系统。

一、病毒性脑膜炎的护理

病毒性脑膜炎是一组由各种病毒感染引起的脑膜急性炎症性疾病。多为急性起病,出现病毒感染的全身中毒症状如发热、头痛、畏光、恶心、呕吐、肌痛、食欲减退、腹泻和全身乏力等,并伴有脑膜刺激征,通常儿童病程超过 1 周,成人可持续 2 周或更长。本病大多呈良性过程。

(一)专科护理

1. 护理要点 急性期患者绝对卧床休息,给予高热量、高蛋白、高维生素、易消化的流质或半流质饮食,不能进食者给予鼻饲。密切观察病情变化,除生命体征外,必须观察瞳孔、精神状态、意识改变、有无呕吐、抽搐症状,及时发现是否有脑膜刺激征和脑疝的发生。

2. 主要护理问题

(1)急性疼痛:头痛与脑膜刺激征有关。

(2)潜在并发症:脑疝与脑水肿导致颅内压增高有关。

(3)体温过高与病毒感染有关。

(4)有体液不足的危险与反复呕吐、腹泻导致失水有关。

3. 护理措施

(1)一般护理。

①为患者提供安静、温湿度适宜的环境,避免声光刺激,以免加重患者的烦躁不安、头痛及精神方面的不适感。

②衣着舒适,患者内衣以棉制品为宜,勤洗勤换,且不易过紧;床单保持清洁、干燥、无渣屑。

③提供高热量、高蛋白质、高维生素、低脂肪的易消化饮食,以补充高热引起的营养物质消耗。鼓励患者增加饮水量,1000~2000ml/d。

④做好基础护理,给予口腔护理,减少患者因高热、呕吐引起的不适感,并防止感染;加强皮肤护理,防止降温后大量出汗带来的不适。

(2)病情观察及护理。

①严密观察患者的意识、瞳孔及生命体征的变化,及时准确地报告医生。积极配合医生治疗,给予降低颅内压的药物,减轻脑水肿引起的头痛、恶心、呕吐等,防止脑疝的发生。保持呼吸道通畅,及时清除呼吸道分泌物,定时叩背、吸痰,预防肺部感染。

②发热患者应减少活动,以减少氧耗量,缓解头痛、肌痛等症状。发热时可采用物理方法降温,可用温水擦浴、冰袋和冷毛巾外敷等措施物理降温。必要时遵医嘱使用药物降温,使用时注意药物的剂量,尤其对年老体弱及伴有心血管疾病者应防止出现虚脱或休克现象;监测体温应在行降温措施 30 分钟后进行。

③评估患者头痛的性质、程度及规律,恶心、呕吐等症状是否加重。患者头痛时指导其卧床休息,改变体位时动作要缓慢。讲解减轻头痛的方法,如深呼吸、倾听音乐、引导式想象、生物反馈治疗等。

④意识障碍患者给予侧卧位,备好吸引器,及时清理口腔,防止呕吐物误入气管而引起窒息。观察患者呕吐的特点,记录呕吐的次数,呕吐物的性质、量、颜色、气味,遵医嘱给予止吐药,帮助患者逐步恢复正常饮食和体力。指导患者少量多次饮水,以免引起恶心呕吐;剧烈呕吐不能进食或严重水电解质失衡时,给予外周静脉营养,准确记录 24 小时出入量,观察患者有无失水征象,依失水程度不同,患者可出现软弱无力、口渴、皮肤黏膜干燥和弹性减低,尿量

减少、尿比重增高等表现。

⑤抽搐的护理:抽搐发作时,应立即松开衣领和裤带,取下活动性义齿,及时清除口鼻腔分泌物,保持呼吸道通畅;放置压舌板于上、下臼齿之间,防止舌咬伤,必要时用舌钳将舌拖出,防止舌后坠阻塞呼吸道;谵妄躁动时给予约束带约束,勿强行按压肢体,以免造成肢体骨折或脱臼。

(二)健康指导

1.疾病知识指导

(1)概念:病毒性脑膜炎又称无菌性脑膜炎,是一组由各种病毒感染引起的脑膜急性炎症性疾病,主要表现为发热、头痛和脑腹刺激征。

(2)形成的主要原因:85%~95%的病毒性脑膜炎由肠道病毒引起,主要经粪—口途径传播,少数经呼吸道分泌物传播。

(3)主要症状:多为急性起病,出现病毒感染全身中毒症状,如发热、畏光、头痛、肌痛、食欲减退、腹泻和全身乏力等,并伴有脑膜刺激征。幼儿可出现发热、呕吐、皮疹等,而颈项强直较轻微甚至缺如。

(4)常用检查项目:血常规、尿常规、腰椎穿刺术、脑电图头CT、头MRI。

(5)治疗:主要治疗原则是对症治疗、支持治疗和防治并发症。对症治疗如剧烈头痛可用止痛药,癫痫发作可首选卡马西平或苯妥英钠,抗病毒治疗可用无环鸟苷,脑水肿可适当应用脱水药。

(6)预后:预后良好。

(7)其他:如疑为肠道病毒感染应注意粪便处理,注意手部卫生。

2.饮食指导

(1)给予高蛋白,高热量、高维生素等营养丰富的食物,如鸡蛋、牛奶、豆制品、瘦肉,有利于增强抵抗力。

(2)长期卧床的患者易引起便秘,用力屏气排便、过多的水邨潴留都易引起颅内压增高,为保证大便通畅,患者应多食粗纤维食物,如芹菜、韭菜等。

(3)应用甘露醇、速尿等脱水剂期间,患者应多食含钾高的食物如香蕉、橘子等,并要保证水分摄入。

(4)不能经口进食者,遵医嘱给予鼻饲,制订鼻饲饮食计划表。

3.用药指导

(1)脱水药:保证药物滴注时间、剂量准确,注意观察患者的反应及患者皮肤颜色、弹性的变化,记录24小时出入量,注意监测肾功能。

(2)抗病毒药:应用阿昔洛韦时注意观察患者有无谵妄、皮疹、震颤及血清转氨酶暂时增高等副作用。

4.日常生活指导

(1)保持室内环境安静、舒适、光线柔和。

(2)高热的护理。

①体温上升阶段:寒战时注意保暖。

②发热持续阶段:给予物理降温,必要时遵医嘱使用退热药,并要注意补充水分。

③退热阶段:要及时更换汗湿衣服,防止受凉。

(3)腰椎穿刺术后患者取去枕平卧位 4～6 小时,以防止低颅压性头痛的发生。

(三)循证护理

病毒性脑膜炎是由各种病毒引起中枢神经系统的炎症性疾病,其发病机制可能与病毒感染和感染后的免疫反应有关。而症状性癫痫是由脑损伤或全身性疾病引起脑代谢失常引发的癫痫,病毒性脑膜炎是引起癫痫发作的因素之一。针对病毒性脑膜炎合并症状性癫痫患者的临床特点,有学者研究得出病毒性脑炎合并症状性癫痫患者的护理重点应做好精神异常、癫痫发作、腰椎穿刺术和用药的观察及护理。

使用头孢菌素类和硝基咪唑类抗生素后服用含有酒精类的液体或食物时会引发双硫仑样反应。双硫仑样反应表现为面部潮红、头痛、眩晕、恶心、呕吐、低血压、心率加快、呼吸困难,严重者可致急性充血性心力衰竭、呼吸抑制、意识丧失、肌肉震颤等。据报道,一个高压电烧伤者,术后给予头孢哌酮抗感染,用 75%乙醇处理创面,反复出现双硫仑样反应。说明应用上述药物的患者接触任何含乙醇的制品都有导致双硫仑样反应的可能,医护人员应提高警惕,并将有关注意事项告知患者。

二、化脓性脑膜炎的护理

化脓性脑膜炎即细菌性脑膜炎,又称软脑膜炎,是由化脓性细菌所致脑脊膜的炎症反应,脑和脊髓的表面轻度受累,是中枢神经系统常见的化脓性感染疾病。病前可有上呼吸道感染史,主要临床表现为发热、头痛、呕吐、意识障碍、偏瘫、失语、皮肤瘀点及脑膜刺激征等。通常起病急,好发于婴幼儿和儿童。

(一)专科护理

1.护理要点 密切观察患者的病情变化,定时监测患者的生命体征、意识、瞳孔的变化及颅内压增高表现。做好高热患者的护理,对有肢体瘫痪及失语的患者,给予康复训练,预防并发症。加强心理护理,帮助患者树立战胜疾病的信心。

2.主要护理问题

(1)体温过高与细菌感染有关。

(2)急性疼痛:头痛与颅内感染有关。

(3)营养失调:低于机体需要量与反复呕吐及摄入不足有关。

(4)潜在并发症:脑疝与颅内压增高有关。

(5)躯体活动障碍与神经功能损害所致的偏瘫有关。

(6)有皮肤完整性受损的危险与散在的皮肤瘀点有关。

3.护理措施

(1)一般护理。

①环境:保持病室安静,经常通风,用窗帘适当遮挡窗户,避免强光对患者的刺激,减少患者家属的探视。

②饮食:给予清淡、易消化且富含营养的流质或半流质饮食,多吃水果和蔬菜。意识障碍的患者给予鼻饲饮食,制订饮食计划表,保证患者摄入足够的热量。

③基础护理:给予口腔护理,保持口腔清洁,减少因发热、呕吐等引起的口腔不适;加强皮肤护理,保持皮肤清洁干燥,特别是皮肤有瘀点、瘀斑时避免搔抓破溃。

(2)病情观察及护理。

①加强巡视,密切观察患者的意识、瞳孔、生命体征及皮肤瘀点、瘀斑的变化,婴儿应注意观察囟门。若患者意识障碍加重、呼吸节律不规则、双侧瞳孔不等大、对光反射迟钝、躁动不安等,提示脑疝的发生,应立即通知医生,配合抢救。

②备好抢救药品及器械:抢救车、吸引器、简易呼吸器、氧气装置及硬脑膜下穿刺包等。

(3)用药护理。

①抗生素:给予抗生素皮试前,询问有无过敏史。用药期间监测患者的血象、血培养、血药敏等检查结果。用药期间了解患者有无不适主诉。

②脱水药:保证药物按时、准确滴注,注意观察患者的反应及皮肤颜色、弹性的变化,注意监测肾功能。避免药液外渗,如有外渗,可用硫酸镁湿热敷。

③糖皮质激素:严格遵医嘱用药,保证用药时间、剂量的准确,不可随意增量、减量,询问患者有无心悸、出汗等不适主诉;用药期间监测患者的血象、血糖变化;注意保暖,预防交叉感染。

(4)心理护理。根据患者及家属的文化水平,介绍患者的病情及治疗和护理的方法,使其积极主动配合。关心和爱护患者,及时解除患者的不适,增强其信任感,帮助患者树立战胜疾病的信心。

(5)康复护理。有肢体瘫痪和语言沟通障碍的患者可以进行如下的康复护理:

1)保持良好的肢体位置,根据病情,给予床上运动训练,包括:

①桥式运动:患者仰卧位,双上肢放于体侧,或双手十指交叉,双上肢上举;双腿屈膝,足支撑于床上,然后将臀部抬起,并保持骨盆成水平位,维持一段时间后缓慢放下。也可以将健足从治疗床上抬起,以患侧单腿完成桥式运动。

②关节被动运动:为了预防关节活动受限,主要进行肩关节外旋、外展,肘关节伸展,腕和手指伸展,髋关节外展,膝关节伸展足背屈和外翻。

③起坐训练。

2)对于清醒患者,要更多关心、体贴患者,增强自我照顾能力和信心。经常与患者进行交流,促进其语言功能的恢复。

(二)健康指导

1.疾病知识指导

(1)概念:化脓性脑膜炎是由化脓性细菌感染所致的脑脊膜多症,脑和脊髓的表面轻度受累。通常急性起病,是中枢神经系统常见的化脓性感染疾病。

(2)形成的主要原因:化脓性脑膜炎最常见的致病菌为肺炎链球菌、脑膜炎双球菌及 B 型流感嗜血杆菌。这些致病菌可通过外伤直接扩延、血液循环或脑脊液等途径感染软脑膜和(或)蛛网膜。

(3)主要症状:寒战、高热、头痛、呕吐、意识障碍、腹泻不全身乏力等,有典型的脑膜刺激征。

(4)常用检查项目:血常规、尿常规、脑脊液检查、头 CT、头 MRI、血细菌培养。

(5)治疗。

①抗菌治疗:未确定病原菌时首选三代头孢曲松或头孢噻肟因其可透过血脑屏障,在脑脊液中达到有效浓度。如确定病原菌为肺炎球菌,首选青霉素,对其耐药者,可选头孢曲松,必要时联合万古霉素治疗;如确定病原菌为脑膜炎球菌,首选青霉素;如确定病原菌为铜绿假

单胞菌可选头孢他啶。

②激素治疗。

③对症治疗。

（6）预后：病死率及致残率较高，但预后与机体情况、病原菌和是否尽早应用有效的抗生素治疗有关。

（7）宣教：搞好环境和个人卫生。

2. 饮食指导　给予高热量、清淡、易消化的流质或半流质饮食，按患者的热量需要制订饮食计划，保证足够热量的摄入。注意食物的搭配，增加患者的食欲，少食多餐。频繁呕吐不能进食者，给予静脉输液，维持水电解质平衡。

3. 用药指导

（1）应用脱水药时，保证输液速度。

（2）应用激素类药物时不可随意减量，以免发生"反跳"现象，激素类药物最好在上午输注，避免由于药物副作用引起睡眠障碍。

4. 日常生活指导

（1）协助患者洗漱、如厕、进食及个人卫生等生活护理。

（2）做好基础护理，及时清除大小便，保持臀部皮肤清洁干燥，间隔 1～2 小时更换体位，按摩受压部位，必要时使用气垫床，预防压疮。

（3）偏瘫的患者确保有人陪伴，床旁安装护栏，地面保持平整干燥、防湿、防滑，注意安全。

（4）躁动不安或抽搐的患者，床边备牙垫或压舌板，必要时在患者家属知情同意下用约束带，防止患者舌咬伤及坠床。

（三）循证护理

化脓性脑膜炎是小儿时期较为常见的由化脓性细菌引起的神经系统感染的疾病，婴幼儿发病较多。本病预后差，病死率高，后遗症多。相关学者通过对 78 例化脓性脑膜炎患儿的护理资料进行研究，分析总结得出做好病情的观察和加强临床护理是促进患儿康复的重要环节。

对小儿化脓性脑膜炎的临床护理效果的探讨，得出结论：提高理论知识水平、业务水平、对疾病的认识，对病情发展变化作出及时、正确的抢救和护理措施，可以提高患儿治愈率，降低并发症和后遗症发生，提高生命质量，促进患儿早日康复。

三、结核性脑膜炎的护理

结核性脑膜炎（TMD）是由结核杆菌引起的脑膜和脊髓膜的非化脓性炎症性疾病，是最常见的神经系统结核病。主要表现为结核中毒症状、发热、头痛、脑膜刺激征、脑神经损害及脑实质改变，如意识障碍、癫痫发作等。本病好发于幼儿及青少年，冬春季较多见。

（一）专科护理

1. 护理要点　密切观察患者的病情变化，观察有无意识障碍脑疝及抽搐加重的发生。做好用药指导，定期监测抗结核药物的副作用。对抽搐发作、肢体瘫痪及意识障碍的患者加强安全护理，防止外伤，同时给予相应的对症护理，促进患者康复。

2. 主要护理问题

（1）体温过高与炎性反应有关。

(2)有受伤害的危险与抽搐发作有关。

(3)有窒息的危险与抽搐发作时口腔和支气管分泌物增多有关

(4)营养失调:低于机体需要量与机体消耗及食欲减退有关。

(5)疲乏与结核中毒症状有关。

(6)意识障碍与中枢神经系统、脑实质损害有关。

(7)潜在并发症:脑神经损害、脑梗死等。

(8)知识缺乏:缺乏相关医学知识有关。

3.护理措施

(1)一般护理

①休息与活动:患者出现明显结核中毒症状,如低热、盗汗全身无力、精神萎靡不振时,应以休息为主,保证充足的睡眠,与活规律。病室安静,温湿度适宜,床铺舒适,重视个人卫生护理。

②饮食护理:保证营养及水分的摄入。提供高蛋白、高热量、高维生素的饮食,每天摄入鱼、肉、蛋、奶等优质蛋白,多食新鲜的蔬菜、水果,补充维生素。高热或不能经口进食的患者给予鼻饲饮食或肠外营养。

③戒烟、酒。

(2)用药护理

①抗结核治疗:早期、联合、足量、全程、顿服是治疗结核性脑膜炎的关键。强调正确用药的重要性,督促患者遵医嘱服药,养成按时服药的习惯,使患者配合治疗。告知药物可能出现的不良反应,密切观察,出现如眩晕、耳鸣、巩膜黄染、肝区疼痛、胃肠不适等不良反应时,及时报告医生,并遵医嘱给予相应的处理。

②全身支持:减轻结核中毒症状,可使用皮质类固醇等抑制炎症反应,减轻脑水肿。使用皮质类固醇时要逐渐减量,以免发生"反跳"现象。注意观察皮质类固醇药物的不良反应,正确用药,减少副作用。

③对症治疗:根据患者的病情给予相应的抗感染、脱水降颅压、解痉治疗。

(3)体温过高的护理

1)重视体温的变化,定时测量体温,给予物理或药物降温后,观察降温效果,患者有无虚脱等不适出现。

2)采取降温措施。

①物理降温:使用冰帽、冰袋等局部降温,温水擦浴全身降温,注意用冷时间,观察患者的反应,防止继发效应抵消治疗作用及冻伤的发生。身体虚弱的患者在降温过程中,控制时间,避免能量的消耗。

②药物降温:遵医嘱给予药物降温,不可在短时间内将体温降得过低,同时注意补充水分,防止患者虚脱。儿童避免使用阿司匹林,以免诱发 Reye 综合征,即患者先出现恶心、呕吐,继而出现中枢神经系统症状,如嗜睡、昏睡等。小心谨慎使用金刚烷胺类药物,以免中枢神经系统不良反应的发生。

(4)意识障碍的护理

①生活护理:使用床档等保护性器具。保持床单位清洁、干燥、无渣屑,减少对皮肤的刺激,定时给予翻身、叩背,按摩受压部位,预防压疮的发生。注意口腔卫生,保持口腔清洁。做

好大小便护理,满足患者的基本生活需求。

②饮食护理:协助患者进食,不能经口进食时,给予鼻饲饮食,保障营养及水分的摄入。

③病情监测:密切观察患者的生命体征及意识、瞳孔的变化,出现异常及时报告医生,并配合医生处理。

(二)健康指导

1.疾病知识指导

(1)病因及发病机制:结核杆菌通过血行直接播散或经脉络丛播散至脑脊髓膜,形成结核结节,结节破溃后结核菌进入蛛网膜下腔,导致结核性脑膜炎。此外,结核菌可因脑实质、脑膜干酪灶破溃所致,脊柱、颅骨、乳突部的结核病灶也可直接蔓延引起结核性脑膜炎。

(2)主要症状:多起病隐袭,病程较长,症状轻重不一。

①结核中毒症状:低热、盗汗、食欲减退、疲乏、精神萎靡。

②颅内压增高和脑膜刺激症状:头痛、呕吐、视神经盘水肿及脑膜刺激征。

③脑实质损害:精神萎靡、淡漠、谵妄等精神症状或意识状态的改变;部分性、全身性的痫性发作或癫痫持续状态;偏瘫、交叉瘫、截瘫等脑卒中样表现。

④脑神经损害:动眼、外展、面及视神经易受累及,表现为视力下降、瞳孔不等大、眼睑下垂、面神经麻痹等。

(3)常用检查项目:脑脊液检查、头 CT、头 MRI、血沉等。

(4)治疗

①抗结核治疗:异烟肼、利福平、吡嗪酰胺、链霉素、乙胺丁醇等。至少选择 3 种药物联合治疗,根据所选药物给予辅助治疗,防止药物不良反应。

②皮质类固醇:用于减轻中毒症状、抑制炎症反应、减轻脑水肿、抑制纤维化,可用地塞米松或氢化可的松等。

③对症治疗:降颅压、解痉、抗感染等。

(5)预后:与患者的年龄、病情轻重、治疗是否及时彻底有关。部分患者预后较差,甚至死亡。

2.饮食指导　提供高蛋白、高热量、高维生素、易消化吸收的食物,每天摄入鱼、肉、蛋、奶等优质蛋白,多食新鲜的蔬菜、水果,补充维生素。保证水分的摄入。

3.用药指导

(1)使用抗结核药物时要遵医嘱正确用药,早期、足量、联合、全程、顿服是治疗本病的关键。药物不良反应较多,如使用异烟肼时需补充维生素 B_6 以预防周围神经病;使用利福平、异烟肼、吡嗪酰胺时需监测肝酶水平,及时发现肝脏损伤;使用链霉素时定期进行听力检测,及时应对前庭毒性症状。

(2)使用皮质类固醇药物时,观察用药效果,合理用药,减少不良反应的发生。

(3)应用脱水、降颅压药物时注意电解质的变化,保证水分的摄入;使用解痉、抗感染等药物时给予相应的护理,如注意观察生命体征的变化等。

4.日常生活指导

(1)指导患者注意调理,合理休息,生活规律,增强抵抗疾病的能力,促进身体康复。

(2)减少外界环境不良刺激,注意气候变化,预防感冒发生。

(3)保持情绪平稳,积极配合治疗,树立战胜疾病的信心。

（三）循证护理

结核性脑膜炎早期出现头痛、双目凝视、精神呆滞、畏光；中期出现脑膜刺激征、颅内压高、呕吐（以喷射性呕吐为主）、嗜睡；晚期出现失明、昏睡、呼吸不规则、抽搐，危重时发生脑疝而死亡的临床特点。研究表明，严密观察患者的病情变化，针对性地做好一般护理、病情观察、康复护理、饮食护理、用药护理、心理护理、康复护理和健康教育，对结核性脑膜炎患者的康复起到重要的作用。

（李丽荣）

第三节　中枢神经系统脱髓鞘疾病的护理

中枢神经系统脱髓鞘疾病是一组脑和脊髓以神经髓鞘脱失为主，神经细胞及其轴突为特征的疾病，包括遗传性和获得性两大类。中枢神经系统的髓鞘是由少突胶质细胞的片状突起包绕髓神经纤维轴突而形成的脂质细胞膜，它具有保护轴索、帮助传导神经冲动和绝缘等作用。遗传性脱髓鞘疾病主要指脑白质营养不良，是由于髓鞘形成缺陷而引起神经髓鞘磷脂代谢紊乱。获得性中枢神经系统脱髓鞘疾病又可分为原发性免疫介导的炎性脱髓鞘病和继发于其他疾病的脱髓鞘病。

一、多发性硬化的护理

多发性硬化（MS）是以中枢神经系统白质炎性脱髓鞘病变为主要特点的自身免疫疾病。本病多发于青壮年，女性多于男性，临床多见亚急性起病，其特点为时间上的多发性（即反复缓解、复发的病程）和空间上的多发性（即病变部位的多发）。临床症状和体征多种多样，可有肢体无力、感觉异常、眼部症状、共济失调、发作性症状、精神症状等临床表现。本病越远离赤道，发病率越高，我国属于低发病区，约为 5/10 万。

（一）专科护理

1.护理要点　患者病情反复发作，临床表现多种多样，观察患者有无运动障碍、感觉障碍、眼部症状、精神症状、膀胱功能障碍等，根据患者的疾病特点进行有的放矢的护理。做好患者安全防护，给予营养支持，加强各项基础护理工作，关注患者的心理问题。

2.主要护理问题

（1）生活自理缺陷与肢体无力、共济失调或视觉、触觉障碍等有关。

（2）尿潴留/尿失禁与膀胱反射功能障碍有关。

（3）排便异常与自主神经功能障碍有关。

（4）有感染的危险与免疫功能低下、机体抵抗力降低有关。

（5）预感性悲哀与疾病多次缓解复发、神经功能缺损有关。

（6）知识缺乏，缺乏本病的相关知识。

3.护理措施

（1）一般护理

①环境：病室环境安静舒适，光线明暗适宜，物品摆放合理，呼叫器置于伸手可及处，餐具、便器、纸巾等可随时取用；床铺设有护栏、床档；地面平整无障碍物，防湿、防滑；走廊、卫生间等设置扶手；必要时配备轮椅等辅助器具。

②活动与休息:协助患者取舒适体位,自行变换体位困难者给予定时翻身,并注意保暖,肢体运动障碍的患者,应保持肢体的功能位,指导患者进行主动运动或被动运动。活动时注意劳逸结合,避免活动过度。

③生活护理:鼓励患者做力所能及的事情,协助患者洗漱、进食、穿脱衣物和如厕,做好安全防护。感觉障碍的患者,避免高温和过冷刺激,防止烫伤、冻伤的发生。

④饮食护理:保证患者每日的热量摄入,给予高蛋白、低糖、低脂,易消化吸收的清淡食物。食物富含纤维素,以促进肠蠕动,达到预防或缓解便秘的作用。吞咽障碍的患者可给予半流食或流食,必要时给予鼻饲饮食或肠外高营养,并做好相关护理。

(2)用药护理:指导患者了解常用药物及用法、不良反应及注意事项等。

①皮质类固醇:急性发作时的首选药物,目的是抗感染和免疫调节,常用药物有甲泼尼龙和泼尼松。大剂量短程疗法时,监测血钾、血钠、血钙,防止电解质紊乱,长期应用不能预防复发,且不良反应严重。

②β-干扰素:具有免疫调节作用。常见不良反应为流感样症状,部分药物可出现注射部位红肿及疼痛,严重时出现肝功能损害、过敏反应等。注意观察注射部位有无红肿、疼痛等不良反应。

③免疫球蛋白:降低复发率。常见的不良反应有发热、面红,偶有肾衰竭、无菌性脑膜炎等不良反应发生。

④免疫抑制剂:多用于继发进展型多发性硬化,主要不良反应有白细胞减少、胃肠道反应、皮疹等。

(3)心理护理:因疾病反复发作,且进行性加重,患者易出现焦虑、抑郁、恐惧等心理障碍,护士应加强与患者沟通,了解其心理状态,取得信赖,帮助患者树立战胜疾病的信心。

(4)对症护理

①感染:患者出现高热、肺炎等并发症时,严密监测病情变化,采取降温措施,注意休息,保证足够的热量和液体摄入,必要时吸氧。

②排泄功能:保持患者大小便通畅。便秘患者,指导其进食富含纤维素的食物,适量增加饮水量,顺时针按摩腹部,促进肠蠕动,必要时遵医嘱给予缓泻剂或灌肠。评估患者有无排尿异常,尿失禁患者可遵医嘱给予留置导尿,尿潴留患者可采用听流水声、按摩腹部、热敷等方法促进排尿,若效果不佳,可遵医嘱给予留置导尿,观察并记录尿液的颜色、性质和量,严格无菌操作,加强会阴护理,预防感染。

③压疮:做好皮肤护理,保持皮肤清洁干燥,定时协助更换体位,加强患者的全身营养状态。

④视力障碍:提供安静、方便的病室环境,灯光强度适宜,减少眼部刺激,生活用品放置于随手可及处。

(二)健康指导

1.疾病知识指导

(1)流行病学:本病好发于北半球的温带和寒带地区,多发于青壮年,女性稍多,与西方国家相比我国急性多发性硬化较多。

(2)主要原因:病因目前尚不完全清楚,目前认为可能与免疫反应、病毒感染、遗传因素及环境因素等有关。

(3)主要症状:病程中症状发作与缓解是本病的重要特点,复发次数可达数十次,每次复发后易残留部分症状和体征,病情逐渐加重。部分患者为进展型,无明显缓解期。病变累及视神经、脊髓、脑干、小脑或大脑半球白质时,可出现多样的临床症状,如运动障碍、感觉障碍、视觉障碍、膀胱功能障碍、构音障碍、疼痛、精神症状等。核间性眼肌麻痹和旋转性眼球震颤为高度提示本病的体征。

(4)常用检查项目:脑脊液检查、电生理检查、头 CT 检查、头 MRI 检查。

(5)治疗:在急性期首选皮质类固醇治疗,进展型多发性硬化可使用免疫抑制剂。缓解期为预防复发和治疗残留症状,可采用 β—干扰素疗法和免疫球蛋白输注。出现运动障碍、尿便异常、精神障碍等症状时对症治疗。

(6)预后:多数患者呈缓解—复发病程,在数月或数年内死亡;部分患者复发次数不多或在首次发作后完全缓解,预后较好;个别患者病情发展快,初次发病即死亡。

2. 日常生活指导　鼓励患者做力所能及的事情,适当进行体育锻炼,通过良好的膳食增进营养,避免疲劳、感冒、感染、发热、妊娠、分娩、拔牙、冷热刺激等因素引起复发。

3. 饮食指导

(1)改变不良的饮食习惯,进食高蛋白、低糖、低脂、易消化吸收的清淡食物,保障液体的摄入。多食新鲜的蔬菜、水果及富含维生素的食物,促进肠蠕动,预防便秘发生。

(2)吞咽障碍的患者给予半流食或流食,预防呛咳及窒息的发生,必要时遵医嘱给予留置胃管,保障营养的摄入,并做好相关护理。

4. 用药指导

(1)应用皮质类固醇药物时显效较快,常见的不良反应有电解质紊乱、向心性肥胖、胃肠道不适、骨质疏松等。定期测量血压、监测血糖、离子变化,做好皮肤及口腔护理。应用免疫抑制剂时,常见白细胞减少、胃肠道反应、肝肾功能损害、出血性膀胱炎等不良反应。

(2)按时服用口服药,皮质类固醇药物不能突然减药、加药、擅自停药,防止发生"反跳现象",引起病情波动。

(3)静脉输液时根据病情和药物性质调节滴速,密切观察患者的病情变化,如有异常及时报告医生,并做好相关记录。

5. 照顾者指导　与家属做好沟通,因患者的病情反复发作,容易出现焦虑、抑郁、厌世等情绪,家属应配合医务人员,共同给予关爱和支持。

6. 预防复发

(1)避免感冒、疲劳、手术、感染、体温升高、拔牙等诱因。

(2)遵医嘱正确用药,定期复诊。

(3)生活规律,适当进行体育锻炼,注意营养均衡,增强抵抗力。

(4)女性患者首次发作后 2 年内避免妊娠。

(三)循证护理

由于多发性硬化的主要临床特点呈时间上的多发性和空间上的多发性,临床中尚没有行之有效的方法可以治愈。多发性硬化的护理与康复治疗是神经科护理研究的重点。通过对多发性硬化患者的护理与康复治疗进行研究,结果表明多发性硬化患者在系统性的整体护理下可以大大提高生活质量及独立能力。将一般护理、心理护理与健康教育相结合,对患者的功能障碍给予及时、积极的康复治疗,可以减轻患者疾病导致的痛苦并增强康复效果,提高其生存质量。护士是与患者及其家庭的直接接触者,在患者及其家庭、医生及相关医疗工作者之间起着至关重要的纽带作用。多发性硬化的护理需要通过患者及其家庭和护士之间的合作,来提高患者自我护理的能力。

二、视神经脊髓炎的护理

视神经脊髓炎(NMO)是一种视神经和脊髓同时或相继受累的急性或亚急性起病的炎性脱髓鞘疾病。表现为视神经炎以及脊髓炎,该病由 Devic 首次描述,又称 Devic 病或 Devic 综合征,有学者认为视神经脊髓炎是多发性硬化的一个变异型。本病多发于青壮年,男女均可罹患。

(一)专科护理

1.护理要点　急性期注意观察患者的视力变化,做好眼部的护理,防止用眼过度,满足患者的基本生活需要,做好安全防护。脊髓损害时根据病变部位的不同,观察患者有无肢体瘫痪、麻木、痉挛,皮肤营养障碍、膀胱功能障碍等。患者出现截瘫时密切观察病变平面的变化,保持患者呼吸道通畅,患者出现呼吸困难、吞咽困难时及时给予相应的护理措施。

2.主要护理问题

(1)生活自理缺陷:与视力丧失或截瘫等有关。

(2)感知改变:与视觉和视神经损伤有关。

(3)有受伤害的危险:与短时间内失明或截瘫有关。

(4)知识缺乏:缺乏本病的相关知识。

3.护理措施

(1)一般护理

①环境:病室环境安静,光线明暗适宜,床铺设有床档,地面无障碍物,去除门槛。床单位清洁、干燥、无渣屑,生活必需品置于伸手可及处。

②生活护理:满足患者的基本需要,协助患者清洁卫生,预防感染。卧床的患者给予气垫床保护皮肤,指导或协助患者取舒适体位,保持肢体功能位,定时更换体位,防止压疮的发生。协助患者被动运动,防止肌肉萎缩。视力部分或全部丧失时做好眼部保护,防止并发症。

③饮食护理:给予高蛋白、高维生素、易消化吸收的饮食,多食蔬菜、水果及富含纤维素的食物,保证热量与水分的摄入,预防便秘的发生。

④病情观察:急性起病时视力可在数小时或数日内丧失,注意评估患者的视力变化,有无疼痛、视神经盘水肿、视神经萎缩。出现截瘫时,病变平面是否上升,有无尿潴留、尿失禁等自主神经症状。

(2)用药护理:指导患者了解常用药物、用法、不良反应及注意事项等。首选药物为大剂量皮质类固醇,如甲泼尼龙或地塞米松冲击疗法,使用时严密观察不良反应,如继发感染,血压、血糖尿糖的变化等。

(3)心理护理:因视力部分或全部丧失,可出现焦虑、急躁等情绪,告知患者本病多数患者视力在数日或数周后可恢复,要积极配合治疗;出现运动、感觉及自主神经功能损害时,应稳定患者的情绪,帮助患者树立战胜疾病的信心。

(4)康复护理

①急性期康复:保持良好的肢体功能位置,协助被动运动和按摩,促进血液循环,防止关

节畸形和肌肉萎缩,定时更换体位,预防压疮的发生。

②恢复期康复:根据患者的病情,制订恢复期康复计划,由易入难,循序渐进,如翻身训练、坐起训练、转移训练、站立训练、步行训练等。

(二)健康指导

1.疾病知识指导

(1)流行病学:本病在我国多见,男女均可发病,女性稍多,多见于 20～40 岁,一般急性或亚急性起病。

(2)形成的主要原因:病因及发病机制目前尚不完全清楚,可能是多发性硬化的一种临床亚型或临床上的一个阶段。

(3)主要症状:起病前可有上呼吸道或消化道的感染史,少数患者有低热、头痛、咽痛、周身不适等前驱症状,同时或相继出现视神经损害及脊髓损害。在短时间内连续出现较严重的视神经炎和脊髓炎预示为单相病程,也可有缓解一复发,多数复发病程间隔期为 5 个月左右。

①视神经损害表现:为视神经炎及球后视神经炎,双眼同时或先后受累。急性起病时,受累侧眼数小时或数日内视力部分或完全丧失,伴眼球胀痛。视神经炎眼底检查可见早期有视神经盘水肿,晚期有视神经萎缩;球后视神经炎眼底检查可见早期眼底正常,晚期视神经萎缩。大部分患者视力可在数日或数周后有显著恢复。

②脊髓损害表现:临床常表现为播散性脊髓炎,体征呈不对称和不完全性。首发症状为肢体麻木、肩痛或背痛,继而出现截瘫或四肢瘫,感觉障碍等。自主神经损害时可出现尿便异常、皮肤营养障碍等。

(4)常用检查项目:脑脊液检查、诱发电位、MRI 检查等。

(5)治疗:首选皮质类固醇治疗,大剂量冲击疗法,再改为口服逐渐减量至停药。皮质类固醇治疗无效时,可用血浆置换来改善症状。出现运动、感觉和自主神经功能障碍时对症治疗。

(6)预后:多因连续发作而加剧,预后与脊髓炎的严重程度及并发症有关。

2.日常生活指导　进行功能锻炼的同时,保证足够的休息,劳逸结合。鼓励患者保持情绪平稳,防止感冒、外伤、疲劳等诱发因素,加强营养,增强机体抵抗力。

3.用药指导　对药物的使用进行详细的指导,做好药物不良反应与病情变化的区分。应用皮质类固醇药物时注意观察药物效果及不良反应。口服给药时,按时服用,不能擅自减量、加量,甚至停药,防止"反跳现象"的发生。

4.饮食指导　保持营养均衡,保证热量与水分的摄入,多食新鲜的蔬菜和水果,减少并发症的发生。

5.预防复发　遵医嘱正确用药,定期门诊复查,预防各类诱发因素的发生,适量运动,如出现病情变化及时就诊。

三、急性播散性脑脊髓炎的护理

急性播散性脑脊髓炎(ADEM)是一种广泛累及中枢神经系统白质的急性炎症性脱髓鞘疾病,通常发生在感染、出疹或疫苗接种后,故又被称为感染后、出疹后、疫苗接种后脑脊髓炎,主要病理特点为多灶性或弥漫性脱髓鞘。好发于儿童及青壮年,无季节性,散发病例多见,通常为单项病程。

急性出血性白质脑炎(AHLE)被认为是急性播散性脑脊髓炎的暴发型,起病急骤,病情凶险,死亡率较高。

(一)专科护理

1.护理要点　监测患者的生命体征,密切观察患者瞳孔、意识的变化,患者有无痫性发作、脑膜刺激征、脑疝等的发生。急性期特别关注患者有无呼吸肌麻痹,保持呼吸道通畅,维持生命功能,加强安全护理,避免患者受伤。

2.主要护理问题

(1)急性意识障碍与大脑功能受损有关。

(2)体温过高与感染、免疫反应等有关。

(3)低效性呼吸型态与呼吸肌麻痹有关。

(4)有皮肤完整性受损的危险与脊髓受累所致瘫痪有关。

(5)躯体活动障碍与脊髓受累所致瘫痪有关。

3.护理措施

(1)一般护理

①生活护理:急性期指导患者卧床休息,保持病室安静。满足患者的生理需要,做好各项清洁卫生工作,如皮肤的护理、头发的护理、口腔护理、会阴护理等。

②饮食护理:给予高蛋白、高维生素,易消化吸收的食物,保证水分的摄入。患者不能经口进食时,给予肠外营养或留置胃管,并做好相关护理工作。

③病情观察:密切观察患者的意识、瞳孔及生命体征变化并详细记录。出现病情变化时及时报告医生,并配合抢救。

(2)发热的护理

①针对病因进行药物治疗。

②物理降温:给予酒精、温水擦浴等,局部使用冰帽、冰袋、冰槽等降温,小心谨慎,防止冻伤发生。

③适量增加液体摄入。

④注意保暖。

⑤监测体温。

(3)用药护理

①使用肾上腺皮质类固醇药物时,早期、足量、短程、合理使用,注意观察用药效果及不良反应。

②使用免疫抑制剂时易出现白细胞减少、胃肠道反应、肝肾功能损害等不良反应。用药期间需严密观察,监测血常规及肝肾功能

③保持水、电解质及酸碱平衡。

(4)心理护理:及时了解患者的心理状况,关心体贴患者,树立信心,取得患者的信任与配合。

(5)安全护理

①意识障碍或躯体移动障碍的患者给予床档保护。

②患者出现痫性发作时要尽快控制发作,遵医嘱正确用药,保持呼吸道通畅,维持生命功能,预防外伤及其他并发症的发生。

（6）呼吸肌麻痹的护理：给予持续吸氧。保持呼吸道通畅，勤翻身、叩背，及时清理口鼻分泌物，鼓励患者深呼吸及有效咳嗽。出现呼吸困难、动脉血氧饱和度下降或血气分析指标改变时要及时报告医生，必要时遵医嘱给予机械通气，根据患者的病情实施面罩吸氧、气管插管、气管切开等措施。

（二）健康指导

1.疾病知识指导

（1）流行病学：本病好发于儿童及青壮年，散发病例多见，四季均可发病，男女发病率差异不大。

（2）形成的主要原因：发病机制尚不清楚，可能与感染、疫苗接种或某些药物所引起的免疫反应有关。

（3）主要症状：多在感染或疫苗接种后1～2周急性起病，突然出现高热、头痛、呕吐、癫痫发作、意识障碍等，脊髓受损平面以下的截瘫或四肢瘫；急性出血性白质脑炎起病呈暴发式，表现为高热、头痛、意识障碍进行性加重、精神异常、瘫痪等，症状和体征迅速发展，死亡率高。

（4）常用检查项目：血常规、血沉、脑脊液、脑电图、肌电图CT检查、MRI检查等。

（5）急性播散性脑脊髓炎的治疗：早期使用肾上腺皮质类固醇，抑制炎症脱髓鞘，减轻脑和脊髓的充血和水肿，保护血脑屏障。无效者考虑使用血浆置换和免疫球蛋白。部分治疗效果不明显的患者使用免疫抑制剂。

（6）急性播散性脊髓炎的预后：大多数患者可明显恢复，预后与发病诱因及病情的严重程度有关，部分患者遗留有功能障碍。急性出血性白质脑炎死亡率高。

2.用药指导

（1）使用肾上腺皮质类固醇药物时，早期、足量、短程治疗，合理用药，减少不良反应。密切观察药物效果，减量过程中，注意药物剂量的变化。

（2）口服药按时服用，不要根据自己感受减药、加药，忘记服药或在下次服药时补上忘记的药量会导致病情波动；不能擅自停药，以免造成"反跳"现象。

3.日常生活指导　指导患者自我护理的方法，提高患者的自理能力，满足患者的各项生理需求。定时更改体位，防止皮肤破损。深呼吸、有效咳嗽，勤翻身、叩背、吸痰，防止肺感染。保障营养摄入，促进疾病康复。

（三）循证护理

急性脊髓炎发病急，病变水平以下的运动、感觉神经功能障碍，多伴有多种并发症。尤其以颈段性和上升性脊髓炎危害更严重，威胁青壮年的健康和生存质量。通过对29例急性脊髓炎患者的病情进行有针对性的观察并积极采取预见性的护理措施，能使并发症的发生明显降低，并提高抢救成功率。结论证明进行针对性的观察病情及采取预见性的护理措施在积极预防并发症，降低致残率、病死率，提高疗效，减轻疾病所致痛苦等方面有着至关重要的作用。

（李丽荣）

第四节　运动障碍性疾病的护理

运动障碍性疾病又称锥体外系疾病，是以运动迟缓、不自主运动、步态及肌张力异常为主要临床表现的神经系统疾病，多与基底核（又称基底节）功能紊乱有关。基底核由壳核、尾状核、苍白球、丘脑底核及黑质组成,这些结构通过广泛的联系综合调节运动功能。临床常见的运动障碍性疾病有帕金森病、肝豆状核变性等。

一、帕金森病的护理

帕金森病(PD),又称震颤麻痹,是一种常见于中老年的神经变性疾病。该病男女均可发病,女性发病率低于男性,随着年龄的增长,发病率增高。主要临床特征为静止性震颤、肌强直、运动迟缓、步态异常等。

(一)专科护理

1.护理要点 患者需要充足的休息,保证生活环境、设施的安全性,给予患者每日充足的营养摄入。严密观察患者的症状及服药后的缓解程度;督促患者按时按量遵照医嘱服用药物。

2.主要护理问题

(1)躯体活动障碍与疾病所致震颤、异常运动有关。

(2)有受伤害的危险与疾病所致运动障碍有关。

(3)营养失调:低于机体需要量与疾病所致吞咽障碍及震颤等机体消耗量增加有关。

(4)便秘与活动量减少或胃肠功能减退有关。

3.护理措施

(1)一般护理

①为患者准备辅助行走的工具,如拐杖;患者下床活动前做好准备工作,如给予双下肢按摩。

②选用质地柔软、宽松、易穿脱的衣服,如拉链式或粘贴式衣服。病室增加扶手,调整室内座椅及卫生间设施的高度,有助于患者在室内活动。避免使用易碎物品,防止患者受伤。日常生活用品置于患者易于取拿的位置。床旁设置呼叫器。

③保证患者每日有足够的营养摄入,以满足患者机体消耗。

④鼓励患者规律排便排尿,根据个人排便习惯,选择固定时间及舒适体位进行尝试性排便,同时,可顺时针按摩腹部,促进排便。

(2)病情观察及护理

①观察患者用药后的效果及是否出现药物不良反应。用药应从小剂量开始,逐渐增加,直到可以控制疾病症状的剂量,且用药需严格遵照服药时间。因此,该病患者的用药必须专人管理,定时定量遵照医嘱给患者服药,切勿擅自更改药量、漏服或停药,如长期如此,会导致各器官严重受损。长期服药时,患者会出现药物不良反应,如恶心、呕吐、心律失常、"开-关"现象、异动症、剂末现象甚至精神症状,因此,应严密观察患者用药后的反应。

②观察患者是否出现关节僵直、肌肉萎缩,尽早开始肢体功能锻炼。早期鼓励患者下床活动,例如大踏步、起坐练习、太极拳等,常规功能锻炼后适当增加具有针对性的锻炼,如深呼吸、提肛运动等。晚期不能进行自主功能锻炼的患者可给予肢体被动功能锻炼。

③观察患者的心理变化。护士及家属应变换角色,做一名良好的听众,由于患病后,患者的生活会受到很大的影响,严重者需长期卧床,生活完全不能自理,因此会产生自卑心理,不愿与他人交流,甚至有轻生的想法,所以作为一名听众,应理解患者所想,给予心理支持,讲解疾病的相关知识和以往成功病例,树立战胜疾病的信心。定时给患者及家属举办座谈会,介

绍疾病相关的最新信息,鼓励患者之间相互交流,彼此给予信心,这样不仅使患者对疾病有更深入的了解,也可以让家属更了解患者,更好地进行家庭照顾。

(二)健康指导

1.疾病知识指导

(1)概念:帕金森病又称震颤麻痹,是中老年常见的神经系统变性疾病,主要临床体征为静止性震颤、运动迟缓、肌强直和姿势步态不稳。主要病理改变是黑质多巴胺能神经元变性和路易小体形成。

(2)病因

①年龄老化:帕金森病患者常见于中老年人,说明该疾病与年龄老化有关。

②环境因素:长期接触杀虫剂或除草剂等工业化学品等可能是本病的危险因素。

③遗传因素:据报道 10% 的患者有家族史。

(3)主要症状:常见于中老年人,女性发病率略低于男性。起病缓慢,进行性加重,先发症状多为震颤,其次为步行障碍、肌强直和运动迟缓。

(4)常用检查项目:头 CT 或 MRI,功能性脑影像 PET 或 SPECT 等。

(5)治疗:包括药物治疗、外科手术治疗及康复治疗。药物治疗应从小剂量开始,逐渐加量,目的是以最小剂量达到满意效果。

(6)预后:此病为慢性进展性疾病,不可治愈。部分患者早期可继续工作,逐渐丧失工作能力。也有疾病迅速发展者,多死于感染、肺炎等并发症。

2.饮食指导

(1)鼓励患者进食高热量、高维生素、高纤维素且容易咀嚼的食物,例如蔬菜、水果、奶类等,也可进食适量优质蛋白及营养素,用以补充机体需要。指导患者多选择粗纤维食物,如芹菜等,多饮水,预防便秘的发生。

(2)患者发病后,胃肠功能、咀嚼功能均有减退,营养摄入不足,加之肢体震颤会消耗大量的能量。因此,为满足患者的机体消耗,宜少食多餐,必要时可将食物切成小块状,便于咀嚼。

(3)为患者提供安静的进餐环境,充足的进餐时间,如进餐时间过长,可将食物再次加热后食用。餐具尽量使用钢制材料,不易破碎;选择汤匙或叉子等进食,以方便患者使用。

3.用药指导　帕金森病患者需长期服药,甚至终身服药,药量及服药时间必须严格遵守医嘱,药物剂量不可随意增减,甚至擅自停药,以免加快病情进展。服药后如发生不良反应,应及时告知医生,给予对症处理。

(1)左旋多巴制剂:早期会出现恶心、呕吐、食欲减退、腹痛、直立性低血压等不良反应,此时可遵照医嘱减少药物剂量或更改服药时间,以缓解症状。当出现严重的精神症状如欣快、幻觉、精神错乱、意识模糊等,立即告知医生,给予处理。长期服用左旋多巴制剂,患者会出现异常运动和症状波动的副作用。异常运动是肌张力障碍样不随意运动,表现为摇头,以及双臂、双腿和躯干的各种异常运动。波动症状包括"开－关现象"和"剂末恶化"两种。开－关现象指每天多次波动于运动减少和缓解两种状态之间,同时伴有异常运动。出现开－关现象,可遵照医嘱适当减少每次口服剂量,增加每日口服次数,但每日服药总量不变或加用多巴胺受体激动剂,减少左旋多巴的剂量,以预防和缓解发生。"剂末恶化"指每次用药后,药物的作用时间逐渐缩短,表现为症状有规律性的波动。当出现剂末症状时,可增加单日总剂量,分多次服用。服药期间应避免使用维生素 B_6、氯丙嗪、利血平、利眠宁等药物,防止出现直立性低血压或降低药效。为延长左旋多巴的使用时间、减少左旋多巴的使用剂量及药物不良反应，左旋多巴常配合盐酸普拉克索和(或)恩他卡朋联合口服，但盐酸普拉克索会出现低血压的不良反应，因此在应用此类药物前和服药中应监测患者血压，如血压偏低，及时告知医生，给予调整药物剂量，甚至停药。

(2)抗胆碱能药物：常出现口干、眼花、视物模糊、便秘、排尿困难，甚至影响智能，严重者会出现幻觉等精神症状。此药物较适用于年轻患者，老年患者应慎用，前列腺肥大及闭角型青光眼患者禁用此药。

(3)金刚烷胺：不良反应有口渴、心绪不宁、踝部水肿、视力障碍等，但均少见。哺乳期妇女及严重肾衰竭患者禁用。忌与酒同服。避免睡前服用，以免影响睡眠质量。

(4)多巴胺受体激动剂：常见不良反应与左旋多巴相近，区别在于直立性低血压及精神症状的发生率偏高，异动症的发生率偏低。

4.日常生活指导

(1)指导家属多了解患者在生活、心理等方面的需要，鼓励患者做力所能及的事，鼓励患者进行自我照顾。生活不能自理的患者，应做好安全防护。由于患者病程较长，因此，指导家属进行协同护理，掌握相关生活护理方法，以保证患者出院后得到较高质量的生活照顾。

(2)起病初期，轻度运动障碍患者能够做到基本的生活自理，因此只需协助及保证患者安全。

(3)肢体震颤患者，应更为重视安全，避免发生烫伤、烧伤，割伤等。给予使用钢制碗筷及大把手的汤匙进食。

(4)对于有精神症状或智能障碍的患者，安排专人进行护理，24小时监管，保证患者正常治疗及生活安全。

(5)卧床、完全不能自理的患者，保证衣物及床单整洁，定时给予翻身及皮肤护理，必要时也可给予泡沫贴或气圈保护骨隆突处。生活用品摆放在病床附近，以便拿取。呼叫器设置在床旁墙壁，触手可及，随时呼叫。

(6)协助患者进食或喂食，进食后及时清理口腔。口角有分泌物时及时给予擦拭，保持衣物及个人卫生清洁，从而保证患者形象良好，避免产生自卑心理。

(7)与患者沟通需诚恳、和善，耐心倾听，充分了解患者心理及生活需要。如患者语言沟通障碍，可为患者准备纸笔进行书面沟通或进行手势沟通。

(8)患者外出需有人陪伴，随时佩戴腕带或患者信息卡(注明患者姓名，住址，联系方式，病史，就诊医院、科室)，防止走失或出现突发情况。

5.管道维护

(1)患者病情严重时会出现进食、饮水呛咳，甚至吞咽障碍，为保证患者进食量充足及避免误吸发生，应评估患者有无食管、胃底静脉曲张，对于食管癌和食管梗阻者，可建议给予鼻饲管置管，讲解置管的配合方法、注意事项。

(2)部分患者长期服用药物，会出现排尿困难的不良反应，必要时可给予留置导尿。尿管及尿袋明确标记留置日期；妥善固定尿管，避免牵拉、打折；尿袋勿高于患者膀胱，避免尿液回流，继发感染；医用聚氯乙烯尿袋每7日更换一次，硅胶尿管14日更换一次，注明更换日期。每日给予2次会阴护理，观察尿液的颜色、量和性状，避免尿路感染，必要时可遵照医嘱给予膀胱冲洗。

6.康复指导

(1)疾病初期,鼓励患者参加各项社交活动,坚持适当的锻炼,如太极拳、散步等,确保身体各关节及肌肉得到适当的活动。

(2)疾病中期,患者会出现运动障碍或某些特定动作困难,所以,可有计划、有针对性地进行功能锻炼。如患者坐起困难,可反复练习此动作。患者处于疾病中期时仍可完成基本的生活自理,因此,可通过完成日常生活自理进行功能训练,如穿脱衣服、拖地等。鼓励患者大踏步、双臂自然摆动进行锻炼,如出现突然僵直,指导患者放松,不可强行牵拉。

(3)疾病晚期,患者卧床,不能完成主动功能锻炼,需要给予被动功能锻炼,活动关节,按摩四肢肌肉,切勿过度用力,以保持关节功能,防止肌肉萎缩发生。

(4)对于言语障碍及吞咽困难的患者,进行鼓腮、伸舌、龇牙、紧闭口唇等动作锻炼面部肌肉功能。言语障碍者,指导患者练习读单字、词汇等,以锻炼患者协调发音。

(三)循证护理

由于帕金森病患者的治疗方法目前绝大部分为药物治疗,仅可缓解患者的不适症状,而非可以完全治愈,因此,患者很容易会产生抑郁心理,研究表明帕金森病患者抑郁症发生率近30%,因此,帕金森病患者的护理中,关心患者心理变化,给予针对性的心理疏导极为重要。

多项研究表明,帕金森患者的疾病症状及不良心理变化严重影响患者的生活质量及社交能力,因此常规药物治疗同时,给予患者相应的护理干预,有助于提高患者的生活质量,避免抑郁症的发生。通过对患者进行护理干预,以汉密尔顿抑郁量表为衡量标准进行对照实验,得出结论:护理干预能明显改善帕金森患者的抑郁状态。

二、肝豆状核变性的护理

肝豆状核变性(HLD),又称 Wilson 病,是一种遗传性铜代谢障碍所致的肝硬化和以基底节为主的脑部变性疾病。儿童、青少年期起病,也可有少数推迟至成年发病,欧美国家较为罕见,我国较多见。临床多表现为精神症状、肝功能损害、肝硬化及角膜色素环(K-F 环)等。

(一)专科护理

1.护理要点　为患者提供安静、设施安全的病室,以保证正常生活。选择低铜或无铜食物,严格控制铜的摄入。严密观察患者的病情变化,如电解质的变化、是否出现黄疸等。增进与患者的沟通,发现心理问题,及时解决。

2.主要护理问题

(1)有受伤害的危险与肢体活动障碍,精神、智能障碍有关。

(2)营养失调:低于机体需要量与疾病所致吞咽困难及不自主运动导致机体消耗量增加有关。

(3)知识缺乏:缺乏疾病知识。

(4)有个人尊严受损的危险与疾病所致个人形象改变有关。

3.护理措施

(1)一般护理

①选择安静、整洁的病室。病室内、走廊及卫生间设置扶手,方便患者扶住行走;病室地面清洁、平坦;日常生活用品放置在患者触手可及的位置;患者下床活动时,专人陪伴,确保患者安全。疾病早期,未影响患者正常生活,如患者正在上学,应指导家属与学校相互沟通,随

时监测患者生活状态及是否出现病情变化。出现严重肝功能损害表现时,指导患者卧床休息,选择舒适、安静的病房。出现神经及精神症状时,应专人护理,佩戴腕带,必要时在家属的同意下使用约束带,保证患者安全,满足患者生活需要。

②限制铜的摄入,选择低铜或不含铜的食物,避免进食贝类、动物内脏、巧克力等含铜量较高的食物,避免使用铜质餐具。指导患者进食低铜、低脂、高热量、高蛋白质、高维生素、易于消化的食物,如水果、蔬菜、面条等。

③保持床单位整洁,干净无渣屑,保持患者皮肤完整。指导患者避免情绪过度紧张,鼓励其参加适当的运动,如散步。

(2)病情观察及护理

①监测患者尿铜及血清电解质的变化,如有异常,应及时通知医生,遵照医嘱给予对症处置。

②监测患者是否出现肝损害表现,如黄疸、肝脾增大、腹水甚至意识障碍;是否有眼部变化,如 K-F 环(铜在角膜弹力层沉积产生的角膜色素环)。

③观察患者是否出现牙龈出血、皮下出血甚至鼻腔及消化道出血等,如出现病情变化,应及时通知医生。

④患者多是青少年起病,病因多为遗传,因此可能在一个家族中会有多人患病,患者容易产生很大压力,出现自卑心理,与人沟通减少等。护士应担当倾听者的角色,耐心听取患者的倾诉,同时在此过程中,了解患者的心理变化,发现患者的心理问题,给予有针对性的心理支持。向患者讲解疾病相关知识,帮助患者树立战胜疾病的信心。

(二)健康指导

1.疾病知识指导

(1)概念:肝豆状核变性是一种铜代谢障碍导致基底节变性和肝功能损害的疾病。

(2)病因:遗传因素。

(3)主要症状:主要有进行性加重的锥体外系症状、神经系统症状、肝脏症状及眼部损害。

(4)常用检查项目:血清铜蓝蛋白及铜氧化酶测定,肝功能检查,头 CT 和 MRI。

(5)治疗:控制铜摄入,药物控制铜的吸收(例如锌剂、四硫铜酸铵等),促进铜的排泄(例如 D-青霉胺、三乙基四胺等),手术治疗。

(6)预后:早期发现,早期治疗,一般较少影响生存质量及生存期。少数病例死于急性肝衰竭及晚期并发感染。

2.用药指导 指导患者严格遵医嘱长期服用药物,观察用药后不良反应,及时告知医生,予以处置。

(1)常用抑制铜吸收药物:锌剂,减少铜在肠道中的吸收,可增加尿铜和粪铜的排泄量,不良反应常出现消化道症状,例如恶心、呕吐等,出现以上症状,应及时告知医生。

(2)常用促进铜排泄药物。

①D-青霉胺,是首选药物。应用此药前先进行青霉素皮试,皮试结果为阴性方可使用 D-青霉胺。当出现发热、皮疹等过敏症状时,要及时告知医生,遵医嘱停药。服用 D-青霉胺,可以出现消化道症状、皮肤变脆容易破损等,长期服用时可出现免疫系统症状,如狼疮综合征、再生障碍性贫血、肾病综合征等。长期服用 D-青霉胺患者,医生建议同时服用维生素 B_6,防止继发视神经炎。

②二硫丁二钠,不良反应较轻,可出现鼻腔或牙龈出血。

3.日常生活指导

(1)规范生活习惯,保证充足睡眠。如需要,可协助患者完成日常生活,日常用品放置在易于拿取的位置。

(2)指导患者调整情绪,避免过度紧张和情绪激动。

(3)轻者鼓励参加各项社交活动,坚持锻炼。

(4)卧床患者保持病床整洁,定时翻身叩背,按摩骨隆突处,避免皮肤完整性受损。

(三)循证护理

肝豆状核变性患者多为青少年起病,多数患者为学生,每天忙于学习,因此,不但对疾病了解较少,而且对疾病的重视程度低,饮食和生活多不规律,以上都会严重影响疾病的康复。通过对患者的护理,相关学者总结体会得出:健康宣教、用药指导、饮食护理、心理支持同等重要。多位学者通过大量的临床研究及实验,充分证明了对肝豆状核变性患者进行全面护理,对提高患者生活质量,确保治疗效果有很大的益处。

(李丽荣)

第五节　癫痫的护理

癫痫是多种原因导致的脑部神经元高度同步化异常放电的临床综合征。此病具有反复性、短暂性及突然发作的特点。由于所累及的部位不同,临床表现也不尽相同,主要表现为意识、感觉、运动、自主神经功能障碍。癫痫是神经系统疾病中第二大疾病,仅次于脑血管疾病,流行病学资料显示普通人群癫痫的年发病率为(50~70)/10万,患病率约为0.5%,其死亡率是普通人群的2~3倍,为(1.3~3.6)/10万。我国的癫痫患者在900万以上,每年有65万~70万新发癫痫患者,难治性癫痫约为25%,数量至少在150万以上。

一、专科护理

1.护理要点　癫痫发作时,应立即取卧位,解开领口、腰带,头偏向一侧,保持呼吸道通畅,必要时吸痰。静脉注射安定,速度宜缓慢,因安定有抑制呼吸的作用。密切监测患者意识、瞳孔、呼吸、血氧饱和度的变化。

2.主要护理问题

(1)有窒息的危险与癫痫发作时分泌物增多及喉头痉挛有关。

(2)有受伤害的危险与癫痫发作突然出现意识障碍有关。

(3)气体交换障碍与癫痫发作喉头痉挛有关。

(4)排尿障碍与意识障碍有关。

(5)有个人尊严受损的危险与意识障碍引起尿失禁有关。

3.护理措施

(1)一般护理

①病房安静、整洁,避免声光刺激,床旁备压舌板。易碎危险品放置在远离患者的位置,避免癫痫发作时,患者受到伤害。为患者佩戴腕带及信息卡,指导患者及家属出现前驱症状时立即卧床或在安全的地方躺下,同时向身边的人呼救。

②选择宽松、质地柔软衣物。

③癫痫发作时,立即为患者取卧位,头偏向一侧,松解腰带、领口,清除口腔内分泌物,保持呼吸道通畅,上、下臼齿之间放入压舌板,防舌咬伤,同时给予氧气吸入。

(2)病情观察及护理

①观察癫痫发作的前驱症状。

②监测患者的生命体征和瞳孔的变化,保持呼吸道通畅。

③监测癫痫发作频次、癫痫发作时的表现、发作持续时间、是否发生自伤或他伤以及发作结束后的恢复程度等,给予及时、准确、完整记录,并告知医生。

(二)健康指导

1.疾病知识指导

(1)概念:是各种原因引起的脑部神经元高度同步化异常放电的临床综合征,以短暂性、发作性、重复性及刻板性为主要临床特点。

(2)病因及诱因

①遗传因素及先天性疾病因素。

②产伤及孕期母体病症因素。

③颅内疾病,如肿瘤、脑囊虫等。

④脑血管疾病。

⑤营养代谢性疾病,如甲亢、糖尿病等。

⑥既往史诱发癫痫发作的病因,如神经系统疾病、用药史、高热惊厥史。

⑦精神因素,过度兴奋或紧张等。

(3)主要症状

1)部分性发作

①单纯部分发作,包括:部分运动性发作,即肢体局部抽搐;体觉性发作,即肢体麻木感或针刺感;自主神经性发作,即面色潮红、多汗、呕吐等症状;精神性发作,遗忘症。

②复杂部分性发作:以意识障碍为主要特征。

③部分性发作继发全面性强直—阵挛发作。

2)全身性发作:肌痉挛、失神发作、阵挛发作、强直发作等。

(4)常用检查项目:脑电图,视频脑电图,血常规,血寄生虫检查,血糖测定,头CT、MRI、DSA等。

(5)预后:预后较好,大部分患者需终身服药。由于癫痫类型有所不同,因此预后也不尽相同。癫痫持续状态患者多因高热、神经元兴奋毒性损伤及循环衰竭而死亡。

2.饮食指导　进食无刺激、营养丰富的食物,切勿暴饮暴食,同时勿过度饥饿;避免选择咖啡、酒等刺激性食物。

3.用药指导

(1)癫痫患者的用药要求严格,必须遵照医嘱按时、按量服药,切忌漏服、自行调量或忽然停药,这样可诱发癫痫持续状态或难治性癫痫。

(2)常见抗癫痫药物及不良反应:丙戊酸钠、苯巴比妥、卡马西平、水合氯醛等。服用丙戊酸钠的患者中可有少量出现胃肠道不良反应,例如:恶心、呕吐、消化不良等。苯巴比妥不良反应主要表现为嗜睡,其他可以出现记忆力减退、共济失调、肌张力障碍及胃肠道不良反应等。由于苯巴比妥具有强碱性,应指导患者饭后服用。卡马西平可加重失神和肌痉挛发作,部分患者服卡马西平可出现药疹。水合氯醛保留灌肠,应在患者排便后进行,避免灌肠后将药物排出。

4.日常生活指导

(1)指导患者选择舒适、柔软、易于穿脱的病服,病室环境安静,避免过度嘈杂,严格限制人员探视,危险易碎物品应远离患者放置。

(2)癫痫患者应保证足够的休息,避免情绪过度激动和紧张,避免出入嘈杂及声光刺激较强的场所。

(3)部分患者发病前有前驱症状,指导患者此时应立即采取安全舒适体位;如癫痫发作时,指导家属应立即将患者抱住,慢慢将患者放置在床上,通知医护人员,将压舌板置于患者上、下臼齿之间,以防舌咬伤,切忌用力按压患者肢体,以免发生骨折。

5.康复指导

(1)癫痫患者可遗留言语笨拙,鼓励患者进行语言训练,先锻炼单字发音,逐渐锻炼词语表达,最后为整句。

(2)帮助患者树立信心,鼓励患者多说多练。

(3)指导家属可以通过聊天的方式锻炼患者的语言能力,沟通时不可表现出厌烦,要耐心与之沟通。

(三)循证护理

癫痫患者的用药时间较长,服药时间及服药剂量均有严格要求,告知患者服用药物的重要性、自行更改药量的危害性等,此类用药护理尤为重要。因此为了提高患者的疾病治愈程度,应做好用药指导,以保证患者服药的依从性。

癫痫患者住院治疗是短期的,更多的时间是在院外进行正常的生活,因此,患者出院后进行良好的康复,避免诱发因素,遵医嘱用药至关重要。研究显示,影响癫痫患者不遵医行为的因素有:对疾病知识认识理解差;健康意识薄弱,不易接受理解健康教育;疾病反复,丧失治疗的信心;担心、恐惧药物的不良反应等,因此健康教育与用药指导至关重要,应引起医护人员的重视。

(李丽荣)

第六节　周围神经系统疾病的护理

周围神经系统是指位于脊髓和脑干的软膜外的所有神经结构,即从脊髓腹侧和背侧发出的脊神经根组成的脊神经,以及从脑干腹外侧发出的脑神经,但不包括嗅神经和视神经,它们是中枢神经系统的特殊延伸。周围神经系统分为脊神经、脑神经和自主神经。在神经活动的过程中,周围神经使感受器、中枢神经系统及各效应器联系起来,保证机体内各器官的活动统一、协调,也使机体与外界环境间保持相对平衡。周围神经疾病是指原发于周围神经系统结构或功能损害的疾病。常见的有特发性面神经麻痹、急性炎症性脱髓鞘性多发性神经病等。

一、特发性面神经麻痹的护理

特发性面神经麻痹是指茎乳突孔内急性非化脓性神经损害引起的周围性面瘫,又称 Bell

麻痹或面神经炎。

（一）专科护理

1.护理要点　指导患者饮食宜清淡，富有营养、易消化半流质或软质饮食。加强口腔护理及眼部护理，尽早开始面肌的康复训练，对外表形象较在意的患者，给予正确引导，减轻心理负担，鼓励患者树立战胜疾病信心，指导患者自我形象修饰的方法。

2.主要护理问题

（1）自我形象紊乱与面神经麻痹所致口角歪斜有关。

（2）慢性疼痛与面神经病变累及膝状神经节有关。

3.护理措施

（1）一般护理

①休息与活动：保证患者充分休息，指导患者建立规律的作息时间，睡眠差者，采用睡眠辅助方法，如背部按摩、热水泡脚等，提供安静舒适的睡眠环境，做好心理护理，消除顾虑，以利于睡眠。

②饮食护理：发病初期，患者进食时，食物很容易潴留在瘫痪侧的颊部，因此，应指导患者从健侧进食。味觉与咀嚼功能的减退直接影响到患者的食欲，鼓励患者选择富有营养，易消化半流质或软食，饮食宜清淡，避免干硬、粗糙的食物，多食水果、蔬菜。忌辛辣生冷刺激食物。疾病恢复期应指导患者进食时将食物放在患侧颊部，细嚼慢咽，促进患侧肌群被动锻炼。

③生活护理：做好口腔护理，保持口腔清洁；眼睑不能闭合者予以眼罩、眼镜遮挡及滴眼药等保护，患者外出时可戴口罩、系围巾，或使用其他改善自身形象的恰当修饰。

（2）用药护理：指导患者了解常用药物的用法、用量、不良反应及注意事项等。应用抗病毒药物如注射用更昔洛韦、阿昔洛韦时，应指导患者摄入充足水分，加快药物代谢，降低药物毒性。

（3）心理护理：患者于患病初期多出现情绪变化，产生焦虑、恐惧、忧郁的心理，情绪紧张易激动，担心留下后遗症而悲观绝望，观察患者有无心理异常的表现，鼓励患者表达对面部形象改变的自身感受和对疾病预后担心的真实想法，给予正面引导，以解除患者的心理压力。

（4）康复护理

①早期康复干预：加强面肌的主动和被动运动，指导患者对患侧面部及耳后部位给予湿热敷，温度适中，避免烫伤，然后进行局部按摩以促进局部血液循环，减轻患侧面肌的过度牵拉。指导患者使用手掌根部自患侧口角向上方螺旋式按摩面部，每日 3 次，每次 5～10 分钟，促进血液循环。

②恢复期功能训练：当神经功能开始恢复后，鼓励患者练习瘫痪侧的面部肌群随意运动，如皱眉、闭眼、吹口哨等，训练可按节奏进行，每天 2 次，避免肌肉萎缩。

（二）健康指导

1.疾病知识指导

（1）概念：特发性面神经麻痹主要是面神经非细菌性非化脓性炎症，是一种常见病、多发病，多因局部受风吹或着凉而起病，通常认为是局部营养神经的血管因受风寒而发生痉挛，导致面神经组织缺血、水肿或受压而致病。

（2）病因：面神经炎病因尚未完全阐明。目前认为是由于骨性面神经管只能容纳面神经通过，所以面神经一旦缺血、水肿必然导致神经受压。病毒感染、自主神经功能不稳等均可导致局部营养村经的血管痉挛,神经缺血、水肿而出现面肌瘫痪。

(3)主要症状:常在20～50岁的青壮年中发病,单侧患病为多见,病初可有麻痹侧耳后或下颌角后疼痛。临床表现以一侧面部表情肌突然瘫痪,同侧前额皱纹消失,眼裂扩大,鼻唇沟变浅,面部被牵向健侧为主要特征。脑血管疾病所致的中枢性面瘫表现为病灶对侧眼裂以下的面瘫,二者应注意鉴别。

(4)常用检查项目:面神经传导检查对早期(起病后5～7日完全瘫痪者的预后判断具有指导意义。如患侧诱发的肌电动作电位M波波幅为对侧正常的30%或以上者,则有望在2月内完全秒复。<30%者,其预后多伴有并发症(如面肌痉挛)。

(5)治疗:治疗原则为改善面部血液循环,减轻面神经水肿缓解神经受压,促进神经功能恢复。

①药物治疗,常用药物有皮质类固醇、B族维生素、阿昔洛韦等。

②理疗:超短波速热疗法、红外线照射或局部热敷。

③康复治疗:恢复期可行碘离子透入疗法、针刺或电针治疗等。

(6)预后

①不完全性面瘫可于起病后1～3周开始恢复,1～2月内痊愈,年轻患者预后较好;老年患者发病时伴乳突区疼痛,合并糖尿病、高血压、动脉硬化等预后较差。

②完全性面瘫病后1周内检查面神经传导速度可判定预后。病后10天面神经出现失神经电位通常需3个月恢复。早期治疗对提高疗效起关键作用。

2.饮食指导　指导患者进食营养丰富的半流食或普食,进食时食物放在患侧颊部,细嚼慢咽,促进患侧肌群被动锻炼,由于咀嚼不便,唇颊之间易积食。病情较轻者,进食后及时漱口,清除口腔内侧滞留的食物;病情较重者,进食后做好口腔护理。鼓励患者每日饮水量在2000ml以上,有利于药物代谢后由肾脏排泄。

3.日常生活指导　确保患者充分休息,为患者提供安全、舒适、整洁的病房,保证患者有充足的睡眠时间,减少用眼,减少光源刺激,如电视、电脑、紫外线等;外出时戴墨镜保护,同时滴一些有润滑、抗感染、营养作用的眼药水,睡觉时可戴眼罩;注意面部保暖,出汗应及时擦干。用温水洗脸、刷牙,不接触冷风,睡眠时勿靠近窗边,外出时戴口罩,避免直接吹风。

4.自我按摩及训练指导

(1)自我按摩:按健侧肌运动方向按摩患侧,按摩手法应柔软、适度、持续、稳重,每天早晚各1次为宜。

(2)表情动作训练:进行皱眉、闭眼、吹口哨、鼓腮、示齿等运动,训练时可按节奏进行,每天训练3次以上。

5.预防复发　避免去人多、空气污浊的场所。注意气候温、凉、湿、热变化。预防面瘫复发最好的办法是平时要注意保持良好的心情及充足的睡眠,并适当进行体育运动,增强机体免疫力。此外,还应注意睡眠时避免吹风。

(三)循证护理

特发性面神经麻痹常规药物治疗能减轻炎性反应,而良好的心理活动能够提高神经系统的调节能力,使大脑皮层处于兴奋状态,将神经系统的调节能力达到最佳水平,以促进运动功能的恢复。有学者认为不同层次人员对自身的形象要求不同,护理从事公众性强的工作的患者,如演员、教师等人群,应着重帮助患者在心理上战胜自己。护理人员极有必要提高心理护理技巧,尝试对医疗无法解决的问题用护理方法来弥补,使生理上的缺陷尽可能少地影响患者的生活和工作,使不同层次的患者人群生活和工作愿望得到尽可能的展现。有学者研究表明运用健康信念模式教育在面瘫患者的护理中具有重要的意义。通过对患者进行健康信念模式教育,使患者认识到健康行为的益处和障碍,改变不良的心理负性情绪,使健康教育达到"知、信、行",从而树立战胜疾病的信心,促进疾病的早日康复。

二、急性炎症性脱髓鞘性多发性神经病的护理

急性炎症性脱髓鞘性多发性神经病(AIDP),又称吉兰-巴雷综合征(GBS),为急性或亚急性起病的大多可恢复的多发性脊神经根(可伴脑神经)受累的一组疾病。主要病理改变为周围神经广泛炎症性节段性脱髓鞘和小血管周围淋巴细胞及巨噬细胞的炎性反应。病前可有非特异性病毒感染或疫苗接种史,部分患者病前有空肠弯曲菌感染史。

(一)专科护理

1. 护理要点　呼吸麻痹是 GBS 危及生命的主要症状,应密切观察患者的呼吸型态,及时采取急救措施,防止患者因呼吸肌麻痹而窒息死亡。给予高热量、高蛋白、高维生素、易消化的流质饮食,有进食障碍及排尿障碍患者给予鼻饲及导尿。加强生活护理及皮肤护理,注意肢体良肢位的摆放,早期协助患者进行康复训练。

2. 主要护理问题

(1)低效型呼吸型态与呼吸肌麻痹有关。

(2)躯体活动障碍与四肢肌肉进行性瘫痪有关。

(3)吞咽障碍与脑神经受损所致延髓麻痹、咀嚼肌无力等因素有关。

(4)恐惧与呼吸困难、濒死感或害怕气管切开等因素有关。

3. 护理措施

(1)首要护理措施

1)严密观察患者的呼吸频率、深度、型态及胸廓起伏变化;有无胸闷、发绀、烦躁、出汗、摇头等症状,特别是患者发病的第 1 周是病情进展的高峰期,患者极易出现呼吸肌麻痹而致的呼吸困难,甚至呼吸骤停。严密观察呼吸困难的程度,把握气管插管、气管切开指征。

2)保持呼吸道通畅及通气功能的良好状态。

①头偏向一侧,定时翻身、叩背、吸痰,给予雾化吸入抗生素、化痰药物,体位引流,以利于呼吸道分泌物及时排出,预防肺不张及肺部感染。

②根据患者缺氧状态给予鼻导管或面罩吸氧;抬高床头、半坐位,及时发现患者缺氧症状,配合医生进行急救处理。

③准备好气管插管、气管切开的用物。

④配合医生气管插管、气管切开,必要时转入 ICU 使用呼吸机辅助通气;急重症患者做好重症监护护理。

(2)一般护理措施

①休息与活动:急性期卧床休息,保持肢体功能位,恢复期指导患者进行肢体功能训练。

②饮食护理:延髓麻痹不能吞咽进食者应给予鼻饲管置管,予以高蛋白、高维生素、高热量且易消化的流质食物,保证机体足够的营养供给。进食时和进食后 30 分钟抬高床头,防止食物反流引起窒息。

③生活护理:帮助患者取舒适体位,向患者及家属说明翻身及肢体运动的重要性,每2小时翻身一次,保持床单位整洁干燥;每日口腔护理2~3次,并行温水全身擦拭,保持皮肤清洁,促进肢体血液循环。

(3)用药护理:按医嘱正确给药,注意药物的作用、不良反应。如使用丙种球蛋白时,应讲解药物应用的计算方法[0.4g/(kg•d)],在应用前签署知情同意书。药物昂贵,避免渗漏以及不必要的浪费。镇静安眠类药物可产生呼吸抑制,不能轻易使用,以免掩盖或加重病情。

(4)心理护理:本病起病急,进展快,恢复期较长,患者常产生焦虑、恐惧心理及急躁情绪,而长期的情绪低落不利于康复。应及时了解患者的心理状况,主动关心患者,耐心倾听患者的感受,帮助分析、解释病情,告知本病经积极治疗和康复锻炼大多预后良好,使患者增强自信心,去除烦恼,积极配合治疗。

(5)康复护理

①防止瘫痪肢体废用:在患病早期保持患肢良肢位;防止肩关节、髋关节外展、足下垂等痉挛姿势的发生。在恢复期做好患肢的被动、主动功能训练,步态训练,以利于肢体功能恢复。

②预防压疮:使用预防压疮的工具如气垫床、气圈、软垫、减压贴等,以减轻受压部位的压力;保持床单位、患者皮肤的清洁干燥,定时擦浴、翻身,防止局部皮肤因汗浸、受压时间过长而引起压疮。

(二)健康指导

1.疾病知识指导

(1)概念:急性炎症性脱髓鞘性多发性神经病是一种自身免疫介导的周围神经病,常累及脑神经。

(2)病因:确切病因尚不明确,一般认为本病属一种迟发型自身免疫性疾病,病理及发病机制类似于T细胞介导的实验性变态反应性神经病,病原体的某些组分与周围神经髓鞘的某些组分相似,机体免疫系统发生错误识别,产生自身免疫性T细胞与自身抗体,并针对周围神经组分发生免疫应答,引起周围神经髓鞘脱失。

(3)主要症状

①运动障碍:急性或亚急性起病,四肢对称性无力,多从双下肢开始,逐渐向上发展,出现弛缓性瘫痪,于数日至2周达到高峰。病情危重者在1~2日内迅速加重,出现四肢对称性弛缓性瘫痪。严重者可累及呼吸肌,出现呼吸肌麻痹,甚至死亡。

②感觉障碍:肢体远端感觉异常或手套、袜子型感觉缺失。

③脑神经损害:双侧周围性面瘫多见。

④自主神经症状:多汗、皮肤潮红、手足肿胀及营养障碍。

⑤神经反射异常:深反射减弱或消失。

⑥心理社会表现:由于起病急,肌力减退逐渐加重,甚至出现呼吸困难等严重症状,患者常出现焦虑、恐惧、精神抑郁。

⑦并发症:窒息、肺部感染、心力衰竭等。

(4)常用检查项目

①脑脊液检查:特征性表现为蛋白-细胞分离即蛋白含量增高而细胞数目正常。1~2周后蛋白质开始升高,4~6周后可达峰值。

②肌电图：最初改变是运动单位动作电位降低，发病 2～5 周可见纤颤电位或正相波。神经传导速度检查早期可仅有 F 波或 H 反射延迟或消失，F 波异常提示神经近端或神经根损害，对 GBS 诊断有重要意义；晚期可见神经传导速度（NCV）减慢，运动潜伏期延长，波幅正常或轻度异常，提示脱髓鞘改变，轴索受损波幅明显减低。

③腓肠神经活检：可作为 GBS 辅助诊断方法。活检可见炎症细胞浸润及神经脱髓鞘。

（5）治疗

①血浆置换。

②药物治疗：常用药物有免疫球蛋白、皮质类固醇、抗生素等。

③辅助呼吸。

④对症治疗和防治并发症。

（6）预后：本病具有自限性，预后较好。瘫痪多在 3 周后开始恢复，多数患者 2 个月至 1 年内恢复正常，约 10% 患者遗留较严重的后遗症。60 岁以上，病情进展迅速并需要辅助呼吸以及运动神经波幅降低者预后不良。

2.饮食指导

（1）急性期：指导患者进食高热量、高蛋白、高维生素、易消化的软食，多食新鲜蔬菜、水果，补充足够的水分；延髓麻痹不能进食者、气管切开者给予鼻饲流食，维持水、电解质平衡。

（2）恢复期：指导患者合理进食，改变不良的饮食习惯，如少食油炸、烧烤、膨化食品等，多食新鲜蔬菜、水果，避免粗糙、干硬、辛辣等刺激性食物。

3.用药指导　及时向患者及家属进行用药宣教，耐心讲解药物的作用机制，如神经生长因子可以促进神经组织损伤后突触的神经纤维长出侧芽，提高神经递质的生物活性，具有使轴索、髓鞘再生的作用。而早期使用免疫球蛋白则可中和 IgG 抗体，阻断抗体介导的免疫损害作用，促进神经再生。用药后应密切观察药物疗效及不良反应。

4.日常生活指导

（1）指导患者及家属掌握本病相关知识及自我护理方法，鼓励患者保持心情愉快和情绪稳定，增强体质和机体抵抗力，避免淋雨、受凉、疲劳和创伤等诱因。

（2）加强肢体功能锻炼，肢体被动和主动运动均应保持关节的最大活动度，运动过程中专人陪护，防止跌倒、受伤。

5.康复指导

（1）运动疗法：运动疗法是周围神经损伤的重要康复疗法，有明显瘫痪的患者应保持患肢功能位，采用人力或器械进行患肢被动运动和按摩，其主要作用是保持关节活动度，防止关节挛缩变形，保持肌肉的长度和肌张力、改善局部循环，防止肌肉萎缩，按摩的手法要轻，长期强力按摩有加重肌萎缩的危险。

（2）物理疗法：包括温热疗法、激光疗法、水疗及电疗法，均可促进局部循环，促进细胞生长，缩短瘫痪病程作用。

（3）作业疗法：经上述康复治疗大多病例可明显恢复，如仍留有明显的运动障碍，可采用作业疗法，治疗中不断增加训练的难度和时间，以增强肌肉的灵活性和耐力，缩短康复时间。

6.预防复发

（1）加强营养，增强体质和机体抵抗力，避免淋雨、受凉、疲劳和创伤，防止复发。

（2）当患者出现胃区不适、腹痛、柏油样大便、肢体肿胀疼痛及咳嗽、咳痰、发热、外伤等情况立即就诊。

(3)遵医嘱正确服用药物。

(三)循证护理

吉兰-巴雷综合征是神经内科较为常见的一种疾病,呼吸肌麻痹是该病患者的主要死因。研究表明对出现面瘫、延髓部症状及自主神经功能障碍的吉兰-巴雷综合征患者应提前做好呼吸机治疗的准备。了解预测呼吸机治疗因素有助于医护人员观察病情、提高对危重患者的重视程度。护理过程中密切关注病情进展,重视呼吸道管理,保持呼吸道通畅是本病护理的关键。在救治患者生命的同时,还应考虑患者预后,对四肢瘫痪的患者早日实施康复训练,预防肌肉萎缩,使患者早日回归社会。

(李丽荣)

第七节　神经-肌肉接头和肌肉疾病的护理

神经-肌肉接头疾病是一组神经-肌肉接头处传递功能障碍疾病,有遗传性和获得性之分。肌肉疾病是指骨骼肌疾病,临床表现主要为肌无力、肌张力低下或强直、肌萎缩或肥大等,不伴感觉障碍和肌束震颤。

一、重症肌无力的护理

重症肌无力(MG)是乙酰胆碱受体抗体(AChR-Ab)介导的,细胞免疫依赖及补体参与的神经-肌肉接头处(NMJ)传递障碍的自身免疫性疾病。病变主要累及神经-肌肉接头突触后膜上的乙酰胆碱受体。MG在我国南方发病率较高,任何年龄均可发病,常见于20~40岁,女性多于男性。发病诱因多为感染、精神创伤、过度疲劳、妊娠、分娩等。起病隐袭,多数患者眼外肌最先受累,受累肌肉呈病态疲劳,多于下午或傍晚劳累后加重,早晨或经休息后可减轻,呈现规律的"晨轻暮重"波动性变化。病情缓慢进行性发展逐渐累及其他脑神经支配的肌群,如面肌、延髓肌。颈肌及四肢近端肌群亦常受累。呼吸肌受累可有咳嗽软无力、呼吸困难等表现,重者可出现呼吸肌麻痹而窒息死亡。

(一)专科护理

1.护理要点　此病具有晨轻暮重、休息后症状减轻的特点,应指导患者充分休息,避免疲劳。宜选择清晨、休息后或肌无力症状较轻时进行活动。进餐前充分休息或服药后进餐。密切观察病情,观察患者是否有重症肌无力危象发生,密切观察呼吸型态,防止呼吸肌麻痹而窒息,备好抢救物品,随时准备抢救。有躯体移动障碍的患者,注意肢体功能位的正确摆放,防止压疮。

2.主要护理问题

(1)有发生肌无力危象的危险与病变累及延髓不能正常呼吸有关。

(2)生活自理缺陷与眼外肌麻痹、眼睑下垂或四肢无力、运动障碍有关。

(3)有误吸的危险与病变侵犯咽、喉部肌肉造成饮水呛咳有关。

(4)知识缺乏:缺乏疾病相关知识。

3.护理措施

(1)严密监测肌无力危象,及时配合抢救与护理:重症肌无力危象指呼吸肌受累时出现咳

嗽无力甚至呼吸困难,需用呼吸机辅助通气,是致死的主要原因。重症肌无力危象分为三种类型:

①肌无力危象:最常见的危象,疾病本身发展所致,多由于抗胆碱酯酶药量不足。如注射依酚氯铵或新斯的明后症状减轻则可诊断。

②胆碱能危象:较为少见,由于抗胆碱酯酶药物过量引起,患者肌无力加重,并且出现明显胆碱酯酶抑制剂的不良反应,如肌束颤动及毒蕈碱样反应。可静脉注射依酚氯铵 2mg,如症状加重则应立即停用抗胆碱酯酶药物,待药物排除后可重新调整剂量。

③反拗危象:由于对抗胆碱酯酶药物不敏感而出现严重的呼吸困难、腾喜龙试验无反应,此时应停止抗胆碱酯酶药,对做气管插管或切开的患者可采用大剂量类固醇激素治疗,待运动终板功能恢复后再重新调整抗胆碱酯酶药物剂量。

(2)一般护理措施

①休息与活动:指导患者充分休息,避免疲劳。活动宜选择清晨、休息后或肌无力症状较轻时进行,自我调节活动量,以省力和不感疲劳为原则。

②饮食护理:给予高热量、高蛋白、高维生素、富含钾钙的软食或半流食,避免干硬和粗糙食物。进食时尽量取坐位,进餐前充分休息,或服药 15～30 分钟后产生药效时进餐。给患者充足的进食时间,指导患者少量多餐,细嚼慢咽。

③生活护理:肌无力症状明显时,应协助做好洗漱、进食、个人卫生等生活护理,保持口腔清洁,防止外伤和感染等并发症。

(3)用药护理:监测药物的疗效及不良反应,抗胆碱酯酶药物宜自小剂量开始,用药间隔时间尽可能延长,必须按时服用,有吞咽困难者应在餐前 30 分钟口服,处于感染或月经前期常需增加药量。应用皮质类固醇激素应观察并发症。应用免疫抑制剂应监测血象,注意肝、肾功能变化。

(4)心理护理:重症肌无力症状影响着患者的正常生活,此病的病程长且易复发,患者往往精神负担重,易出现悲观、恐惧的情绪,影响治疗效果。护理人员对患者做好心理护理,可以增强患者战胜疾病的信心。耐心解释病情,详细告诉本病的病因、临床过程、治疗效果,让患者了解只要配合治疗,避免诱因,预后较好。此外,也应告知患者家属给予情感支持,使患者保持良好心态,以助其早日康复。

(5)康复护理。

①有严重语言障碍的患者给予语言康复训练,鼓励患者多与他人交流,并为其准备纸、笔、画板等交流工具,指导患者采用文字形式和肢体语言表达自己的需求。

②有躯体移动障碍的患者,注意保持肢体功能位的正确摆放,避免由于痉挛产生的异常姿势影响患者的生活质量,注意体位变换、床上运动训练(Bobatb 握手、桥式运动、关节被动运动)、坐位训练、站立训练、步行训练,平衡共济训练等。

(二)健康指导

1.疾病知识指导

(1)概念:重症肌无力是乙酰胆碱受体抗体介导、细胞免疫依赖及补体参与的神经—肌肉接头处传递障碍的自身免疫性疾病。

(2)病因:本病是一种与胸腺异常有关的自身免疫性疾病,但可能与某些遗传因素也有关。

(3)主要症状

①多数患者眼外肌最先受累,表现为眼睑下垂、斜视和复视。

②面肌受累时鳞纹减少、表情动作无力。

③延髓肌受累时出现吞咽困难、进食时间延长、饮水呛咳、构音不清、咳嗽无力、呼吸困难。

④颈肌及四肢近端肌群受累时表现为,屈颈抬头无力、四肢乏力。受累肌肉呈病态疲劳,呈规律的"晨轻暮重"波动性变化。

(4)临床分型

1)成人型

①Ⅰ眼肌型(15%～20%):病变仅限于眼外肌,出现上睑下垂和复视。

②ⅡA轻度全身型(30%):可累及眼、面、四肢肌肉,生活多可自理,无明显咽喉肌受累。

ⅡB中度全身型(25%):四肢肌群受累明显,除伴有眼外肌麻痹外,还有较明显的咽喉肌无力症状,如说话含糊不清、吞咽困难、饮水呛咳、咀嚼无力,但呼吸肌受累不明显。

③Ⅲ急性重症型(15%):急性起病,常在数周内累及延髓肌、肢带肌、躯干肌和呼吸肌,肌无力严重,有重症肌无力危象,需做气管切开,死亡率较高。

④Ⅳ迟发重症型(10%):病程达2年以上,常由Ⅰ、ⅡA、ⅡB型发展而来,症状同Ⅲ型,常合并胸腺瘤,预后较差。

⑤Ⅴ肌萎缩型:少数患者肌无力伴肌萎缩。

2)儿童型

①新生儿型:母亲患MG,约有10%可将AChR抗体IgG经胎盘传给新生婴儿。患儿出生后即哭声低、吸吮无力、肌张力低、动作减少。经治疗多在1周至3个月缓解。

②先天性肌无力综合征:出生后短期内出现持续的眼外肌麻痹,常有阳性家族史,但其母亲未患MG。

③少年型:多在10岁后发病,常表现为单纯眼外肌麻痹,部分伴吞咽困难及四肢无力。

(5)诱因:多为感染、精神创伤、过度疲劳、妊娠、分娩等,这些因素也可使病情加重甚至诱发重症肌无力危象。

(6)常用检查项目:血、尿和脑脊液检查,重复神经电刺激、单纤维肌电图、AChR抗体滴度检测、胸腺CT与MRI检查、甲状腺功能检查。

(7)治疗

①胸腺治疗:胸腺切除可解除患者自身免疫的始动抗原,适用于伴有胸腺肥大和高AChR抗体效价者;伴胸腺瘤的各型重症肌无力患者,年轻女性全身型MG患者;对抗胆碱酯酶药治疗反应不满意者。约70%的患者术后症状缓解或治愈。年龄较大或其他原因不适于做胸腺切除者亦可胸腺放射治疗。

②药物治疗:常用药物有胆碱酯酶抑制剂、肾上腺皮质激素和免疫抑制剂。肾上腺皮质激素可抑制自身免疫反应,减少AChR抗体的生成,改善神经－肌肉接头的传递功能。

③血浆置换:起效快,但疗效持续时间短,随抗体水平增高而症状复发且不良反应大,仅适用于危象和难治性重症肌无力。

④免疫球蛋白:大剂量静脉注射免疫球蛋白,可作为辅助治疗缓解病情。

(8)预后:重症肌无力患者一般预后良好,但危象的死亡率较高,特别是1～2年内,易发生肌无力危象。

2.饮食指导

(1)进食高蛋白、高维生素、高热量、富含钾与钙的软食或半流食,避免干硬或粗粮食物。

(2)进餐时尽量取坐位,进餐前充分休息或在服药后15～30分钟后产生药效时进餐;进餐过程中如感到疲劳,可适当休息后再继续进食,要分次少量慢咽。

(3)在安静的环境下进餐,减少环境中影响患者进食的不利因素,如交谈、电视声响等,不要催促和打扰患者进食。

3.用药指导

(1)本病病程长,需长期服药治疗,要严格遵医嘱服药,不可自行增减药量。避免因服药不当而诱发肌无力危象和胆碱能危象。

(2)抗胆碱酯酶药物:小剂量服用,逐步加量,以维持日常生活起居为宜。常用药物为溴吡斯的明、新斯的明。必须按时服用,应在餐前30分钟口服。密切观察有无恶心、呕吐、腹痛、腹泻、出汗、流涎等不良反应。

(3)肾上腺皮质激素:临床多采用大剂量递减疗法,症状改善后维持用量,逐渐减量。长期服用糖皮质激素,要注意有无消化道出血、骨质疏松、股骨头坏死等并发症,必要时服用抑酸剂、胃黏膜保护剂。

(4)本病应禁忌服用氨基糖苷类抗生素(庆大霉素、链霉素、卡那霉素,阿米卡星等)、奎宁、普鲁卡因胺、普萘洛尔、氯丙嗪,以及各种肌肉松弛剂(氨酰胆碱、氯化琥珀胆碱);镇静剂等,以免使肌无力加剧或诱发危象。

(5)免疫球蛋白:副作用有头痛、感冒样症状,1～2天内症状即可缓解。

4.日常生活指导

(1)生活规律:养成良好的作息习惯,按时睡眠,不要熬夜,注意劳逸结合,眼肌型重症肌无力的患者要注意眼睛的休息,不要用眼过度,少看电视。

(2)增强营养:注意合理调整饮食,增加高蛋白、高脂肪的食物,加强营养,增强身体的抵抗能力。

(3)注意锻炼:散步、打太极拳或其他的健身操等对重症肌无力患者增强身体免疫力有一定的帮助,患者可以根据自己的病情选择合适的锻炼方法,但不可操之过急。

(4)预防感冒:患者本身抵抗力差,常因感冒诱发或加重病情,因此生活中注意预防感冒,做好保暖措施,避免加重病情。

5.管道维护 气管插管的护理:

(1)固定导管,检查其深度。保持气管插管下端在气管分叉上1～2cm,插管过深导致一侧肺不张,插管过浅易使导管脱出。选择适当牙垫,以利于固定和吸痰。

(2)保持人工气道通畅、湿润,气道内定时滴注湿化液、加强气道冲洗、雾化吸痰。

(3)吸痰时注意痰的颜色、量、性质及气味,发现异常及时通知医生,并给予相应处理。

(4)吸痰时严格执行无菌操作,使用一次性吸痰管,吸痰顺序为气管内—口腔—鼻腔,每个部位更换一次吸痰管。每次吸痰时间不能超过15秒。

(5)监测气囊压力,放气囊前先吸引口腔及咽部的分泌物,每4～6小时将气囊放气5分钟。

(6)保证充足的液体入量,每日2500～3000ml,更换体位时,避免气管插管过度牵拉、扭曲。

（7）拔管前应指导患者进行有效的咳嗽训练。

（8）拔出气管插管后应密切观察病情变化，注意呼吸频率、节律、深浅度，保持呼吸道通畅。

6.康复　指导患者进行康复训练时应遵循由少到多、由易到难、由简单到复杂原则，循序渐进。

7.预防复发

（1）严格遵医嘱服药。

（2）避免各种诱因的发生。

（3）防止并发症。

①预防误吸或窒息：掌握正确的进食方法，当咽喉、软腭和舌部肌群受累出现吞咽困难、饮水呛咳时，不能强行服药和进食，以免导致窒息或吸入性肺炎。

②预防营养失调：家属应了解患者的吞咽情况和进食能力，记录每天进食量，发现患者摄入明显减少、体重减轻或消瘦、精神不振、皮肤弹性减退等营养低下表现时，应及时就诊。

③预防危象：遵医嘱正确服用抗胆碱酯酶药，避免漏服、自行停药和更改药量，防止因用药不足或过量导致危象发生。

（4）育龄妇女应避免妊娠、人工流产，防止诱发危象。

（5）如出现下列症状时应立即就诊。

①上呼吸道感染症状：如寒战、发热、咳嗽、虚弱加重。

②肌无力复发现象：如呼吸困难、无法将痰液咳出、吞咽困难等。

③药物过量征象：如肌肉虚弱、腹部绞痛、严重腹泻。

（三）循证护理

重症肌无力作为一种慢性疾病，病程长且易反复发作，对患者生活、工作、学习均可造成不同程度的影响。护理工作在重症肌无力患者的治疗过程中发挥着重要的作用。研究结果表明加强对患者密切观察及有效护理是保证治疗成功的关键，应在工作中对重症肌无力的常见症状及相应护理措施进行总结，针对重症肌无力的症状，采取具有针对性的护理措施。护理人员除了对患者要进行心理护理，及时疏导患者焦躁、恐惧的心理状态，帮助患者增强信心外，还要在患者治疗期间对各种临床症状进行观察、护理，监督患者合理用药，提醒患者日常注意事项，这些对防止并发症及疾病复发、提高患者的治疗效果都有积极作用。胸腺异常是重症肌无力特征性改变，胸腺扩大切除术是治疗重症肌无力的首选方法，其疗效可达81.8%～91.5%，重症肌无力患者进行以胸腺切除为主的综合治疗，术后病情均有不同程度的缓解，效果满意。

二、周期性瘫痪的护理

周期性瘫痪是以反复发作的骨骼肌弛缓性瘫痪为特征的一组疾病，其发作多与血钾代谢有关。依照发病时血清钾的水平，将本病分为低钾型、高钾型和正常钾型三型，临床上以低钾型最常见。

低钾型周期性瘫痪以20～40岁青壮年发病居多，男性多于女性。多在夜间饱餐后睡眠中发病，肌无力症状以肢体为主，多由双下肢开始，向上累及，肢体近端重于远端，下肢重于上肢。症状于数小时至数天达到高峰,以后逐步恢复,最先累及的部位最先恢复。

(一)专科护理

1.护理要点 发作期间指导患者卧床休息,防止跌伤。进食高钾、低钠的饮食,少食多餐。观察心率及心律的变化,以防重症者出现休克、心力衰竭、心搏骤停。观察呼吸型态,呼吸肌麻痹者应予辅助呼吸,密切监测血钾浓度变化,静脉应用补钾药物时,严格控制静脉滴注速度。

2.主要护理问题

(1)活动无耐力与钾代谢紊乱所致双下肢无力有关。

(2)生活自理缺陷与肢体瘫痪卧床有关。

(3)知识缺乏:缺乏疾病相关知识。

(4)恐惧与健康状况改变有关。

3.护理措施

(1)一般护理

①环境:为患者提供安静、温暖、舒适的环境,尽量减少探视。护理操作应相对集中进行,动作轻巧,防止过多干扰患者。

②休息与活动:在发作期间指导患者卧床休息,有心功能损害的患者限制活动量,恢复初期活动适量,防止跌伤;待病情稳定后鼓励患者正常工作和生活,建立健康的生活方式。

③饮食护理:进食高钾、低钠的饮食,少食多餐,多食蔬菜、水果。

④生活护理:肢体乏力、限制活动或卧床休息的患者协助其洗漱、服药等,日常生活用品放到床旁,便于患者随时取用,保证患者日常生活需要。

⑤安全护理:防止跌倒,确保安全。床铺设有床档;走廊、厕所有扶手,地面干燥、防滑、防湿,去除门槛;病室宽敞、明亮;时刻有人陪伴,防止意外发生。

(2)用药护理

①口服补钾药物:口服氯化钾多有胃肠不适,可稀释于果汁或牛奶中餐后服,减少胃肠道反应。

②静脉补钾药物:见尿补钾,不可静脉注射,静脉滴注速度不宜太快,一般浓度为0.3%,速度以30~45滴/分为宜,建议使用精密输液器或输液泵控制输液速度,保证输液安全。由于氯化钾具有强刺激性,静脉滴注时要注意血管选择的计划性,一般选择较粗大的血管,避免在同一条血管反复输液,防止因机械性刺激而引起静脉炎。

③补钾期间应禁止使用保钠排钾药物及胰岛素,以免加重病情。

④定时巡视病房,发现有药物外渗,及时处理,建议使用静脉留置针,以免药物外渗导致局部皮肤红肿、静脉炎甚至坏死。

(3)病情观察及护理

①评估运动障碍的程度、范围,注意呼吸、脉搏的变化,观察有无呼吸肌无力的表现,注意血钾浓度变化。

②观察心率及心律的变化,必要时心电监护,重症者可出现休克、心力衰竭、心室颤动或心室扑动、心搏骤停。

③准确记录24小时尿量,发现异常及时报告医生。

(4)心理护理:营造和谐舒适的休养环境,当患者病情变化时,给患者心理援助。提供有关疾病、治疗及预后的可靠信息。告知患者本病随着年龄增长,发作频率会逐渐减少。鼓励患者表达自身感受,适应角色的转变,增强自我照顾的能力和信心。

(二)健康指导

1. 疾病知识指导

(1)概念:低钾型周期性瘫痪为周期性瘫痪中最常见的类型,以发作性肌无力、血清钾降低、补钾后能迅速缓解为特征。

(2)病因:为常染色体显性遗传性疾病,其致病基因主要位于1号染色体长臂,该基因编码肌细胞二氢吡啶敏感的L型钙离子通道蛋白,是二氢吡啶复合受体的一部分,位于横管系统,通过调控肌质网钙离子的释放而影响肌肉的兴奋—收缩偶联。

(3)发病年龄:任何年龄均可发病,20～40岁青壮年发病居多,男性多于女性,随年龄增长而发作次数减少。

(4)常见诱因:疲劳、饱餐、寒冷、酗酒、精神刺激等。

(5)主要症状:发病前可有肢体疼痛、感觉异常、口渴、多汗、少尿、潮红、嗜睡、恶心等。常于饱餐后夜间睡眠中或清晨起床时发现肢体肌肉不同程度的对称性无力或完全瘫痪,下肢重于上肢、近端重于远端,可伴有肢体酸胀、针刺感。

(6)持续时间:自数小时至数日不等,最先累及的肌肉最先恢复。发作频率不等,一般数周或数月发作一次,个别病例每天发作,也有数年一次甚至终身仅发作一次者。发作间期一切正常。

(7)常用检查项目:离子、心电图、肌电图。

(8)治疗:发作时给予10%氯化钾或10%枸橼酸钾40～50ml顿服,24小时内再分次口服,一日总量为10g。也可静脉滴注氯化钾。对发作频繁者,发作间期可口服钾盐1g,3次/日;螺旋内酯200mg,2次/日以预防发作。严重患者出现呼吸肌麻痹时应给予辅助呼吸,积极纠正心律失常。

(9)预后:预后良好,随年龄增长发作次数趋于减少。

2. 饮食指导　指导患者平时多食含钾高的食物及水果,如橙汁、香蕉、蘑菇、瘦肉、西瓜、橘子、菠菜及植物的根茎等。忌食高糖或糖类食物,限制钠盐,宜少量多餐。勿过量进食碳水化合物饮食,避免过饱,忌酒,以减少发病机会。

3. 用药指导

(1)口服补钾患者告知补钾重要性,应按时服药,避免漏服,口服补钾时可能会有胃肠不适,可稀释于果汁或牛奶中餐后服。

(2)对发作频繁者,发作间期可口服钾盐、螺旋内酯以预防发作。

(3)静脉补钾时不要随意调节滴速,如有疑惑请询问护士,静脉穿刺处如有疼痛、肿胀立即告知护士,以及早发现是否出现药液外渗。

4. 日常生活指导

(1)生活有规律,适当运动,避免寒冷和过度劳累,养成良好的生活习惯,忌烟酒。

(2)告知患者情绪波动及焦虑均可诱发本病,帮助患者解除心理压力,保持乐观心态,树立信心,减少发作次数。

(3)养成良好饮食习惯,合理进食。

5.预防复发

(1)遵医嘱正确用药,随身备有口服补钾药物。

(2)出现口渴、出汗、肢体酸胀以及嗜睡等前驱症状时及时就医。

(3)定期复诊,复查心电图、血钾,观察疗效。

(三)循证护理

低钾型周期性瘫痪为常染色体显性遗传或散发的疾病,我国以散发多见,是神经内科常见病,病情严重时可引起呼吸肌麻痹及心脏骤停。该病早期诊治对预后至关重要。发作时血清钾测定及心电图的特征性改变具有诊断意义。通过积极有效的护理,可促进患者早日康复。研究表明低钾型周期性瘫痪以青壮年多发,但各年龄组低钾程度无明显差异,临床表现和低钾程度并不平行,其救治成功的关键在于及时有效地补钾。低钾型周期性麻痹的诱发因素大多为上呼吸道感染及劳累后发病,男性青壮年居多,夜间发病多于白天。因而,对此类患者及家属做好疾病的预防与保健知识的宣教是非常有必要的。临床上遇到周期性瘫痪患者,应结合病史、体征、心电图、血清钾等尽快明确诊断,因人因病情选用合理补钾方式,尽快纠正低钾状态的同时,应积极查找原因、消除诱因。患者应特别注意预防,避免诱发因素。

(李丽荣)

第二篇　神经外科疾病

第一章　脑血管病

第一节　自发性蛛网膜下腔出血

中枢神经系统血管破裂,血液流入蛛网膜下腔,称为蛛网膜下腔出血(subarachnoid hemorrhage,SAH)。可分为自发性蛛网膜下腔出血和外伤性蛛网膜下腔出血。此处主要介绍自发性蛛网膜下腔出血。国际多中心研究表明,蛛网膜下腔出血的人群发病率为6/10万～10/10万。我国六大城市神经流行病调查显示,蛛网膜下腔出血的人群发病率为4/10万,患病率为31/10万。

一、病因

1.颅内动脉瘤　为最常见原因,占70%～85%。

2.脑血管畸形和脊髓血管畸形　如脑动静脉畸形(AVM)、硬脑膜动静脉瘘(DAVF)、脊髓AVM等。

3.高血压。

4.烟雾病(合并动脉瘤)。

5.自身免疫性动脉炎。

6.血液病　如血友病,原发性血小板减少性紫癜,再生障碍性贫血等。

7.颅内肿瘤　破坏血管可致蛛网膜下腔出血。

8.其他原因　如抗凝治疗,维生素C缺乏,尿毒症等。

二、诊断

(一)临床表现

1.可发生于任何年龄　脑动静脉畸形多发生于青少年,颅内动脉瘤多发生于40～60岁的中年人,动脉硬化出血多发生于老年人。

2.头痛　突发剧烈头痛为最常见的症状。对于突发剧烈头痛,患者的描述为从未有过的头痛,或"一生中难以忍受的剧烈头痛",性质为不定位的胀痛或钝痛。

3.恶心、呕吐　为常见症状,系颅内压增高所致。占发病患者的20%～50%,表示出血量较多,呕吐可以是喷射性,与进食无关。

4.意识障碍　多数患者出现意识障碍,一般较轻。再出血或继发血管痉挛时,意识障碍可加重。意识障碍的程度与出血量有关,临床常用Glasgow评分来分级昏迷程度。

5.脑膜刺激征　为蛛网膜下腔出血的典型体征,主要表现为颈项强直和Kernig征(凯尔尼格征)阳性。

6.神经功能障碍　如脑神经麻痹、肢体瘫痪等,可反映动脉瘤的部位。如动眼神经麻痹为后交通动脉瘤典型的临床表现。

7.其他并发症　脑血管痉挛和脑积水是蛛网膜下腔出血常见的并发症,也是 SAH 致残、致死的主要原因。

(二)辅助检查

1.CT 扫描　为首选检查(图 2-1-1)。根据出血部位不同可见大脑纵裂池、外侧裂池、基底池和大脑表面沟回等处高密度影。增强扫描可以发现部分动脉瘤和动静脉畸形。部分患者 CT 扫描为阴性。

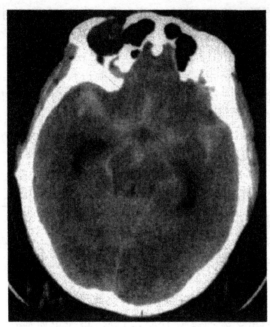

图 2-1-1　CT 显示前纵裂池、鞍上池,外侧裂池、环池广泛蛛网膜下腔出血

2.脑脊液检查　CT 扫描阴性或没有 CT 技术设备时,可考虑腰穿检查脑脊液,但其属于有创检查,且有诱发动脉瘤再次破裂或诱发脑疝的风险,操作前应权衡利弊,并征得家属同意方可进行。血性脑脊液是本病的重要特征,还可出现蛋白含量增高,颅内压增高等现象。

3.脑血管造影(DSA)和脊髓血管造影　是诊断蛛网膜下腔出血原因的主要手段。可以发现动脉瘤、动静脉畸形、硬脑膜动静脉瘘(DAVF)和脊髓动静脉畸形等血管性疾病。可以显示动脉瘤的部位、数目、形态以及有无血管痉挛等。对蛛网膜下腔出血患者,应行全脑血管造影,不要漏查任何一条血管,以排除多发性动脉瘤的可能。部分患者因血管痉挛和动脉瘤腔血栓导致造影阴性,应在 4~6 周后复查,必要时需行全脊髓血管造影。如仍为阴性,需考虑其他原因致蛛网膜下腔出血。

4.计算机体层扫描血管造影(CTA)　主要通过螺旋 CT 进行扫描,然后经过计算机后处理重建形成脑血管的立体影像。具有快速、无创、便捷的特点。

5.磁共振血管造影(MRA)　是另外一种无创的检查手段,但对于急性期出血诊断价值有限。

6.经颅多普勒检查(TCD)　可监测有无血管痉挛。

三、治疗

（一）外科治疗

除病情危重或合并其他严重疾病者，都应首先行脑血管造影，以查明蛛网膜下腔出血的原因，针对疾病病因进行相应的外科处理。病因治疗可以使后续的保守治疗如 3H[hypervolemia（高血容量），hypertension（高血压），hemodilution（血液稀释）]治疗、腰穿取 CSF、脑室—腹腔（V—P）分流术不再有投鼠忌器之虞。

1. 颅内动脉瘤　可行手术夹闭或血管内介入治疗（栓塞）。

2. 脑动静脉畸形和脊髓血管病　可行血管内介入治疗（栓塞）或手术切除治疗。

3. 其他原因　如为肿瘤卒中引起，行相应的手术治疗。

（二）保守治疗

1. 防止再出血　仅对不具备相应检查条件的医院进行，有条件尽早转院行病因治疗。未经病因处理的蛛网膜下腔出血患者，易于首次出血后 4 周内发生再出血，特别是 1～2 周之间。再出血后病死率可高达 41%～46%。应卧床、镇静、避免情绪激动、保持呼吸道通畅、防止误吸和咳嗽、预防癫痫发作和保持二便通畅，避免用力排便增加腹压。

2. 对症处理　维持生命体征稳定，注意水、电解质平衡。

（三）并发症处理

1. 防治血管痉挛　主要措施有钙离子拮抗剂的应用、3H 疗法、血管内治疗（球囊扩张术、超选择动脉内注入罂粟碱等）、手术清除血凝块等。

2. 脑积水　在病因去除后，可行腰大池持续引流释放血性脑脊液减少脑积水的发生率。对于有临床症状的脑积水患者，可以行 V—P 分流术。

四、预后

动脉瘤首次出血住院患者死亡率为 10%～15%，再次出血死亡率为 41%～46%。由于有些患者未能到达医院已经死亡，故有人估计首次出血死亡率达 40%，再次出血死亡率可达 60%。

影响预后的有关因素包括是否伴有严重的血管痉挛、是否发生脑积水、出血后意识状态、伴有其他内科疾病与否、年龄、血压、出血量以及动脉瘤的大小、位置等。

（马敏）

第二节　脑血管痉挛

脑血管痉挛（cerebral vasospasm，CVS），为脑底大动脉的一支或多支由于动脉壁平滑肌的收缩或血管损伤引起其管腔形态学变化，从而在血管造影时表现为管腔狭窄。严重者可造成脑缺血和脑梗死，引起迟发性神经功能障碍（DIND）。

一、临床表现

脑血管痉挛的临床表现最初可能是隐匿的。也许在造影上显示明显的血管痉挛，临床上并不能发现有神经功能的受损表现，在一些严重的血管痉挛患者，主要表现为迟发性缺血性神经功能障碍,如头痛加重,颈项强直加重,意识障碍加重,神经系统症状恶化如偏瘫、失语及低热等表现。根据受累血管的不同表现为不同的临床症状。①大脑前动脉综合征:感觉系统症状较明显,如额叶释放症状,活动少,甚至可发展到缄默症及排尿、排便失禁等。②大脑中动脉综合征:偏瘫或单瘫,失语(或非优势半球的运用不能症)。③椎基底动脉系统受累时意识障碍较常见。

二、辅助检查

1. DSA、CTA、MRA　DSA是脑血管痉挛诊断的"金标准",造影可见痉挛血管比正常管径细。但要区别动脉硬化所致的狭窄,前者主要为可逆性,集中于出血部位。CTA及MRA具有无创的特性,但敏感程度较DSA差(图2-1-2)。

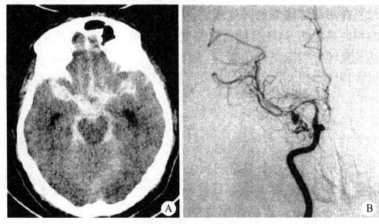

图2-1-2　CT显示广泛SAH(A);造影证实右侧大脑中动脉分叉部动脉瘤伴有颈内动脉末端,大脑前动脉、大脑中动脉M1段管径明显变细,多考虑为血管痉挛(B)

2. 经颅多普勒超声(TCD)　是一种无创易行的检查手段,主要通过测定脑血流速度来判定血管痉挛的存在与否。

3. CT　主要通过CT所显示的SAH的程度来评估患者发生CVS的可能性。目前较常用的有Fisher分级和改良Fisher分级。

4. 脑灌注成像　磁共振弥散成像和灌注成像,氙-CT灌注成像,SPECT检查通过CBF的相对差异来判定脑低灌注区,间接发现脑血管痉挛。

三、诊断

临床上主要根据临床表现、体征来判断,如在SAH后3~5天后出现难以解释的意识状态的恶化及一些新出现的局灶定位体征(如偏瘫、偏身感觉障碍、失语),在除外电解质紊乱,CT检查除外继发性脑积水及颅内血肿等后,需高度怀疑脑血管痉挛的可能性。通过DSA检查加以证实。

四、治疗

对于脑血管痉挛的防治包括病因治疗、药物治疗和防治并发症等措施。

(一)病因治疗

在对动脉瘤等病因处理后,早期尽可能地清除蛛网膜下腔的积血是预防SAH后脑血管痉挛的有效手段。常用的方法包括反复腰穿引流血性脑脊液、脑池或脑室内持续引流、腰大池置管持续引流。

(二)药物治疗

1.血管扩张药

(1)钙离子通道阻滞药:通过阻止血管平滑肌细胞的钙异常内流来降低脑血管痉挛的发生率和严重程度,是临床防治脑血管痉挛的最常用方法。目前临床推荐使用的主要是尼莫地平(nimodipine)。用法和用量如下:在 SAH 患者中,每个周期为 21 天,在静脉滴注 14 天,后改为口服序贯治疗。体重低于 70kg 或血压不稳的患者:起始剂量为 0.5mg/h,如耐受良好,2h 后可增加至 1mg/h;体重>70kg 的患者:起始剂量为 1mg/h,如耐受良好,2 小时后可增加至 2mg/h。每天静脉给药剂量为 24~48mg。静脉给药建议采用输液泵持续给药,口服推荐剂量为 60mg/次,每 4 小时 1 次。

(2)镁剂:国内外一些临床研究证实 $MgSO_4$ 即硫酸镁,对脑血管痉挛有一定的防治作用。但目前镁剂防治脑血管痉挛尚未得到其他指南推荐。

(3)罂粟碱:是一种血管扩张剂,局部应用可高选择性作用于痉挛动脉。主要用于血管内介入治疗时动脉内灌注或开颅手术中局部灌洗。

(4)法舒地尔(fasudil):是一种 Rho 激酶抑制剂,要通过抑制激酶活性,减少血管平滑肌细胞对细胞内钙离子浓度增高的敏感性。其应在导致 SAH 的颅内动脉瘤被夹闭或栓塞片再开始使用。

(5)内皮素受体拮抗剂(clazosetan)的临床试验证实它具有缓解血管痉挛的严重程度、降低脑缺血发生率的趋势。

2.缺血损害的神经保护

(1)抗兴奋性氨基酸,如 NMDA(N-中基-D-天冬氨酸)受体拮抗药,包括 selfotel、eliprodil 及 cerestat 等。

(2)自由基清除剂:依达拉奉。

(三)增加脑灌注压

3H 疗法:升高血压、扩容和血液稀释合称为 3H 治疗,是临床较为常用的一种方法,升高动脉压应该在颅内动脉瘤手术或栓塞治疗成功之后开始,收缩压可维持在 140~200mmHg,根据临床症状改善程度加以调整。常可采用多巴胺。扩容治疗必须监测中心静脉压,主要用血浆、低分子右旋糖酐、全血或白蛋白静脉滴注,增加血容量,使中心静脉压维持在 8~10mmHg,即 100~130cmH₂O。血液稀释治疗可选用胶体溶液,使血细胞比容维持在 30%~35%。3H 疗法是治疗脑血管痉挛的有效方法,但有加重脑水肿、诱发梗死区出血以及肺水肿等危险,应密切注意。在破裂的动脉瘤尚未夹闭或栓塞时,CT 显示已经出现严重脑梗死,颅内压明显增高,合并严重脑水肿,患者合并严重的原发性心肾疾病等禁用。

(四)介入治疗

经血管造影证实药物治疗无效时可考虑经血管内途径在微导管内局部注射罂粟碱和行痉挛血管球囊扩张术。

(五)外科手术

1.如果脑室有扩大,可行脑室外引流降低颅内压。

2.超早期行动脉瘤夹闭术,同时可清除蛛网膜下腔的血凝块和脑池内置管应用血栓溶解药物冲洗蛛网膜下腔并引流。

3.颈部交感神经根切断术。

4.颅内－颅外动脉旁路移植术。

五、预后

临床上血管痉挛大多短暂,严重者少见,治疗效果不佳,死亡主要原因为原发损伤。

（马敏）

第三节　脑动脉瘤

脑动脉瘤(cerebral aneurysms)是指颅内动脉管壁上的异常膨出部分,好发于组成脑底动脉环(Willis 动脉环)的大动脉分支或分叉部,由于这些动脉都位于脑底的脑池中,所以动脉瘤破裂出血后常表现为蛛网膜下腔出血(SAH)脑动脉瘤的病因尚未完全明了,目前多认为与先天性缺陷、动脉粥样硬化、高血压、感染和外伤有关。

一、病理分型

根据动脉瘤的性质可将其分为四类:

1.囊状动脉瘤　为神经外科处理的主要部分,直径大小一般在 1cm 以内,若直径＞2.5cm,则称之为巨大动脉瘤。动脉瘤在未破裂之前是圆形或椭圆形的袋状膨出,其体部称为瘤囊,其远侧最突出部称为瘤顶,与载瘤动脉相连的狭窄处称为瘤颈或基底部,顶与颈部之间的部称为瘤体或腰部(图 2－1－3)。

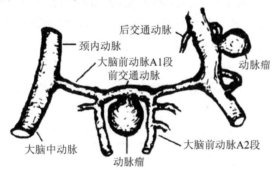

图 2－1－3　常见脑动脉瘤模式图

2.假性动脉瘤　多为外伤引起,与真性动脉瘤的区别在于缺少具有动脉血管的三层结构。

3.夹层动脉瘤　是由于血液进入动脉壁形成血肿或动脉壁内自发性血肿,使血管壁间剥离,导致动脉管腔狭窄或血管破裂。

4.感染性动脉瘤　主要是由于全身其他部位感染,主要是心内膜炎,形成菌栓进入颅内血管造成血管壁破坏,导致动脉瘤形成。

二、检查与诊断

由于脑动脉瘤直径大多在 1.5cm 以内,因此,只有当动脉瘤破裂出血或动脉瘤过度膨出

形成占位效应时,才会引起症状和体征。动脉瘤破裂出血时的主要表现为:

1.突然发作的剧烈头痛、呕吐、意识不清,甚至抽搐。

2.脑膜刺激征。

3.局灶性神经功能缺失,根据出血动脉瘤部位不同,可出现如偏瘫、失语和动眼神经麻痹等症状和体征。

三、诊断标准

1.临床特征　①发病急骤;②常伴剧烈头痛、呕吐;③一般意识清楚或有意识障碍,可伴有精神症状;④多有脑膜刺激征,少数可伴有脑神经受损及轻偏瘫等局灶体征,如动眼神经麻痹等,此可应高度怀疑有动脉瘤存在的可能。

2.腰椎穿刺　脑脊液呈血性是诊断蛛网膜下腔出血的最直接证据。

3.首选 CT 或 MRI 检查　CT 和 MRI 在诊断破裂出血的动脉瘤存一定的帮助,可以明确蛛网膜下腔出血及出血后的继发改变,如脑水肿;CTA 和 MRA 则可明确动脉瘤的部位和大小,重建后还可判断动脉瘤的二维或三维情况。

4.全脑血管造影　可帮助明确病因,是检查脑动脉瘤最重要的方法。其优点在于:①发现脑动脉瘤;②显示动脉瘤的颈部及动脉瘤体部的朝向;③显示动脉瘤与邻近血管的关系,了解邻近血管有无变异;④了解其他脑血管上有无动脉瘤;⑤判定有无血管痉挛情况;⑥三维成像。

四、治疗

脑动脉瘤的治疗分手术和非手术治疗两大类,但目的只有一个:处理出血引起的原发性和继发性损伤,并预防再次破裂出血。不过,脑动脉瘤的最佳治疗应基于患者的状况、脑动脉瘤的解剖以及手术医生的能力。目前,对于大多数破裂的脑动脉瘤来说,手术夹闭其颈部可以说是最佳治疗。

为了指导治疗及判定预后,可根据下列动脉瘤的分级采取相应的治疗措施。目前分级方法较多,如表 2-1-1。

表 2-1-1　Hunt－Hess 分级(1974)

0 级	未破裂动脉瘤
Ⅰ级	无症状,或有轻度头痛和颈项强直
Ⅰa 级	无急性脑膜或脑反应,但有固定的神经系统缺失症状
Ⅱ级	中至重度头痛,颈项强直,仅有脑神经缺失症状
Ⅲa 级	嗜睡、错乱或有轻度局灶性神经功能障碍
Ⅳ级	昏迷、中或重度偏瘫,早期可有去大脑强直和自主神经功能紊乱
Ⅴ级	深昏迷,去脑强直,垂危

凡伴有全身性疾病(高血压、糖尿病、重度动脉硬化、慢性肺部疾病)以及脑血管造影有严重动脉痉挛者增加一级。

(一)非手术治疗

指手术以外的一切治疗方法。目的在于支持患者度过急性出血期,防止再出血,改善颅内、外病情,有利于手术治疗。一般适用于:①动脉瘤破裂出血的急性期,级别在Ⅲ级以上者。②年老体弱或有严重器质性疾病而不能耐受手术者。③不愿接受和没有条件进行手术治疗者。

1.保守治疗　绝对卧床,辅以镇静、对症治疗和支持疗法。

2.低血压疗法　适当控制血压,以降低脑动脉压和灌注压,从而降低动脉瘤腔内压。但有增加动脉痉挛和脑积水的可能。

3.抗纤溶疗法　以延缓堵塞于动脉瘤破裂口血块的溶解时间。

4.钙通道阻滞药的应用。

(二)手术治疗

手术为动脉瘤的根本治疗方法,分间接和直接手术两种。

1.间接手术　为姑息性治疗方法,主要指用手术方法阻断(结扎或夹闭)颈动脉(颈总动脉或颈内动脉),但治疗前需行 Matas 试验,以防术后出现脑缺血。

2.直接手术　一般认为,0～Ⅲ级患者应及早行 DSA,明确动脉瘤后早期甚至超早期手术,但对Ⅲ级以上者,多认为以先行保守治疗为主,但也有学者认为该级患者较适合行弹簧圈介入治疗。手术常用方法有:①动脉瘤颈夹闭术:充分显露外侧裂,而不是强行牵拉脑组织,必要时可行脑室外引流术。暴露外侧裂后进一步顺藤摸瓜依次显露颈内动脉、颈内动脉分叉部、大脑前或大脑中动脉等分支结构。术中显露动脉瘤时,先显露相对安全处,再向瘤体方向分离,必要时临时阻断颈内动脉,时间越短,术后并发症越少。手术野要清晰,解剖层次要清楚,如果术中出现动脉瘤破裂出血,则不要慌张、乱夹或盲目电凝,而应用事先准备的 2 把吸引器显露破口,行动脉瘤颈夹闭。若一次未到位,可再调整。术中临时阻断血管越多,术中破裂出血处理越容易,当然,临时夹过多也可能影响术野操作。②动脉瘤壁加固术。③介入技术治疗动脉瘤。④动脉瘤孤立术等。

有关动脉瘤的手术时机,仍有争论。所谓"早期手术"为 SAH 后 48～96 小时以内,而"晚期手术"则指 SAH 以后 10～14 天。通常早期手术的理由在于:①由于再出血多在 SAH 之后,所以早期手术可以减少再出血的危险。②由于血管痉挛多出现在 SAH 后 6～8 天(极少在 SAH 前 3 天),早期手术后有利于进行 3H 治疗,而无动脉瘤破裂的危险。③早期手术有利于冲洗与血管接触的潜在性致血管痉挛物质。④尽管手术死亡率稍高,但总的说来,死亡率是低的。而主张晚期手术的理由为:①SAH 后立即出现的严重炎性和脑水肿状况,此时必须过度牵拉脑组织,同时炎性和水肿脑组织牵拉时极易损伤。②来不及溶解的血凝块影响手术。③早期手术术中破裂的风险高。④早期机械性损伤血管后,血管痉挛发生率可能较高。

3.有利于早期手术的因素

(1)患者全身状况好。

(2)患者神经系统状况好(Hunt－Hess 分级<Ⅲ级)。

(3)大量蛛网膜下腔积血增加继发血管痉挛的可能性和严重性。如果夹闭了动脉瘤则容易治疗血管痉挛。

(4)考虑到处理与夹闭动脉瘤合并的状况,如血压不稳定,顽固性癫痫等。

(5)SAH 所致的大血凝块产生的占位效应。

(6)早期多发再出血。

(7)考虑有再出血征象,如出现后交通支动脉瘤所致动眼神经麻痹,而复查血管造影提示动脉瘤增大。

4.有利于晚期手术的因素

(1)患者全身状况差。

(2)患者神经系统状况差(Hunt－Hess 分级＞Ⅳ级),当然这一点也存争议,有人考虑到再出血的危险性和死亡率,尽管分级差的患者,也要早期手术治疗。

(3)由于动脉瘤大或显露困难部位的动脉瘤不易夹闭时,如基底分叉或中央性基底动脉瘤、巨大动脉瘤等。

(4)CT 提示明显脑水肿。

随着高清晰显微镜的应用和熟练的手术技巧,使绝大多数早期手术的困难均能得到有效的处理,极大地降低了手术死亡率。迄今为止,总的趋势是越来越倾向于早期诊断,早期手术,但应在充分准备的情况下施行手术。

5.动脉瘤手术的常规技术 动脉瘤手术的目的在于预防动脉瘤破裂或进一步增大,同时要保护正常的血管,减少脑组织和神经的损伤。这主要通过夹闭动脉瘤瘤颈,将动脉瘤与血循环隔离来达到。过近夹闭动脉瘤,可能出现载瘤动脉的阻塞;过远夹闭动脉瘤,则导致所谓"瘤颈残余"(尽管仅 1～2mm),此残余以后可进一步扩张,几年后会再次破裂,这在年轻人尤其可能发展。

6.动脉瘤手术中的辅助技术

(1)系统降血压

1)通常在达到或分离夹闭动脉瘤时。

2)减少动脉瘤的充盈程度,以利夹闭,尤其在动脉粥样硬化的颈部。

3)降低透壁压力,减少术中破裂的机会。

4)有引起其他器官和脑缺氧损伤的危险,因而有些手术者不用此法。

(2)"局部"低血压:应用临时动脉瘤夹,阻断载瘤动脉(注意小的穿支不能耐受)。

1)配合应用抗缺血脑保护剂。

2)可能的话,升高系统血压增加侧支血流。

3)某些病例临时阻断血流时,近端 ICA 可以耐受 1 小时或更长,而 MCA 穿支段以及基底动脉末端仅能耐受几分钟。

4)存在缺血的危险,主要是由于血管内血栓形成,取出夹子后栓子脱落。

(3)联合深低温应用时,需采用体外循环。

7.术中动脉瘤破裂 术中动脉瘤破裂文献报道约 40％,而在麻醉诱导或打开硬脑膜时破裂则预后极差。术中破裂的预防,结合一般手术技术列述如下。

(1)预防由于疼痛所致儿茶酚胺释放增加所引起的高血压。

1)固定头钉和切皮时要适当加深麻醉。避免动脉瘤未解剖成熟时破裂。

2)上述步骤时,尚可加局麻药。

(2)透壁压降至最小:在打开硬膜前,减低平均动脉压(MAP)于基线以下。

（3）分离过程中，最小牵拉脑组织，从而减低对动脉瘤的剪切力。

1）Willis 环动脉瘤时，尽可能切除蝶骨嵴。

2）降低脑容积，如脱水、脑脊液引流。

（4）减少动脉瘤底或颈部大的撕裂。

1）显露动脉瘤和清除动脉瘤周围血凝块时尽可能用锐性分离。

2）如果可能，试行夹闭前，尽量完全游离和看到动脉瘤。

3）夹闭时采用减少瘤体牵拉的方向。

8.术中动脉瘤破裂的详细过程　动脉瘤破裂可发生于手术的下述三个环节中任何一个阶段。

（1）初期破裂（分离前）

1）表现为脑的张力极度增加，通常预后极差。

2）可能原因：开颅时颅骨振动；打开硬膜可透壁压增高；疼痛引起儿茶酚胺性高血压。

3）处理顺序：麻醉师最大限度降低血压；控制出血，临时压迫或夹闭 ICA；快速切除额颞叶部分脑组织，尽快找到相应供血动脉，临时阻断供血动脉，进而分离和处理动脉瘤。

（2）分离动脉瘤时破裂，为术中动脉瘤破裂的主要形式，有两种类型。

1）钝性分离撕裂导致，特点：①多较大，位于颈部近端，难以控制。②在没有相应显露前，不要试行夹闭。③临时夹闭，此时通常必须临时夹闭后，MAP 恢复正常，给予神经保护剂。④一旦临时阻断成功，最好进一步显露，用永久夹代替临时夹，恢复循环。

2）锐性分离划破，特点：①多较小，底部远端，用一个吸引器多可控制。②用小棉片轻压可控制。③用低电流双极电凝器反复电凝或许可以闭塞破口。

（3）上瘤夹时破裂，此时出血可能是

1）动脉瘤显露不充分、动脉瘤夹叶片穿透视野不清的动脉瘤分叶，类似于钝性分离时撕裂。特点：①提示出血时，尽快张开和取出夹子，可以减少动脉瘤的进一步撕裂。②应用两把吸引器确定破口能否夹闭或临时夹闭。

2）上夹技术不当，如动脉瘤夹太短等。

9.动脉瘤手术时注意事项

（1）关于前交通动脉瘤：作为前循环中最复杂的一种动脉瘤，①术前应根据 3D－DSA 或 3D－CTA 等影像学资料（图 2－1－4），明确动脉瘤的大小、来源，尤其动脉瘤瘤体的指向十分重要。一般来说，动脉瘤瘤体向前、向下多见，此时显露也相对安全一些；但对于瘤体向上的，则需特别小心，因术中动脉瘤极易破裂；对于向后的瘤体来说，由于动脉瘤与穿动脉或返动脉复杂的解剖关系，也需防止误夹这些动脉。②由外侧裂显露血管树时，可根据手术者习惯和熟练程度选择由远端向颈内动脉方向或由近端向远端的形式。③遵循顺藤摸瓜原则，应从 DSA 上显影大脑前动脉一侧开颅。④有时动脉瘤位于纵裂或脑实质内，需切开额叶的直回方能显露动脉瘤。⑤对于显露困难或需调整动脉瘤夹等情况时，可考虑短时间内使用临时阻断夹闭双侧大脑前动脉 A1 段。⑥夹闭动脉瘤成功后，尚需检查是否有误夹，前交通动脉及双侧 A1 和 A2 血管通畅情况（图 2－1－5）。

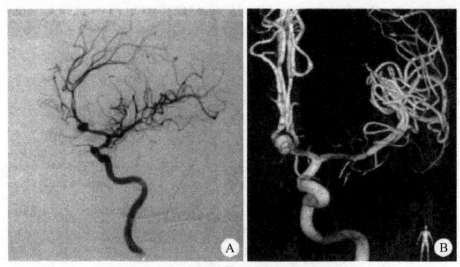

图 2—1—4　前交通动脉瘤术前血管造影
A. 2D—DSA；B. 3D—DSA

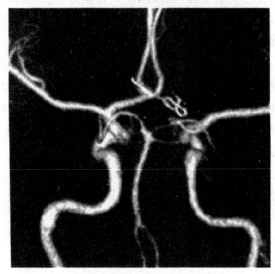

图 2—1—5　前交通动脉瘤夹闭术后 CTA 复查

　　(2)关于颈内动脉—后交通动脉瘤(图 2—1—6,图 2—1—7):通常为后交通支上为主,也有位于其下者。由于前床突常影像临时阻断颈内动脉瘤,所以大多需要磨除前床突,此时可从硬膜外磨除,也可从硬膜下切开硬膜磨除。夹闭动脉瘤时要仔细辨认后交通动脉,以免误夹。如术中动脉瘤破裂,不能以棉片压迫,只能以吸引器显露动脉瘤后予以夹闭。术中主要注意勿误夹后交通动脉瘤,作者体会,如右侧多使用直动脉瘤夹,而左侧则多用弯动脉瘤夹。

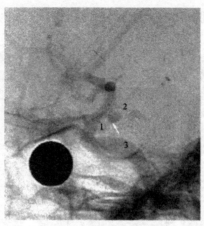

图2-1-6 DSA蒙片显示前床突宽大,与动脉瘤颈近端重叠,显示后交通动脉瘤与前床突的关系密切,术中需磨除前床突;1.标记为前床突骨质;2.标记为后交通动脉瘤;3.箭头所指为二者重叠部分

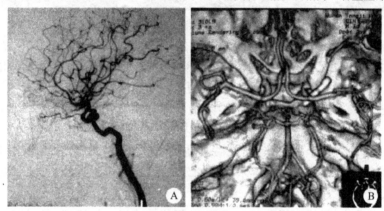

图2-1-7 右侧后交通动脉瘤夹闭手术前后影像
A.术前;B.术后

(3)关于大脑中动脉动脉瘤(图2-1-8):由于常合并脑内血肿,应尽早或急诊手术夹闭动脉瘤并清除血肿,夹闭时尽量与M2分支方向平行,避免分叉部狭窄或瘤颈残留,同时要避开穿支血管。术中可配合电生理仪监测皮质功能。

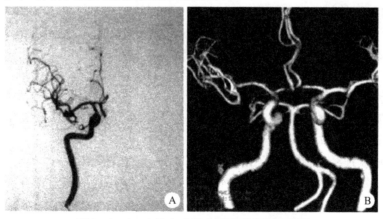

图2-1-8 大脑中动脉动脉瘤手术前后造影
A.术前;B.术后

（4）关于基底动脉顶端动脉瘤：条件具备者多以介入栓塞治疗为主，不适合者根据习惯可采用翼点或颞下入路（图 2－1－9）。

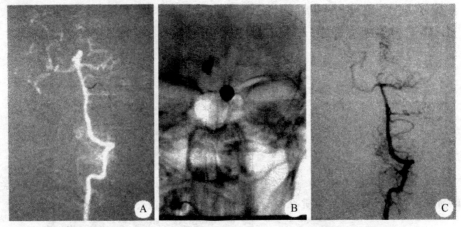

图 2－1－9　基底动脉顶端动脉瘤介入栓塞术前术后影像

A. 术前显示动脉瘤；B. 栓塞术后弹簧圈形态；C. 显示载瘤血管通畅，动脉瘤未显影

（5）多发动脉瘤（MIA）：占 SAH 的 15%～33%，根据术前 CT 和 DSA 评价破裂动脉瘤，条件许可时可一次夹闭多个，困难时则优先夹闭破裂动脉瘤。

（6）未破裂动脉瘤：对其自然病史研究中，有报道称未破裂动脉瘤的破裂风险因素包括女性，高龄，大于 5mm，后交通部位及出现症状的未破裂动脉瘤，年破裂率约为 1.4%。目前关于是否、何时及如何治疗（手术或介入）未破裂动脉瘤仍然存在较大争议，需要权衡动脉瘤的位置，大小，自然破裂风险以及外科手术带来的死残率，还应根据每例患者具体情况权衡利弊进行综合评估，充分考虑其风险效益比率。

（7）创伤性动脉瘤：尽管有报道可自行吸收，但仍然建议选择治疗，可采用方式有包裹、夹闭和介入栓塞等。

（8）动脉瘤夹闭后，可行显微镜下荧光造影评价供血血管通畅情况，也可行术中 Doppler 判断或术中 DSA 直接造影。

（9）关于 SAH 行脑室积液外引流：在不能进行急诊手术而有脑室积血的患者，进行脑室外引流是有益的（因篇幅有限本处不予讨论）。

（10）术后注意观察有无血管痉挛现象发生；部分患者在康复期还可能出现意识变差，要及时行 CT 检查，了解有无脑积水，必要时尚需行脑室－腹腔分流术，分流管选择以中低压泵为主。

10. 疗效标准与预后　颅内直接手术后 6 个月。

（1）优：无症状，完全恢复原来工作。

（2）良：有轻度神经功能缺失，但可恢复原来工作。

（3）可：有中度神经功能缺失，不能恢复原来工作，但能生活自理

（4）劣：有重度神经功能缺失，不能生活自理，需他人照料。

（5）死亡。

11. 随诊　定期随诊，复查 CTA 或 DSA。

（三）颅内巨大动脉瘤的显微外科治疗

颅内巨大动脉瘤是指最大直径＞2.5cm 的动脉瘤,是颅内复杂动脉瘤的一种,占所有颅内动脉瘤的 3%～5%,其好发部位是颈内动脉－眼动脉、颈内动脉－后交通动脉、颈内动脉海绵窦段、大脑中动脉主干、基底动脉和前交通动脉等处。颅内巨大动脉瘤有以下临床特点:①常以占位效应为首发症状,而较少以蛛网膜下腔出血为首发症状,出血少的原因可能是瘤内形成血栓,加固了瘤壁,使之不易破裂;②瘤腔内常有血栓形成,血栓易脱落而造成远隔部位缺血;③颅内巨大动脉瘤因常有血栓形成,脑血管造影有可能显示不出动脉瘤的真实形态,甚至不显影而出现假阴性,尤其是在伴有脑血管痉挛的情况下。巨大动脉瘤的成因尚不十分清楚。研究认为瘤内血栓的形成和增长是巨大动脉瘤形成的主要原因。

1. 检查与诊断 颅骨平片可显示动脉瘤内的环形钙化影,岩骨段颈内动脉动脉瘤及海绵窦近段颈内动脉动脉瘤可分别出现岩锥及视神经管外侧嵴的骨质破坏,床突周围段动脉瘤可出现前、后床突的骨质吸收,突入鞍内可导致蝶鞍扩大。

CT 检查可明确蛛网膜下腔出血,合并的脑内血肿,脑积水及周围水肿。CT 检查还可以显示巨大动脉瘤有无血栓的不同表现。①无血栓动脉瘤:平扫为稍高密度,均一圆形强化;②部分血栓化动脉瘤:平扫密度不均一,可伴有环形钙化或瘤内钙化灶,一般情况瘤周无低密度或水肿,但有时因占位效应可出现明显的水肿;③完全血栓化动脉瘤:因血栓形成的时间不同而表现不同。近期血栓呈高密度。陈旧性血栓呈低密度,周围无水肿,可与脑肿瘤相鉴别。CT 三维重建(CTA)对了解血管解剖及其与颅底结构的关系非常有价值。

血管造影(DSA)对动脉瘤的明确诊断有重要意义(图 2－1－10A),它可以完整了解动脉瘤的形状、部位、大小、与周围血管的关系,血管造影还可以了解动脉瘤颈的宽窄与载瘤动脉的关系以及各血管之间的侧支循环情况,对选择手术方案有重要指导意义,DSA 血管三维重建可立体显示动脉瘤、载瘤动脉、邻近血管分支及其之间的相互关系。

MRI 检查的优点在于其可对动脉瘤所在部位以及与周围结构的关系提供重要信息,在MRI 成像上,动脉瘤内腔呈低信号流空现象,而瘤内血栓一般呈高信号,但因血栓形成时间的长短不同而存在差异(图 2－1－10B)。

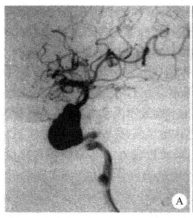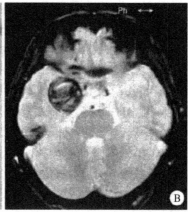

图 2－1－10 MRI 显示右侧颞叶巨大占位,可见明显流空信号(A);DSA 造影示颈内动脉海绵窦段－床突段巨大动脉瘤(B)

2. 手术治疗 巨大动脉瘤往往以颅内占位效应、脑出血或脑缺血为临床特点,因此手术目的在于解除动脉瘤对周围重要结构的压迫、防止再出血并保持足够的脑供血。对于无症状性巨大动脉瘤,其自然史及预后情况尚缺乏足够的了解。巨大动脉瘤的手术难度较普通动脉瘤明显增加,手术效果亦不及普通动脉瘤;另外巨大动脉瘤如不手术一旦出现症状,危害要远大于普通动脉瘤。因此,对于这类患者是否采取手术治疗应基于患者身体状况、手术条件、动脉瘤的部位及类型及术者的经验等权衡利弊,并综合考虑。

巨大动脉瘤的外科治疗方法包括直接动脉瘤夹闭手术,单纯结扎载瘤动脉近端,颅内外血管搭桥并载瘤动脉结扎或动脉瘤孤立术等。动脉瘤直接手术包括动脉瘤夹闭、切除及载瘤动脉塑形等方法,是迄今为止外科治疗中最确定的方法。巨大动脉瘤间接手术包括单纯结扎载瘤动脉近端或颅内外血管吻合加结扎术,若患者系高龄且一般状况很差而无法耐受直接手术,可考虑施行载瘤动脉近端结扎,如一侧颈动脉或椎动脉,但之前必须行全脑血管造影并对侧支循环及代偿情况做充分的调查,了解是否能够耐受正常血管的阻断,不致发生严重的脑梗死。

3.巨大动脉瘤手术治疗策略　巨大动脉瘤的手术与普通动脉瘤不同,需要更充分的显露和更大的手术空间,显露过程中以广泛分离脑底池和尽早显露载瘤动脉和动脉瘤颈为原则,不必勉强分离动脉瘤体和瘤顶,尤其是曾经破裂出血的部位,动脉瘤显露后,结合影像学检查,对解剖结构要有准确的认识,如果动脉瘤内尤其瘤颈部含有血栓或硬化斑块,可能无法夹闭或动脉瘤夹滑动,勉强夹闭会造成载瘤动脉狭窄或闭塞,因此必要时需要切开动脉瘤去除血栓后重新塑形后夹闭。

(1)载瘤动脉临时阻断:载瘤动脉临时阻断技术对于处理大型或巨大型动脉瘤以及其他复杂动脉瘤必不可少,它越来越多地被神经血管外科医生所采用。其主要用于:①巨大动脉瘤切开或穿刺前;②在动脉瘤周围进行解剖时,为防止不可控制的破裂出血,可将载瘤动脉临时阻断;③有些动脉瘤无法夹闭,需行颅内外动脉搭桥或直接吻合者。载瘤动脉临时阻断的方法主要有颈部分离颈内动脉临时阻断和颅内段载瘤动脉临时阻断,前者多用于颈内动脉-眼动脉段、颈内动脉-海绵窦段等无法在颅内进行临时阻断的巨大动脉瘤,此法需先作颈部切口,游离出颈内动脉;后者常用于大脑中动脉、前交通动脉、颈内动脉-后交通动脉等处的巨大动脉瘤。

(2)动脉瘤瘤内减压:为了显露瘤颈,了解动脉瘤与载瘤动脉、分支血管及周围重要结构的关系,必须缩小动脉瘤的体积对于薄壁无血栓的动脉瘤,载瘤动脉阻断后可直接穿刺瘤体抽吸,或穿刺载瘤动脉逆行抽吸,可使动脉瘤塌陷,然后分离瘤颈周围的正常血管,特别是细小的穿通支,暴露充分后实施夹闭。对于瘤内有血栓形成或粥样硬化斑块的巨大动脉瘤,单纯抽吸不能使其塌陷,需切开清除血栓或斑块后重新塑形夹闭。

(3)动脉瘤塑形(图2-1-11):有些宽颈、形状不规则巨大动脉瘤,运用跨血管异形动脉瘤夹组合夹闭可达到隔离动脉瘤的目的,同时保持载瘤动脉及分支的通畅。对于瘤颈很宽的动脉瘤,一个动脉瘤夹难以完全夹闭瘤颈,可采用多个跨血管异形动脉瘤夹平行于载瘤动脉夹闭动脉瘤,在相邻动脉瘤夹叶片之间需有部分重叠以防止夹闭不全;有些巨大动脉瘤,尤其有穿支动脉自瘤壁发出者,此时应根据具体情况灵活处理,必要时可利用跨血管异形动脉瘤夹垂直于载瘤动脉加固夹闭动脉瘤并一避开穿支动脉。另外有些半梭形动脉瘤,载瘤动脉已成为动脉瘤的一部分,此时可运用跨血管异形动脉瘤夹重新塑造载瘤动脉,重塑血管应与动脉主干方向相一致,以保证血流通畅。

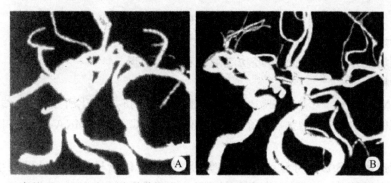

图 2-1-11 术前 DSA 示左侧颈内动脉及大脑中动脉多发巨大动脉瘤(A);术后复查 CTA 示动脉瘤塑形夹闭,载瘤血管保持通畅(B)

（4）颅内外血管重建:有些梭形动脉瘤或蛇形动脉瘤或巨大动脉瘤因技术及解剖的原因,无法对载瘤动脉重新塑形者,需采用颅内外血管重建技术孤立动脉瘤:以往多采用闭塞载瘤动脉或包裹术,近年来则很少单独使用。载瘤动脉重建加孤立或切除动脉瘤是目前所提倡的处理方法,包括:①动脉瘤切除,载瘤动脉端端吻合;②巨大颈内动脉瘤孤立术,做大脑中动脉一大隐静脉高流量搭桥,同时结扎患侧颈内动脉近端;③对于其他部分无法夹闭或塑形的巨大动脉瘤,如大脑中动脉瘤,可行动脉瘤孤立,大脑中动脉一颞浅动脉旁路移植手术。术中荧光造影及微血管多普勒超声有助于术中判断重建血管的通畅性。

4.血管内治疗　因巨大动脉瘤多为压迫症状为主,单纯栓塞无法达到减压目的,且巨大动脉瘤多为宽颈和梭形,介入难度大,因此多认为血管内治疗对巨大动脉瘤的作用有限。目前,正处于临床试验阶段的血流导向装置(密网支架)为巨大动脉瘤的介入治疗提供了新的治疗方向。

(马敏)

第四节　脑动静脉畸形

脑动静脉镜下(cerebral arteriovenous malformation)为一种先天性脑血管发生上的异常,由胚胎期脑血管胚芽演化而成的一种血管畸形。但颅内血管畸形中 90% 以上为动静脉畸形(arterivenous malformation,AVM),主要表现为颅内异常扩张的动静脉连接形成的血管团。

一、临床表现

AVM 引起的临床表现:①出血,最常见,部位多位于脑实质内,也可表现为蛛网膜下腔出血。②癫痫,可能与近皮质 AVM 对皮质的刺激,血管间及病灶旁组织胶质反应有关。③盗血表现,主要是由于大量血管短路进入畸形血管团,造成邻近脑组织低灌注而出现缺血性表现。④头痛及其他表现。

二、检查与诊断

（一）症状与体征

1.蛛网膜下腔出血可出现头痛、呕吐及脑膜刺激征。有血肿形成时可出现相应的脑压迫症状,如偏瘫、失语等及颅内压增高表现。少数患者有癫痫发作。

2.头部听诊有时可听到血管杂音。

3.可有癫痫发作史及进行性神经功能障碍和智力减退。

(二)辅助检查

1.CT 和 MRI 扫描　CT 平扫病变常为等密度、低密度或钙化所致的点、线状血管影,有血肿时则呈高密度占位征,增强扫描病变可显高密度。CTA 和 MRA 在一定程度上类似于 DSA 的效果。

2.脑血管造影(DSA)　可显示病变位置、受累范围,包括异常供血动脉和引流静脉以及病变的血流动力学情况。三维成像可显示畸形血管团内部结构,如是否合并供血动脉上动脉瘤和静脉瘤样扩张,是否存在动静脉瘘等(图 2－1－12A)。

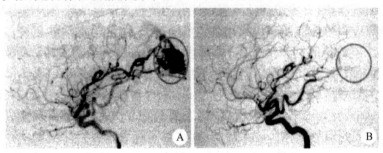

图 2－1－12　DSA 示 AVM 供血动脉和引流静脉(A),AVM 切除术后影像(B)

(三)诊断标准

1.青年人有自发性 SAH 或脑内出血史时应高度怀疑有 AVM 的可能。

2.合并局灶性或全身性癫痫者可能性更大。

3.CT 或 MRI 提示脑内血管性病变。

4.DSA 证实为 AVM。

三、外科治疗

AVM 治疗总的的原则为防止 AVM 出血,纠正盗血等异常血流动力学,控制癫痫,缓解头痛及局部神经功能障碍。目前常用 Spetzler－Martin 分级系统对 AVM 进行评分,评估治疗风险。

1.血肿清除术　如患者情况良好可同时做病变切除术;若病情重则先清除血肿,待病情稳定后再二期处理病变。

2.畸形血管团切除术(图 2－1－12B)　主要适用于位于非功能区(如额叶、颞叶和枕叶)的 AVM,术前以 CT 或 MRI 结合 CTA 或 MRA 检查,即可明确畸形血管团的解剖部位和范围,初步确定供血血管及引流静脉。手术原则:首先在皮质表面确定切除范围;在畸形血管周围的胶质增生层逐步显露;处理血管时先阻断供血动脉,待畸形血管团萎缩后,再处理引流静脉,最后完全切除畸形血管团。术中可应用电生理仪监测皮质功能和术中显微镜荧光造影可以判定 AVM 是否残留。

3.供应动脉结扎术　适应证为深在、累及重要结构(如视丘、脑干或深部静脉等)的病变。易造成病灶周围缺血,现已很少使用。

4.介入放射治疗栓塞术　主要适应证为位于脑深部或功能区的病变或存在较大的动静

脉瘘,不能手术直接切除者。特殊病例先栓塞以缩小畸形血管团,再二期手术切除或立体定向放射治疗。

5.放射治疗　包括γ刀等立体定向放射治疗方法,主要适用于直径小于3cm,部位深在不适合手术和介入治疗的患者,或用于术后AVM残余的辅助治疗。

总之,AVM的治疗方案需要根据患者的情况采取个体化的治疗方案。手术为治疗AVM的根本方法,目的在于消除或减少AVM再出血的机会,减轻"盗血"现象。对于单一治疗方案难以完全治愈者,可采用上述多种方法的联合治疗。

四、疗效标准与预后

1.治愈　畸形血管切除,病灶消失。

2.好转　供血动脉结扎、栓塞、电凝后,畸形血管部分或大部分消失;颅内压正常或增高,神经症状减轻或好转。

3.功能区大面积AVM治疗效果仍不理想。

五、海绵窦区海绵状血管瘤

海绵窦区海绵状血管瘤是一种良性病变,占整个颅内血管畸形的0.4%～2.0%。女性发病多于男性,发病高峰为40～50岁。其起源于海绵窦区的硬脑膜,大体上呈边界清楚的血管团块,切面呈海绵状。镜下观察见由大量排列紧密,高度扩张的血管腔构成,血管腔壁薄,其间未见平滑肌及弹力纤维,异常血管间为疏松结缔组织,血管见无脑组织成分。

(一)临床表现

海绵窦区海绵状血管瘤起病缓慢和隐蔽,病变为单发,体积大,肿瘤直径常在5cm以上,头痛是最常见的表现,后期可有慢性高颅压症状。随着肿瘤的生长,多出现为占位症状,所有经海绵窦和眶上裂的脑神经均受累及,包括第Ⅲ、Ⅳ、Ⅴ、Ⅵ脑神经麻痹,其中以第Ⅵ脑神经麻痹多见。肿瘤可压迫视神经引起视力下降,压边三叉神经半月节引起患侧面部麻木。后期可引起垂体激素分泌的紊乱。少见有癫痫,出血表现。

(二)诊断

CT表现为哑铃状外侧大、内侧小的高、等、稍低密度肿块影,边缘清晰与正常组织界限清楚。增强扫描后多呈均一强化,无瘤周水肿,不易于脑膜瘤,神经鞘瘤进行区分。

MRI扫描,多数情况表现巨大鞍旁肿块,肿瘤位于海绵窦一侧,边界清楚,海绵窦外侧部分较大,鞍内部分较小,形状如"葫芦状"。因为窦内血液流动缓慢,肿瘤内未见血管流空影,T_1WI低信号,T_2WI和质子加权上均匀显著高信号,增强后肿瘤均匀强化,高信号,脑膜尾征不明显。部分层面出现包绕颈内动脉的表现。

DSA检查,动脉期很难显示明显的供血动脉和引流静脉,在造影晚期静脉像有密集的静脉池和局部病灶染色是海绵窦区海绵状血管瘤的两大特征。

(三)治疗

由于本病起病隐蔽就诊时病灶常较大,故多为外科手术切除治疗。手术入路以改良翼点硬膜外入路为首选。术中需注意以下要点:手术显露一定要充分(多需下颞弓);尽量整块切除;善于控制术中出血。术后脑神经损伤是其主要的并发症。

γ刀对海绵窦区海绵状血管瘤有一定的治疗效果。有报道称部分切除后接受放疗,对缩小血管瘤,减少畸形血管有益,可作为术后残余或复发的有效治疗。术前放疗可使瘤内血管床明显狭窄及结缔组织增多,中央凝固性坏死,瘤内血管血栓形成,有助于减少术中出血。但γ刀治疗的主要并发症包括脑水肿,视神经损伤及癫痫等,对于γ刀治疗的长期疗效还有待于进一步观察。

(马敏)

第五节　硬脑膜动静脉瘘

硬脑膜动静脉瘘(dural arterio—venous fistula,DAVF)是发生在硬脑膜及其附属结构上的异常动静脉短路。又名硬脑膜动静脉畸形(dural arterio—venous malformation,DAVM)。

一、分类

1.**按瘘口部位分类**　按瘘口部位划分为横窦—乙状窦区、海绵窦区、天幕区、上矢状窦区、窦汇区、前颅窦底区、岩上窦区、枕骨大孔区。部位分类不能提示相关临床症状和病变的血管结构。

2.**按病变范围分类**　Djindjian 等根据病变范围将 DAVF 分为两大型。①单纯 DAVF 病变范围局限于硬脑膜;②混合性硬脑膜动静脉瘘,包括头皮、颅骨、硬脑膜复合动静脉瘘。病变范围广泛、瘘口大、症状重、治疗复杂。

3.**按引流静脉类型**　1972 年 Houser 等首先提出 DAVF 临床症状与静脉引流方式密切相关。1977 年 Djindjian 等根据引流静脉类型系统把 DAVF 分为 4 型,Ⅰ型:静脉引流到硬脑膜静脉窦或硬脑膜静脉,该型症状最轻,主要为杂音,很少引起颅内高压及神经系统症状,静脉窦通畅;Ⅱ型:引流到硬脑膜静脉窦并逆向充盈皮质静脉,可引起颅内高压;Ⅲ型:仅引流入皮质静脉或蛛网膜下腔静脉,使其扩张,甚至动脉瘤样改变,是蛛网膜下腔出血的主要原因;Ⅳ型:硬脑膜动静脉瘘伴有硬脑膜下静脉湖,病情较严重,常有占位效应。

1982 年 Woimam 等报道 DAVF 伴脊髓表面静脉引流特殊类型,可引起上行性脊髓病。1995 年 Cognard 等对 Djindjian 分类加以补充与完善。分为 5 型,Ⅰ型:静脉引流入静脉窦,血液为顺流;Ⅱ型:静脉引流入静脉窦,如血流有逆流为Ⅱa 型,血液逆流至软脑膜静脉为Ⅱb,二者同时存在为Ⅱ(a+b)型;Ⅲ型:静脉直接引流入软脑膜静脉,无静脉扩张;Ⅳ型:静脉直接引流入软膜脑静脉,伴有静脉流样扩张;Ⅴ型:从颅内病变引流入脊髓的髓周静脉。

同期 Burden 等认为 CognardⅢ、Ⅳ型同为软脑膜静脉引流,在治疗方法上是相同的,而Ⅴ型脊髓表面引流静脉与软脑膜静脉起源相同。Borden 把 CognardⅢ、Ⅳ、Ⅴ型归的为一型提出一个相对简单的分类。

Ⅰ型　静脉直接向硬脑膜静脉和硬脑膜窦引流;

Ⅱ型　静脉引流入硬脑膜窦后伴有软脑膜静脉引流;

Ⅲ型　直接引流到软脑膜静脉。

这两种分类(Borden 分型和 Cognard 分型)能评估临床风险,提供治疗依据,有着广泛性和实用性。目前为大多数临床工作者使用。

二、临床表现

DAVF 为颅内动静脉血管畸形一种类型，占其中 $10\%\sim15\%$。本病可发病于任何年龄，好发年龄 $40\sim60$ 岁，儿童占 $1\%\sim3\%$。DAVF 可发生在颅内任何部位，常为单病灶，多病灶者少见，约占 $3\%\sim4\%$。好发于横窦－乙状窦区，其次为海绵窦区，随后为天幕区、上矢状窦、前颅窝底、岩上窦、窦汇、直窦、枕骨大孔区。

不同部位的 DAVF 有不同的临床表现，主要有出血症状、脑缺血症状、颅内压增高症状以及耳鸣、视力减退等症状。如海绵窦区 DAVF 常表现为眼部症状，岩骨区 DAVF 多表现为耳鸣症状。有学者认为 DAVF 前次出血后数小时至数天可发生再出血，再次出血发生率 $20\%\sim35\%$。出血间隔越短、预后越差。对有出血倾向患者应积极治疗，有出血史的患者应尽早处理。

三、治疗

DAVF 治疗是由患者的临床症状，病变部位及其自然史来决定的。对于某些部位（前颅窝底、天幕区）和特征性的血管影像改变（伴软脑膜静脉引流）提示颅内出血风险高，应尽早治疗。DAVF 的治疗原则是永久完全地闭塞动静脉瘘口，否则只能暂时缓解症状，将会诱导更复杂、更危险、更难治的 DAVF 出现，治疗方法包括血管内栓塞（动脉途径和静脉途径）、开颅手术和放射治疗，图 2－1－13 示 1 例颈内动脉脑膜支及颈外动脉脑膜支供血的海绵窦区 DAVF，经静脉途径栓塞后瘘口完全不显影（图 2－1－14）。

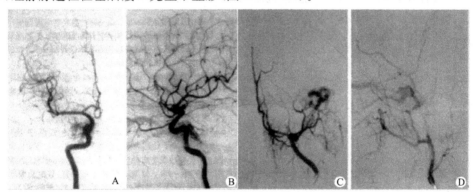

图 2－1－13　栓塞术前显示颈内动脉眼动脉脑膜支及颈外动脉脑膜支供血的海绵窦区 DAVF

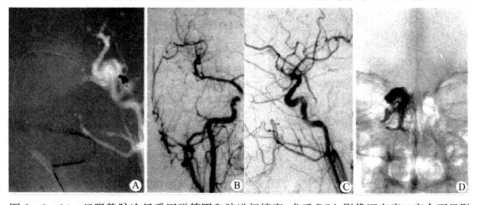

图 2－1－14　经眼静脉途径采用弹簧圈和胶进行填塞，术后 DSA 影像证实瘘口完全不显影

四、疗效标准与预后

1. 治愈　异常动静脉引流消失,瘘口消失。

2. 好转　异常动静脉引流流量降低;颅内压正常或增高,神经症状减轻或好转,出血风险降低。

(马敏)

第六节　颈内动脉海绵窦瘘

海绵窦是一对位于蝶鞍两旁的较大静脉腔隙,任何原因造成的该窦内颈内动脉主干或其分支破裂所致动脉血液流入海绵窦,则称为颈内动脉海绵窦瘘(carotid-cavernous fistula,CCF)。分外伤性、自发性及医源性三种。随着颈内动脉的破裂,动脉血液直接进入海绵窦,导致窦内压力增高,使得动脉血直接反流进入静脉,从而导致与海绵窦相通的各静脉的怒张,临床上也出现相应的症状和体征。

一、诊断

CCF临床表现较多,但根本取决于瘘口的大小、静脉引流的方向,如向眼静脉引流则以眼部症状为主,向颅内引流则表现为脑部症状,主要表现如下:

1. 颅内杂音和震颤　为大多数患者就诊的原因,常描述为与动脉搏动一致的连续样隆隆性杂音,压迫患侧颈内动脉可使杂音明显减弱或消失。

2. 搏动性突眼　患者就诊的主要原因之一,常诉眼球向前突出并有与脉搏一致的眼球搏动。

3. 头痛　早期可出现头痛。

4. 视力和眼球运动障碍　主要为视神经水肿和脑神经受损所致。

5. 颅内出血及鼻出血　怒张静脉破裂致颅内出血,后果常较严重;蝶窦壁骨折可致鼻出血。

二、诊断标准

1. 外伤病史。

2. 搏动性突眼及颅内杂音。

3. CTA、MRA或DSA证实。

三、治疗

CCF自愈的可能性极小,所以治疗以手术为主。目前血管内介入治疗是CCF的首选治疗方法。治疗原则为阻塞瘘口或减少瘘口的血流,同时尽量不阻断供血动脉。常用方法有:

(一)闭塞瘘口保持颈内动脉通畅

1. 经血管内应用可脱落球囊栓塞瘘口。此方法简单方便,价格较低,但具有复发,球囊早泄,移位等问题。具体方法为:应用Seldinger技术经股动脉置放导管鞘,在DSA监视下利用末端带有可脱球囊的微导管,通过导引导管将可脱球囊经颈内动脉破口送至海绵窦,用等渗造影剂充盈球囊直至球囊完全堵塞瘘口，根据临床表现以及再次造影证实颈内动脉通畅，而瘘口完全阻塞后，将球囊解脱，则手术完成（图2—1—15）。

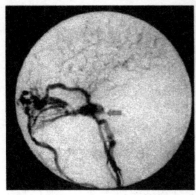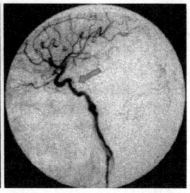

图2—1—15　TCCF术前及栓塞瘘口术后DSA影像（单纯球囊栓塞瘘口）

2. 复杂情况如瘘口过大或过小、破口处存在碎骨片等，单纯球囊不能闭塞瘘口时，可以经动脉或静脉途径，应用微弹簧圈和（或）Onyx胶，在保护球囊保护颈内动脉的前提下，闭塞海绵窦。

3. 覆膜支架的应用，主要是在保持病变动脉通畅的情况下隔离病变并促使病变内血栓形成，从而达到治疗目的。因目前尚无颅内专用的覆膜支架，且存在闭塞重要分支、内漏、血管狭窄或断裂的风险。其远期疗效和并发症情况有待于观察（图2—1—16）。

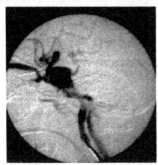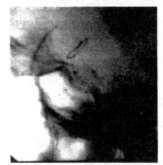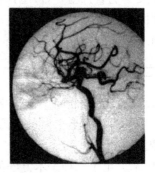

图2—1—16　TCCF术前及术后DSA影像（覆膜支架治疗）

（二）同时闭塞瘘口和患侧颈内动脉

少部分患者难以保持颈内动脉通畅时，在用颈内动脉闭塞试验（Matas试验）证实具备患侧颈动脉闭塞的耐受性后，可直接闭塞瘘口以及瘘口处的颈内动脉达到治疗效果。方法有：

1. 可脱球囊闭塞。

2. 颅外与颅内患侧颈内动脉结扎术，即瘘口孤立术，创伤大，不常用。

3. 颅外结扎患侧颈总或颈内动脉不可取，瘘口尚在，造成盗血现象，还可能引起脑缺血。

以上手术，要做以下术前准备：

（1）压颈试验训练：经循序渐进训练压迫颈总动脉，确实能耐受完全阻断颈总动脉血流30分钟（即患者颞浅动脉搏动消失），不出现缺血症状。

（2）术中行对侧颈内动脉造影（正位）以及椎动脉造影（侧位），同时压迫患侧颈总动脉，证实代偿良好，即患侧大脑前及大脑中动脉亦充盈，且两侧循环时间相差小于2秒。

（3）闭塞加强试验：局麻下先试闭塞患侧颈内动脉，观察30分钟，无症状，则将平均动脉压降低 10～20mmHg,继续观察 30 分钟,无症状,则证实永久闭塞更加安全。

四、预后

1.治愈 瘘口封闭,症状消失。
2.好转 突眼症状减轻且无脑缺血症状,其他神经症状减轻或好转。
3.复发 症状复现。

(马敏)

第七节 脑出血

脑出血是指各种原因导致的大脑实质内、非外伤性出血又称为出血性脑卒中。自发性脑出血多为高血压引起,也有动脉瘤、AVM、烟雾病、血液系统疾病等原因所致者。

一、诊断

1.活动后、情绪激动等诱因时突然发病,伴头痛、恶心和呕吐。

2.根据出血部位不同,临床症状不同。基底核区脑出血可出现典型的"三偏征"即偏瘫、偏身感觉障碍和偏盲。桥脑出血可出现特征性的"针尖样瞳孔"表现。

3.CT 为直选检查,可迅速明确出血部位和范围,血肿量及其他伴随表现(SAH、IVH、周围水肿,梗死情况)。

4.必要时,可行 MRI 和(或)DSA 明确出血原因。

二、治疗

1.高血压脑出血为全身各器官血管均有病理性改变时的脑内出血。治疗应以内科治疗为主,手术为辅。至于手术方式,目前国内主要集中在三个方面,一是局麻钻孔穿刺血肿尿激酶注射引流术(图 2-1-17);二是所谓小骨窗开颅血肿清除术;三是开颅血肿清除术加去骨瓣减压术。至于三种手术方法的效果如何,目前尚无确切定论。目前神经导航、神经内镜、立体定向等微创方法可辅助手术清除血肿,提高手术效果但总而言之,通常手术适应证在于血肿较大,病情不稳,经保守治疗效果不佳,且年龄较轻的患者,或者防止严重继发性损害发生。

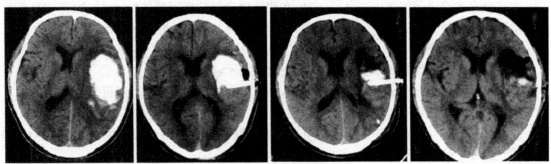

图 2-1-17 高血压脑出血,给予局部钻孔穿刺血肿引流术,手术前后影像学

2.对于年轻患者无高血压病史者,表现为非高血压常见部位的血肿,尤其是外侧裂附近区域血肿,应联想到可能为血管畸形或动脉瘤破裂出血,术中应有充分准备,可能发现来自大

脑中动脉系统的动脉瘤或者供血的 AVM。但这类患者多因病情恶化时才进行急诊手术,术后死亡率高,效果较差。

3.其他器官并发症的治疗。例如,同时合并的应激性溃疡所致大出血、波动性血压和肺部感染等均是治疗过程中容易出现的严重问题。

三、疗效标准与预后

按 GOS 评分判定。因高血压脑出血患者年龄往往较大,病程长,多合并其他系统疾病,加之手术创伤和各种并发症,总体致残率高。

四、随诊

定期复查。对于不明原因的脑出血,不排除肿瘤早期引起出血,应定期复查 MRI 或 CT。

(马敏)

第八节　小脑出血

一、诊断

1.突然发病,头痛以后枕部为主,呕吐频繁伴眩晕、共济失调,常无偏瘫。

2.出血多在小脑半球的一侧,少数起病更急,很快就可能昏迷及呼吸停止。早期出现梗阻性脑积水。

3.CT 为首选检查,可迅速明确出血部位和范围,血肿量。

4.必要时,可行 MRI 和(或)DSA 明确出血原因。

二、治疗

1.因小脑血肿易影响呼吸和循环中枢,一旦明确有占位效应,应积极手术清除血肿。但由于后颅窝解剖的特殊性,手术应以减压为主,对可疑血管性病变以二期手术为佳。

2.病情稳定后,再行病因治疗。

三、疗效标准与预后

同动脉瘤和脑血管畸形。其预后与术前意识状态,脑干功能受损程度,手术是否早期有效缓解高颅压直接相关。

(马敏)

第九节　烟雾病

烟雾病(Moyamoya disease)又称"脑底异常血管网症",是一种病因不明的慢性进展性脑血管闭塞性病变,1957 年首先由 Takeuchi 和 Shimisu 首次提出,其特征表现是床突以上颈内动脉及大脑前动脉、大脑中动脉近端自发性、进展性闭塞,并在颅底出现大量网状新生的侧支代偿血管,因这些异常血管在血管造影上形似"烟雾状",Suzuki 与 Takaku 于 1967 年将该病命名为 Moyamoya 病。

一、诊断

烟雾病患者在成人主要表现为脑出血症状,包括脑内出血、脑室内出血和蛛网膜下腔出血三种类型,可有头痛、昏迷、偏瘫及感觉障碍。在青少年和儿童患者,多以短暂性脑缺血发作和缺血性脑卒中为主要表现,出血相对较少见。缺血主要表现为可逆性神经功能障碍、感觉异常、癫痫发作或急性偏瘫、头痛、不自主舞蹈样运动等。

头部 CT 检查平扫仅能显示脑缺血、脑出血及局限性改变,成人常表现为脑室内出血或脑实质及蛛网膜下腔出血;儿童患者多表现为脑实质内多发的缺血梗死灶,以双侧基底核区、额叶及顶叶多见,常伴不同程度的脑萎缩。

MRI 及 MRA 检查能显示颈内动脉、大脑前动脉、大脑中动脉的狭窄及闭塞及烟雾血管的特征,还能显示烟雾病患者颅内出血或缺血性病变。

DSA 检查是诊断烟雾病的金标准,它可清楚地显示双侧颈内动脉虹吸段以上不同程度的狭窄,而且可以显示颈外血管系统与椎基底动脉系统的代偿,以及颅底密集、不规则的烟雾状血管网的形成。

二、诊断标准

根据患者的临床症状特征和影像学标准,可明确诊断。1997 年日本厚生省 Moyamoya 病研究委员会提出的影像学诊断标准:①颈内动脉末端及大脑中动脉和大脑前动脉起始段的狭窄或闭塞;②颅底动脉充盈相可见闭塞处附近异常血管网的形成;③双侧受累。全部满足上述三个条件并排除系统性疾病后诊断即可成立。

三、治疗

Moyamoya 病的治疗可分为内科保守治疗和手术治疗。保守治疗主要包括皮质激素、阿司匹林、血管扩张剂及抗凝药物等,药物治疗至今尚无确切疗效。手术治疗的目的主要是提供有效的血管重建防止脑缺血,进而降低脑出血的风险,包括直接搭桥、间接搭桥和联合旁路移植手术三类。

1. 直接搭桥 是指颅外血管与大脑皮质脑血管直接的直接吻合手术(图 2—1—18),供血动脉最常见为颞浅动脉(STA),也有选择脑膜中动脉(MMA)及枕动脉(OA),受体动脉为大脑中动脉(MCA)。最常见的术式为 STA—MCA 吻合术。直接血管重建对局部脑血流灌注起到立竿见影的改善,对缺血性 Moyamoya 病具有不容置疑的效果,图 2—1—19 显示术中荧光造影显示搭桥血管通畅。但由于儿童 STA 和 MCA 分支均较细,所以直接吻合多见于成人,儿童少见。对于直接旁路移植手术能否有效的降低再出血的风险,目前尚存在争议。Kawaguchi 等比较直接血管吻合术、间接血管吻合术及保守治疗对再次发作(包括出血或缺血)的预防作用发现,直接搭桥能明显降低再出血概率。

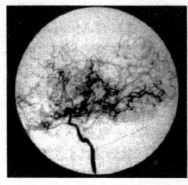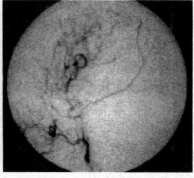

图 2—1—18　示术前颈内动脉造影提示 Moyamoya 血管形成，术后颈外动脉造影提示颞浅动脉与大脑中动脉吻合通畅

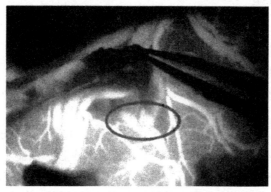

图 2—1—19　术中显微镜下荧光造影提示吻合口通畅。框选所示为吻合口位置

2.间接搭桥　包括由颈外动脉系统(ECA)供血的脑—颞肌贴敷术(EMS)，脑—硬膜—动脉贴敷术(EDAS)和脑—硬膜—动脉—颞肌贴敷术(EDAMS)等。与直接搭桥相比，间接旁路移植手术具有安全与操作简单的优点，手术时间短、麻醉风险低，且能够更好的作用于大脑前动脉及大脑后动脉灌注区。缺点是有时不能形成足够的侧支循环，并可能出现仅仅在手术区域附近的脑组织的循环代谢得到改善的情况。虽可显著减少脑室周围的烟雾血管，但对再次出血的预防作用不明显。

3.联合搭桥　是指直接与间接旁路移植手术或几种不同的间接旁路移植手术合用。一些学者提出将直接和间接旁路移植手术合用，努力利用二者的优点。一种具有代表性的术式是将 STA—MCA 旁路移植手术与间接旁路移植手术如 EDAS 合用。

四、疗效与预后

对于儿童患者，直接旁路移植手术能明显减少短暂性缺血发作(TIA)，可改善可逆性神经功能障碍。血管造影显示在缺血区能建立良好的侧支循环，还可以颅底 Moyamoya 血管减少，PET 和 SPECT 显示缺血区灌注增加、代谢改善。但对于年龄偏小的儿童，由于颞浅动脉管径过小，有时只能施以间接旁路移植手术，也可取得良好效果，但常较直接旁路移植手术疗效差。若适当合用两种或两种以上的间接旁路移植手术可提高疗效。成年患者可分为缺血型和出血型，30 岁以下的缺血型患者，直接或间接旁路移植手术皆有一定的效果，但不如儿童患者明显。30 岁尤其是 40 岁以上的患者间接旁路移植手术效果不明显，应当尽量选择直接旁路移植手术。保守治疗的再出血率约为 28.3%，而手术治疗(包括直接搭桥和间接搭桥)的再出血率约为 19.1%。华中科技大学同济医学院附属同济医院神经外科观察到直接旁路移植手术能促使新生血管形成并减少 Moyamoya 血管,术后患者的脑血流和神经症状均得到改善;同时 Moyamoya 血管的减少也使脑出血的再发生率明显下降。

(马敏)

第十节 缺血性脑血管疾病

颈内动脉起始部、大脑中动脉和椎基底动脉系统为好发部位,其主要原因为动脉粥样硬化,高血压、糖尿病起着关键作用。

一、临床表现和分型

阻塞性脑血管疾病主要有三种类型:

1.短暂性脑缺血发作(transient ischemic attack,TIA) 指局限性神经功能缺失,持续时间≤24 小时,约 70% 的患者≤10 分钟。

2.可逆性缺血性神经功能障碍(reversible ischemic neurologic deficit,RIND) 局限性神经功能缺失持续时间多 24 小时,但不超过 1 周。

3.完全性脑卒中(completed shock,CS) 又称脑血管意外(cerebrovascular accident,CVA),持久性(不可逆性)神经功能缺失,由于相应脑部或脑干供血不足所致。

颈内动脉是阻塞性脑血管疾病最好发的部位,当眼动脉的分支视网膜中心动脉供血不足时,可出现同侧短暂的单眼失明;大脑中动脉缺血则出现对侧运动或感觉障碍,累及优势半球时可出现语言缺失。椎动脉系统缺血表现为眩晕、耳鸣、听力障碍及步态不稳等。

临床上颈内动脉完全性卒中可根据血管狭窄或闭塞水平不同而分为轻、中、重型,其处理方法也不同,如颈内动脉、大脑中动脉和末梢分支三种部位的缺血有不同的治疗方案。

二、诊断

1.上述典型临床表现。

2.CT 或 MRI 在急性发作后早期可提示缺血改变。MRI 更有优势。磁共振弥散加权成像(DMI)能够在超早期(2 小时)发现脑缺血灶。

3.DSA 可显示脑动脉狭窄、闭塞部位和程度和侧支循环功能。

4.TCD 可初步判断可能的狭窄或闭塞部位。

三、外科治疗

(一)内科治疗

由于 TIA 发作时脑卒中的高危因素,处理的目的是为了防止发生完全性卒中,规范的内科治疗包括以下几点

1.控制动脉硬化的危险因素 控制血压、血糖、血脂;戒烟、限酒,减轻体重,体育锻炼等。

2.药物治疗

(1)抗血小板治疗:非心源性栓塞的缺血性卒中/TIA 患者(脑动脉粥样硬化性、腔隙性和病因不明性),为减少卒中复发或其他血管事件的风险,建议使用抗血小板药物,而不能用其

他任何药物替代。

缺血性卒中/TIA 后,应尽早启动抗血小板治疗。如果没有禁忌证,应该长期使用抗血小板药物,氯吡格雷(75mg/d)、阿司匹林(50~325mg/d)、缓释双嘧达莫(200mg)与阿司匹林(25mg)复方制剂(2 次/d)均可作为首选的抗血小板药物。依据各种抗血小板治疗药物的获益、相应风险及费用进行个体化治疗。动脉粥样硬化性缺血性卒中/TIA 以及既往有脑梗死病史、冠心病、糖尿病或周围血管病者优先考虑使用氯吡格雷(75mg/d)。伴有不稳定型心绞痛、无 Q 波 MI 或冠脉支架置入术者,氯吡格雷和阿司匹林联用(氯吡格雷 300mg 首剂量此后75mg/d)+阿司匹林(75~150mg/d),治疗应持续 9~12 个月。不适于抗凝的心源性脑栓塞患者,应给予抗血小板治疗。服用抗血小板药物期间,应注意可能发生的出血事件。

(2)抗凝治疗:对于伴有持续性或阵发性房颤的缺血性卒中或 TIA 患者,推荐服用抗凝药华法林,并调整剂量(目标 INR 为 2.5,INR 范围为 2.0~3.0)。对于无法口服华法林的患者,推荐服用阿司匹林(75~100mg)/d+氯吡格雷 75mg/d(图 2-1-20)。

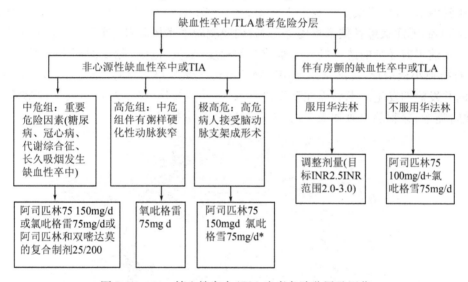

图 2-1-20　缺血性卒中/TIA 患者危险分层及用药

＊脑动脉支架置入术者,首次给予氯吡格雷 300mg;此后氯吡格雷(75mg/d)联合阿司匹林(75~150)mg/d 治疗,治疗 30 天后,改为单用氯吡格雷(75mg/d)9~12 个片。经重新评估风险后,决定下一步抗血小板药物的选择

(3)注意事项:用药前检查血小板及凝血功能。服用阿司匹林出现过敏或既往阿司匹林治疗失败的患者,使用氯吡格雷 75mg/d。有中高度出血并发症危险的患者,建议使用低剂量阿司匹林,50~100mg/d。轻度皮肤黏膜及消化道活动性出血,出血停止 1 周后根据临床情况调整用药。

(二)外科治疗

1. 颈内动脉内膜切除术(carotid endoarterotomy CEA,图 2-1-21)　此手术的主要对象是颈动脉粥样硬化性狭窄患者。临床可表现为 TIA、RIND、进展性卒中或完全卒中表现。B 超和高分辨率的磁共振成像可作为无创的筛选检查,后者还能对斑块中的不同病理成分(钙化、纤维化、脂质、出血进行初步判断,但 DSA 仍是诊断的"金标准"。手术适应证包括:①多次 TIA 相关的颈动脉狭窄;②单次 TIA,相关狭窄程度≥70%;③抗血小板治疗无效;④无症状性患者,狭窄程度≥50%;⑤显小钙化斑及溃疡斑块者,水中采用相关监测(TCD、EEG,SSEP)手段及脑保护措施。术后注意高灌注综合征、脑栓塞、脑缺血、术区血肿形成等并发症的发生。

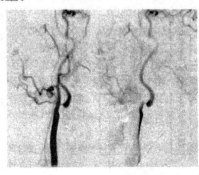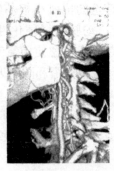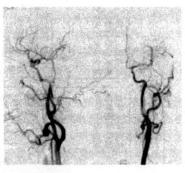

图 2—1—21　颈内动脉内膜剥脱手术前后影像

2.血管内治疗(球囊或支架成形术)(图 2—1—22)　手术适应证包括有相关症状患者狭窄程度>50%,无症状患者狭窄程度>70%;内膜剥脱手术风险高,难度大及剥脱术后再狭窄的患者。术前仍需详细的造影检查了解狭窄的程度,部位,范围,侧支循环代偿等情况。术前3~5 天行抗血小板治疗,目前常用阿司匹林 300mg+氯吡格雷(波立维)75mg/d,以防术中血栓栓塞的并发症的发生。术后需注意血栓栓塞、再灌注损伤、斑块脱落造成急性脑栓塞、支架移位、血管痉挛、穿刺部位血肿或夹层、术后再狭窄等并发症。

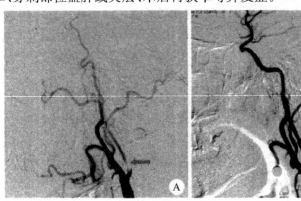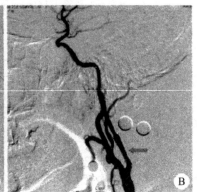

图 2—1—22　颈动脉狭窄支架成形术术前术后 DSA 影像
A. 术前;B. 术后

3.颅外—颅内动脉吻合术。

4.对于急性"恶性"大脑中动脉脑梗死和严重出血性脑梗死可采用去大骨瓣(直径>15cm)减压术。

(马敏)

第二章　颅脑外伤

第一节　头皮损伤

头皮损伤的类型多种多样,大概可分为两大类:闭合性和开放性,开放性又可分为头皮裂伤、撕脱伤等。

一、头皮血肿

头皮血肿大多是因为钝力造成头皮内细小血管出血形成的,按血肿部位的不同可以将其分为以下 3 种:

1.皮下血肿　由于皮下层和帽状腱膜层都连接得很紧,使得出血收到一定的限制,所以此类出血体积小,比较局限,血肿中央有波动感,四周组织由于水中而变得厚,接触时有凹陷感。

2.帽状腱膜下血肿　由该层内小动脉或导血管破裂引起。帽状腱膜下层疏松,血肿易于扩展甚至蔓延至整个帽状腱膜下层,含血量可多达数百毫升。

3.骨膜下血肿　多见于钝器损伤时因颅骨发生变形或骨折所致。由于骨膜在颅缝处附着牢固,故血肿范围常不超过颅缝。

有时 3 种血肿可以同时并存。

治疗:一般较小的头皮血肿,无须特殊处理,经过 1~2 周多能自行吸收。较大的血肿常需穿刺抽除同时局部压迫包扎,经一次或几次治疗可愈。穿刺治疗无效,血肿不消或继续增大时,可切开清除血肿并止血。

二、头皮裂伤

头皮裂伤多由锐器或钝器致伤。裂口大小,深度不一,创缘整齐或不整齐,有时伴有皮肤挫伤或缺损,由于头皮血管丰富,血管破裂后不易自行闭合,即使伤口小出血也较严重,甚至因此发生休克。

急救时可加压包扎止血。尽早清创,除去伤口内异物、止血,术中注意有无颅骨骨折及脑膜损伤之后缝合伤口。对有头皮组织缺损者行皮下松解术或转移皮瓣等方法修复。对伤后 2~3d 以上的伤口,也宜清创,部分缝合,并加引流。

三、头皮撕脱伤

多因头皮受到强烈的牵扯所致,如发辫卷入转动的机器中,使头皮部分或整块自帽状腱膜下层或骨膜下撕脱,损伤重,出血多,易发生休克。

急救时,用无菌敷料覆盖创面,加压包扎止血,同时将撕脱的头皮用无菌纱布包好备用,争取在 12h 内清创缝合。头皮整块撕脱者,可行小血管吻合,头皮再植,或将撕脱的头皮作成全厚或中厚皮片再植。小块撕脱可转移头皮。大面积的头皮,颅骨与脑膜缺损者可用带血管的大网膜覆盖创面,待肉芽组织生长后植皮。伤口感染或植皮失败者按一般感染创面处理。

以后可在颅骨裸露区,每隔 1cm 做深达板障的钻孔或将颅骨外板凿除,待肉芽组织生长后植皮。

(张峰)

第二节　颅骨损伤

颅骨损伤根据颅骨骨折发生部位的不同可以分为颅盖骨折和颅底骨折两大类。

一、颅盖骨折

按骨折形式分为:

1.线性骨折　可单发或多发,后者可能是多处分散的几条骨折线,或为一处的多发骨折线交错形成粉碎骨折。头颅 X 线摄片可以确诊。

2.凹陷骨折　骨折全层或仅为内板向颅腔凹陷,临床表现和影响视其部位范围与深度不同,轻者仅为局部压迫,重者损伤局部的脑膜、血管和脑组织,并进而引起颅内血肿。有些凹陷骨折可以触知,但确诊常有赖于 X 线摄片检查。

治疗:原则是手术复位。手术指征:①骨折片陷入颅腔的深度在 1cm 以上;②大面积的骨折片陷入颅腔,因骨性压迫或并发出血等引起颅内压增高者;③因骨折片压迫脑组织,引起神经系统体征或癫痫者。

颅盖骨折容易发生在颅骨的突起部位,骨折处常有头皮肿胀及压痛,骨膜下血肿及进展很快的帽状骨膜下血肿常提示颅盖骨折的存在。一般经头颅 X 线片可确诊,分别如下:

1.闭合性骨折　有闭合性线状骨折而患者无神经系统症状的不需要特殊的处理。有骨折线通过硬膜血管沟或静脉窦时,应警惕颅内血肿。骨折线通过副鼻窦时应给抗炎药物。

2.凹陷骨折　骨折片陷入颅脑不超过 1cm,神经系统没有症状,或婴幼儿一般凹陷骨折,可不做手术。手术适应证为:

(1)骨折片陷入颅腔 1cm 以上者。

(2)大面积骨折片陷入颅腔,使颅腔缩小并引起颅内压增高者。

(3)因为骨折片压迫脑组织引起神经系统体征或癫痫者。

(4)整形及解除心理负担,特别是对于前额广泛凹入有明显畸形者。

(5)涉及上矢状窦、横窦、乙状窦的凹陷骨折如未引起神经体征或颅内压增高,可考虑不做手术,反之则需手术。手术时应高度重视,以免发生难以制止的大出血。

二、颅底骨折

1.颅前窝骨折　常累及额骨眶板和筛骨,引起的出血经前鼻孔流出,或流进眶内,眶周皮下及球结合膜下形成瘀血斑,称之"熊猫"眼征。骨折处脑膜破裂时,脑脊液可经额窦或筛窦由前鼻孔流出,成为脑脊液鼻漏,空气也可经此逆行进入颅腔内形成颅内积气。筛板及视神经管骨折可引起嗅神经和视神经损伤。

2.颅中窝骨折　常累及颞骨岩部,脑膜和骨膜均破裂时,脑脊液经中耳由鼓膜裂孔流出形成脑脊液耳漏;如鼓膜完好,脑脊液则经咽鼓管流往鼻咽部,常合并第Ⅶ或Ⅷ颅神经损伤。如骨折累及蝶骨和颞骨内侧可伤及脑垂体和第Ⅱ、Ⅲ、Ⅳ,Ⅴ及Ⅵ颅神经。如果伤及颈内动脉海绵窦段可形成颈内动脉海绵窦瘘而出现搏动性突眼,颈内动脉如在破裂孔或在颈内动脉管处破裂,则可发生致命性鼻出血或耳出血。

3.颅后窝骨折　骨折累及颞骨岩部后外侧时,多在伤后 2～3d 出现乳突部皮下瘀血(Battle 征)。

治疗:

(1)对脑脊液漏禁堵塞,从耳、鼻流出的血性脑脊液应该及时消毒擦除,局部经常消毒。

(2)不要打喷嚏、咳嗽,禁止腰穿,以免引起颅内感染或者积气。

(3)服用抗炎药物防止感染。

(4)脑脊液漏一般多在 1 周内自行愈合,如 1 个月以上不愈合,可考虑开颅修补硬脑膜瘘孔。

(5)对颅神经损伤可给予神经营养及血管扩张药,也可给予中药、针灸、理疗等,6 个月以上仍不恢复者可考虑手术治疗。

(张峰)

第三节　脑震荡

脑震荡为头部着力后在临床上观察到有短暂性脑功能障碍。一些学者曾认为仅是脑的生理功能一时性紊乱,在组织学上无器质性改变。但近年来通过临床和实验研究发现,暴力直接作用于头部使脑在颅腔内运动,可以造成冲击部位、对冲部位、延髓及上部颈髓的组织学改变。动物试验观察到除意识丧失数分钟外,呼吸可暂停约 1min,以后出现呼吸减慢和不规律,心律也减慢,数分钟或十几分钟后呼吸和心率逐渐恢复正常。伤后瞬间脑血流增加,但数分钟后脑血流显著减少(约为正常的一半),半小时后脑血流可恢复正常。颅内压在着力后的瞬间也可立即升高,数分钟恢复正常。脑的大体标本看不到明显的变化,光镜仅见到轻度变化,如毛细血管充血、神经元胞体肿大及脑水肿变化。电镜可见到着力部位的脑皮质、延髓和上部颈髓神经元的线粒体明显肿胀,轴突也肿胀,白质处有细胞外水肿等改变,提示血脑屏障的通透性增加。这些改变在冲击后半小时内可出现,1h 后最明显,多在 24h 内自然消失。

一、临床表现

1.短暂性脑干症状　伤后意识障碍、面色苍白、四肢松软、呼吸浅且不规律、血压低、脉搏弱等。上述症状多在数分钟或十几分钟后逐渐消失或恢复正常,意识障碍大多不超过半小时。

2.逆行性遗忘(近事遗忘)　患者清醒后不能回忆受伤经过,对受伤前不久的事也不能记忆,但对往事仍能良好的记叙。提示近记忆中枢—海马回受损。

3.其他症状　有头痛、头昏、乏力、恶心、呕吐、畏光、耳鸣、失眠、心悸、烦躁、怕吵闹、思维和记忆力减退等。一般持续数日,数周后症状多可消失,有的患者症状持续数月或数年,即称为脑震荡后退症或脑外伤后综合征。

4.神经系统检查无阳性体征发现。

二、辅助检查

1. 颅骨 X 线无骨折发现。

2. 腰椎穿刺　颅内压正常,脑脊液天色、透明,常规和生化检查正常。

3. 脑电图检查　多数患者正常,有的患者可出现两例大脑半球弥漫性电位降低或完全消失,继后又出现慢波。

4. 头颅 CT 无异常发现。

5. SPECT　日本学者用 SPECT 对 20 例脑震荡患者进行追踪观察,发现其中 14 例显示枕叶和小脑为主的颅底动脉和大脑后动脉区供血不足。

三、诊断依据

1. 有确切头部外伤史(直接或间接损伤)。

2. 伤后立即发生一过性意识障碍,时间在 30min 内,清醒后常有"逆行性健忘"。

3. 可有头痛、头昏、头晕、恶心呕吐、耳鸣,无力等症状,生命体征正常。

4. 神经系统检查无阳性体征,腰椎穿刺检查颅内压多为正常,脑脊液成分正常。

四、治疗

1. 伤后短时间内可在急诊室观察,密切注意意识、瞳孔、肢体运动和生命体征的变化。对于回家观察的患者,要嘱其家属日夜密切注意患者头痛、恶心、呕吐和意识障碍,如症状恶化应即来院检查。

2. 急性期应卧床休息,减少脑力活动,给清淡饮食。

3. 对症治疗西药脑复康、谷维素、利眠宁等,中药三七片、脑展宁、脑伤散等,可以减轻症状,促进恢复。

4. 对于症状消失较慢及心理负担较重者应多做病情解释工作,配合心理治疗、体育及气功疗法,防止脑外伤后综合征。若症状恶化应及时检查,以免耽误病情。

(张峰)

第四节　脑挫裂伤

脑挫裂伤是指头部外伤后,脑组织产生不同程度和不同范围的挫伤和(或)裂伤,并继发脑水肿、坏死和出血。挫裂伤可发生在着力点下方的大脑皮层,也可发生在着力点对侧的大脑皮层,即所谓"对冲性损伤",如枕部受力后出现额部的脑组织损伤。

一、损伤机制和病理

暴力作用于头部,冲击点处颅骨变形或骨折,脑在颅腔内直线或旋转运动,造成脑的冲击点伤、对冲伤及脑深部结构损伤,形成脑挫伤和脑裂伤。由于脑挫伤和脑裂伤常同时存在,故称为脑挫裂伤。脑挫裂伤每发生在脑表面的皮质,呈点片状出血,如脑皮质和软脑膜仍保持完整,即为瞪挫伤,如脑实质破损、断裂、软脑膜撕裂,即为脑裂伤。

脑挫裂伤灶周围常伴有局限性脑水肿,包括细胞毒性水肿和血管源性水肿。此外常伴有弥漫性脑肿胀,以小儿和青年头部外伤中多见,重型颅脑损伤较中型颅脑损伤发生率高,短者在伤后 20～30min 即出现,一般多在伤后 24h 内发生。两侧大脑半球广泛肿胀,脑血管扩张、充血,脑血流量增加、脑体积增大、脑室和脑池缩小。成年患者发生率低,多为一侧大脑半球肿胀,患侧脑室系统受压变小,脑中线结构向对侧移位,其发病机制尚未明确。脑肿胀轻者经治疗后恢复良好,脑肿胀严重者治疗多难奏效,常迅速产生脑疝而死亡,一部分患者恢复缓慢,且遇有脑功能障碍。

二、临床表现

1. 意识障碍　脑挫裂伤患者一般意识障碍的时间较长,短者半小时、数小时或数日、长者数周、数月。有的为持续性昏迷或植物生存,甚至昏迷数年直到死亡。

2. 生命体征变化　常较明显,体温多在 38℃左右,脉搏和呼吸增快,血压正常或偏高。如出现休克时应注意检查胸腹脏器伤或肢体骨盆骨折等。

3. 患者清醒后有头痛、头昏、恶心、呕吐、记忆力减退、定向力障碍及智力减退等。

4. 神经系统体征　局灶性体征有偏瘫、失语、偏侧感觉障碍、同向偏盲和局灶性癫痫等。昏迷患者脑干反射消失时,提示病情严重。弛缓状态见于血氧减少、高二氧化碳血症和低位脑干损伤等,预后较差。

5. 脑膜刺激症状　外伤性蛛网膜腔出血、红细胞破坏后形成脑色质,引起化学性刺激致头痛加重、颈强直、克氏征阳性等。

三、辅助检查

1. 头颅 X 线片　多数患者可发现颅骨骨折,可根据骨折的部位注意脑膜血管和其他颅内结构的损伤以及所引起的各种并发症。

2. 腰椎穿刺　脑脊液呈血性,颅内压正常或轻度增高。若颅内压明显增高时应警惕伴发颅内血肿。

3. CT 扫描　脑挫裂伤区可见点片状高密度区或高低密度混杂区,这些改变在伤后检查即可发现。脑水肿区一般出现较晚,为一界限较轻的低密度区。弥漫性脑肿胀多见于两侧大脑半球,有时可出现于一侧半球。由于脑血管扩张充血,全脑的密度较正常高。一侧大脑半球肿胀除该侧密度增高外,还可见到患侧侧脑室缩小、中线结构向对侧移位的征象。

4. MRI　脑挫裂伤的 MRI 表现变化较大,常随脑水肿、出血和液化程度而异,分别形成 T_1 加权和 T_2 加权图像上的低信号和高信号。

5. SPECT　经 SPECT 发现的挫伤或缺血引起的脑损伤区,CT 或 MRI 常不能发现,脑挫裂伤的患者进行 SPECT 检查有助于诊断和判断预后。

四、鉴别诊断

脑挫裂伤往往需要与颅内血肿进行鉴别,主要有:

1. 意识障碍过程　颅内血肿患者多表现有中间清醒期或中间好转期;而脑挫裂伤患者常发生持续昏迷,并在观察过程中意识情况多逐渐向稳定或好转。

2. 颅内压增高症状　颅内血肿患者多表现较重的头痛、呕吐,并有血压升高、脉搏缓慢有力和呼吸缓慢等,而脑挫裂伤患者这些症状多不显著。

3.中枢性面瘫、偏瘫及失语等局灶症状　颅内血肿患者是在伤后观察过程中逐渐出现，而脑挫裂伤患者伤后即出现这些症状。

4.CT 扫描　临床征象难以鉴别时应行 CT 扫描，无 CT 设备可行血管造影或钻孔探查。

五、治疗

1.轻症脑挫裂伤患者通过急性期观察后，治疗与脑震荡相同。

2.重症脑挫裂伤患者应达到加强监护病室(ICU)进行观察和治疗，在专科医生、护士和麻醉师的密切合作及多项功能监测仪的监视下，可以及早发现病情变化，并能在发生不可逆脑损伤前进行治疗，可以降低残死率。若无 ICU 可以进行专科护理。

3.休克患者除积极进行抗休克治疗外应详细检查胸腹腔有无脏器损伤和内出血，避免延误合并伤的治疗。

4.对昏迷患者应注意维持呼吸道畅通，来院时呼吸困难者立即行气管插管，必要时连接人工呼吸器进行辅助呼吸，对缺氧和二氧化碳蓄积患者应行过度换气和给氧。对呼吸道分泌物增多、呼吸困难、影响气体交换者应早行气管切开。

5.脑挫裂伤伴有脑水肿的患者应适当限制液体入量，如将甘醇醇与呋塞米联合应用可使颅内压降低更为有效。激素可以增强患者对创伤的适应能力，对减轻脑水肿有帮助。

巴比妥疗法:用于经脱水和激素治疗仍不能有效地控制脑水肿的发展、病情危重的患者，硫喷妥钠开始用量为 $5\sim10mg/(kg\cdot h)$、静脉滴注，连续用 4h，再以维持且 $1.5\sim2mg/(kg\cdot h)$，病情稳定数日或 1 周停药。

6.弥漫性脑肿胀患者，经 CT 扫描确诊后可立即给以激素和进行巴比妥疗法，以收缩血管、减少脑血流量，可获得较好纳疗效。

7.弛缓状态患者伤情多较严重，应针对病因进行治疗，如为血氧过少或高二氧化碳血症时，行过度换气和加压给氧，以改善缺氧和二氧化碳蓄积。对于一般药物难以控制的颅内压增高，在排除颅内血肿后可行巴比妥疗法。

8.颅内压增高的患者　应针对其病因和增高水平进行处理。首先应经 CT 扫描排除颅内血肿，然后根据颅内压增高水平进行治疗。如颅内压为 $2.0\sim2.67kPa(15\sim20mmHg)$时，仅一般脱水治疗，当颅内压在 $2.67\sim5.33kPa(20\sim40mmHg)$时，需加强脱水治疗，当颅内压在 $5.33\sim8.0kPa(40\sim60mmHg)$时，则为严重颅内压增高，脑处于缺血状态，如不能进行有效地控制使颅内压下降，将造成脑的不可逆损害。当脱水和激素治疗无效时，采用巴比妥疗法或开颅减压。如颅内压达到 $8.00kPa(60mmHg)$ 以上时，患者已处于濒危或中枢衰竭阶段，虽可进行强力脱水和巴比妥疗法或行开颅减压，但患者预后不良。

9.外伤性蛛网膜下隙出血患者　在伤后数日内脑刺激症状明显者，可反复进行腰椎穿刺，排除血性脑脊液。对减轻头痛、改善脑脊液循环和促进脑脊液吸收有帮助，尼莫地平可以预防和治疗蛛网膜下隙出血后脑血管痉挛引起的缺血性神经损伤。

10.脑损伤灶清除术　对于经检查已排除颅内血肿而脑挫裂伤局部脑组织坏死伴有脑水肿及颅内压增高的患者，经各种药物治疗无效、症状进行性加重者，应考虑手术消除坏死的脑组织、清除小的凝血块，然后根据脑水肿情况进行颞肌下减压或去骨瓣减压，术后加强综合疗法。

（张峰）

第五节　脑干损伤

暴力作用于头部造成的原发性脑干损伤约占颅脑损伤的25％,在重型颅脑损伤户占10％,脑干内除有颅神经核、体感觉和运动传导束通过外,还有网状结构和呼吸、循环等生命中枢存在,故其残死率很高,有关资料报告其死亡率在60％～80％。以往认为单纯的脑干损伤很少孤立存在,多为广泛性脑损的组成部分。随着CT与MRI的应用,不少学者报告单纯的脑损伤可以存在,并有一个相对良好的病程。有的学者根据脑干伤的MRI影像学改变,结合病理学形态将原发性脑干损伤分为4类:①弥漫性轴突损伤;②原发性多发斑点状出血;③桥脑延髓裂;④直接浅表撕裂或挫伤。前两类常伴有脑白质弥漫性轴突损伤或出血性损害,后两类可不伴有脑白质和脑肌体的伤。

继发性脑干损伤常因颅内血肿、脑水肿所致的天幕裂孔痛而压迫脑干,并使脑干血管受到牵拉而致脑干缺血和出血。脑干伤的临床表现较典型,但不少患者因合并大脑半球损伤,患者意识不清,难以做出精确的节段定位。如果在原发脑干损伤的基础上又增加了继发性脑干损伤,给诊断和治疗造成很大困难,若处理有迟延,将导致脑干的缺血性坏死,后果极为严重。

一、损伤机制和病理

1.暴力直接作用

(1)头部直接受冲击后,脑在颅腔内运动,脑干与小脑幕游离缘、斜坡和枕骨大孔缘相撞击而致伤。一般统计,枕部着力时原性脑干损伤的发生率较高,前额部、顶部和颞部着力时发生率低。脑干损伤的部位以中脑被盖部为多见,其次是桥脑和延髓盖部,桥脑基底部、桥臂和大脑较少见。

(2)着力时颅内压突然增高,向压力较低的椎管分散时较大压力集中在脑干而致伤,或则脑室内脑室外液瞬间移向导水管和四脑室致脑干遭受冲击。

(3)经斜坡、蝶骨或枕骨大孔处的颜底骨折直接损伤脑干。

2.间接暴力引起

(1)臀部或两足着地的坠落伤,外力借脊柱传达到枕骨大孔,围绕枕骨大孔的骨折造成的延髓损伤。

(2)暴力冲撞腰背部,头部先过伸而后又过屈的挥鞭样运动,导致延髓和脊髓交界处的损伤。

二、临床表现

1.意识障碍　原发性脑干损伤的患者。伤后立即昏迷,昏迷为持续性,时间较长,很少出现中间清醒期或中间好转期,如出现应考虑到合并颅内血肿等原因。脑干损伤意识障碍的恢复比较缓,但意识恢复后常有智力迟钝和精神症状。如网状结构受损严重时,患者可呈植物生存状态。

2.瞳孔和眼球运动变化　中脑受损伤时,初期两侧瞳孔常不等大,伤侧瞳孔放大,对光反射消失,眼球向下外倾斜。桥脑损伤时,可出现双瞳极度缩小,两侧眼球内斜、同向偏斜或两侧眼球分离等征象。

3.去脑强直　是中脑损伤的表现,损伤居于红核和前庭核之间,红核是抑制伸肌收缩的中枢,前庭核平面有伸肌收缩中枢,故去脑强直表示伸肌收缩中枢失去控制。

4.交叉性瘫痪　为脑干一侧损伤的表现,中脑一侧损伤时出现同侧动眼神经瘫和对侧上下肢瘫;桥脑一侧损伤时出现同侧外展神经、颜神经瘫和对侧上下肢瘫。

5.生命体征变化　①呼吸功能紊乱:常在伤后立即出现呼吸节律的变化,当中脑下端及桥脑上端的呼吸调节中枢受损时,出现呼吸节律紊乱,如陈一施氏呼吸,当桥脑中下部的长叹中枢受损时,可出现抽泣样呼吸;当延髓的吸气和呼气中枢受损时,则呼吸停止。在继发性脑干损伤的初期,如小脑幕切迹疝形成时也出现呼吸节律紊乱,即陈一施氏呼吸。在脑瘤的晚期,脑干下移或小脑扁桃体疝使延髓受压时,呼吸即将停止。②心血管功能紊乱:当延髓损伤严重时,表现为呼吸和心跳迅速停止、患者死亡。较重的脑干损伤,呼吸不规则往往需要较长时间才逐渐好转。继发脑干损害的初期,可出现心律慢和血压升高的改变,在小脑幕切迹疝的晚期,可因扁桃体疝而呼吸停止,此时血压也迅速下降,需要用升压药维持血压,而心跳仍可维持数日,最后心力衰竭。③体温变化:脑干损伤后可出现高热,这多由于交感神经功能受损、出汗功能障碍,影响体热的放散所致,当脑干功能衰竭时体温则降至正常以下。

三、内脏症状

1.消化道出血　为脑干损伤或病变的二指肠黏膜糜烂或溃疡所致。

2.顽固性呃逆。

四、辅助检查

1.腰椎穿刺　脑脊液多呈血性,压力多正常或轻度增高,当压力明显增高时,应考虑到颅内血肿或脑的其他部位损伤。

2.X线检查　颅骨骨折发生串率高,可根据骨折部位推测脑干损伤情况。

3.CT扫描　对诊断原发性脑干损伤有价值。应在伤后数小时内进行检查,可显示脑干有点片状高密度区,脑干肿大、环池受压或闭塞,而侧脑室和侧裂多属正常。继发性脑干损害可见一侧脑室受压移位和变形,脑干也受压扭曲向对侧移位。

4.MRI　是诊断脑干损伤较理想的检查方法,MRI大致能反映病理改变,尤其对脑干弥漫性的轴突损伤。用自旋回波序列,T_2加权图像优于T_1加权图像。脑干弥漫性轴突损伤在T_2加权图像上呈椭圆形或条状高信号,常见于脑干背外侧,在T_1加权图像上呈现为低信号。MRI对其他几类脑干损伤的诊断也很有价值,小灶出血的信号变化与伤后时间有关,伤后4d以上,T_1加权因像常能显示高信号的出血灶。继发性脑干损伤的MRI表现可分为直接征象和间接征象,常见的直接征象有脑干中央出血,出血可多可少,常位于中脑和桥脑上部腹侧和中线旁。间接征象有幕上血肿伴中线结构移位、严重的弥漫性脑肿胀、天幕裂孔疝、唯一基底动脉分布区脑栓塞和脑干上部受压等。

5.诱发电位　可以确定有无脑干损伤和损伤的部位。中脑损伤时听觉诱发电位完整,而皮层体感电位消失,桥脑损伤时,听觉诱发电位波峰不完整,皮层体感电位也消失。

五、诊断依据

1.头部外伤后昏迷,时间较长,程度较深。

2.瞳孔大小不等、多变、极度缩小或扩大,可有眼球位置常。

3.一侧或两侧锥体束征,交叉性麻痹或去脑强直发作。

4.带有呼吸,循环障碍自主神经功能损害症状。

5.原发性脑干伤,颅内压可正常或轻度增高,脑脊液正常。

6.常有中枢性高热。

六、治疗

1.抢救时机 原发性脑干损伤救治的关键时机在伤后 6h 之内,有关报道救治在伤后 6h 内患者存活率为 54.3%,超过 6h 为 27.9%。对一例瞳孔散大者必须在 3h 内进行有效治疗,双侧瞳孔散大者必须在 1h 时内给予有效治疗,否则脑干损伤将不可逆。

2.救治原则

(1)原发性脑于损伤危及生命,其颅内外合并伤及并发症造成继发性脑干损伤,使救治更加固难。在救治原发脑干损伤的同时要积极处治合并伤及并发症,防止继发性脑干损伤的发生。

(2)救治措施是综合性的,包括急救药物、急诊手术及其他抢救治疗,针对不同类型患者要有所侧重,既要从整体出发,又要抓住主要环节,对危及生命的损伤要优先处理,迅速阻断恶性循环,争取在脑干损伤不可逆前使患者有所好转。

3.主要措施

(1)早期遏制和减轻脑干水肿对救治原发脑干损伤至关重要。治疗脑子水肿的药物和方法很多,有的学者主张采用"一小三大"的用药原则,即小剂量的甘露醇,大剂量的激素、呋塞米及胞二磷胆碱。除药物的剂量及配伍外,决定药物治疗成功与否最重要的因素是开始投药时间。国外学者实验研究,在伤后 1h 之内给药效果较好,并指出急性中枢神经系统损伤的病理变化很快,伤后 6h 神经元轴突即发生变化,有水肿、缺血及普遍性组织结构改变。

(2)气管切开是挽救原发脑干损伤的重要措施,若患者昏迷超过 6h,出现呼吸困难、呼吸道分泌物增多,应行气管切开,其重要性已熟知,关键在于早期切开更有利,在伤后 12h 内为宜。对持续昏迷的患者在病情允许的情况下尽早下胃管,其益处有三:①胃肠减压;②预防和治疗应激性溃疡;③补充营养、维持水电解质平衡。

(3)原发脑干损伤合并颅内血肿和(或)脑挫裂伤,应在积极救治原发脑干损伤的同时,迅速清除颅内血肿和(或)行内外减压手术,争取在继发性脑干损伤前解除脑受压。紧急情况下,可在急诊室或床边钻孔引流,对脑疝患者可先行脑室引流,以缓解高颅压。对直径大于 2cm 的脑干血肿可考虑手术清除。

(4)原发性脑于损伤合并身体其他部位损伤,应在救治脑干损伤的同时,优先处理危及生命的并发症,如血气胸、肝脾破裂、胃穿孔等。若又合并颅内血肿,两种手术可同时进行。

(5)积极防治颅内外并发症,如颅内感染、肺炎、胃肠道出血、泌尿系感染、褥疮等。

(张峰)

第六节　颅内血肿与脑出血

颅内出血是颅脑损伤中常见的继发性病变,可以发生在硬脑膜外、硬脑膜下、蛛网膜下隙、脑实质内及脑室内。有的聚积成为较大的血肿,形成一种局限性占位病变,大多可经手术清除,有的可自行分解而被吸收(如蛛网膜下隙出血),有的仅为散在的斑点状(如脑实质内的斑点状出血)。可不引起特殊症状,如果发生在脑干内部,虽小也可致命。

目前,国内对外伤性颅内血肿的分类方法很多,比较统一的分类方法有 2 种:接血肿症状出现的时间分类:①急性血肿:伤后 3d 出现症状者;②亚急性血肿:伤后 3d~3 周出现症状者;③慢性血肿:伤后 3 周以上出现症状者。1978 年我国第二次神经科学会中,确定受伤后 3d 内出现血肿症状者列为特急性颅内血肿。

按血肿在颅腔内部位分为:①硬脑膜外血肿:血肿位于颅骨内板与硬脑膜之间,②硬脑膜下血肿:血肿位于硬脑膜下与蛛网膜之间的硬脑膜下腔内,③脑内血肿:血肿位于脑膜下腔内;④脑室内出血:出血在脑室系统内,⑤后颅窝血肿:血肿位于后颅窝,⑥多发性血肿:不同部位多发的同一类型血肿或不同类型的血肿。

此外,伤后首次 CT 扫描未发现血肿,当病情变化时再次 CT 检查发现了血肿,称为迟发性颅内血肿。有的患者伤后病情稳定,无明显症状,经 CT 扫描发现了颅内血肿,称隐匿性颅内血肿。

一、硬脑膜外血肿

硬脑膜外血肿是出血积聚于硬脑膜外腔内,其发生率在闭合性颅脑损伤中占 20%~30%,在颅内血肿中占 25%~30%,仅次于硬脑膜下血肿。婴幼儿硬脑膜外血肿较成人少,主要由于该年龄颅骨血管沟较浅,骨折时不易损伤脑膜中动脉的原因。

(一)硬脑膜外血肿的出血来源

1. 脑膜中动脉损伤引起出血者最多见　当骨折线通过翼点时,因此处常有骨管形成,一旦骨管骨折,较骨沟骨折更容易损伤脑膜中动脉主干,形成颞部大血肿。骨折损伤脑膜中动脉前支也较多见,血肿于额部或额顶部。骨折损伤脑膜中动脉后支者较少见。

2. 矢状窦损伤出血　骨折线经过矢状中线损伤上矢状窦时,可形成矢状窦旁血肿或跨过矢状窦的跨性血肿。

3. 板障静脉出血　颅骨凹陷骨折时板障血管出血,形成局部血肿。

4. 脑膜前动脉损伤出血　偶见于前额部着力,骨折损伤筛前动脉及其分支脑膜前动脉,可产生额极或额底部硬脑膜外血肿。

5. 横窦损伤出血　见于枕部着力引起的线形骨折,血肿多位于后颅硬脑膜外,也可产生枕极和后颅窝硬膜外的骑跨性血肿。

(二)临床表现

除有颅内血肿的一般表现外,硬脑膜外血肿的症状特点为:

1. 在意识障碍方面,由于原发脑损伤多较轻,伤后原发性昏迷的时间较短,出现中间清醒或中间好转较多,伤后持续昏迷者少见。如为直径较大的脑膜中动脉主干或其前支出血,病情进展迅速,中间清醒期短,继发性昏迷出现较早。脑膜前动脉.脑膜中静脉、板障静脉及静脉窦损伤时,出血较为缓慢,中间清醒期较长,继发性昏迷出现较晚。

2. 颅内压增高症状出现于中间清醒期,在继发性昏迷前常有躁动不安,亚急性或慢性血肿患者的眼底检查多显示视乳头水肿。

3. 局灶症状　由于血肿位于运动区和其邻近部位较多,故中枢性面瘫、轻偏瘫、运动性失语比较常见,位于矢状窦旁血肿可出现下肢单瘫,后颅窝硬膜外出血可出现眼球震颤和共济失调等。

(三)检查

检查时除颅脑损伤的一般检查外,还应注意:

1.着力部位除头皮裂伤外,常见头皮局部肿胀,出血经骨折线到骨膜下,或经破裂的骨膜到帽状腱膜下形成帽状腱膜下血肿。

2.血肿大多位于一侧大脑半球表面,故超声波检查时中线波移位比较明显。

3.颅骨骨折发生率较高,约95%显示颅骨骨折。

4.脑血管造影 在血肿部位显示典型的双凸镜形无血管区,矢状窦旁或跨矢状窦的硬脑膜外血肿,造影的静脉和静脉窦期可见该段的矢状窦和注入的静脉段受压下移。

5.CT扫描 在脑表面里梭形高密度影。

(四)治疗

治疗急性硬脑膜外血肿一般多采用骨瓣开颅,以便彻底清除血肿及止血,并避免遗留颅骨缺损。脑膜中动脉主干损伤时出血活跃,可采用电凝、银夹或缝扎止血,必要时填塞棘孔。防止术后再出血,可将硬脑膜缝合于骨膜或颞肌上进行悬吊。静脉窦损伤最好采用肌肉、筋膜或明胶海绵覆盖于破口处,再行悬吊,一般可有利止血。对于血肿清除后,颅内压仍很高,硬脑膜切开后局部未发现血肿,则应探查对冲部位,若仍无血肿发现,可进行去骨颞或颞肌下减压。

亚急性或慢性硬脑膜外血肿病程进展缓慢,若患者无明显症状,血肿量在50ml以下,可在密切观察下择期手术,也有用西药保守治疗及中药治疗的报道。

二、硬脑膜下血肿

硬脑膜下血肿为颅内出血积聚于硬脑膜下腔,是颅内血肿中最常见者,在闭合性颅脑损伤中占5%～6%,在颅内血肿中占50%～60%。临床根据血肿出现症状的时间分为急性、亚急性和慢性血肿3种。此类血肿中两个以上的多发性血肿约占30%,双侧性血肿约占20%,少数患者同时件有脑内血肿或硬膜外血肿。

(一)急性硬脑髓下血肿

为伤后3d出现血肿症状者,在硬脑膜下血肿中占70%左右。大多伴有脑挫裂伤和皮质的小动脉出血,伤后病情变化急剧。手术处理比较复杂,术后死亡率和致残率均很高,为颅内血肿治疗上的一个难题。

1.出血来源和部位 急性硬脑膜下血肿多来源于皮质破裂的小动脉,由于血肿与脑挫裂伤、脑水肿并发,较小的血肿即可出现症状。这种复合性血肿多局限于脑挫裂伤处,有的也向外扩延到半球表面。一部分血肿来源于桥静脉损伤,此类血肿多不伴有脑挫裂伤,称为单纯性血肿,血肿较广泛地覆盖于半球表面。

血肿发生的部位与头部着力点与着力方式有密切关系,一段加速性损伤,而减速性损伤,血肿既发生于着力侧,也发生于对冲部位。如一例枕部着力的减速伤,硬脑膜下血肿多发生于对侧额底、额极、颈底和颈极部。脑挫裂伤区血肿较厚时,其周围脑表面为一强层血肿,在挫裂伤灶深部有时伴发脑内血肿。在枕部的着力侧可产生后颅窝硬脑膜外或硬脑膜下血肿。

2.临床表现 急性硬脑膜下血肿大多伴有脑挫裂伤,故临床表现与脑挫裂伤相似,鉴别

较困难,其临床表现的特点有:

(1)临床症状较重,并迅速向更严重阶段发展,尤其是特急性血肿,伤后仅 1~2h 即可出现双瞳放大、病理性呼吸的濒死状态。

(2)意识障碍变化中,有中间清醒或好转期者少见,多数为原发昏迷和继发昏迷相重叠,或昏迷的程度逐渐加深。

(3)颅内压增高症状中,呕吐和躁动比较多见,生命体征变化明显。

(4)局灶症状较多见,偏瘫和失语可来自脑挫裂伤和血肿压迫。

(5)脑症状出现较快,尤其是特急性硬脑膜下血肿,一侧瞳孔散大不久对侧瞳孔也散大,并出现去脑强直、病理性呼吸等症状。

3.检查方法

(1)颅骨 X 线拍片:骨折发生率约占 50%,较硬脑膜外血肿的骨折发生率低,无颅骨骨折的颅内血肿应考虑硬脑膜下血肿的可能性较大。

(2)脑超声:由于双侧血肿和额底、额底部血肿占相当比率,因此中线波无移位或轻度移位较多见。

(3)脑血管造影:一侧脑表面的硬脑膜下血肿脑血管造影的典型表现为同侧大脑前动脉向对侧移位,侧脑表面的新月形无血管区。双侧性硬脑膜下血肿的一侧脑血管造影显示为同例脑表面的新月形无血管区,而大脑前动脉仅轻微移位或无移位。额底或颞底部的硬脑膜下血肿,脑血管造影可无明显变化。

(4)CT 扫描:CT 平扫上,急性硬膜下血肿表现为颅骨内板下新月形高密度区。血肿的密度直接与血红蛋白含量有关,少数病例因患有贫血或蛛网膜破裂,脑脊液进入血肿而呈等或低密度。血肿范围较广,可超越颅缝线,甚至覆盖整个大脑半球。急性硬膜下血肿常伴有脑挫裂伤,占位效应明显。额底和颞底的硬膜下血肿因邻近颅骨和部分容积效应,在横断面扫描上难以显示,冠状面扫描有助确诊。

(5)MRI:急性硬膜下血肿,完整的红细胞内含有去氧血红蛋白,使 T_2 缩短,故在 T_2 加权图像上呈现为低信号强度区,而在 T_1 加权图像上血肿的信号与脑实质的信号强度相仿。

4.治疗　治疗急性硬脑膜下血肿患者病变发展急剧,必须争分夺秒尽快减轻脑缺氧和解除脑受压。手术时,应根据头部着力点和着力方式设计探查的钻孔位置:如一侧枕部或前额着力伤,应在眼眶的前上方和前额部钻孔,防止遗漏额底、额极和颞底、颞极部血肿。头部侧方着力,应首先在着力侧钻孔,然后在对冲部位钻孔探查。

钻孔后,如发现硬脑膜张力大,呈暗紫色,表示有硬膜下积血,切开硬膜后如血肿全部或大部为凝血块,应行开颅清除血肿,如血肿为液体性,可再做一两个钻孔引流血肿,并反复以生理盐水冲洗,然后置入橡皮管引流 24~48h。

如一个血肿被清除后脑部又迅速膨出,颅压很高,应考虑到有多发血肿的可能,要在相应部位钻孔探查,发现血肿予以清除。如钻孔后未再发现血肿,即为脑挫裂伤和脑水肿所引起,应根据脑肿胀的程度行一侧或两侧颞肌下减压或去骨瓣减压。

手术前后应行止血、抗炎、降颅压等综合治疗。对于神志尚清楚、血肿量少、脑挫裂伤轻、生命体征平稳的患者,可在严密观察下行西药或中药保守治疗。

(二)亚急性硬膜下血肿

为伤后 3 日到 3 周内出现血肿症状者,在硬膜下血肿中约占 5%。出血来源与急性血肿相似,但损伤的血管较小,且多为静脉出血。原发脑损伤较轻,伤后昏迷时间短,伤者主诉头痛,有时恶心、呕吐,经过 3～4d 后,上述症状加重,眼底检查可见视乳头水肿,局灶症状有轻偏瘫和失语。颅骨干片、脑超声和脑血管造影的所见与急性硬膜下血肿相似。普通 CT 扫描显示脑表面的月牙形等密度区,如判断困难,需注意观察有无脑室系统移位和变形,也可应用对比形增强后看到血肿内缘的弧线形高密度或等密度增强带。在 MRI 检查中,由于亚急性硬膜下血肿的去氧血红蛋白变成高铁血红蛋白,并有溶血,则造成 T_1 缩短和 T_2 延长,所以在 T_1 和 T_2 加权图像上均为高信号强度。手术与其他治疗方法与急性硬膜下血肿相似,由于脑损伤较好。手术效果比急性血肿良好,保守治疗的成功率也比较高。

（三）慢性硬膜下血肿

为伤后 3 周以上出现血肿症状者,临床并不少见,约占硬膜下血肿的 25%。以前,大多认为由于血块溶解,囊内液体渗透压较高,脑脊液通过包膜被吸收到囊肿内,这种说法已被否认。目前,大多认为在包膜的外层有新生而粗大的毛细血管,有血浆由管壁渗出或毛细血管破裂出血到囊腔内,使血肿体积不断增大,晚期出现局灶症状和颅内压增高。

1.临床表现　有轻微头部外伤史或外伤已不记忆。在伤后较长时间内无症状,或仅有头痛、头昏等症状。常于伤后 2～3 个月逐渐出现恶心、呕吐、复视、视物模糊、一侧肢体无力等表现,其临床表现可归纳为以下几种类型:

（1）颅内压增高症状,如头痛、恶心、复视、视乳头水肿等,有时误诊为颅内肿瘤。

（2）智力精神症状为主,如记忆力减退、理解力差、智力迟钝、精神失常,有时误诊为神经官能症或精神症。

（3）局部性症状为主,如轻偏瘫、失语、同向偏盲、局灶性癫痫,易误诊为癫痫或颅内肿瘤。

（4）婴幼儿前囟膨隆、头颅增大,易误诊为先天性脑积水。

2.检查方法

（1）颅骨平片:可显示脑回压迹、蝶鞍扩大和骨质吸收,局部颅板变薄,甚至外突。幼儿可有前囟扩大、颅缝分离和头颅增大等。

（2）CT 扫描:慢性硬膜下血肿的形态和密度随年龄而异,一般在早期（小于 1 个月）,血肿呈过渡性的高低混合密度,高密度部分系新鲜出血,呈点状或片状。部分病例高密度部分在下方,低密度部分在上方,其间可见液面,中期（1～2 个月）血肿呈双凸形的低密度,病变发展到后期（2 个月以上）,血肿呈新月形的低密度影。

（3）MRI:早期慢性硬膜下血肿的信号强度与亚急性者相仿,随着时间的推移,高铁血红蛋白继续氧化变性,变为血红素,其 T_1 时间长于顺磁性的高铁血红蛋白,故其信号强度在 T_1 加权图像上低于亚急性者,但因其蛋白含量仍高,故信号强度仍高于脑脊液的信号强度。在 T_2 加权图像上,血肿为高信号区。

（4）前囟穿刺:婴幼儿患者可行前囟外侧角穿刺,以便证实诊断。

3.鉴别和诊断

（1）外伤性硬膜下积液（外伤性便服下水肿）:为外伤造成蛛网膜撕裂,脑脊液经蛛网膜的瓣状裂口进入硬脑膜下腔而不能反流。以致形成张力性水囊肿。临床表现与硬膜下血肿相似,慢性期积液多为无色透明液体,蛋白含量多稍高于正常脑脊液,但低于慢性硬膜下血肿。脑血管造影和 CT 扫描与慢性硬膜下血肿相似,很难区别,MRI 图像上其信号与脑脊液相近。

（2）脑蛛网膜囊肿:本病原因不明,可能与先天性脑颞叶发育不全有关,病变多位于中颅窝和外侧裂表面,临床表现与慢性硬膜下血肿相似,脑血管造影为脑底或脑表面无血管区,CT 扫描也为低密度区,但其形状呈方形、椭圆形或不规则形。增强后 CT 扫描无强化现象。MRI 检查,蛛网膜囊肿在 T_1 加权图像上表现为低信号,T_2 加权图像上有高信号。

(3)本病常误诊为颅内肿瘤、神经官能症和先天性脑积水,临床较难区别,可通过脑室造影、脑血管造影、CT 扫描和 MRI 等检查,获得正确诊断。

4.治疗方法

(1)手术疗法

1)前囟穿刺:适用于婴幼儿患者,在前囟两侧外侧反复穿刺多数患者可以治愈。

2)颅骨钻孔闭式引流:为近年来盛行的方法,在血肿较厚的顶骨结节处钻孔,引流并冲洗血肿,放一个引流管与脑表面平行,下方连接闭式引流瓶,引流 48~72h。

3)骨瓣开颅血肿摘除:此法损伤较大,只限于:①血肿引流不能治愈者;②血肿内容为大量血凝块;③血肿壁厚,引流后脑不能膨起者。手术时应将血肿和囊壁一起摘除。

4)颅骨切除:上述方法仍不能使脑组织膨起复位和血肿难以治愈时,可将血肿表面的颅骨切除,使头皮与脑表面贴近,残腔可以闭合,术后半年至 1 年,再行颅骨成形手术。

(2)非手术疗法:本病为缓慢进行性颅内压增高病变,有人主张应用大量甘露醇脱水治疗可获痊愈。也有用中医中药治愈的报道,活血化瘀、益气安神的中药可以改善患者的临床症状,促进血肿吸收。用西医钻孔引流配合中医药治疗的方法能取得较好效。

三、脑内血肿

出血在脑实质内形成的占位性病变称作脑内血肿,其临床表现及预后取决于血肿发生的部位和体积,非功能区的少量出血,症状可很轻微,甚至难以察觉,出血量大或位于重要功能区时,可导致病迅速死亡,即使经抢救后幸存,往往也会遗留严重的功能缺损。

(一)病因和发病机制

1.高血压性脑出血　自发性脑内血肿当中,约 90% 由高血压性脑出血造成。高血压病是一种全身性疾病,脑血管的病理改变为动脉管壁玻璃样或纤维样变性,灶状出血或缺血坏死,从而使血管壁强度减弱,局部血管可发生扩张或形成动脉瘤样改变,当脑动脉压升高或波动显著时易发生破裂。

2.非高血压性脑出血

(1)自发性脑内血肿:出血的原因常见有畸形血管破裂和凝血机制障碍两类。

(2)外伤性脑内血肿:由脑挫裂伤累及脑深部的血管结构所致,由于脑挫裂伤多发生在脑的表面,出血易聚集在硬膜下,单纯脑内血肿发生率相对低。

(二)临床表现

1.发病方式　脑出血通常为突然发病,症状发展过程取决于血肿的大小和部位,常见有以下几种类型:

(1)突然感觉头痛或头晕,有或无肢体运动障碍,随即意识丧失。

(2)突然剧烈头痛,喷射呕吐,逐渐出现偏瘫,意识水平下降、瞳孔不等大乃至昏迷。

(3)突然发生肢体瘫、失语,伴不同程度的头痛或头晕,无明显意识障碍。

(4)突然偏瘫、失语,意识水平逐渐下降或迅速昏迷。

(5)仅有不同程度的头痛或头晕,伴随或不伴随呕吐。

2.不同部位血肿的症状和体征

(1)壳核出血:常因累及内囊而发生对侧肢体瘫痪及感觉障碍、同名性偏盲,如血肿位于优势半球尚可表现失语症。

(2)丘脑出血:常因侵犯丘脑底部和中脑而突出表现眼部症状,如双眼球内聚或不在同一水平,双侧瞳孔缩小或不等大,但存在对光反射,如血肿累及内囊则可出现偏瘫,影响视放射则有同名性视野缺损。

(3)脑叶出血:邻近中央区的脑叶出血可引起偏瘫或单瘫,如在优势半球尚可发生失语,此外尚可引起癫痫大发作或局灶性发作,枕顶颞皮层下出血影响视放射时,可出现病变对侧成象限性视野缺损。

(4)桥脑出血:发作后患者很快陷入深昏迷、四肢瘫痪、眼球固定、瞳孔极度偏小以及高热,病情的进展往往十分迅速,常在数小时内导致患者死亡。少数出血量少且局限于脑桥的一侧者,可无意识障碍,表现为交叉瘫痪,即血肿侧周围性颅神经麻痹和对侧肢体硬瘫或锥体束征。

(5)小脑出血:多发生在一侧小脑半球,少数病例起病急骤,发病后立即陷入深昏迷,并于短时间内停止呼吸,多数病例出血早期可无意识障碍,主诉枕部、枕顶部剧痛、频繁呕吐、眩晕复视。并可出现双眼向出血对侧"凝视"、眼球震颤以及出血侧肢体共济运动障碍。

(三)诊断与鉴别诊断

1.诊断 突然或急性发作,头痛、呕吐,或偏瘫.失语,有或无意识障碍,都应考虑脑出血的可能性;如有高血压病史或在接受抗凝治疗期间,对诊断有帮助,但最后明确诊断还需依赖影像学检查,特别是CT。

(1)脑血管造影:血肿压迫邻近血管移位和曲度改变,如丘脑底节区血肿可见豆纹动脉向内(外囊血肿)或向外(内囊血肿)移位,大脑内静脉向对侧(正位像)及后上(侧位像)移位,大脑脑叶血肿可见大脑前动脉向对侧移位,侧裂动脉向上向内(颞叶血肿)或向外向下(额叶和顶叶血肿)移位,小脑血肿可发现小脑上动脉近段抬高,小脑后下动脉蚓枝向一侧移位。

(2)CT扫描:新鲜脑内血肿或凝块显示为边界锐利的高密度病变,CT值可达60Hu以上,静脉注射造影剂后无增强现象,血肿周围可见低密度水肿带环绕,于2～3个月后,血肿区密度逐日下降、边缘也渐模糊,周围脑血肿低密度区则逐渐扩大,且低密度区外线可出现影像增强,从而形成脑内血肿特有的"牛眼"征象,此外CT扫描尚可发现脑室移位、变形等血肿占位征象。

2.鉴别诊断

(1)脑血栓:起病可为急性,但更常见为亚急性,以偏瘫、失语及其他神经系统功能缺损为主,通常无意识障碍,头痛相对轻微,很少发生呕吐,腰穿压力通常不高,更无血性脑脊液,脑血管造影可见动脉阻塞或重要分枝缺如;CT扫描脑缺血区显示为低密度病变,静脉注射造影剂后无增强现象,急性起病者24h内CT扫描可无阳性所见。

(2)原发性脑损伤:头部受暴力后立即出现意识障碍或局灶性神经系统体征,意识障碍可能自然恢复,局灶体征无逐渐加重趋势,腰穿脑脊液压力不高,脑血管造影无阳性所见,CT扫描可发现灶状高、低或混杂密度区,但无占位征象,也可能无阳性发现。

(四)治疗

1.治疗原则 血肿体积巨大,特别是继发脑疝者,应立即手术清除脑内血肿,必要时附加外减压手术,以助脑疝还纳或有利于脑干功能恢复。小的血肿,特别是位于重要结构,如桥脑和丘脑者,可采取保守疗法,主要是应用脱水药和止血剂,以及必要时行脑室引流。

2.手术疗法 适应证:

(1)继发脑疝早期。

(2)CT扫描显示血肿体积较大,如大脑半球>30ml,小脑半球>10ml者;

(3)具备立体定向手术技术条件者,深部的小血肿也可以采取手术。

3.非手术疗法

(1)抗脑水肿治疗脑出血急性期或围手术期,皆应采取药物降颅内压措施。

1)应用脱水药物20%甘露醇溶液250ml静脉滴注,每6～8h重复1次,同时应注意控制液体入量、补充钾盐;静脉输液量每日不超过2000ml;氯化钾溶液静脉点滴,每日3～6g。

2)应用肾上腺皮质激素类药物如地塞米松,每日20～40mg静脉滴注,或氢化可的松,每100～300mg静脉滴注。

3)其他如吸氧和头局部降温。

(2)病因和对症治疗

1)病因治疗:如高血压患者应用降血压药物,凝血机制障碍者应用止血药物等。

2)并发症治疗:昏迷患者易发生吸入性肺炎,肢体瘫痪者易发生褥疮,均应根据病情需要采取预防和治疗措施。

四、脑室内出血

颅脑损伤伴发脑室内出血并非少见,自CT扫描应用于临床诊断后,本病发现明显增多。一些作者统计,进行CT扫描的颅脑损伤患者中脑室内出血者占1.5%～5.7%。

(一)出血来源和分布

外伤性脑室内出血大多伴有广泛性脑挫裂伤,并常伴有各类型的颅内血肿,很少见到单纯的脑室内出血,也很少见于轻型颅脑损伤。其出血来源多由于:①脑室邻近的脑内血肿穿破脑室壁进入脑室内,②外伤时脑室瞬间的扩张造成室管膜下静脉断裂出血。

出血大多分布于第一侧侧室或两侧侧脑室,有时也进入第三或第四脑室,血块充满全部脑室系统者很少见。

(二)临床表现

患者伤后大多意识丧失、昏迷程度深、持续时间长。少数患者意识障碍较轻,可有疼痛反应或半昏迷。局灶症状多出现轻偏瘫,有的患者呈去脑强直或弛缓状态。瞳孔变化多样,两例缩小、一侧散大或两侧放大,对光反射减弱或稍失。

(三)检查

同颅内血肿,CT扫描是确诊的最好方法,可以了解出血的来源和其在脑室内的分布,以及判断颅内其他部位脑挫裂伤和颅内血肿的发生情况。腰穿及侧脑室穿刺可以作为辅助检查方法。

(四)治疗

侧脑室穿刺脑室持续引流是主要治疗方法,引出脑室内积存的血液,缓解脑脊液循环梗阻引起的颅内压增高。脑室内的陈旧性血液可用生理盐水反复冲洗,以清除血性脑脊液和小血凝块。待患者意识情况好转,而脑脊液循环仍不通畅,脑室引流拔除困难时,可进行分流手术,以免影响患者康复或引流时间过长继发颅内感染。

对于单侧侧脑室大血肿和并发硬膜外、硬膜下或脑内血肿时应手术清除血肿。本病的病情严重,症状变化快,易影响生命中枢,所以死残率高。

五、后颅窝血肿

后颅窝血肿主要见于枕部着力伤,它在闭合性颅脑损伤中约占 0.5%,在颅内血肿中占 5%。由了后颅窝血肿多来自静脉窦损伤,故除急性血肿外,亚急性血肿也较多见,此为后颅窝血肿的特点之一。慢性血肿少见。此类血肿根据颅脑损伤的机理,可与对侧额底、额极、额底的硬膜下血肿伴发,也偶与额底和额叶前部的脑内血肿伴发。

（一）出血来源和部位

枕部着力多发生枕骨骨折,骨折线常损伤横窦,有时损伤窦汇和枕窦,以及损伤椎动脉分支的脑膜后动脉。血肿类型以硬脑膜外血肿为最多,血肿多位于一侧,少数可延伸到对侧。后颅窝硬膜下血肿较少,主要来源于小脑表面的血管或小脑表面注入横窦的桥静脉撕裂。偶可遇到小脑半球脑的挫裂伤,脑内血管损伤产生脑内血肿。外伤性原发性脑干内血肿很少见,临床诊断困难,如行 CT 扫描及 MRI 检查,可早期确诊。

（二）临床表现

主要有以下特点:①枕部着力点可见头皮挫裂伤或血肿,数小时后可发现枕下部或乳突部有皮下疝血。②急性血肿患者伤后意识障碍时间较长,昏迷程度逐渐加重,亚急性或慢性血肿患者多有中间清醒期。③颅内压增高表现为剧烈头痛、呕吐频繁、躁动不安和血压升高等,亚急性和慢性血肿多出现视乳头水肿。④部分患者出现眼球震颤、共济失调和肌张力减低等小脑体征。⑤颈项强直或强迫头位为本病特征表现之一,与脑膜刺激征不同之处是克氏征阴性。⑥眼部症状可有两则瞳孔大小不等,伴有小脑幕切迹上疝时出现两线垂直运动障碍和对光反射消失。⑦脑干症状:一侧受损可出现同侧后组颅神经瘫(吞咽困难、声音嘶哑等)及对侧偏瘫、交叉性瘫痪。脑干全部受累时表现为深昏迷、两侧锥体束征、去脑强直等。

（三）检查

颅骨 X 线片,侧位和额枕位可显示枕骨骨折和人字缝分离。枕骨骨折可为线形、粉碎性及凹陷性,骨折线可跨越人字缝,向上可延及顶骨,向下可达枕骨大孔后缘。推动脉造影可显示无血管区,小脑后下动脉受压前移和基底动脉前移靠近斜坡等征象。扫描可以早期确诊,有时需要加用冠状扫描,以免漏诊。

（四）治疗

临床疑诊本病者应及早钻孔探查,经检查确诊者及时开颅清除血肿。一般可参照骨折部位做枕下部一侧垂直切口,在枕骨鳞部钻孔,发现血肿后扩大骨窗,清除血肿。如在横窦处仍未到达血肿上线时,应将切口向上延伸,同侧枕极也应钻孔探查,发现骑跨性硬膜外血肿予以清除,并注意探查横窦,若有损伤应做相应的处理。此外,由于后颅窝血肿常伴有对冲性血肿,故对侧额极和颞叶前部也应钻孔探查。后颅窝血肿保守治疗要慎重。有报道硬膜外血肿在 10ml 以下、硬膜下或小脑内血肿在 5ml 以下,可以在严密观察下进行药物保守治疗,一旦病情恶化应及时复查 CT 或开颅清除血肿。

六、迟发性颅内血肿

外伤性迟发性颅内血肿指伤后第一次凹扫描未发现血肿,数小时、数日后复查出现血肿而言。有人对 300 例颅脑损伤病例进行回顾性分析,发现外伤性迟发性颅内血肿 29 例,占同脑颅脑损伤患者的 9.7%。认为该病有如下特点:①伤后有原发昏迷者占 82.8%;②中老年人占多数(分别占 44% 和 31%);③受伤方式绝大多数为减速性损伤(68.9%);④入院时一般临床症状轻,因此在临床上对于体征缺如或轻微头伤患者应严密观察,绝不能忽视其病史和主诉,尤其是那些受减速性损伤的中老年患者,不应依赖首次 CT 检查结果而忽视其临床动态演变。该病突出的早期征象是意识障碍进行性加重,其次是剧烈头痛伴呕吐及出现新的神经定位体征。此外,还可以出现血压升高及脉搏减慢。当临床上出现上述情况之一时,应毫不犹豫地行 CT 复查,以便及时发现迟发血肿。

在外伤性迟发性颅内血肿中,以脑内血肿较多见,其病理机制可有:①脑损伤局部二氧化碳蓄积,引起局部脑血管扩张,进一步产生血管周围出血。②血管痉挛引起脑局部缺血、脑组织坏死、血管破裂产生出血。③脑损伤区释放酶的副产物,损伤脑血管壁产生出血。也有学者认为:脑的创伤可产个凝血机制障碍,引起迟发性出血和凝血性病变,从而导致头伤迟发性脑损伤。因而,头伤患者凝血机制检查异常应引起神经外科医师的警惕和重视。

外伤性迟发性颅内血肿的治疗原则与急性、亚急性颅内血肿相同,但要注意在开颅清除血肿后,有可能再次出现颅内血肿。

七、多发性颅内血肿

多发性颅内血肿是指颅内同时存在两个以上的血肿,国内许多单位将之列为一种单独类型,据统计约占颅内血肿的 20%。

(一)多发性颅内血肿的分类

1. 不同部位同一类型血肿　以多发性硬脑膜下血肿占绝大多数,见于枕部和前额部减速伤,血肿多发生于额底、颞底、额极部位,头部侧方着力的减速伤,硬脑膜下血肿可同时发生于着力侧和对冲部位。但多发性硬脑膜外或脑内血肿均很少见。

2. 同一部位不同类型(混合性)血肿　多见于头部侧方着力,以硬脑膜外和硬脑膜下血肿较多,其次为硬脑膜下和脑内血肿。

3. 不同部位不同类型血肿　见于头一侧着力的减速伤,以同侧硬脑膜外相对冲部位硬脑膜下血肿较多,枕部着力的减速伤可产生同侧颅后窝硬脑膜外血肿和对冲部位额底、额极距脑膜下血肿。

(二)临床表现

一般较单发的颅内血肿症状为严重,伤后持续性昏迷或昏迷程度逐渐加重者很多,症状进展迅速,脑疝出现早,伤后常在短期内患者即处于濒死状态。

(三)检查

与颅内血肿检查项目同,但应注意其检查的特点:

1. 脑超声波检查　两侧性血肿时,中线波多无明显移位或轻度移向血肿较小的一侧,故中线波正常范围者不能除外多发性血肿。

2. 脑血管造影　有以下征象者应考虑多发性血肿:①大脑表面有一无血管区,但该侧大脑前动脉无明显对侧移位,提示对侧可能有血肿;②大脑前动脉移向无血管区的一例,说明对侧可能有更大的血肿;③无血管区较小而大脑前动脉向对侧移位显著,可能在同侧有脑内血肿。

3.CT扫描 可以确定各种类型的多发件血肿。在诊断此类型血肿中有很大优越性。

4.MRI 优越性同CT扫描。而且能发现小血肿及较小的脑挫伤灶,但费用较高,也较费时间。

(四)治疗

在伤情紧急、检查条件受限的情况下,对疑诊颅内血肿患者进行探查手术时,必须结合着力部位和着力方式来考虑存在多发性血肿的可能性,增加颅骨钻孔,防止血肿遗漏,尤其是对侧硬脑膜下血肿的发生率较高,需要多处钻孔探查。

为了争取一次手术完成多发性颅内血肿的治疗,要求:①一侧枕部、前额部和颞部的减速伤,多发性血肿的可能性较大,应在血肿可能发生的一些部位做多处钻孔探查;②当一个血肿清除后颅内压仍很高,迅速向骨窗外膨出,应再进行钻孔,寻找其他部位的血肿;③手术时发现血肿量少,不能解释临床症状或X线所见时,也应探查其他部位可能存在的血肿;④血肿清除后患者一度好转,不久又出现另一侧症状,即应探查对侧,发现血肿予以清除。

总之,多发性血肿的诊断和处理比较复杂,死亡率很高,在没有CT检查条件时应周密分析伤情,减少多发性血肿的遗漏,提高本病的治疗水平。

(张峰)

第七节　开放性颅脑损伤

开放性颅脑损伤是指致伤物造成头皮、颅骨或者脑组织向外界开放的损伤,根据致伤物性质的不同,分火器伤与非火器伤两类。

一、火器性颅脑损伤

(一)火器性颅脑损伤的机理

飞行物造成的颅脑损伤可以分为枪弹致伤和弹片致伤两种伤情。

1.枪弹造成的颅脑损伤与枪弹作用头部时能量或杀伤力的大小有密切关系 枪弹的能量或杀伤力与其重量和速度平方成正比。因此,就枪弹的杀伤力大小而言,速度较重量更为重要。如手枪射出的枪弹,初速多在每秒300m左右,属于低速,故杀伤力较小,近距离才具有杀伤力,自动步枪和机枪射出的枪弹,初速均在800m以上,杀伤力很大。

根据实验观察,由于枪弹前端尖且圆滑,容易穿透头皮、颅骨和硬脑膜,并且能量衰减的不多,进入颅腔内,造成脑伤道瞬间膨胀的空腔,对周围脑组织产生压力波,以致出现一时性功能丧失,又称为休克波。手枪枪弹所造成的脑伤道膨胀空腔一般为枪弹直径的3倍左右,对周围脑结构损伤范围较小;而自动步枪枪弹造成的脑伤道膨胀空腔一般为枪弹直径的10倍,对周围脑组损伤的范围很大,其压力波常常作用到脑干,造成生命中枢的迅速衰竭,因此,高速枪弹击中头部,伤者多立即死亡,近来研究证明其远达效应还可使心脏瓣出血,以及影响肺、肾等脏器。枪弹能量穿透头部入口进入颅腔后被吸收的不多,除造成严重的脑损伤(常是致命性)外,其余能量仍穿透对侧颅壁而飞矢,故枪弹伤以贯通伤占大多数。高速枪弹伤存留在颅腔内的非贯通伤少见;仅当枪弹在射程的远段,速度已大为减慢时击中头部才有可能。故盲管枪伤和枪弹与头部呈切线性穿过的切线枪伤,伤员可有生存机会。

2.弹片造成的颅脑损伤与枪弹致伤有一定的不同 巨大的弹片(长径3cm以上)距爆炸

点较近时其能力常很大,击中头部时多造成脑的弥散性损伤,伤员多迅速死亡。由于弹片的形状很不规则,当其穿透头皮,颅骨和硬脑膜后,能量已衰减很多,弹片的不规则表面虽可造成伤道脑组织的挫灭伤,失活的脑组织较多,但多不造成脑膨胀空腔,对周围脑组织产生的压力波很小,进入颅腔后其残余的能量仅能使其停留于脑组织内,停留于一侧大脑半球者占多数,穿过中线停留到对侧大脑者约占1/4。

(二)火器性颅脑损伤的分类

1.非穿透伤 占火器伤总数的70%,其包括头皮软组织损伤、开放性颅骨骨折,但硬脑膜完整,少数也可合并脑挫伤或颅内血肿。

2.穿透性 非贯通伤、贯通伤、切线伤。

(三)病理

火器性颅脑损伤的病理,可分为急性期、早期和晚期三个阶段的不同病理变化过程。

1.急性期病理变化 多由致伤物直接造成,枪弹或弹片可造成各种长短和形式不同的脑伤道。高速枪弹击中头部时其动能很大,而且枪弹前端较光而圆滑,穿过颅板后能量衰减不多,仍有很大的动能以压力波形式作用于邻近脑组织,造成脑伤部的暂时性膨胀,形成空腔,压力波作用的范围可10倍于枪弹的直径,脑干常被累及,致呼吸和循环衰竭,伤员立即死亡。手枪的枪弹射出后击中目标时多为低速,进入颅腔内其压力波作用的范围约为枪弹直径的3倍左右,脑组织损伤范围远较高速枪弹为小,但近距离被击中或自杀者仍可致命。弹片击中头部时,由于其表面粗糙和形状不规则,穿过颅板后其动能被大量消耗,造成的脑伤道也不整齐,且其压力波很小,对周围脑组织损伤轻微,放伤后立即死亡者也少。此外,飞射物造成脑损伤和脑血管调节功能障碍,常迅速发生脑肿胀和相继发生的脑水肿,也常由于脑和脑膜血管损伤,造成硬脑膜外、硬脑膜下和脑内血肿,以及脑室内出血,其中以脑伤道内的脑内血肿多见。手术迟延,往往致命,火器性颅脑伤员急性期死亡率很高。

2.早期并发症期 早期系指伤后3d～3个月,此期间颅内感染性并发症比较常见,死亡率也很高,但如及早发现感染的原因,采取措施,包括清除感染灶,应用抗感染药物,许多伤员可以获救。

3.晚期并发症和后遗症期 晚期指伤后3个月到数年。此期间,多数伤员创伤均已愈合,早期感染性并发症已得到治疗和控制,脑伤道为神经胶质细胞和纤维细胞增生、修复。此期内以外伤性癫痫的发生率较高,致癫痫区多位于脑伤道或脑膜脑瘢痕附近,但形态学并无特征所见。此期间也可见晚期脑脓肿或偶见感染性肉芽肿。由于脑和脑膜等结构损伤,伤员常遗有头痛、头昏、智力减退、偏瘫、失语、偏盲等后遗症。

(四)临床表现

1.意识障碍 火器性颅脑穿透伤,局部虽有较重的脑损伤,有时可不出现昏迷,此点不可忽略,应予连续观察神志变化过程。如伤员在伤后出现中间清醒或好转期,或受伤当时无昏迷随后转入昏迷,或意识障碍呈进行性加重,都反映伤员存在急性脑受压征象,可能合并急性颅内血肿。长期昏迷,反映广泛性脑损伤或脑干、颅内感染、严重合并伤以及休克、缺氧等,皆可使脑部伤情趋向恶化。一部分伤员尚可出现精神障碍。

2.生命体征 重型颅脑损伤,伤后多数立即出现呼吸、脉搏、血压的变化。伤及脑干部位重要生命中枢者,可早期发生呼吸紧迫、缓慢或间歇性呼吸。脉搏转为徐缓或细速、脉率不整与血压下降等中枢性衰竭征象。伤后呼吸慢而深、脉搏慢而有力,血压升高的进行性变化是颅内压增高、脑受压和脑疝的危象。常提示有颅内血肿。开放伤引起的外出血、大量脑脊液流失,可引起休克、衰竭。应该注意查明有无胸腹伤、大的骨折等严重合并伤。

伤后出现中度发热多系蛛网膜下隙出血和创伤反应。下丘脑损伤可引起中枢性高热。还要考虑颅内感染、肺炎、泌尿系感染等因素。体温不升,说明周身反应能力低下,是预后不良之征。

3.伤员可有运动区脑挫裂伤、血肿、骨片刺激等,常引起癫痫,并因癫痫加重而瘫痪。脑膜刺激征也常出现。

4.颅内压增高　火器性颅脑损伤并发颅内血肿的机会较多,脑水肿与颅内感染都使颅内压增高,呼吸道通气不畅,经常使颅内压急剧增高,改善呼吸可使情况改善。

(五)处理

1.急救和后送　①保持呼吸道通畅,防止窒息,为此患者宜取侧俯卧位。②迅速包扎头部和其他部位伤口,减少出血,有脑膨出时,用敷料绕其周围,保持脑组织以免污染和增加损伤。③防止休克:对休克伤员,应查明原因及时急救处理。④紧急处理危及生命的颅内血肿。⑤应用抗生素,并常规注射破伤风抗毒素。

2.颅脑清创　颅脑火器伤不论是穿透伤或非穿透伤,原则上均应早期彻底清创。其目的是将污染的开放伤口经清创后变成清洁的闭合伤,从而减少脑脊液漏、脑膨出与颅内感染的机会,并减少脑瘢痕形成与日后发生癫痫的机会。

按清创处理的时限分:早期、延期和晚期。

早期处理(伤后3d内),创伤尚无明显感染,一般按彻底清创的原则进行。

延期处理(伤后4~6d),创伤尚无明显感染者,仍适于彻底清创,已有明显感染者,应清理伤道并予引流。待感染局限后再行二期手术。

晚期处理(7d以上),创伤多已有明显感染或化脓,宜于扩大骨窗,清除碎骨片,引流伤道,以后再行二期处理。

(六)检查

1.神经系统检查　应常规进行,既要抓住重点,又不遗漏主要伤情。检查目的:确定脑损伤部位、范围及严重程度,还应定时复查,以便及早发现伤情变化,及时进行治疗。

2.创伤检查　检查头部射入口的大小,伤口有无活动性出血,有无液化的脑组织碎屑或脑脊液外溢。当在伤口内见到脑组织和脑脊液时,即可确定为颅脑穿透伤。如摄入口头皮伤很小,伤员也无明显的脑症状和体征,仍需行颅骨摄片,以排除颅脑穿透伤。以往颅脑战伤总结中,时常遇到将颅脑穿透伤误诊为头皮软组织伤,因而延误了早期脑清创。当伤员的头皮摄入口创伤很小,而症状却相当严重时,应考虑合并颅内血肿的可能性很大,当看到伤员头皮伤口有活动性出血时,可做缝扎止血以减少失血。在检查头皮伤口时,也不应以探针或镊子向伤口深部探寻,防止增加颅内感染和脑组织损伤。

3.合并伤检查　颅脑伤员除行头部创伤和神经系统检查外,还应全面检查伤员的其他部位有无损伤。当颅脑伤员有严重休克时,如排除了头皮伤口的大量失血,则应注意有无胸腹脏器合并伤,必要时行胸腔和腹腔穿刺,当怀疑某部位有骨折可能时,也应行X线摄片,防止合并损伤的遗留。

(七)辅助检查

1.腰椎穿刺　对颅脑穿透伤员检查中,在脑清创术未进行以前,最好不做腰椎穿刺,以避免穿刺造成的颅腔低压或负压,促使头皮污染物进入颅腔内,应等待脑清创术后,定期进行腰椎穿刺,以测定颅内压水平,排出血性脑脊液,了解有无颅内感染等情况。当伤员有明显颅内高压时,腰穿排出脑脊液应缓慢,收集 2ml 送检即可,避免因排液过快而导致脑疝发生,当脑脊液呈现混浊时,除检查细胞、蛋白、糖和氯化物外,还应进行细菌涂片和细菌培养。创伤恢复期伤员表现为颅内高压和脑脊液蛋白增高时,应进一步检查是否并发脑脓肿。

2.颅骨 X 线检查　凡头皮有伤口的火器伤伤员,不管其伤口多么小,都应进行颅骨摄片,以防止颅脑穿透伤漏诊,因而延误治疗。一般均应摄颅骨正位和侧位片两张。借此可以确定颅骨入口的大小和颅内异物的分布情况。有时从入口的洞形骨折处又有线形骨折向远处延伸,以枪弹造成的颅骨骨折这种情况比较多见,甚至产生爆裂骨折。一般枪弹造成的颅骨折大多为贯通性,其出口骨折多较入口骨折稍大,枪弹已飞出颅腔,脑内碎骨片大多见于距入口近的脑伤道内分散,出口骨折片部分存留在头皮下。一部分坠落枪弹或枪弹在射程的最后阶段击中头部时,枪弹的动能已大减,不能再穿出颅腔,即为非贯性伤,但较贯通伤少得多。弹片进入颅腔内停留在脑伤道的最远端,有时弹片与颅骨撞击后碎裂成数小块分散在脑内,碎骨片则多停留在脑伤道的近段靠近摄入口处。专科医生可根据颅骨正、侧位片的显示,确定碎骨片相金属异物的数目、大小相位置,进行幕上脑清创术。

枕部和颅后窝火器伤,摄颅骨正位片往往因眼眶与枕骨鳞部重叠而显示不清,此时,将正位片改为前后向头倾斜 35°的额枕位片,即可得到良好显示。眼眶部穿入伤,应摄后前向头倾斜 20°的顶眶位片,以显示眶壁的入口骨折。

3.脑血管造影　在颅脑火器伤中也很少用。诊断颅内血肿和脑脓肿已为 CT 检查所代替。金属异物造成的颈内动脉。海绵窦瘘和外伤性颅内动脉瘤等诊断。

4.脓肿或窦道造影　对于深部窦道性脑脓肿和久治不愈的慢性颅脑窦道,应用碘苯酯造影,以了解窦道的行程和形态,对根治手术有帮助。

5.CT 扫描　近年来总结的资料表明,CT 扫描对于了解火器性颅脑损伤脑伤道的位置、脑肿胀和脑水肿的范围等优于其他检查,CT 扫描也能清楚地显示颅内血肿和脑脓肿的位置、大小及颅内异物的位置。但对了解脑内分散碎骨片的准确数目、大小、形状和碎骨片之间的距离关系则不如颅骨平片检查。因此,做好彻底的脑清创手术,CT 扫描仍不能代替颅骨平片。

6.脑电图检查　用于创伤晚期并发外伤性癫痫伤员的检查,并可借助脑皮质电极描记切除脑内致癫痫灶。

(八)诊断

战时因伤员数量很多,检查要求简捷扼要,迅速明确颅脑伤性质和有无其他部位的合并伤。要强调头颅 X 线检查,这对了解伤道情况,确定颅内异物的性质、数目、位置,分析是否有头部多发伤很有必要,对指导演创手术的进行也有重要作用。

在野战条件下,腰椎穿刺检查尽可能不做。疑有颅内感染者则可进行腰穿与脑脊液检查,必要时可同时通过蛛网膜下隙注射抗生素作为治疗。

火器性颅脑损伤后期存在的并发症与后遗症可按具体情况选择诊断检查方法,包括脑超声检查、脑血管道影、颅脑扫描、气脑造影及脑电图检查等。

(九)手术治疗

1.手术顺序的安排　经头部创伤和神经系统检查,以及颅骨 X 线摄片后,根据伤员伤情的轻重缓急,妥善安排手术顺序,一般手术安排的顺序是:①脑伤或静脉窦伤有活动性出血者立即手术;②伤员意识情况恶化,有颅内血肿脑受压表现,或一侧瞳孔散大出现钩回疝征象者,也应立即手术;③创口部有大量脑脊液流失,多提示为脑室穿透伤,应尽早手术;④伤情类似的颅脑穿透伤多人,应将负伤较早的尽先手术;⑤非穿透伤手术应晚于穿进伤手术;⑥枪弹贯通伤,伴有爆裂性颅骨骨折和脑弥漫性损伤,伤员呈深昏迷和出现脑干功能衰竭表现、无脑受压征象者,不适于手术,应采取改善呼吸和循环功能的措施,待伤情稳定后,再考虑进行脑清创。

2. 术前准备 术前准备工作有:①应用抗生素预防感染;②备血,一般 200～600ml,静脉窦损伤手术时用量 2000ml;③剃光头发,刷洗头皮,碘酒酒精消毒;④术前用药:局部麻醉时,术前 1h 服苯巴比妥 0.2mg,气管内麻醉时,皮下注射阿托品 0.4mg;⑤有颅内压增高或脑疝症状时,应用 20％甘露醇 250ml,静脉内推入或快速滴入。

3. 麻醉

(1)针麻或局麻:用于头皮伤或非穿透伤清创术。

(2)气管内麻醉:用于颅脑穿透伤清创术,应用硫喷妥钠和肌肉松弛剂(司可林)静注作诱导,气管插管后再以冬眠药物维持。用药也应根据麻醉师的经验进行选择。

4. 穿透伤清创术 投射物穿过头皮、颅骨和硬脑膜进入脑内,造成深浅和方向不同的各种类型脑伤道大多比较复杂。颅脑穿透伤清创术按非贯通伤、贯通伤和切线伤分述如下:

(1)非贯通伤清创术:飞射物穿入颅腔,并停留于颅腔内,形成非贯通伤。清创术前,术者应根据颅骨正、侧位片显示的伤道特点,脑内碎骨片数目和分布,金属异物的大小和位置。如有条件,经 CT 扫描显示的脑伤道走行和血肿的有无,综合以上情况,设计脑清创的手术方案。

1)头皮切口:常用的切口有"S"形,弧线形或梭形等,创缘仅需切除一窄条,以免缝合时过于紧张,影响创伤愈合。

2)颅骨处理:大多采用由颅骨摄入口以咬骨钳向外扩大的骨窗开颅方法。骨质切除到显露正常硬脑膜 1cm 处。咬除颅骨的范围一般在 3～5cm 直径大小,即可做好非贯通伤的清创。但如脑内碎骨片分散或深在,则颅骨切除的范围还要加大。如金属异物距摄入口远,抵达同侧半球的另一端,或穿过中线停留于对侧半球表面时,则需在靠近异物的颅骨部,另设计骨瓣开颅予以摘除。飞射物经眼眶或面部摄入,再经颅前窝底进入脑内,可以采用传统的前额部骨瓣开颅进行清创。

3)硬脑膜处理:将硬脑膜破损边缘稍加剪修即可,不过多切除。硬脑膜破损较大,还应将颅骨缘向外咬除,寻找其破损缘到正常硬脑膜 1cm 处。如硬脑膜破口小,可做延长切开、以利脑伤道显露,应用骨瓣开颅清创时,硬脑膜瓣应翻向矢状窦侧或与皮骨瓣呈相反的方向。硬脑膜出血以单极或双极电凝止血,硬脑膜外出血以海绵填塞,必要时将硬脑膜缘悬吊于骨膜或帽状腱膜上。

4)脑伤道处理,非贯通伤脑伤道的特点是伤道近侧段有颅骨的碎片密集或散在,失活的脑组织和血凝块较多,也可见头皮碎屑、头发、泥沙和帽子碎片等异物,在伤道的远段内失活的脑组织则很少,弹片或枪弹停留于伤道的远端。有时,弹片或枪弹冲撞另一侧的颅骨内板而被弹回,形成曲折的伤道。如金属异物损伤脑内或脑皮质表面血管,可引起伤道内或皮质表浅的血肿。有些弹片与颅骨的摄入部撞击后分裂出一些更小的碎片,并可与碎骨片混杂在一起。因此,在飞射物造成的主伤道以外,还可见到碎骨片和碎弹片造成的一些分散或继发性小伤道。脑清创术的要求是争取一次手术将脑内所有碎骨片全部摘除,也同时清除失活的脑组织、血凝块和其他各类异物。在不增加脑功能损伤的情况下摘除伤道内或其邻近弹片,以及另做骨瓣开颅摘除伤道远端停留的大型金属异物。

(2)贯通伤清创术:颅脑贯通伤几乎均发生于枪弹伤。高速枪弹致伤脑部,伤员大多立即死亡,仅少数贯通远离脑干的脑区,以及落弹击中头部时其动能已减弱,或低速手枪枪弹致伤者,可有生存机会。

贯通伤脑伤道的特点是,摄入口的头皮和颅骨缺损较小,近侧脑伤道内有碎骨片存留,射出口头皮和颅骨缺损的范围较大,脑皮质和硬脑膜裂伤也较入口处严重,且多有活动性出血。脑清创术一般是入口和出口清创在一次手术中完成。由于出口侧组织损伤较重、出血多,因此,可先由出口开始清创,然后再行入口清创,假如入口侧出现血肿症状或有活动性出血情况紧急时,则清创即由入口首先进行。

头皮切口、颅骨和硬脑膜处理与非贯通伤清创相似。对于入口和出口距离接近者,头皮切口可连成一个,两个洞形骨折之间的骨桥可用咬骨钳切除,将两处骨折连通并扩大,形成一个长圆形骨窗,中间硬脑膜也剪开,入口附近脑伤道内的碎骨片,应仔细寻找并全部摘除,其他异物、碎化脑组织相血凝块等也应清除。伤道内活动性出血,应使用双极电凝止血。旁过两侧半球的贯通伤合并脑深部活动性出血时,需要找到损伤血管予以电凝或夹闭,有时需要探查大脑镰的两侧,检查胼周动脉和其分支有无损伤,以达到确切止血。

(3)切线伤清创术:枪弹或弹片与头部呈切线性穿过,金属异物已远,头皮、颅骨、脑膜和脑组织呈沟槽状损伤。脑浅部有较多的碎骨片存留,但有的骨片也可抵达脑深部。清创时切除头皮创缘并适当延长切口,切除陷入性骨折片,将骨窗适当扩大,修整硬脑膜破损缘。脑浅部碎骨片摘除比较容易,进入脑深部的碎骨片应在不加重损伤的情况下予以摘除。清除失活的脑组织和血凝块,严密地修补硬脑膜,缝合头皮。

(4)反跳伤清创术:枪弹或弹片在一定角度上与头皮和颅骨冲击后,向远处飞矢。造成头皮、颅骨、脑膜和脑组织损伤。组织损伤的范围较切线伤小,颅骨碎片常穿破硬脑膜,密集或成串地存留于脑内,清创术与切线伤相似,切除头皮创缘并延长切口,扩大骨窗和硬脑膜破口,摘除脑内所有碎骨片,修补硬脑膜,缝合头皮。

二、非火器性颅脑损伤

非火器性颅脑损伤的致伤物为各种锐器或者钝器,前者造成的创伤一般称之为锐器伤,后者造成的创伤称之为钝器伤。

(一)非火器性颅脑损伤的机理

1.锐器性颅脑损伤 由于致伤物前端锋利和尖锐,切过或穿透头皮、颅骨和脑膜,较容易地进入脑组织,脑伤道整齐和光滑,损伤主要限于脑伤道的局部,对伤道周围脑组织的影响很小,损伤的严重性主要取决于脑和脑血管等结构的重要性。

2.钝器性颅脑损伤 损伤机理可因致伤物的种类而有不同,如铁棍、树枝、竹筷等穿入颅腔内,脑的损伤情况类似锐器伤,主要也是限于脑伤道的局部,周围结构很少受影响。钝器如木棒、铁器、瓷器和石块等击中头部时与头部接触面积较大,虽造成头皮、颅骨和脑的开放性创伤,但其损伤机理则类似闭合性颅脑损伤的加速性损伤。

（二）临床表现

1.濒死状态 除直接损伤脑干和丘脑下部外，多见于致伤物损伤颅内大血管，引起颅内急剧的大出血、颅内高压继发脑疝所致。伤员在伤后可有短时间的清醒，很快出现头痛、呕吐，进入昏迷状态，首先一侧瞳孔散大，不久两侧瞳孔均散大，出现病理呼吸，往往来不及救治而死亡。就地急速钻颅、扩大骨窗，排除积血，可有获救希望。

2.意识障碍进行性加重 伤员在伤后仍能说话和行动，经过数小时或 1～2d，意识状态逐渐恶化，呈嗜睡或半昏迷状态，并有头痛、呕吐、躁动、血压升高等颅内高压表现，应及早做 CT 扫描或脑血管造影，确定是否伴发颅内血肿。

3.休克 伤员来到后，面色苍白、脉搏微弱，心率快、血压低或测不到，呈现严重休克表现，多见于头部创伤失血过多或其他部位合并伤所致，迅速查明原因，就地急救。

4.病灶症状 由于头部受伤部位多在额部和顶部，故偏瘫和轻偏瘫比较常见，左侧半球言语区受损产生运动性失语，损伤视放射纤维和枕叶视皮质时出现同向性偏盲等。

5.经眶穿透伤综合征 致伤物经过眼眶穿入颅内，临床表现为眼睑和结膜淤血、肿胀，眶内出血可致眼球突出。由于眼球周围有较厚的脂肪组织包裹，致伤物可经眼球旁滑过，故一部分经眶穿透伤伤员的眼球可免于损伤，视力仍可完好。但大的或锐利的致伤物则容易损伤眼球，因而导致视力障碍。视神经和第 3～5 颅神经也常受到损伤，出现视力和眼球运动障碍，以及面部感觉障碍。此外，也常发生颈内动脉颅内段和海绵窦损伤，造成外伤性颈内动脉瘤或颈内动脉—海绵窦瘘。后者表现为搏动性眼球突出，眶部可听到持续性血管杂音等。

6.颅内感染症状 致伤物穿入颅腔内，往往将头皮、头发、帽子和颅骨等碎片带入脑组织内，脑伤道内有失活的脑组织和血凝块，为细菌繁殖提供良好条件。如清创时间晚或清创不够彻底，遗有上述的有机异物，容易发生化脓性脑膜炎、脑炎或脑脓肿。此外，入口经过额窦或筛窦，伤后未处理，以及木质致伤物刺入脑内，颅骨摄片也难显示，长期遗留在脑内等均易发生颅内感染。临床表现为头痛、恶心、呕吐，体温升高，心率快，伤员颈部强直，克匿格征阳性，血象白细胞总数和多核白细胞增高，脑脊液混浊，糖和氯化物减少，细菌培养阳性等。应行颅骨 X 线平片、CT 扫描和磁共振等检查，以查清感染的原因。

7.癫痫 开放性颅脑损伤伤员在伤后早期和晚期均可出现各类型的癫痫发作，其发生率也较闭合性颅脑损伤高。早期出现的癫痫发作多由于脑创伤的局部刺激所致，应以药物控制为主，晚期发生的癫痫病因较多，应针对病因进行相应处理。

（三）检查

1.创伤检查 为了了解头部开放伤的深度，应细致轻柔地检查伤口，头皮和颅骨的创伤均较表浅，颅骨多见凹陷，如致伤物深入颅腔内，或伤口处看到脑组织碎屑或脑脊液流出时，即可确定为脑的开放伤。伤口的活动性出血应予以制止，嵌入颅腔内的致伤物，应保留于原处不动，等待专科医生处理。

2.腰椎穿刺 一般不靠此项检查做创伤性质的诊断，但手术后或创伤晚期疑有颅内感染，以及已证实为化脓性脑膜炎时，此项检查对进一步了解感染和加强治疗均有帮助。

3.颅骨 X 线平片检查 应常规摄颅骨正位和侧位片，必要时拍切线位，CT 扫描不能取代此检查。因颅骨平片可清楚地显示嵌入颅腔内金属致伤物的深度和方向，了解颅骨骨折的类型，如锐器造成的沟形骨折、长孔骨折和穿刺骨折，钝器造成的凹陷骨折、粉碎骨折和穿孔（洞形）骨折等。经眶穿透伤，摄瓦特氏位可了解眶壁的骨折位置，但进入颅腔内的木质致伤物,如木棍、树枝、竹筷等,颅骨平片则往往难以显示,此时 CT 扫描可有帮助。伴有气窦损伤时,颅腔内可看到气体。

4.脑血管造影 对颅内血肿的诊断已为 CT 扫描所代替,但无 CT 设备者仍可进行此项检查。经眶穿透伤有损伤颈内动脉颅内段和海绵窦的征象时,脑血管造影可以证实血管损伤性质,作为治疗的依据。

5.CT 扫描 对了解脑伤道的位置和范围,诊断颅内出血、血肿的分布相位置很有帮助。也可发现颅内存留的致伤物和颅骨碎片。但对脑内分散的碎骨片数目和形态则不如颅骨平片显示的确切。对颅内存留的木质致伤物,CT 常显示为低密度,可误诊为脑水肿带或脑内气体,因而可延误手术治疗,应注意鉴别。

(四)治疗

1.头部多处创伤 各伤口同时出血,失血量多,伤员每处于严重休克状态。急救时应在控制出血的同时进产输血补液。对多处伤口同时出血者,可用大弯针和丝线将伤口按出血多少的顺序一一地行暂时性缝合,使活动性出血停止或减少,然后在休克被纠正后,剪开一个伤口缝线,进行一处彻底止血清创,直至全部伤口止血清创完毕。这样可以减少伤员因为失血过多所造成的危险。

2.特急性和急性颅内血肿 伤员急诊被送入医院时,已由伤后短暂的清醒进入深昏迷,双侧瞳孔散大和病理呼吸,多提示为特急性颅内出血脑受压和脑疝晚期,患者已处于垂危状态,救治困难,虽如此,仍可就地钻颅或由颅骨入口扩大骨窗,清除积血,以争取一线希望。对于一侧瞳孔散大的脑疝伤员,为了争取时间,尽快由颅骨入口扩大骨窗清除血肿,可获得较好的生存质量;对于仅表现为颅内高压的伤员,可以在 CT 扫描证实颅内血肿后再进行手术。

3.锐器伤 伤口边缘常很整齐,如伤员一般情况良好,无明显颅内高压和神经系阳性体征,经颅骨 X 线检查或 CT 扫描,仅见颅骨沟形骨折或穿刺骨折,未发现颅内有致伤物和颅骨碎片存留,可以不进行脑内清创,仅行头皮浅部清创,缝合帽状腱膜和皮肤两层即可。如颅骨平片发现脑内有碎骨片和致伤物存留时,应扩大骨窗,摘除脑内致伤物和全部碎骨片,清除失活胞组织和血凝块,做到彻底脑清创。

4.钝器伤 此类致伤物造成的头皮伤口创缘多不整齐,颅骨呈穿孔或洞形骨折,脑伤道内常分散许多颅骨碎片和被致伤物带入的头发、头皮和帽子碎片等有机异物,以及失活脑组织和凝血块等。早期清创应在伤后数小时内进行,头皮切口应包括创缘切除,从颅骨入口向外咬除骨质,根据脑伤道的深浅和异物分散范围,做成 3～5cm 直径骨窗,清除脑内所有碎骨片和其他有机异物,细致止血,完成早期彻底滑创。任何延迟清创日期或清创不彻底,脑内遗留碎骨片和其他有机异物等情况,均将增加颅内感染机会,使伤员遭遇不良的后果。

5.头部嵌入致伤物 如穿入颅腔内被颅骨卡住的刀片、树枝、竹筷等。急救时应严禁摇动或就地拔出,应迅速送往专科医院,由专科医生做好控制颅内大出血的准备,手术应在全麻下进行,以头皮伤口为中心,做一"S"形切口,绕颅骨穿孔周围做 4 个钻孔,再连成方形骨瓣,然后术者或助手将留置的致伤物连同骨瓣一并沿其纵轴方向缓慢拔出,当发现活动性出血时,立即剪开硬脑膜,牵开脑伤道,寻找出血处,沉着地进行止血,脑内碎骨片和其他有机异物存留时,应彻底摘除,清除失活脑组织和凝血块,反复以生理盐水冲洗伤道,然后逐层缝合。

6.经眼眶穿透伤 致伤物经眼眶进入颅腔内,由于眶内容与颅腔内容同时损伤,故应由眼科和神经外科医生共同处理。术前应分析哪些眶内和颅内重要结构可能受到损伤,如疑有颅内血管损伤时,应行脑血管造影,以确定颅内血管的损伤情况。如需从眼眶拔出刺入颅内的致伤物时,应严格沿其纵轴方向拔出,防止因晃动而加重眶内和颅内结构的损伤。如考虑到拔出致伤物后可能发生颅内出血时,应在拔出致伤物前,由神经外科医生做好前额部骨瓣开颅,一旦拔出致伤物后大出血时,即可迅速从颅内止血。对于查明并发外伤性颅内动脉瘤或颈内动脉海绵窦瘘者,应分别情况进行相应治疗。眶内与颅内所遗留的木质或金属的致伤物,如在创伤的晚期才被发现并决定行致伤物摘除时,还应注意检查其周围有无碎骨片和脑脓肿等,以便做到创伤根治。经眼眶刺入颅腔的致伤物,也有发生破伤风的报告,故此类伤员应在伤后注射破伤风抗血清以资预防。

7. 经鼻、筛窦穿透伤　曾有致伤物经鼻、筛窦刺入颅腔额叶的病例报道,此类伤如能在伤后获得正确诊断,采用前额部骨瓣开颅,摘除脑内异物后,修补筛板处硬脑膜破口,常能获得治愈。

(张峰)

第八节　外伤性颈内动脉海绵窦瘘

颈内动脉由颅底经破裂孔入颅后,向前行经海绵窦,颅底损伤使该段颈内动脉壁穿破或伤及颈内动脉海绵窦段,动脉血由动脉壁的破裂口直接注入海绵窦内,形成颈动脉海绵窦瘘。见于闭合性颅脑伤颅底骨折累及海绵窦时,也偶见于火器伤与锐器伤直接伤及动脉或因骨折片所致。受损伤的动脉或当即破裂或延迟破裂,其症状可在伤后立即出现或在伤后数小时、数日之后才出现。

一、临床表现

临床表现与颈内动脉损伤形成的海绵窦动静脉瘘口大小有关,可分为局部症状与全脑症状。

1. 局部症状　颈内动脉海绵窦瘘的局部症状是由于颈内动脉血液直接灌入海绵窦引起的。正常情况下,海绵窦接受眼静脉、蝶顶窦、鞍区小静脉的回流。当动脉血注入后,海绵窦内血压升高,必然影响到眼静脉和其他汇入海绵窦的静脉回流郁滞,其结果使该区域之静脉显著扩张、对周围组织产生压迫,眼眶内静脉同样出现扩张郁滞,挤压眼球,产生如下症状。

(1)搏动性突眼:病例眼球不仅显著突出,而且伴有与心搏节律相一致的搏动。

(2)眼球、额眶、颞部听诊有收缩期吹风样血管杂音:患者自觉颅内有呼呼作响的血流回旋声,有的病例声响甚大呈轰鸣声,使患者不安、失眠。

(3)球结合膜血管怒张、水肿或有瘀斑:久之可能因暴露发生溃疡,额眶部甚至颞部也呈现相应的头皮静脉怒张与皮内毛细血管扩张。当压迫病侧颈总动脉时,眼球搏动立即停止,血管杂音也随之减弱或消失。但有时需同时压迫两侧的颈总动脉才能使杂音消失。这一现象说明对侧颈内动脉血流可能通过侧支循环参加到病变区域。

(4)常同时出现海绵窦与眶上裂综合征:表现为眼球运动神经麻痹,致眼球固定。三叉神经第一支受累出现前额部与眶上感觉和角膜感觉减退。有时进而累及视神经,出现视乳头水肿与出血,晚期发生视力下降。

2. 脑缺血引起的全脑症状　颈内动脉海绵窦瘘时,动脉与海绵窦之间形成短路血液循环,影响瘘口远侧的大脑中动脉及大脑前动脉血流灌注减少,相应的分布区发生脑供血不足,长期的脑缺血引起脑的功能损害,有时颅内压可能增高。如海绵窦动静脉瘘较大、分流量大,尚可出现代偿性心脏扩大。

此外,如果颈动脉破裂与蝶窦相通可造成大量鼻出血。通常出现于伤后早期或几天以后。

二、诊断

根据颅脑伤病史及上述特有的眼征即可确定诊断。但通常尚要进一步检查,分别做病例与对侧颈动脉血管造影,显示病变并了解两侧脑血管之间的侧支循环情况。两侧大脑半球脑血流量的测定以及压迫病例颈内动脉情况下进行脑电图检查,观察是否出现异常,有助于了解脑的供血和机能状态,可作为能否采用颈动脉结扎治疗此症的重要参考依据。

三、治疗

(一)阻断通向海绵窦的主要动脉供血

1.结扎病侧颈总动脉或颈内动脉,此法因有侧支循环,所以仍然有动脉血流通向瘘口,效果欠佳,目前一般已少采用。

2.颈总动脉切开同时向颈内动脉上端填入肌片,或用导管肌栓法,用一小硅胶管,管端连一小肌片,由颈动脉切口向上送至海绵窦动脉瘘口处进行填塞,然后结扎颈总动脉。

3.孤立手术 结扎颈总动脉或颈内动脉,并于同侧开颅,结扎床突上段颈内动脉,称为孤立手术。海绵窦被隔离,颈内动脉海绵窦瘘已无动脉血来源,得以治愈。有时还需要一并结扎该侧之眼动脉,中断由眼动脉而来的血流。采取颈动脉结扎治疗时,一定要先做颈压迫试验,为避免结扎颈动脉后出现脑供血不足而加重脑损害甚至发生脑梗死以至死亡的危险,可辅做颅外—颅内动脉吻合术,如颞浅动脉—大脑中动脉吻合术,增加脑部血液供应。

(二)直接阻塞动脉通向海绵窦的动脉破裂口,并不阻塞颈内动脉

1.应用可脱离性带囊导管堵塞瘘口 在X线电视监测下,通过股动脉插管,将这种带囊导管送至瘘口,使管端的小囊确实填入瘘口内,使之阻断动静脉分流。如果手术处理确实,眼部杂音当即消失,患者也感到杂音停止。此时将导管自小囊脱离,抽出导管,手术告终。

2.肌片"放风筝"法 此法系切开颈总动脉,将一用细线拴住的小肌肉片置入动脉内,借生理盐水冲注与动脉血流带至瘘口处,使之堵塞,也能使颈内动脉血流继续保持通畅。但这种手术往往因遇到颈内动脉痉挛或因肌片大小难以恰当地只达到填塞瘘口而不致阻塞颈内动脉,因此不是经常能取得成功的。

新近应用弹簧栓栓塞法。该法自股动脉导管至颈内动脉海绵窦瘘口,自导管内向瘘口送入细小的弹簧栓子使发生栓塞,而保持颈内动脉通畅。

施行确定性手术治疗前,都应在短期内先试用间断压迫病侧颈动脉的方法,期望海绵窦动静脉瘘有自愈的机会。当瘘口较小时,这种自愈的机会约为10%。

上述手术后,眼球搏动与血管杂音可完全消失或显著好转。突眼与局部的静脉扩张有时很难完全恢复至正常,但出现的眼球运动神经损害与视力障碍可能治愈或部分恢复。

少数病例其搏动性突眼为两侧性,结扎一侧颈内动脉并不能根治。或因两侧脑血管之间的侧支循环不足,皆不宜立即一次进行一侧或两侧的颈动脉结扎。如无脑缺血症状出现,可

安全地将颈动脉结扎。两侧颈动脉夹闭法适用于两侧性病变,但必须左右两侧分期进行手术,手术间隔以 2~3 个月为宜。术中用脑电图监测,对了解两侧颈动脉之间侧支循环是否充分、能否承受结扎术有重要价值,但也不是绝对可靠的。1d 后仍出现脑缺血者必须引起警惕。

(张峰)

第九节　脑外伤后综合征

脑外伤后,不少患者可遗留某些神经方面或精神方面的障碍,统称为脑外伤后综合征,又称为脑外伤后遗症,脑震荡后遗症、脑外伤后神经症、脑外伤后神经衰弱或脑外伤后神经官能症。病名不同,说明对此症目前尚没有统一的认识与诊断标准。

多数的颅脑损伤后遗症是在颅脑器质性病变的病理基础上引起的,如蛛网膜下隙出血或炎症引起蛛网膜粘连、囊肿与脑积水,脑血管与神经根受累,脑皮质功能弱化与皮质下中枢调节功能失调,血脑屏障功能紊乱,脑膜脑瘢痕及脑退行性变等。此外尚有精神创伤等因素。

一、临床表现

1. 器质性脑损伤　不同程度的肢体瘫痪、失语、感觉障碍、颅神经障碍与精神症状和智能障碍,常是颅脑器质性损伤的直接后果,症状表现的程度也多与脑损伤的部位和程度相一致,其中一部分症状可能是各种并发症引起的。

2. 功能性症状表现　如头痛、头昏、无力、失眠、多梦、注意力不集中、记忆力减退以及心悸、多汗、耳鸣、怕光、性欲减退等神经衰弱与植物神经功能失调症状,或有病症性痉挛、麻木、失音、视力下降、听力下降,木僵或缄默状态等。患者的主诉往往多于阳性体征,有时虽查出一些轻微征象,也难以定位。其中一些伤员可能脑电图轻或中等度异常。上述两种情况也可以同时存在。

二、诊断

对脑外伤后综合征的患者,必须仔细了解损伤经过、症状出现时间、分析其原因,并有目的地进行腰椎穿刺脑脊液检查,脑超声波、脑电图检查、X 线平片、脑血管造影检查及 CT 脑扫描等,以明确有无上述种种颅脑伤的并发症。例如,临床上有将慢性硬脑膜下血肿患者长期当作一般的后遗症与精神病治疗的,及至颅骨平片发现病理性钙化或出现颅内压增高才引起警觉,这种有明确原因的宜按病理情况做出相应诊断,不宜统称后遗症。另一方面,还要注意患者有无周身其他慢性病,分析当前的症状究竟是由于颅脑伤还是其他疾病引起,以免延误对其他疾病的诊治。只有进行了各方面检查之后,而且颅脑伤后经系统治疗半年或一年以上仍存在上症状者,才适于诊为颅脑损伤后综合征。对那些伤后不久还处于恢复阶段的患者,宜诊为颅脑伤恢复期。

三、预防和治疗

关心体贴患者痛苦,耐心解释使其了解伤情,解除其对"后遗症"不能治愈的忧虑。各方面人员都要注意避免夸大伤情,造成患者对脑外伤的恐惧思想,也应避免其他不良刺激,增强患者康复的信心。特别重要的是针对存在的主要病情表现积极进行治疗,锻炼身体、增强体质也十分重要。理疗、新针、体疗、中西药物治疗对消除症状都有一定作用。颅脑伤急性期过后，若伤情稳定，即可让患者早期活动，过分强调长期卧床休息并不会给伤员恢复带来好处。气功、太极拳都行之有效。症状好转后，鼓励患者逐渐转入正常生活、学习与工作，这些都有利于康复。

（张峰）

第三章　颅脑肿瘤

第一节　胶质瘤

神经胶质瘤是神经外胚叶衍化而来的神经胶质发生的肿瘤,是颅内肿瘤中最常见的一种。从神经外胚叶中衍化而来的神经胶质有星形胶质、少突胶质和室管膜细胞等,它们都可以发生肿瘤。

一、诊断标准

1.临床表现

(1)病史:依病变部位及性质表现各异。一般起病缓慢,但位于脑脊液通道附近的肿瘤,因继发脑积水病史较短。

(2)颅压高:症状的发展通常呈缓慢、进行性加重的过程,少数有中间缓解期。典型表现为头痛、呕吐和眼底视盘水肿。

(3)局灶症状与体征

1)大脑半球肿瘤:位于大脑半球,如位于功能区或其附近,可早期表现有神经系统定位体征。

①精神症状:主要表现有人格改变和记忆力减退。如反应迟钝、生活懒散、近记忆力减退、判断能力差。亦可有脾气暴躁、易激动或欣快等。

②癫痫发作:包括全身性及局限性发作。发作多由一侧肢体开始,有些表现为发作性感觉异常。

③锥体束损伤:肿瘤对侧半身或单一肢体力弱或瘫痪。病初为一侧腹壁反射减弱或消失,继而病变对侧腱反射亢进、肌张力增加和病理反射阳性。

④感觉异常:主要表现为皮质觉障碍,如肿瘤对侧肢体的关节位置觉、两点辨别觉、图形觉、实体感觉等。

⑤失语和视野改变:如肿瘤位于优势半球额下回后部和颞枕叶深部,可出现相应表现。

2)第三脑室后部肿瘤:位于第三脑室后部的松果体区的肿瘤所引起的症状和体征主要表现为颅压增高所引起的症状及体征,肿瘤增大或向一侧发展时尚可有局部体征。

①四叠体症状:双眼上视障碍和瞳孔对光反应及调节反应障碍。

②小脑体征:肿瘤向下发展,压迫小脑上蚓部,引起步态、持物不稳,眼球水平震颤。

3)颅后窝肿瘤:肿瘤位于小脑半球、小脑蚓部、脑干和小脑脑桥角所引起的相应表现。

①小脑半球症状:患侧肢体共济失调,如指鼻试验和跟—膝—胫试验不准,轮替试验缓慢笨拙等。

②小脑蚓部症状:躯干性共济失调,如步行时两足分离过远,步态蹒跚等。

③脑干症状:交叉性麻痹。

④小脑桥脑角症状:病变同侧中后组脑神经症状,如耳鸣、耳聋、眩晕、面部麻木、面肌抽搐、面肌麻痹、声音嘶哑、吞咽呛咳等。

2.辅助检查

(1)头部X线:可表现为颅内生理钙化移位、局限性骨质改变、肿瘤钙化、鞍区或内听道骨质改变等。

(2)头部CT和MRI:根据肿瘤组织形成的异常密度和信号区,以及肿瘤对脑室和脑池系统的压迫来判断。根据CT及MRI的信号可对肿瘤的性质初步判定,详见表2-3-1。

表2-3-1 根据CT及MRI的胶质瘤分级

Kemohan分级	影像学特征	
I	CT:低密度 MRI:异常信号	无占位效应,无增强
II	CT:低信号 MRI:异常信号	占位效应,无增强
III	复杂	增强
IV	坏死	环形增强

多数低级别胶质瘤在CT及MRI片上不增强(尽管有40%的出现增强,并且增强者预后更差)。CT检查通常表现为低密度,MRI检查 T_1 加权相为低信号, T_2 加权相为高信号且范围超过肿瘤的边界。一些恶性胶质瘤不增强。胶质母细胞瘤CT表现为环形增强,低密度的胶质母细胞瘤的中央区代表坏死区,环形强化带为肿瘤细胞,不过肿瘤细胞也可延伸至远离"增强环"15mm处。

为了评价肿瘤的切除程度,有条件者可在术后2~3日内行头部普通CT检查或MRI增强扫描。术后早期CT普通扫描非常重要,可用于确定哪些由于术后残留血液而不是增强所致的密度增高。CT或MRI增强扫描所见的密度增高区可能代表残余的肿瘤。大约48小时后,术后炎性血管改变导致的强化开始出现,且与肿瘤无法区别,这种改变到大约30日左右减弱,但可持续6~8周。

(3)脑血管造影:表现为正常血管移位和曲度改变、病变区域的新生血管形成。

3.鉴别诊断 须与脑炎,脑脓肿,脑质增生,炎性肉芽肿,脑内血肿及慢性硬脑膜下血肿,脑血栓和脑栓塞,良性脑压高等相鉴别。

二、临床分型

通常将脑胶质瘤分为星形细胞瘤、少突胶质瘤、胶质母细胞瘤等不同病理类型。具体的分型可根据标准。恶性肿瘤可以进一步被分为Ⅰ～Ⅳ级。确诊需依靠病理检查结果。

1.星形细胞瘤

(1)弥漫性浸润性星形细胞瘤(这些肿瘤有恶变倾向)

①星形细胞瘤(Ⅳ级分类中的Ⅱ级):变异类型如下:纤维型、肥胖细胞型、原浆型、混合型。

②间变(恶性)星形细胞瘤(Ⅲ级)。

③多形性胶质母细胞瘤(GBM)(Ⅳ级):恶性程度最高的星形细胞瘤。变异类型如下:巨细胞型胶质母细胞瘤、胶质肉瘤。

(2)更局限的病变:以下这些肿瘤无向间变星形细胞瘤及GBM发展的倾向。

①毛细胞型星形细胞瘤。

②多形性黄色星形细胞瘤。

③室管膜下巨细胞型星形细胞瘤。

2.少枝胶质细胞瘤。

3.室管膜细胞

(1)室管膜细胞瘤变异类型有以下4种:①细胞型。②乳头型。③明细胞型。④伸长细胞型。

(2)间变(恶性)室管膜瘤。

(3)黏液乳头状室管膜瘤。

(4)室管膜下瘤。

4.混合型胶质瘤

(1)少枝－星形细胞瘤:包括间变(恶性)少枝－星形细胞瘤。

(2)其他。

5.脉络丛肿瘤

(1)脉络丛乳头状瘤。

(2)脉络丛癌。

6.未确定来源的神经上皮性肿瘤性母细胞瘤

(1)星形母细胞瘤。

(2)极性成胶质母细胞瘤。

(3)大脑神经胶质瘤病。

7.神经细胞(及神经细胞－胶质细胞混合性肿瘤)

(1)神经节细胞瘤。

(2)小脑发育不良性神经节细胞瘤。

(3)婴儿促结缔组织生成性神经节细胞瘤。

(4)胚胎发育不良性神经上皮性肿瘤。

(5)神经节胶质细胞瘤包括间变(恶性)神经节胶质细胞瘤。

(6)中枢神经细胞瘤。

(7)终丝副神经节瘤。

(8)嗅母细胞瘤(成感觉神经细胞瘤,嗅神经上皮瘤)。

8.松果体细胞

(1)松果体细胞瘤(松果体瘤)。

(2)松果体母细胞瘤。

(3)混合型/过渡型松果体瘤。

9.胚胎性肿瘤

(1)髓上皮瘤。

(2)神经母细胞瘤其他类型包括神经节神经母细胞瘤。

(3)视网膜母细胞瘤。

(4)室管膜母细胞瘤。

(5)原发性神经外胚层肿瘤(PNET)

①髓母细胞瘤:变异类型如下:促结缔组织生成性髓母细胞瘤、髓肌母细胞瘤、黑色素沉着性髓母细胞瘤。

②大脑(幕上)和脊髓 PNET。

三、治疗原则

据胶质瘤的类型和恶性程度的不同,其对于各种治疗方法的敏感性和效果有较大差异。因此,在治疗方法的选择上具有不同的原则和特点。

(一)低级别星形细胞瘤(世界卫生组织Ⅱ级)

1. 治疗选择

(1)手术切除肿瘤。

(2)放射治疗。

(3)化疗。

(4)放射治疗和化疗联合使用。

2. 外科手术治疗

(1)在下列低级别星形细胞瘤中外科手术应作为首要治疗措施。

①临床和影像学资料不能获得确切的诊断患者建议行手术活检或部分切除以确立诊断。

②毛细胞型星形细胞瘤:包括发生于儿童或青少年的小脑半球肿瘤和幕上毛细胞型星形细胞瘤。

③肿瘤巨大或囊性肿瘤有导致脑疝的可能。

④阻塞脑脊液循环通路。

⑤用于治疗难治性癫痫。

⑥为了推迟辅助性治疗及其对儿童的副作用(尤其是年龄小于 5 岁的患儿)。

⑦小型肿瘤的侵袭性不如大型肿瘤,可能更适合早期手术治疗。

(2)对于大多数侵润生长的大脑半球胶质瘤外科手术无法治愈,这些肿瘤许多不能完全切除。在可能的情况下完全切除可改善预后。

(3)对于水肿明显的大脑半球胶质瘤,建议术前 3 天开始口服激素,如泼尼松,每次 5mg,每日 3 次。术中继续静脉给予甲泼尼龙 40～80mg 或地塞米松 10mg。

(4)由于低级别胶质瘤的边界术中不易辨认,尤其是脑深部和功能区附近的病变,一些辅助性措施如立体定向及影像导航技术,对于确定深部或重要功能区肿瘤的边界有帮助。

(5)全麻术后应注意电解质改变(1 次/日)和 24 小时出入量监测,尤其是患者不能进食或进食差时,可能存在下丘脑损伤等。有异常者至少每日 2 次监测电解质变化。

(6)老年患者或短期内不能下床活动的患者应注意预防下肢血栓和肺栓塞。相关治疗包括低分子肝素和弹力袜等。

(7)癫痫药物治疗原则

①对于幕上大脑半球肿瘤,术前 1 周开始癫痫的预防性治疗,术前 1 天查血药浓度。

②常用的一线抗痫药物包括卡马西平(100mg,口服,每日 3 次),苯妥英钠(100mg,口服,每日 3 次)和丙戊酸钠缓释片(500mg,口服,每日 2 次,数天后血药浓度达到有效范围后可改为每日 1 次)。

③手术结束前 30 分钟即开始抗癫痫治疗(丙戊酸钠缓释片,800mg,静脉注射后以 1mg/(kg·h)静脉持续泵入,至改为口服治疗)。

④术前无癫痫者,术后视情况口服抗癫痫药 3～6 个月,如术后出现癫痫者服用 6～12 个

月,如手术前后均有发作者则服用 1~2 年。

⑤原则上以 1 种一线抗癫痫药物为主,联合用药时不同抗癫痫药物间可出现拮抗作用。

⑥用药期间注意相关药物副作用。如皮疹、肝功能损害、血细胞下降等。长期用药时每月至少定期复查 1 次相关指标。

⑦停药时应逐渐减量。

3. 放射治疗 回顾性研究显示放射治疗可以延长肿瘤未完全切除患者的缓解期和生存期。对肿瘤未完全切除、复发或进展且不能手术、恶变时可考虑放疗。具体放射治疗计划由放射科医师制定。

4. 化疗 通常情况下到肿瘤发展时才采用,PCV(盐酸丙卡巴肼,洛莫司令和长春新碱)或替莫唑胺常可在一定程度上控制肿瘤的生长,详见表 2-3-2。

表 2-3-2 胶质瘤常用化疗药物和作用机制

	化疗药物	作用机制
A	亚硝基脲:卡莫司汀(BCNU),洛莫司汀(Lomustine),尼莫司汀(Nimustine)	DNA 交联,氨基团甲基化
B	烷基化(甲基化)药物:甲(基)苄肼,替莫唑胺	DNA 碱基化,干扰蛋白合成
C	卡铂,顺铂	通过链内交联产生整合作用
D	氮芥:环磷酰胺,异环磷酰胺,癌得星	DNA 碱基化,正碳离子形成
E	长春花生物碱:长春新碱,长春碱,紫杉醇	微管功能抑制剂
F	Epidophyllotoxins(ETOP-oside,VP-16,替尼泊苷,VM-26)	拓扑异构酶 Ⅱ 抑制剂
G	拓扑替康(Topotecan),伊立替康(Irinotecan)(CPT-11)	拓扑异构酶 Ⅰ 抑制剂
H	他莫昔芬	蛋白激酶 C 抑制剂
J	博来霉素	
K	紫杉醇(Paxlitaxol)	
L	甲氨蝶呤	
M	胞嘧啶:阿拉伯糖苷	
N	皮质激素:甲泼尼龙,地塞米松	
O	氟尿嘧啶(FU)	

5. 其他治疗 包括免疫治疗,基因治疗,光动力治疗等。

(二)恶性星形细胞瘤(世界卫生组织分类的Ⅲ级和Ⅳ级)

对于恶性星形细胞瘤患者,治疗方法的选择必须首先考虑到以下 3 个影响生存期的独立因素:①年龄:所有研究均发现年龄是最有意义的预后因素,年轻患者预后较好;②病理学特征;③入院时功能状态(如 Karnofsky 评分)。

1. 外科手术治疗

(1)与其他治疗方法相比,手术切除肿瘤使肿瘤细胞减少加外照射治疗一直被作为一个标准方法。

(2)肿瘤切除程度和术后影像检查发现的残余肿瘤体积对肿瘤发展及平均生存期有显著影响。手术并不能治愈这些肿瘤,因此手术应该以延长患者的高质量生存时间为目标;通常情况下神经功能良好、单个脑叶内的胶质瘤切除后可以达到这一效果。

(3)多形性胶质母细胞瘤部分切除术后出血和(或)水肿导致脑疝的机会非常高。同时,次全切除对于延长生存期无多大益处。因此,只有在完全切除肿瘤可行的情况下或患者家属要求下才考虑手术治疗。

(4)外科手术治疗对老年患者收效不大,应慎重考虑。

(5)术前无癫痫者,术后视情况常规口服抗癫痫药3～6个月,如术后出现癫痫者服用6～12个月,如手术前后均有发作者则服用1～2年。

(6)复发肿瘤的再次手术治疗

①不到10%的复发肿瘤远离原发部位。

②复发肿瘤再次手术可在一定程度上延长生存期。

③除 Karnofsky 评分外,对再次手术有显著意义的预后因素包括年龄和两次手术间隔的时间,间隔时间越短则预后越差。

④再次手术的并发症发生率更高。

(7)基于上述原因,建议下列患者不宜或慎重采用手术治疗。

①广泛的优势脑叶的胶质母细胞瘤。

②双侧侵犯明显的病变(如巨大蝶形胶质瘤)。

③老年或合并其他系统疾病,身体状况较差的患者。

④Karnofsky 评分低的患者(通常情况下,在使用皮质激素时神经功能状况是术后预期能够达到的最好功能,手术对神经功能的改善很少能超过这种程度)。

⑤复发性胶质母细胞瘤。

2.放射治疗 患者一般状况允许时可进行放疗。恶性胶质瘤外放射治疗的常用剂量为50～60Gy。可分为局部外放射治疗和全脑外放射治疗。与局部外放射治疗相比,全脑外放射治疗并不能明显延长患者的生存期,而且副作用较大。

3.化疗

(1)在所有使用的化疗药物中有效率不超过30%～40%,大多数只有10%～20%。普遍认为肿瘤切除越多,化疗效果越好,传统化疗药物在放射治疗前使用更为有效。对于胶质母细胞瘤,新型化疗药物替莫唑胺推荐与放疗同时进行。

(2)烷化剂在大约10%的患者中有显著疗效[所有烷化剂疗效相似:卡莫司丁(BCNU)、洛莫司汀、甲苄肼]。卡莫司丁(BiCNU®)和顺铂(AKA cisplatin,Platinol®)是目前用于恶性胶质瘤治疗的主要化疗药物。新型烷化剂替莫唑胺用于胶质母细胞瘤目前被广泛推荐。

4.立体定向活检

(1)立体定向活检可能会使25%的胶质母细胞瘤患者漏诊。

(2)在中央低密度区(坏死)和周边环形强化区采集标本时,活检检出率最高。

(3)怀疑恶性星形细胞瘤时下列情况应考虑活检。

①肿瘤位于重要功能区或手术难以到达的区域。

②大型肿瘤合并轻微神经功能障碍。

③一般情况差,难以承受全身麻醉的患者。

④当无明确诊断时,为了明确诊断以便确定进一步治疗的最佳方案时,如多形性胶质母细胞瘤和淋巴瘤在影像学检查方面表现可能相似,如果没有免疫染色,病理学上也可误诊。活检应予认真考虑,防止对首选放射治疗和化疗的淋巴瘤进行手术治疗。

5.其他治疗 包括免疫治疗、基因治疗、光动力治疗等综合治疗。

(祖重阳)

第二节 特殊类型的胶质瘤

一、毛细胞型星形细胞瘤

毛细胞型星形细胞瘤与侵润性原纤维型或弥漫性星形细胞瘤显著不同。其主要特征包括以下4点。

1.发病平均年龄小于典型星形细胞瘤；小脑毛细胞型星形细胞瘤好发年龄为10~20岁。

2.预后较侵润性原纤维型或弥漫型星形细胞瘤好，存活期更长。

3.影像学表现 表现不一，病灶强化，常为囊性伴有瘤结节；发生于小脑时常为囊性，半数以上有瘤结节。

4.病理学 紧凑或疏松星形细胞伴有纤维和（或）嗜酸性颗粒小体。

（一）诊断标准

1.发生部位 毛细胞型星形细胞瘤可发生于脑和脊髓的任何部位，儿童及青年多见。

（1）视神经胶质瘤和下丘脑胶质瘤

①发生于视神经的毛细胞型星形细胞瘤称为视神经胶质瘤。

②当它们发生于视交叉时，无论从临床还是影像学上，通常与下丘脑或第三脑室区的胶质瘤无法区分。

③下丘脑及第三脑室区毛细胞型星形细胞瘤：影像学上可表现为脑室内肿瘤，多数可侵及视交叉，与视神经胶质瘤无法鉴别。可表现为"间脑综合征"，在儿童中这是一种少见的综合征，常由下丘脑前部的侵袭性胶质瘤引起，典型表现为皮下脂肪缺失伴多动，过度敏感和欣快感。也可表现为低血糖、发育障碍、头部增大。

（2）大脑半球：发病年龄大于视神经或下丘脑胶质瘤（如青年），正是这些毛细胞型星形细胞瘤与纤维型细胞瘤（原纤维，恶性程度更高）容易混淆。毛细胞型星形细胞瘤通常由一囊腔和一瘤结节组成（纤维型星形细胞瘤通常无此改变），这一点可以与纤维型星形细胞瘤区别，并且一些毛细胞型星形细胞瘤有钙化团。

（3）脑干胶质瘤：通常为纤维、浸润型，只有少部分是毛细胞型星形细胞瘤，是那些预后良好、向脑干"背侧、外生型"肿瘤。

（4）小脑：曾被称为"囊性小脑星形细胞瘤"。

（5）脊髓：可发生于此，发病年龄较脊髓纤维型星形细胞瘤年轻。

2.辅助检查 头部 CT 及 MRI 检查表现如下。

（1）毛细胞型星形细胞瘤常表现为边界清楚，注药后增强（与低级别纤维型星形细胞瘤不同）。

（2）多数情况下有一囊，囊内有一结节，周围无水肿或水肿轻微。

（3）可发生于中枢神经系统任何部位，但最常见于脑室周围。

3.鉴别诊断 须与弥漫性或侵袭性纤维型星形细胞瘤相鉴别。

（1）病理学特征性的表现存在，但如以上特征性病理学表现不明显，或在标本组织较少如立体定向活检，则单靠病理学检查不足以鉴别。

（2）提示该诊断的其他因素，包括患者的年龄、影像学资料等。

(二)治疗原则

1. 这些肿瘤的自然生长缓慢,首选治疗是在不导致功能缺失的情况下最大限度地切除肿瘤。有些肿瘤侵及脑干、脑神经或血管,可使肿瘤切除受限。

2. 由一个真性囊腔和瘤结节构成的肿瘤,切除瘤结节就足够了;非肿瘤性囊壁可以不切除。有些肿瘤具有一个"假囊",囊壁厚且强化(在 CT 及 MRI 片上),这种囊壁必须切除。

3. 由于此类肿瘤术后 5 年和 10 年生存率很高,且在这期间内放射治疗的并发症发生率高,同时没有完全切除的肿瘤复发生长缓慢,因此建议这些患者术后不行放射治疗。不过,应定期复查 CT 或 MRI 并进行随访,如果肿瘤复发,应再次手术。只有当复发肿瘤无法切除(只要有可能应选择再次手术)或病理学提示肿瘤恶性变时才考虑放射治疗。

4. 对于年幼患者化疗优于放射治疗。

5. 预后肿瘤复发较常见。尽管过去认为它们一般在术后大约 3 年内复发,关于这一点目前仍存在争论,并且远期复发也较常见。另外,一些肿瘤部分切除后不再继续生长,也代表着一种治愈形式。手术后约有 20% 的患者出现脑积水,需要进行治疗。

二、少枝胶质细胞瘤

少枝胶质细胞瘤是脑胶质瘤常见的类型之一。由于以往许多误诊为纤维型星形细胞瘤(尤其是这些肿瘤的侵袭性部分),所以其发病率统计相差较大。男女患病比例约为 3:2。成人多见,平均年龄约 40 岁。本病可发生脑脊液转移,但少见。

(一)诊断标准

1. 临床表现

(1)癫痫:最为常见的临床表现,半数以上的患者曾有癫痫病史。

(2)颅内压增高:头痛,呕吐和视乳头水肿。

(3)精神症状:淡漠。与肿瘤好发于脑叶,尤其是额、颞叶有关。

(4)局部神经功能障碍:因肿瘤的压迫和肿瘤卒中可破坏肿瘤脑组织而出现,表现为偏瘫、失语等。

(5)其他:如眩晕等。

2. 好发部位(表 2-3-3)

表 2-3-3　少枝胶质细胞瘤的部位

部位	所占百分比%
幕上	＞90
额叶	45
半球(额叶以外)	40
第三脑室或侧脑室内	15
幕下+脊髓	＜10

3. 辅助检查

(1)头部 X 线:少枝胶质细胞瘤患者的 X 线片上可见肿瘤钙化。

(2)脑 CT 和 MRI:CT 诊断少枝胶质细胞瘤有一定特异性。表现为幕上脑叶内略高密度的混杂肿块,边界清楚,周围水肿和占位效应均很轻微,这与其他胶质瘤的瘤周水肿明显的特点不同。50%～90% 的检查可见条索状钙化。非钙化性高密度多为肿瘤内出血,给予增强剂后瘤体可无强化反应或反应轻微,恶变后强化明显且不规则。MRI 的定性诊断作用不如脑 CT。

(二)治疗原则

1.外科手术治疗　下列情况可考虑手术。

(1)有明显占位效应的肿瘤,不论恶性度高低,均建议手术治疗解除占位效应,减轻症状,延长患者的存活期。

(2)无明显占位效应的肿瘤

①低级别:能切除的病变建议外科手术治疗。在保留神经功能的情况下尽量全切除肿瘤。

②高级别:力争全切,还是部分切除或仅行活检,目前仍有争议。原因主要在于全切除对高级别肿瘤是否有益仍未明确。

2.化疗　化疗对大多数少枝胶质细胞瘤有效,尤其在用药 3 个月之内,多数可出现肿瘤体积缩小。但疗效和持续时间不一。经验最多的为 PCV:每日盐酸丙卡巴肼 $60mg/m^2$ 静脉注射、洛莫司汀 $110mg/m^2$ 口服、长春新碱 $1.4mg/m^2$ 静脉注射,均为 29 日 1 个周期,6 周重复 1 次。

3.放射治疗　放射治疗对于少枝胶质细胞瘤的疗效仍不明确。有关术后放射治疗的效果存在争议。记忆丧失、精神异常、性格改变等放射治疗的副作用在长期存活的患者当中较为常见。

三、室管膜瘤

室管膜瘤是常见的神经上皮性肿瘤之一,约占颅内肿瘤的 2％～9％,占神经上皮性肿瘤的 18％～20％;男性略多于女性,男女患病比例约为 1.9∶1;多见于儿童和青少年。60％～70％位于幕下,靠近第四脑室,占第四脑室区肿瘤的 25％。室管膜瘤通常为边界清楚的良性肿瘤(尽管确有恶性室管膜瘤发生),但可沿脑脊髓种植。儿童颅后窝室管膜瘤常为间变性肿瘤,发病年龄越小,预后越差。尽管病理学上不如髓母细胞瘤恶性程度高,但预后更差,因为他们常侵犯闩部,导致无法全切除。

(一)诊断标准

1.临床表现　根据肿瘤发生的部位不同而有较大差异。

(1)颅内压增高:多源于肿瘤继发的梗阻性脑积水,表现为头痛、恶心、呕吐、视乳头水肿等。

(2)强迫头位。

(3)脑干功能障碍:多因肿瘤侵犯第四脑室底部,造成桥脑和延髓神经核和传导束功能障碍,如复视、面瘫、共济障碍等。

(4)小脑功能障碍:表现为走路不稳、眼球震颤、共济失调和肌张力下降等。

(5)癫痫:多见于大脑半球靠近运动区的脑内室管膜瘤(来源于胚胎异位的室管膜细胞),脑室内室管膜瘤少见。

(6)其他:发生于侧脑室的室管膜瘤可压迫和侵犯丘脑、内囊、基底节等,导致偏瘫、偏侧感觉障碍等;位于第三脑室后部者可造成双眼上视运动障碍等。

2.辅助检查

(1)头部 X 线:多数可表现为颅内压增高征象,如指压迹增多等;另外,还可显示肿瘤钙化,室管膜瘤是儿童颅后窝肿瘤中最常伴有钙化改变的肿瘤。

(2)头部 CT 和 MRI:通常表现为第四脑室或侧脑室肿瘤,密度不均,常伴梗阻性脑积水。肿瘤可有囊变和钙化,使肿瘤表现为混杂信号,注射增强剂后显示不均一强化。影像学上与髓母细胞瘤难以鉴别,以下情况有助于鉴别。

①室管膜瘤中钙化常见,髓母细胞瘤少见。

②髓母细胞瘤常起源于第四脑室顶,后者将肿瘤包裹("香蕉征"),而室管膜瘤常起源于第四脑室底。

③室管膜瘤在 T_1 加权相表现为混杂信号(与髓母细胞瘤不同)。

④室管膜瘤外生部分 MRI 检查 T_2 加权相为显著高信号(髓母细胞瘤为轻度高信号)。

(3)脊髓造影:水溶性造影剂脊髓造影检测"水滴状转移"与 MRI 强化一样敏感,可取脑脊液用于细胞学检查。

(二)治疗原则

1.外科手术切除

(1)手术目的:在避免严重神经功能障碍的同时,最大程度地切除肿瘤。当肿瘤广泛侵犯第四脑室底时,肿瘤不可能全切除。

(2)手术入路:根据肿瘤发生的部位不同而选择不同的手术入路。

①第四脑室室管膜瘤:常用枕下正中入路。

②侧脑室室管膜瘤:皮层经脑沟侧脑室入路或经胼胝体侧脑室入路。

③第三脑室室管膜瘤:经胼胝体穹窿间入路或枕下经小脑幕入路(适用于第三脑室后部肿瘤)。

④大脑内室管膜瘤:根据肿瘤发生的具体部位,选择距离肿瘤最短且避开重要功能区的部位开颅。

2.放射治疗 室管膜瘤的放射敏感性仅次于髓母细胞瘤,列第二位。手术切除后常规采用外放射治疗。

(1)瘤床 45～48Gy,复发者另加 15～20Gy。

(2)脊髓外放射。

(3)如果有水滴状转移灶或 CSF 细胞学检查发现瘤细胞,应增加脊髓外放射治疗;也有行预防性脊髓外照射;小剂量全脊髓放射治疗(平均约 30Gy),同时增加水滴状转移部位的放射剂量。

3.化疗 一般作为术后的辅助治疗,可短时间抑制复发肿瘤的生长。

(祖重阳)

第三节　脑膜瘤

一、概述

脑膜瘤是成人常见的颅内良性肿瘤,占颅内原发肿瘤的 14.3%～19%,发病率仅次于胶质瘤。发病的年龄高峰为 45 岁左右,男女比例约为 1：1.8。19％～24％的青少年脑膜瘤发生于神经纤维瘤病Ⅰ型。

脑膜瘤的发生与蛛网膜有关,可发生于任何有蛛网膜细胞的部位(脑与颅骨之间、脑室内、沿脊髓),特别是与蛛网膜颗粒集中分布的区域相一致。脑膜瘤多与硬脑膜相粘连,但亦可与硬脑膜无关联,如发生在脑室内的脑膜瘤。

脑膜瘤通常为生长缓慢、边界清楚(非侵袭性)的良性病变。少数可呈恶性和(或)快速生长。8％的患者多发,在神经纤维瘤病患者中尤为多见。偶尔肿瘤呈大片匍匐状生长(斑块状脑膜瘤)。

(一)诊断标准

1.临床表现

(1)病史:脑膜瘤因属良性肿瘤,生长慢,病程长。因肿瘤呈膨胀性生长,患者往往以头疼和癫痫为首发症状。

(2)颅内压增高:症状可不明显。许多患者仅有轻微的头痛,甚至经 CT 扫描偶然发现脑膜瘤。因肿瘤生长缓慢,所以肿瘤往往长得很大,而临床症状还不严重。有时,患者眼底视乳头水肿已相当明显,甚至出现继发视神经萎缩,而头痛并不剧烈,无呕吐。值得注意的是,当"哑区"的肿瘤长得很大,无法代偿而出现颅内压增高时,病情会突然恶化,甚至会在短期内出现脑疝。

(3)局部神经功能障碍:根据肿瘤生长的部位及临近神经血管结构不同,可有不同的局部神经功能障碍。如蝶骨翼(或嵴)脑膜瘤外侧型(或翼点型)的表现与大脑凸面脑膜瘤类似;内侧型(床突型)多因包绕颈内动脉(ICA)、大脑中动脉(MCA)、眶上裂部位的脑神经和视神经而出现相应的脑缺血表现和脑神经功能障碍。嗅沟脑膜瘤多长到很大时才出现症状,包括 Foster－Kennedy 综合征(同侧视神经萎缩,对侧视乳头水肿);精神改变,如压迫视路导致视野缺损等。

(4)颅骨变化:脑膜瘤常可造成临近颅骨骨质的变化,表现为骨板受压变薄、破坏,甚至穿破骨板侵蚀至帽状腱膜下,头皮局部可见隆起。有时,肿瘤也可使颅骨内板增厚,增厚的颅骨内可含肿瘤组织。

(5)癫痫:位于额部或顶部的脑膜瘤易产生刺激症状,引起限局性癫痫或全身发作。

2.辅助检查

(1)脑电图:因脑膜瘤发展缓慢,并呈限局性膨胀生长,脑电图检查时一般无明显慢波。但当肿瘤生长相当大时,压迫脑组织,引起脑水肿,此时脑电图可呈现慢波,多为局限性异常Q波,δ波为主,背景脑电图的改变较轻微。脑膜瘤的血管越丰富,δ波越明显。大脑半球凸面或矢状窦旁脑膜瘤的患者可有癫痫病史,脑电图可辅助诊断。

(2)头部 X 线片:由于脑膜瘤与颅骨关系密切,以及共同的供血途径,容易引起颅骨的改变,头部平片的定位征出现率可达 30％～60％,颅内压增高症可达 70％以上。主要表现如下几种。

①局限性骨质改变:可出现内板增厚,骨板弥漫增生,外板骨质呈针状放射增生。

②颅板的血管压迹增多:可见脑膜动脉沟增粗扭曲,最常见于脑膜中动脉沟。局部颅骨板障静脉异常增多。

(3)头部 CT:可见病变密度均匀,增强后强化明显,基底宽附着于硬脑膜上。一般无明显脑水肿,少数也可伴有明显的瘤周水肿,有时范围可达整个大脑半球。脑室内脑膜瘤半数可出现脑室外水肿。CT检查的优点在于可明确显示肿瘤的钙化和骨质改变(增生或破坏)。

(4)头部MRI:一般表现为等或稍长T_1、T_2信号,T_1相上的肿瘤与灰质等信号,30%的肿瘤为低于灰质的低信号。在T_2相上,50%为等信号或高信号,40%为中度高信号,也可能为混杂信号。肿瘤边界清楚,呈圆形或类圆形,多数边缘有一条低信号带,呈弧形或环形,为残存蛛网膜下隙(脑脊液)。肿瘤实质部分经静脉增强后呈均匀、明显强化。肿瘤基底硬脑膜强化可形成特征性的表现—"脑膜尾征",对于脑膜瘤的诊断有特殊意义。MRI检查的优点在于可清晰地显示肿瘤与周围软组织的关系。脑膜瘤与脑之间的蛛网膜下隙界面消失,说明肿瘤呈侵袭性生长,手术全切除较困难。

肿瘤基底硬脑膜强化可形成"脑膜尾征",是脑膜瘤较为特征性的表现,但并不是脑膜瘤所特有的影像表现。邻近硬脑膜的其他病变,如转移癌和胶质瘤等也可有类似影像特点。

同时进行CT和MRI增强扫描,对比分析,能得到较正确的定位及定性诊断。

(5)脑血管造影:可了解肿瘤供血,肿瘤与重要血管的关系,以及硬脑膜静脉窦的情况(决定手术中是否可以结扎)。同时,脑血管造影也为手术前栓塞提供了条件。约一半左右的脑膜瘤,脑血管造影可显示肿瘤阴影。通常脑膜瘤在脑血管造影像上有特征性表现。

①脑膜血管呈粗细均匀,排列整齐的小动脉网,轮廓清楚呈包绕状。

②肿瘤同时接受来自颈外、颈内动脉或椎动脉系统的双重供血。位于颅前窝底的脑膜瘤可接受眼动脉、筛动脉和大脑前动脉分支供血;位于颅中窝底的脑膜瘤可接受脑膜中动脉、咽升动脉供血;颅后窝底的脑膜瘤可由枕动脉、椎动脉脑膜前支、脑膜后动脉供血。

③血管造影还可显示硬脑膜窦的受阻情况,尤其是矢状窦/大脑镰旁脑膜瘤。根据斜位片评估上矢状窦通畅程度较可靠。

④肿瘤的循环速度比脑血流速度慢,造影剂常在肿瘤中滞留。在脑血管造影的静脉期,甚至窦期,仍可见到肿瘤染色,即迟发染色。肿瘤血管明显且均匀一致延迟充盈的特点有助于确诊。

⑤脑膜瘤周围脑血管呈包绕状移位。

上述特点在脑膜瘤的脑血管造影中可同时出现,亦可能部分出现。

(二)治疗原则

1.手术治疗

(1)手术切除脑膜瘤是最有效的治疗手段。随着显微手术技术的发展,脑膜瘤手术效果也随之提高,大多数患者治愈,但并不能排除复发可能性。

(2)手术原则

①体位:根据肿瘤的部位选择体位。侧卧位、仰卧位、俯卧位都是常使用的体位。

②切口:影像学的进展和导航技术的出现,使肿瘤的定位十分精确,手术入路应尽量选择到达肿瘤距离最近的路径,同时应避开重要神经和血管;颅底肿瘤的入路还应考虑到对脑组织的最小牵拉。切口设计的关键是将肿瘤恰位于骨窗的中心。

③手术显微镜的应用:手术显微镜下分离肿瘤,使操作更细致,保护周围脑组织。

④对富于血运的肿瘤,术前可栓塞供应动脉或术中结扎供应肿瘤的血管。

⑤对受肿瘤侵蚀的硬脑膜、颅骨应一并切除,以防术后复发。经造影并在术中证实已闭塞的静脉窦也可以切除。以筋膜或人工硬脑膜、颅骨代用品修补硬脑膜和颅骨。

⑥术后处理控制颅内压,抗感染、抗癫痫治疗,注意预防脑脊液漏。

2.非手术治疗

(1)放射治疗:对于不能全切的脑膜瘤和少数恶性脑膜瘤,手术切除后需放射治疗。

(2)其他治疗:激素治疗对减慢肿瘤的生长是否有效尚不能肯定,对复发又不宜再手术的脑膜瘤可做姑息疗法。

3.术后处理

(1)手术后应将患者送往重症加强护理病房(ICU)监护 24～48 小时。

(2)手术前脑水肿严重者术后应静脉给予脱水药、甲泼尼龙或地塞米松。

(3)患者麻醉苏醒后,立即进行神经功能评估,并作好记录。如出现神经功能缺损,须进一步分析原因。疑为颅内血肿形成者,须立即行 CT 检查或直接送手术室开颅探查,清除血肿。

(4)抗癫痫治疗:肿瘤累及运动、感觉皮层时或手术前患者有癫痫发作史,手术中和手术当天,需静脉应用抗痫药物,预防癫痫发作。手术后第一日患者可于进食后恢复手术前的(口服)抗癫痫治疗方案。手术后抗癫痫治疗至少 3 个月,无癫痫发作者可逐渐减少药量,直到停止用药。手术前有癫痫病史的患者,抗癫痫治疗时间应适当延长,一般建议 1～2 年。

(5)预防下肢血栓和肺栓塞:若患者术后有肢体运动障碍或老年患者,短期内不能下床,必要时应给予药物(如注射用低分子肝素钙,0.3ml,脐旁皮下注射)和弹力袜。

(6)脑脊液漏:术后有脑脊液漏可能者,可取头高位,腰椎穿刺持续引流 2～3 日;出现脑脊液漏时可持续 5～7 日,一般可自愈。若脑脊液漏仍不缓解,应考虑二次手术修补漏口。

4.脑膜瘤切除分级　目前,国际应用较多的脑膜瘤切除分级法为 Simpson 分级法(表 2-3-4)。这一分类法对统一切除标准、评定脑膜瘤的手术效果有重要的参考价值。但有人认为此分类法对于凸面脑膜瘤较为适用,对脑室内和颅底脑膜瘤未必适用,如侧脑室三角区脑膜瘤,无硬脑膜和颅骨的附着,颅底脑膜瘤手术多难做到受累颅骨,甚至硬脑膜的切除。故有人提出了针对颅底脑膜瘤的切除分级,因目前尚未得到广泛认同,在此不作详细介绍。

表 2-3-4　脑膜瘤切除 Simpson 分级法

级别	切除程度
Ⅰ级	手术显微镜下全切除受累的硬脑膜及颅骨一并处理(包括受侵的硬脑膜窦)
Ⅱ级	手术显微镜下全切除受累的硬脑膜电凝或激光处理
Ⅲ级	手术显微镜下全切除受累的硬脑膜及硬脑膜外扩展病变(如增生颅骨)未处理
Ⅳ级	肿瘤部分切除
Ⅴ级	肿瘤单纯减压[和(或)活检]

二、脑膜瘤的复发及处理

与任何肿瘤一样,脑膜瘤首次手术后,如在原发部位有少许残留,则很可能发生肿瘤再生长并复发。恶性和非典型脑膜瘤的 5 年复发率分别为 38% 和 78%。造成良性脑膜瘤复发的原因有两个,一是由于肿瘤侵犯或包裹重要神经和血管组织时未能完全切除而残留,如海绵窦脑膜瘤;二是由于肿瘤局部侵润生长,靠近原发灶周边或多或少残存一些瘤细胞。脑膜瘤术后复发多见于被肿瘤侵犯的硬脑膜。

1.放射治疗　放射治疗可能有效,可使平均复发时间延长。考虑到放射治疗可能引起的放射性损伤和坏死等副作用,对肿瘤可能复发的患者也可先行 CT 或 MRI 随访,发现明确复发迹象时再行放射治疗。

2.手术切除 根据患者年龄、身体状况、症状和体征,以及影像学资料等,决定是否再次手术。再手术的结果不仅仅取决患者年龄和一般状态,还取决于肿瘤的部位,如蝶骨嵴脑膜瘤,复发时若已长入海绵窦,再次手术的困难会更多;但复发的上矢状窦旁脑膜瘤,如已侵犯并阻塞上矢状窦,二次手术可将肿瘤及闭塞的上矢状窦一并切除而获得治愈。

三、矢状窦旁脑膜瘤

矢状窦旁脑膜瘤是指肿瘤基底附着在上矢状窦壁并充满上矢状窦角的脑膜瘤。有时肿瘤可侵入窦内甚至造成上矢状窦闭塞。

(一)诊断标准

1.临床表现

(1)颅高压症状和体征:造成颅内压增高的原因,除了肿瘤本身的占位效应外,瘤体压迫上矢状窦及静脉,造成回流受阻也是原因之一。

(2)癫痫:较为常见的首发症状,尤其是在中央区的窦旁脑膜瘤。

(3)局部神经功能障碍:前 1/3 矢状窦旁脑膜瘤因侵犯额叶而常见精神方面的改变;中 1/3 型最常见的症状为癫痫和对侧肢体渐进性瘫痪;后 1/3 型最常见的症状为视野缺损。

2.辅助检查

(1)头部 CT 和 MRI:根据脑膜瘤的典型影像特点和部位可明确诊断。CT 的骨窗像可以提供与肿瘤相邻的颅骨受侵犯破坏情况。MRI 检查可显示肿瘤与大脑前动脉的关系、引流静脉的方向,了解矢状窦的受累程度及是否闭塞。

(2)脑血管造影:脑血管造影对矢状窦旁脑膜瘤的诊断价值在于以下几点。

①了解肿瘤的供血动脉和肿瘤内的血运情况。

②脑血管造影的静脉期和窦期可见肿瘤将静脉挤压移位,有的上矢状窦会被肿瘤阻塞中断。

(二)治疗原则

1.手术前评估 根据患者的病史、年龄、影像学资料和患者对治疗结果的期盼,应评估手术的风险和手术对患者的益处,再决定是否手术。

2.头皮切口设计 通常采用马蹄形,骨瓣要足够大,必须能完全暴露需切除的肿瘤及受累的颅骨、硬脑膜。

3.手术操作

(1)在中线附近作钻孔时,应小心下方的上矢状窦。为防止导板穿过困难,可沿上矢状窦两侧多钻一孔。

(2)锯开颅骨后,用剥离子将颅骨与硬脑膜分开,上矢状窦部分要最后分离(高龄患者硬脑膜不易剥离)。

(3)翻开并取下游离骨瓣后,要立即处理颅骨板障出血,骨缘封以骨蜡。

(4)硬脑膜表面上的出血可电灼或压以明胶海绵,硬脑膜中动脉如参与供血,则可将其缝扎。上矢状窦表面的出血,压以明胶海绵和棉条,数分钟即可止血。骨窗四周悬吊硬脑膜。

(5)如果肿瘤累及颅骨内板,可用高速颅钻将受累的颅骨磨去。如颅骨侵蚀范围较大,特别是肿瘤已穿透颅骨时,可将其与肿瘤一并切除。

(6)中央静脉的保留:位于中央区的大脑上静脉(中央沟静脉)被损伤后,术后患者往往出现严重的对侧肢体瘫痪。尽量保存该静脉。肿瘤较大时,应先做被膜内切除肿瘤。

4.手术后处理　上矢状窦旁脑膜瘤手术后应严密观察,发现并发症(如手术后血肿和脑水肿)并及时处理。

5.复发及处理

(1)侵犯上矢状窦,而又未能全切的肿瘤,术后易复发。

(2)复发后可再次手术,特别是首次手术时,矢状窦尚未闭塞,再次手术前矢状窦已闭塞者,可将矢状窦连同肿瘤一并切除。

(3)对未能全切的肿瘤术后应辅以放射治疗。

四、大脑凸面脑膜瘤

大脑凸面脑膜瘤是指肿瘤基底与颅底硬脑膜或硬脑膜窦无关系的脑膜瘤,可发生在大脑凸面硬脑膜的任何部位,最常见于额顶叶交界处、冠状缝附近。大脑凸面脑膜瘤占脑膜瘤的15%。女性与男性患病比例为 1.17∶1。

(一)诊断标准

1.部位分类　通常将凸面脑膜瘤分为 4 个部位。

(1)前区:指额叶。

(2)中央区:包括中央前后回感觉运动区。

(3)后区:指顶后叶和枕叶。

(4)颞区:以前区、中央区发生率最高,约占 2/3。

2.临床表现

(1)大脑凸面脑膜瘤病史一般较长。主要表现为不同程度的头痛、精神障碍,半数以上的患者发病半年后可逐渐出现颅内压增高。

(2)局部神经功能缺失:以肢体运动感觉障碍多见,肿瘤位于颞区或后区时因视路受压出现视野改变。优势半球的肿瘤还可导致语言障碍。

(3)癫痫:以局限运动性发作常见,其肿瘤多位于皮层运动区,表现为面部和手脚抽搐。

(4)有些患者因为头外伤或其他不适,经行头部 CT 扫描偶然发现。

3.辅助检查

(1)脑电图:脑电图检查曾经是凸面脑膜瘤的辅助诊断方法之一,近年来已被 CT 和 MRI检查所代替。目前脑电图的作用在于手术前、后对患者癫痫状况的估价,以及应用抗癫痫药物的疗效评定。

(2)头部 X 线:可能发现颅骨骨质针状增生、内板增厚或颅外骨性骨板。

(3)头部 CT 和 MRI:根据脑膜瘤的典型表现,对此病多可及时作出明确诊断。MRI 检查可以准确地反映大脑凸面脑膜瘤的大小、结构、邻近脑组织的水肿程度、肿瘤与重要脑血管的关系。MRI 增强图像上,60%～70%的大脑凸面脑膜瘤,其基底部硬脑膜会出现条形增强带,即"脑膜尾征",为脑膜瘤较为特异性的影像特点。目前认为,这一结构多数为反应性增高的结缔组织或血管组织,少数为肿瘤侵润,手术时应显露并切除,以达到全切肿瘤。

(4)脑血管造影:对诊断大脑凸面脑膜瘤,脑血管造影并非必需。如手术前怀疑肿瘤与上矢状窦有关,需行脑血管造影或 MRI 加以证实。脑血管造影还可以了解肿瘤的血运情况和供血动脉的来源(颈内或颈外动脉)。

(二)治疗原则

1.手术前评估　大脑凸面脑膜瘤手术全切后,复发率很低。手术后主要并发症是肢体功能障碍、癫痫和术区血肿。针对每个患者的病史、化验结果、影像学检查特点,综合判断手术的风险代价和对患者的益处,然后决定是否手术。

2.手术操作

(1)可将皮瓣及骨瓣一起翻开,也可钻孔后取下骨瓣。如颅骨被肿瘤侵犯并穿破,可咬除或用锉刀锉平被侵蚀部分;单纯内板受侵蚀,用颅钻磨除受累的内板。

(2)由颈外动脉供血的大脑凸面脑膜瘤,开颅翻开骨瓣是整个手术出血最多的阶段,应立即采用电凝、缝扎或沿肿瘤切开硬脑膜等方法止血。

(3)用手指轻轻触摸硬脑膜可确定肿瘤的边界。环绕肿瘤外界剪开硬脑膜。应尽可能减少脑组织的外露。被肿瘤侵蚀的硬脑膜应去除,用人工硬脑膜或筋膜修补。

(4)分离和切除肿瘤。切除和暴露肿瘤可交替进行。在脑组织表面的蛛网膜与肿瘤之间逐渐分离,边分离边用棉条保护脑组织。肿瘤较小时可将肿瘤分离后完整切除。肿瘤较大时,可用超声吸引器(CUSA)将瘤内容逐渐吸除,然后再从瘤表面分离,以避免过度牵拉脑组织。有些软脑膜血管向肿瘤供血,可在分离肿瘤与瘤床之间电凝后剪断,并垫以棉条,直至肿瘤从脑内分离开。注意相邻血管(包括动脉和静脉)及功能区皮层的保护,必要时借助神经导航系统确定重要结构(如中央沟)的位置。

(5)止血后关颅:彻底止血后待血压恢复到手术前水平,手术野无活动性出血方可关颅。严密(不透水)缝合或修补硬脑膜,骨瓣复位固定,常规缝合头皮,在通常情况下可不必放置引流。

3.手术后处理

(1)患者术后应在 ICU 或麻醉康复室观察,直到麻醉清醒。

(2)如术后患者不清醒、出现癫痫发作、清醒后再度意识障碍或出现新的神经功能障碍,均应及时行脑 CT 扫描,除外术后(水肿)血肿。

(3)抗癫痫药物的应用:术后应常规给予抗癫痫药,防止癫痫发作。应保持血中抗癫痫药的有效浓度,通常给予丙戊酸钠缓释片持续泵入 $1mg/(kg \cdot h)$,患者完全清醒后改为口服。

(4)如患者有肢体运动障碍,术后应被动活动患者的肢体,防止关节废用性僵直和深部静脉血栓形成。为防止深部静脉血栓形成,可给患者穿着弹力袜。

五、脑室内脑膜瘤

脑室内脑膜瘤发生于脑室脉络丛的蛛网膜细胞,较少见,约占颅内脑膜瘤的 2%。

(一)诊断标准

1.临床表现

(1)颅高压症状:侧脑室脑膜瘤早期症状不明显,就诊时肿瘤多已较大,患者已出现颅内压增高的表现,如阵发性头痛、呕吐、视乳头水肿。变换体位时肿瘤压迫室间孔,可引起急性颅内压增高。第三、第四脑室内脑膜瘤早期即可引起脑脊液循环障碍导致梗阻性脑积水,因此颅内压增高症状出现较早。

(2)局部神经功能障碍:肿瘤侵及内囊时可出现对侧肢体偏瘫。肿瘤位于优势半球时,还可以出现感觉性或运动性失语。其他还包括同向性偏盲。癫痫少见。

2.辅助检查

(1)头部 CT 和 MRI:根据脑膜瘤的典型影像学表现(除外"脑膜尾征"),CT 和 MRI 是诊断脑室内脑膜瘤最可靠的方法。

(2)脑血管造影:可以显示肿瘤的供血动脉。侧脑室脑膜瘤的供血动脉为脉络膜前动脉和脉络膜后动脉。脑血管造影片上可见上述动脉增粗迂曲,远端分支呈引入肿瘤的小动脉网,随后出现典型的脑膜瘤循环。

(二)治疗原则

1.手术前评估　脑室内脑膜瘤被发现时往往较大,应及早确诊尽快手术治疗。根据 CT 和 MRI 检查了解肿瘤位于脑室的位置,与室间孔和导水管的关系,以及是否合并脑积水,同时选择适当的手术入路。不典型的脑室内脑膜瘤须与脑室内室管膜瘤、脉络丛乳头状瘤、胶质瘤及生殖细胞瘤相鉴别。

2.手术入路

(1)侧脑室脑膜瘤手术入路的选择原则

①到达肿瘤路径较近。

②可早期处理肿瘤的供血。

③尽量避免视放射的损伤。

(2)常用手术入路包括以下几种

①三角区入路:较常用于侧脑室三角区脑膜瘤,可以减少患者手术后肢体无力和视野缺损的发生。有条件时应用神经导航技术可以准确确定三角区脑膜瘤的位置,仅用 2~3cm 的脑沟切口即可深入脑室分块切除肿瘤。手术安全,手术后并发症低;但早期处理肿瘤血供稍差。

②颞中回入路:可用于肿瘤位于侧脑室颞角者,但该入路易造成视放射损伤,优势半球手术可导致语言功能障碍。

③纵裂胼胝体入路:多被用来切除位置更靠近侧脑室前部的肿瘤。皮质损伤可引发癫痫。

④枕下正中入路:适用于第四脑室脑膜瘤。

⑤Poppen 入路:适用于第三脑室脑膜瘤。

3.手术操作

(1)在距离肿瘤最近或非功能区的皮层处选择适当的脑沟(如顶间沟),避开视放射纤维,将脑沟分开 2~3cm,进入侧脑室三角区。枕下正中入路显露第四脑室脑膜瘤时,可通过分离两侧的小脑延髓裂隙,抬起两侧的小脑扁桃体显露第四脑室,而不必切开小脑下蚓部。

(2)尽早暴露阻断肿瘤的供血动脉(如脉络膜前动脉)。

(3)肿瘤小于 3.0cm 时可分离后完整切除。肿瘤较大时,应先于肿瘤内分块切除,待体积缩小后再将残存瘤壁翻出。不可勉强完整切除,以免损伤肿瘤周围的脑组织,尤其是侧脑室壁。

(4)避免出血流入对侧脑室或第三脑室。止血要彻底。

(5)严密缝合硬脑膜,脑室内可不必放置引流管。若放置引流,一般不超过 3~5 日。

六、嗅沟脑膜瘤

嗅沟脑膜瘤是指基底位于颅前窝底筛板(硬脑膜)的一类颅底脑膜瘤,约占颅内脑膜瘤的8%～13%,女性发病多于男性,男女比例约为 1：1.2。嗅沟脑膜瘤的瘤体可向两侧或偏一侧膨胀性生长。

(一)诊断标准

1.临床表现

(1)颅内高压症状和体征:出现较晚,出现症状时肿瘤体积多已很大。

(2)神经功能障碍

①嗅觉障碍:嗅沟脑膜瘤早期即可有单侧嗅觉逐渐丧失,但不易觉察。

②视力障碍:可因颅内压增高或肿瘤压迫视神经所造成。

③精神症状:额叶底面受累的结果,表现为性格改变、记忆力减退和个性消失,也可出现兴奋、幻觉和妄想。老年患者可表现为抑郁。

④癫痫和震颤:少数患者可有癫痫发作。肿瘤晚期,压迫内囊或基底节,患者出现锥体束征或肢体震颤。

⑤其他:肿瘤向鼻腔生长,患者可因鼻出血而就诊。

2.辅助检查

(1)头部 X 线:可见颅前窝底包括筛板和眶顶骨质吸收变薄或消蚀而轮廓模糊。也可为筛板和眶顶骨质增生。

(2)头部 CT 和 MRI:MRI 可清晰地显示肿瘤与周围神经血管组织(如视神经、额叶、大脑前动脉等)的关系。CT 能比 MRI 更好地反映颅底的骨性改变。

(3)脑血管造影:侧位像示大脑前动脉垂直段弧形向后移位。大部分患侧筛动脉、眼动脉增粗,远端分支增多或呈栅栏状向颅前窝供血。

(二)治疗原则

1.手术前评估

(1)需对患者的年龄、一般状况及心肺、肝肾功能等全身情况进行评估。

(2)根据影像学分析肿瘤的范围、瘤周脑水肿程度、肿瘤与视神经和大脑前动脉等主要结构的关系,以及肿瘤是否突入筛窦、额窦等情况,进而制定适合的手术方案,包括手术入路的选择、手术中的难点和相应的处置,以及术后可能的并发症。并将以上告知患者和家属。

(3)手术后无法恢复和避免嗅觉障碍。术前视力极差(如眼前指动)或已丧失者,手术后视力恢复的可能性不大,甚至反而加重。

2.手术操作

(1)手术入路:单侧额部开颅和双侧额部开颅两种手术入路,经硬脑膜内切除肿瘤。

①需最大程度地暴露颅前窝底的中线部分。患者仰卧位,头部后仰 30°,有利于额叶底面从颅前窝底自然下垂,减少术中对脑组织牵拉。

②骨窗前缘应尽量靠近颅前窝底。

③如额窦开放应仔细封闭,以防术后脑脊液鼻漏。

④为保护上矢状窦,可在窦两侧分别钻孔,钻孔后用剥离子尽可能剥离骨孔周围的硬脑膜,用铣刀铣开骨瓣。骨瓣翻起时仔细剥离骨板下的上矢状窦,将骨瓣游离取下。

⑤硬脑膜和上矢状窦上的出血可压以明胶海绵。

⑥切开硬脑膜时如遇见桥静脉应尽可能游离保护,必要时可用双极电凝烧断。

(2)脑脊液漏与颅底重建

①筛板处不可过分的搔刮,以防硬脑膜和筛板被破坏,造成手术后脑脊液鼻漏。但若该处硬脑膜甚至骨质已被肿瘤侵犯,应将之切除后用适当材料修补。

②颅底骨缺损处用钛板等修补。硬脑膜缺损用自体筋膜或其他材料修复。

3.术后并发症及处理

(1)脑脊液鼻漏和颅内感染

①严密封闭开放的额窦。

②筛窦开放后行颅底重建。

③抗炎治疗。

(2)手术后癫痫:抗癫痫治疗。

4.脑动脉损伤

(1)若动脉周围的蛛网膜尚完整可在显微镜下仔细分离。

(2)直视下分离肿瘤周边,尽量避免盲目牵拉肿瘤,以防粘连动脉或其分支被撕断。

(3)如粘连紧密,必要时残留部分肿瘤。

5.视力视野障碍

(1)避免牵拉等操作直接损伤视神经、视交叉。

(2)尽可能保护视交叉和视神经的供血血管,这甚至比保护视路的解剖完整更重要。

七、鞍区脑膜瘤

鞍区脑膜瘤又称鞍上脑膜瘤,包括起源于鞍结节、前床突、鞍隔和蝶骨平台的脑膜瘤。

(一)诊断标准

1.临床表现

(1)头痛:多以额部为主,也可以表现为眼眶、双颞部疼痛。

(2)视力视野障碍:鞍旁脑膜瘤患者几乎都有不同程度的视力视野障碍,其中约80%以上的患者以此为首发症状。视野障碍以双颞侧偏盲或单眼失明伴另一眼颞侧偏盲多见。眼底检查可见 Foster－Kennedy 综合征。原发视神经萎缩可高达80%,严重时双侧萎缩。

(3)精神障碍:可表现为嗜睡、记忆力减退、焦虑等,可能与肿瘤压迫额叶底面有关。

(4)内分泌功能障碍:如性欲减退、阳痿和闭经。

(5)其他:个别患者以嗅觉丧失、癫痫、动眼神经麻痹为主诉就诊。

2.辅助检查

(1)头部 X 线:可见鞍结节及其附近的蝶骨平台骨质呈结节样增生,有时还可见鞍背骨质吸收,偶尔可见垂体窝变大,类似垂体腺瘤的表现。

(2)脑 CT 和 MRI

①鞍旁脑膜瘤在 CT 片上可见蝶鞍部等密度或高密度区,注射对比剂后肿瘤影像明显增强,骨窗像可见鞍结节骨质密度增高或疏松。

②对可疑鞍区病变者,多首先采用 MRI 检查。MRI 检查可更清晰地显示肿瘤与视神经、颈内动脉及颅骨之间的关系。矢状、冠状扫描可以判断肿瘤与蝶鞍、视交叉的关系。

③对鞍上高密度病变,应注意经脑血管造影与动脉瘤相鉴别,以防术中意外。

(3)脑血管造影:典型征象:正位像显示大脑前动脉抬高,双侧前动脉起始段合成半圆形。通常眼动脉可增粗并有分支向肿瘤供血,肿瘤染色明显。

(二)治疗原则

1.手术入路

(1)经额底入路。

(2)翼点入路。

(3)经半球间(前纵裂)入路。

2.肿瘤切除

(1)先处理肿瘤基底,切断肿瘤的供应动脉。

(2)对于较大的肿瘤,不可企图完整切除,应先做瘤内分块切除,以减小肿瘤体积。

(3)边分离便切除肿瘤壁,一般先分离对侧视神经和视交叉,再分离同侧视神经和视交叉,包绕颈内动脉或其分支的脑膜瘤不必勉强切除,以免损伤而造成严重后果。

(4)肿瘤较大时,其后方常与下丘脑和前动脉(包括其分支和前交通动脉)粘连,分离时应注意小心保护。

(5)手术能全切肿瘤是最理想的,但有时因肿瘤大,与视神经和颈内动脉粘连紧密,若存在患者高龄等不利因素,全切鞍旁脑膜瘤常有困难。在这种情况下,不应勉强全切,可尽量被膜内切除肿瘤,达到视神经充分减压的目的。

3.手术后并发症

(1)视神经损伤:手术前视力越差,视神经耐受手术创伤的能力就越弱。手术中不要勉强切除紧贴在视神经上的残存肿瘤。但即使如此,难免造成原已很差的视力进一步恶化。

(2)嗅神经损伤。

(3)血管损伤:肿瘤较大时可压迫甚至包裹颈内动脉、前交通动脉、大脑前和大脑中动脉及其穿支等。手术中分离被肿瘤包裹的血管或大块切除肿瘤时,可能发生血管的损伤。一旦发生重要动脉的损伤,要尽量显微手术修复。另外,手术中的操作还可能造成脑血管痉挛,同样可以引发手术后脑梗死。

(4)下丘脑和垂体柄损伤:表现为意识障碍、高热和电解质紊乱,后果严重,患者可有生命危险。常因肿瘤较大,侵犯下丘脑和垂体柄或其供血动脉,分离肿瘤时造成直接或间接(血管损伤或痉挛)损伤。每日至少2次电解质检查,调节电解质紊乱;记录24小时尿量,若患者每小时尿量超过200ml,持续2~3小时,应给予鞣酸加压素注射液或弥凝治疗(应注意从小剂量开始,防止出现尿闭);高热患者给予冰毯降温;激素替代治疗等。

(5)脑脊液鼻漏:多见于术中额窦或筛窦蝶窦开放,可继发感染(脑膜炎)而造成严重后果。术中需严密封闭额窦,仔细修复颅底硬脑膜和颅骨的缺损。一旦出现可给予预防性抗炎治疗,同时行短期腰椎穿刺脑脊液引流,多数可自愈。不能自愈者应设法修补。

八、蝶骨嵴脑膜瘤

蝶骨嵴脑膜瘤是指起源于蝶骨大、小翼骨缘处的脑膜瘤,占全部颅内脑膜瘤的10.96%。男女患病比例约为1:1.06。蝶骨嵴脑膜瘤分为内、中、外侧3型。蝶骨嵴内1/3脑膜瘤又称作床突脑膜瘤,临床表现与鞍旁脑膜瘤相似。

(一)诊断标准

1.临床表现

(1)颅内压增高:一般不作为首发症状,肿瘤较大时无论哪一型蝶骨嵴脑膜瘤均可出现。

(2)局部症状和体征:取决于肿瘤生长的部位和方向。

①视力和视野障碍:内侧型多见。肿瘤早期可直接压迫视神经,并造成视神经孔和视神经管的硬脑膜和骨质破坏,进一步导致视神经受累,甚至失明。

②眼球突出:肿瘤向眼眶内或眶上裂侵犯,眼静脉回流受阻所致。

③脑神经功能障碍:内侧型脑膜瘤常可累及鞍旁走行的脑神经,包括第Ⅲ、Ⅳ、Ⅵ及Ⅴ第一支的脑神经损害,表现类似海绵窦综合征,如瞳孔散大、光反射消失、角膜反射减退及眼球运动障碍等。

④精神症状。

⑤癫痫发作:主要表现为颞叶癫痫。

⑥局部骨质改变:外侧型蝶骨嵴脑膜瘤可侵犯颞骨,出现颧颞部骨质隆起。

⑦对侧肢体力弱。

⑧其他:如嗅觉障碍。

2.辅助检查

(1)头部 CT 和 MRI:以蝶骨嵴为中心的球形生长的肿瘤,边界清晰,经对比加强后肿瘤影明显增强。CT 检查还可显示蝶骨骨质破坏或增生和有无钙化等情况。MRI 检查可显示肿瘤与周边软组织的关系,包括脑叶、颈内动脉、大脑前、中动脉、视神经等。

(2)脑血管造影:显示肿瘤的供血动脉,肿瘤与主要血管的毗邻关系。

(二)治疗原则

1.手术前评估

(1)需对患者的年龄、一般状况,以及心、肺、肝、肾功能等全身情况进行全麻手术耐受能力的评估。

(2)根据患者的临床症状和体征,结合影像资料评估手术难度和可能的并发症,肿瘤是否可以全切除等。

①MRI 检查可以确定肿瘤与周围组织的关系,脑膜瘤边界清楚、蛛网膜完整者,手术中较易分离。

②广泛切除受累的颅底骨质及硬脑膜,可以防止手术后肿瘤复发。但需要颅底重建,防止术后脑脊液漏。

③内侧型肿瘤可包绕视神经和颈内动脉或侵犯眶上裂和海绵窦,常常不能全切除。手术后往往还会残留一些症状,而有些神经功能障碍甚至加重。

④对于内侧型肿瘤,年轻患者出现较重的临床症状或影像学显示肿瘤处于生长状态应选择手术。老年患者手术后并发症和死亡率都较高,选择手术应慎重。肿瘤若较小可观察,伴有明显症状者可考虑行放射治疗。对外侧型肿瘤,一般均考虑手术。

2.手术入路　无论是内侧型抑或外侧型蝶骨嵴脑膜瘤,目前多采用以翼点为中心的额颞部入路(翼点入路或改良翼点入路)。

3.手术操作

(1)肿瘤暴露:分离外侧裂暴露肿瘤,减少对脑组织牵拉。大脑中动脉及其分支与肿瘤的关系。如肿瘤外面覆盖一薄层脑组织，难以完好保留时，可将这层脑组织切除以便于暴露肿瘤。

（2）肿瘤切除

①对于直径大于 2cm 的内侧型肿瘤，分块切除，以免损伤重要的血管和神经组织。

②先处理肿瘤基底。若瘤体阻挡基底的处理，也可先在肿瘤内分块切除，待基底显露后再切断肿瘤供血。

③沿肿瘤外周分离，注意保护颈内动脉、大脑前、大脑中动脉的主干和分支、视神经、下丘脑和垂体柄等重要结构。如分离困难，可残留与之粘连的部分瘤壁，严禁强求分离而给患者造成严重的后果。

④保护颈内动脉，一旦颈内动脉破裂，可先以海绵、肌肉压迫止血，同时在患者颈部压迫颈动脉，降低颈动脉压，在显微镜下缝合修补；或利用环绕动脉瘤夹修复破裂的颈内动脉。如均不奏效，只得结扎颈内动脉，同时行颞浅动脉与大脑中动脉分支吻合以减轻术后脑缺血损害程度。

⑤修补硬脑膜：肿瘤切除后检查硬脑膜的破损程度，可选用自体骨膜、筋膜、阔筋膜或人工硬脑膜等修补，严密缝合，防止手术后脑脊液漏。

⑥若术后不需脑脊液引流（为防止脑脊液漏），手术结束时拔除腰椎穿刺引流管。

4.术后并发症及处理

（1）手术后颅内压增高：手术后颅内血肿、脑水肿、脑挫伤和脑梗死等都可能出现颅内压增高，情况严重者若不能及时发现和处理可引起脑疝和生命危险。应密切观察，必要时行 CT 扫描。加强脱水和激素治疗，保守治疗不能控制病情时应及时手术清除血肿和水肿坏死的脑组织，必要时行去骨瓣减压术。

（2）手术后癫痫。

（3）手术后脑梗死。

（4）深静脉血栓形成和肺栓塞。

（5）对于未能全切的内侧型蝶骨嵴脑膜瘤的患者，手术后可辅以放射治疗，以延长肿瘤复发的时间。如肿瘤复发，可考虑再次手术切除。

九、海绵窦脑膜瘤

海绵窦脑膜瘤是指发生于海绵窦壁或累及海绵窦的脑膜瘤。手术切除困难，难以彻底，术后并发症多。

（一）诊断标准

1.临床表现

（1）头痛：原发海绵窦脑膜瘤症状出现较早，头痛可能是本病的早期症状。

（2）脑神经功能障碍：累及走行于海绵窦的脑神经可出现相应症状和体征，第Ⅲ、Ⅳ、Ⅴ和Ⅵ脑神经麻痹常见，如眼外肌麻痹、三叉神经的第一或第二支分布区疼痛。肿瘤压迫视神经可出现视力视野障碍等。

（3）眼球突出。

（4）来自颅底其他部位的脑膜瘤累及海绵窦者，患者早期先有肿瘤原发部位的症状，而后逐渐出现海绵窦受损害的症状。

2.辅助检查

(1)头部 CT 和 MRI：根据肿瘤的部位和脑膜瘤的典型表现可以早期诊断海绵窦脑膜瘤。注意区分原发海绵窦脑膜瘤与继发海绵窦脑膜瘤，后者肿瘤较大，可能合并骨质破坏、周围脑水肿和脑组织受压等表现。

(2)脑血管造影：可了解颈内动脉与肿瘤的关系，如颈内动脉的移位或被包绕、虹吸弯增大等，同时有助于了解肿瘤的供血情况。此外，脑血管造影还有助于与海绵窦血管瘤相鉴别。

(二)治疗原则

1.治疗方法的选择 一般有以下 3 种。

(1)临床观察。

(2)放射治疗。

(3)手术治疗(或"手术＋放射治疗"的综合治疗)

①无论患者的年龄，只要症状轻微，均可暂时予以观察，定期做临床和影像学 CT、MRI 检查随访。一旦发现肿瘤有进展变化，再考虑放射治疗或手术治疗。

②症状明显的老年患者和手术后复发肿瘤建议行放射治疗。

③若患者一般状况许可且海绵窦症状逐渐加重，在患者对病情、手术治疗目的，以及手术后可能发生并发症表示理解和接受的前提下，可考虑手术治疗。

2.手术治疗

(1)手术入路：常用入路包括以下 2 种。

①翼点入路：可通过切断颧弓来减小对脑组织的牵拉。

②颅眶颧入路。

(2)手术原则

①不可强求完全切除肿瘤。如果手术中解剖结构不清楚或肿瘤与脑神经和颈内动脉等重要结构粘连紧密，全切肿瘤会不可避免地造成损伤，可行肿瘤次全或大部切除，手术后再辅以放射治疗。

②切除海绵窦内的肿瘤时如发生出血，应注意判断出血来源，静脉窦的出血使用明胶海绵、止血纱布等止血材料或肌肉填塞，不难控制；若系颈内动脉破裂出血，则需设法修补。

十、桥脑小脑角脑膜瘤

桥脑小脑角脑膜瘤主要是指起源于岩骨后面(内听道后方)的脑膜瘤。在桥脑小脑角肿瘤中，继听神经瘤和胆脂瘤之后，居第三位。

(一)诊断标准

1.临床表现

(1)肿瘤生长缓慢，早期症状不明显。

(2)颅内压增高：多见于后期肿瘤较大时。

(3)局部神经功能障碍

①听神经损害居首位，表现为耳鸣和听力下降。

②面肌抽搐或轻、中度面瘫。

③面部麻木，角膜反射消失，颞肌萎缩，个别患者以三叉神经痛为主诉。

④小脑症状和体征，包括走路不稳、粗大水平眼震，以及患侧肢体共济失调。

⑤后组脑神经功能障碍,包括声音嘶哑、饮水呛咳、吞咽困难等。

2.辅助检查

(1)头部 CT 和 MRI

①诊断桥脑小脑角脑膜瘤首选 MRI 检查。

②桥脑小脑角脑膜瘤在 MRI 上边界清楚,呈卵圆形,基底附着宽,不增强时多呈等 T_1 和等 T_2 信号,注射对比剂后出现明显均一强化;往往与小脑幕有粘连。MRI 清晰地显示肿瘤与周围结构的关系,特别是对脑干和基底动脉的压迫情况。

③CT 可能显示肿瘤内钙化,岩骨骨质破坏或增生,内听道一般不扩大(可借以与听神经瘤相鉴别),有时可见岩骨尖骨质增生或破坏。

(2)脑血管造影:正位像可以显示大脑后动脉及小脑上动脉向内上移位,肿瘤向斜坡发展时,基底动脉向对侧移位。侧位像可见小脑后下动脉向下移位,同时可见肿瘤染色。目前一般不再采用脑血管造影来诊断桥脑小脑角脑膜瘤。

(二)治疗原则

1.治疗方法的选择

(1)对症状轻微的桥脑小脑角脑膜瘤患者,可以手术,也可随访观察。

(2)肿瘤较小(<3cm)或患者不能耐受全麻手术或患者拒绝手术时,可考虑立体放射外科治疗。

(3)肿瘤较大(>3cm),患者症状明显或患者虽尚无症状,但肿瘤增长较快,出现进展性神经功能损失时,建议手术治疗。

2.手术治疗

(1)手术入路

①枕下乙状窦后入路。

②颞底经小脑幕入路。

(2)手术操作(以乙状窦后入路为例)

①自后向前电凝分离肿瘤与小脑幕岩骨后的附着处,阻断肿瘤的供血。

②当第Ⅸ、Ⅹ对脑神经包绕肿瘤时,应仔细分离避免损伤。如肿瘤较大,与附近的神经或动脉粘连紧密,应先做肿瘤内分块切除(超声吸引器),待肿瘤体积缩小后再继续分离,最后将肿瘤壁取出。

③切除受累的硬脑膜和小脑幕,切除困难时可用双极电凝或激光处理,防止肿瘤复发。

④有条件在神经导航下切除桥脑小脑角脑膜瘤,可减少对重要神经血管的损伤,提高手术效果。

⑤应尽量靠近肿瘤侧电灼和剪断肿瘤供血动脉。在切除肿瘤时注意岩静脉、小脑上动脉、小脑前下动脉、小脑后下动脉、内听动脉、脑干和周围的脑神经的辨认和保护。如果肿瘤与脑神经和动脉粘连甚紧,不应勉强切除肿瘤,采用双极电凝或激光烧灼残存的肿瘤组织。

⑥术中神经电生理监测有助于面、听神经和三叉神经的辨认和保护。

⑦术中对脑干、三叉神经或后组脑神经的刺激可引起明显的心率、血压改变,严重时应暂停手术。

4.术后并发症

(1)脑神经功能障碍:如面神经瘫痪、听力丧失、同侧三叉神经分布区的感觉障碍等,个别患者还可出现面部疼痛。后组脑神经功能障碍时,患者咳嗽反射减弱或消失,可引起误吸,必要时行预防性的气管切开。

(2)脑脊液漏:多由于硬脑膜缝合不严密或乳突气房封闭不严引起。可行腰椎穿刺引流脑脊液缓解。必要时行二次手术修补。

(3)小脑挫伤、水肿,甚至血肿:由于术中对小脑牵拉较重所致。严重时可导致患者呼吸骤停。术中若发现小脑组织异常肿胀,应及时探明原因,必要时切除挫伤水肿的小脑组织,清除血肿。术后严密观察病情变化,必要时复查 CT,如证实颅内血肿或严重脑水肿(肿胀),应及时行二次手术处置。

十一、岩骨斜坡区脑膜瘤

岩骨斜坡区(岩斜区)脑膜瘤是指基底位于三叉神经节压迹以下,内耳门以内和颈静脉结节以上区域的脑膜瘤。临床不少见,约占全部颅内脑膜瘤的 6.47%。以女性居多,男女比例约为 1∶4。

(一)诊断标准

1.临床表现

(1)颅内压增高症状和体征头痛是本病的常见症状,就诊时多有视乳头水肿。

(2)多组脑神经功能障碍。

①第Ⅴ脑神经损害常见,患者出现面部麻木、颞肌萎缩和角膜反射消失。

②眼球运动障碍。

③听力障碍。

④周围性面瘫。

⑤肿瘤向下发展可侵犯后组脑神经,出现咽反射消失、饮水呛咳和吞咽困难。

(3)共济障碍:肿瘤压迫小脑和桥臂所致,表现步态不稳、肢体共济失调等。

(4)肢体运动障碍和椎体束征:多由脑干受压所致。

2.辅助检查

(1)头部 X 线:可见岩斜区骨质增生或吸收,偶见瘤内钙化。

(2)头部 CT 和 MRI:能清晰地显示肿瘤并确定诊断。

(3)脑血管造影:可见基底动脉明显向背侧和对侧弧形移位,管径变细。

(二)治疗原则

1.手术前评估

(1)需对患者的年龄、一般状况,以及心、肺、肝、肾功能等全身情况进行全麻手术耐受能力的评估。

(2)根据临床和影像学资料等,选择适当的手术入路,评估肿瘤全切除的可能性,并向家属说明术后可能的并发症。

(3)通过 T_2 相信号高低可初步判断肿瘤的软硬。脑干与肿瘤界面消失伴有脑干 T_2 相信号增高,表示两者粘连较紧,肿瘤已破坏脑干表面的软脑膜,且供应脑干的血管参与肿瘤的供血,术中分离困难,预后不好。

(4)由于术前多数患者症状较轻,但手术切除难度大,术后并发症较多,术前应反复向患者及家属交代以上情况,达成共识。

2.手术入路

(1)颞下经小脑幕入路:传统入路,操作较为简单,可通过磨除岩嵴来增加对岩尖区的显露。但对颞叶牵拉较多,Labbe 静脉损伤的可能性大。

(2)枕下乙状窦后入路:传统入路,为神经外科医师所熟悉。缺点是必须通过面、听神经和后组脑神经之间的间隙切除肿瘤,路径较长,且对脑干腹侧显露较差。

(3)乙状窦前入路:是切除岩斜区脑膜瘤可选择的入路之一。通过不同程度的岩骨磨除可分为乙状窦前迷路后入路、经迷路入路和经耳蜗入路 3 种。此入路的优点在于对颞叶的牵拉小,Labbe 静脉保护好;到达肿瘤的距离短;对脑干腹侧显露好;可早期处理肿瘤基底,切断肿瘤供血,减少出血等。若患者存在有效听力,术中应尽量避免损伤半规管和内淋巴囊。骨腊严密封闭岩骨气房,防止脑脊液漏。

3.分离和切除肿瘤

(1)手术显微镜下先进行瘤内分块切除,得到足够的空间后即开始利用双极电凝处理肿瘤基底。

(2)主要在三叉神经前、后间隙,严格沿肿瘤与脑干之间的蛛网膜界面分离。

(3)分块切除肿瘤,严禁因力求完整切除而增加对脑神经和脑干的牵拉。

(4)术中应仔细辨认和保护基底动脉及其供应脑干的分支。

(5)如果肿瘤与脑干粘连紧密,可残存少量肿瘤组织,不要为全切肿瘤而造成术后严重的并发症。

(6)切开麦氏囊可切除侵入海绵窦的部分肿瘤。

4.手术并发症

(1)脑神经功能障碍:滑车神经、外展神经、三叉神经受损的几率较高,其次是面、听神经和后组脑神经功能障碍。

(2)肢体运动障碍。

(3)共济障碍。

(4)脑脊液漏:原因是手术中磨除岩骨时,骨蜡封闭不严。为了避免脑脊液漏,手术中还需严密缝合硬脑膜,必要时,用肌肉或脂肪填塞。手术后一旦发生脑脊液漏,可采用腰椎穿刺脑脊液持续引流。

(5)脑挫伤、脑内血肿、Labbe 静脉损伤等术中应避免颞叶的过度牵拉。

(6)下肢血栓和肺栓塞:多因长期卧床引起,肺梗死可造成猝死。术后应鼓励患者尽早下床活动,否则应给予药物(如注射用低分子肝素钙)和弹力袜等预防措施。

十二、枕骨大孔区脑膜瘤

枕骨大孔区脑膜瘤是指发生于枕骨大孔四周的脑膜瘤。此类脑膜瘤较少见,多发生于枕骨大孔前缘,向后可造成对延髓和上颈髓的压迫。女性患病多见。

(一)诊断标准

1.临床表现

(1)病程较长,发展缓慢。

(2)局部症状明显,而颅内压增高症状多不常见(伴有梗阻性脑积水时可出现)。

①颈部疼痛:最常见的早期临床表现,往往发生于一侧。

②肢体力弱和(或)麻木,伴锥体束征。单侧或双侧上肢多见,可伴有肌肉萎缩;肢体痛觉或温度觉的减退或丧失等。

③后组脑神经功能障碍:表现有声音嘶哑、饮水呛咳、吞咽困难、一侧舌肌萎缩、伸舌偏斜等。

④平衡功能障碍:如步态不稳。

2. 辅助检查

(1)头部 MRI:是诊断枕大孔区脑膜瘤的首选和必要的检查。根据脑膜瘤的典型影像学特点多可明确诊断。

(2)脑血管造影:显示肿瘤与椎动脉及其分支的关系。

3. 手术前评估

(1)需对患者的年龄、一般状况,以及心、肺、肝、肾功能等全身情况进行全麻手术耐受能力的评估。

(2)根据临床和影像学资料等,选择适当的手术入路,评估术中难点和术后可能的并发症,并向家属说明。如因肿瘤与脑神经、椎动脉或延髓粘连紧密而无法完全切除;术后因吞咽困难需鼻饲饮食,呼吸功能障碍需气管切开,肢体活动障碍(甚至四肢瘫)而可能长期卧床等。

MRI 检查可清晰地显示肿瘤的部位和生长方向、延髓受压程度,以及肿瘤与周边组织的关系。通过 T_2 相信号高低可初步判断肿瘤的软硬。延髓与肿瘤界面消失伴有延髓 T_2 相信号增高,表示肿瘤已破坏延髓表面的软脑膜,两者粘连较紧,分离困难,预后不好。

(二)治疗原则

1. 手术入路

(1)枕下正中入路:适合于肿瘤位于延髓背侧和背外侧者。

(2)远(极)外侧入路:目前处置枕大孔区脑膜瘤最常用的入路。可直视延髓腹侧和枕大孔前缘,适合位于延髓腹侧和腹外侧的脑膜瘤。利用该入路可早期处理肿瘤基底,切断肿瘤血供,同时对延髓牵拉小。可选择性磨除枕髁后 1/3(远外侧经髁入路)而进一步增加对延髓腹侧的显露。

(3)经口腔入路:适合延髓腹侧肿瘤。因脑脊液漏发生率高,显露有限,目前已很少使用。

2. 分离和切除肿瘤

(1)手术显微镜下先进行瘤内分块切除,得到充分的空间后利用双极电凝处理肿瘤基底。

(2)肿瘤血供切断后会变软,再严格沿肿瘤与延髓之间的蛛网膜界面将肿瘤向外方牵引分离。

(3)遵循"边处理基底,边分离,边切除"的原则分块切除肿瘤。严禁因力求完整切除而增加对延髓的牵拉和压迫。

(4)在显微镜下仔细分离和保护脑神经和重要血管。

(5)如果肿瘤与延髓或椎动脉等重要结构粘连紧密,可残存少量肿瘤组织,不要为全切肿瘤而损伤这些重要结构,造成术后严重的并发症。

3. 术后并发症及处理

(1)呼吸障碍:主要是由于延髓直接或间接(血管痉挛)损伤导致呼吸中枢功能障碍或膈肌运动障碍所致。建议早期行气管切开,保持呼吸道通畅,必要时行呼吸机辅助通气。

(2)后组脑神经损伤:表现为饮水呛咳、吞咽困难、咳嗽反射低下(可导致误吸)等,可给予鼻饲饮食,保持呼吸道通畅。

(3)肢体运动和感觉障碍:延髓损伤或椎动脉痉挛等原因所致。按摩和被动锻炼可防止关节和韧带僵硬萎缩。高压氧治疗对于肢体功能的恢复有一定帮助。因长期卧床,应使用药物(如注射用低分子肝素钙)和弹力袜防止下肢血栓形成和肺栓塞。

十三、恶性脑膜瘤

恶性脑膜瘤是指某些脑膜瘤具有恶性肿瘤的特点,表现为肿瘤在原部位反复复发,并可发生颅外转移,占所有脑膜瘤的 0.9%～10.6%。发生转移是恶性脑膜瘤的特征之一。

(一)诊断标准

1.临床表现

(1)平均发病年龄明显低于良性脑膜瘤。

(2)病程较短,进展快。

(3)头痛等颅内压增高症状明显。

(4)癫痫。

(5)局部神经功能障碍,如偏瘫等。

(6)好发于大脑凸面和上矢状窦旁。

2.病理学特点

(1)病理评分与分级:世界卫生组织(WHO)根据组织病理学特点,将脑膜瘤分为 4 级,其中第 3 级为恶性脑膜瘤,第 4 级为脑膜肉瘤。

(2)转移:恶性脑膜瘤可发生颅外转移,主要包括肺、骨骼肌肉系统,以及肝和淋巴系统。肿瘤侵犯静脉窦、颅骨、头皮,可能是造成转移的原因。另外,恶性脑膜瘤也可经脑脊液播散种植。

3.影像学检查 头部 CT 和 MRI 检查除脑膜瘤的一般特点外,恶性脑膜瘤多呈分叶状,可伴有明显的瘤周水肿,而无肿瘤钙化。

(二)治疗原则

1.手术切除

(1)目的是延长生存时间。

(2)复发恶性脑膜瘤,根据患者状况可考虑再次手术切除。

(3)广泛切除受累硬脑膜,并对周围的脑组织使用激光照射,可在一定程度上延缓肿瘤复发时间。

2.放射治疗 通常作为手术后的辅助治疗,包括外放射治疗和同位素肿瘤内放射治疗,在一定程度上可延缓恶性脑膜瘤的复发。

(吴国彪)

第四节 垂体腺瘤

垂体腺瘤是属于内分泌系统的一种肿瘤,其发病率仅次于胶质瘤和脑膜瘤,位列颅内肿瘤的第 3 位。绝大多数的肿瘤发生在腺垂体,呈灰白色,多数肿瘤质地较软,与周围的正常组织分界明显;垂体大腺瘤常将正常垂体组织挤向一旁,使之萎缩。

一、诊断标准

1. 临床表现

(1)病史:症状与肿瘤类型及生长方向有关。无分泌功能的腺瘤,多向鞍上及鞍外发展,患者多有神经损伤症状;分泌性腺瘤早期可以出现相关内分泌症状。

(2)头痛:多数无分泌功能的腺瘤可有头痛的主诉,早期系肿瘤向上发展牵拉鞍隔所致,当肿瘤穿破鞍隔后症状减轻或消失。而 GH 型腺瘤则头痛症状明显而持久、部位不固定。

(3)视神经受压:肿瘤将鞍隔顶起或穿破鞍隔向鞍上生长可压迫视神交叉,产生视力及视野改变,如视力减退及双颞侧偏盲。

(4)内分泌功能紊乱:多数功能性垂体腺瘤分泌下列激素。

①泌乳素(PRL):最常见的内分泌腺瘤,可导致女性患者停经-泌乳综合征(Forbes-Albright 综合征),男性患者阳痿及无生育功能,以及骨质疏松。

②促肾上腺皮质激素(ACTH):又称促皮质激素,即 Cushing 病,ACTH 升高可导致如下病症。

内源性高皮质激素血症:由高皮质激素血症引起的一系列改变。为确定 Cushing 综合征的病因,可行地塞米松抑制实验。

Nelson's 综合征:Cushing 病行肾上腺切除的患者中有 10%～30%出现色素沉积过多〔通过促黑色素激素(MSH)与 ACTH 之间交叉反应〕。

③生长激素(GH):分泌异常可导致成人肢端肥大,表现为手、足增大、脚后跟增厚、前额隆起、巨舌、高血压、软组织肿胀、周围神经卡压综合征、使人衰弱的头痛、出汗过多(尤其是手掌)及关节痛。25%的肢端肥大患者出现甲状腺肿,但化验检查正常。儿童(在骨骺闭合前)GH 水平的升高可导致巨人症。

④极少垂体腺瘤可分泌促甲状腺素(TSH),导致甲状腺功能亢进。

2. 实验室检查

(1)血生化检查注意:是否伴发糖尿病等内分泌疾病。

(2)内分泌学检查:通常采用放射免疫法测定激素水平,包括催乳素(PRL)、生长激素(GH)、促肾上腺皮质激素(ACTH)、促甲状腺激素(TSH)、促卵泡素(FSH)、黄体生成素(LH)、促黑激素(MSH)、三碘甲腺原氨酸(T_3)、四碘甲腺原氨酸(T_4)、促甲状腺激素(TSH)。垂体激素的分泌呈脉冲性释放,有昼夜节律的改变,因此单项基础值不可靠,应多次、多时间点抽血检查。对疑为 ACTH 腺瘤患者,常需检测血浆皮质醇、24 小时尿游离皮质醇(UFC),以及行地塞米松抑制试验及 ACTH 刺激试验。

3. 辅助检查

(1)视力及视野的检查。

(2)影像学检查

①头部 X 线片或蝶鞍断层检查要求:有正侧位,了解蝶鞍大小、鞍背、鞍底等骨质破坏的情况。

②头部 CT:应行轴位及冠状位检查,薄层扫描更有意义。以了解额窦及蝶窦发育状态、蝶窦纵隔的位置及蝶鞍区骨质破坏的情况、肿瘤与蝶窦的关系、有无钙化等。

③头部 MRI:了解肿瘤与脑池、海绵窦、颈内动脉、第三脑室的关系;对微腺瘤的诊断更有

意义。动态强化扫描对寻找微腺瘤更有意义。

④脑血管造影检查:主要用于除外鞍旁动脉瘤。

⑤视觉诱发电位(VEP)检查:协助判断视路的损害情况。

4. 鉴别诊断

(1)颅咽管瘤:小儿多见,首发症状常为发育矮小、多饮多尿等内分泌异常表现,CT 扫描肿瘤多呈囊性,伴周边钙化,或较大的钙化斑为其特征。头部 MRI 检查可见垂体信号,蝶鞍扩大不明显,通常多向鞍上生长。

(2)脑膜瘤:成年人多见,内分泌学检查正常,CT 及 MRI 检查为均匀信号强度的病变,明显强化,可见脑膜尾征,囊性变少见,可见垂体信号。

(3)床突旁动脉瘤:无明显内分泌障碍。CT 及 MRI 检查可见正常垂体信号,鞍旁可有或无钙化,混杂信号强度。明确诊断需 DSA 检查。

(4)视神经胶质瘤:少儿多见,主要表现为明显视力下降,无内分泌异常表现,可合并神经纤维病变的表现。

(5)脊索瘤:好发于颅底中线部位的肿瘤,常有脑神经损害的表现,CT 及 MRI 检查示肿瘤位于斜坡可侵及蝶窦,但较少内鞍上生长,可见骨质破坏及垂体信号。

(6)表皮样囊肿:易于鉴别,通常在 CT 及 MRI 分别表现为低密度及低信号强度病变,边界锐利,沿脑沟及脑池生长。

(7)异位生殖细胞瘤:少儿多见,首发症状为多饮多尿,垂体激素水平正常或低下。

(8)空泡蝶鞍综合征:有时在临床表现上与垂体腺瘤无法鉴别。但 CT 及 MRI 检查可见同脑脊液样信号强度相同病变限于鞍内,无鞍上发展。

(9)拉克囊肿:系颅咽管的残留组织,多表现为囊性病变,内分泌异常表现少见。

(10)垂体脓肿:甚为少见,其特征为头部 CT 或 MRI 检查可见明显的环状强化影像。可有或无手术史、全身感染史。

5. 临床分类

(1)按有无内分泌功能:①功能性腺瘤:包括 GH 型垂体腺瘤、PRL 型垂体腺瘤、ACTH 型垂体腺瘤、TSH 型垂体腺瘤。②非功能性腺瘤。

(2)按常规组织染色:①嗜酸性。②嗜碱性。③嫌色性。④混合性。

(3)按照肿瘤大小

①垂体微腺瘤:指肿瘤直径<1cm 的垂体腺瘤。

②垂体大腺瘤:肿瘤直径>1cm 的称为大腺瘤。

二、治疗原则

1. 手术治疗

(1)开颅手术入路及适应证

①经额入路:适于肿瘤大部位于鞍上,未侵及第三脑室前部。

②经纵裂入路:适于肿瘤大部位于第三脑室前部,充满鞍上池,未侵入第三脑室。

③经胼胝体入路:适于肿瘤侵入第三脑室及(或)侧脑室,脑积水明显。

④经侧脑室入路:适于肿瘤侵入侧脑室,室间孔明显梗阻。

⑤经翼点入路:适于肿瘤向鞍旁、颅中窝底生长,并向鞍后发展者。

（2）经蝶窦入路手术

①经口－鼻－蝶入路：适于肿瘤位于鞍内或虽向鞍上生长及向蝶鞍两侧发展者。

②经鼻－蝶窦入路：适于肿瘤位于鞍内及鞍上生长者。

③经筛－蝶窦入路：适于肿瘤位于鞍内，并向筛窦发展者。

（3）术后处理常规：经蝶窦入路术后，由于鼻咽部渗血渗液，为防止误吸，仍需保留气管内插管 2～3 小时，待患者完全清醒后，方可拔除气管内插管。术后当日应严密观察尿量，控制尿量在 250ml/h 以下。若尿量超过 8000～10000ml/24h，尿比重低于 1.005，应肌内注射垂体后叶素，抗利尿作用可达 4～6 小时，也可口服醋酸去氨加压素片治疗。无论经额还是经蝶窦术后均应注意有无脑脊液鼻漏。出院前应复查内分泌激素水平，根据检查结果，继续激素的补充或替代治疗。出院时建议患者 3～6 个月后，门诊复查 MRI 和内分泌激素水平，长期随访。

2.非手术治疗

（1）垂体泌乳素腺瘤：首选药物治疗，疗效不佳或不能耐受者可以手术治疗。

（2）垂体无功能微腺瘤：可以门诊随访，如肿瘤增大再行手术治疗。

（3）对于未婚未育者，应向家属及本人讲明，垂体腺瘤本身可以影响生育功能。

3.药物治疗原则

（1）垂体腺瘤术后，垂体功能严重低下者，应口服激素。主要有泼尼松、甲状腺素片等以替代垂体功能的不足。服药时间的长短视垂体功能恢复情况而定。

（2）病史中或手术后有癫痫发作者，应口服抗癫痫药。如苯妥英钠、卡马西平、丙戊酸钠等，至少服药 3～6 个月以上。如无发作方可考虑药物减量，并于 1～2 年内完全停药。

（3）血内分泌检查高泌乳素者，可口服甲磺酸溴隐亭片。泌乳素腺瘤：建议采用药物治疗。常用药物为甲磺酸溴隐亭片。关于此药应注意以下几点。

①它是一种半合成麦角生物碱，与正常或肿瘤催乳激素受体结合，抑制催乳素（PRL）的合成和释放及其他过程，调节细胞生长。不论泌乳素是来源于腺瘤还是正常垂体（如因垂体柄作用），甲磺酸溴隐亭片均能降低其水平。

②约 75％的大型腺瘤患者在服药 6～8 周内可使肿瘤缩小，但是只有在坚持服药的情况下对分泌泌乳素的肿瘤才起作用。

③甲磺酸溴隐亭片可使生育能力恢复，怀孕期间坚持服药先天畸形的发生率为 3.3％，自然流产率为 11％，与正常情况下一致。停药可使催乳素瘤迅速长大，怀孕也可使肿瘤长大。

④副作用恶心、头痛、疲乏、体位性低血压伴头晕、寒冷导致的血管扩张、精神萎靡、梦魇、鼻腔阻塞、肿瘤卒中等。在治疗的最初数周内副作用最明显。

生长激素水平增高者，可使用生长抑素类药物，如醋酸奥曲肽注射液。

（祖重阳）

第五节　听神经瘤

听神经瘤起源于听神经的鞘膜，应称听神经鞘瘤，为良性肿瘤，大多发生于一侧。少数为双侧者，多为神经纤维瘤病的一个局部表现。绝大多数听神经鞘瘤发生于听神经的前庭支，起于耳蜗神经支者极少。该肿瘤多先在内听道区发生，然后向小脑脑桥角发展。肿瘤包裹膜完整,表面光滑,也可有结节状。肿瘤主体多在小脑脑桥角内,表面覆盖一层增厚的蛛网膜。显微镜下主要有两种细胞成分:Antoni A 和 Antoni B 型细胞,可以一种细胞类型为主或混合存在,细胞间质主要为纤细的网状纤维组成。随肿瘤向小脑桥脑角方向生长及瘤体增大,与之邻近的脑神经、脑干和小脑等结构可相继受到不同程度的影响。往往向前上方挤压面神经和三叉神经;向下可达颈静脉孔而累及舌咽、迷走和副神经;向内后发展则推挤压迫脑干、桥臂和小脑半球。

一、诊断标准

1.临床表现

(1)病史:听神经瘤的病程较长,自发病到住院治疗时间平均期限为数月至 10 余年不等。

(2)症状:首发症状几乎均为听神经本身的症状,包括头昏、眩晕、单侧耳鸣和耳聋。耳鸣为高音调,似蝉鸣样,往往呈持续性,多同时伴发听力减退。

①耳蜗及前庭神经症状:头昏、眩晕、耳鸣和耳聋。

②头痛:枕和额部疼痛。

③小脑性共济运动失调、动作不协调。

④邻近脑神经损伤症状:患侧面部疼痛、面肌抽搐、面部感觉减退、周围性面瘫。

⑤颅内压增高:双侧视盘水肿、头痛加剧、呕吐和复视等。

⑥后组脑神经和小脑损伤症状:吞咽困难、进食发呛、眼球震颤、小脑语言、小脑危象和呼吸困难。

2.辅助检查

(1)听力试验

①电测听检查:比较准确的听力检查方法(表 2—3—5)。蓝色为气导曲线,红色为骨导曲线。正常值为 20dB。听神经鞘瘤为高频听力丧失。

表 2—3—5 听力分级

级别	描述	纯音测听(dB)	语言分辨(%)
Ⅰ	好一优	0～30	70～100
Ⅱ	有用	31～50	50～59
Ⅲ	无用	51～90	5～49
Ⅳ	差	91～最大	1～4
Ⅴ	无	测不到	0

②脑干听觉诱发电位(BAEP):检查目前最客观的检查方法。听神经鞘瘤通常为Ⅰ～Ⅲ和Ⅰ～Ⅴ波峰潜伏期延长,或除Ⅰ波外余波消失。

(2)神经影像学检查

①头部 X 线片:可拍摄侧位片、汤氏位片或司氏位片。以了解内听道口及岩骨破坏情况,特别是内听道口扩大最具诊断意义。

②头部 CT 检查:要求有 CT 增强像,以避免遗漏小的肿瘤,并有岩骨的骨窗像,从中可了解内听道口、岩骨的破坏情况、肿瘤性状。

③头部 MRI 检查:可以清楚地显示肿瘤的性状(大小、边界、血运、侵及的范围、瘤周水肿)、与周围组织的关系,特别是了解与脑干和血管的关系,有无继发幕上脑积水。

3.鉴别诊断　应与表皮样囊肿、脑膜瘤、三叉神经鞘瘤或其他脑神经鞘瘤,第四脑室肿瘤、小脑或脑干外侧肿瘤、转移瘤或其他恶性肿瘤,蛛网膜囊肿等相鉴别。

二、治疗原则

1.常用的治疗方法

(1)临床观察:密切观察症状、听力(听力测定),定期影像学检查了解肿瘤生长情况(每6个月1次CT或MRI检查,持续2年,如果稳定改为每年1次)。如症状加重或肿瘤生长＞2mm/y,在一般情况良好时建议采取手术治疗,如患者一般情况差可行立体定向放射治疗。

(2)放射治疗(单独或作为外科手术的辅助性治疗):包括外放射治疗和立体定向放射治疗。

(3)外科手术治疗。

2.选择治疗方法

(1)应考虑以下因素选择不同的治疗方法

①患者的一般情况,如年龄、主要器官功能状态,以及是否合并其他系统疾病等。

②肿瘤大小和部位。

③肿瘤发展速度。

④是否存在有用听力,是否能保留有用听力。

⑤第Ⅶ、Ⅴ脑神经功能的保留。

⑥是否为神经纤维瘤病。

⑦各种干预性治疗方法的效果(包括远期副作用)。

⑧患者的要求和意见。

(2)一般选择原则

①随访观察仅限于无占位效应症状的老年患者。

②小型肿瘤(直径≤3cm)建议手术治疗。不能耐受手术者可观察或做γ刀治疗。

③大型肿瘤(直径＞3cm)建议手术治疗。如果患者不能难受手术或术后复发建议放射治疗。

④选择放射治疗方式时,如果肿瘤直径≤3cm,适合立体定向放射治疗。

3.手术入路及适应证

(1)枕下乙状窦后入路,适于Ⅰ～Ⅳ型肿瘤切除。乳突后直切口适于Ⅱ型及部分Ⅲ型肿瘤的切除。

(2)经岩骨入路是以岩骨为中心,颅中窝、颅后窝的联合入路,适于向斜坡发展的肿瘤切除。

(3)经迷路入路适用于位于内听道的小肿瘤。

听神经鞘瘤显微手术全切的标准应该是肿瘤的全切除＋面听神经的解剖保留,小肿瘤还应争取听神经功能的保留。

4.术后处理

(1)给予脱水、激素治疗,注意有出现消化道出血的可能。

(2)患者术后神志未清醒,应行头部CT检查。

(3)术后面瘫、眼睑闭合不全者,应用眼罩将眼封闭,每日涂抗生素眼膏。如发现结膜炎,可缝合眼睑。

（4）术后 3 天内应严格禁食，3 天后可试进流食。患者术后的第一次进食，应该由医生实施，从健侧口角试喂水，严密观察有无后组脑神经损伤的表现。因吞咽呛咳不能进食，术后 3 天起给予鼻饲，加强营养。

（5）随诊与复查听神经鞘瘤术后主要是观察面、听神经的功能，特别是对于术前有残存听力的患者，术后听力情况更为重要，了解有无纯音听力或语言听力。

（6）对未能全切除的肿瘤者，可行 γ 刀或 X 刀治疗。

（7）面瘫严重者，可于术后 1 年内行面神经功能重建手术，如面—舌下神经吻合术。面神经功能临床分级见表 2—3—6。

表 2—3—6　面神经功能临床分级（House&Brackmann）

级别	功能	表现
1	正常	面部各部位功能正常
2	轻度异常	A. 大体：仔细检查可见轻瘫，可有轻微联带运动 B. 静止：双侧对称 C. 运动：①前额：轻～中度运动；②眼：用力可完全闭合；③嘴：轻微不对称
3	中度异常	A. 大体：明显但无变形性不对称，可见但不严重的联带运动 B. 运动：①前额：轻～中度运动；②眼：用力町完全闭合；③嘴：用力时轻微力弱
4	中～重度异常	A. 大体：明显力弱和（或）变形性不对称 B. 运动：①前额：无；②眼：不完全闭合；③嘴：尽力仍不对称
5	重度异常	A. 大体：几乎感觉不到运动 B. 静息时：不对称 C. 运动：①前额：无；②眼：不完全闭合
6	完全瘫痪	无运动

（祖重阳）

第六节　颅咽管瘤

肿瘤来源于原始口腔外胚层形成的颅咽管残余上皮细胞，是常见的颅内先天肿瘤，各年龄均可发病，但以青少年多见。肿瘤多发于鞍上，可向下丘脑、鞍旁、第三脑室、额底、脚间前池发展。压迫视交叉、垂体，影响脑脊液循环。肿瘤多数为囊性或部分囊性，完全实质性者较少见。肿瘤囊壁由肿瘤结缔组织基质衍化而来，表面光滑。囊壁内面可见小点状钙化灶。囊内含有黄褐色或暗褐色囊液，并含有大量胆固醇结晶。显微镜下可见典型的造釉器样结构。

一、诊断标准

1. 临床表现

（1）发病年龄：5～10 岁好发，是儿童最常见的鞍区肿瘤。

（2）下丘脑及垂体损伤症状：小儿较成人多见。肥胖、尿崩症、毛发稀少、皮肤细腻、面色苍白等。儿童体格发育迟缓，性器官发育不良。成人性功能低下，妇女停经、泌乳等。晚期可有嗜睡、乏力、体温调节障碍和精神症状。

（3）视力视野障碍：肿瘤位于鞍上，可压迫视神经、视交叉，甚至视束，早期即可有视力减退，多为缓慢加重，晚期可致失明。视野缺损差异较大，可有生理盲点扩大、象限性缺损、偏盲等。成人尚可见到双颞侧偏盲、原发性视神经萎缩；儿童常有视盘水肿，造成视力下降。

（4）颅内压增高症状：造成颅内压增高的主要原因是肿瘤向上生长侵入第三脑室，梗阻室间孔。颅高压在儿童除表现为头痛、呕吐外，还可出现头围增大、颅缝分离等。

（5）局灶症状：肿瘤向鞍旁发展可产生海绵窦综合征；向颅前窝发展，可有精神症状、记忆力减退、大小便不能自理、癫痫及失嗅等；向颅中窝发展，可产生颞叶损伤症状；少数病例，肿瘤向后发展，产生脑干及小脑症状。

2.辅助检查

（1）头部 X 线：鞍上有钙化斑（儿童 90%，成人 40%）。同时在儿童还可见颅缝分离，脑回压迹增多等。

（2）头部 CT：鞍上占位病变，可为囊性或为实性。多有钙化灶且有特征性的环状钙化（蛋壳样）表现。

（3）头部 MRI：鞍上占位病变。肿瘤影像清晰，实体肿瘤表现为长 T_1 和长 T_2；囊性表现取决于囊内成分，液化坏死和蛋白增高为稍长 T_1 和长 T_2，液化胆固醇为短 T_1 和长 T_2。

3.实验室检查　血内分泌检查血 GH、T_3、T_4、LH、FSH、ACTH、PRL 等检测值常低下。

4.鉴别诊断

（1）第三脑室前部胶质瘤：高颅压表现较典型，但无内分泌症状；无钙化；头部 MRI 有助诊断。

（2）生殖细胞瘤：尿崩症表现突出，但可伴有性早熟，肿瘤也无钙化。

（3）垂体腺瘤：垂体腺瘤儿童少见，一般无高颅压，无生长发育迟缓等表现，鞍区无钙化。

（4）该部位肿瘤还需与脑膜瘤、鞍旁动脉瘤等鉴别。

二、治疗原则

1.外科手术治疗

（1）全切除（根治性切除）。

（2）选择性次全切除：限制性手术后行放射治疗。

（3）囊肿穿刺（立体定向或内镜下）：以改善视力，解除肿瘤压迫为主，同时可注入囊液容积半量的同位素，行瘤内或间质照射。仅适合于囊性或以囊性成分为主的肿瘤。

（4）分期手术

①全切手术前可先行瘤囊穿刺减压。

②实性肿瘤可先切除下部肿瘤，上部肿瘤可能下移至手术易于达到的部位。

③分期手术可为儿童患者赢得时间，后期行根治手术时下丘脑的耐受力增强。

2.放射治疗　外部分量放射治疗或立体定向放射治疗。外部分量放射治疗多作为手术的辅助治疗，如选择性次全切或囊穿刺。而立体定向反射外科由于是单次治疗，对肿瘤附近的下丘脑和视路可施加较大的不能接受的放射剂量而产生较大的副损伤。

3.选择治疗方法时可参考以下因素

（1）患者年龄，一般状况，肿瘤大小和范围，是否合并脑积水和下丘脑症状等。

（2）根治性手术可较好地控制肿瘤复发，但可能遗留较为严重的下丘脑功能障碍；限制性手术后肿瘤复发率较高,复发肿瘤行二次手术时,原有的神经功能障碍可能进一步加重,同时可给患者造成更多的心理和经济负担。

(3)成人下丘脑对损伤的耐受性较儿童强。

(4)放射治疗虽然也有助于控制肿瘤复发,但可影响大脑的发育,尤其是小儿。所以不主张对于年龄较小的患儿采用放射治疗,建议儿童颅咽管瘤尽可能根治性切除。放射治疗则越可能拖后越好。

(5)患者和家属的意见。

4. 主要手术间隙(视交叉旁间隙)

第Ⅰ间隙:视交叉前间隙。

第Ⅱ间隙:视神经—颈内动脉间隙。

第Ⅲ间隙:颈内动脉—动眼神经间隙。

第Ⅳ间隙:终板。

第Ⅴ间隙:颈内动脉分叉后间隙。

5. 手术入路及适应证

(1)经蝶窦入路:适用于鞍内颅咽管瘤。

(2)经额底入路:适用于鞍上—视交叉前—脑室外生长的肿瘤。

(3)翼点入路:最常用的手术入路,适用于主体位于鞍上的肿瘤。该入路要点是充分显露视交叉前间隙,视交叉—颈内动脉间隙和颈内动脉—动眼神经间隙,利用这 3 个间隙切除肿瘤。

(4)终板入路:打开终板,可显露并切除突入第三脑室(前部)的肿瘤。

(5)经胼胝体—穹窿间入路或侧脑室入路:适合于肿瘤主体位于第三脑室内的肿瘤,由胼胝体可进入一侧侧脑室,或分开两层透明隔进入第三脑室,可直接暴露肿瘤顶部。由于儿童对于切开胼胝体反应较小,所以此入路尤为适合。成人可因切开胼胝体而出现术后缄默状态。此入路对于视交叉下,视交叉旁和鞍内显露较差。

(6)颅眶颧入路:适用范围与翼点入路基本相似,但该入路对于脑牵拉小;其显露范围与翼点入路相比较,可增加颈内动脉—动眼神经间隙和颈内动脉分叉后间隙的显露,对视交叉下方和漏斗部的观察角度增大,切除肿瘤时减小了对视神经和视束的牵拉。

6. 手术后影像学评估(表 2—3—7)

表 2—3—7 颅咽管瘤术后影像学评估

术后 CT 分级		术后 MRI 分级	
1 级	正常 CT	全切除	正常 MRI
2 级	残留微小钙化斑		
3 级	残留小钙化块	次全切除	小强化病变,无占位效应
4 级	小强化病变,无占位效应		
5 级	显著强化病变,有占位效应	部分切除	显著强化病变,有占位效应

注:影像学复查时间:早期建议术后 3 天以内,否则建议术后 3 个月复查,防止术后在术区因炎性反应导致的强化表现干扰手术效果的评估

7. 术后合并症及防治

(1)下丘脑损伤:主要表现为尿崩症(和电解质紊乱)、高热和意识障碍。

如出现体温失调，特别是高热，应行物理降温或低温对症治疗。

术后记录 24 小时出入量，注意尿色和尿比重；术后当天及以后 3～5 日内监测血电解质，出现异常时应每日至少复查 2 次，及时调整水盐摄入量。

常见的水钠平衡失调包括以下几种。

①高渗性脱水(高钠血症)：细胞外液中钠/水的相对值增加，细胞内液浓缩；临床表现多数伴有渴觉功能异常、昏迷等，严重时可导致蛛网膜下腔出血(SAH)和脑内出血。治疗原则包括补液和减少水的丢失并重。

失水量估计法：<2%(150mmol/L)；2%～4%(160mmol/L)；4%～6%(>160mmol/L)；计算法：[Na]浓度差×体重(kg)×4。

补液途径包括：胃肠道为主、输液为辅、速尿排钠、补充细胞外液。应保持血钠下降速度<0.05mmol/h。有条件应同时监测中心静脉压，结合尿量来指导补液量。

②尿崩症：若尿量超过 250ml/h，持续 1～2 小时，尿比重低于 1.005，可诊断尿崩症。

应注意补充丢失的液体，同时结合药物治疗。常用药物：醋酸去氨加压素片。

——长效制剂，30～45 分钟起效，可维持 4～8 小时。

——药效存在个体差异。

——小剂量开始，控制尿量<150ml/h。

——给药指征连续 2 小时尿量>200～250ml/h。

——过量引起少尿/尿闭(用速尿对抗)、水中毒。

——尿是排钠的重要途径。单纯依靠减少尿排出纠正高钠是错误的，应补水排钠并重。

③低渗性脱水/低钠血症：血钠浓度<136mmol/L。原因包括钠的丢失和(或)水的摄入过多。临床上可导致癫痫、精神障碍、脑水肿、颅压高等。

低钠血症出现时间不明患者可能已发展为症状轻微的慢性缺钠，应通过限制液体入量缓慢治疗。出现急性低钠血症的患者，有发生脑疝的危险，应迅速治疗。

钠的补充及估算如下。

估计法(g/kg)：(130～135)/0.5；(125～129)/0.75；<125/1；补钠的速度取决于低钠血症的急缓和症状的严重程度。

低钠血症纠正过慢可增加致残率和死亡率，但治疗速度过快则会伴发脑桥中心性脱髓鞘(CPM)。此为一种常见的桥脑内质病变，也可发生于大脑其他部位的白质，表现为隐匿性四肢软瘫、意识改变、脑神经异常及假性球麻痹。早期可表现为不同程度的意识障碍，43%的患者可有尿失禁，癫痫少见。

下述治疗方法 CPM 发生率降低。

——纠正低钠血症过程中避免出现正常血钠或高血钠，经常检查血钠水平。

——如果血钠在 17±1 小时以上超过 126mEq/L，停止补钠。

——24 小时内血钠升高幅度超过 10mEq/L，停止补钠。

——纠正速度不要超过(1.3±0.2)mEq/(L·h)。

——缓慢补充 3%或 5%氯化钠注射液。

——同时加用速尿，防止容量过多。

——检查 K^+ 丢失量，适当补充。

(2)脑积水：如术后出现继发脑积水，可行分流术。

(3)化学性脑膜炎：术中避免囊液流入脑室和蛛网膜下隙，如发生脑膜炎，可给激素治疗，多次腰椎穿刺充分引流炎性脑脊液。

(4)癫痫：手术当日不能口服时，应静脉或肌内注射抗癫痫药，手术后早期静脉持续泵入抗癫痫药物，如丙戊酸钠缓释片 $1mg/(kg \cdot h)$，能进食后替换为口服抗癫痫药，注意保持抗癫痫药物的有效血药浓度，同时注意皮疹、血细胞下降和肝功能损害等药物副作用。

(5)其他局部神经功能障碍：如偏瘫、失语等。高压氧治疗具有一定疗效。偏瘫患者应注意患肢的被动活动和锻炼，防止关节僵硬和肌肉萎缩；短期内不能下地的患者应给予预防深静脉血栓和肺栓塞的治疗，如注射用低分子肝素钙和弹力袜等。

(6)内分泌功能障碍：术后应常规复查垂体和下丘脑激素水平，并与术前相比较。对于内分泌功能障碍的患者，应尽可能给予相应的内分泌药物替代治疗。

急性继发性肾上腺皮质功能减退治疗注意事项如下。

①应及时补充糖皮质激素，如氢化可的松。

②给药方法：早期静脉滴注，并逐渐过渡到口服。

③减药：达到生理剂量后改为每日 1 次口服，每周减 2.5mg，2～4 周后减至 10mg/d；然后每 2～4 周测晨 8 时血清皮质醇浓度水平；晨 8 时血清皮质醇浓度＞ $10\mu g/dl$ 时可停药，但同时需注意减药反应、应激状态、长期应用皮质醇 2 年内仍有出现肾上腺皮质功能不全的可能等。

④应用后可出现下丘脑－垂体－肾上腺轴（HPA 轴）抑制，类固醇应用 1 个月以上，HPA 轴恢复至少需要 1 年，所以不建议长期大剂量应用激素类药物。神经外科大多数情况下用 5～7 日糖皮质激素，在停药后一般不会出现肾上腺皮质功能不全；如果连续应用 2 周或以上，减药一般至少也需 2 周以上。

(7)残存肿瘤：手术未能全切肿瘤时术后可行放射治疗，对于控制肿瘤复发具有一定效果。但鉴于放射治疗的副作用，尤其对大脑发育的影响，不主张对儿童患者行放射治疗，尤其是学龄前儿童。

（潘冬生）

第七节　颅底肿瘤

颅底肿瘤起源于颅底和其相邻近结构，有些肿瘤由颅内向颅外或由颅外向颅内，通过颅底裂孔或破坏颅底骨质后，在颅内生长。因此部分瘤体位于颅内，而部分瘤体位于颅外。颅底肿瘤种类较多，临床上以前、中和后 3 个颅窝底范围划分。

一、诊断标准

1.临床表现

(1)颅前窝底肿瘤：起源于额骨的骨软骨瘤和成骨肉瘤、颅前窝底脑膜瘤，以及起源于鼻腔内的恶性肿瘤较为常见。早期可有嗅觉减退或丧失、颅内压增高症状（头痛、呕吐）、精神症状、癫痫发作，颅眶沟中的肿瘤可有眼球突出、复视和视力减退或失明等。

(2)颅中窝底及海绵窦区的肿瘤：颞下窝肿瘤多起源于颅中窝底脑膜瘤、三叉神经鞘瘤和血管纤维瘤，亦可有鼻咽癌侵入颅内等。常见症状是颜面部麻木或疼痛、咀嚼肌和颞肌萎缩，以及海绵窦闭塞的表现,如头晕头痛、复视、眼球运动障碍,亦可有癫痫发作等。

(3)颅后窝底及小脑桥脑角肿瘤:斜坡脑膜瘤和脊索瘤可出现一侧或双侧多发性第Ⅲ～Ⅷ对脑神经麻痹,脊索瘤往往在鼻咽部有肿物突出。颈静脉孔区肿瘤可出现第Ⅸ、Ⅹ、Ⅺ对脑神经麻痹。舌下神经瘤表现为一侧舌肌麻痹或萎缩。瘤体大者可出现头晕、共济失调等脑干症状。

(4)岩斜区肿瘤:主要以后组脑神经症状为主,常见为复视、面部麻木、眼球活动受限、饮食呛咳,其次是头痛、眩晕、半身无力或偏瘫、共济失调(醉汉步态)等。

2.辅助检查

(1)头部 CT 和 MRI 检查:明确肿瘤部位。

(2)血管显影检查:颅底肿瘤血供丰富或与颈内动脉等大动脉关联密切者,应行全脑数字减影血管造影(DSA)检查,亦可行心脏血管造影(CTA)检查,了解肿瘤主要供血动脉和引流静脉,注意肿瘤是否包裹了较大的血管。

(3)术前依据颅底肿瘤部位,行视力视野、电测听,以及脑干诱发电位检查。

二、治疗原则

1.手术适应证

(1)颅底各部位良性肿瘤。

(2)颅底部位局限性生长的恶性肿瘤,患者状况允许手术者。

(3)适用于上述(1)和(2)经 γ 刀或 X 刀治疗无效者。

(4)颅底肿瘤复发,患者一般情况允许再次手术者。

(5)颅底肿瘤有神经功能障碍并且进行性加重者。

(6)颅底肿瘤有颅内压增高者。

(7)颅底肿瘤合并脑积水者。

(8)无明显手术禁忌者。

2.手术前准备

(1)入院后及时向患者及家属讲清病情,使其对所患肿瘤有所认识,特别是对急症患者和病情严重者更应仔细交待,对可能发生的病情突变充分理解。手术前应向患者及家属如实交待。目前该种疾病的治疗方法和适合该患者的治疗方法,应着重强调手术危险性,以及术后可能出现的并发症。

(2)患者有合并症时应及时请有关科室会诊,使患者全身情况允许手术。

(3)特殊处理入院时合并脑积水、颅压高者应剃头,随时做脑室穿刺的准备;有吞咽进食困难者必要时置胃管鼻饲以改善营养;纠正电解质紊乱;呼吸困难者应准备好急救和气切设备;生活不能自理者应做好护理工作。

(4)对血运丰富的肿瘤还可行术前血管栓塞,以减少出血。

3.治疗方法　颅底肿瘤的手术方法因肿瘤的部位、大小、性质、与周围结构的关系及患者的具体情况而各不相同,应遵循下列基本原则。

(1)采用显微外科手术技术。

(2)选择最佳手术入路,取得良好的显露。

(3)充分保护脑组织、脑神经及颅底重要血管。

(4)在保存重要神经功能的前题下力争全切肿瘤,同时必须恢复和重建颅底的正常生理密闭性。

4.术后处理

(1)密切注意可能出现的并发症颅前窝底肿瘤可能出现嗅觉丧失,脑脊液鼻漏;海绵窦肿瘤可能出现动眼神经、外展神经等麻痹;小脑脑桥角及颈静脉孔区肿瘤可能出现三叉神经、面神经、听神经损害与吞咽困难、呛咳等后组脑神经症状。特别是斜坡和枕大孔区肿瘤术后可能出现呼吸功能障碍。对已出现的并发症,可采取对症治疗,如加强护理,应用神经营养药物等。

(2)颅底肿瘤患者术毕,应等患者完全清醒后,有咳嗽反射时再拔除气管插管。若后组脑神经功能障碍明显,应积极行气管切开术。如呼吸不规律、潮气量不足时,应用呼吸机辅助呼吸。

(3)气管切开患者应在神志清醒、呼吸平稳、咳嗽反射明显,体温正常时方可试行堵管,试堵管 24 小时内无异常者方可拔管。无论是否气切,只要痰多较稠者应采取雾化吸入、翻身拍背/协助排痰等措施确保呼吸道通畅。

(4)术后患者常规禁食水 3 天,第一次进食、水应由主管医生试喂。3～7 天后吞咽功能仍无缓解者应置胃管给予鼻饲饮食。

(5)出院时向患者及家属交待出院注意事项,3 个月复查 MRI。

(6)对未能全切的肿瘤,术后应常规放射治疗或进行 γ 刀、X 刀治疗。

(潘冬生)

第八节　脑干占位病变

脑干占位病变以脑干胶质瘤最为常见,其次为海绵状血管瘤、血管母细胞瘤等。本病好发于小儿及青少年。肿瘤部位以延髓和脑桥为多见,中脑次之。

一、诊断标准

1.临床表现

(1)脑神经核团损伤症状:往往在肿瘤早期出现,中脑肿瘤多见动眼神经和滑车神经核受损,出现复视和眼球偏斜等。桥脑肿瘤累及外展神经核、滑车神经核、面神经核和部分三叉神经核时,表现眼球外展运动障碍、面瘫和面部感觉减退。当病变累及前庭蜗神经时,出现听力减退、眼球震颤和眩晕。延髓肿瘤可累及后组脑神经核,出现声音嘶哑、吞咽困难和舌肌瘫痪。

(2)脑干长束损伤症状:肿瘤向脑干腹侧发展,常累及一侧锥体束,出现对侧肢体瘫痪。肿瘤向一侧发展则出现患侧脑神经核瘫和对侧锥体束损伤的交叉性瘫。当网状结构受累时,患者表现为昏迷。

2.辅助检查

(1)神经影像学检查:头部 CT 及 MRI 检查均表现为脑干本身肿大,血运丰富病变需做 DSA 检查。

(2)中脑和桥脑肿瘤:患者手术前后应做脑干诱发电位检查。

二、治疗原则

1.手术治疗

(1)手术适应证:凡病变局限、部位浅表的临床症状体征呈进行性加重者,皆为手术适应证,对于浸润性生长范围较广的肿瘤,则不宜行手术治疗。

(2)手术方法:依据肿瘤所在部位,采取适当手术入路。原则是选择距离病变最近、损伤最小、暴露最容易的入路。手法要轻柔、勿过分牵拉;操作仅限于病变区内。

(3)术后处理

①术后可能的并发症:中脑肿瘤患者可能出现昏迷,双睑下垂;桥脑肿瘤患者可能双侧外展神经和双侧面神经麻痹、偏瘫或四肢瘫;延髓肿瘤患者可能发生吞咽困难,呼吸障碍,需要做气管切开、鼻饲等。

②脑干肿瘤患者:术毕应等患者完全清醒后,有咳嗽反射时再拔除气管插管。若后组脑神经功能障碍明显,应积极行气管切开术。若呼吸不规律,潮气量不足应用呼吸机辅助呼吸。

③术后患者常规禁食水3天,第一次进食、水应由主管医生试喂。1周后仍不能进食者应置胃管给予鼻饲饮食。

④出院时向患者及家属交待出院注意事项,嘱其3个月复查。

2.非手术治疗　适用于手术部分切除的病例,术后胶质瘤患者应及时辅助行放射治疗化疗、以延缓复发。

(潘冬生)

第九节　儿童颅后窝常见肿瘤

儿童颅内肿瘤多发生在中线及颅后窝,由于颅后窝有脑干等重要结构,且又是脑脊液循环的必经之路,加之颅后窝空间狭小,容积代偿能力有限,因而儿童颅后窝肿瘤早期即出现脑脊液循环受阻的颅内压增高的症状。常见肿瘤有髓母细胞瘤、星形细胞瘤、室管膜瘤等。其中髓母细胞瘤是中枢神经系统恶性程度最高的神经上皮肿瘤之一,起源于胚胎残余细胞,绝大多数生长在小脑蚓部;星形细胞瘤,多长于小脑半球;室管膜瘤,位于第四脑室内。

一、诊断标准

1.临床表现

(1)呕吐:是儿童颅内肿瘤最常见的症状。呕吐多由颅内压增高引起,亦可因肿瘤直接刺激第四脑室底部的迷走神经核等呕吐中枢所致。呕吐多为喷射性,与饮食无关,常在清晨发生,随病情发展,呕吐可发生在任何时候。

(2)头痛:多数为颅内压增高所致。少数可因肿瘤直接刺激硬脑膜而出现局限性头痛。

(3)视盘水肿:因儿童颅后窝肿瘤易造成脑脊液流出道梗阻,故易引起颅内压增高而出现视乳头水肿。

(4)头围扩大:头部扩大及破壶音阳性,系因婴幼儿期颅缝未愈合或愈合不紧,颅内压增高时可致颅缝分离而表现为头围扩大,叩诊时破壶音阳性又称 Melewen 征。

(5)颈部抵抗:颅后窝肿瘤和(或)下疝的小脑扁桃体压迫或刺激上颈段脊神经根,以及局部硬脊膜受到的牵张等因素,出现颈项部抵抗。

(6)癫痫:往往出现中央脑性癫痫及小脑危象,即强直性发作。

(7)强迫体位:患儿多采取向肿瘤侧卧位,以减轻脑脊液循环受阻的程度。

(8)小脑半球损害:表现主要表现为病变同侧肢体共济失调。肿瘤侵犯蚓部,主要表现为躯干性平衡障碍。上蚓部受累时,患者向前倾倒;侵犯下蚓部时,患者向后倾倒。约一半患儿有眼球震颤,表现为粗大的水平眼震,向肿瘤侧注视时较为明显。

2.辅助检查

(1)神经影像检查

①颅骨 X 线:小儿颅内压增高首先表现为颅缝分离、脑回压迹增加等现象。

②头部 CT:因儿童颅后窝肿瘤多为髓母细胞瘤、小脑星形细胞瘤和第四脑室室管膜瘤,常见到小脑蚓部均匀密度无钙化的占位,增强后较均匀强化。肿瘤有坏死灶时,呈不均匀密度。小脑半球星形细胞瘤常有囊性变,可有两种类型,即"囊在瘤内"和"瘤在囊内"。

③头部 MRI:诊断颅后窝肿瘤头部 MRI 优于 CT,它不仅显示肿瘤影像清晰,更可了解肿瘤与脑干、导水管的关系。

(2)诱发电位检查

①脑干听觉诱发电位:生长缓慢的颅后窝肿瘤表现为患侧波形分化不良。

②体感诱发电位:波峰潜伏期延长。

二、治疗原则

1.术前处理　颅内压增高显著者,可行脑室穿刺外引流或"脑室—腹腔"分流术。术前应向家属交待手术治疗意义及手术可能发生的情况,征得家属对手术的理解。

2.手术方式　后正中开颅,尽可能地多切除肿瘤,使导水管开口及正中孔通畅,解除梗阻性脑积水,严密缝合硬脑膜,条件允许的情况下骨瓣复位。

3.术后处理

(1)术后观察术后 1 周内测生命体征,病情如有变化及时复查头部 CT。

(2)腰椎穿刺术后发热者,腰椎穿刺放出脑脊液并做相应化验检查,确定有无脑膜炎。

(3)切口下积液可穿刺引流或分流。

(4)如发现切口对合不良、切口漏液应及时缝合。

4.出院注意事项

(1)术后放射治疗髓母细胞瘤、室管膜母细胞瘤应行"局部＋全脑＋全脊髓"放射治疗。其他类型肿瘤可依据切除程度,考虑是否放射治疗。

(2)术后每 3～6 个月复查神经系统体格检查和头部 MRI。

(潘冬生)

第十节 颅内转移瘤

颅内转移瘤为身体其他部位恶性肿瘤经血液或其他途径转移至颅内所致,多见于肺癌、胃癌及乳腺癌等转移。本病可发生于颅内任何部位,以大脑中动脉分布区如额叶和顶叶常见,转移灶可为单发或多发,多位于额后、顶叶及枕叶的脑皮质及皮质下,呈灰褐色或灰白色,质地不一,较脆软。切面可呈颗粒状,有时瘤内发生坏死,形成假性囊肿,含有液化坏死组织。肿瘤境界清楚,周围脑组织水肿明显。显微镜下显示:肿瘤组织呈浸润性生长,转移瘤的组织形态与原发瘤相似,但假如原发瘤细胞分化较低,则转移瘤可与颅内原发的胶质瘤不易区分。

一、诊断标准

1.临床表现

(1)发病年龄与病史:患者多为中老年人,常有恶性肿瘤病史,但亦有病史不明者。一些患者神经系统症状可先于原发部位症状。病史较短,病情发展快。

(2)精神症状:患者常表现为精神异常,颅内压增高,运动感觉异常及癫痫。

(3)体格检查:需做全身各系统及神经系统查体。

2.辅助检查

(1)全身系统检查

①前列腺及甲状腺等部位检查。

②女性患者应行乳腺、妇科检查。

③腹部 B 超。

④胸部 X 线检查,根据情况选择骨扫描。

⑤胸、腹部 CT 扫描。

(2)头部影像学检查:颅内可显示多个或单个病灶,多为低密度或等密度,周边水肿明显,注药后呈不规则强化。

二、治疗原则

1.手术治疗病灶表浅、单发,患者全身状况良好者,宜手术摘除。

2.放射治疗和(或)化疗。

3.原发病灶明确者,根据具体情况可行手术、放射治疗和(或)化疗。

4.放射外科治疗无上述适应证但转移灶不超过 4 个,单病灶直径不超过 3cm 者虑做 γ 刀或 X 刀。

(潘冬生)

第十一节 中枢神经系统淋巴瘤

中枢神经系统淋巴瘤可继发于全身淋巴瘤,也可原发于中枢神经系统,称为原发中枢神经系统淋巴瘤(PCNSL),临床罕见,约占恶性淋巴瘤的 0.2%～2%,占所有颅内原发肿瘤的 0.85%～2%。少数情况下可转移到中枢神经系统以外的其他部位。原发中枢神经系统淋巴瘤的发病率正在升高,部分是因为艾滋病和移植患者的增多。男女患病比例约为 1.5:1。就诊时平均年龄 52 岁(免疫抑制的患者中年龄更小约 34 岁)。最常见的幕上部位为额叶、深部神经核团,脑室周围也常见;幕下以小脑半球最常见。

一、诊断标准

1.临床表现

(1)原发与继发中枢神经系统淋巴瘤的临床表现相似,症状缺乏典型性,可表现为脊髓硬脑膜外压迫或癌性脑膜炎(多发脑神经麻痹、癌性脑膜炎)。

(2)癫痫。

(3)颅内压增高。

(4)精神状态改变,智力减退。

(5)局部神经功能障碍:如偏身运动或感觉障碍、失语、视野缺损、多发脑神经麻痹(由于癌性脑膜炎)等。

(6)特征性的综合征(但不常见),包括葡萄膜炎(可与淋巴瘤伴发或早于淋巴瘤)和亚急性脑炎伴室管膜下侵润。

2.辅助检查

(1)影像学检查:主要进行头部 CT 和 MRI 检查。

①可见发生于 1 个或多个脑叶(白质或灰质),或深部中线结构(透明隔、基底节、胼胝体),为单发或多发卵圆形病灶。与此相反,全身淋巴瘤转移至中枢神经系统常位于软脑膜,而不是脑实质。

②瘤周水肿和占位效应随肿瘤大小和部位而各异。

③注射对比剂后 90% 以上肿瘤强化("握雪球"状);大多与室管膜或脑膜相连。

④与中央灰质或胼胝体均匀一致增强的病灶应怀疑为 CNS 淋巴瘤。

(2)脑脊液检查

①只有当病灶无明显占位效应时才可获取。

②一般均存在异常,但无特异性。最常见的异常包括蛋白升高、细胞计数升高等。

③只有 10% 的患者细胞学检查可见淋巴细胞。

(3)其他检查

①所有患者均应评价与淋巴瘤发生相关的各种因素,如病史、查体、实验室检查等。

②中枢神经系统淋巴瘤患者均应检查是否存在隐匿性全身淋巴瘤。

③所有患者可考虑行眼科学检查,包括双眼裂隙灯检查,以便发现可能存在的葡萄膜炎,协助诊断。

二、治疗原则

1.外科手术

(1)手术部分或全切除肿瘤进行减压并不能改变患者的预后。

(2)手术的主要作用是肿瘤活检,大多采用立体定向技术。

2.放射治疗　经活检证实病理学诊断过后,标准治疗是全脑放射治疗,使用的剂量通常低于原发脑肿瘤,每天给予 180~300cGy,总剂量约 4000~5000cGy。

3.化疗　非 AIDS 患者化疗加放射的生存期比单纯放射治疗效果好。脑室内(不是经腰椎穿刺鞘内)给予甲氨蝶呤(MTX)(每次 12mg,每周 2 次,共 6 次,加静脉给予甲酰四氢叶酸)可使生存期延长。同时应注意化疗的副作用。

(潘冬生)

第四章　先天性疾病

第一节　先天性脑积水

一、定义

先天性脑积水又称为婴儿脑积水，是指婴幼儿时期由于脑脊液循环受阻、吸收障碍或分泌过多使脑脊液大量积聚于脑室系统或蛛网膜下腔，导致脑室或蛛网膜下腔扩大，导致头颅增大、颅内压力过高和脑功能障碍。先天性脑积水主要由畸形引起，较大儿童和成人脑积水无头颅扩大表现。发生率为 3%～5%。

二、诊断依据

1. 临床表现

(1)进行性头围扩大：出生后数周～12 个月有脑积水患儿表现为前囟扩大、颅缝增宽、头围增大。正常婴儿在最早 6 个月中头围增加每月约 1.2～1.3cm。在先天性脑积水的患儿则可为正常的 2～3 倍。

(2)头发稀少、额颞部头皮静脉怒张。晚期出现眶顶受压变薄和下移，使眼球受压下旋，以致上半部巩膜外翻，呈"日落征"。双眼上、下视时出现分离现象，并有凝视麻痹、眼震等。有时出现眼球运动障碍。

(3)可反复出现呕吐、视力障碍及眼内斜，进食困难，头下垂、四肢无力，或痉挛性瘫痪、智力发育障碍，甚至出现惊厥与嗜睡。视神经乳头水肿在先天性脑积水中不明显并且少见，但眼底检查可见视网膜静脉曲张。

(4)运动异常：主要为肢体痉挛性瘫，以下肢为主。轻者双足跟紧张，足下垂。严重时呈痉挛步态，亦称剪刀步态。

2. 辅助检查

(1)头颅 X 线片：可见颅腔扩大、颅面比例失调、颅骨变薄、颅缝分离、前后囟扩大或延迟闭合，尚可见蝶鞍扩大、后床突吸收等颅内高压征。

(2)头颅 CT 检查：可直接显示各脑室扩大程度和皮质厚度，判断梗阻部位。若为中脑导水管狭窄引起者，仅见侧脑室和第三脑室扩大，而第四脑室正常。

(3)MRI 检查：除能显示脑积水外，还可准确显示各脑室和蛛网膜下腔各部位的形态、大小和存在的狭窄，有无先天畸形或肿瘤存在。

(4)放射性核素检查：脑池造影显示放射性显像剂清除缓慢，并可见其反流到扩大的脑室。目前已较少应用。

(5)透光试验：先天性脑积水的脑实质厚度小于 1cm 者，表现为全头颅透光。

三、鉴别诊断

本病需要与硬膜下积液或血肿或积脓、佝偻病、脑穿通畸形和大脑发育不良鉴别。

四、治疗原则

1. 手术治疗

（1）手术方法：种类较多。目前有脑脊液循环通路重建手术、脑脊液分流手术、减少脑脊液分泌的手术。

（2）禁忌证：①颅内感染者。②近期曾行开颅手术或分流术，颅内有积气或血性脑脊液者。

（3）术后并发症及处理：①颅内感染明确时，最好取出分流装置，给予抗生素治疗。②分流装置障碍或分流管阻塞，酌情行分流矫正术或更换分流管。③颅内血肿多继发于颅内压过低，因此需选用合适压力的分流管。

2. 非手术治疗　目的在于减少脑脊液的分泌或增加机体水分的排出。一般常用脱水药物以及减少脑脊液分泌药物。

（王明飞）

第二节　蛛网膜囊肿

蛛网膜囊肿是一种先天性囊腔，位于脑脊液池和主要脑裂中，其边界由蛛网膜构成。囊肿内充满了无色澄清的、几乎与脑脊液一致的液体。应用 CT 和 MRI 可诊断蛛网膜囊肿。治疗方案建立在解剖和临床表现的基础上。所有年龄组中的有症状患者确诊后均推荐手术治疗。

一、发病原因

胚胎学研究中，蛛网膜囊肿的产生原因可能有以下两种：

1. 蛛网膜下腔形成的早期，脑脊液流动发生改变，这可能导致正在发育的网状蛛网膜破裂，此时出现了内陷的小囊并有脑脊液流入此囊中，形成蛛网膜囊肿。

2. 在蛛网膜发育过程中，蛛网膜从硬膜上分离，此时可发生分裂从而形成蛛网膜囊肿。蛛网膜囊肿可能伴有大脑静脉和胼胝体的发育异常。

另外，创伤也可能是发病原因。婴儿期创伤可能导致未发育完全的脑池内的蛛网膜撕裂，从而使脑脊液流入并形成蛛网膜囊肿。

二、病理学

蛛网膜囊肿的囊壁与正常的蛛网膜相似，包含层状胶原束。膜上可能含有明显的静脉和毛细血管丛、室管膜或柱状上皮。极少见到炎症细胞或含铁血黄素沉着物。毗邻蛛网膜囊肿的大脑皮质基本上是正常的。大多数蛛网膜囊肿内是静态的液体，但也有一些可因以下原因增大并导致占位效应。

1. 囊肿内可能存在残余脉络膜丛、蛛网膜颗粒或硬膜下神经上皮，可活动性分泌脑脊液（CSF）从而导致囊肿增大。

2. 蛛网膜囊肿内液的蛋白浓度可高于正常 CSF，正常 CSF 可因此内流而使囊肿膨胀。MRI 上可观察到囊肿内液呈 T_2 高信号。

3. 蛛网膜囊肿可与蛛网膜下腔交通并形成单向活瓣,在 Valsalva 动作或短时颅内压升高期间 CSF 可进入囊内,从而导致囊肿增大。

三、临床表现及治疗原则

蛛网膜囊肿大约占颅内占位性病变的多数囊肿是偶然发现的。蛛网膜囊肿多在 20 岁前发现,近 3/4 的患者在儿童期出现症状。男女发病比例超过了 2:1。大多数囊肿内的液体保持静止状态,但也有一些囊肿呈进行性增大,对相邻的神经结构产生占位效应。有极少数囊肿随着时间进程出现退化和消失。蛛网膜囊肿可能因创伤而发生破裂,导致硬膜下水囊瘤及颅内压升高,可合并急性或慢性创伤性硬膜下血肿。

蛛网膜囊肿可在蛛网膜下腔内的任何位置出现,与蛛网膜池密切相关。在成人和儿童中,近一半囊肿发生在大脑外侧裂,幕上囊肿的数量远远超过幕下囊肿。较少发生于大脑纵裂和斜坡区。鞍区蛛网膜囊肿儿童较成人更常见。

对于无症状或偶然发现的蛛网膜囊肿患者,应密切观察并规律随访影像学检查。若患者出现局灶神经体征或颅高压症状,应及时行外科治疗。对于儿童患者,若出现进行性头围增大及囊肿相关的癫痫发作,应考虑进行治疗。外科治疗的目标是减少蛛网膜囊肿对周围脑组织的占位效应。囊肿的外科治疗技术包括开颅囊壁切除术、立体定向抽吸术、囊肿腹腔分流术以及内镜下囊肿一蛛网膜下腔或脑室开窗术。上述每一种手术都各有明显的优势和缺陷。

囊肿一腹腔分流术(CP)的优点为操作相对简单、分流的致病率较低。常见并发症为:感染、过度引流、枕骨大孔疝、低颅压头痛综合征和分流失败。蛛网膜囊肿与脑皮质、血管结构可能紧密粘连,这可限制开颅囊肿切除术中囊壁的完全切除。随着内镜设备和外科技术的改进,蛛网膜囊肿在内镜下切除可能成为供选择的治疗。无论治疗方式,手术后囊肿总体复发率可达 25%。

四、影像学检查

1. 头颅 X 线平片　大脑外侧裂的囊肿可使中颅窝膨胀或蝶骨移位上抬,导致毗邻的颅骨呈局部增大。大脑凸面和前颅窝的巨大囊肿常导致颅骨变薄。鞍上或四叠体池囊肿可导致脑积水,间接导致骨缝分离及鞍背、颅盖骨变薄。

2. 头颅 CT　蛛网膜囊肿在 CT 上表现为边界平滑、充满囊液的占位。囊液密度与 CSF 几乎一样,增强 CT 显示囊壁不增强;骨窗像显示颅顶及颅底可出现骨性改变。蛛网膜下腔注射造影剂后行增强 CT 可显示孤立囊肿或囊肿与正常蛛网膜下腔有交通。

3. MRI　是蛛网膜囊肿的首选检查。T_1 像能清晰显示囊肿位置及与皮质、血管的关系。囊液呈长 T_1 短 T_2 信号,与 CSF 相近。增强 MRI 扫描、FLAIR、T_1 像和质子像可用以鉴别囊性肿瘤、皮样囊肿、室管膜瘤、表皮样囊肿以及脂肪瘤。MRI 还可以轻易显示所有的相关畸形,例如胼胝体发育不全或前脑无裂畸形。

五、常见蛛网膜囊肿

1. 大脑外侧裂囊肿　近一半成人患者及约 1/3 儿童患者的蛛网膜囊肿位于大脑外侧裂。囊肿的大小不等,巨大囊肿可压迫颞极和岛叶并使中线移向对侧。大脑外侧裂囊肿可在任何年龄出现症状,常见于儿童和青少年。男女患病的比例是 3:1,左侧大脑半球受累比右侧更常见。最常见的症状是单侧头痛，以眶上或颞区的疼痛最典型。1/4 以上的患者可以出现各种类型的癫痫发作，包括局灶、复杂－局部或全面发作。造成蛛网膜囊肿患者癫痫发作的原因尚不明确，但可能与囊肿相邻的颞叶皮质受压、发育不良或软膜下胶质增生有关。蛛网膜囊肿患者很少出现发育延迟或学习困难。

幼儿巨大外侧裂囊肿可以导致巨颅症和骨缝分离。在很多患者中可见颞骨局部隆起，颅骨 X 线片显示颞骨鳞部变薄和蝶骨翼移位。CT 显示在外侧裂内颞尖处存在不被增强的 CSF 聚集。外侧裂囊肿分为 3 个亚型：

（1）Ⅰ型囊肿在颞尖处呈椭圆形，中颅窝无结构异常。这些囊肿可与蛛网膜下腔的 CSF 自由交通。

（2）Ⅱ型囊肿是巨大的四边形囊肿，对相邻的神经和骨性结构有一定的占位效应。

（3）Ⅲ型囊肿呈巨大圆形，造成岛盖和岛叶皮质严重受压，使侧脑室变形和中线偏移。这些囊肿不与蛛网膜下腔的 CSF 相交通。

MRI 影像中囊液均不强化，并与 CSF 的信号相似。MRA 和 MRV 可观察到大脑中动脉及皮质静脉的分支因囊肿的占位效应而变形、伸长。

根据患者临床症状及影像学分型决定治疗方案。典型的Ⅰ型囊肿一般无临床症状，无需外科手术治疗。建议保守治疗，每年定期行神经影像学随访检查；对于儿童患者，每 6 个月应行神经影像学随访检查，持续 18 个月。巨大且有症状的Ⅲ型囊肿的成人或儿童患者需外科手术治疗。Ⅱ型囊肿患者若出现严重的或与囊肿体积不相符的临床症状，也应行外科手术治疗。

外科治疗包括 CP 分流术、开颅囊肿切除术及神经内镜下囊肿开窗术。CP 分流术可在超声或导航辅助下置入分流管，导管侧孔有助于分流管的长期开放，并能促进囊肿不同分隔内的液体引流，推荐使用带低压瓣膜的分流管；在分流术后，移位的皮质和中线可迅速回位。在放置分流管时囊壁上的桥静脉可能损伤，导致囊肿内或蛛网膜下腔出血。其他并发症包括感染、囊肿复发和低颅压头痛。开颅手术可切除囊肿的侧壁并将囊液引流至基底池，可在导航辅助下定位开颅的范围。神经内镜下可行囊肿－脑池造瘘术，并用球囊导管扩张，在基底池放置脑室引流管。

2. 鞍上囊肿　最常见的鞍旁区囊肿发生在鞍上池内。近 50％的病例是 5 岁以下的儿童，其中 1 岁以下的占大约 20％。最常见的症状包括脑积水、视力损害和内分泌功能障碍。鞍上巨大囊肿可压迫中脑使其抬高和后移，并可能出现局灶神经系统体征，包括步态共济失调和角弓反张。男女发病比例为 2∶1。

在婴儿期，囊肿向上迅速增大可抬高第三脑室且阻塞 Monro 孔（室间孔）及 CSF 循环，因此产生脑积水，可导致大头畸形和骨缝分离。眼科检查可发现视神经萎缩、视神经乳头水肿、单侧或双侧视力下降和视野变窄。内分泌功能障碍包括性早熟和身材矮小。内分泌检查提示生长激素和促肾上腺皮质激素缺乏，少数情况下可出现全垂体功能减退。

超声及 CT 可发现鞍上池囊性占位，伴第三脑室、蝶鞍受压 3 鞍上囊肿可伴脑积水和脑干移位。MRI 扫描可清晰显示囊肿与周围脑组织的关系，并可鉴别颅咽管瘤、皮样囊肿、表皮样囊肿和 Rathke 囊肿。

治疗方面，对没有脑积水的患者可以采用 CP 分流术。脑室－腹腔分流术（VP）可以控制脑积水，但约 40％的患者囊肿体积可继续增大。Y 形连接管可以连接囊肿和脑室，普通低压分流系统可引流每个腔内的液体。越来越多的鞍上囊肿使用内镜下神经外科治疗。鞍上囊肿合并脑积水可行神经内镜下脑室－囊肿造瘘术。

（王明飞）

第三节　神经管肠源性囊肿

神经管肠源性囊肿，也称为肠源性囊肿、神经上皮细胞囊肿、内胚层囊肿或前肠囊肿，是发育过程中因内胚层罕见的变异畸形形成，主要发生在颅内或椎管内。颅内神经管肠源性囊肿常位于腹侧及轴线上，脊柱神经源性囊肿可伴随脊柱的发育畸形（半椎体、椎体缺如、椎体融合、蝶形椎、脊髓纵裂等）。下颈椎上胸椎的脊柱神经源性囊肿发病率较颅内高。

一、临床表现

神经管肠源性囊肿可在任何年龄段出现症状。该病无性别趋势。临床表现主要取决于病变位置及与周围组织的关系。成人患者病情发展隐匿、缓慢，儿童患者进展迅速。出现瘘管时，患者可反复出现脑膜炎症状。患者可能出现胸膜痛、肋肌痛等症状，但无明确定位体征。

二、影像学检查

MRI 是首选检查方法。神经管肠源性囊肿在 MRI 上表现为脑脊液信号，有时也表现为混杂信号。增强扫描囊肿不强化，部分囊肿壁可强化。囊肿可浸润周围组织。颅内神经管肠源性囊肿常位于后颅窝、中线四脑室腹侧或桥小脑脚。脊柱神经管肠源性囊肿可位于脊髓腹侧或背侧，极少出现在髓内。需与表皮样囊肿、皮样囊肿、蛛网膜囊肿、室管膜囊肿、胶质囊肿、Rathke 囊肿及其他囊性占位相鉴别。

三、治疗原则

主要治疗方式为手术治疗。手术目的是彻底切除肿瘤。但囊肿与周围组织明显粘连，手术常难以彻底切除。勉强切除囊肿壁可导致神经症状进一步加重。若无法完整切除囊肿壁，可行囊液吸出术、囊壁缝合造袋术、囊肿蛛网膜下腔分流术。术后可出现无菌性脑膜炎。即使肉眼完整切除囊肿，仍有复发可能。该病对放疗及化疗均不敏感。

（王明飞）

第四节　寰枕部畸形

本病也称枕骨大孔区畸形，主要是指枕骨底部及第一、第二颈椎先天发育异常。此病包括多种多样的畸形，除骨骼为主的发育异常外还合并有神经系统和软组织发育的异常。其中有：扁平颅底、颅底陷入、寰枕融合、颈椎分节不全（Klippel－Feil 综合征）、寰枢椎脱位、小脑扁桃体下疝畸形（Arnold－Chiari 畸形）。

一、扁平颅底及颅底陷入

（一）定义

1.扁平颅底 蝶骨体长轴与枕骨斜坡构成的颅骨基底角变大。基底角是蝶鞍中心点和鼻根部及枕大孔前缘边线连线所构成的角度。基底角小无临床意义，该角超过145°即为扁平颅底。

2.颅底陷入 也称颅底凹陷，是寰枕区畸形中最常见的类型，主要是以枕大孔为中心的颅底骨组织内翻，寰椎向内陷入，枢椎齿状突向前、向上突出进入枕大孔。颅底陷入常伴有其他畸形及小脑扁桃体下疝。

（二）诊断依据

1.临床表现

（1）扁平颅底：扁平颅底畸形单独存在时一般不出现临床症状。

（2）颅底陷入：由畸形程度来决定。多数为青壮年，在18岁以后才出现症状，病情进展缓慢，进行性加重。表现为：①头颈偏斜，面部不对称、颈短、后发际低和脊柱侧弯；②颈神经根刺激症状：颈项部疼痛，活动受限及强迫头位。部分患者出现上肢麻木、疼痛，肌萎缩及腱反射减弱等；③第Ⅸ～Ⅻ对脑神经受累时出现：声音嘶哑、吞咽困难、喝水发呛、舌肌萎缩；④严重者累及第Ⅴ、Ⅶ、Ⅷ对脑神经出现：面部感觉减弱、眩晕、听力下降等症状；⑤小脑症状：眼球震颤，步态蹒跚，Romberg征阳性等；⑥椎动脉供血障碍：突然发作性眩晕、视力障碍、呕吐和假性球麻痹等；⑦晚期出现颅内压增高表现：头痛、呕吐、双侧视神经乳头水肿。

2.辅助检查

（1）头颈部X线检查：自硬腭后缘至枕骨大孔的后上缘做一连线，如枢椎齿状突起在此线3mm以上，即可确诊为颅底凹陷。其中有七种测量方法：钱氏线、麦氏线、Bull角、Fishgold线、Klous高度指数、外耳孔高度指数。

（2）过去常用脊髓碘油造影、气脑造影及脑室造影来诊断，目前已很少施行，现基本被CT和MRI代替。

（3）CT扫描：可见脑室的大小、导水管是否通畅、第四脑室及枕大池的改变。

（4）MRI检查：是目前最好的检查手段，在矢状位可以清楚地看到导水管、第四脑室和脑干的改变，小脑扁桃体下疝的程度和颈髓受压的情况，便于决定手术方式。

（三）鉴别诊断

1.脊髓空洞症 此病常与颅底陷入同时存在。临床表现主要是颈胸段有明显的痛温觉分离，手部肌肉萎缩和畸形，MRI检查及颅颈部X线检查多可鉴别。

2.枕大孔区或上颈段脊髓肿瘤 可有颈部疼痛、活动受限或四肢上运动神经元性瘫痪。MRI检查可鉴别。

3.原发性侧索硬化 主要是双侧锥体束受累，表现为上运动神经元性瘫痪，但无感觉障碍，颅颈部X线检查正常。

（四）治疗原则

1.扁平颅底单独存在、不出现临床症状，无需特殊处理。

2.颅底陷入若无明显神经系统症状、体征,也不需特殊治疗,但需防止颈部外伤,禁做颈部按摩及强制性颈部旋转活动,以免出现突然的延髓压迫、导致呼吸中枢衰竭。

3.有神经结构受压症状和(或)颅内压增高症状时需手术治疗,目的在于消除压迫和降低后颅窝压力。

4.手术在手术麻醉及安放患者体位时,应避免头部过伸,以免出现小脑扁桃体疝加重延髓损害而致呼吸停止或死亡。

二、寰枕融合

寰枕融合即寰椎枕化,是胚胎期枕骨和寰椎发育异常,使寰椎的一部分或全部与枕骨融合在一起。单纯寰枕融合,虽然枢椎齿状突位置也上升,但一般没有临床症状,无需特殊处理 3 如与颅底陷入等其他畸形同时存在,尤其是并发寰枢脱位出现延髓和脊髓症状时,需行检查及手术治疗。

三、颈椎分节不全(Klippel-Feil 综合征)

此病又称颈短畸形,临床可见颈椎数目比正常的七节少,又有颈椎不同程度的融合。表现为颈部短,活动受限,后发际低,头颈部倾斜。单纯颈椎分节不全可没有神经系统症状。如合并颈肋、脊椎裂、颅底陷入或其他枕大孔区畸形,可出现临床症状。一般无需特殊治疗。

四、寰枢椎脱位

(一)定义

枢椎齿状突发育不良和寰椎横韧带发育不全是先天性寰枢椎脱位的基础,若有轻度外伤、头颈部活动过度、反复多次损伤,即可发生脱位,使寰椎向前、枢椎向后脱位,形成该处椎管腔变窄。

(二)诊断依据

1.临床表现　脱位本身可引起颈项部疼痛,头部活动受限,枢椎棘突有压痛,可出现强迫性头位;脊髓受压时可出现上颈段脊髓压迫症状。多数患者是在较轻外伤后出现四肢麻木或疼痛,根据脊髓受压程度可出现四肢不同程度的瘫痪、在寰椎脱位时可使椎动脉迂曲,发生椎基底动脉供血不全的症状。

2.辅助检查颈部　正位张口 X 线检查:显示齿状突与寰椎两侧间距不对称;在侧位片上,寰椎前弓与枢椎齿状突间距成人超过 25mm,儿童超过 45mm,有时可见游离的齿状突。

(三)鉴别诊断

需与之鉴别的疾病:颈椎病、颈部肌肉劳损等,常可因缺乏典型表现使得临床诊断相当困难;故鉴别诊断应结合 X 线的异常表现进行全面分析。MRI 显示各个方向的断层,提供清晰的解剖图像,对颈椎病的诊断最为有利。

(四)治疗原则

1.对于无神经系统体征或轻微体征的轻度半脱位患者,可使用颌枕带行颈椎牵引。

2.对于先天性齿状突分离或齿状突发育不全患者应采用颅骨牵引。

3.对于脱位久及脊髓压迫症状严重者,经牵引不能复位或中枢神经系统症状改善不明显的患者,需行手术减压治疗。

五、小脑扁桃体下疝畸形(Amold—Chiari 畸形)

(一)定义

小脑扁桃体下疝畸形是指小脑扁桃体下疝到椎管内或伴延髓和第四脑室延长下移,从而引起一系列症状。主要临床表现有神经损害症状和颅内压增高症状。病情发展缓慢,多在青年期才出现神经损害症状。该病主要手术减压治疗,预后大多良好,但症状出现越早(如在婴幼儿期),预后越差。

临床上分三型:

(1)轻型:仅小脑扁桃体下疝到椎管内。

(2)重型:小脑扁桃体下疝到椎管内,并伴脑桥、延髓和第四脑室延长下移。

(3)最重型:在重型基础上伴有腰脊椎裂和脊膜膨出,并发梗阻性脑积水。

(二)诊断依据

1.临床表现

(1)声音嘶哑、吞咽困难、颈项部疼痛及活动受限。这是由于小脑扁桃体下疝致使脑神经和颈神经根受压所引起。

(2)延髓和脊髓上颈段受压迫可出现肢体运动障碍、偏瘫、四肢瘫、四肢感觉障碍,腱反射亢进,病理反射,大小便障碍。

(3)合并有脊髓空洞时可出现感觉分离(痛温觉消失,触觉正常)或双上肢肌肉萎缩。

(4)小脑受累出现共济失调,表现为走路不稳、眼球震颤。

(5)脑脊液循环受阻可出现脑积水,表现为头痛、呕吐,视神经乳头水肿等颅内压增高症状。

2.辅助检查　在头颈部矢状位 MRI 上,小脑扁桃体下缘超过枕骨大孔 5mm 以上即可确诊;同时显示有无延髓及第四脑室下疝,脑干的移位,有无脊髓空洞和脑积水等。

(三)鉴别诊断

该病可与颅内肿瘤或颈椎管内占位相鉴别,行头颈部 MRI 检查即可确诊。

(四)治疗原则

手术目的是解除枕大孔及颈椎对小脑、脑干、脊髓、第四脑室及其他神经组织的压迫。并发脑积水者,应作脑脊液分流术。

由小脑扁桃体下疝畸形引起的空洞,在枕大孔减压术后仍未改善者,可考虑行空洞分流手术。

(王明飞)

第五节　颅裂及脑膜脑膨出

一、定义

颅裂系先天性颅骨发育异常,表现为颅缝闭合不全,留有缺损、缺口。凡颅缝遗有缺损处均可发生。自缺损处有组织外溢称为显性颅裂,是较常见的先天畸形,反之为隐性颅裂。隐性颅裂因症状轻很少就医。

二、诊断依据

1. 临床表现

(1)局部症状:可见头颅某处囊性膨出包块,大小各异,包块表面软组织厚薄相差悬殊。薄者可透明甚至破溃,引起脑脊液漏,反复感染。厚者软组织丰满,触之软而有弹性,其基底部蒂状或广阔基底;有的可触及骨缺损边缘。触压包块时可有波动感,患儿哭闹时包块增大。透光试验可呈阳性(脑膜膨出)或阴性(脑膜脑膨出)。

(2)神经系统症状:轻者无明显症状。重者可出现:智力低下、抽搐、不同程度瘫痪,腱反射亢进,不恒定的病理反射。另外视发生部位不同,可出现该处脑神经受累表现。

(3)邻近器官的受压表现:膨出发生的部位不同,可有头形的不同改变。如发生在鼻根部出现颜面畸形、鼻根扁宽,眼距加大,眶腔变小,有时出现"三角眼"。

(4)隐性颅裂:仅在局部皮肤有藏毛窦,周围有色素沉着或毛细血管痣。

2. 辅助检查

(1)CT 检查:可显示颅骨缺损及由此向外膨出具有与脑脊液相同密度的囊性肿物,可见脑室大小,移位变形等。

(2)MRI 检查:可从横断面、冠状面、矢状面观察缺损的范围、大小、膨出物的性质及颅内其他结构改变和畸形表现。

三、鉴别诊断

1. 鼻咽部脑膜膨出应与该部位的肿瘤鉴别。

2. 眶内脑膜膨出应与眶内肿瘤鉴别。

3. 头皮及颅骨外生性肿物。

以上行头颅平片及 CT、MRI 检查即可鉴别。

四、治疗原则

1. 单纯隐性颅裂一般无需治疗,合并膨出者均需手术治疗。手术时间最好在出生后 6～12 个月为宜。目的是切除膨出囊,还纳膨出的组织等内容物,修补不同层次的裂孔。根据需要有的需二期手术以整形。

2. 若巨型脑膜脑膨出或脑膜脑室膨出,合并神经系统症状,智力低下,有明显脑积水者,因预后差,手术不能解决其畸形及智力低下问题,故无需手术治疗。

3. 若合并脑积水,可先治疗脑积水。

4. 预防感染、对症等治疗。

(王明飞)

第六节 狭颅症

一、定义

又称颅缝早闭，一条或多条颅缝的早期闭合，影响脑和颅骨的正常发育，出现各种头颅畸形、颅压高、大脑发育障碍和眼部症状，是先天性、常染色体隐性遗传疾病，男孩多见。

二、诊断依据

1.临床表现

（1）头颅畸形

舟状头畸形：头颅前后径增大，横径缩短，一般为矢状缝早期闭合。

短头畸形：颅腔前后径缩短，横径代偿性增大，额骨后缩，多为冠状缝早期闭合所致。

颅内压增高：因颅缝早期骨化闭合，颅腔容积变小，不能适应脑组织生长发育的需要，颅腔越小，颅压高越明显。

尖头畸形：所有颅缝均早闭合，特别是冠状缝、矢状缝都受累，形成尖塔状头。

斜头畸形：一侧冠状缝过早闭合，对侧则按正常生长，甚至代偿性扩大，产生不对称头颅形态。

眼部症状：眼球突出视力下降，视神经萎缩，常见冠状缝早闭患者。

精神症状：脑发育受阻、受压，慢性颅内压增高均可产生精神障碍。

2.辅助检查 头颅 X 线片可显示骨缝的闭合和邻近骨边缘的硬化，以及颅压增高现象：如指压痕等。颅脑 CT 和（或）MRI 有助于诊断。

三、鉴别诊断

主要与小头畸形和脑积水相鉴别。小头畸形头颅虽小，但形态正常，X 线片可显示无骨缝早期闭合。脑积水则头大，无颅缝闭合。

四、治疗原则

1.主要是外科手术治疗，目的是给脑组织正常生长、发育的空间。另外可改善头颅畸形，减少头颅形状异常给患者心理上带来的痛苦。

2.因小儿在 1 岁内大脑发育旺盛，因此手术越早越好。一般认为出生后 4～6 周可行急症手术，早期手术在 6～9 日。而 3 岁以后大脑生长旺盛已经结束，故晚期手术目的主要是整形。

3.如术后又出现颅压高症状，X 线检查显示颅骨再次融合，可在术后 6 个月行二次手术。

（王明飞）

第五章　麻醉护理

第一节　神经外科围麻醉期液体管理

围麻醉期液体管理的主要目标是保证充分的组织灌注,只有保证充足的有效循环血容量和全身氧供,才能有效地维持机体内环境稳定。对于神经外科患者,还应特别注意维持脑灌注压,减少或预防脑水肿的形成。多年来,限制入量被作为神经外科围麻醉期液体管理的一项基本原则,这基于输液可能加重脑水肿,从而增加颅内压的担心。然而到目前为止尚未证实限制液体入量会显著影响颅内压。因此麻醉医师应充分了解神经病变及麻醉和手术对体液的影响,结合患者的基础病理生理状态,通过研究影响液体在脑组织内外移动的因素,制订出相应的液体管理方案。

一、神经外科患者围麻醉期液体管理一般原则

神经外科患者围麻醉期液体临床管理的关键为:①正常脑组织及血管内水的转移依赖于总的渗透梯度,胶体液对脑水含量及 ICP 的影响较小,等张晶体液被广泛用于神经外科麻醉,慎用低张液;②在维持正常血管内容量的前提下,保持恰当的高渗状态;③避免过分严格限制液体而导致的低血容量,以免出现低血压和脑灌注减少;④避免血容量过多,以免引起高血压和脑水肿;⑤降低脑水含量以降低 ICP 和提供脑松弛的同时,维持血流动力学稳定和脑灌注压。作为一名神经外科麻醉医师应该牢记我们治疗的是一个患者的整体而不是脑。

（一）围麻醉期液体补充

在颅内占位性病变、脑水肿或有发生颅内高压风险的患者中仍普遍限制入量。虽然限制入量对脑水含量的影响很小,但也有研究显示连续数天对神经外科术后患者限制入量,可以使其血清渗透浓度渐进性升高,且脑水含量减少,但神经外科患者围麻醉期液体管理首先要达到血流动力学和脑灌注压稳定的目的,在此前提下才能考虑为手术提供适当的脑松弛。因此,限制入量应根据具体病情来分析。围麻醉期液体的补充包括术前额外缺失量、生理需要量、术中额外损失量(血容丢失量、第三间隙丢失量、术野蒸发量)及麻醉后血管扩张造成的补偿性扩容量。术前额外缺失量应根据丢失种类进行补充,麻醉后血管扩张造成的补偿性扩容量目前多主张以胶体液补充,剂量为 5～7ml/kg,对于大多数神经外科患者,手术第三间隙和术野蒸发丢失的液体量很小,因此大多可忽略不计。而术中生理需要量和血容丢失量必须给予 100% 补充。

目前争议的焦点在于,因术前禁食、禁水造成的液体丧失量应该如何补充。神经外科患者中,有一部分是颅外手术,还有一些几乎不存在脑水肿及颅内高压问题的颅内手术。对于这些患者,这一部分液体只是用于维持体液平衡,和其他外科患者没有明显区别,没有不予补充的理由,对于存在脑水肿及颅内高压的患者,因其脑组织间隙结构的破坏,组织相容性增加,脑组织内易形成水肿,因此需要限制入量,当然可以考虑不予补充这一部分液体。但是对于术前存在严重脑水肿及颅内高压,且已限制入量或已使用甘露醇数日的患者,术前可能已存在明显的脱水。麻醉后的血管扩张会引起血流动力学不稳定,导致低血压和 CBF 减少,脑

和其他器官面临缺血损害。因此,对于这些患者,不仅要补充这一部分液体,还要部分补充术前脱水造成的丢失。术中生理需要量应以等张晶体液补充。

现有的临床数据显示若血清渗透浓度正常且脑静水压并未显著上升,血管内容量置换和扩容对脑水肿无明显影响。合理的容量治疗对维持组织灌注和氧合起着至关重要的作用。研究证明,在容量治疗方面,晶体液与胶体液同时合用,比单纯使用晶体或胶体液好。对于血容量的补充,目前推荐的晶胶比为(1~2):1。胶体液在血管内扩容效力强,停留时间长,能够改善组织氧合,减少内皮细胞肿胀。胶体液用于容量治疗,不仅可以保持循环稳定,还可防止晶体液引起的组织水肿。人工合成胶体液的基础溶液也是晶体液,随着其品质的不断提高,在容量治疗中,占据越来越重要的地位。虽然如此,在容量治疗中使用一定比例的晶体液仍具有独特的优势,晶体液可以维持良好的灌注、增加间质液容量、促进淋巴回流和间质白蛋白转移入血,从而改善血液循环,对于存在脑水肿及颅内高压的神经外科患者,在容量治疗中,重要的不是晶胶比的多少,而是用于补充血容量的晶体液的总量,因为晶体液用量过大可能导致脑水含量的增加。

术中若需大量输液,应注意输入大量乳酸钠林格液可能导致低渗状态,乳酸钠林格液所含成分与人体细胞外液相似,可迅速补充和恢复细胞外容量,但快速大量输注时可导致脑水含量和ICP增高。生理盐水张力高于乳酸钠林格液,但应注意大量输入可能导致的剂量依赖性高氯性酸中毒。5%葡萄糖液为等渗液,进入体内后,糖被利用,等渗液变成无渗透压的水,不适合用于扩容治疗,大量输入可引起电解质紊乱。目前认为,大量输入等渗葡萄糖液,即使血脑屏障完整也会导致ICP升高。含糖液不应用于颅内疾病患者,且应避免用于有脑缺血风险的患者,因为糖代谢可加重缺血区的酸中毒,从而加重神经系统的损伤。故对于ICP增高的神经外科手术患者,除非有低血糖症,否则不主张用葡萄糖液。甘露醇已是临床上常用于神经外科围麻醉期的液体,主要用于脱水治疗,其利尿作用有降低ICP、使脑松弛、提高脑组织顺应性之功效。快速大量输注甘露醇,对ICP有双相效应:开始血浆渗透克分子浓度急剧增加,使脑血管扩张致使脑血容量增加,引起ICP增高,随后,由于水分从脑组织间隙进入血管系统,而使ICP降低。目前普遍认为,胶体液似乎更适合改善神经外科患者围术期的血容量,其对ICP的影响较小,但大量输注仍要警惕对凝血功能的影响。对大剂量甘露醇无反应的患者,静脉输注小容量高渗盐溶液,可使患者血压快速回升、尿量增加和降低ICP。神经外科患者围麻醉期液体管理的一个重要目标是,在维持正常血管内容量的同时,形成一个恰当的高渗状态。渗透压降低时,水会顺着渗透压梯度进入脑组织,其结果是加重脑水肿、升高颅内压和降低脑灌注压,所以,对神经外科患者的体液管理必须严格避免低渗溶液输注,目的是防止血浆渗透克分子浓度降低,我们建议应反复测定血清渗透克分子浓度。

(二)血脑屏障破坏与液体管理

对于血脑屏障破坏的患者,不论输注晶体液或胶体液,都会从血管向外渗到脑组织,使血管与脑组织间隙间无法维持正常的渗透或张力梯度,从而加重脑水肿。此类患者应酌情限制入量,但这并不意味着应采用更严格的限制入量。补液不足可导致血流动力学不稳定和正常脑灌注压不能维持,肯定会加重脑损伤,特别是对大脑受损、伴血管痉挛和体内高渗、已用甘露醇治疗、低血压、低血容量、低血氧和缺血等患者,必须竭力避免。在血脑屏障严重破坏的脑区,渗透或张力梯度完全消失,渗透压的变化不会导致局部脑水含量的变化。在血脑屏障轻度破坏的脑区,其功能可能变得与外周组织相似,血脑屏障对离子的通透性增加,而对高分子胶体并不通透,因此胶体渗透压的下降会加重局部脑水肿。虽然目前对此类患者血容量的补充采用何种晶胶比没有定论,但动物实验研究发现,胶体液与晶体液相比,可以使脑梗死体积缩小,并使神经状态发生改善。因此我们建议对血脑屏障破坏患者进行容量补充时应以胶体液为主。在局限性脑损伤伴有血脑屏障损害情况下,应用高渗溶液后,可使液体从血脑屏障完整部位移出脑组织,但并不能使损伤部位或周围邻近部位的脑水含量降低。在临床工作中,虽然使用高渗溶液(甘露醇或高渗盐水)可能并不能减轻血脑屏障损害区域脑水肿的程度,但由于其能使远离损伤部位的脑水含量降低,从而减轻与损伤有关的 ICP 增高,因此,高渗溶液用于此类患者应根据病情进行分析。

二、神经外科患者水、电解质代谢障碍的液体管理

中枢性水、电解质调节部位主要位于下丘脑—垂体—第三脑室近旁。该部病变往往对神经内分泌调节系统产生影响,引起抗利尿激素分泌亢进综合征(syndrome of inappropriate antidiuretic hormone,SIADH)、脑性盐耗综合征(cerebral salt wasting syndrome,CSW)及尿崩症(diabetes insipidus,DI)等特殊水、电解质代谢障碍。

(一)抗利尿激素分泌亢进综合征

颅脑损伤、颈髓损伤、脑血管疾病及颅脑肿瘤等可引起抗利尿激素分泌增多,出现以水重吸收增加、尿量减少、水潴留及低钠血症等为临床特征的综合征,称之为抗利尿激素分泌亢进综合征(SIADH)。SIADH 表现为尿钠升高、血钠下降和体内游离水总量相对增多。症状与血清钠浓度密切相关,血钠急剧降至小于 120mmol/L,会产生精神错乱、共济失调、癫痫发作、反射增强或减弱、昏迷和不可逆性脑损伤。往往出现于伤后、术后数天。诊断标准为:①低血钠(<130mmol/L);②低血渗(<270mOsm/kg);③高尿钠;④高容量;⑤高尿渗;⑥血浆ADH 增高。最主要的治疗措施为严格限制输液量,24 小时内输入等渗液不超过 1000ml。如低血钠较重(<110mmol/L),可使用高渗含盐溶液(3‰~5‰);同时应用呋塞米 10~20mg静脉注射以诱导游离水的负向平衡。因快速纠正低钠血症可导致中枢神经脱髓鞘病变,且可能造成肺水肿和颅内出血,应使血清钠以小于 2mmol/(L·h)的速度恢复。

(二)脑性盐耗综合征

CSW 最常见于蛛网膜下腔出血患者,也见于颅脑损伤、颅脑肿瘤及颈髓损伤等患者。CSW 在脑血管疾病中的发生率依次为蛛网膜下腔出血(17.5%)、小脑出血(15.4%)、脑干出血(8.0%)、基底核区脑出血(7.1%)。有研究发现,CSW 患者的血浆利钠肽(BNP)和心房利钠肽(ANP)增高与低钠水平明显相关,推测病因是脑损害导致利钠肽异常增高,从而引起排钠排水的增加。CSW 表现为低血钠、脱水及高尿钠(>50mmol/L)三联征,多数出现在脑血管病急性期的 3~14 小时。诊断标准为:①有中枢神经系统疾病存在;②血清钠<130mmol/L;③尿钠>20mmol/L;④尿渗透压>血浆渗透压;⑤尿量>1800ml/d;⑥低血容量;⑦全身脱水表现,本综合征与 SIADH 的电解质表现相似,需鉴别诊断。SIADH 属血管内容量增多和稀释性低血钠状态,而本综合征属低血容量和低血钠状态。治疗应输入含钠液恢复血容量,缓慢恢复血钠水平[<2mmol/(L·h)]。临床工作中,我们发现,很多动脉瘤破裂行急诊手术的患者,虽然血钠处于正常水平,但已出现明显的低血容量。而蛛网膜下腔出血患者早期往往存在脑血管痉挛,脑血管痉挛是术后发病率和死亡率的重要因素,对这些患者迅速恢复血容量非常重要,可以减轻脑血管痉挛和脑梗死的发生。

（三）尿崩症

尿崩症（DI）多发生于鞍区垂体手术及颅咽管瘤手术，其他颅内疾患特别是头外伤也可发生。下丘脑、神经垂体受损后引起 ADH 分泌的降低或缺乏，引起肾小管重吸收水的功能障碍，从而出现多尿、渐进性的脱水及高钠。临床主要表现为多尿、烦渴和多饮，24 小时尿量可多达 5～10L，甚至更多。虽然术中发生 DI 已有报道，但 DI 通常是在术后逐渐显露出来。DI 通常是自限性的，几天之后自行缓解。诊断标准为：①尿量＞4L/d。②高钠血症；③尿比重＜1.002；④血浆渗透压＞300mOsm/L；⑤尿渗透压＜150mOsm/L。其治疗应恢复血钠水平，维持血管内容量及正常电解质水平，应注意出入量平衡防止液体超负荷。患者的输液量应为每小时维持量加相当于前 1 小时尿量 3/4 的液量或前 1 小时尿量减 50ml 的液量。液体的选择取决于患者电解质状态。因丢失的是低渗的游离水，所以常输入稀释一倍的生理盐水，并应适当补钾，不提倡使用 5％葡萄糖液，因大量输注会导致高血糖。应经常测定血清钠、钾、糖的水平。若尿量连续 2 小时大于 300ml/h，应每 6 小时肌注或皮下注射 1 次 5～10IU 的加压素；或每 6 小时静脉注射一次人工合成的 ADH0.5～10Hg，或经鼻吸入 10～20μg。

（龙晓宏）

第二节　神经外科手术术中血液保护技术

近年来，随着人们对血液制品的污染、血源性传染病的传播、输血反应、免疫抑制、输血后急性肺损伤等异体输血的风险和不良反应的认识的不断深入，以及血源紧张形势的日益严重，以尽量减少和避免异体输血为目的的血液保护技术越来越得到医学界、乃至全社会的重视。

头面部供血丰富，脑的供血量约占心输出量的 15％～20％，神经外科手术中出血往往较多，如果可以在神经外科手术中合理应用血液保护技术，则可以获得明显的节约用血效果。

一、神经外科手术中的血液保护措施

神经外科手术中常用的血液保护技术大体上可以分为两类：①以尽量减少术中出血为目的的微创外科技术、血液稀释、控制性降压及止血药物的应用；②包括术前贮血以及术中血液回收在内的自体输血技术。

（一）减少术中出血

1. 微创外科、及时完善的止血　随着锁孔手术、立体定向、内镜以及影像导向等技术和先进设备的应用，神经外科医师已经可以通过一个较小的皮肤切口和骨窗进行较为复杂的颅内手术，"微创神经外科"（minimally invasive neurosurgery）已逐渐成为神经外科发展的一种趋势。微创手术的开展不但可以明显减小手术操作对正常脑组织造成的创伤，而且可以显著减少术野出血，尤其可以使开关颅期的出血量明显减少。另外，术中适当使用止血纤维、骨蜡、骨胶、明胶海绵、止血纱布等促进术野止血的手术材料，在显微镜下应用双极电凝及时准确止血以及术者根据术野情况及时选择适当的止血方式（如一时难以控制的较快的出血，术者适时选择压迫或填塞止血）均可以取得较好的减少出血的效果。

2. 血液稀释　神经外科手术患者较易因颅内病变引起的脑组织局部缺血、水肿等病理生理变化及术中操作如电凝、吸引器吸引、脑组织牵拉压迫等造成的病变周围正常脑组织不同

— 423 —

程度的机械性创伤,而发生严重的继发性脑损害,因此该类手术患者需早期改善其脑血流和微循环灌注,以尽量减轻脑损伤的程度。血液稀释不仅能减少术中出血,而且可以降低血液黏度、增强红细胞变形性、改善脑微循环,减轻脑缺血性损伤;动物实验证实血液稀释可增加脑血流,对脑缺血和脑创伤均有保护作用,因此该技术在神经外科手术中具有应用前景。血液稀释主要包括以下两种实施方式:

(1)急性等容血液稀释(acute normovolemic hemodilntion,ANH):患者进入手术室后,于麻醉诱导后、手术开始前采血,并进行抗凝储存,同时从另一条静脉通路中输入等效容量的晶体液或胶体液,从而使血液得到稀释,达到相对减少术中血液成分丢失的目的,术中出现输血指征时或术毕时再将采集的自体血回输,以达到少输甚至不输异体血的目的。

1)适应证与禁忌证:适应证包括:①预计术中出血量500~2000ml的患者;②合并有红细胞增多症的手术患者;③因宗教信仰不接受异体输血者;④稀有血型而术中需要输血者;⑤血源紧张时,仍急需手术者。

禁忌证包括:①麻醉前评估为ASAⅢ级及以上者;②患有严重贫血或凝血功能障碍的患者;③接受大面积植皮或体表整形手术的患者,因ANH可使手术创面的渗出量明显增加;④心功能不全或心脏内、外动静脉分流者;⑤血管条件差,采血困难者。

2)实施方法:麻醉诱导后,通过置入粗大的静脉(推荐选择中心静脉)或动脉的套管针采血,所采集的血液应保存于含有枸橼酸盐-磷酸盐-葡萄糖-腺嘌呤(CPDA)保养液或肝素的一次性血袋中,并立即在血袋上标明患者的有关信息(个人的一般信息以及血型),从采血到回输,室温下应在6小时内完成,否则应将血液置于4℃下保存,并在24小时内回输完毕。通常将先采集的含有血红蛋白、血浆蛋白和血小板浓度最高的血液最后回输,以最大限度地提高患者血红蛋白(Hb)和血细胞比容(HCT)以及改善术后止、凝血功能。

放血时应密切监测血压(推荐监测有创动脉血压)、心率以及脉搏氧饱和度,必要时还应监测中心静脉压、血气分析、及时测定Hb、HCT,有条件的可应用血栓弹力图等床旁监测设备观察凝血功能的变化。此外,注意无菌操作,防止血袋或针头污染。且放血速度不宜过快,要同时同步(等速或稍快)输入等效容量的胶体液(与采集血量以1:1的体积比输入)或晶体液(与采集血量以3:1的体积比输入)或晶胶体联合使用(晶胶比例为1:1,与采集血量以2:1的总体积比输入)。

ANH时计算采血量的方法可参考以下的公式:

$$VL(ml) = EBV \times 2(Hct_o - Hct_f)/(Hct_o + Hct_f)$$

VL为预计采血量;EBV为估计体内血容量:男性为体重$(kg) \times 70(ml/kg)$,女性为体重$(kg) \times 60(ml/kg)$;Hct_o为稀释前HCT;Hct_f为稀释后预计HCT。

Hct_o越高,Hct_f巧值越低,则该患者可采集的血量就越高。Hct_f需参考患者的身体情况(尤其是心肺等重要脏器的功能及代偿能力)以及术中预计失血量等因素来确定,对于合并慢性心血管疾病(如冠心病)和肺功能较差的患者应慎用。

另外还必须考虑血液稀释对凝血系统的影响。血液稀释过程中血小板纤维蛋白原等参与凝血过程的成分均会稀释性减少,最易发生的是低纤维蛋白原血症。目前认为纤维蛋白原浓度需保持在1.50g/L以上,才能保证正常的凝血功能。若患者采血前血小板计数和纤维蛋白原浓度均在正常水平低限,则应分别根据Hct、血小板数量和纤维蛋白原浓度计算VL,取其中的最小值作为确定采血量的依据。

3)ANH临床应用效果的评价:尽管ANH具有费用较低、应用过程较为安全等优点,而且有报道即使用于术中出血量达到4500ml的手术,其也可以起到明显的节血作用;但目前对其临床应用实际效果的质疑较多,有研究显示:若术中严格掌握输血指征,则ANH既不能降低输异体血的可能性,也不能减少对异体血的需求量;而且目前还缺乏大样本的随机对照研究来充分证明其血液保护的效果,因此ANH的实际临床应用价值还需进一步评价。

(2)急性高容量血液稀释(acute hypervolemic hemodilution,AHH)在麻醉诱导后,通过加深麻醉的方法使血管容量得到一定程度的扩张,同时快速补充相当于20%自身血容量的胶体液,使血液稀释,达到减少术中红细胞丢失量的目的。

1)适应证与禁忌证:适应证包括:术前肺通气及弥散功能正常,心功能Ⅰ~Ⅱ级,肝、肾及凝血功能正常且HCT>35%,Hb>120g/L的:①估计失血量在1000ml左右的复杂的非心脏外科手术患者;②不能(或不愿)接受异体血的患者;③稀有血型而术中可能需输血者;④血源紧张时,需要手术者。

禁忌证包括:心、肺、肝、肾等重要脏器功能不全、凝血功能障碍、未经控制的高血压患者、脓毒症,颅内高压的患者视为相对禁忌证。

2)实施方法:AHH的实施较简便,麻醉诱导后快速输注一定量的晶体液或胶体液即可。虽然对AHH时输入液体的种类、输入量以及输入速度尚无统一规定,但依据目前研究,可以认为以100ml/min的速度输入约15ml/kg的羟乙基淀粉溶液的扩容效果较好,且对于大多可以实施AHH的患者均较为安全。但应注意AHH时血液稀释的程度依赖于患者容量血管的扩张程度,只有在全麻后或硬膜外阻滞引起血管扩张后,AHH的扩容效率才能得到较好体现,否则相当一部分的扩容液体会进入血管外,影响扩容效率,同时造成间质水肿,而且若单位时间内输入的液体量与血管扩张程度相比相差过多,也可能导致AHH时的心血管不良反应。因此,AHH实施过程中不但应加强监测(推荐监测有创动脉血压,有条件的可监测中心静脉压),进行床旁血气分析以便根据HCT的变化及时了解患者血液稀释的程度,调整稀释方案;还应维持一定的麻醉深度,注意利用麻醉药物(如吸入麻醉药)及麻醉方法(如椎管内阻滞)的血管扩张效应,以充分发挥AHH血液稀释的效果并有效预防心血管系统负荷的过度增加。

3)AHH的临床应用评价:尽管AHH与ANH相比具有费用较低、简便易行等优势,而且有研究显示:当术中出血量不足40%循环血量时,AHH的血液保护效果与ANH相近,在该条件下综合考虑实施难度、成本及安全性等因素,AHH优于ANH。但其若应用不当,可能导致容量超负荷有关的并发症,尤其对于循环系统代偿能力较差者及老年患者其应用应慎重。而且相对于ANH,AHH的扩容效力有限,患者术中出血量>40%血容量时,其还无法取代ANH的血液保护作用。

3.控制性降压 是指采用多种方法和药物使血管扩张,主动降低手术区域血管血压,以使手术出血减少的方法。颅内动脉瘤手术术中分离、夹闭动脉瘤时,行控制性降压可以扩张阻力血管、降低动脉张力、预防动脉瘤的跨壁压升高而导致的动脉瘤破裂。动静脉畸形、脑膜瘤、供血丰富的胶质瘤手术、经口鼻蝶入路手术以及内镜下颅脑手术,也较适合进行控制性降压,以减少术野出血,而且有利于提供清晰的术野,便于镜下手术的进行。

硝普钠、艾司洛尔复合尼卡地平、地氟醚或异氟醚复合丙泊酚等方法均已成功用于神经外科术中的控制性降压。硝普钠可扩张血管,有增高颅内压倾向,因此有人认为,硝普钠降压最好用于开颅后,此时颅内压已与大气压基本平衡,颅内压对脑血流的影响已较小。但丙泊酚麻醉可明显降低颅内压,并降低脑代谢,同时用硝普钠控制性降压,颅内压虽略有上升,但仍可维持在较低水平,在开颅前仍可安全用于轻到中度颅内压增高患者,若同时复合应用艾司洛尔不但可以控制降压引起的反射性心率增快,降低心肌氧耗,而且可以明显减少硝普钠用量,取得更安全、更好的降压效果。

吸入麻醉药异氟醚、地氟醚、七氟醚等,因吸入过高浓度可能导致脑血管扩张使颅内压增高,而不适于单独用于神经外科手术中的控制性降压,若联合应用丙泊酚,则不但降压迅速,而且可以相互取长补短,利于维持降压期间脑灌注的稳定。神经外科术中行控制性降压时还应注意,降压期间不应过分过度通气,以维持呼气末二氧化碳为 35mmHg 左右为宜,以防脑血流进一步减少,影响脑组织氧供。另外主要出血步骤结束后,即可终止降压措施,使血压逐渐回升,以防降压时间过长对患者生理功能造成不必要的干扰。

4. 围术期合理使用止血药物　术前、术中选择适当时机,适量应用促进止血的药物,也可以收到较好的减少出血的效果。可供选择的药物主要包括:

注射用血凝酶(商品名:立芷雪):含有矛头蝮蛇巴曲酶和微量磷脂依赖性凝血因子 X 激活物。主要通过加速血小板的聚集及促进凝血酶原激活物的生成,促进止血。可于切皮前 15min 使用,可在一定程度上减少术中出血。

抗纤溶药物:主要包括 6-氨基己酸、氨甲苯酸、氨甲环酸等。其通过抑制纤溶酶的生成,保护纤维蛋白,需大剂量使用。

(二)自体输血

1. 术前贮血(predeposit autologous blood transfusion,PABT)　PAST 是指患者在接受手术前,有计划地采集其全血或血液成分并做适当保存,在术中或术后再将预先储存的全血或血液成分进行回输的一种自体输血方法。其实施过程与无偿献血相近,只不过其最终受血者为献血者自身。PABT 的实施过程较复杂,常需外科、血库以及麻醉科三者合作,共同完成。

(1)PABT 的适应证与禁忌证:适应证包括:具备术前 Hb≥110g/L 且 HCT≥33% 的基本条件的患者且:①估计术中出血量较大可能需输血者;②稀有血型,术前备血困难者;③携带抗体以致无法输注异体血者;④因宗教信仰不能接受异体输血者。

禁忌证包括:①菌血症、败血症或感染性发热者;②活动性癫痫者;③献血史中曾发生过迟发性昏厥者;④充血性心力衰竭、室上性心律不齐、严重高血压、严重主动脉瓣狭窄者;⑤肝、肾功能不良者。

(2)PABT 的采血方法:分为单纯采血及转换式采血返还法。

1)单纯采血法:通常术前 3 周采血 400ml,于术前 2 周再采血 200ml 或 400ml,还可于术前 1 周继续采血 200ml 或 400ml;或只于术前采血一次 400ml。此方法虽便于实施,但其采血量有限,血液保护的效能还需进一步明确。

2)转换式采血返还法:可在术前第 4 周、第 8 周或第 7 周开始进行,第一次采血 400ml,第二次采血 800ml,并回输前一次采集的 400ml 血,第三次采血 1200ml,并回输上一次采集的 800ml 血,第四次采血 1600ml,并回输上一次采集的 1200ml 血。该方法可每周或隔周进行,平均贮血量可达 1900ml。但采血过程中应加强监测,尤其重视采血及回输时患者血流动力学的变化。该方法的血液保护效力强于前者,但需严格掌握适应证,并需较长的术前准备时间。

采集后的血液应保存在含有 CPDAI 保养液的一次性输血袋内,4℃条件下,保存不超过 35 天或在优化保存液中保存不超过 42 天。应对采集的血液应进行包括血型筛查、微生物学检测等在内的筛检,并对血液的采集、保存到回输进行全程的详细记录,还应严密观察整个实施过程中患者出现不良反应的情况,以便对 PABT 的实施过程进行质量控制。

实施 PABT 的患者一般均口服铁剂,但近来有一些研究质疑单独补充铁剂的实际作用。综合多项研究,可以认为联合应用促红细胞生长素及铁剂可以增强 PABT 的血液保护作用,但促红细胞生长素的价格较为昂贵,而且其用于单纯采血法时的适宜剂量目前尚不明确。

(3)PABT 的临床应用评价:PABT 对于稀有血型者、术前备血困难者、拒绝异体输血者确实具有一定的应用价值,但也存在一些问题:

1)延长患者的住院周期,给临床工作安排带来不便,并且可能因手术安排的紧急变化而打乱采血计划,甚至导致血液的浪费。

2)采集的血液需进行体外储存,就不可避免随着储存时间的延长使其中的血细胞发生相应的变化,使储存血液的质量下降。

3)许多需要接受神经外科手术的患者术前存在明显的颅内高压症状,需持续接受脱水利尿治疗,并需尽快接受手术治疗。较长的术前准备时间常常不能适应神经外科患者的需要,因此其在神经外科手术中的应用也受到很大的限制 6 目前对于 PABT 在神经外科手术中的应用价值还存在一定争议。

2. 术中血液回收(intraoperative blood salvage,IBS)　IBS 在脑血管手术、脑及椎管内良性肿瘤手术、闭合性颅脑损伤、癫痫以及小儿神经外科手术中均已有成功的应用。

(1)IBS 用于神经外科手术的适应证及禁忌证:适应证包括:①估计术中出血量达到或超过 500ml 的脑血管手术;②原发性癫痫手术;③颅骨整形手术;④闭合性颅脑损伤手术;⑤小儿神经外科手术中即使只能回收少量出血也是有意义的。其中动静脉畸形手术术中出血量常可能较多,且术野无污染,是神经外科中最适于应用 IBS 的手术类型。

禁忌证包括:①恶性肿瘤手术(胶质瘤、室管膜瘤、脊索瘤、原发神经外胚层肿瘤、松果体细胞瘤、生殖细胞瘤、脉络丛乳头癌、恶性脑膜瘤、转移癌以及骨肉瘤);②术野存在污染的手术(经口鼻蝶入路手术、脑及椎管内脓肿或其他感染灶清除术、囊虫清除术以及存在开放性污染伤口的颅脑外伤手术)。

虽然大多数脑膜瘤都是良性肿瘤,但其仍有不足千分之一的颅外转移率,最常见的转移部位为肺,其次为肝。目前,医学界普遍认为血行转移可能是脑膜瘤转移的主要途径。虽然尚无 IBS 导致脑膜瘤颅外转移的报道,但近来国际上已经普遍置疑 IBS 用于脑膜瘤手术中的安全性。由于尚无适于在手术室内应用的可以完全清除回收血液中肿瘤细胞的方法,目前不建议在脑膜瘤切除术中常规应用 IBS,在大出血和异体血液供应不及或不适于输用异体血液的情况下,应在患者及家属知情同意的条件下,应用适当的过滤措施(使用白细胞滤器)后,再将回收血液回输,并应对患者进行术后的长期随访,以便及时了解 IBS 的远期安全性。

(2)神经外科手术中应用 IBS 的特点

1)需根据神经外科手术的出血特点合理应用:神经外科手术的出血主要集中于开关颅期、进行临近大血管和静脉窦的操作时和切除供血丰富的肿瘤组织时。出血特点因出血部位不同而异,静脉窦撕破、动脉及大静脉的出血,以快速、大量为特征,出血常可迅速充满狭小的术野使术者不易快速准确地止血;开关颅时,因创面较大,皮下组织供血丰富,易发生较快、较广泛的渗血。

对于术中可能发生快速大量出血的手术应做好同时用 2～3 条吸引器收集出血的准备,还应使用大容量(3000ml)的贮血罐,以防出血汹涌处理不及,导致血液的溢出造成浪费。出血汹涌时,还可适当加大吸引器的负压,以保证吸引效果,加快吸引速度。

2)抗凝应充分:因脑组织富含凝血酶原激酶,术中其可能大量释放进入术野出血中,而明显促进出血中凝血系统的激活,使出血中形成微小凝块的速度加快。因此,IBS 用于神经外科手术中更应注意根据术中出血情况及时调整抗凝剂滴速、并注意间断轻轻摇动储血罐以利于抗凝剂与收集出血的均匀混合。与酸性枸橼酸葡萄糖保存液相比,肝素具有更强的抗凝效力,而且其剂量范围较为宽松(5～10U/ml 即可达到体外抗凝目的),浓度或剂量稍大,对回收血质量不会造成很大影响。

3)应保证有效的清洗和过滤:神经外科手术的两个特点可能明显影响回收血液的质量:①颅脑手术的操作区域狭小(常在显微镜下操作),对术野的清晰度要求较高,少量出血即需要及时吸引,因此多为从组织表面吸引,出血难免会与空气被混合吸引,而且开颅期出血量较大,出血会较多地与骨以及皮下组织接触,这些因素都使颅脑手术中收集血液的溶血程度增高,而不适于应用过滤后直接回输的方法。充分的清洗过程对保证回收血液的质量是必不可少的。②手术磨钻骨组织,常会有细小的骨屑出现在术野中,而且经常使用骨蜡、骨胶、明胶海绵、止血纱布甚至钛钢板等人工手术材料,因此难免会有组织碎屑等杂质颗粒混入收集的血液中。在血液收集过程中最大直径小于储血罐滤芯最小孔径的杂质颗粒仍可被滤过,而离心式清洗并不能有效清除密度接近或超过红细胞的杂质颗粒。理论上存在着滤芯过滤后的血液再次形成较大(直径超过滤芯最小孔径)杂质颗粒并被回输入体内的危险。因此当术野中出现较多杂质时(如应用较多人工材料的手术步骤时),宜暂停收集血液,并常规应用微聚体输血滤器(孔径 $40\mu m$)回输回收血液,以提高血液回收的安全性。另外,神经外科手术术中有时应用过氧化氢溶液来促进广泛渗血的创面的止血,但其可导致溶血,故此时应暂停血液回收。

4)大量回输清洗后回收血液时应注意患者凝血功能及渗透压的变化:大量出血回收、清洗、回输时,由于血浆、血小板、凝血因子丢失过多,会造成稀释性低蛋白血症和凝血功能障碍,应进行适当补充。一般情况下,出血量小于 50% 血容量时,血液回收满意,只补充血浆代用品即可。由于神经外科手术尤其是开颅术对止血的要求较高,出血量超过 50% 血容量时,应根据凝血功能的检验(凝血功能、床旁血凝块的黏弹性检验、血小板计数以及术者对术野凝血情况的评价)、手术的进展情况(是否已结束主要出血步骤)以及患者的临床情况(代偿能力)来决定是否补充凝血成分。术野凝血表现尚好,无快速大量出血仅床旁血凝块的黏弹性检验参数轻度异常时,可先补充冻干人纤维蛋白原,术野渗血较多、出血量或输血量相当于患者自身血容量时可按照 10～15ml/kg 的剂量输入新鲜冰冻血浆。术中应尽量维持血小板计数不低于 $100\times10^9/L$。对于大量回输清洗后回收血液的开颅术患者还应注意防止血浆胶体渗透压明显下降而导致的脑水肿,有条件时可测量血浆胶体渗透压和血浆蛋白浓度。当血浆白蛋白浓度 $<20g/L$ 时,须补充蛋白。

二、血液保护技术在神经外科手术中的合理应用

提倡在神经外科手术中综合应用各项血液保护措施,这样不但有利于达到最大程度节约

用血的目的,而且不同血液保护方法之间可以相互取长补短,减小某一措施单独应用时可能对患者生理功能造成的干扰。例如:AHH与控制性降压联合用于颅内动脉瘤夹闭术中,一方面AHH导致的血流动力学的变化可以协同血管扩张药物的效应起到一定的预防和缓解脑血管痉挛的作用;另一方面,可以改善降压可能引起的组织灌注的下降,维持脑血流及脑氧供需平衡,从而增加血液保护技术用于该类手术中的安全性。

具体实施时,可以针对患者的身体情况以及估计术中出血量,采用不同的综合血液保护方案。

1. 一般情况好,18～60岁,无明显系统性疾病,术前Hb＞120g/L且Hct≥33％的患者,麻醉诱导后,心电、血压监护下,行AHH(稀有血型者或估计术中出血量达到或超过其40％血容量者,RANH),手术开始前15min,静脉使用注射用蛇毒血凝酶(巴曲亭)等促进止血的药物,到达主要引起出血的手术步骤或分离、夹闭动脉瘤时,行控制性降压,非肿瘤且为非污染手术术中全程血液回收,颅内肿瘤手术开关颅期的血液可以回收。

2. ASAⅡ级,术前Hb＜120g/L或HCT＜33％,凝血时间异常延长(PT延长≥35或APTT延长≥5S或FIB≤2g/L)或血小板计数＜100×10⁹/L,肝、肾功能异常以及颅内压明显升高术前需脱水治疗的患者,不行血液稀释,可于术前应用止血药,无心、脑、肾供血不足及实质性病变,无周围血管疾病,高血压患者应经系统治疗控制满意,且Hct≥20％,HGB＞70g/L且不存在低血容量的患者术中可行控制性降压,无血液回收禁忌证者可血液回收。

3. 60岁以上的老人或ASA分级≥Ⅲ级或重要脏器功能异常或实质性病变者(如明显肝肾功能异常、心肌缺血等),只采用术前应用止血药和术中血液回收的方法。

另外,术中应注意保温,加强循环、凝血及血常规监测。建议当出血量每增加相当于30％自身血容量时,测定一次血常规,出血达50％自身血容量时,测定凝血功能和血常规,其后出血每增加20％自身血容量时再重复进行以上测试,尽量做到以卫生部《临床输血技术规范》为指南,以客观检验指标及患者的临床表现作为临床决断的依据,不盲目用血,改变单纯的凭经验输血的临床工作模式,严格掌握输血指征、合理用血,其实也是非常重要的血液保护措施。

(龙晓宏)

第三节　神经外科麻醉气道管理

神经外科患者的气道管理是麻醉科、神经外科、急诊科及重症监护室医师共同面临的问题,本章总结回顾了神经外科患者可能出现的气道管理问题,并介绍了近年神经外科患者气道管理技术和理念,提出了一些常见临床问题的解决方案。

一、常见神经外科疾病气道管理特点

神经外科患者的气道评估与管理原则与其他外科手术患者所述一致,首先遵循ASA困难气道管理流程。若患者有过手术史并有困难气道史者应给予特别关注。

神经外科患者气道评估可能正常,但亦有头部头架固定、生长激素型垂体瘤、环枕畸形、颈椎固定术以及立体定向头架造成的医源性困难气道患者;另外,脊柱手术时采取的俯卧位以及长时间手术后的气管导管的拔除均带来气道管理的难度。部分中枢神经系统疾病的患者对镇静药比较敏感,仅麻醉前用药就可能出现呼吸暂停。术前了解患者的生理变化特点以及手术计划对麻醉管理至关重要。

现代神经外科为便于手术操作及手术野暴露普遍使用固定头架,通常会拉伸或扭曲颈部,这样会使气管内导管进入主支气管或者使气管内导管在咽后部打折。因此一定要在体位固定好后再次确认导管位置及是否通畅。胸骨切迹处的听诊对确定导管的位置很有帮助。使用钢丝加强管可以避免气管导管打折。

（一）择期开颅术

术前 CT 或 MRI 检查发现中线移位超过 10mm 或脑组织水肿往往说明存在颅内高压,这些患者应采取适当措施以避免 ICP 及 CBF 过度增高,包括采取适当头位、预充氧及使用适宜的麻醉诱导与维持药物以确保颅内生理学稳定。

术前应用咪达唑仑抗焦虑和镇静的患者应予密切观察。成人静注咪达唑仑 $1 \sim 2mg$ 不影响颅内血流动力学的变化。另外,由于阿片类药物可能导致高碳酸血症并可增加其他药物的作用效果,应小量使用并需密切观察。硫喷妥钠可产生剂量依赖性 CBF 及脑组织氧耗（CMRO$_2$）的降低。巴比妥类药物使 ICP 降低。丙泊酚可使 MAP 及脑灌注压降低。与硫喷妥钠相比,丙泊酚麻醉诱导平稳不增快心率,在置入喉镜和气管插管时可引起轻微的血压升高。

大部分阿片类药物在临床使用剂量对 CBF 及 CMRO$_2$ 会产生轻至中度的抑制作用。舒芬太尼可使颅内占位病变患者的 ICP 增加,但随后又会降低 MAPP 人工合成阿片类药物的优点是在置入喉镜和插管时可以抑制外周血流动力学的变化而对颅内生理学没有影响。瑞芬太尼可以有效抑制血压升高、心动过速及 ICP 的增加。

吸入麻醉药,包括氧化亚氮具有剂量依赖性血管扩张作用。吸入麻醉药作为神经外科麻醉常用药物,通常使用中等浓度并与麻醉性镇痛药及镇静药联合应用。七氟醚及地氟醚对脑血流和代谢的影响与异氟醚相当。两者可直接扩张脑血管,且降低脑氧耗作用比增加 CBF 显著。

诱导时采用过度通气并使用吸入性麻醉药来加深麻醉,可降低 CMRO$_2$ 和 CBF,可使合并有哮喘或慢性阻塞性肺病（COPD）患者的支气管舒张。诱导期使用七氟醚不会产生咳嗽或屏气的副作用,适用于儿童。在合作的患者常采用诱导前有效的过度通气,这种方法随着患者的意识消失可产生低碳酸血症并降低 CBF。喉头及气管的表面麻醉能够预防插管反应。

对颅内压增高患者,应避免使用麻醉前用药,各种操作应避免引起咳嗽反应,静注利多卡因（1.5mg/kg）、β 受体阻滞剂或增加丙泊酚用量可以抑制插管时的血流动力学变化及 ICP 升高 D 为了预防呛咳及其所致的 ICP 增加,插管前应保证肌松完全。良好的气道管理有助于避免缺氧及高碳酸血症。气道梗阻可致胸内压增高,引起静脉压升高,进而增加颅内血容量及 ICP。

对存在困难气道的动脉瘤患者需要多加警惕。对已知或预测的困难气道常选用纤维支气管镜插管,这要求操作者技术熟练并可在患者清醒合作下实施。若患者无颅内压增高征象时可小心静注芬太尼及咪达唑仑。其他方法包括静注瑞芬太尼[0.05μg/(kg·min)]及右美托咪定,使用后均须密切观察患者,纤维支气管镜插管暴露声门时,局部利多卡因表面麻醉可以预防插管时的呛咳反应。

（二）肢端肥大症

肢端肥大症是生长素型垂体腺瘤的典型临床表现,此型腺瘤起病隐匿,逐渐出现手足增大、鼻唇增大增厚、皮肤粗厚、皮质骨增厚、下颌骨增长等特有面容,从症状出现到最终确诊平均 6～7 年,初次就诊原因通常为腕管综合征或出现视野缺损。随着病程的延长,此型患者均伴有不同程度的血压增高、心律失常,出现左心室肥厚、瓣膜关闭不全等心脏器质性改变,严重者出现扩张型心肌病。

肢端肥大症患者的困难气道发生率为 10%～30%。其主要原因是下颌前突、巨舌症及咽喉部软组织增生造成气道梗阻;颈椎骨质增生导致颈椎活动度降低;声带粗厚、喉返神经麻痹、环状软骨变窄、会厌部及室襞肥大影响气道通畅;部分患者表现为中枢性呼吸睡眠暂停综合征亦增加围麻醉期气道管理的难度。

麻醉前访视应充分评估气道,准备困难气道的应对措施。由于舌体肥厚、会厌宽垂,还有下颌骨过度增长,导致咬合不正、颅骨变形,即使应用最大号喉镜片也不能充分推开舌体,全部置入喉镜片也感提升会厌吃力,声门常常暴露困难。国外一项回顾研究显示,746 例经蝶入路垂体腺瘤患者有 28 例遇到困难气道问题,占 3.8%,发生率并不比普通外科困难气道发生率高,但在垂体腺瘤患者当中,生长素型患者困难气道的发生率三倍于其他类型垂体腺瘤患者。生长素型垂体腺瘤患者困难气道的发生与性别、肿瘤大小无关。

肢端肥大患者的气道管理目前多主张清醒状态下纤维支气管镜气管插管,避免气管切开。预测有困难气道的患者应采取清醒状态下纤维支气管镜、GlideScope 视频喉镜或两种方法相结合插管。麻醉前准备应包括:①预测有困难气道时应增加一名麻醉医师;②准备困难气道所需的插管设备;③有可以熟练进行气管切开的外科医生在场。

患者插管困难时很可能同时存在通气受限。患者下颌前突可能妨碍放置面罩,在卧位及使用肌松药后巨舌及软组织增生可能引起气道梗阻,颈椎骨质增生引起的活动受限也可能妨碍给氧。肢端肥大症患者出现上呼吸道梗阻,呼吸睡眠暂停及颈椎狭窄的发生率增加。有睡眠呼吸暂停、声嘶或喘鸣病史的患者,麻醉医师需要注意其可能的声门及声门下问题和潜在的插管通气困难。术后早期阶段尤其是经口鼻蝶入路垂体瘤切除术患者双侧鼻孔被包裹时需要注意气道是否梗阻。

(三)颅脑外伤

颅脑外伤(TBI)患者的气道管理要点包括:①给予及时有效的通气和供氧;②预防胃内容物反流误吸;③肺内误吸物的吸引与灌洗。TBI 患者多为饱胃,插管时可能会出现呕吐、反流误吸,因此麻醉前气道评估很重要。TBI 患者常合并颅底骨折、呼吸道出血和通气不足等。大多数轻、中度 TBI 患者的呼吸功能仍可维持稳定,无需紧急气管插管,应尽早实施面罩高流量吸氧,可待麻醉诱导后进行气管插管。格拉斯哥昏迷评分(GCS)≤8 分的 TBI 患者应立即行气管插管以保护呼吸道和进行呼吸支持,不必等麻醉诱导后才进行。气管插管会引起 ICP 进一步升高,但此时控制呼吸道、改善通气更为重要,不可因为顾虑 ICP 而延误插管。对于不合作的患者做 CT 或其他影像学检查时应先行气管插管,脑外伤患者在气道没有得到有效控制(如气管内插管)的情况下不能给予镇静药。颅底骨折及静脉窦损伤患者经鼻插管和置入鼻咽通气道有可能损伤脑组织,属相对禁忌证,所以仍以经口插管为主。

TBI 患者对缺氧的耐受性很差,必须事先准备好应对插管困难的措施,如训练有素的助手和各种插管设备等,紧急时应迅速行气管切开。若插管困难且不能通气时,手术医生应准备进行环甲膜切开术。

TBI 的患者应减少头部运动。大约 2% 入院时诊断为闭合性头部外伤的患者合并有颈椎骨折,而 GCS≤8 者这一比例可高达 8%～10%,对此类患者进行气管插管操作有导致脊髓损伤的风险,所以除非已经有影像学指标明确排除颈椎损伤,在插管过程中所有患者都应进行颈椎保护。怀疑合并有颈椎骨折应首先纠正低氧血症。对于头部不能运动的患者应使用间接硬质喉镜设备、光棒或纤维支气管镜插管,插管时由助手用双手固定患者头部于中立位,保持枕部不离开床面可以维持头颈部不过度后仰,颈部下方放置颈托也有助于保护颈椎。颈椎固定后增加了喉镜暴露和气管插管的难度,临床上对于饱胃患者、颈椎损伤和预计困难气道患者常常采用纤维支气管镜清醒插管法。

麻醉诱导与维持过程应保证 PaO_2 在 100mmHg 以上,对于合并肺挫伤、误吸或神经源性肺水肿的患者可能需要呼气末正压通气(positive end-expiratory pressure,PEEP)来维持充分的氧合,但应尽量避免过高的 PEEP,胸腔内压力的上升可以影响脑静脉回流和增加 ICP。过度通气可引起脑血管收缩,降低 CBF 和 CBV,使 ICP 降低,曾经是 TBI 患者的标准治疗手段之一,但近年来其应用价值受到了广泛质疑。在 TBI 的早期 CBF 通常是降低的,过度通气会进一步加重脑缺血,所以美国颅脑创伤基金会指出在 TBI 后 5 天内,尤其是 24h 内要避免预防性的过度通气治疗。另外过度通气的缩血管效应时效较短,研究发现其 CBF 降低效应仅能维持 6~18h,所以不应作为常规长期应用,而且不要使 $PaCO_2$ 降至 25mmHg 以下。对 TBI 患者是否采用过度通气应综合 ICP 和脑松弛等方面个体化应用,且尽量短时间使用,过度通气后将 $PaCO_2$ 恢复至正常范围时也应逐步进行,快速升高 $PaCO_2$ 也同样会干扰脑生理。

(四)颈椎外伤

GCS≤8 的严重头部外伤者颈椎损伤(cervical spinal injury,CSI)的相对危险度增加。CSI 的诊断方法包括临床表现评估、X 线平片、CT、MRI 及动态 X 线检查。直接喉镜若使用恰当可安全用于 CSI 的患者。但需要环状软骨按压、推头、喉镜置入等操作动作轻柔,避免进一步加重损伤。插管时,应移去颈圈的前部分以利于张口,但一定要固定轴线。

颈椎损伤患者术前应重点检查张口度(Mallampati 分级)和颈部活动度,尤其应注意由于疼痛或神经症状导致的活动受限。若颈部活动时出现任何异常,则应避免使患者处于该体位。患者发生寰枢关节半脱位、创伤性颈髓损伤合并面部受损、脊柱严重侧弯或畸形、脊髓不稳定时最常出现气道问题。当患者带着 Halo 环形支架或颈部固定器时,应行清醒插管或其他操作以保证气道通畅。

最常用的颈椎固定方法包括轴线固定制动,将头部固定于两个沙袋中间,戴颈圈及颈椎板。后者本身有明显的致死率,增加插管难度,增加气道损伤的可能性及误吸的危险。气道管理最好应用人工轴线固定制动(不是牵引)以减少活动度。气管插管对麻醉医师是一个挑战,头颈部过度屈曲,加重颈髓损伤。对于合作的患者在颈椎不动的情况下可以采用纤维支气管镜或 GlideScope 喉镜清醒气管插管。清醒插管的优点在于可以实时监测患者的表现以避免加重颈椎损伤。另外,神经功能检查可显示异常的变化情况。清醒插管无需琥珀胆碱,故不会发生高钾血症。CSI 颈椎不稳定患者使用插管设备存在的问题是可能导致颈部活动并引起继发性神经损害。对不确定颈椎是否完好的患者应视为存在 CSL 另外,尽管可选用清醒纤维支气管镜气管插管,但实际上患者可能由于中毒、低氧血症或脑损伤的原因而不合作。对脊椎损伤或合并有头面部损伤的患者迫切需要保持气道的通畅。

联合气管插管是一种声门上通气设备,具有替代面罩及气管内插管通气的功能,被推荐为"不能插管,不能通气"时首选的心肺复苏设备,可取代传统的困难及紧急气道管理方法。联合气管插管与传统的气管插管相比可简单迅速地插入;可盲插;不论插入食管或气管均会保证充足的通气氧供。联合气管插管允许使用正压通气并可降低误吸的危险,但会出现咽喉痛及吞咽困难。颈椎活动异常者,例如功能受限(如损伤)或解剖结构异常(如类风湿性关节炎或前颈僵直),联合气管插管也可使颈椎结构发生微小改变。拔管后可能出现通气障碍的患者应考虑使用。有气管或食管损伤者应视为禁忌。

当面部损伤严重、颈部极不稳定或完全丧失气道时,则必须行环甲膜切开或气管切开等操作。

(五)神经介入治疗术

神经介入治疗就是利用血管内导管操作技术,在计算机控制的数字减影血管造影的支持下,对累及人体神经系统血管的异常进行纠正,对所造成的神经功能和器质性损害进行诊断与治疗,从而达到消除病痛、恢复正常功能的效果。

神经血管病大致可分为出血性血管病和闭塞性血管病两大类。前者主要包括:动脉瘤、动静脉畸形(AVM)、硬脑膜动静脉瘘、海绵状血管瘤等;后者主要包括:椎动脉、基底动脉狭窄,大脑中动脉、颈动脉狭窄,急性脑梗死等。此分类决定了神经介入治疗的目的,即对出血性病灶进行封堵、栓塞,而对闭塞性病变做溶栓、疏通或血管成形。

与开颅手术相比,血管内治疗技术可以明显降低死亡率并缩短住院时间,在急性蛛网膜下腔出血的患者,应考虑到有 ICP 的增加、跨壁压的改变及脑缺血的可能。这一技术两个最严重的并发症是脑梗死及脑出血。在动脉瘤破裂后数小时内血管内填塞弹簧圈引起穿孔的可能性小。急性蛛网膜下腔出血的患者应首选全麻。气管内插管或喉罩有助于保证充分的供氧以及患者合作。

虽然放射科离手术室比较远,但对预测有困难气道的患者也应遵循手术室内困难气道处理原则。患者常因手术床而使头部活动受限,不允许患者头部抬起是一个潜在的制约因素;此时可把布单垫于合适的位置以利于喉镜置入或插管。这种情况下亦可使用纤维支气管镜、喉罩、光棒及 GlideScope 喉镜。麻醉应平稳以免呛咳。应严格控制高血压,预防脑水肿及股动脉穿刺部位出血。

(六)插管不成功或预料到的困难气道

1.颈部 Halo 头架固定 有不稳定型颈椎损伤的患者早期较常用头部半圆形 Hah 固定架,该设备可使颈椎外部固定牢靠,但会出现阶段性并发症。该设备使头部固定,不益于管理气道,并限制了寰枕关节的伸展并使喉镜置入困难。可以经口气管插管但与张口度、舌体大小、上牙列情况及能否推下颌等因素密切相关。在非急诊的情况下,纤维支气管镜可以解决这些问题,急诊时这种情况的插管极其困难。

装有头部半圆形 Halo 固定架的患者出现通气困难或气道阻力高时情况往往很严重。若气管内插管失败可以使用其他方法确保通气。该装置固定了头颈部并阻碍喉镜的使用及辅助通气。此类患者行择期手术时应仔细考虑选择哪种插管方法,预计有插管困难者的插管方案及设备;在必要时可安全移去支架的神经外科医师应在场;若插管困难应有应急预案。

2.头部立体定位架 近年来,随着神经影像技术和神经电生理技术的发展,立体定向毁损术、脑深部电刺激等技术在运动障碍疾病、疼痛、癫痫等功能异常疾病的治疗应用日益广泛。在颅内病变的诊断治疗、异物取出以及神经组织、细胞移植中,立体定向技术也发挥着重要的作用。立体定向手术是应用立体几何学坐标原理,在颅骨上安装定向仪,建立脑坐标系,对脑部靶结构进行定位,将手术操作器(如微电极、活检针、毁损针等)导入靶点进行操作。现代立体定向神经外科是基于神经放射成像技术在人体神经系统具体区域进行三维定位的技术而发展起来的。立体定向术主要用于治疗神经外科领域中的帕金森病、肿瘤、癫痫等脑部疾患。立体定向手术具有微创、安全、可靠等特点，尤其是对于不适合开颅手术的脑深部小病灶、多发病灶和位于重要功能区的病灶，以及对于高龄患者、体质虚弱不能耐受开颅手术的患者，立体定向手术具有其他技术不可替代的特点。

头部立体定位架广泛用于活组织检查、开颅术或需限制活动的患者。立体定向神经外科手术需要全麻或镇静。手术合作者镇静状态下采用局麻可以耐受头钉的刺激，这种麻醉方法适用于颅内活检及帕金森病的外科治疗。使用静脉镇静时应严密监测，选择可保持无痛、镇静及循环稳定的药物，鼻套管给予氧气，并且监测二氧化碳波形。头架固定时应监测头的位置。使用镇静药后，头过度屈曲可能导致气道梗阻。

手术中患者合作非常重要，小儿、反应迟钝及有癫痫发作危险的患者增加了管理上的困难。对肥胖及易发气道梗阻的患者应格外注意，最好采用全麻。上头架前先诱导插管，并必须保证患者在进行影像学检查的过程中通气、镇静良好。合作的患者能够耐受上头架的刺激及完成影像学检查，但如果损伤在枕部需要俯卧位，就应先行诱导再翻身。若插管失败，可选用其他的方法，尤其在仰卧位时可应用喉罩。

在手术间，患者头部的立体定向架固定于手术床上，始终保持固定。立体定向手术因患者头部固定于立体定向定位支架内，造成头颈部活动和张口受限，加之立体定向仪本身部分阻挡了患者口鼻显露，咽喉结构暴露均为Ⅲ级及Ⅲ级以上，导致医源性困难插管。立体定向术的全麻插管宜在内镜下进行，纤维支气管镜引导下经鼻气管插管是用纤维支气管镜经鼻明视下进入气管，并以此为引导将气管导管送入气管内，准确率高，插管时间短；辅以充分的表面麻醉及镇静，患者耐受良好，痛苦轻，易配合；明视下插管还可避免盲探插管对患者口腔、咽喉黏膜组织的损伤，创伤性小，并可精确测量气管导管末端距气管隆突的距离，以准确固定导管位置；若连接负压吸引装置，还可以通过纤维支气管镜清除口腔及气管深部的分泌物，有利于通畅气道，脑立体定向手术患者常合并高血压病或既往有脑血管意外病史，部分系脑出血或脑内血肿患者，应尽量维持插管操作过程中的循环稳定，可予以适量的静脉诱导药物如丙泊酚及α受体阻滞剂如乌拉地尔或β受体阻滞剂如艾司洛尔控制血压和心率，一旦插管成功，即可予以常规序贯诱导以尽快消除患者的烦躁与不适，稳定血流动力学。

喉罩与气管内插管通气最大的区别是前者为声门上通气而后者则为声门下通气，避免了气管内插管的许多严重并发症，如勺状软骨脱位、声带麻痹、喉溃疡、喉炎、声带损伤等。喉罩用于脑立体定向手术麻醉诱导快、复苏快、上气道黏膜损伤小，减少麻醉并发症。目前临床已广泛应用。

3. 唤醒开颅术　随着神经生理精确监测技术的发展，唤醒开颅术的适应证为位于语言中枢的病变切除术，如癫痫、肿瘤及动静脉畸形的手术治疗。术中唤醒麻醉技术历经了从神经安定镇痛到静注丙泊酚复合应用舒芬太尼、瑞芬太尼及右美托咪定的转变。右美托咪定是选择性肾上腺素受体激动剂，可产生镇静及镇痛作用，而不会抑制呼吸。其起效慢于丙泊酚且必须静注，这对年老体弱及儿童患者有益，也可用于术中检查。对于不合作者及儿童可采用全身麻醉。采用"睡眠—清醒—睡眠"的方法以减少患者的不适并有利于手术的进行。患者处于浅全麻状态并辅以局麻，可在术中适当时唤醒进行神经功能测试。

气道管理是唤醒开颅术的重点，唤醒麻醉过程中依据手术步骤和麻醉深度可采用口咽和鼻咽通气道、带套囊的口咽通气道和鼻咽通气道、喉罩通气道和气管内插管作为人工气道。

口咽和鼻咽通气道适用于清醒镇静开颅手术,患者保留有可满足自体需要的自主呼吸和保护性反射,对于清醒患者置入口咽通气管由于舌跟后部迷走神经反射而出现恶心、呕吐。相比之下,鼻咽通气道较易被浅镇静和清醒患者忍受,能较长时间放置以解除上呼吸道阻塞。另外,可选择经鼻插入气管导管,导管前端置于声门上,手术中根据需要可移动导管,必要时可将前端套囊充气进行辅助呼吸。但经鼻插管可产生鼻出血、骨折及鼻窦炎、中耳炎等。鼻出血的发生率高达插管前先向鼻腔内滴数滴呋麻滴鼻液,石蜡油润滑并作表面麻醉(2%利多卡因凝胶)可预防鼻出血。

近年来最常用的方法是喉罩通气道,可以在不掀开手术单及不改变患者体位的情况下应用。喉罩通气道刺激小,呼吸道机械梗阻少,插入及拔出时心血管系统反应较小,操作简单、无需使用喉镜及肌松剂,侧卧位亦可插入,适用于唤醒麻醉中建立人工通气道。食管引流型喉罩通气道(the ProSeal laryngeal mask airway,PLMA)以及新型一次性双管喉罩(Supreme,LMA)是一种能够将消化道和呼吸道有效分隔开来的新型喉罩通气道,可有效预防反流误吸。由于喉罩仅能插入环状软骨下方,不能完全堵塞食管,在正压通气时可引起胃内容物反流,故使用喉罩时要求禁食,预防胃内容物反流误吸。术前肺顺应性不好的患者以及呼吸系统合并症者不宜采用喉罩通气。

气管内插管是最可靠人工气道方法。唤醒麻醉中尤其是术中进行语言功能区定位时,需拔除气管导管。功能区定位结束后,需再次进行气管内插管。清醒纤维支气管镜插管,这种有效但费力的气道管理方法需要良好的技术和可行气管表面麻醉的特殊导管。为避免出血或明显不适,可采用鼻咽通气道或经鼻盲探插管。经鼻气管插管患者易耐受,易固定;但需要较深麻醉深度才能抑制呛咳反射,且易致鼻出血、鼻窦炎、中耳炎等。

二、神经外科术后气道管理

(一)神经外科术后气道功能评估

神经外科手术患者可出现多种气道问题。手术本身存在一定的风险,术中癫痫发作、缺氧、缺血半暗带的低灌注区均会使患者术后状态不稳定。再加上麻醉药的残余作用,患者自身并不能保持气道的通畅。除仰卧位的其他体位,重力的作用、静脉压以及液体管理均会改变气道结构的完整性。因此,尽管本身不是困难气道,但术后有很多原因导致呼吸道功能不能很快恢复。除了保持气道通畅外,术后还会有很多改变呼吸功能的危险因素。

1.幕上开颅术 除意识障碍外,幕上开颅术的患者可能还存在气道的问题。意识障碍的患者做手术时,可能由于张口受限存在困难气道。这类患者不能恢复正常的饮食及言语活动。即便是术后及时拔管及恢复了正常饮食、语言活动的患者,由于过度疼痛限制了下颌活动及瘢痕形成,也会有张口受限的危险。

2.颈椎手术 颈椎手术目的是缓解受压的脊髓,复位,稳固脊椎,但会使颈椎活动范围减少。前入路颈椎手术导致喉返神经的损伤或血肿而出现拔管后气道梗阻。导致声带麻痹的最主要原因是气管内喉返神经压迫。监测气管导管套囊的压力并适时放松套囊会防止喉返神经的损伤。手术操作会使食管及气管受到牵拉,颈部组织也会出现水肿。与早期出现的喉返神经损伤、血管神经性水肿或血肿相比,气道水肿出现较晚,往往在术后2~3天才出现。再次插管往往比较困难,死亡率及因缺氧而致的后遗症发生率也较高。

3.后颅窝手术 后组颅神经毗邻后颅窝,患者在术后可能出现呼吸功能受损。术前详细了解病史可以发现咽反射损害,即吞咽食物的时间延长及说话的改变。术中在接近后组颅神经的区域进行操作,周边的水肿或血肿均会导致咽反射及保护呼吸道的能力消失。由于临近脑干,术后呼吸中枢受到损害使危险性加大,因此确定拔管时机很重要。

潜在的术后气道问题可因俯卧及坐位和由后颅窝手术造成。分泌物使得气管导管的固定松动。即使导管会与皮肤固定牢靠,面部水肿仍会使之脱出,尤其是在儿童气管内的插管与拔管距离很小。面部水肿本身不会威胁呼吸,但若合并巨舌症及口咽水肿则有危险。

舌部水肿可使其在上下牙间活动受限。置入口咽通气道,可使舌部静脉回流受阻。头颈转向一侧和颈部屈曲因为引起静脉回流受阻而导致水肿。对面部或气道出现水肿且比较耐管的患者最好不予拔管,直至完全清醒并满足所有的拔管指征时再拔管。

(二)神经外科术后气管导管的拔除

1.由于后颅窝手术的解剖和病理生理改变的特殊性,手术时间长,麻醉药物容易蓄积,苏醒延迟,不宜过早拔管。拔管前需排除麻醉因素的干扰,综合评估患者情况,谨慎拔管。拔管前需观察评估的指标包括:术前神经功能评估;手术方式、范围、手术持续时间、术中是否发生不良事件;麻醉插管是否顺利;术前及麻醉苏醒期意识状况;咳嗽、吞咽反射;颜面和舌水肿、气道水肿;术前及术中肺功能;呼吸参数:自主呼吸恢复、潮气量、呼吸频率、SpO_2、呼气末二氧化碳;循环参数:血压、心率、心律。

2.术后如自主呼吸良好,潮气量>300ml,频率>14次/min,咳嗽、吞咽反射恢复,SpO_2>97%,生命体征平稳可考虑早期拔管。

3.长时间的手术后会出现上呼吸道黏膜水肿,特别是坐位手术。这种情况在儿童身上更为明显。气管导管气囊放气后患者可以通过导管周围进行呼吸,证明呼吸道水肿已经消失才能拔除气管导管。如果呼吸道水肿存在,必须保留气管导管,必要时给予镇静。将2%消旋肾上腺素雾化吸入能够减轻局部呼吸道黏膜水肿,从而缓解呼吸道梗阻。巨舌症患者发生上呼吸道水肿会引起呼吸道完全梗阻。环甲膜穿刺术、气管切开术和置入喉罩是此时最快的保护气道的方法。

4.脑干损伤患者术后无法恢复意识或者自主呼吸,并伴有心血管系统异常,如心动过缓和高血压/低血压。脑干肿瘤或后组颅神经损伤的患者术后如不能维持足够的通气量和保持呼吸道保护反射,常需要气管造口插管,以保证呼吸道通畅,便于排痰,以降低肺部感染。排除麻醉因素的影响,持续SpO_2监测发现低氧血症者,需机械呼吸支持和血流动力学治疗等生命支持疗法。

(三)长时间手术或脑干损伤患者的拔管方法

手术时间长在神外手术中很常见。大部分行择期手术的患者若神经功能完好且术中没有出现问题,术后很快就可拔管。确定拔管时机比较困难且受多种因素影响。如果严密监测麻醉深度,很好地契合停麻药的时间与手术结束时间,即便术程较长,患者也会很快苏醒。应考虑的主要问题是神经功能,术程长短,患者体位,术中出入量,插管困难程度。

手术结束时应对患者进行肺功能评估(如:潮气量,肺活量,肌力)。若患者术前通气不足、神经功能受损则术后不宜拔管。某些特殊的手术如髓内或延髓肿瘤切除术应引起重视。若神经电生理监测到异常结果或出现了血流动力学的改变则表明手术操作触到了脑干并可能使其受损,这种情况下拔管应小心。这些患者的呼吸功能及上肢肌力应仔细予以评估。尽管患者体位合适,但牵拉第IX及X对颅神经亦可致术后咽反射消失或损害,吸入性肺炎的危险性增加。

术后是否拔管还应与手术医生及术后护理人员协商后决定。

即便患者已经苏醒并可做出一些必要的运动有时也不宜拔管。直至咳嗽反射恢复完全、潮气量足够并可按指令做出反应时才可考虑拔管。插管困难的患者会延迟拔管。

神经外科患者的气道管理需要考虑患者一般状况、既往病史、体格检查、所患疾病特点、手术特点及主要步骤以及麻醉因素等。本节阐述了神经外科患者气道管理的一般原则,包括气道及急诊气道评估均应首先遵循 ASA 气道管理规则流程,并针对神经外科疾患、手术以及麻醉特点做出相应处理。另外,非手术室内的神经外科介入手术均会随所在环境、手术时间的延长而变得复杂。总之,神经外科麻醉气道管理需要麻醉科医师规范的培训、丰富的临床经验和娴熟的操作技能,确保围麻醉期患者安全。

(龙晓宏)

第四节 神经外科麻醉恢复期管理

麻醉后恢复室又称为麻醉后监测治疗室(postanesthesia care unit,PACU),是对手术结束后的患者进行短时间严密观察和监护的场所,主要接收全麻后尚未清醒或呼吸道通气功能恢复不全、循环功能不稳定的患者,对保证患者麻醉后安全和提高医疗质量至关重要。另外,现代化医院的 PACU 应该是麻醉科的重要组成部分,在提高麻醉科工作效率,缩短连台手术等候时间,增加手术床位周转率等方面起着重要作用。

一、神经外科麻醉后恢复室的工作流程

手术后麻醉恢复期由于各种麻醉药物的残存作用、手术创伤、失血、失液及其他治疗用药的影响,患者的主要生理功能尚未完全恢复,在此期间容易发生各种术后并发症。神经外科手术是在机体高级神经活动的器官上操作,要求精细、轻柔。不同的肿瘤类型、不同的手术部位患者在麻醉恢复期会出现不同的临床表现,需要得到严密的监护,恢复室医师应及时发现问题,给予正确有效的处理,最大限度地保护患者的神经功能并改善其预后。

(一)神经外科麻醉恢复期的监测

1. 常规生命体征监测 心电图、无创血压、脉搏血氧饱和度、体温、输液量、尿量、引流量。

2. 特殊监测 瞳孔、中心静脉压、有创血压监测、血常规、电解质监测、血气分析、呼气末 CO_2 监测、胸部 X 线检查、CT 检查、脑电双频谱指数(BIS)监测。

3. 神经系统功能监测 颅内压、神经电生理、经颅多普勒超声、颈静脉球血氧饱和度等测。

(二)常规工作

1. 入室治疗 麻醉后患者未清醒,自主呼吸未完全恢复或肌肉张力差或因某些原因气管导管未拔除者,由施行麻醉的医师护送至观察室,必要时与手术医师共同护送。搬运与护送过程中应密切观察病情,防止躁动,防止各种导管脱出,注意呼吸道梗阻等。

(1)施行麻醉医师应向恢复室医师、护士交班下列内容并记录:

1)患者姓名、年龄、术前情况;

2)麻醉方式及麻醉中情况、手术方法及术中情况;

3)麻醉用药种类、剂量和应用方法;

4)手术中生命体征、出入量；

5)导管情况，如动静脉穿刺导管，导尿管，瘤腔、脑室引流管；

6)术中病情特殊变化及术后可能发生的并发症、防范措施；

7)交代麻醉、手术后即时医嘱；

(2)测量并记录生命体征，进行神经系统查体，每隔15分钟评估以下项目，内容包括：

1)循环系统：血压、心率、心律；

2)呼吸系统：脉搏血氧饱和度、呼吸频率；

3)体温；

4)疼痛评分(VAS评分)；

5)神经系统检查：OAA/S评分、GCS评分、瞳孔反应、肢体的感觉和运动功能；

6)液体出入量；

7)特殊情况记录。

2.离室标准

(1)神志清楚，定向能力恢复。处于醒觉和警觉状态，能辨认时间、地点和人，能完成指令性动作。

(2)肌肉张力恢复正常，能自动或在指令下活动四肢和抬头，无急性麻醉或手术并发症，如呼吸道水肿、神经损伤、恶心、呕吐等。

(3)循环系统：血压、心率稳定，心电图正常，无明显的心律失常和ST−T改变，

(4)呼吸系统：呼吸道通畅，保护性吞咽、咳嗽反射恢复，呼吸频率和幅度正常。

患者离室以前，应由麻醉医师对患者苏醒程度作一总的评价，苏醒程度可根据：①清醒程度；②呼吸道通畅程度；③循环情况；④肢体活动程度等方面进行评价，进行Aldrete改良评分(modified Aldrete score)，达到9分以上者，才能离室(表2−5−1)。

表2−5−1　麻醉恢复室患者恢复程度判定标准(Aldrete)

项目	具体表现得分
活动力	0=无自动或在指令下抬头或活动肢体
	1=能自动或在指令下活动两个肢体和有限制的抬头活动
	2=能自动或在指令下活动四肢和抬头
呼吸	0=呼吸暂停或微弱呼吸，需呼吸器治疗或辅助呼吸
	1=呼吸困难或呼吸受限，但有浅而慢的自主呼吸，可能用口咽通气道
	2=能做深呼吸和有效咳嗽，呼吸频率和幅度正常
循环	0=非高血压病而血压过升升高，或血压下降(低于麻醉前50mmHg)
	1=血压下降低于麻醉前水平20~50mmHg
	2=血压和脉搏稳定，血压比麻醉前低，但不到20mmHg(收缩压≥90mmHg)
神志	0=没有应答或仅对疼痛刺激有反应
	1=对交谈有反应，但很容易再昏睡
	2=处于醒觉和警觉状态，能辨认时间、地点和人
末梢颜色	0=吸氧时能维持$SpO_2 < 92\%$
	1=吸氧时能维持$SpO_2 > 92\%$
	2=呼吸空气$SpO_2 > 92\%$
总分	

注：评分满9分可出恢复室。

（三）神经外科麻醉恢复期监测特殊情况

1.循环系统　部分患者术前颅内高压和术后脑水肿临床表现为血压高、心动过缓；术中出血量大、低血容量、脑心综合征及术前心功能差等原因造成患者循环系统不稳定,需要关注,及时处理。脑血管疾病手术,如动脉瘤手术,术后需持续泵注血管扩张剂预防术后脑血管痉挛。同时注意血压情况,防止血压过低导致脑梗死。

2.呼吸系统　神经外科医生需要早期行神经功能的检查以判断手术效果,这就要求患者苏醒迅速,及早拔除气管内导管。虽然可以同时减少呼吸系统相关并发症,但要及时评估患者保护性反射情况,如吞咽反射、咳嗽反射,特别是对后颅凹和脑干附近手术患者。垂体瘤、寰枕畸形、肥胖患者术后发生上呼吸道梗阻的机会较多。长时间手术、俯卧位手术、颈椎手术、颈内动脉内膜剥脱手术以及术中出血量大、输液较多、插管困难反复操作的患者要注意气道水肿的发生。

3.体温　神经外科手术时间长,患者暴露在手术室环境中,加之出血量大,术中输液多等原因,患者术后可能存在低体温。一部分开颅手术可能对体温调节中枢造成影响,有的患者亦可体温升高,甚至达到 $39\sim40℃$,需监测体温,维持在正常范围。

4.出入量监测　根据循环状态和尿量等情况输液。神经外科医师要求限制输液量,以减少或预防脑水肿的发生,这可能导致患者的低血容量以及血流动力学的不稳定。使用血管活性药物维持血流动力学的稳定可能对重要脏器功能造成不利影响。术后患者根据情况不需要大量输液,维持正常的血容量即可。

5.实验室参数监测　监测血清渗透浓度、血清电解质、血糖及尿。维持稍高的血清渗透浓度。严格控制神经外科患者的血糖水平,防止高血糖,避免低血糖,血糖水平控制在 $100\sim150mg/dl$。补充的液体可以是等渗的生理盐水或林格液,除外婴幼儿和糖尿患者外,应避免含糖液体的输入。同时注意电解质紊乱如低钠血症、高钠血症等的发生。根据血清电解质浓度、渗透浓度和尿液的检查结果指导输液种类,减轻或缓解脑水肿。

6.血气分析　通过血气分析判断酸碱平衡、动脉血氧分压及动脉血二氧化碳分压情况。低氧血症的危险要比高二氧化碳血症的危险大,而高二氧化碳血症可使脑血管扩张、颅内压增高、脑灌注减少,需要及时发现处理。

7.神经功能检查　观察患者神志的变化并行 OAA/S、GCS 评分。注意瞳孔的大小和对光反射情况,肢体的活动以及病理反射的检查,及时发现神经功能恶化情况以进一步检查。

8.影像学检查　神经功能进行性恶化或苏醒延迟、瞳孔不等大等情况出现时应联系神经外科医师,必要时行 CT 和(或)MRI 等影像学检查。

二、神经外科麻醉后恢复室常见并发症与处理

（一）呼吸系统并发症

神经外科患者麻醉恢复期的呼吸功能常受到不同原因和不同程度的影响。呼吸功能障碍主要有脑神经功能不全、气道保护性反射异常、气道机械性梗阻和中枢性呼吸肌无力。脑神经在吞咽和气道保护性中的作用见表 $2-5-2$。呼吸系统并发症延长患者的住院时间、增加死亡率,使神经功能预后恶化。因此,及时发现并正确处理呼吸系统并发症对患者的预后

十分重要。

表2-5-2　脑神经在吞咽和气道保护中的作用

脑神经	在吞咽和气道保护中的作用
三叉神经(Ⅴ)	咀嚼肌,正常下颌活动
面神经(Ⅶ)	口腔感觉
舌咽神经(Ⅸ)	触发吞咽反射
迷走神经(Ⅹ)	声带运动和感觉,声带－咽的协调,颈部食管的运动
舌下神经(Ⅻ)	舌的运动

1.上呼吸道梗阻

(1)舌后坠:常见原因是全麻和(或)神经肌肉阻滞恢复不完全,气道本身和外部肌肉张力降低和不协调。主要发生在麻醉较深、肢端肥大症的垂体瘤和寰枕畸形的患者。肢端肥大症垂体瘤患者解剖上的改变如厚嘴唇、高宽鼻子、下颌骨前伸宽大、舌体肥厚、声门增厚及声门下狭窄以及寰枕畸形的患者颈部活动受限等因素的存在使上呼吸道梗阻的发生率增加。解决方法是托下颌、放置口咽或鼻咽通气道、给予麻醉拮抗药物,如仍不缓解可行气管插管或气管切开术。舌体肿大是引起神经外科患者术后气道梗阻的重要原因,手术过程中患者颈部的屈曲、下颌部位的收缩、口咽通气道的放置以及俯卧位手术等因素均是引起舌体肿大的原因,

(2)血液、分泌物或呕吐物堵塞气道:垂体瘤经口鼻蝶或经单鼻孔入路手术、颅底手术、额窦开放等手术术野的血液,口腔内分泌物以及术后呕吐物均可流至患者的口咽部造成气道堵塞。解决方法是掌握拔管时机,待患者吞咽、咳嗽等保护性反射及意识清醒后拔管。及时清理分泌物,预防恶心、呕吐的发生。

(3)喉痉挛:多为术前长期大量吸烟、上呼吸道感染,吸痰或放置口咽通气道诱发。轻度喉痉挛通常在解除局部刺激,头后仰,去除口咽放置物,加压吸氧后会自行缓解。严重者需注射肌松剂插管。

2.气道水肿　神经外科手术气管内插管时间长,术中输液、输血多,头低位或俯卧位手术特别是小儿和肥胖患者、插管困难反复操作的患者尤易发生。解决方法是纯氧吸入,雾化吸入肾上腺素,如效果不佳应考虑再次插管。

3.低氧血症　原因有通气和换气功能不全,通气/血流比例(V/Q)失调。通气不足即呼吸抑制可有中枢性原因如中枢神经系统疾病、麻醉药和镇静药物的作用,也可因外周性原因如神经肌肉疾病、肌松药作用。口咽部软组织、分泌物、异物、活动性出血及支气管痉挛等引起的呼吸道梗阻也可影响肺通气。神经外科患者出现低氧血症的肺外因素包括:过度通气降低颅内压;过度通气引起的低碳酸血症可减少静脉回流和回心血量,增加肺内分流,限制输液和利尿剂的使用导致低血容量;低血容量或心肌抑制导致的低心排量可造成低氧血症。神经外科颅底或脑干部位手术、脑外伤等手术,可能影响到呼吸中枢,导致术后呼吸变化,发生低氧血症。虽然发生低氧血症的危险要比高二氧化碳血症的危险大,但在临床管理中亦要注意到,神经外科患者术前存在颅高压,脑顺应性降低,可能耐受不了正常人可以耐受的高碳酸血症和酸中毒,出现脑血管扩张、脑血流量增加甚至脑疝,从而影响了神经功能的预后。神经外科患者麻醉恢复期意识状态恶化时首先应想到要保护好气道,甚至行经口或经鼻气管内插管,因为神志不清导致气道梗阻低氧血症和误吸风险的增加。颈部手术包括颈动脉内膜剥脱术及颈椎的脊髓脊柱手术,术后要更加关注呼吸道,因为术后血肿、手术体位造成的水肿及手

术操作因素均可影响术后的呼吸情况。

4. 神经源性肺水肿(neurogenic pulmonary edona,NPE) NPE 是指在没有心、肺、肾等原发病情况下,由各种中枢神经系统损伤所致的突发性颅内压增高而引起的急性肺水肿,也称中枢性肺水肿。1874 年 Nathnagel 首次报道实验动物中枢神经系统损伤后可发生肺水肿,是中枢神经系统损伤后可能发生的一种严重肺部并发症,起病急骤,治疗困难,死亡率极高。尸检发生率 11%~70%。其发生机制目前尚未完全清楚,有冲击伤理论(blast theory)和渗透缺陷理论(permcability defect theory)两种见解。临床表现为继发性、以急性呼吸困难和低氧血症为特征的综合征,包括:①原发病变如急性颅脑创伤、蛛网膜下腔出血、脑室内手术等原因造成急性颅内压增高;②急性肺水肿和呼吸困难。主要诊断依据为:①患者出现意识障碍、恶心、呕吐、瞳孔改变、视乳头水肿等颅内压增高症状;②颅脑损伤后突然出现呼吸窘迫、发绀和(或)粉红色泡沫痰;③两肺布满湿性啰音;④早期胸片轻度间质性改变或肺纹理增粗,晚期大片云雾状阴影;⑤发病过程中无过量、过速输液,也无原发性心、肺疾病;⑥血气分析:动脉血氧分压$<8.0kPa$,动脉血二氧化碳分压$>7.0kPa$。治疗原则应同时兼治肺水肿和原发病,强调降低颅内压和抑制交感神经过度兴奋。

5. 肺栓塞 颅脑手术创伤大,麻醉手术时间长,术后卧床时间较长,导致周围静脉扩张,下肢肌肉张力下降,静脉血液流速减慢;麻醉及手术创伤导致组织因子释放,直接激活外源性凝血系统,出现高凝状态;术后为减轻脑水肿所致高颅压症状,常规使用脱水药物(如甘露醇)及激素治疗,止血药物应用时间较长,术前及术中输血,术后血小板数量的增加,部分颅脑肿瘤(如颅咽管瘤)术后可出现尿崩症均导致血液处于高凝状态,所以神经外科患者术后深静脉血栓的发生率较高,随之肺栓塞的风险大大增加。但是否应该预防性抗凝治疗存在争议。皮下注射低分子肝素或使用防止血栓的弹力袜也不能避免肺栓塞的发生。因此对高危患者要评估决定是否给予抗凝治疗。

(二)循环系统并发症

神经外科术后维持稳定的血流动力学和中枢神经系统的渗透压十分重要。血压过高或过低均会影响到神经功能的预后。根据患者术前状况以及手术情况与神经外科医师讨论确定目标血压范围。既要避免血压过高造成术后脑出血或高灌注综合征,又要避免血压过低造成脑组织灌注不足。

颅脑手术后高血压容易引起脑水肿、脑出血等,需要及时迅速降低血压同时保护靶器官免受损害。术后高血压的发生主要与术前高血压病控制欠佳和颅内高的存在,以及手术后伤口疼痛或者导尿管刺激等因素有关。颈动脉内膜剥脱术后和急性颅脑损伤的患者术后可能发生高血压,前者按压颈动脉窦及应用血管活性药物治疗;后者高血压的病因可能是机体自身调节机制受损后,动脉高血压增加脑血流使颅内压升高,继而通过库欣反射(Cushing reflex)引起高血压。对于术中止血彻底可靠的患者术后使用尼卡地平治疗高血压是安全的。钙通道阻滞剂在降血压的同时也可扩张颅内小动脉,预防脑血管痉挛。但对于术中止血效果不佳者,应慎用,以避免术中颅内出血。如患者术后高血压无颅内高压,可积极控制血压以减少脑肿胀和脑出血;如患者存在颅内高压,降血压要慎重。因血压的降低可使脑灌注压下降从而导致脑缺血。低血压发生的原因大多是低血容量以及颈髓或高位胸髓损伤后的神经源性休克。前者会引起脑血管痉挛加重脑缺血,可以进行容量的补充。后者因代偿机制的受损与未受损者比较更加耐受低血压,可以进行谨慎的液体治疗并应用血管活性药物。

窦性心动过速的原因考虑与术中输注甘露醇、呋塞米等脱水剂导致术后血容量相对不足有关。窦性心动过缓主要与术前心脏疾病、术中阿片类药物使用剂量过大及术后拮抗肌松药使用新斯的明有关。鞍区肿瘤,特别是垂体瘤、颅咽管瘤术后可能出现尿崩症,因此要准确记录患者每小时尿量及入量,做好各项监测工作,指导治疗。另外脑心综合征亦可导致心律失常,在保护心脏功能的基础上,要保证脑供氧和脑灌注、治疗脑水肿,降低颅内压。对窦性心动过速患者使用短效 β 受体阻滞剂,如艾司洛尔。对窦性心动过缓的患者要注意神志、瞳孔及肢体活动的变化,及时发现可能的脑血肿、脑水肿。

神经外科术后可以引起心血管反应,包括颅内压的升高、脑干的损伤、交感神经的损伤、$T_1 \sim T_4$ 脊髓震荡以及急性颅脑外伤等,术后应特别注意。

(三)术后恶心、呕吐

神经外科手术术后恶心、呕吐(PONV)的发生率较高,术后严重频繁的恶心、呕吐可导致水、电解质紊乱、颅内压升高,增加误吸、颅内血肿和出血的风险,因此有效地预防术后恶心、呕吐十分重要。恶心、呕吐是由一系列受体、化学物质及器官系统相互的复杂作用引起,由延髓网状结构背侧的呕吐中枢控制。与呕吐中枢联系部位包括前庭器官、化学受体感受区(CTZ)。神经外科手术时间长,部分患者术前存在颅高压,手术操作脑组织会出现脑水肿及血液循环的改变使颅内压增高,脑室肿瘤手术时冲洗液或血液刺激脑干呕吐中枢,手术牵拉脑干等情况导致患者术后易发生恶心、呕吐。手术后为了减少拔管所致的呛咳反应,通常在麻醉较深时拔管,此时气道的保护性弱,恶心、呕吐使患者误吸的风险增加。PONV 重在预防性治疗,与术后恶心、呕吐相关的递质和常用药物见表 2-5-3。

表 2-5-3 恶心、呕吐相关递质及药物

递质	阻断剂	代表药物	用量	副作用
乙酰胆碱	抗胆碱能药	东莨菪碱	0.3mg	困倦、遗忘、疲乏、欣快、扩瞳
组胺(H1)	抗组胺药	苯海拉明	25～50mg	镇静、嗜睡、乏力、口干
		茶苯海明	25～50mg	
		异丙嗪	12.5～50mg	
5-HT₃	5-HT₃ 受体拮抗剂	格拉司琼	3mg	头痛、疲劳、便秘、腹泻
		昂丹司琼	8mg	
		托烷司琼	5mg	
多巴胺 2 型(D₂)	D₂ 受体拮抗剂	氟哌利多	0.625～1mg	中枢抑制、锥体外系症状
		氯丙嗪	25～50mg	
		多潘立酮	8～10mg	
		氟哌啶醇	5mg	
		甲氧氯普胺	10～20mg	
激素		地塞米松	10mg	高血糖
机制不清		丙泊酚	20mg	循环呼吸抑制

(龙晓宏)

第六章 神经外科疾病护理

第一节 脊髓疾病的护理

一、脊髓损伤常见病因及其临床表现

脊髓损伤不论在和平年代或战争时期都不少见,但有关脊髓损伤的发病率统计都不够精确,大部分的报道来自于住院病例资料,其总发病率为 1.15/10 万~2.30/10 万。脊髓损伤发病的高峰年龄为 15~40 岁,40 岁以后患病率有所下降,65 岁以后又有上升;男性多于女性,比例为(1.4~3.0):1。多因交通事故(40%)、暴力(25%)、坠落(21%)、潜水(10%)、工作及运动伤(4%)所引起。病死率为 4.4%~16.7%。

（一）病理生理

脊髓一旦损伤,即会发生许多病理生理变化,包括组织学变化、生物化学紊乱、电生理改变、血流动力学变化和神经再生等。

1.脊髓白质的组织学变化　早期脊髓水肿导致小血管扭曲和灌注量改变;损伤后 24~48h 脊髓水肿严重,可引起全部脊髓组织破坏。

2.生物化学紊乱　在细胞和器官水平脊髓损伤后,有大量的溶酶体吸收、水解酶释放,以及线粒体内细胞色素氧化酶活性降低。

3.电生理学改变　脊髓损伤后,可以测定到临床检查不易评估的神经元电生理变化。Carlson 等研究表明,脊髓压迫的早期,电传导功能与机械性和缺血性因素密切相关;减压效果与脊髓损伤和血管功能恢复存在时间依赖关系。1h 内减压可使神经元的电生理功能恢复。

4.血流动力学改变　脊髓损伤后,其血管的舒缩活性几乎完全丧失;损伤 3~4h 后,脊髓损伤部位的血流随着时间的延长而减少。

5.再生研究　研究表明,脊髓自身的再生是困难的,损伤后难以通过自身再生促进其恢复。外源性神经干细胞移植和损伤局部微环境改造以促进脊髓修复是目前研究的热点。

（二）分类

1.按照与外界的沟通情况分类　分为开放性与闭合性两类。前者有脊髓蛛网膜下隙与外界相通;后者无。

2.按损伤时限与致伤原因分类　分为原发性损伤与继发性损伤两类。

(1)原发性损伤:受伤瞬间由脊柱骨折的移位、脱出的椎间盘或移动的骨折片压迫、冲击或刺入脊髓而造成的不可逆损伤。

(2)继发性损伤:是脊髓原发性损伤之后,由于各种因素引起的脊髓再损伤。

3.按损伤程度分类

(1)脊髓完全横断伤:指解剖学上损伤远近端脊髓分离的最严重损伤形式。

(2)脊髓不全横贯伤:指解剖学上脊髓尚部分连续。

(3)脊髓挫裂损伤:脊髓外观连续性完好,但传导功能全部或部分丧失。

(4)轻微损伤:脊髓神经元及其纤维暂时性功能受损。

(三)临床表现

1.脊髓休克 伤后损伤平面之下出现完全性弛缓性瘫痪,表现为各种反射、感觉和括约肌功能消失。历时数小时(轻者)或数周(重者)后逐渐恢复受损节段以下的脊髓自主活动。脊髓休克时间越长,脊髓损伤程度越重。

2.特殊综合征

(1)延颈髓分离综合征(颈1水平横断):表现为伤后呼吸、心跳立即停止,如复苏成功,可有心跳恢复,但仍无自主呼吸,伴四肢瘫。最终死于并发症。

(2)急性脊髓中央损伤综合征(颈过伸伤):见于中老年人,男性多见。表现为四肢瘫,上肢重于下肢,上肢为弛缓性瘫痪,下肢为痉挛性瘫痪,感觉存在。伴二便和性功能障碍。多数患者能恢复。

(3)急性脊髓前部损伤综合征:表现为损伤、节段以下完全性瘫痪伴侧束感觉功能(痛觉、触觉)丧失,后束功能(本体觉、位置觉)存在/预后比脊髓中央损伤综合征差。

(4)脊髓半侧损害综合征(Brown－Sequard syndrom):见于贯穿或刺伤一侧脊髓。表现受伤节段以下同侧运动功能丧失,对侧痛觉、温觉丧失。

(5)圆锥综合征:见于胸腰椎伤。表现为下肢上、下运动神经元同时受损,伴二便障碍。

(6)马尾综合征:见于腰$_1$～骶椎损伤。表现为单侧下肢下运动神经元损伤,伴二便障碍。

二、脊髓损伤患者的观察与护理

(一)急救护理

1.现场急救与护送

(1)现场救护重点是抢救生命,防止脊髓再次损伤。

(2)保持呼吸道通畅,建立有效气道、通气,采取必要的心肺复苏、气管切开及输血输液等急救措施。

(3)怀疑有脊柱、脊髓损伤者,一律按脊柱骨折处理,待患者情况允许后,迅速转送医院。

(4)小心搬运受伤患者,搬运时应将患者放置于正中平卧位,颈髓损伤者应保持颈部中立位,头部两侧放置沙袋制动,前额用绷带固定,使气道保持通畅。搬动需3～4人水平托起,动作协调一致,勿使脊柱前后晃动或扭转。禁忌屈颈一人携抱或一人抬上身一人抬腿的做法。

(5)搬运中应将患者平放到宽长的木板或硬担架上。

(6)密切观察病情变化,颈髓、脑干及上胸髓损伤常伴有急性颈髓损伤综合征(神经源性休克),低血压、心动过缓及低体温是常见的三联征,表现为收缩压≤70mmHg,脉搏≤40次/分,体温≤34℃。

(7)给予吸氧,改善缺氧状态,以达到理想的动脉血氧含量。

(8)在抢救现场应注意保暖,保持适当的体温。

(9)在运送过程中至少应建立2条大的有效静脉通路。

(10)搬运过程应防止硬物压迫皮肤,以免发生褥疮。开放的伤口要包扎。

2.外伤患者的生命抢救应遵循的原则 包括:①基础生命的抢救(开放气道、又工呼吸、人工循环胸外按压,简称 A、B、C);②复苏;③其他抢救;④妥善处理。

3.急诊室处理

(1)抢救休克,处理合并伤外。

(2)给予吸氧及静滴大剂量激素、利尿脱水药以保护脊髓神经细胞,减轻水肿反应。

(3)骨折脱位时,应牵引制动。

4.观察

(1)观察四肢活动情况,了解感觉平面有否上升。

(2)颈髓损伤患者注意呼吸的改变。

(3)胸部损伤患者注意有无血气胸。

(4)骶尾部损伤患者注意有无大小便失禁。

5.预防呼吸道感染 高颈位脊髓损伤的患者,可发生膈肌或呼吸肌麻痹,引起不同程度呼吸困难、胃肠道胀气、膈肌上移和咳嗽及咳痰困难。因此,应加强翻身拍背和吸痰,同时预防性给予抗生素。

6.体温 高颈位脊髓损伤的患者,体温调节中枢失调,导致产热/散热功能不平稳可出现体温升高。保持室温在 20～25℃。夏季注意通风,冬季注意保暖。可给予物理降温等对症处理。

7.腹胀 脊髓损伤后自主神经功能障碍出现腹胀,胃的过度扩张会压迫横膈而影响呼吸。可给予胃肠减压、肛门排气等措施。

8.留置导尿管 对留置导尿者应做好引流管护理,防止泌尿系统感染。

9.更换敷料 对有脑脊液漏者应保持伤口清洁,及时更换敷料。

(二)并发症的预防

1.呼吸系统 由于肋间肌的瘫痪引起肺功能的改变,在多发外伤的患者中可以出现肋骨及肺实质的直接外伤。

(1)对高位四肢瘫痪的患者给予预防性的气管插管、气管切开。应做好气道的管理,加强气道的湿化,定时滴注湿化液或用微泵持续滴注 24h,总量可达 200～400ml。

(2)按需吸痰。过于频繁的吸痰会引起肺泡的萎陷,加重低氧血症及肺不张。

(3)及时给予雾化吸入、翻身、拍背。鼓励患者做深呼吸和有效的咳嗽及扩胸动作。防止肺不张、痰液淤积引起的肺炎及其他呼吸道并发症。

(4)做好口腔护理。

(5)脊髓损伤患者易患支气管肺炎及坠积性肺炎,因此要注意保暖,防止感冒。

2.消化系统 急性脊髓损伤的患者常伴有神经源性休克,这类损伤表现为去交感神经样综合征,如胃酸分泌增加、胃肠道相对缺血无力,易引起应急性溃疡。

(1)应静脉给予氢离子拮抗剂。

(2)定时测胃液 pH 值。

(3)放置胃管,维持胃内分泌物的低压引流。

3.泌尿系统 泌尿系统感染伴败血症是急性脊髓损伤患者死亡的主要原因之一。

(1)护士应密切观察尿液的色、质、量,保持引流管的通畅,做好尿道口的护理。

（2）间歇性夹管，训练患者的膀胱功能。

（3）定期做尿培养。嘱患者多饮水，定时行膀胱冲洗。

（4）各项操作均应严格执行无菌操作原则，避免交叉感染。

4. 褥疮　由于四肢瘫痪患者失去皮肤感觉及主动翻身的能力，全身营养状况较差，久卧后易引起褥疮。褥疮严重者可以达骨，引起骨髓炎，长期衰竭以至死亡。

（1）应给予气垫床，保证受压部位良好的血液循环。每1~2h翻身1次。

（2）保持皮肤清洁干燥，避免摩擦。

（3）床单位保持平整无皱折、无碎屑。更换床单位避免拖、拉动作。

（4）如条件许可，可使用 Roto－Rest 治疗床，每个患者连续在床上旋转，每24h至少20次，只在进食、清洁、治疗时才停止。持续活动可降低急性脊髓损伤被固定状态下的并发症。

（5）提供中央静脉高营养支持，改善全身营养状况，提高机体抵抗力，减少并发症的发生。

5. 便秘

（1）增加饮水量和膳食纤维的摄入。

（2）增加体力活动，进行腹部按摩，提供合适的排便器具，促使患者养成定时排便的习惯。

三、椎管内常见肿瘤及其临床表现

（一）定义

椎管内肿瘤是指生长于脊髓、神经根、硬脊膜、脂肪组织和血管的原发性和继发性肿瘤。年发病率为 0.9/10 万~2.5/10 万，占中枢神经系统肿瘤的 10%~20%。男性多于女性，约为 1.65：1。好发于 20~50 岁。

（二）分类

1. 按肿瘤起源分类

（1）原发性：起源于椎管内本身的组织，如脊神经瘤、脊膜瘤等，占椎管内肿瘤的 75%~95%。

（2）继发性：由椎管外肿瘤侵入椎管内所致，占椎管内肿瘤的 5%~25%。

2. 按解剖部位分类　可分为：①颈段肿瘤，占 13%~26%；②胸段肿瘤，占 42%~67%；③腰骶段肿瘤，占 12%~28%。

3. 按肿瘤与脊髓、硬脊膜的关系分类　可分为髓内和髓外肿瘤。髓外肿瘤又可分为硬脊膜外肿瘤和硬脊膜下肿瘤。

（1）髓内肿瘤：髓内肿瘤（图 2－6－1）占椎管内肿瘤的 20%左右，为中枢神经系统常见肿瘤之一，主要有室管膜瘤、星形胶质细胞瘤和血管网状细胞瘤等，少数为先天性肿瘤、转移瘤及神经鞘瘤。

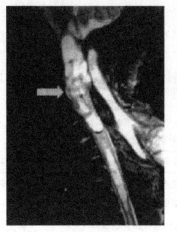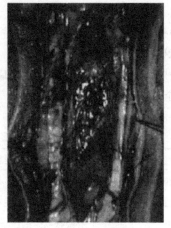

A 术前MRI所示　　　　　　　B术中显示肿瘤

图2—6—1　颈髓内室管膜瘤

（2）髓外肿瘤（图2—6—2）

1）硬脊膜外肿瘤：可发生于硬脊膜、神经根、硬脊膜外脂肪组织及血管等。组织学类型包括神经纤维（鞘）瘤、脊膜瘤、血管瘤、肉瘤和转移瘤等，大多为良性肿瘤，部分为恶性肿瘤。手术效果大多良好。

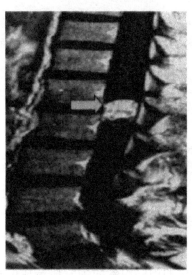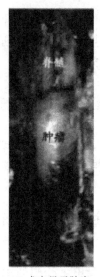

A　术前MRI所示　　　　　　B术中显示肿瘤

图2—6—2　髓外神经鞘瘤

2）硬脊膜下肿瘤：此类肿瘤最为常见，主要是神经鞘瘤、脊膜瘤及先天性肿瘤。绝大部分为良性肿瘤，手术切除效果良好。

（三）临床表现

1.节段脊髓肿瘤主要纵向定位症状

（1）高颈段肿瘤（$C_1 \sim C_4$）：枕颈区呈放射性痛、颈项强直、强迫头位、四肢痉挛性瘫痪，后枕部及同侧面部感觉障碍，也可出现呼吸障碍。

（2）颈膨大段肿瘤（$C_5 \sim T_1$）：肩及上肢呈放射性痛，上肢迟缓性瘫痪，下肢痉挛性瘫痪，病灶以下感觉障碍。

（3）胸髓段肿瘤（$T_2 \sim T_{12}$）：腰背部放射痛，少数胸腹部放射痛和束带感，上肢正常，下肢痉挛瘫痪，感觉障碍。

（4）腰膨大段肿瘤（$L_1 \sim S_2$）：下肢放射性痛、弛缓性瘫痪及感觉障碍，会阴部感觉障碍，有明显的括约肌功能障碍。

2.髓内、髓外肿瘤的不同临床表现　髓内、髓外肿瘤的不同临床表见表2—6—3。

表2—6—3　髓内、髓外肿瘤的不同临床表现

	髓内肿瘤	髓外肿瘤
好发部位	颈段、胸段，其次为腰段	颈段，腰段
常见肿瘤性质	恶性多见	良性多见
首发症状	神经根痛少见，分离性感觉障碍明显	神经根痛多见
感觉障碍	自上而下（下行麻痹）	自下而上（上行麻痹）
括约肌障碍	出现早	出现晚

（四）疾病分期

随着疾病发展，可将症状演变分为3期：刺激期、脊髓部分受压期和脊髓完全受压期。

1.刺激期　病变较小，仅引起相应结构的刺激症状，主要表现为根性疼痛、异常感觉或节段性运动障碍。

2.脊髓部分受压期　病变在椎管内继续发展，脊髓受压，出现脊髓传导束障碍。

3.脊髓完全受压期　为晚期，压迫遍及整个横断面，表现为病变平面以下的感觉、运动完全丧失和自主神经功能障碍。

（五）诊断

MRI是首选的检查方法，必要时行CT或脊髓血管造影检查。

（六）治疗

手术治疗为首选，对恶性肿瘤患者术后应配合放疗或化疗。脊髓肿瘤的预后取决于肿瘤的部位及性质、术前神经系统的功能状、治疗的方法、手术后的护理与康复及患者的一般情况。

四、脊髓先天性疾病及其临床表现

（一）概述

先天性脊髓疾病是由于胚胎期至出生期前一组致病因素所造成的脊髓畸形、功能异常、发育缺陷，症状主要为脊髓栓系综合征的一系列表现。本病确切病因及发病机制目前尚不清楚，但多数学者认为本病是多基因遗传病，且多形成于胎儿早期，特别是3个月之前。其致病因素包括遗传和环境方面，但除遗传因素外，多认为与营养因素（叶酸缺乏）、感染、中毒、气候影响、代谢性疾病等多种因素的影响造成胚胎期神经管和中胚层发育障碍有关。

（二）定义

在胚胎发育初期，脊髓和椎管等长。随后脊柱生长快于脊髓，由于脊髓头侧固定，故脊髓相对向上移动，在胚胎20周时，脊髓圆锥上移达腰$_{3\sim4}$椎体水平，40周时位于腰$_3$椎体水平，出生婴儿脊髓末端位于腰$_{1\sim2}$水平。出生3个月后脊髓升至成人水平，即圆锥末端位于腰$_1$水平。脊髓圆锥变细，移行为终丝。在脊髓上移过程中，如存在神经管闭合不全、椎管内脂肪瘤

（图2—6—4）或畸胎瘤、脊髓纵裂等原因导致脊髓牵拉、圆锥低位等病理改变，就会造成脊髓末端回缩不良，马尾终丝被粘连、束缚而导致发育不良，造成脊髓出现缺血、缺氧、神经组织变性等病理改变。临床上出现下肢感觉、运动功能障碍或畸形、大小便障碍等神经损害的综合征，称为原发性脊髓栓系综合征。

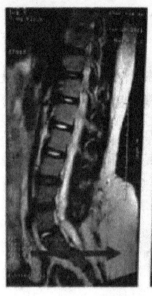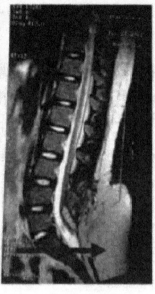

图2—6—4　椎管内脂肪瘤的MRI表现（矢状位）

（三）临床表现

1.腰骶部皮肤异常　腰骶部皮肤出现小的凹陷、皮肤窦道，局部多毛或皮毛窦，腰部中线部位有血管瘤及腰骶皮下脂肪瘤等。

2.疼痛　疼痛的特点是后背痛，并向单侧或双侧下肢放射，无皮肤节段分布的特点。疼痛的范围包括直肠肛门部、臀中部、会阴区、腰背部和下肢。

3.膀胱和直肠功能障碍　膀胱功能障碍包括遗尿、尿频、尿急、尿失禁和尿潴留，常有频繁尿路感染，严重的可以合并肾功能损害。直肠功能障碍多表现为便秘，少数可有大便失禁。

4.感觉障碍　主要表现为皮肤麻木或感觉减退。

5.运动功能障碍　表现为单侧下肢无力和步行困难。

6.肌肉骨骼畸形　足畸形是最常见的肌肉骨骼畸形，如双足不对称、高弓内翻足、鹰爪趾、营养不良性溃疡等。

五、脊髓疾病患者围手术期的观察与护理

（一）术前护理

1.安全护理　由于患者部分肢体冷、热、痛感觉迟钝或消失，护士及家属应防止患者烫伤、压伤、冻伤，谨慎使用热水袋，温度以45～50℃为宜。对步态不稳、无力者，要有专人陪护以防止跌倒、坠床等意外发生。

2.皮肤准备　在手术室中进行。

（1）高颈位手术：枕骨粗隆至双肩水平的皮肤。

（2）胸腰段脊髓手术：超过病变上下各5个椎体。

(3)腰骶段手术:病变腰椎以上5个锥体至坐骨结节处。

3.术前留置导尿管患者　应做好导管护理,通知手术护士重新安置无菌集尿袋。

(二)术后护理

1.病情观察　全麻术后测量血压为每小时1次,连续3次;观察意识、瞳孔、肌力每小时1次,连续6次,后每2h 1次,连续12次。肌力观察主要依据0°~Ⅴ°分级标准。

(1)呼吸的观察:严密观察呼吸频率和呼吸方式。发现呼吸频率、方式改变或呼吸无力时,应及时汇报医师。

(2)脊髓功能的观察:在观察过程中,发现感觉障碍平面上升或四肢肌力减退,应考虑脊髓出血或水肿,必须立即通知医师采取措施。

1)颈位手术:患者麻醉清醒后观察其四肢肌力活动,严密观察呼吸变化。术后可能会出现颈交感神经节损伤症(霍纳综合征:患侧瞳孔缩小、眼睑下垂、眼球凹陷),一般不需处理。

2)胸椎手术:上肢肌力不受影响,术后观察下肢肌力。如术后出现腹胀、排泄困难,可肌内注射新斯的明0.5mg或肛管排气。

3)腰椎手术:观察下肢肌力和肛周皮肤感觉有无异常。

2.移动　搬动患者时要保持脊柱水平位置,尤其是在搬运高颈位手术患者时,更应注意颈部不能过伸过屈。最好能给患者佩戴颈托,避免搬动造成脊髓损伤。搬运时应采取3人平托法:3位搬运员同时位于患者外侧,分别托起患者头颈、躯干及下肢,保持患者身体轴线平直不扭曲,将患者轻轻放置在病床上。

3.体位　术后一般取卧位。高颈位手术取坐位者,术后一天可以半坐位。术后以睡木板床或硬垫床为佳。

4.引流管

(1)保持伤口引流管的通畅,观察引流液的色、质、量,翻身时避免引流管脱出,一般引流管在手术后2~3d拔除。

(2)术后不能自行解尿者应给予留置导尿管,保持导尿管的通畅,观察尿液的色、质、量,定时夹放引流管,以训练膀胱功能。鼓励患者多饮水,预防泌尿道感染。

5.伤口

(1)下颈上胸段术后的患者禁止做拥抱用力动作,以免伤口崩裂。

(2)注意术后伤口感染征象,保持敷料的干燥,尤其是骶尾部,污染衣裤应及时更换。伤口感染常在术后3~7d出现,表现为局部搏动性疼痛、皮肤潮红、肿胀、皮温升高、压痛明显,并伴有体温升高,应及时通知医师检查伤口情况。

6.神经麻痹　术后可能出现神经麻痹,对各种温、痛感觉消失或减退,应禁用热水袋,避免烫伤。

7.疼痛综合征　少数患者术后会出现较持久的肢体或躯干的剧烈疼痛,产生的原因不明,可能与感觉传导束受刺激有关。应做好疼痛评估,及时通知医师给予适当的止痛剂并配合心理治疗,减轻患者的痛苦。

8.预防并发症

(1)呼吸道感染:保持室内空气清新,定时开窗通风。对于高位截瘫者要按时翻身、拍背,每次拍背时用空掌从患者背部肺底部由下向上、由外向内,拍击到肺尖部,帮助患者咳嗽排痰,增强后背部血液循环。指导患者做深呼吸及扩胸运动,有利于肺复张。有气管插管的患者要做好插管护理,及时吸痰,吸痰时做到"勤"、"深"、"湿",并且监测 SaO_2。床旁备吸引器,必要时备呼吸机。

(2)泌尿系感染:对长期留置导尿管的患者,应鼓励其多饮水,以稀释尿液,借助排尿冲洗膀胱、尿道,减少细菌滋生,预防泌尿系统感染。每日尿量应保持在 1500～2000ml。保持会阴部清洁,按时做好尿道口护理。定时夹放导尿管,白天 2～3h 1 次,夜间 4～5h 1 次,使膀胱保持节律性充盈和排空,防止膀胱痉挛和缩小。开放导尿管时,嘱患者做用力排小便动作,促进功能恢复;亦可做间歇插管,每 3～6h 插管导尿 1 次,使膀胱周期性排空,减少感染,促进功能恢复。

(3)褥疮:卧床患者应避免软组织长期受压,按时给予翻身、拍背,使用气垫床,每日用温水擦浴,保持皮肤清洁,保持床单平整、干燥,保证全身营养摄入。防止褥疮的形成。

(4)关节挛缩:指导患者及时进行功能锻炼,保持肢体的功能位。卧位姿势不得压迫患侧肢体。下肢瘫痪者防止关节畸形。足下垂者,应穿功能鞋,保持双足处于功能位。

(5)下肢静脉血栓形成:做好下肢被动运动,保持肌肉柔韧性,防止血栓形成。必要时可适当抬高患肢。

9.康复指导　脊髓肿瘤的切除是一种较复杂的手术,手术可能对呼吸中枢、肢体运动及感觉带来一定影响,患者术后出现暂时或永久的劳动力丧失、感觉功能障碍,需要长时间、正确有效的锻炼,因此帮助和指导患者进行早期的康复运动,对于功能的恢复、自我形象的重建起着十分重要的作用。

(1)心理指导:脊髓功能的恢复是一个缓慢的过程,部分患者常常会因效果不明显而失去耐心,在情绪上常有伤感、易激动的表现。医护人员要告诉患者脊髓恢复的程序,增强患者的自信心,助其积极主动地参与康复目标制订的全过程。

(2)饮食指导:营养是机体生长、组织修复和维持正常生理功能的物质基础,是患者康复不可缺少的条件。形成良好的饮食习惯,多进食高蛋白、高维生素、高膳食纤维的易消化食物,避免辛辣饮食,这将对功能恢复和避免并发症发生都有积极的意义。

(3)功能锻炼

1)按摩:对瘫痪的肌肉用柔软、缓慢的中等力度进行按摩、揉捏。对拮抗肌给予按摩,使其放松。

2)被动运动:鼓励患者尽量用健侧肢体带领患肢做被动运动,或由家属帮助运动患肢,完成关节全幅活动。

3)主动运动:包括以下方法:①本体促进法训练,在主动运动恢复之前,利用各种本体反射(如浅伸反射、屈曲反射)进行训练,以诱发主动运动;②瘫痪肌肉先做假想运动,然后再做助力运动;③患肢主动运动,以保持肌力,防止萎缩;④坐起锻炼,先将床头摇起 30°～60°,1 周内可以坐起,最初由他人辅助,以后患者可借助绳带坐起,进而双腿下垂坐在床边,最后下地坐椅;⑤理疗,瘫痪肢体理疗可改善患肢血液循环,促进功能恢复,延缓和防止肌肉萎缩。

(闫海花)

第二节　脑积水的护理

脑积水仅为一种临床表现,凡由各种不同原因引起的脑脊液循环不正常,导致脑脊液在脑室系统内增加,与此同时脑实质容积相应减少,脑室逐渐扩大并伴颅内压力增高称为脑积水(图2-6-5)。

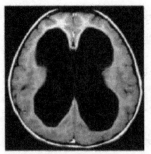 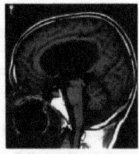 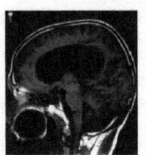

A 外伤性脑积水　　　　　　B 脑积水矢状位图1　　　　　C 脑积水矢状位图2

图2-6-5　脑积水的影像学表现

一、病因及发病机制

(一)病因

任何引起脑脊液分泌过多、循环通路受阻或吸收障碍的病变都可以引起脑积水。病变性质可以有先天性发育异常、炎症、出血、肿瘤和外伤等。一般在婴幼儿以先天性发育异常多见,在成人以继发性病变多见。

(二)发病机制

1.各种原因引起蛛网膜下隙出血及脑室系统内积血,血块常常堵塞中脑导水管开口、第四脑室出口及基底池,影响脑脊液循环。

2.血性脑脊液积聚在大脑表面蛛网膜下隙导致蛛网膜颗粒被红细胞堵塞而妨碍了脑脊液的吸收。

3.各种原因引起脑水肿致使脑室受压变形也是引起脑脊液循环障碍的原因之一。

二、分类

(一)高压性脑积水

高压性脑积水可分为阻塞性和交通性脑积水2种。

1.阻塞性脑积水　即因室间孔、第三脑室、中脑导水管、第四脑室及其正中孔和侧孔受到不同病因的影响引起堵塞,使脑室系统中的脑脊液循环受阻所致的脑积水。

2.交通性脑积水　即因脑脊液分泌过多、吸收速率减慢和颅底各脑池及脑表面等的蛛网膜下隙闭塞所致的脑积水。

(二)常压性脑积水

是一种脑室略扩大、脑脊液压力正常伴晚间阵发性增高的交通性脑积水症候群,多见于成人。

三、临床表现

除梗阻性和交通性高压性脑积水可有颅内压增高的症状或体征外,还可表现为渐进性脑室系统扩大、视力减退、智力降低、尿失禁及小碎步态等。而婴儿及儿童先天性脑积水的共同特点是头颅逐渐增大,其中婴儿脑积水更具其特殊性。可表现为出生后数周或数月头颅呈进行性增大,且脑颅比面颅明显,前额突出,颅缝分离,囟门逐渐增大、加宽、饱满,额颞部静脉逐渐怒张,双眼球呈下视位,视力逐渐减退,严重时失明,智力低下及缺乏情感表现。头颅叩诊可闻"破罐音",重者可有震颤或水囊感。

四、脑积水的辅助检查

(一)头围的动态观察(小儿)

头围测量的方法是取前额平眉与枕外隆突之间的周边长度。若出生后一年中的任何一个月内,头围增长的速度>2cm,应高度怀疑脑积水。

(二)CT 和 MRI 检查

可清晰显示梗阻部位、脑室扩大及大脑皮层厚薄程度。

五、治疗

以手术治疗为主,可分为针对病因治疗的手术和脑脊液分流术两种。目前临床上常用的分流术是侧脑室-腹腔(V-P)分流术和侧脑室-右心房(V-A)分流术。

1.V-P 分流术 适用于各类梗阻性脑积水、交通性脑积水、常压性脑积水,有颅内或腹腔内感染、腹水、妊娠、腹腔内粘连、脑室或腹腔内有新鲜出血或出血后的近期脑脊液中蛋白含量过高(>500mg/L),以及头部-腹部隧道途径之处有炎症者,均不宜施行此手术。分流管堵塞是最常见的并发症。其他还有分流管装置功能障碍、过度分流或分流不足、引流管移位、感染、消化道症状、假性囊肿形成及脏器穿孔等并发症。

2.V-A 分流术 适用于各类梗阻性脑积水、交通性脑积水患者。患有先天或后天性心脏疾患和全身、颅内及心血管系统有炎症及体弱婴儿等不宜应用此法。并发症是感染,一旦发生感染必须及时拔除分流管并给予抗感染治疗,以免进一步发展引起细菌性心内膜炎或败血症,从而导致不良后果。

六、护理

(一)术前护理

1.心理护理 护士应主动关心患者,认真听取患者主诉,加强沟通,及时评估患者心理生理需求,耐心解答患者提出的问题并通过播放录像、幻灯、发放健康宣教手册或医护人员的讲解,使患者了解所患疾病的相关知识并清楚地知道自己应如何配合医师、护士进行治疗、护理和康复;对术中、术后可能出现的情况有充分的心理准备和积极的应对措施,从而减轻患者紧张、恐惧心理,增强战胜疾病的信心。

2.对症护理 严密观察患者生命体征及意识、瞳孔、GCS 评分、颅高压症状,发现异常及时通知医师,及时处理。对出现共济失调、视力障碍的患者做好安全宣教,防止外伤跌倒。

3.术前准备 根据手术医嘱做好皮肤及物品准备、手术备血、药物过敏试验;指导患者练习床上大小便、修剪指(趾)甲、沐浴、更换清洁衣裤;手术前一晚 10 时后禁食、禁水;对入睡困难者,可遵医嘱给予口服镇静剂帮助其入睡。

(二)分流术后护理

1.平卧或侧卧位,床头抬高 15°~30°,有利于颅内静脉回流,降低颅内压。

2.遵医嘱观察患者的生命体征、SaO_2 及意识、瞳孔、GCS 评分,以及有无颅内高压或颅内低压症状(低颅压综合征表现为:头痛于坐起时加重,平卧时减轻)。Ⅴ－Ａ分流术后应观察患者有无气急、呼吸困难、大汗淋漓及肢体偏瘫等情况;观察伤口敷料渗血、渗液情况,保持伤口敷料清洁、干燥。

3.对 Ommaya 置入并做局部外引流的患者,应妥善固定引流装置;加强观察 Ommaya 储液囊处皮肤有无发红、突起等表现;保持 Ommaya 储液囊处外接头皮针头与无菌引流袋连接的整个引流装置密闭、通畅、无菌。对清醒者,应向其解释并指导其主动合作;对意识障碍者,可用约束带适当加以约束。

4.遵医嘱定时按压分流泵。如发现有颅内压增高症状且按压分流泵有阻力和切口处有皮下积液时,常表明分流管堵塞。观察患者术后症状有无改善、有无分流过度导致的低颅压性头痛。

5.早期出现腹胀、腹痛、恶心、呕吐或食欲下降等症状,主要为脑脊液对腹膜的刺激所致,一般1周左右可消失。

6.并发症护理,最常见的是导管自腹部切口脱出,暴露于皮外,这是由于皮下隧道太浅所致。此外,营养不良、皮下脂肪薄弱亦是诱发因素。一旦出现这种情况时,要保持局部清洁,可以用纱布覆盖并立即通知医师,由医师将更换后的分流管,改道重新放入腹腔内,裂开的切口全层缝合,大部分患者可以痊愈。

(三)康复指导

1.注意保护伤口引流管,身体活动时不可用力过猛,以免扭曲、拉断分流管,半年内不能做过重的体力劳动和运动。

2.饮食以高蛋白、高维生素、低脂肪、易消化的食物(如龟肉、鸡肉、鸡蛋、蔬菜、水果等)为宜。注意饮食卫生,保持二便通畅,禁烟、禁酒。

3.嘱患者门诊随访,如出现头痛、呕吐、腹痛、胃肠道不适等表现,应及时来院就诊。

4.对需按压分流管阀门的患者,应教会其挤压的正确方法,即缓慢压下阀门后迅速放开,以保持分流管引流通畅。

(闫海花)

第三节　幕上占位病变患者围手术期的观察与护理

一、术前观察与护理

(一)心理护理

责任护士应主动、热情、详细地介绍病区环境、规章制度等,使患者尽快熟悉环境,助其进入患者角色。通过播放录像、幻灯或医护人员的详细介绍,使患者了解相关知识,清楚地知道自己应如何配合医师、护士进行治疗及康复,对术中、术后可能出现的并发症有充分的心理准备,遇到问题时可以采取积极有效的应对措施。帮助患者得到更多的社会与家庭支持。

(二)营养支持

1.术前加强营养的供给,可以预防或改善营养不良的症状。营养不良的患者抵抗力低下,易并发严重感染且对休克、失血的耐受性较差,低蛋白血症可引起组织水肿,影响术后切口愈合。

2.对有营养不良、脱水、贫血、低蛋白血症等情况的患者,为了提高手术的耐受力,可遵医嘱术前适当补液、输血,以提高机体的抵抗力,为患者创造良好的手术条件。术前给予营养丰富、易消化食物。

(三)呼吸道准备

1.对吸烟患者劝其戒烟,以减少对呼吸道的刺激。

2.练习深呼吸及有效咳嗽。锻炼膈肌时,患者取仰卧位,垫枕于膝下,腹肌松弛以利呼吸;锻炼腹肌时用鼻吸气、用嘴呼气来实现降低呼吸频率;练习有效咳嗽时,指导患者深吸一口气,突然打开声门,用力咳嗽,可以有效咳出气管、支气管深部的痰液。

(四)术前各项辅助检查

手术前完善各项检查,如血尿常规、肝肾功能、血糖、血型、出凝血时间等实验室检查,以及心电图、胸片、CT 及 MRI 检查等。

(五)术前病情观察

1.颅内压增高的观察

(1)脑肿瘤的患者早期颅内压增高症状不明显,容易被忽视,当颅内压增高症状明显时才来就诊。因此,患者入院后即要严密观察颅内压增高情况,若患者出现发作性剧烈头痛,伴有喷射性呕吐、视力模糊时,要立即通知医师处理,警惕脑疝的发生。

(2)对颅内压增高者切忌灌肠,3d 无大便者可用轻泻剂,如酚酞、番泻叶、开塞露等。

(3)严重颅内压增高的患者应绝对卧床休息,安置合适的体位,床头抬高 15°～30°,以利于颅内静脉的回流,减轻脑水肿。

(4)遵医嘱静脉点滴脱水剂,使用期间护士应加强巡回,防止药物外渗而发生局部皮肤组织坏死,并给予持续低流量吸氧,以改善脑缺氧,使脑血管收缩,降低脑血流量。

2.生命体征的观察 要严密观察体温、脉搏、呼吸、血压的变化,并详细记录。当颅内压增高,严重出现脑受压,即早期表现出脉搏慢而有力、呼吸深慢、血压升高等,是发生脑疝的前驱症状,应及时通知医师处理。

3.意识状态的观察 意识是人体生命活动的外在表现,反映大脑皮层的功能及病情变化。由于肿瘤的压迫,部分患者可出现昏迷、嗜睡、反应迟钝或精神异常。要通过与患者的接触、对话、呼唤、压痛刺激及角膜反射等,了解其病情进展情况及意识变化。一旦有意识进行性改变,应通知医师处理。

4.视力、神经系统和内分泌系统的观察 由于肿瘤生长部位与其邻近的神经组织受压迫、侵犯而产生功能缺损表现,如视力下降、肢体抽搐、偏瘫、幻觉、失语及闭经等。若出现上述症状,应及时通知医师,并协助医师做好各种检查。

(六)床上使用大、小便器

术前指导患者床上使用大、小便器,使患者在术后卧床期间适应排便方式的改变。

(七)术前访视

1.麻醉科医师 详细了解患者病史及各项术前常规检查结果,告知患者及家属麻醉方法,使患者安全度过围手术期。

2.监护室护士 告知患者及家属入监护室注意事项及配合方法,消除患者的紧张情绪,积极配合治疗。

（八）手术前一日准备

1.根据医嘱配血或自体采血，以备术中用血。

2.做青霉素试验，以备术中、术后用药。

3.开颅术患者术前一周每日洗发，保持头部清洁。检查头部是否有毛囊炎，头皮是否有损伤。局部剃发的患者，术前连续 3d 用 3M 专用洗发水清洗头发。

4.修剪指趾甲、洗澡、更换清洁住院服。嘱女性患者勿化妆，涂指甲油者应去除。

5.术前一晚应清淡饮食，禁食 10h，禁饮 6h，以免术中因呕吐而误吸。

6.对于术前一晚睡眠差及心理紧张的患者，遵医嘱给予适当镇静剂，帮助其入睡。

（九）手术晨准备

1.测体温、脉搏、呼吸，并绘制于三测单上。如有异常应及时通知医师。

2.目前主张术前即刻备皮，推荐使用电动备皮器去除毛发。

3.嘱患者脱去内衣裤，换上干净的住院服，除去身上的贵重物品，取下义齿，并嘱患者排空膀胱。局部备皮的长发女性应根据手术部位分开发辫。

4.若患者发生异常情况，如女患者月经来潮、体温异常（＞37.5℃）应及时与医师联系。

5.准备患者病历、CT 及 MRI 等影像资料，以便带入手术室。

6.手术室工人来接患者时和当班护士共同查对患者姓名、住院号以及交接贵重药品、影像资料等，并由责任护士送患者至手术室进行交接班。

二、术后观察与护理

（一）一般护现

患者从手术室送至 NICU 后，NICU 护士应请麻醉科医师进行交接班，交接内容包括：介绍手术名称、术中生命体征变化、输血量及尿量等，并共同测量体温、脉搏、呼吸等。

（二）卧位

无特殊禁忌证患者，术后头部抬高 15°～30°，以利于颅内静脉回流，减轻颅内压、脑缺氧，从而降低颅内压。躁动不安者要给予保护性约束，并加以床栏保护。

（三）严密观察生命体征

1.连接心电、SaO_2 测定监护仪。

2.连续观察意识、瞳孔、GCS 评分、SaO_2、心率及呼吸，每小时 1 次，共 6 次，以后每 2h1 次，共 12 次，并详细记录于特别护理记录单上。血压每小时测 1 次，共 6 次，以后每 2h 测 1 次，共 3 次。若病情需要，可根据医嘱继续观察。

3.若患者意识由清醒转入昏迷，瞳孔双侧不等大，对侧肢体瘫痪，血压升高，脉搏和呼吸减慢等，有发生血肿或水肿的危险，应立即通知医师，并做好抢救准备。

4.体温＞37.5℃者每日测体温 4 次，并及时给予降温处理。如术后 3～5d 发热，应注意切口、肺部及泌尿系统有无感染，以区别中枢性高热和感染性高热，以便对症处理。

5.术后给予低流量持续吸氧，保持呼吸道通畅，及时清除口腔及呼吸道的分泌物。密切注意呼吸频率、呼吸幅度及 SaO_2。对于全麻未清醒并留有气管插管的患者，应严密观察其呼吸音及 SaO_2 情况，若出现 $SaO_2 < 95\%$ 时，需及时查找原因，判断有无呼吸道梗阻或病情变化引发的异常，及时通知医师处理。

6.正确连接各种输液管、引流管及氧气管，妥善固定，保持通畅，观察并记录引流液的色、质、量,发现异常应通知医师。

7. 术后 24~48h 易发生颅内出血,嘱患者不要用力咳嗽或排便。如出现意识改变、头痛、呕吐、烦躁不安、血压增高等症状,及时通知医师。

8. 术后 3~5d 为脑水肿高峰期,应控制输液量,同时正确使用脱水剂,维持水、电解质平衡。

（四）饮食护理

1. 手术当日禁食,从第 2 天起酌情给予流质,以后逐渐改为半流、普食。

2. 加强营养,给予高蛋白、高热量、高维生素饮食。

3. 昏迷及吞咽困难者,术后给予鼻饲饮食,暂时不能进食者或入量不足者,按医嘱给予补液,以增强机体抵抗力。

（五）药物治疗

1. 术后要按时输入脱水剂,加强巡回,防止发生药液外渗导致的组织坏死。

2. 术后遵医嘱合理应用抗生素,预防感染,观察药物疗效和不良反应。护理操作中遵守无菌原则。

（六）伤口护理

1. 术后严密观察伤口渗血、渗液情况,若引流液鲜红、黏稠要怀疑有活动性出血,应及时通知医师。

2. 若引流液为粉红色水样液,怀疑为脑脊液时,应及时通知医师。

3. 保持伤口敷料的整洁干燥,有潮湿时应及时通知医师更换。

4. 头部导管妥善固定,保证导管无折叠、扭曲和受压,活动度不受限,并保持无菌。每日准确记录引流液的色、质、量于记录单上。

（七）并发症的预防及护理

1. 加强口腔护理及皮肤护理　患者在禁食期间应做好口腔护理,预防口腔感染。每日床上沐浴 1 次,保持皮肤清洁。保持床铺平整、干燥。

2. 预防肺部感染　保持呼吸道通畅,对昏迷、咳嗽、吞咽反射减弱或消失、呼吸道分泌物不易咳出者,应定时翻身、拍背、雾化吸入,及时给予吸痰、吸氧。对行气管切开者,按气管切开进行护理。

3. 预防泌尿系感染　对有留置尿管者,应注意保持引流管通畅,观察尿量及其性质;每周更换引流袋 1 次,每周查尿常规,发现异常应及时处理。

4. 癫痫的观察及护理　手术前有癫痫或手术部位在中央回及颞叶附近者,术后应观察有无癫痫发生,注意患者安全,定时给予抗癫痫药物。密切注意观察癫痫患者的先兆症状,如头痛或突然头痛加重、烦躁不安、局部肢体感觉障碍等,应引起高度重视,及时处理。

（八）康复指导

1. 伤口管理　手术瘢痕有时会有痒或轻微疼痛的感觉,属于正常现象。一般术后 2 周内不宜洗头,可用温水毛巾擦拭。对去骨瓣患者,应注意骨窗压力的变化,做好保护工作,外出需戴帽,注意在公共场所的安全,防止发生意外。出院 3~6 个月后可到医院做颅骨修补术。

2. 保持大便通畅　颅脑手术患者容易发生便秘,与液体摄入不多、饮食缺乏膳食纤维、活动减少、代谢障碍及使用脱水药物等因素有关。鼓励患者多吃带皮的水果和各种蔬菜,开始食用粗纤维食物时应从少到多,逐渐增量,以免对肠道刺激过强而引起腹泻。排便时不能用力摒便,避免引起颅压增高,必要时使用开塞露等缓泻剂。

3.用药管理 特殊药物需长期服用者,如苯妥英钠、丙戊酸钠(德巴金)等抗癫痫药物,须按时服用,并定期测药物血浓度,以指导用药剂量。在服用药物期间,躯体出现皮疹,提示有药物过敏可能,应提前告之患者及时就医调整用药。泼尼松、醋酸可的松等激素类药物必须遵嘱减量或停药,若出现畏寒、食欲缺乏、精神萎靡、发热,则提示激素水平过低,应嘱患者及时与医师联系。

4.有癫痫史的患者 要注意安全,以防意外的发生。测量体温时,禁用口表。嘱患者出院后,工作、生活要有规律,可适当参加体力劳动和脑力劳动,避免过度劳累,不单独从事危险性活动,如游泳、登高、驾驶车辆及在火炉旁或高压电机旁作业等。如出现肢体麻木、眩晕、心悸、幻嗅等症状,提示可能会有癫痫发生,此时应立即平卧,避免摔伤。

5.肢体活动障碍者 护士应耐心为患者讲解肢体活动的重要性,鼓励患者使用健侧肢体带动患侧肢体运动,协助并督促患者进行肢体的被动及主动运动,以提高自护能力。功能锻炼活动时要循序渐进,防止碰伤,对患者微小的进步要及时给予鼓励。对不能自行翻身的患者,应定时助其翻身,更换体位。严密观察患侧肢体受压情况并及时给予肢体按摩,防止肌肉萎缩。鼓励患者随时诉说肢体功能康复训练的问题,及时给予解答。

6.术后出现语言障碍的患者 部分患者术后可能出现语言障碍,患者多有因失语产生自卑心理,在康复训练过程中要有充分的耐心。鼓励患者多说话,患者进行尝试后,及时予以肯定。病情进一步好转时尽量与患者沟通,尽量纠正患者发音的错误,给予患者充足的时间回答问题。使用简短句子,做到循序渐进。

7.门诊随访 嘱患者术后3~6个月来院门诊复查CT或MRI,如出现颅内压增高和神经定位症状,应及时就诊。

8.出院后需要放疗和化疗的患者 应定期复查血常规,以及肝、肾功能等血液生化指标。放、化疗期间,注意加强营养,提高机体抵抗力。

(闫海花)

第四节 幕下疾病患者围手术期的观察与护理

一、术前观察

1.心理护理 肿瘤压迫脑部引起局部症状与颅内压升高所致的症状除了使患者感到焦虑、恐惧外,脑肿瘤的诊断将会给患者带来极大的压力,其情绪反应也如癌症患者,护士应帮助患者以正确的态度面对疾病并接受治疗。

2.营养支持 不能进食或因后组脑神经麻痹有呛咳者,予以鼻饲流汁、输液。纠正水电解质紊乱,改善全身营养状况。

3.病情观察 术前严密观察病情变化,嘱患者勿剧烈咳嗽和用力排便,防止颅内压升高导致脑疝发生。颅内压增高引起头晕、复视、一过性黑矇、意识模糊、精神不安或淡漠,也可发生癫痫。护士要针对不同的情况采取相应的措施,维护患者的安全,预防意外的发生。有脑积水、高颅压者予以脱水治疗或行脑室外引流术。

二、术后观察及护理

(一)一般护理

与麻醉师进行详细的交接工作。如术中生命体征变化、输血量、尿量等,并共同测量生命体征等。

(二)体位

术后头部抬高 30°左右,以利颅内静脉回流,减少充血性脑水肿。术时坐位者,术后应半卧位 1～2d。翻身时注意保持头部与身体同时转动,避免颈部扭曲致脑干移位,影响呼吸中枢,出现呼吸功能紊乱。颅颈畸形或颈椎手术后患者应平卧,翻身时可带颈托。

(三)严密观察生命体征

连续观察患者的脉搏、呼吸、血压、意识、瞳孔、GCS 评分、SaO$_2$,每小时 1 次,共 6 次,以后每 2h1 次,共 12 次,必要时监测中心静脉压和颅内压,并详细记录。若病情需要,可根据医嘱继续观察。若患者在麻醉药效过后仍未清醒,或麻醉清醒后再次出现昏迷、头痛、呕吐剧烈或瞳孔不等大等情况,都应尽早行头颅 CT 检查。一旦发现头颅血肿或水肿,应及时行血肿清除术或脑室外引流术等处理。

(四)饮食护理

术后患者应采用均衡饮食,并保证营养的摄入。有后组脑神经损伤的患者常伴有声音嘶哑、进食呛咳。故对于术后不能自行进食的患者,为防止呛食引起误吸,应予以鼻饲饮食或肠内营养。对于术后病程较长的患者应定时测体重。因为体重的变化是反映身体营养状况的一个重要指标。

(五)伤口护理

1.严密观察伤口渗血、渗液情况,保持敷料的干燥,潮湿时及时换药。

2.负压球及脑室引流管的护理详见相关章节。

(六)并发症的预防及护理

脑肿瘤切除术后并发症的总发生率在 20%～35%,其中包括癫痫、脑积水、脑脊液漏、电解质紊乱呼吸抑制、深静脉血栓形成、肺炎、尿路感染及应激性溃疡等。

1.呼吸抑制　由于手术牵拉及术后脑水肿、缺血等对呼吸中枢的影响,会导致呼吸功能紊乱,特别是肿瘤在小脑、延髓等部位时,主要表现为呼吸频率和节律的变化,甚至呼吸骤停。密切观察患者的呼吸状况、保持呼吸道通畅是护理的重点。

2.肺部感染　术后患者咳嗽及吞咽反射减弱或消失,容易引起口腔及呼吸道内分泌物、呕吐物误吸而造成呼吸道感染或坠积性肺炎。应定时翻身、拍背、雾化吸入及口腔护理,鼓励患者主动咳嗽和深呼吸,必要时予以吸痰,可以有效预防呼吸道阻塞和肺炎的发生。

3.应激性溃疡　临床表现为呕血、黑便、呃逆及血压下降等。早期留置胃管不仅可以及时补充营养,同时可以监测消化道出血并能及时处理。

4.高热　下丘脑体温调节中枢受损、颅内出血合并感染均可导致高热。高热会加重脑水肿,故要针对不同的发热原因采取相应处理。中枢性高热患者的体温经常居高不下,药物降温效果不佳。此时可用物理降温,如用冰毯、冰帽、酒精擦浴等。

5.深静脉血栓形成(deep venous thrombosis,DVT)　神经外科的手术时间相对较长,长期应用脱水剂、深静脉置管、肢体瘫痪以及术后长期卧床的患者,容易发生 DVT。一旦血栓脱落,发生肺栓塞,病死率较高。DVT可表现为患肢疼痛、肿胀,患者可有发热、白细胞计数升高等表现。因此,鼓励术后患者早期下床或床上活动尤为重要。对于长期卧床活动受限的患者,多饮水、保护静脉(尽量避免下肢静脉穿刺,尤其是瘫痪侧肢体的静脉置管)、早期开始肢体的被动运动、用枕头抬高下肢、穿预防静脉血栓袜、使用间歇性的空气压缩泵等均可起到有效的作用。

6.眼睑闭合不全、角膜溃疡 术后面神经、三叉神经损伤的患者易发生眼睑闭合不全及角膜溃疡,严重者有造成失明的危险,故做好眼睛的护理尤为重要。2002年,澳大利亚循证护理中心(Jonana Briggies Institute,JBI)系统提出4项护理干预策略:清洁眼部、防止眼部干燥、促使眼睑闭合和眼部护理流程。患眼的清洁可用无菌生理盐水冲洗或擦拭;人工泪液2滴随时或q2h滴眼可以湿润眼部;贴敷聚乙烯薄膜或水凝胶;必要时遵医嘱应用抗生素眼药水、眼药膏。长期眼睑不能闭合的患者,应部分或全部缝合眼睑以保护眼角膜。

7.吞咽困难 术后伴有后组脑神经损伤的患者,会引起咳嗽及吞咽反射减弱或消失,造成吞咽困难。临床可应用日本洼田俊夫饮水试验评估,筛选患者吞咽障碍的程度,以便及时给予相应的干预措施。对存在进食呛咳的患者,应尽早予以鼻饲饮食。指导患者进行基础训练(咽部冷刺激与空吞咽、屏气—发声运动)、摄食训练等,有助于吞咽功能的恢复。

(八)康复指导

手术后患者存在偏瘫、失语及失用性功能障碍等。因此,手术后早期开始主动积极的各种康复训练,可减轻患者功能障碍的程度,提高患者的生活质量,减轻家庭和社会负担。患者在生命体征稳定48h后,即可开始进行康复训练。在ICU即开始康复训练并不为时过早。其中包括避免皮肤并发症、防止关节挛缩、呼吸理学疗法、足下垂预防、膀胱训练和语言训练等。

(闫海花)

第三篇 神经疾病康复治疗

第一章 康复医学概述

康复医学(rehabilitation medicine)是具有基础理论、评定方法及治疗技术的独特医学学科，是医学的一个重要分支，是促进病、伤、残者康复的医学，主要针对有关功能障碍开展预防、评定和处理(治疗、训练)工作，与保健、预防、临床共同组成全面医学(comprehensive medicine)。康复医学与临床学科在人员组成、工作形式和内容等诸多方面均有不同，现从以下几个方面进行介绍：

第一节 康复工作内容和流程

一、康复工作内容

康复医学工作的主要内容是康复评定和康复治疗：

康复评定(rehabilitation evaluation and assessment)是康复治疗的基础，没有评定就无法规划治疗、评价治疗。评定不同于诊断，远比诊断细致而详尽。由于康复医学的对象是患者及其功能障碍，目的是最大限度地恢复、重建或代偿其功能，康复评定不是寻找疾病的病因和诊断，而是客观地、准确地评定功能障碍的原因、性质、部位、范围、严重程度、发展趋势、预后和转归，为康复治疗计划打下牢固的科学基础。这种评定可以用仪器也有些不需用复杂的仪器，至少应在治疗的前、中、后各进行一次，根据评定结果，制定、修改治疗计划和对康复治疗效果和结局作出客观的评价康复医疗始于评定，止于评定。

康复治疗是临床康复的另一主要内容，根据康复评定所明确的障碍部位和程度进行规划、设计康复治疗方案。完整的康复治疗方案，包括有机地、协调地运用各种治疗手段。在康复治疗方案中常用的治疗方法有：①物理治疗；②作业治疗；③言语治疗；④心理辅导与治疗；⑤文体治疗；⑥中国传统治疗；⑦康复工程；⑧康复护理；⑨社会服务。

二、康复工作流程

康复工作必须按照一定的规律进行，患者入院经过临床治疗，病情平稳，达到临床痊愈，如果无功能障碍，可以出院。如果存在功能障碍，就应该进入全面康复，通过康复医疗，使患者发挥最大潜能，获得最大程度的活动能力和社会参与能力，从而提高生活质量。

与临床其他学科的治疗相类似，康复治疗始于对患者的病史询问和体格检查，期间还要对患者的功能状况进行详细评定，针对患者的疾病和功能状况制定合理的康复干预措施，然后进行治疗。在不同的康复环境中康复流程有所不同，大体上可以分为专业康复流程和社区康复流程，从接诊至出院，专业康复流程如下：

康复科门诊及由临床各科转来的患者→康复医师接诊→临床诊断、影像检查、实验室检查及有关专科的会诊→患者初期功能和能力的康复评定→据此制定康复治疗计划→门诊或住院治疗→治疗中期再次的康复评定→治疗计划的修改→进一步的康复治疗→治疗后期的康复评定和结局的评定→出院后的安排(重返工作岗位？转到休养所治疗？继续门诊治疗，还是在当地社区治疗等?)

康复病房工作及康复门诊工作流程见图3-1-1。

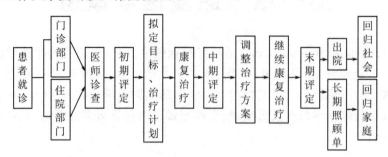

图3-1-1　康复病房及康复门诊工作流程

（孙洁）

第二节　康复医学工作方法

康复医学着眼于整体康复(total rehabilitation)，涉及身体、心理、个体活动能力、社会活动能力等多方面的功能恢复以及康复工程等，具有多学科性、广泛性、社会性，作为一个新的医学专业，康复医学在工作方法上有自己的独到之处。

一、学科间合作

康复医学主要是针对患者的功能障碍进行医疗工作。功能障碍可表现为躯体功能障碍、心理功能障碍，社会功能障碍等各个方面。要想解决这些问题，仅靠康复医学一门学科是难以完成的，需要进行多方面、多种的康复治疗和训练，采取综合全面整体康复，提高生活质量，为此必须多学科、多专业共同参与到康复中。

多学科合作是指在康复治疗过程中，为了患者的全面康复，康复医学学科需要与保健医学、预防医学、临床医学、中医学、工程学、教育学、社会学等相关学科相互联系、相互渗透、相互配合，全方位地开展康复治疗工作，达到整体康复的目的，取得理想的康复效果。康复医学与其他学科也是有区别的，这就是学科间合作。

康复医学学科与其他相关学科相互联系、相互渗透，可形成许多与康复有关的新专科。例如，康复医学与心理学相结合形成康复心理学；康复医学与工程学相结合形成康复工程学；康复医学与临床各科学结合形成了神经康复、骨科康复、小儿脑瘫康复等；康复医学与社会学相结合形成社区康复；康复医学与教育学相结合形成特殊教育等；各学科之间团结协作为了共同目标，实现全面康复，使病、伤、残者能融入社会，增加独立生活的能力，在家庭和社会过上有意义的生活，从而提高患者生活质量。

二、学科内合作

在康复医学内部,单一的康复专业是不能解决患者所出现的诸多复杂问题的,同样需要康复医学各专业人员的相互配合,围绕一个共同的康复治疗目标进行治疗,才有可能取得良好的康复治疗效果。如物理治疗师主要侧重运动功能的恢复;作业治疗师主要侧重于个体活动能力的恢复;语言治疗师侧重交流能力的恢复;假肢矫形器师设计、装配假肢和矫形器等。

学科内多专业合作是指为了达到康复目的,不同专业之间(包括在康复方面所涉及的临床医学各专业、中医学的针灸和按摩专业、物理疗法、作业疗法、语言疗法、假肢矫形器制作等)团结协作,发挥本专业的技术专长,围绕一个共同目标,实现患者的全面康复。

三、康复工作方式

(一)康复治疗小组的工作方式

康复医学针对的是功能障碍,功能障碍常常是多方面的,因此,为解决患者的躯体缺失和功能受限,康复医学的工作采取多学科间合作和学科内的协作,由多种专业和学科的人员组成康复治疗组以小组工作的方式来进行工作。参与康复医学工作的人员有康复医师、物理治疗师(physical therapist,PT)、作业治疗师(occupational therapist,OT)、言语治疗师(speech therapist,ST)、义肢与矫形师(prosthetist and orthotist,P&O)、康复护士(rehabilitation nurse)、社会工作者(social worker,SW)等。

(二)康复治疗小组的组成

康复治疗组是由康复医师接收患者后进行检查和评定,根据患者的康复问题点,选择相关人员组成的。康复治疗小组基本可以"康复医师、物理治疗师、作业治疗师和康复护士"为主体,如有言语功能障碍患者再加入言语治疗师;如有需佩戴假肢或矫形器患者,再加入康复工程师;如患者有严重心理障碍,再加入心理治疗师;如有特殊情况,可根据实际需要,再邀请康复医学科以外的有关专业人员参与。

由于康复治疗小组分工很细、需要专业人员较多,康复事业不发达的国家不容易办到。此外,康复治疗小组需要较好的管理和组织,否则成员之间容易产生相互依赖、脱节、矛盾等现象。世界卫生组织提倡在发展中国家培养一专多能康复治疗师,以解决分工过细、人员编制太大的问题。

值得注意的是,康复治疗小组人员的组成应是动态的,应根据康复治疗不同时期患者的需要而随时调整。

(三)康复治疗小组的基本任务和工作方式

康复治疗小组人员的基本任务为:患者入院后召开会议,对其进行康复评定并制定出完整的康复治疗计划;在患者住院过程中,对其进行定期的联合查房;治疗中期对患者再次进行阶段性功能评定和修改其康复治疗计划;出院前,对患者进行最后的功能评定及研制出其出院后的康复安排。

定期召开的小组会议是康复治疗小组的重要工作方式,在小组会议上,治疗小组内各专业人员都可以对患者的功能受限性质、部位、严重程度、发展趋势、预后、转归充分发表意见,提出各自对策,包括近期、中期、远期对策,然后由康复医师归纳总结为一个完整的治疗计划,再由各专业分头付诸实施。除在开始康复前进行集体评定以外,在治疗中期再召开小组会,对计划的执行结果进行评价、修改、补充。在治疗结束时，也应该召开小组会对康复效果进行总结，并为下阶段治疗或出院后的康复提出意见。康复治疗组的工作方式可以处理患者多方面的问题，将各治疗专业的技术整合，有利于提高康复治疗效果和治疗效率。

康复治疗小组各成员要在组长统一领导下，围绕共同目标，分工协作，与其他治疗专业的成员及时沟通，相互理解和支持，防止依赖、脱节或矛盾现象的出现。

（四）康复治疗小组会议的内容

1. 确定患者功能障碍的种类和主要功能障碍　在康复治疗的整个流程中，康复治疗小组各成员从不同角度对患者进行功能评定，康复评定会上各抒己见，了解患者的功能障碍是属于躯体性、精神性、社会性，还是混合性。何者为主，何者为次。从而分清主次，有针对性地决定采取何种康复治疗措施。

2. 明确患者功能障碍程度　对于患者功能障碍不仅应了解其种类，还应判断其程度。患者功能障碍的严重程度，常以其独立程度的受损为标准。

3. 治疗目标的确定　对患者功能障碍的种类、严重程度和主要功能障碍有了正确全面的了解以后，治疗的重点即可明确，通过康复治疗和训练，预期使患者的功能障碍恢复到何种水平。这种水平即是治疗需要达到的目标。后者应有明确的指标，最基本的指标是患者的生活自理能力恢复的水平。其次是对家庭及社会的适应能力的恢复水平和就业能力恢复程度等。

4. 决定承担各种功能训练任务的专业人员　根据患者功能障碍的种类和严重程度，结合康复治疗小组各成员的专长，将功能恢复训练的各方面的任务恰如其分地分配给能胜任的成员，充分发挥康复治疗小组各专业的特长，分工协作，共同完成恢复患者功能的任务。

5. 决定各种康复治疗措施的先后顺序　康复评定会议要综合各专业评定结果的意见，根据功能障碍的主次，对康复治疗的先后顺序作出合理的安排。影响患者生活自理能力最严重的与患者感到最痛苦和最迫切希望解决的应予优先考虑。

（孙洁）

第三节　康复目标与康复计划

康复目标和康复计划是在康复评定的基础上制定的。根据康复评定的结果，对患者存在的问题作出客观判断，制定出符合患者实际的康复目标和与之相应的康复计划。

一、康复目标

康复目标要以患者为中心，致力于患者的功能、日常生活能力的提高，使患者能够回归家庭和社会。康复目标因患者障碍的情况和程度不同而有所差异，确定康复目标也受患者年龄、性别、身体状况、职业等的影响。需要注意的是各专业的康复目标要与整体的康复目标一致，不能将恢复职业和经济自立作为康复的唯一目标，也不要因为康复目标的多样化而不去确定具体的康复目标，应尊重客观实际，制定合理的康复目标和治疗计划，争取最好的治疗效果。

康复目标的分类有两种方法：两期分类法和四期分类法：目前，我国常用的是两期分类法。

两期分类法分为短期目标和长期目标。长期目标是经过治疗上的最大努力，患者达到最好功能水平时的一个标准;短期目标是在完成长期目标的过程中某一阶段的治疗目标。

四期分类法分为近期目标、中期目标、出院目标、远期目标。近期目标是康复治疗初步阶段应达到的目标,中期目标是康复治疗过程中分阶段应达到的目标,出院目标是患者治疗结束时应达到的目标,远期目标是患者出院后回归家庭和社会所能达到的水平。

二、康复计划

障碍分躯体、心理、社会等方面,制定治疗计划要在针对上述问题进行全面评定的基础上,根据患者的年龄、性别、身体基础情况、交流能力、理解能力、文化水平、心理适应能力、家庭及社会构成等多方面情况进行设定,一般有以下几个原则:

1. 评定过程是制定治疗计划的基础。
2. 治疗计划因每位患者的实际情况不同而不同。
3. 治疗计划要周密、严谨。
4. 治疗计划要与实际技术水平相一致,治疗要有科学性。
5. 治疗计划要进行阶段性修订。
6. 治疗计划要围绕一定的目标进行。

(孙洁)

第二章　脑血管意外的康复

第一节　概述

　　脑血管意外(cerebrovascular accident,CVA)是指发展迅速、持续时间超过 24 小时以上、具有血管源性的急性脑血液循环障碍所导致的各种临床征候群,又称脑卒中。由于脑血管损害的性质不同,临床表现也不尽相同,常分为出血和缺血两大类,又分为脑出血、脑蛛网膜下腔出血、脑梗死(脑血栓形成和脑栓塞)。常见的功能障碍为偏瘫、失语、知觉认知障碍、意识障碍等。

　　脑血管意外多发生在中老年人,近年来发病也逐渐低龄化,其发病率、患病率、死亡率和致残率、复发率均高,在我国分别为 84/10 万、192/10 万、116/10 万及 80％、41％。脑血管意外致残后严重影响患者和家庭的生活质量,增加社会和家庭的负担。因此,对本病的积极预防和早诊治、早康复甚为重要。

(孙洁)

第二节　诊断要点及处理原则

　　脑血管意外以脑出血和脑梗死最多见。

一、脑出血

　　脑出血是指脑实质和脑室内出血,与高血压有直接的关系,又称高血压性脑出血或脑溢血。按出血的部位可分壳核出血、丘脑出血、尾状核出血、脑叶出血、脑干出血、小脑出血和脑室内出血等。最常见的是大脑中动脉的豆纹动脉破裂出血。据统计,我国脑出血的发病率为每年 24/10 万,占脑血管疾病发病率的 23.38％～35.8％。高血压患者约有 1/3 的机会发生脑出血,且以 50 岁以上多见。脑出血是急性脑血管病中发病急、进展迅速和最严重者,病死率和致残率均很高。

　　(一)病因

　　1.高血压　由于各种原因造成的血压长期增高,血管壁受到较大的冲击,产生纤维素样坏死,血流应力的作用导致血管内皮的损伤;加上动脉粥样硬化,随之形成微动脉瘤。当血液从血管内通过破裂的微动脉瘤或破裂的血管壁进入脑实质后,形成大小不等的血肿,压迫周围的脑组织或破入脑室进入蛛网膜下腔。

　　2.其他原因

　　(1)脑血管畸形:包括动静脉血管畸形、海绵状血管瘤、毛细血管扩张症等。

　　(2)颅内动脉瘤。

　　(3)脑动脉淀粉样血管病。

　　(4)凝血异常的血液病,如白血病等。

（二）诊断

1.诊断要点

（1）常于全力活动或情绪激动时发病。

（2）发作时常有头痛、反复呕吐和血压升高。

（3）病情进展迅速，常出现意识障碍、偏瘫和其他神经系统局灶症状。

（4）多有高血压病史。

（5）腰穿脑脊液多含血和压力增高（其中 20％可不含血）。

（6）脑超声波多有中线波移位。

（7）鉴别诊断有困难如有条件可做 CT 检查。

2.诊断标准（国际神经关联病及卒中协会，1982 年）

（1）CT 扫描可见脑内血肿。

（2）具备下列一项以上神经症状或体征，且持续 24 小时：①意识障碍；②视力、视野障碍；③偏瘫或轻偏瘫，或两侧瘫（尤其于脑干损害时）；④偏侧感觉障碍；⑤言语障碍；⑥吞咽困难；⑦运动失调；⑧突然剧烈头痛。

（3）血性或黄色脑脊液。

（4）脑血管造影可见不伴动脉瘤、动静脉畸形的无血管性占位像。

确定诊断：具备第（1）项或完全具备第（2）至（4）项；高度可能：完全具备第（2）项中的①～⑧加第（3）项。

（三）鉴别诊断

1.脑血栓形成　常为安静下起病，数日达高峰，无明显头痛、呕吐，无脑膜刺激征，无血性脑脊液，CT 可见受累部位界限清楚的低密度病灶。

2.颅内肿瘤出血　可突然发病，头痛、呕吐、意识障碍和脑膜刺激征，可有血性脑脊液，易与脑出血混淆，但肿瘤出血前就有头痛、呕吐、神经系统定位体征和视乳头水肿等。脑血管造影可见血管受压移位现象。CT 可发现肿瘤的部位和大小，即可鉴别。

3.脑栓塞　发病急骤，多无前驱症状即发生偏瘫。但多数患者有风湿性心脏病或严重的动脉粥样硬化、冠心病。脑脊液正常，CT 可见受累区的低密度梗死灶。

（四）治疗

临床上根据脑出血的病程长短，大致将其分为三个时期：急性期，指发病后 2 周以内；恢复期，指发病后 2～8 周；后遗症期，指发病后 3～6 个月。急性期的治疗原则是抢救生命，调整血压，降低颅内压、预防发生各种并发症。恢复期要充分利用各种因素，包括早期的康复介入，促进运动功能、语言功能和认知功能的改善与恢复。

1.一般治疗

（1）保持安静，绝对卧床休息，尽量减少不必要的搬动，定时测量体温、呼吸、脉搏、血压，观察瞳孔和意识情况。

（2）保持呼吸道通畅，松开衣领，床头抬高 15°，侧卧位较好，并及时吸痰。

（3）保持大便通畅。

（4）降低颅内压：①头部冰枕，有利于降低颅内新陈代谢，减轻脑水肿。②脱水药物的应用，常用 20％甘露醇 125～250ml，静脉注射，每 6 小时 1 次，或联合应用甘露醇加呋塞米或地塞米松，可产生协同作用。脱水药使用时间至脑水肿、颅内压控制，逐渐减量、停用。

(5)控制血压:把病后的血压控制在病前略高一些的水平,收缩压在 150mmHg 以下时一般不降压。但恢复期患者应尽量将血压控制在正常范围常用降压药有:①钙通道阻滞剂,如长效心痛定(硝苯地平)20mg,每 12 小时 1 次,一般能很好地控制血压。若控制不理想,可联合应用。②血管紧张素转换酶抑制剂,如卡托普利(开博通)12.5mg,每 8 小时 1 次。③β 受体阻滞剂,如倍他洛克 25mg,每 12 小时 1 次。

(6)给氧,条件许可可进行高压氧治疗,在高压氧条件下可以明显减轻脑水肿,改善脑氧的供应,减少原发和继发性损害。

(7)保持营养、水电解质及酸碱平衡。

(8)防止呼吸道感染:脑出血患者易患呼吸道感染,早期抗生素的应用是必要的,在病情允许的情况下可进行体位排痰,或配合超短波对肺部进行理疗。

2.止血治疗 止血治疗仅用于脑出血的早期,尤其是合并有消化道出血或凝血障碍时。常用的药物有 6-氨基己酸、安络血、立止血等。

3.神经细胞激活剂、脑代谢激活剂的应用 如应用脑活素、胎脑注射液、脑多肽、胞二磷胆碱、美洛宁、维磷安等。

4.手术治疗 脑出血手术治疗的目的是清除血肿,降低颅内压和止血。一般说来,如有下述情况多考虑手术清除血肿:

(1)发病初期病情尚轻,但逐步恶化,并有显著的颅内压升高症状。

(2)血肿大,内科保守治疗病情仍进行性加重或 24 小时病情无明显好转者。

(3)对开始就有瞳孔不等大,大脑皮层下出血,外侧型外囊出血者应争取尽早手术。

二、脑梗死

脑梗死是指流动着的血液在动脉内发生凝固,或血液的某些成分发生了聚集,使动脉管腔狭窄或闭塞,或身体其他部位的栓子脱落,导致其供血区的脑组织缺血缺氧的一种急性缺血性脑血管疾病。脑梗死分为脑血栓形成和脑栓塞,脑血栓形成占急性脑血管病的 20.1%～62.7%,发病率也呈上升趋势。

(一)病因

能够引起脑血栓形成的病因中,老年人以动脉粥样硬化和高血压为主,而青少年则以凝血功能障碍为主。

1.颅内、外动脉粥样硬化 中、老年人多见。

2.动脉病 由感染或非感染因素所致的动脉闭塞性疾病,如钩体动脉炎、风湿性动脉炎等。

3.血液病及血液凝固性异常 如血性高黏滞综合征、红细胞增多症、高凝状态、血栓性血小板减少性紫癜等。

4.风湿性心脏病、二尖瓣病变、冠心病等。

(二)诊断

1.诊断要点

(1)常于安静状态下发病。

(2)大多数无明显的头痛、呕吐。

(3)发病可较缓慢,多逐渐进展,或呈阶段性进行,多与脑动脉粥样硬化有关,也可见于动脉炎、血液病等。

(4)一般在发病后 1～2 天内意识清楚或轻度障碍。

(5)有颈内动脉系统和(或)椎－基动脉系统症状和体征。

(6)腰穿脑脊液不含血性。

(7)鉴别诊断困难时如有条件可作 MRI 或 CT 检查。

2.诊断标准(国际神经关联病及卒中协会,1982)

(1)具备下列一项神经症状或体征,且至少持续 24 小时:①意识障碍;②视力、视野障碍;③轻瘫或偏瘫,或两侧瘫;④偏侧感觉障碍;⑤言语障碍;⑥吞咽困难;⑦运动失调。

(2)脑脊液无色透明。

(3)至少可见下列一项以上辅助检查的阳性改变:

1)CT 扫描可提示脑水肿、脑缺血疾病的低密度区域,而无出血性改变。

2)脑血管造影发现一支或一支以上主干动脉高度狭窄或闭塞改变。

3)CT 扫描提示脑梗死而除外脑肿瘤。

诊断标准:确定诊断,完全具备(1)～(3)项;高度可能,具备第(1)、(2)项及第(3)中的 3)。

(三)鉴别诊断

见脑出血部分。

(四)治疗

脑梗死的治疗关键在发病早期(6 小时以内),治疗原则包括:①及时改善缺血区的血液供应,尽早终止脑梗死的进展;②预防和积极治疗缺血性脑水肿;③保护缺血半暗带,以免病情进一步加重;④降低脑代谢,增加血氧的供应,改善脑缺氧;⑤预防并发症。脑梗死常用的治疗方法如下:

1.溶栓治疗　在脑梗死的早期溶栓治疗是十分重要的,一般认为发病 6 小时内应用治疗效果最佳,可使血栓溶解,血管再通,改善脑循环缺血状态。常用药物有尿激酶,每次 1 万～3 万 U,每日 1～2 次,静脉注射,7～10 次为一疗程;东菱克栓酶,首次 10BU 加入 100ml 生理盐水中,静脉滴注,1 小时内滴完,后隔日 1 次,每次 5BU 全部治疗共 3 次;发病 3 小时内用组织型纤维蛋白溶酶原激活剂静脉滴注。

2.高压氧治疗　发病 6 小时内应用治疗效果最佳,高压氧使血液氧含量明显增加,亦明显增加血氧的弥散距离,有效减轻脑水肿,保护缺血半暗带。治疗压力 0.12MPa(表压),吸氧 60 分钟,每隔 20 分钟休息 5 分钟。急性期每天 2 次,以后每天一次,10 次一疗程。

3.脱水治疗　较大面积的脑梗死数小时内可出现脑水肿,脑水肿可引起颅内压升高,加重脑组织的缺血、缺氧,使病情恶化。脱水药要从脑梗死发病 3～6 小时内开始,连续 5～7 天。常用 20％甘露醇 250ml,快速静脉滴注,每 6～8 小时一次。

4.抗血小板聚集药　常用药有阿司匹林,40mg,每日一次,或天保宁。

5.钙通道阻滞剂　脑组织因缺血、缺氧,使细胞通透性增加,大量钙离子向细胞内转移,促使神经细胞坏死,因此钙通道阻滞剂有助于防止细胞死亡,亦可减轻血管平滑肌的痉挛,改善脑血液供应。常用的有尼莫通,10mg,加入 10％葡萄糖 500ml 中,静脉滴注,每天 1 次,7～14 天后改为口服尼莫通,30mg,每日 3 次,或尼莫地平,20～40mg,每日 3 次。

6.神经细胞激活剂的应用。

7.扩血管药物的应用　如维脑路通、活脑灵、尼莫通、罂粟碱、凯时、疏血通等。

脑梗死在第一次发病后极易复发,因此在康复治疗中控制好血压、血脂和糖尿病,也能有效地降低其复发率。

(孙洁)

第三节　功能评定

脑出血和脑梗死的主要功能障碍是偏瘫、失语、偏身感觉障碍、认知知觉障碍、心理障碍等。

一、运动功能评定

偏瘫主要是运动系统失去了高级中枢的控制,使低级中枢如脊髓控制的原始的、被抑制的运动释放,产生患侧肢体肌群间协调紊乱,肌张力异常,导致运动障碍。而目前对偏瘫的评定有两大类,一种是以肌力变化为标准的,另一种则是以运动模式改变为标准。后一种方法符合偏瘫的恢复过程,能客观地反应偏瘫的程度,并对康复治疗起指导作用。目前国际上对偏瘫运动功能评定的主要方法有 Brunnstrom 法、Bobath 方法、上田敏评价法、Fugl－Meyer 评价法、MAS 法等。

（一）Brunnstrom 评定

Brunnstrom 提出了偏瘫恢复的六阶段理论,即偏瘫患者须经历软瘫期、痉挛期、分离运动和协同运动恢复期等过程,这个运动模式的转换过程是偏瘫的临床治疗基础,也是评价患者的依据。Brunnstrom 对偏瘫的运动功能评价包括感觉和运动两个部分,比较繁杂,感觉检查与神经系统的感觉检查相仿,不在此文列出,仅就其运动部分的评价简化为表 3－2－1 中内容。

表 3－2－1　Brunnstrom 脑卒中恢复分级

阶段	肩臂	手	下肢
Ⅰ	无任何运动	无任何运动	无任何运动
Ⅱ	仅出现协同运动的模式	仅有极细微的屈曲	仅有极少的随意运动
Ⅲ	可随意发起协同运动	可作勾状抓握,但不能伸指	在坐和站位上,有髋、膝、踝的协同性屈曲
Ⅳ	出现脱离协同运动的活动: 1. 肩 0°,肘屈 90° 的情况下,前臂可旋前旋后 2. 在肘伸直的情况下肩可前屈 90° 3. 手背可触及腰骶部	能侧捏及松开拇指,手指有半随意的小范围的伸展	在坐位上,可屈膝 90° 以上,可使足后滑到椅子下方。在足跟不离地的情况下能背屈踝
Ⅴ	出现相对独立于协同运动的活动: 1. 肘伸直时肩可外展 90° 2. 在肘伸直,肩前屈 30°～90° 的情况下,前臂可旋前和旋后 3. 肘伸直、前臂中立位,臂可上举过头	可作球状和圆柱状抓握,手指可作集团伸展,但不能单独伸展	健腿站,患腿可先屈膝后伸髋;在伸直膝的情况下,可背屈踝,可将踵放在向前迈一小步的位置上
Ⅵ	运动协调近于正常,手指指鼻无明显辨距不良,但速度比健侧慢(各 5 秒)	所有抓握均能完成,但速度和准确性比健侧差	在站立位上可使髋外展到超出抬起该侧骨盆所能达到的范围;在坐位上,在伸直膝的情况下可内外旋下肢,合并足的内、外翻

（二）Fugl－Meyer 评定法

瑞典学者 Fugl－Meyer 根据 Brunnstrom 的观点，设计出评价偏瘫综合躯体功能的一种定量的方法，其内容包括上肢功能、下肢功能、平衡功能、四肢感觉功能和关节活动度的评测。

Fugl－Meyer 评价法包括 62 个项目，对每一项目进行三级评定，0 分表示不能做某一动作，1 分表示部分能做，2 分表示能充分完成。该方法对偏瘫患者从多个方面进行评价，能够反映偏瘫患者在功能恢复过程中各种因素的相互作用，可以把握偏瘫患者的临床特征，从而有利于指导治疗。而简式 Fugl－Meyer 运动量表，上肢 33 项共 66 分，下肢 17 项共 34 分，运动总分 100 分。其上下肢运动功能评定方法见表 3－2－2 和表 3－2－3。

表 3－2－2　Fugl－Meyer 评价法上肢运动功能评测内容

部位	运动功能检测	评分标准
上肢（坐位）	Ⅰ.上肢反射活动	
	a.肱二头肌腱反射	0 分:不能引出反射活动
	b.肱三头肌腱反射	2 分:能够引出反射活动
	Ⅱ.屈肌共同运动	
	肩关节上提	0 分:完全不能进行
	肩关节后缩	1 分:部分完成
	外展(至少 90°)	2 分:无停顿地充分完成
	外旋	
	肘关节屈曲	
	前臂旋后	
	Ⅲ.伸肌共同运动	
	肩关节内收/内旋	0 分:完全不能进行
	肘关节伸展	1 分:部分完成
	前臂旋前	2 分:无停顿地充分完成
	Ⅳ.伴有共同运动的活动	
	a.手触腰椎	0 分:没有明显活动
		1 分:手必须通过髂前上棘
		2 分:能顺利进行
	b.肩关节屈曲 90°(肘关节位 0°时)	0 分:开始时手臂立即外展或肘关节屈曲
		1 分:肩关节外展及肘关节屈曲发生在较晚时间
		2 分:能顺利充分完成
	c.在肩关节 0°肘关节 90°时前臂旋前旋后运动	0 分:在进行该活动时肩关节 0°但肘关节不能保持 90°和完全不能完成该动作
		1 分:肩肘关节正确位时能在一定的范围内主动完成该活动
		2 分:完全旋前、旋后活动自如
	Ⅴ.分离运动	
	a.肩关节外展 90°肘关节 0°位,前臂旋前	0 分:一开始肘关节就屈曲,前臂偏离方向不能旋前

(续表)

部位	运动功能检测	评分标准
		1分:可部分完成这个动作或者在活动时肘关节屈曲或前臂不能旋前
		2分:顺利进行
	b. 肩关节屈曲 90°~180°,肘于 0°位,前臂在中间位	0分:开始时肘关节屈曲或肩关节外展发生
		1分:在肩部屈曲时,肘关节屈曲,肩关节外展
		2分:顺利完成
	c. 在肩关节屈曲 30°~90°,肘于 0°位时前臂旋前旋后	0分:前臂旋前旋后完全不能进行或肩肘位不正确
		1分:能在要求肢位时部分完成旋前旋后
		2分:顺利完成
	Ⅵ. 正常反射活动	(该阶段者要得 2 分,那么患者在第 Ⅴ 阶段必须得 6 分)
	肱二头肌腱反射	0分:至少 2~3 个位相性反射明显亢进
	肱三头肌腱反射	1分:一个反射明显亢进或至少 2 个反射活跃
	指屈肌反射	2分:反射活跃不超过一个并且无反射亢进
腕	Ⅶ. 腕稳定性	
	a. 肘关节 90°肩关节 0°腕背屈	0分:患者不能背屈腕关节达 15°
		1分:可完成腕背屈,但不能抗阻
		2分:有些轻微阻力仍可保持腕背曲
	B. 肘关节 90°,肩关节 0°时腕关节屈伸	0分:不能随意运动
		1分:患者不能在全关节范围内主动活动腕关节
		2分:能平滑地不停顿地进行
	c. 肘关节 0°,肩关节 30°腕背屈	评分同 a 项
	d. 肘关节 0°,肩关节 30°屈伸腕	评分同 b 项
	e. 环行运动	0分:不能进行
		1分:活动费力或不完全
		2分:正常完成

(续表)

部位	运动功能检测	评分标准
手	Ⅷ.手指共同屈曲或伸展	
	a.手指共同屈曲	0分:不能屈曲
		1分:能屈曲但不充分
		2分:(与健侧比较)能完全主动屈曲
	b.手指共同伸展	0分:不能伸
		1分:能够放松主动屈曲的手指(能够松开拳)
		2分:能充分地主动伸展
	c.握力1:掌指关节伸展并且近端和远端指间关节屈曲,检测抗阻握力	0分:不能保持要求位置
		1分:握力微弱
		2分:能够抵抗相当大的阻力抓握
	d.握力2:所有关节于0°位时,拇指内收	0分:不能进行
		1分:能用拇食指捏住一张纸,但不能抵抗拉力
		2分:可牢牢捏住纸
	e.握力3:患者拇食指可挟住一枝铅笔	评分方法同握力2
	f.握力4:患者能握住一个圆筒物体	评分方法同握力2和3
	g.握力5:可握球形物体,如网球	评分方法同握力2、3和4
	Ⅸ.协调性与速度指鼻试验(快速连续进行5次)	
	a.震颤	0分:明显震颤
		1分:轻度震颤
		2分:无震颤
	b.辨距不良	0分:明显的或不规则辨距障碍
		1分:轻度的或规则的辨距障碍
		2分:无辨距障碍
	c.速度	0分:较健侧长6秒
		1分:较健侧长2~5秒
		2分:两侧差别少于2秒
	上肢总积分	66分

表 3—2—3　Fugl—Meyer 评价法下肢运动功能评测内容

部位	运动功能检测	评分标准
仰卧位	Ⅰ.反射活动	
	跟腱反射	0分:无反射活动
	(髌)膝腱反射	2分:反射活动
	Ⅱ.屈肌和伸肌共同运动	
	a屈肌共同运动	0分:不能进行
	髋关节屈曲	1分:部分进行
	膝关节屈曲	2分:充分进行
	踝背屈	
	b.伸肌共同运动(抗阻运动)	0分:没有运动
	髋关节伸展	1分:微弱运动
	髋关节内收	2分:几乎与对侧相同
	膝关节伸展	
	踝关节跖屈	
坐位	Ⅲ.联合的共同运动	
	a.膝关节屈曲大于 90°	0分:无主动活动
		1分:膝关节能从微伸位屈曲但不超过 90°
		2分:膝关节屈曲大于 90°
	b.踝背屈	0分:不能主动屈曲
		1分:不完全主动背屈
		2分:正常背屈
站位	Ⅳ.分离运动(髋关节 0°)	
	a.膝关节屈曲	0分:在髋关节伸展位不能屈膝
		1分:髋关节不屈,膝能屈曲但不能达到 90°或在进行时髋关节屈曲
		2分:能自如运动
	b.踝背屈	0分:不能主动活动
		1分:能部分背屈
		2分:能充分背屈
坐位	Ⅴ.正常反射	
	膝部屈肌	0分:2~3 个明显亢进
	膝腱反射	1分:1 个反射亢进或 2 个反射活跃
	跟腱反射	2分:不超过 1 个反射活跃
仰卧位	Ⅵ.协调/速度跟膝胫试验(连续重复 5 次)	
	a.震颤	0分:明显震颤
		1分:轻度震颤
		2分:无震颤
	b.辨距障碍	0分:明显的不规则的辨距障碍
		1分:轻度的规则的辨距障碍
		2分:无辨距障碍
	c.速度	0分:比健侧长 6 秒
		1分:比健侧长 2~5 秒
		2分:两侧相差少于 2 秒
	下肢总积分	34 分

（三）运动评定量表

运动评定量表(motor assessment scale,MAS)是由于澳大利亚的 Carr 等于 1985 年所提出的用于脑卒中患者的评定工具。该量表的设计原则为：①简短和易于实施，以免过多地占用治疗时间；②勿需使用太多的设备便可获得客观的结果；③使用简明的术语，以便其他的卫生工作者易于理解；④只在患者的功能表现发生变化时，方产生评分上的变化；⑤不重复收集其他检查可获取的资料；⑥测量有关的日常运动活动；⑦测量患者最佳功能状态；⑧具有高度的评定者间可信度。

MAS 量表的内容共有九个项目，前八项为日常运动活动能力，最后一项为全身肌的评估。每项评定得分为 0～6 分，对某项活动而言，若完全不能完成则主为 0 分，若能完全独立且无困难地完成则评为 6 分。其具体的评定内容及评分标准见表 3-2-4。

表 3-2-4　脑卒中患者运动评定量表

1.从仰卧到健侧卧

(1)自己牵拉侧卧。起始位必须为仰卧，不屈膝。患者自己用健侧手牵拉向健侧卧，用健腿帮助患腿移动

(2)下肢主动横移，且下半身随之移动。起始位同上，上肢留在后面

(3)用健侧上肢将患侧上肢提过身体，下肢主动移动且身体随其运动。起始位同上

(4)患侧上肢主动移至对侧，身体其他部位随之运动。起始位同上

(5)移动上下肢并翻身至侧卧位，但平衡略差；起始位同上，肩前伸，上肢前屈

(6)在 3 秒内翻身侧卧。起始位同上，不用手

2.从仰卧到床边坐

(1)侧卧，头侧向抬起，但不能坐起。患者需帮助方可侧卧

(2)从侧卧到床边坐。治疗师帮助患者移动，整个过程患者能控制头部姿势

(3)从侧卧到床边坐；治疗师立于一旁监护，或帮助固定身体部位而协助患者将下肢移至床边

(4)从侧卧到床边坐。不需帮助

(5)从仰卧到床边坐。不需帮助

(6)在 10 秒内从仰卧到床边坐；不需帮助

3.坐位平衡

(1)必须有支持才能坐。治疗师帮助患者坐起

(2)无支持能坐 10 秒；不用扶持，双膝和双足靠拢，双足可着地支持

(3)无支持能坐，体重能很好地前移且分配均匀。体重在双髋处能很好地前移，头胸伸展，两侧均匀承重

(4)无支持能坐稳且可转动头及躯干向后看。双足着地支持，不让双腿外展或双足移动，双手放在大腿上，不要移至椅座上

(5)无支持能坐且向前触地面并返回原位。双足着地，不允许患者抓住东西，腿和双足不要移动，必要时支持患臂，手至少必须触到足前 10cm 的地面

(6)无支持坐在凳子上，触摸侧方地面，并回到原位。要求姿势同上，但患者必须向侧位而不是向前方触摸

4.从坐到站

(1)需要别人帮助站起

(2)可在有别人一旁监护或帮助固定身体部位时站起，但体重分布不均，需用手扶持

(3)可站起；无体重分布不均和用手扶持的现象

(4)可站起，并伸直髋和膝维持 5 秒 3 次。无体重分布不均

(5)坐-站-坐不需别人监护；无体重分布不均现象，完全伸直髋和膝

(6)坐-站-坐不需别人监护，并在 10 秒内重复 3 次；无体重分布不均表现

5.步行

(1)能用患腿站，另一腿向前迈步；负重的髋关节可伸展，治疗师可给予帮助监护

（续表）

(2)在一个人监护下能行走

(3)不需帮助能独立行走或借助任何辅助器具可行走 3m

(4)不用辅助器具在 15 秒内能独立行走 5m

(5)不用辅助器具在 25 秒内能独立行走 10m,然后转身,拾起地上一个小沙袋,并且走回原地

(6)35 秒上下四级台阶 3 次。不用或用辅助装具,但勿需扶栏杆

6.上肢功能

(1)卧位,上举上肢以伸展肩带。需治疗师将臂置于所要求的位置并给予支持,使肘伸直

(2)卧位,保持上举伸直的上肢 2 秒。治疗师应将上肢置于所要求的位置,患者必须使上肢稍外旋,肘必须伸直在 20°以内

(3)上肢位置同第(2)项,屈伸肘部使手掌触及和离开前额。治疗师可帮助前臂旋后

(4)坐位,使上肢伸直前屈 90°(保持上肢稍外旋及伸肘,不允许过分耸肩),保持 2 秒

(5)坐位,患者举臂同(4),前屈 90°并维持 10 秒然后还原。患者必须维持上肢稍外旋,无内旋

(6)站立,手抵墙,当身体转向墙时要维持上肢的位置(上肢外展 90°,手掌平压在墙上)

7.手的运动

(1)坐位,伸腕。让患者坐在桌旁,前臂置于桌上。把圆柱体物放在患者掌中,要求患者伸腕,将手中的物体举离桌面,不允许屈肘

(2)坐位,腕部桡侧偏移将患者前臂尺侧靠放,处在旋前旋后的中位,拇指与前臂成一直线,伸腕,手握圆柱体,然后要求患者将手抬离桌面,不允许肘关节屈曲或旋前

(3)坐位,肘置身旁,旋前和旋后。肘不要支持,并处直角位,3/4 的范围即可

(4)手前伸,用双手捡起一直径 14cm 的大球,并把它放下。球应放于桌上距患者较远的位置,使患者完全伸直双臂,才能拿到球,肩必须前伸,双肘伸直,腕中位或伸直,双掌要接触球

(5)从桌上拿起一个塑料杯,并把它放在身体另一侧的桌上。不改变杯子的形态

(6)连续用拇指和每一个手指对指,10 秒内做 14 次以上。从食指开始,每个手指依次碰拇指,不许拇指从一个手指滑向另一个手指或向回碰

8.手的精细活动

(1)捡起一个钢笔帽,再放下。患者向前伸臂,捡起钢笔帽放在靠近身体的桌面上

(2)从杯子里捡出一颗糖豆,然后放在另一个杯子里。茶杯里有 8 粒糖豆,两个杯子必须放在上肢伸到处,用手拿右侧杯里的豆放进左侧杯里

(3)画几条水平线止于垂直线上。20 秒内画 10 次。至少要有 5 条线碰到及终止在垂直线上

(4)用一枝铅笔在纸上连续快速地点点儿。患者至少每秒钟点两个点儿,连续 5 秒,患者不需帮助能捡起及拿好铅笔,必须像写字一样拿笔,点点儿而不是敲

(5)把一匙液体放入口中。不许低头去迎就匙,不许液体溢出

(6)用梳子梳头后部的头发

9.全身肌张力

(1)弛缓无力,移动身体部分时无阻力

(2)移动身体部分时可感觉到一些反应

(3)变化不定。有时弛缓无力,肌张力有时正常,有时增高

(4)正常的肌张力状态

(5)50%时间肌张力高

(6)肌张力持续性增高

　　研究表明,MAS 能有效地评测脑卒中偏瘫患者的运动功能。其优点有:①能够客观、准

确地进行定量评定;②评定的项目强调功能模式同时又包括了抑制异常运动模式的内容,与正常的运动功能相近,可兼作功能训练的指导之用;③方法简便,易于掌握;④实施省时,只需15~30分钟即可完成,且能敏感地反映出患者功能上的变化;⑤勿需复杂的评定用具,易于推广。因此 MAS 自问世起,就得到了广泛的重视与应用,但其也有不足之处,如未能反映出手部的精细运动功能和患者的耐力等。

二、临床神经功能缺失程度评分和病情严重程度评定

采用 1995 年全国第四次脑血管病学术会议提出的方法,由于其中 5、6、7 项采用手法肌力检查,鉴于手法肌力检查不适合用于中枢性瘫痪的评定,故将此 3 部分用相应的 Brunnstrom 分级取代,如表 3—2—5。

表 3—2—5 脑卒中患者临床神经功能缺失程度评分

1.意识(最大刺激,最佳反应)	
(1)两项提问:年龄;现在是几月(相差两岁或一个月都算正确)	
均正确	0
一项正确	1
都不正确者再进行以下检查	
(2)两项指令(可以示范):握拳、伸掌;睁眼、闭眼	
均完成	3
完成一项	4
都不完成者再进行以下检查	
(3)强烈局部刺激(健侧肢体)	
定向退让	6
定向肢体回缩	7
肢体伸直	8
无反应	9
2.水平凝视功能	
正常	0
侧凝视动作受限	2
眼球侧凝视	4
3.面瘫	
正常	0
轻瘫 可动	1
全瘫	2
4.言语	
正常	0
交谈有一定困难,借助表情表达,或言语流利,但不易听懂,错语	2
较多可简单交流,但复述困难,言语多迂回,有命名障碍	5
不能用言语表达	6
5.肩、臂运动	
正常	0
运动协调接近正常,手指指鼻基本正常,但速度比健侧慢(相差≤5s)	1

（续表）

出现相对独立于共同运动的活动,可完成:	2
(1)肘伸直,肩外展 90°	(0.66)
(2)在肘伸直、肩前屈 30°～90°时前臂可旋前旋后	(0.66)
(3)臂上举过头、肘伸直、前臂中立位	(0.66)
出现脱离共同运动的活动可完成:	3
(1)肩 0°肘 90°时前臂旋前、旋后	1
(2)肘伸直时肩可屈曲 90°	1
(3)手背可达骶部	1
可随意引起共同运动	4
仅有共同运动模式	5
无任何运动	6
6.手运动	
正常	0
所有抓握均能完成,但速度和准确性比健侧差	1
可在球状或圆柱状抓握,手指可作集团伸屈,但不能独立伸屈	2
能侧捏及松开拇指,手指伴有随意的小范围伸展	3
可作钩状抓握,但不能松开,指不能伸	4
仅有极细微的屈曲	5
无任何运动	6
7.下肢运动	
完全正常	0
站立位,可使髋外展到超出抬起该侧骨盆所能达到的范围,在坐位伸膝 90°时可内外旋下肢,合并足的内外翻	1
站立位,可先屈膝后伸髋,膝伸直时可踝背屈,可将足跟放在向前迈一步的位置上	2
坐位,可屈膝 90°以上,在足跟不离地的情况下可踝背屈	3
在坐位和站立位时可出现髋、踝的共同屈曲	4
仅有极小的随意运动	5
无任何运动	6
步行能力	
正常行走	0
独立行走 50 米以上,跛行	1
独立行走,需要手杖	2
有人扶持下可以行走	3
自己站立,不能走	4
独立坐,但不能走	5
卧床	6

根据表 3－2－5 中的临床神经功能缺失程度的评分即可知道病情的严重程度,病情的严重程度与神经功能缺失评分的关系是:最高分 45 分,最低分 0 分。轻型 0～15 分;中型 16～30 分;重型 31～45 分。

三、并发症的评定

1.肩关节半脱位　肩关节半脱位是常见的并发症,目前无统一的评定标准,可试用我国一些作者研究出来的方法。见表3-2-6。

表3-2-6　肩关节半脱位的评定标准

1.在坐位时肩峰下可触及凹陷
2.在下述条件下投照X线片
(1)坐位
(2)X线球管中心高度与锁骨外的上缘一致
(3)X线球管中心的水平移位与肱骨头中线一致
(4)球管向足侧斜15°
(5)距离为1米
3.结果有下列发现为阳性
(1)患肩正位,肩峰与肱骨头之间的间隙＞14mm
(2)两肩正位片比较患侧比健侧＞10mm或以上

2.肩手综合征　肩手综合征又称反射性交感神经营养不良,是偏瘫常见的并发症肩手综合征的诊断要点为:①患有神经系统疾病;②单侧肩手痛,皮肤潮红、皮温上升;③手指屈曲受限;④局部无外伤、感染的证据,也无周围血管病的证据。

肩手综合征的分期如表3-2-7。

表3-2-7　肩手综合征分期标准

Ⅰ期	肩痛,活动受限,同侧手腕、指背肿痛,出现发红、皮温上升等血管运动性反应。X线下可见手与肩部骨骼有脱钙表现;手指多呈伸直位,屈曲受限,被动屈曲可引起剧痛;此期可持续3~6个月,以后或治愈或进入Ⅱ期
Ⅱ期	肩手肿胀和自发性疼痛消失,皮肤和手的小肌肉日益萎缩,有时可引起Dupuytren挛缩样腱膜肥厚,手指关节活动度(ROM)日益受限;此期可持续3~6个月,如治疗不当将进入Ⅲ期
Ⅲ期	手部皮肤、肌肉均显著萎缩,手指完全挛缩,X线上有广泛的骨腐蚀,已无恢复希望

(孙洁)

第四节　康复治疗

一、理论和原则

神经生理学研究证实神经系统损伤后,自然情况下都有一定的恢复潜能。众所周知,神经细胞在出生后是不能分裂增殖的。神经细胞一旦死亡,就永久地消失。如果神经细胞本身未死亡,而仅仅是神经纤维损伤,那么神经纤维是可以再生,从而使其形态和功能得到恢复。尽管中枢神经的轴突也可以再生,但脑卒中时这些中枢的损害涉及大量神经细胞的死亡,使整个神经细胞网络系统中的复杂联系产生巨大缺损,是不可能通过再生来代替的,而是通过脑的可塑性,在中枢神经系统内重新组织一个功能细胞集团的网络系统,实现功能重组。因此对本病的康复治疗,除积极抢救受损的脑细胞,促进病理过程的恢复外,还要充分发挥中枢神经系统功能重组的作用。运动功能训练可增加感觉器的传入冲动,促进大脑功能可塑性发展,使丧失的功能重新恢复。

偏瘫的功能训练原则主要是抑制异常的、原始的反射活动,改善运动模式,重建正常的运动模式;其次是协调动作和精细动作的训练,重点训练患侧肢体的恢复。

二、康复治疗

成人偏瘫的康复治疗应从早期开始。患者渡过急性期,生命体征平稳后即应积极进行康复治疗。偏瘫的康复过程分为五期:早期、软瘫期、痉挛期、相对恢复期和后遗症期,时期不同治疗方法和目的也不同。治疗师也应从众多的治疗技术中选择合适的技术,在治疗中观察患者的反应不断得到启发,调整治疗技术。患者也应将自己的治疗体会和感觉不断告诉治疗师,使其能及时了解治疗方法是否有效,这样在治疗中互通信息、主动参与。

(一)早期

脑卒中的早期,是指发病的头几天,治疗以临床抢救为主,任何康复医疗措施,都要以不影响临床抢救,不造成病情恶化为前提。但是如果患者清醒,又没有进行性脑卒中的表现,那么像输液、吸氧、鼻饲,甚至手术后都不应该成为尽早进行康复医疗的障碍。目的是预防并发症和继发损害。

1.预防并发症 包括压疮、呼吸道感染、泌尿系感染、深静脉血栓形成、肩痛和肩手综合征的预防。

2.被动运动 如患者昏迷时间过久或其他原因(严重的合并症),在数天后仍不能开始主动床上训练,则需维持被动的关节活动。活动顺序由大关节到小关节,循序渐进、缓慢进行,切忌粗暴。被动运动时,多做与痉挛相反的活动,如肩外展、外旋,前臂旋后,踝关节背伸,腕指关节的伸展活动。

3.良姿体位 床上良姿位是早期治疗中的极其重要方面,良姿体位能预防和减轻上肢屈肌、下肢伸肌的典型痉挛模式的出现和发展。这种痉挛模式,妨碍上肢的日常活动及步行时屈膝,易形成划圈步态。

(1)健侧卧位:是卧者觉得最舒适的体位。患者在胸前放一枕头,使患肩前伸,患侧肘关节伸展,腕、指关节伸展放在枕上。患腿屈曲向前,放在身体前面另一枕上,髋、膝关节自然屈曲,支撑枕高低适宜,以舒适为度,健侧自然放置。

(2)患侧卧位:在该体位时,患臂前伸、前臂外旋,将患肩拉出,避免受压和后缩。患腿放置舒适位,膝关节微屈,健腿屈曲向前置于体前支持枕上。

(3)仰卧位:是重症患者多采用的体位,仰卧位时应肩关节前伸,手臂伸展、外旋、稍抬高,患臂放在体旁枕上,掌心向上,手指稍分开。骨盆前挺,大腿稍向内夹紧并稍内旋,膝关节稍弯曲,膝下放一枕头支撑。

4.传统疗法 如按摩、针灸等方法在此期均可应用,帮助促进运动、语言、认知的恢复。

(二)软瘫期

软瘫期是指发病在 $1\sim3$ 周内(脑出血 2 同,脑梗死 1 周左右),患者意识清楚或有轻度意识障碍,生命体征稳定,但患肢肌力、肌张力均很低,腱反射低,即为 Brunnstrom I 期—软瘫期。

此期康复治疗的主要原则是利用躯干肌的活动,通过联合反应、共同运动、姿势反射等手段,促进肩胛带和骨盆带功能的部分恢复,达到床上翻身,卧坐转换和坐位 I 级平衡的目标。

同时对痉挛进行一些预防性康复。

1.翻身训练 要求患者从仰卧位向两侧翻身,仰卧位是引起伸肌痉挛的最强体位,也可加重肩胛骨的后突,因此不应总保持仰卧位,应尽快学会向两侧翻身。

(1)向健侧翻身:仰卧位双手交叉,患手拇指位于健手之上(Bobath式握手),屈膝,再将交叉的双手举起,偏向患侧,再向健侧摆动,借助惯性翻向健侧。向健侧翻身时需要治疗师帮助患者转动骨盆或肩胛。

(2)向患侧翻身:仰卧位,举起交叉的双手,先向健侧偏,再向患侧摆动,借助惯性,翻向患侧。

2.桥式运动 在床上进行翻身训练的同时,必须加强患侧的伸髋练习。

(1)双侧桥式运动:治疗师帮助患者将两腿屈曲,双足在臀下平踏床面,让患者伸髋将臀抬离床面。如患髋外旋外展不能支持时,治疗师帮助将患膝稳定。

(2)单侧桥式运动:当患者完成双桥动作后,可让患者伸展健腿,患腿完成屈膝、伸髋、抬臀的动作。

(3)动态桥式运动:为了获得下肢内收和外展控制能力,患者仰卧屈膝,双足踏住床面,双膝平行并拢,健腿保持不动,患腿作交替的幅度较小的内收和外展动作,并学会控制动作的幅度和速度。然后患腿保持中立位,健腿做内收外展练习,并与双桥运动结合起来。

3.坐位及坐位平衡训练 尽早让患者坐起,能防止肺部感染,改善心肺功能。先从半坐位开始,如患者无头昏等不适症状,可加大角度、延长坐起时间。然后让患者坐到床上或椅子上。

(1)从床边坐起:治疗师站在患者健侧挟住双肩,令健腿扦入患腿小腿下方,健腿带动患腿向健侧翻身,用肘支持上身。在帮助下患者用健腿把患腿勾到床边,并坐于床沿,然后用健肢支撑坐起,注意千万不能拉患肩。

(2)坐位平衡训练:患者坐位时不向患侧倾倒,表明躯干肌有一定的控制能力,达到了坐位一级平衡。但患侧常不能完全负重,髋关节和躯干肌还没有足够的平衡能力。因此,指导患者坐到普通的凳子上,患足稍后于健足,双足与肩同宽,双臀同时负重,双髋双膝充分屈曲。为了训练坐位平衡能力,让患者用健手从身体一侧向另一侧反复拾起及放下一个物体,并不断把物体向后外侧摆放,以增加坐位平衡难度。或者身体向前后或左右倾斜,又慢慢恢复到中立位,反复训练,直到将患者轻轻推前推后都不倒为止,即达Ⅲ级坐位平衡。

4.肩的控制与肩胛带的运动 肩的控制与运动是上肢功能恢复的重要部分,既能帮助肩部运动,也可预防肩痛和肩关节挛缩。

(1)被动运动:患者仰卧位,治疗师用双手托住患肢,保持伸展外旋位,然后推患者的肩胛向上向前。当肩胛带活动不再有阻力时,可逐渐加大肩关节屈曲的角度,直到不痛为止。另一种被动运动是仰卧位,治疗师一手持患侧前臂,使手掌朝上,另一手在患者腋下将肩上托,使肩及前臂外展外旋。当活动肩胛的阻力消失后,让患者主动地向前上方伸直上肢。

(2)双手抓握上举:让患者双手交叉抓握,掌面接触,用健手带动患手上举,伸直患臂。坐位患者均可多次重复地做,增加肩部活动,也可以用伸直的上肢主动地、间歇地去推治疗师的手,治疗师给予相应阻力以压缩肘关节,压缩可以促进伸肌,改善伸肘伸腕能力。

5.下肢控制能力训练 许多患者在下肢控制能力很差时就试图行走,这是不正确的,易形成难以纠正的误用综合征。为了改善下肢控制能力,必须进行下肢训练。

（1）髋和膝的屈曲或伸髋时屈膝练习,这对避免产生偏瘫步态是十分重要的。患者仰卧位,患腿屈曲时,治疗师给予帮助使之不产生髋关节外展。因为髋关节外展是痉挛模式的一部分。治疗师用手握住患足于背屈外翻位,待对此动作阻力消失后再缓慢地使患者下肢伸展。告诉患者不要向下蹬,不要抵抗治疗师的手。在这个动作的任何阶段,当治疗师的手感到有阻力或者患者失去控制的下肢伸展时,应停止这个动作,要求患者重新屈曲患腿,重新获得控制或保持能力。注意,治疗师的手只能接触足底,在下肢完全伸展的过程中,患足始终不离开支撑面,保持屈膝而髋关节适度微屈。在进行这项训练时,为了避免引起联合反应,让患者作 Bobath 式握手,伸直双肘,并将双上肢高举过头。

（2）踝背屈练习:当患者可以控制一定角度的屈膝动作后,脚踏住支撑面,进行主动的踝背屈练习。治疗师握住患者的踝部,自足跟向后向下加压,另一只手抬起脚趾使之背屈且保持足外翻位。当完全背屈的阻力逐渐降低后,治疗师要求患者保持这个姿式,并加以控制,并帮助做下一个背屈动作。

（3）下肢内收外展控制训练,见动态桥式运动。

6.刺激技术的应用　采用毛刷轻刷患肢前臂、胫前部,并同时应用拍打、震动等手法,促进伸腕和踝背屈动作的出现。

（三）痉挛期

随着疾病的恢复,痉挛逐渐出现,此期的治疗主要是控制痉挛和异常运动模式,促进分离运动的出现。

痉挛期一般持续 3 个月左右,常为上肢的屈肌和下肢的伸肌为甚,是联合反应和共同运动发展的结果。痉挛使患腿对伸展不能控制,使腿没有足够的力量负重,使随意运动控制更加困难。痉挛的控制贯穿于整个治疗过程中,如软瘫期的抗痉挛体位在此期仍可使用。

1.抗痉挛模式　包括整个上肢的伸展、外旋、外展上举和整个下肢的屈曲。只有打破由于共同运动、联合反应、异常姿式等构成的异常运动模式,才有望恢复上、下肢的精细运动。坐位同样可采用上肢屈肌共同运动抑制模式,如患者手平放在身体一侧的床上,距身体 20cm 左右治疗师一只手帮助患者把手很好地接触床面,另一手抬高肩胛带,然后要求患者把全部体重移至患侧臀部。

2.尽早负重　坐或站立患侧负重是瘫后首要任务,如软瘫期就使用斜板床站立,比患者获得立位的感觉刺激。亦可采用四点跪位、双腿持重重心转移等训练。

3.坐站转换及站立平衡训练　患者坐站转换之前,要求训练坐位屈膝,即在足跟不离地面向后拉至坐椅前缘下,以便为转移站立作准备。让患者双手交叉,套在治疗师颈后,双膝抵住患者的患膝,指导患者屈髋、身体前倾、双腿负重,当重心由坐骨结节移到双脚时,让患者伸膝、伸髋、挺胸直立。若患者双脚负重较好,让患者双手交叉、屈髋、身体前倾,然后自行站立,亦可逐渐降低坐椅的高度,以增加站立的难度。完成坐站转换后可进入扶站、平行杠间站立、徒手站立及站立Ⅲ级平衡训练。

4.步行训练　步行是患者恢复健康,达到生活自理的重要环节,步行训练前要加强患肢负重能力训练,力争负重达体重的 3/4,并达Ⅲ级站立平衡。同时加强髋、膝的控制能力训练,如床边桥式运动训练等。训练前亦进行患腿负重下的前后左右迈步练习,或在平行杠内练习步行,或用助行器练习步行,以达到徒手步行。步行训练同时注意纠正划圈步态,也主要加强踝背屈、伸髋屈膝的控制练习。然后进行复杂步行和上下楼练习,以增加训练难度,提高步行速度、稳定性和耐力。

5.抗痉挛措施的应用　痉挛的出现是疾病发展规律,尽管做了许多努力仍然有15%～20%的患者不能顺利在六个月内恢复步行。下列抗痉挛措施的应用,将有助于患者向分离运动、协调运动方向发展,而顺利进入恢复期。

(1)药物:如力奥来素(baclofen),系氨酪酸受体拮抗剂,对痉挛有良好的控制作用。用法:起始量为5mg,每日3次,3天后改为10mg,每日3次,但每日总量不超过80mg,用量以控制痉挛而不影响肌力为主;也可以应用妙纳,该药有周围性松弛肌张力的作用,用量为50mg,每日3次,有良好的改善脑卒中患者肌痉挛的作用。

(2)夹板的应用:主要为充气夹板的应用,将患肢置于抗痉挛模式中充气,利用充气后的机械作用,缓慢牵拉,使痉挛下降。也可使用抗痉挛矫形器,如踝足矫形器(AFO)和腕手抗痉挛矫形器,主要用于克服手腕严重的屈曲挛缩畸形和足下垂内翻畸形,这些均由热塑材料制成,AFO可以穿在鞋内,矫正行走时患足下垂和内翻。

(3)痉挛性电刺激治疗及消除影响痉挛的因素,如疼痛、紧张、寒冷、用力等。

6.上肢控制能力训练

(1)肘关节分离运动:坐位或仰卧位,保持上肢上举过头,要求患者屈肘时用手摸头顶(控制下进行)。再伸展过头,摸对侧耳、同侧肩的独立的肘关节活动;可在患侧卧位进行,上肢伸展,前臂完全旋后,肩关节充分向前,要求屈肘把手移至口,再回到伸展位(控制下进行)。也可以在坐位、前臂放在桌上,前臂旋后位时,肘关节屈曲,用手摸口、对侧肩或耳部,避免了屈肌共同运动。

(2)改善腕伸展练习:双手交叉,手掌朝前,手背朝胸,然后伸展上肢超过头,再回到胸部或顶住墙上下滑动。

7.作业治疗　作业治疗对改善偏瘫患者的日常生活活动能力十分重要,有认知知觉障碍者也要进行认知知觉方面的训练。日常生活活动训练早期即可开展,如训练进食、个人卫生等,以后逐步进行穿衣、床椅转移、洗澡等有关日常生活活动的训练。还可以通过编织、绘画、陶瓷工艺、橡皮泥塑等训练两手协同操作,通过打字、砌积木、拧螺丝、拾小钢珠等训练手的精细动作,也可以进行与家务劳动有关的作业训练,以提高患者的综合能力。

(1)联合反应的抑制练习:作业中尽量使患手的活动不受健手的影响,患手放在治疗台上固定的区域保持不动,健手用工具夹物品、写字和绘画等。或者让患者坐位,患肢伸展负重,健手越过中线取物品,然后返回原位将物品放下,反复进行:

(2)伸肘练习:让患者坐于桌前,采用Bobath握手姿势,用双手推桌上横置的滚枕,然后再滚回,也可用同样方法推桌上的实心球,来回进行。

(四)相对恢复期

此期是患者逐渐修正错误运动模式,产生正确运动模式,出现选择性分离运动以及改善精细活动能力和速度的阶段,相当于BrunnstromⅤ～Ⅵ期,此时患者的肌张力降低或已恢复正常。姿势反射出现在皮层和基底节水平,分离运动已较为明显,开始能控制技巧性运动,但运动的顺序和速度差。此期的治疗除了延续部分痉挛期的治疗外,主要进行改善手功能和改善步态的训练。

1.手的训练　多在作业治疗室进行,有5个基本动作。

(1)伸腕:坐位,前臂放在桌上采用中立位,腕伸出到桌前沿的前方,让患者握住一个杯子,治疗师固定前臂,让患者用腕举杯向上,然后放到原位,再重复。

(2)旋后:前臂和腕均放在桌上,中立位握一棍,旋后让棍尖敲击桌面,或将橡皮球放在手背旋后将小球压成饼状。

(3)拇指与其他指的对掌:前臂旋后,练习拇指与各指在掌面对合,成功后让患者用拇指分别与各指拾起桌子上的物品,然后放在一起。

(4)手的抓握放松和手的精细动作训练:继续进行各种痉挛期训练中手的各作业疗法,充分利用笼头、螺丝练习抓握放松,筷子夹黄豆练习精细动作。

2.改善步态的训练 主要是进一步练习站立平衡、屈膝和踝背屈,站立平衡可在接地弧形的平衡板上进行,初期须监控和支持。练习膝踝屈曲时,可让患者健足在前站着,然后令其迈步,将髋移至健足上方,此时病足背屈加大,但不让足跟离地,然后屈膝提步向前,注意保持足的外翻,然后病足退回,足跟着地反复练习。

(1)迈步练习:在上述动作不出现伸肌痉挛和足下蹬动作时可向前迈出一步,先屈膝向前,髋关节前屈,后伸展前挺,重心移至患腿,不应上提髋关节。也可向后迈一小步,包括髋关节伸展下的膝关节屈曲、向后,踝关节先背屈后跖屈的分离选择性运动。迈步练习还包括交叉行走、前后迈步训练等。

(2)改善膝、骨盆控制的练习:如为了腿能做摆动相的活动,将足放在有四个方向轮的小踏板上,练习髋膝向前、后及两侧的运动,使患者感到行走时如何移动下肢。也可进行站立位足尖相对,足跟外旋,重心侧方移动 4～5cm 的骨盆转移练习。也可进行患腿在前交叉站立改善膝控制和平衡的训练,及可进行手的摆动的协调练习与下肢精细协调动作训练。

(五)后遗症期

尽管偏瘫经过各种临床和康复治疗,仍有部分患者留有不同程度的各种后遗症,如痉挛、挛缩畸形、姿式异常等。此期的目的是继续训练和利用残余功能,防止功能退化,并尽可能改善患者周围环境,争取最大程度的生活自理。

1.维持性训练,进行维持功能的各种训练。

2.辅助器具的应用,正确使用手杖、步行器、轮椅、支具,以补偿患肢的功能。

3.充分训练健侧的代偿功能。

4.对家庭环境做必要的改造,如门槛和台阶改成坡道,蹲式便器改成坐式便器,厕所及浴室加扶手等。

(六)并发症的治疗

1.肩关节半脱位 在偏瘫患者很常见,发生率为 0～81%。诊断时,患者垂直坐位,上肢下垂,行肩正位 X 线检查,或肩峰与肱骨之间能放入 1/2 横指。肩关节半脱的原因有以冈上肌为主的肩关节周围肌肉瘫痪、肩关节囊松弛及肩胛骨周围的肌肉瘫痪所致肩胛骨下旋等。治疗上首先纠正肩胛骨的位置,手法活动肩胛骨和正确的卧位姿式,另外加强刺激肩关节周围的肌肉,促进其功能的恢复,其次是维持全关节活动度的无痛性被动运动范围。注意,在治疗中千万不能牵拉患肩,早期正确处理脑卒中患者,将能有效地降低肩关节半脱位的发生率。

2.肩痛 肩痛多在脑卒中很长时间后发生,发生率约为 72%,疼痛常非常剧烈,拒绝接触患肢,完全回避治疗,成为治疗中的主要障碍。肩痛的原因很多,一般认为与肩关节半脱位、肩手综合征及痉挛所致肩关节正常机制被破坏等有关。预防性治疗有通过手法活动肩胛、抗痉挛、恢复正常肩肱节律。增加肩胛被动运动范围和交叉前伸的上肢自助运动。同时应用止痛药物控制疼痛,局部使用短波、超声波等物理治疗改善症状。

3.肩手综合征 本综合征在脑卒中发病后 1~3 个月很常见,表现为肩痛、手部肿胀、皮温上升,关节畸形。一般认为与反射性交感神经营养不良有关,有人认为机械作用致静脉回流障碍有关。预防治疗方法有,保持正确的腕部体位,避免完全掌屈位,尽量避免患手静脉输液。同时注意高抬患肢,实行患肢向心性加压缠绕,或应用充气夹板,加强患肢的主动运动,维持全关节活动范围等均能有效地改善肩手综合征的症状。

(七)其他康复治疗方法的应用

在脑卒中的各时期,还可应用其他治疗方法,但不同时期有所侧重。

1.物理治疗

(1)直流电碘离子导入,电极眼-枕部对置,电流量以患者耐受为度,每次 20 分钟,每日一次,10~20 次为一疗程。

(2)超声波疗法,脑部病灶头皮投影区、移动法,0.75~1.25W/cm²,每次 5~10 分钟,每日一次,10~20 次为一疗程。

(3)痉挛肌电刺激治疗,分别刺激痉挛肌的肌腱和拮抗肌的肌腹,每对肌肉刺激 10 分钟,每天一次,10~20 次为一疗程。

(4)电体操刺激瘫痪肌群,运动阈,每次 20 分钟,每天一次,10~20 次为一疗程。

(5)超声治疗、短波电疗还可应用于偏瘫肩、肩手综合征的治疗。

(6)肌电生物反馈:先采集瘫痪肌肉的肌电信号,仪器自动设定刺激阈值,配合视觉、听觉信号,患肢开始随意收缩,当肌电信号达到阈值时,立即触发一次电刺激使患肢产生有效运动,通过反复的训练,有利于重新建立运动的控制,多用于伸腕肌和踝背屈肌。

(7)功能性磁刺激:利用磁场刺激运动中枢或周围神经,使瘫痪肢体产生运动,以促进肢体运动功能的恢复。

2.传统治疗 应用头针、体针对瘫痪和失语及二便的控制均有一定的疗效。按摩治疗刺激肢体穴位对瘫痪治疗也有一定作用。

3.心理治疗 突发偏瘫加上脑部受损,可使许多患者产生较严重的心理和情感障碍,表现为不同程度的抑郁症,严重影响了康复治疗的积极性,不能很好地配合治疗,除口服药物,如百忧解、赛乐特外,还要进行心理治疗。

(八)预后

一般认为脑血管意外运动功能恢复在发病后数日开始,1~3 个月内可达最大程度恢复,因此 3 个月内进行康复治疗效果最好。瘫痪恢复的顺序,一般先下肢,上肢、肩早于手。治疗效果与病情、治疗早晚及质量、年龄、合并症、患者参与治疗的积极性有关。有人认为经康复治疗 90% 的患者能重新步行和生活自理,仅有 30% 部分恢复工作。也有研究显示本病至少有 50% 的存活者能活 7.5 年或更长时间。

脑血管疾病患者回归社会后,一方面要继续功能训练,以维持和促进功能进一步恢复,另一方面是预防复发,再次复发死亡率和致残率将明显上升。防止复发关键要做到有规律生活,避免过劳,避免暴怒,心情舒畅。控制血压、血糖、血脂、烟酒等危险因素。定期进行身体检查,适当使用一些预防性药物。采取这些综合性措施,将能有效地改善和提高回归社会的脑血管疾病患者生存时间和生活质量。

(孙洁)

第三章　颅脑损伤的康复

颅脑损伤是创伤中发病率仅次于四肢的损伤。据北京神经外科研究所的统计，发病率为55.4/(10万·年)，随着交通发达，生产建设的发展，发病率将逐年上升。直接和间接的暴力作用于头部而引起头皮、颅骨、硬脑膜破裂，脑组织与外界相通，称为开放性颅脑损伤；而没有脑组织与外界相通的称为闭合性颅脑损伤。前者通过临床检查直接显示脑损伤的征象，后者则完全是通过临床间接征象反映出来的。

第一节　诊断要点与分型

一、诊断

颅脑损伤的诊断是在有明确的直接或间接暴力作用于头部的情况下，而又具有下列征象：

1. 伤后的意识障碍　包括伤后立即或随后出现的，是诊断的主要依据，是衡量颅脑损伤程度的一个可靠指标。

2. 阳性神经系统体征　如瞳孔变化及其他脑神经损害，语言障碍，视野缺损，运动、感觉及反射异常。

3. 颅内压增高的症状与体征　如血压升高、脉搏和呼吸变慢、头痛、呕吐、视盘水肿。

4. 颅脑 CT 扫描可发现损伤灶和中线结构偏移。

二、分型

颅脑损伤分为开放性和闭合性两类，根据损伤机制及病理改变，将脑损伤分为原发性和继发性。前者为外力作用于头部后立即产生的脑组织损害，后者为在原发性损伤的基础上而渐次出现的病变，分别为：

1. 脑震荡　这是一种很轻的原发性脑损伤，表现为伤后立即出现短暂的意识丧失，而无明显结构上的变化。意识丧失历时数十分钟，同时可伴有面色苍白、冷汗、双瞳孔放大或缩小、全身松弛、生理反射消失。清醒后上述表现消失，而出现头痛、头昏、眩晕、轻度恶心、呕吐等，并有逆行性遗忘，神经系统检查无阳性体征。

2. 脑挫裂伤　是一种常见的原发性脑损伤，伤后立即发生意识障碍，昏迷时间可为数小时、数日、数周、数月不等，同时伴有立即出现的阳性神经系统体征，如偏瘫、失语、偏盲、去皮质或去大脑强直发作等。生命体征变化也与损伤程度有关，轻者只有短暂的脉搏快弱、呼吸浅慢、血压偏低等征，而重者可因出现呼吸衰竭、呼吸骤停而死亡。

3. 脑干损伤　是一种极为严重的致命性损伤，一般是指包括中脑、脑桥和延髓在内的损伤。根据发生机制不同，分为原发性脑干损伤和继发性脑干损伤(多由脑疝造成)。

(1) 原发性脑干损伤：是一种特殊部位的脑挫伤，重者多短期内死亡，轻者保持相对稳定。表现为伤后立即陷入深度而持久的意识障碍，昏迷达数周或数月，并表现出严重的生命体征紊乱,也可出现去大脑强直发作。常伴有双瞳孔对称性散大或缩小或不等大,光反射消失或迟钝,也可有眼外肌麻痹。

(2)继发性脑干损伤:常为脑疝所致,脑疝有颞叶沟回疝和小脑扁桃体疝之分。颞叶沟回疝常为意识障碍逐渐恶化,并出现病灶侧瞳孔先缩小后散大,光反射迟钝以至于消失,对侧肢体瘫痪加重。如未加控制,将出现频繁的去大脑强直发作,呼吸、循环衰竭而死亡。小脑扁桃体疝直接压迫延髓,常有剧烈的头痛,以枕后或前额为显著,颈项强直或强迫头位,并有血压升高,脉搏徐缓而洪大,一般无意识障碍,甚至有临死前数分钟内神志清楚。

4.颅内血肿　是一种较为常见的致命的继发性脑损伤,症状和体征在伤后一段时间内逐渐出现,呈进行性发展。依部位不同而分为:

(1)硬膜外血肿:血肿位于颅骨内板与硬膜之间,表现为伤后典型的中间清醒期,即昏迷－清醒－再昏迷。体征有患侧瞳孔散大,对侧肢体瘫痪。

(2)硬膜下血肿:血肿在硬脑膜与脑皮质之间,根据病情的连续又分为急性、亚急性和慢性,而以前两种常见。常伴发于脑挫裂伤,表现为伤后立即出现昏迷,并且持续时间一般较长,随着血肿的形成和扩大,昏迷有进行性加深,生命体征显示颅内压增高的特征性变化。

(3)脑内血肿:血肿于脑实质内,主要是脑挫裂伤所致。由于对冲伤或直接撞击伤造成额、颞叶脑挫裂伤,血肿位于额、颞叶内,与硬膜下血肿同时并存,若为凹陷性骨折致脑挫裂伤引起的血肿,不一定有硬膜下血肿。临床表现基本同硬膜下血肿。

(孙洁)

第二节　急诊处理与手术

一、维持呼吸道通畅

脑耗氧量大,对缺氧十分敏感,伤后保持通畅的呼吸道,维持正常的呼吸功能是一个重要问题。舌根后坠、呼吸道分泌物阻塞及中枢性呼吸衰竭将加重脑损害,轻者将伤员头偏向一侧,及时吸除呼吸道分泌物,充分供氧。重者将行气管切开术。

二、冬眠疗法

严重颅脑损伤,由于中枢神经尤其是自主神经功能紊乱,原发性创伤所致损伤性反应以及继发性病变引起颅内压增高等,都可致严重的脑水肿、持续高热、强直性抽搐、反射亢进以及呼吸循环显著变化,及早实行冬眠疗法,可减轻上述反应。

三、脱水

脱水是对抗脑水肿的常用有效疗法,常用药物有甘露醇、呋塞米、复方甘油、β－七叶皂苷等,根据病情可联合应用,亦可与肾上腺皮质激素如地塞米松等交替应用。

四、支持疗法

支持疗法包括能量的供给、水电解质平衡的保证、神经细胞保护剂的应用等。

五、手术治疗

颅脑损伤手术治疗的目的是抢救生命,保存中枢神经系统的重要功能,最大限度地降低病死率、伤残率。手术有清除颅内血肿、积液,解除颅内压增高的危急状态,清除失去活力的组织、骨片,修复破损的硬脑膜的作用。

六、高压氧治疗

急性颅脑损伤只要生命体征稳定,病情不再发展,或已经手术者都是高压氧治疗的适应证。高压氧治疗能明显减轻脑水肿,改善脑组织缺血、缺氧状态,降低颅内压,加速病灶清除和血肿的吸收,加速脑组织的修复作用。

(孙洁)

第三节　功能评定

颅脑损伤后常出现许多功能障碍,如认知、知觉、语言、运动和行为、情绪等功能障碍。

一、脑损伤严重程度的评定

脑损伤程度主要通过意识障碍的程度来反映,格拉斯哥昏迷量表(Glasgow coma scale, GCS)主要用来判断急性损伤期意识情况,总分 15 分,$\leqslant 8$ 分为昏迷,$\geqslant 9$ 分示无昏迷(表 3—3 —1)。

表 3—3—1　Glasgow 昏迷量表

项目	试验	患者反应	评分
睁眼	自发睁眼	自己睁眼	E4
	言语刺激	大声向患者提问时患者睁眼	3
	疼痛刺激	捏患者时能睁眼	2
	疼痛刺激	捏患者时不睁眼	1
运动反应	口令	能执行简单命令	M6
	疼痛刺激	捏痛时患者拨开医师的手	5
	疼痛刺激	捏痛时患者撤出被捏的部分	4
	疼痛刺激	捏痛时患者身体呈去皮质强直(上肢屈曲、内收内旋,下肢伸直、内收内旋、踝跖屈)	3
	疼痛刺激	捏痛时患者身体呈去小脑强直(上肢伸直、内收内旋,腕指屈曲,下肢伸直、内收内旋、踝跖屈)	2
	疼痛刺激	捏痛时患者无反应	
言语反应	言语	能正确会话,回答医师他在哪、他是谁以及年和月	V5
	言语	言语错乱,定向障碍	4
	言语	说话能被理解,但无意义	3
	言语	发出声音,但不能被理解	2
	言语	不发声	1

二、认知功能评定

认知属于大脑皮质的高级活动范畴,它包括感觉、知觉、注意、记忆理解和智能。认知障碍包括意识的改变、记忆障碍、听力理解异常、空间辨别障碍、失用症、忽略症、失认症、体象障碍、皮质盲和智能减退等。

（一）认知功能测试

目前使用的认知功能测试量表有几种,如中文版神经行为认知状态测试表(neurobehavioral cognilive status exam,NCSE)、洛文斯顿作业治疗认知测试量表(Locwenstein occupational therapy assessment battery,LOTCA)、简易精神状态检查表(MMSE)等。神经行为认知测试在国外及香港地区广泛应用,近年来在国内已经开始普遍使用,可以作为认知障碍的初筛。发现相应的问题再进行专项评定。NCSE 有八个项目:意识情况、定向能力、注意力、言语能力(包括理解、复述、命名能力)、空间结构能力、记忆力、计算能力、推理判断能力(包括类似性、判断能力)等。

（二）记忆障碍

记忆包括识记、保存和回忆三个基本过程。保存过程的异常表现为近记忆障碍,脑外伤患者多为这一类记忆障碍。若回忆过程障碍,远、近记忆均受影响,痴呆患者多为这一类记忆障碍。

1. 近记忆障碍的评定　在患者面前摆几样物品,如钢笔、书、笔记本、茶杯、笔筒,让患者辨认一遍,并记住它们的名称,然后撤除这几件物品,让患者回忆刚才面前的物品有哪些。有近记忆障碍者只能说出 1～2 种,然后编造刚才未见到的物品充数。也可让患者读一段小报纸,然后让其说出主要的内容。近记忆障碍者常漏读报纸的主要内容。记忆障碍常用 Rivermead 行为记忆测试、常识记忆注意测验和 Wechsler 记忆测试等量表。

2. 远记忆障碍的评定　可用 Wechsler 记忆评价试验(表 3－3－2),表中的各种试验均可得分,对远记忆障碍的评价是可靠的。

表 3－3－2　Wechsler 记忆评价表

定向因素	数字广度
个人信息	记忆/学习因素
定向(时间、地点)	逻辑记忆
注意/集中因素	视觉再生记忆
意识状态	对偶联合

（三）知觉障碍评定

在感觉输入系统完整的情况下,对感觉刺激的认知和鉴别障碍。目前尚无评价知觉障碍的标准方法,而 Rivermead 知觉评价表(表 3－3－3)是著名的知觉功能评价方法,对颅脑损伤的认知功能评价是有效的。知觉障碍患者常表现出以下特征:①不能独立完成简单的任务。②主动和全部完成某项任务很困难。③从一件任务转到另一件任务很困难。④对于完成任务的必要目标不能很好地加以辨认。知觉障碍有四大类型:①身体印象和躯体构象障碍。②空间关系综合征。③失认。④失用。

表3－3－3　Rivermead 知觉评价表

图画匹配	关联图画
物体匹配	体象
颜色匹配	右－左形状复制
大小辨认	右－左单词复制
系列辨认	三维空间复制
动物两侧辨认	立体复制
文章遗漏	字母消除
图形－背景辨认	自我识别

三、其他

颅脑损伤患者还可能出现行为异常、情绪障碍和癫痫发作，均可做相关的评定。

（孙洁）

第四节　康复治疗

不论脑的损伤程度如何，脑是学习的重要器官，损伤后出现不同程度的认知障碍，以致学习困难，随着损伤的修复，经过训练，仍可以学习新的东西。康复治疗也是学习过程，通过这些特殊的学习，让颅脑损伤患者最大限度地恢复意识、运动、感觉、语言、认知功能和生活自理能力，提高其生活质量。

一、原则

（一）早期

对患者进行躯体感觉方面的刺激，提高其觉醒能力，能认出环境中的人和物。

（二）中期

减少患者的定向障碍和言语错乱，进行记忆、注意、思维的训练，训练其组织和学习的能力。

（三）后期

增强患者在各种环境中的独立和适应能力。

二、治疗方法

（一）综合感觉刺激治疗

在重症颅脑损伤患者，大多为昏迷状态或植物状态，昏迷时不能被唤醒，也没有注意力和对环境的反应能力，常常为损伤的急性期，多为3～4周。植物状态是高级皮质功能严重受损，皮质下中枢功能有所恢复，患者没有认知知觉反应，语言刺激时可以睁眼，有睡眠清醒周期，血压和呼吸正常，但不能进行语言交流，不能产生随意运动反应。对于此类患者要安排适合的环境，让家庭成员参入，并提供患者的喜爱等信息，用声音、语言、图片、触觉等多种感觉刺激。可采用 Rood 法等神经生理学技术，利用快速擦刷、拍打、挤压、冰刺激患肢皮肤，同时维持与恢复关节活动范围。利用针灸刺激头部和躯干的相应穴位如感觉区、运动区、百会、四神聪、神庭、人中、合谷、内关、三阴交、劳宫、涌泉、十宣等,促进认知和运动功能的恢复。

（二）认知障碍的治疗

此期患者均有一定的运动和认知能力,处于恢复期。除有运动功能障碍外,并伴有记忆困难、注意力不集中、思维理解困难等认知障碍,根据认知障碍的评定结果,进行相应的治疗。随着电脑软件的开发,远程认知康复应用,为患者提供了越来越多的治疗手段,流行的电脑认知软件训练系统有 Captain,s Log、PSS、及 OTsoft 等。虚拟现实（virtual reality,VR）是帮助日常生活训练最新的电脑认知软件。

1.记忆训练 记忆是大脑对信息的接收、储存及提取的过程,是脑功能之一。记忆恢复主要依赖于脑功能的恢复,改善记忆功能可辅助用尼莫地平 30mg,每日 3 次,或石杉碱甲 $100\mu g$,每日 3 次。进行记忆训练时,开始要求患者记住的东西要少,信息呈现的时间要长,两种信息出现的间隔时间要长,亦加大刺激出现和反应之间的间隔。

（1）PQRST 法

P:先预习（preview）要记住的内容。

Q:向自己提问（question）与内容有关的问题。

R:为了回答问题而仔细阅读（read）资料。

S:反复陈述（state）阅读过的资料。

T:用回答问题的方式来检验（test）自己的记忆。

（2）编故事法:把要记住的内容按照自己的习惯和爱好编成一个小故事,有助于记忆,也可利用辅助记忆物来帮助记忆,如带记事本,本中记有家庭地址、常用电话号码、生日等,并让他经常做记录和查阅。

记忆训练也可以采用计算机辅助技术,图形的视觉记忆、声音的听觉记忆等训练方法,可以根据患者情况增加或减轻训练难度。

2.注意训练 注意是指在某一时间内人的精神活动集中指向一定对象的心理过程。注意训练法有:

（1）训练 1:猜测游戏。取两个透明玻璃杯和一个弹球,在患者注视下,训练者将一杯扣在弹球上,让患者指出有弹球的杯子,反复数次,无误后就改用不透明的杯子,重复上述过程

（2）训练 2:删除作业。在纸上写几个大写的汉语拼音字母如 KBLZBOY,让患者指出指定的字母如 B,成功之后改变字母的顺序再删除规定的字母,成功之后将字母写小些或改为三行,或更多的字母再进行删除。

（3）训练 3:时间感。给患者一只秒表,要求按口令启动秒表,并于 10 秒停止;以后不让患者看表,启动秒表后 10 秒停止,然后将时间延长到 2 分钟停止。

3.思维训练 思维包括推理、分析、综合、比较、抽象、概括等多种过程,而这些过程往往表现于人类对问题的解决中。

（1）训练 1:指出报纸中的消息。取一张当地的报纸,首先问患者关于报纸首页的信息,如大标题、日期、报纸的名称等;如回答无误,再请他指出报纸中的专栏,如体育、商业分类广告等;回答无误后再训练他寻找特殊的消息,可问他两个球队比赛的比分如何,当日的气象预报如何;回答无误后再训练,让他寻找一些需要做出决定的消息,如患者想购物,取出购物广告的报纸,让他从报上找出接近他想购物品条件的广告,再问他是否打算去购买。

(2)训练2：排列数字。给患者三张数字卡，让他由低到高顺序排列好，然后每次给他一张数字卡，让其根据数字的大小插进已排好的三张卡间，正确无误后再给他几个数字卡，问他其中有什么共同之处，如有些都是奇数、偶数，有些可以互为倍数。

(3)训练3：分类。给患者一张列有30项物品名称的清单，并告知这30项物品都分别属三类物品(如食品、字典、衣服)中的一类，要求患者给予分类，如不能进行，可帮助他。训练成功后，进而要求对上述清单中的某类物品进行更细的分类，如初步分为食品后，再细分是植物，肉、奶品等；成功后另外给患者一张清单，列有成对的，有某些共同之处物品的名称，如椅子和床、牛排和猪肉、书和报纸等，让患者分别回答出每一对中的共同之处。答案允许多于一个，必须有共同之处。

还可以进行从一般到特殊的推理和做开支预算等思维方面的训练。

(三)知觉障碍治疗

知觉障碍治疗法有三种，如功能训练法、转换训练法和感觉运动法，以前者最常用。

1. 功能训练法　在功能训练中，治疗是一个学习过程，要考虑每一个患者的能力与局限性，治疗的重点是放在纠正患者的功能问题上，而不是放在引起这些问题的病因上，使用方法是代偿和适应。要对存在的问题进行代偿，患者首先要了解自己存在的缺陷及其含义，然后教会其使用健存的感觉和知觉技能，适应指的是对环境的改进。训练中注意：用简单易懂的指令，并建立一个常规，用同样的顺序和方式做每个活动，但不断地重复。

2. 转移训练法　需要一定的知觉参与活动练习，可对其他具有相同知觉要求的活动能力有改善作用。使用特定的知觉活动，如样本复制，二维和三维积木、谜语，这类活动可以促进ADL的改善。

3. 感觉运动法　通过给予特定的感觉刺激并控制随后产生的运动，可以对大脑感觉输入方式产生影响。

(1)单侧视觉忽略：教患者对着镜子进行视觉扫描，转头向左看。重复练习有问题的ADL活动，如转移、穿衣、进食、刮脸、化妆。可以用粗糙布料、冰块刺激患者偏瘫侧，边观察，边重复做这些刺激。同时改变环境使患者注意偏瘫侧，如将电视机置于患者偏瘫侧。

(2)视觉空间失认：首先让患者了解自己的缺陷，并通过使用其他感觉如触觉以及缓慢系统地审视物体来进行代偿。同时对环境加以改造，将衣服分类存放，每一抽屉中只放置几种衣服，在轮椅的刹车把上贴上色带。使用语言性提示和触摸，多次重复进行练习，并练习从多种物体中找出特定的物体。练习对外形相似的物体进行辨认，并示范其用途。将常用的物品贴上标签。

(3)空间关系辨认：先练习患者与治疗师和物体之间的关系，练习穿行由家具摆成的迷宫，复制时钟或火柴棒造型，进行躯体和视觉越过中线的活动。

(4)空间位置：练习将钢笔放在杯子中，按照要求摆放物品，并描述两种物品的不同位置。经过针对性的训练，患者的知觉功能将有改善。

(四)预后

颅脑损伤患者的预后与损伤的程度、康复治疗的介入、家庭的支持等众多因素有关。与损伤本身相关的预后指标包括昏迷时间、外伤后遗忘的时间，Glasgow 运动反应评分(主动性的姿势反射，去脑强直和去皮质强直或更差的反应与更好的运动功能有一个比较清晰的分界线)。其他的临床表现包括脑干受损的表现可以增加预后判断的力度，但最有价值的信息是患者早期恢复的实际表现。20 岁以下患者的预后通常比 60 岁以上的同样损伤的患者的预后好,小于 2 岁的患者除外。30～60 岁的患者预后没有太大差别。尽管有及时的康复介入和良好的家庭支持,颅脑损伤者中仍有 14%～18% 的永久残疾。其结局可通过格拉斯哥结局量表(表 3－3－4)进行评估。因此,加强安全生产和交通安全教育减少颅脑损伤的发生仍为上策。

表 3－3－4　格拉斯哥结局量表

1. 死亡
2. 植物状态:无意识,有心跳和呼吸,偶有睁眼、吸吮、哈欠等局部运动反应
3. 严重残疾:有意识,但认知、言语和躯体运动有严重残疾,24 小时均需他人照料
4. 中度残疾:有认知、行为、性格障碍,有轻偏瘫、共济失调、言语困难等残疾,但在日常生活、家庭与社会活动上尚能勉强独立状态
5. 恢复良好:能重新进入正常社交生活

(孙洁)

第四章 脊髓损伤的康复

脊髓损伤(spinal cord injury)常因火器、刀伤等直接伤及脊髓或脊柱骨折脱位造成脊髓受压甚至完全断裂,胸腰段损伤表现为不同程度的截瘫,颈髓损伤造成四肢瘫,是一种严重的致残性损伤。我国北京地区脊髓损伤发病率为 6.8/(10 万·年)。外伤原因:从高处坠落占41.3%,车祸占 21.81%,高坡跌下滑倒占 16.7%,暴力打击或砸伤占 16.71%,体育运动占2.78%,刀枪伤占 1.62%。有少数病例,虽然有脊髓损伤,但无明显的脊柱骨质损伤,这是所谓挥鞭样损伤。脊柱最易受损伤的部位是下颈段 $C_{5\sim7}$、中胸段 $T_{4\sim7}$、胸腰段 $T_{10}\sim L_2$。

脊髓损伤后早期(即伤后 6～12 小时)的改变往往仅限于中央灰质出血,横断部位常常仅占 1/5 左右,而白质中的神经轴突尚无明显改变,因此伤后 6 小时内是治疗的最佳时间,此后可因出血压迫,水肿缺氧而使损伤加重。若不能在 6 小时内治疗,也应在 24 小时内给予治疗(包括手术)。脊髓损伤的中、后期将主要是康复治疗,可预防并发症,减轻残疾的发生,提高患者的生活质量。

第一节 诊断要点与早期处理

一、诊断要点

1. 有明确的头颈部过度屈伸的外伤史,或高处坠落、脊柱直接外伤史。
2. 颈部或腰部活动受限,局限性棘突压痛、畸形。
3. 有不同程度的颈、胸、腰神经根或脊髓损伤的表现,如运动、感觉和大小便功能障碍等。
4. X 线片可有椎体骨折或脱位。
5. CT 和 MRI 可发现脊髓受损情况。

在临床上还有以下两种无脊柱骨折脱位的脊髓损伤:①无放射学异常的脊髓损伤,主要发生在儿童,可能因为儿童脊柱韧带较松弛,脊柱的柔韧性较好,脊柱可以承受大范围的屈伸或牵引,脊髓可因此受到牵拉损伤。②无影像学骨折脱位的脊髓损伤,主要发生于成年人,且以老人为主,而受损节段均发生在颈部,损伤机制以过伸性损伤为主,主要表现为中央综合征等。

二、早期处理

早期处理常包括治疗早期的创伤性休克,对脊柱的骨折和脱位进行固定及复位,抢救濒死的脊髓,预防并发症,管理好排尿、排便,进行身体和心理方面的康复治疗。

1. 外伤后处于脊髓休克状态者 应用脱水药物,减轻受伤局部组织的肿胀,改善血液循环。给予肾上腺皮质激素,伤后 8 小时内可以用大剂量甲基强的松龙,可提高脊髓对损伤的耐受性,创造条件使脊髓功能尽快恢复。外伤性 SCI 的使用标准:15 分钟内,30mg/kg 静脉给药,间隔 45 分钟后,以 5.4mg/(kg·h)的剂量持续 23 小时。

2.尽快解除脊髓压迫,并重建脊柱的稳定性　包括颅骨牵引、手术减压及内固定。

3.高压氧治疗　当脊髓压迫解除、脊柱的稳定性重建后,要尽快进行高压氧治疗。早期高压氧治疗可以减轻脊髓出血、水肿、缺氧,保存较多可逆性损伤的神经组织,有助于神经功能的恢复。对于不需要外科处理的闭合性脊髓损伤患者,最好在 6 小时内进行高压氧治疗。高压氧治疗是脊髓损伤综合措施中重要的一环,手术后的患者在配合应用扩张血管药物的同时,应尽早进行高压氧治疗。

三、常见并发症的预防与处理

(一)防治压疮

每隔 1～2 小时翻身一次,并用软而厚的垫保护骨突部位不受长时间的压迫,定时按摩,促进局部血液循环。有条件时可用防压疮气垫;保持床褥清洁、干燥、平整;加强营养,纠正低蛋白血症。对小压疮要及时换药,局部涂擦美宝,并加用紫外线或超短波;对深大的压疮,应切除坏死组织,控制感染,及时进行局部转移皮瓣、肌皮瓣或游离植皮等方法消灭创面。

(二)防治深静脉血栓形成和肺栓塞

深静脉血栓形成常发生在伤后第 10～40 天,其发生率为 40%～100%,主要原因是血流缓慢,在下肢静脉系统内血凝块形成而导致血管闭塞。临床表现为下肢肿胀、胀痛、皮肤发红,也可肢体温度降低。防止方法有患肢被动运动,口服华法林 3mg,每日 1 次或定期测定下肢周径,发现肿胀立即制动,静脉应用抗凝药。亦可行彩色多普勒检查,证实为血栓者可行溶栓治疗,可用尿激酶或巴曲酶等。若并发深静脉血栓形成未能发现,则可能出现肺动脉栓塞。肺动脉栓塞是极其危重的并发症,表现为突发的呼吸困难、心率增快,肺部可闻少许干啰音,超声心动图可发现急性右心增大,胸片可能正常,ECT 可发现肺栓塞灶的大小。紧急处理包括:吸氧、溶栓和抗凝药的应用,改善右心功能和支气管痉挛的对症处理,如氨茶碱静脉推注,必要时用强心药。当截瘫患者出现不明原因的心率增快、脉压差缩小,一定要考虑是否有肺动脉栓塞的发生,小肺动脉栓塞可自行缓解,甚至无自觉症状,主肺动脉主干栓塞常可导致突然死亡。下肢深静脉血栓形成一般均可治愈,但是治疗过程中一定要注意出血和发生肺动脉栓塞的并发症。

(三)自主反射亢进

自主反射亢进(autonomic hyperreflexia)多发生于第 6 胸椎(T_6)平面以上的脊髓损伤患者,是一种血管反射,可源于任何一个高位损伤时低于损伤平面的器官。表现为突然大量出汗,面色潮红,脉搏缓慢,血压升高和头痛,血压可达 300/160mmHg(40.0/21.3kPa),不立即处理,即会发生脑血管意外、癫痫,甚至死亡。紧急处理包括:

1.直立位　使静脉血库于足或内脏,降低心排血量,血压自动下降。

2.药物控制血压　用直立位不能控制血压者应静脉滴注硝普钠或肌内注射肼屈嗪 10～20mg。

3.消除诱因　有无泌尿系感染结石,尿管是否通畅,直肠内有无大量或嵌顿的便块等。

(四)防治泌尿系感染

泌尿系感染是脊髓损伤患者的常见并发症之一,其特点为起病急而快,高热、寒战、头痛、白细胞升高,出现脓尿、血尿,而尿频、尿急不明显。急性损伤的最初几天即脊髓休克期,膀胱呈弛缓性麻痹,患者出现急性尿潴留,以后尿液从膨胀的膀胱内溢出,形成被动性尿失禁。用满意的办法排空膀胱,保持尿液无菌,是防止泌尿系感染的主要目标。排空膀胱的方法有:尿道导管插入术,包括间歇性导尿方法,即 4 小时导尿一次。这种方法可以使膀胱有一定的充盈,形成对排尿反应的生理刺激,这种冲动传到脊髓的膀胱中枢,可促进逼尿肌的恢复。间歇性导尿的次数应根据残余尿量的多少来决定,并对饮水量进行控制,早期由医务人员进行,后期由患者自己操作,间歇性导尿能有效预防尿路感染。残余尿量大于 100ml 均需要进行间歇性导尿,每日间歇性导尿的次数根据残余尿量的多少而定。持续导尿需要定期排尿,可定期用 1:1000 呋喃西林,3%硼酸,1:5000 高锰酸钾或 5%碳酸氢钠冲洗膀胱,防止细菌感染。每周或每 10 天左右更换导尿管一次。应严格无菌操作,鼓励患者大量饮水,或口服维生素 C 0.5~1.0g,每日 3 次,以酸化尿液。若有感染,应根据药敏试验,选用抗生素。

(五)防治呼吸道感染

高颈段损伤或老年人长期卧床,均易发生肺部感染,加上呼吸肌部分或全部麻痹,不能自主呼吸或呼吸困难,不能咳嗽,分泌物无法排出。应定时行雾化吸入,鼓励咳嗽,压住胸廓或腹壁辅助咳痰。颈段脊髓损伤者,必要时行气管切开,辅助呼吸,定时吸痰。也可行肺部超短波治疗,静脉应用抗生素和化痰药物,以防治呼吸道感染的发生。

(孙洁)

第二节 功能评定

脊髓损伤(SCI)后及时准确的神经功能检查,对于判断损伤程度,制定治疗方案及推测功能预后具有重要的指导意义。目前使用的神经学检查分类方法是由美国脊柱损伤协会于 2000 年修定(2002 年再版)并发布的第 5 版《脊髓损伤神经学分类国际标准》手册,主要内容包括脊髓损伤神经平面、感觉损伤平面、运动损伤平面、部分保留带和 ASIA 残损分级等。

一、神经学检查评定标准(ASIA)细则

(一)感觉功能的评定

1.感觉评分 主要检查身体两侧各 28 个皮节的关键点(表 3—4—1),分别检查针刺觉和轻触觉,并按 3 个等级分别评分。

0 分:缺失。

1 分:减弱(部分减弱或感觉变化,包括感觉过敏)。

2 分:正常。

NT:无法检查。

每种感觉分为左右两侧评分,每侧最高得分 56 分,共 112 分。两种感觉得分之和最高达 224 分。

表 3-4-1　两侧感觉关键点的检查部位及评分

右侧评分	神经节段	检查部位	左侧评分
	C_2	枕骨粗隆	
	C_3	锁骨上窝	
	C_4	肩锁关节的顶部	
	C_5	肘前窝的外侧面	
	C_6	拇指近节背侧皮肤	
	C_7	中指近节背侧皮肤	
	C_8	小指近节背侧皮肤	
	T_1	肘前窝的内侧面	
	T_2	腋窝的顶部	
	T_3	第 3 肋间	
	T_4	第 4 肋间(乳线)*	
	T_5	第 5 肋间(在 T_4~T_6 的中点)*	
	T_6	第 6 肋间(剑突水平)*	
	T_7	第 7 肋间(在 T_6~T_8 的中点)*	
	T_8	第 8 肋间(在 T_6~T_{10} 的中点)*	
	T_9	第 9 肋间(在 T_8~T_{10} 的中点)*	
	T_{10}	第 10 肋间(脐)*	
	T_{11}	第 11 肋间(在 T_{10}~T_{12} 的中点)*	
	T_{12}	腹股沟韧带中点	
	L_1	T_{12} 与 L_2 之间的 1/2 处	
	L_2	大腿前中部	
	L_3	股骨内髁	
	L_4	内踝	
	L_5	足背第 3 跖趾关节	
	S_1	足跟外侧	
	S_2	腘窝中点	
	S_3	坐骨结节	
	$S_{4~5}$	肛门周围(作为 1 个平面)	

* 位于锁骨中线上的关键点。

注意:针刺觉检查时常用一次性安全针,轻触觉检查时用棉花。在针刺觉检查时,不能区别钝性和锐性刺激的感觉应评为 0 级。

2.感觉平面的确定　感觉平面是指身体两侧具有正常感觉功能的最低脊髓节段。根据上述感觉皮节的评分确定感觉平面。

(二)运动功能的评定

1.运动评分　主要检查身体两侧各 10 个肌节中的关键肌(表 3-4-2),顺序为从上而下。评定标准采用 MMT 法测定肌力,得分与测得的肌力级别相同,从 0~5 分不等。每侧得分最高 50 分,共 100 分。

0 分:完全瘫痪。

1 分:可触及或可见肌肉收缩。

2 分:在无地心引力下进行全关节范围的主动活动。

3 分:对抗地心引力进行全关节范围的主动活动。

4 分:在中度抗阻下进行全关节范围的主动活动。

5 分:可完全抗阻进行全关节范围的正常活动。

NT:无法检查。

表 3－4－2　两侧运动关键肌及评分

右侧评分	神经节段	关键肌	左侧评分
	C_5	屈肘肌(肱二头肌、肱肌)	
	C_6	伸腕肌(桡侧伸腕长肌和短肌)	
	C_7	伸肘肌(肱三头肌)	
	C_8	中指屈指肌(指深屈肌)	
	T_1	小指外展肌(小指外展肌)	
	L_2	屈髋肌(髂腰肌)	
	L_3	伸膝肌(股四头肌)	
	L_4	踝背伸肌(胫前肌)	
	L_5	长伸趾肌(长伸肌)	
	S_1	踝跖屈肌(腓肠肌和比目鱼肌)	

2.运动平面的确定　　运动平面指身体两侧具有正常运动功能的最低脊髓节段,即:最尾端平面的肌力在 3/5 级或以上,而上一平面关键肌肌力 4 级或以上,即确定为 3/5 的那个平面。

对于徒手肌力检查法无法检查的肌节,如 $C_1 \sim C_4$、$T_2 \sim L_1$,及 $S_2 \sim S_5$,运动平面可参考感觉平面来确定。

(三)神经损伤水平的确定

通常对两侧感觉和运动平面的检查来确定脊髓损伤水平,神经平面的确定如上述。

(四)部分保留带的评定

具有部分感觉和运动功能的节段范围称为部分保留带。一般用于评定完全性脊髓损伤患者,指在神经损伤平面以下一些皮节和肌节保留有部分神经支配。应分别记录身体两侧的感觉和运动功能。

(五)完全性或不完全性损伤的确定

完全性损伤指最低骶段($S_4 \sim S_5$)的感觉和运动功能完全消失。不完全性损伤指神经损伤平面以下包括最低骶段($S_4 \sim S_5$)保留部分感觉或运动。骶部感觉包括肛门黏膜皮肤交界处和肛门深部的感觉,当检查者手指在患者直肠壁上施加压力时,患者需说出是否能感觉到触摸或压力。如果存在任何的感觉,都说明患者的感觉是不完全性损伤。骶部运动功能检查是通过肛门指检感受肛门外括约肌是否有收缩。如果肛门括约肌存在自主收缩,则患者的运动损伤为不完全性。记录方法为感觉或运动存在或缺失。

（六）脊髓损伤程度评定

根据 ASIA 损伤分级来判定脊髓损伤程度,依据最低骶节($S_4\sim S_5$)有无残留功能为准,见表 3—4—3。

表 3—4—3　ASIA 损伤分级

分级	损伤程度	临床表现
A	完全性损伤	在骶段 $S_4\sim S_5$ 区域无任何感觉和运动功能保留
B	不完全性损伤	损伤平面以下包括 S4～S5 存在感觉功能,但无运动功能
C	不完全性损伤	损伤平面以下运动功能存在,且≥50%的关键肌肌力<3 级
D	不完全性损伤	损伤平面以下运动功能存在,且≥50%的关键肌肌力≥3 级
E	正常	感觉和运动功能正常

二、脊髓损伤的综合功能评定

综合功能评定用于脊髓损伤后患者的日常生活能力和伤残程度的评定,常用的方法有功能独立性评测(FIM)、修订 Barthel 指数(MBI)及四肢瘫功能指数(QIF)。

三、其他评定

1.痉挛评定　痉挛是脊髓损伤后患者常出现的合并症之一,临床多采用改良的 Ashworth 量表来评定痉挛的程度。

2.膀胱功能评定　脊髓损伤若为骶髓上损害,可能有逼尿肌反射亢进伴逼尿肌、括约肌协同失调;骶髓或神经根损害一般引起高顺应性的非收缩性膀胱,但在部分损害的患者中,反射消失可合并膀胱顺应性降低,引起充盈时膀胱内压会逐渐增高。

上尿道常用检查包括静脉肾盂造影(IVP)、肾超声检查,24 小时尿肌酐清除率和定量肾扫描。

下尿道常用检查包括尿培养及药敏、膀胱造影 X 线片、膀胱镜、排泄后残余尿和尿动力学检查。

3.心肺功能和心理障碍的评定　脊髓损伤后对患者进行心功能、肺功能评定和心理评定,有利于康复工作者对患者制定有效的康复计划及监测治疗效果。

四、功能恢复的预测

一般以损伤平面作为参考来估计患者可能完成的日常生活能力和运动/移动能力(表 3—4—4),但患者在完成这些功能运动时也受到一些因素的限制,如年龄、身体状况、近期损伤情况、术后脊柱器械的应用、智力、患者的主动性以及环境障碍等,同时,能力的获得依赖于家庭、朋友、护理者、同事的帮助。因此,表 3—4—4 一般用来预测完全性脊髓损伤患者的预后。表 3—4—5 列出了对行走能力的分级及要求。

表3—4—4　脊髓损伤平面与功能恢复的关系

损伤平面	活动能力	生活能力
$C_1 \sim C_3$	声控操纵某些活动,依赖膈肌维持呼吸	完全依赖
C_4	电动高靠背轮椅,须辅助呼吸	高度依赖
C_5	可用手在平坦路面上驱动轮椅,须上肢辅助具	大部分依赖
C_6	可用手驱动轮椅,独立穿上衣,基本独立转移,开特殊改装汽车	中等依赖
$C_7 \sim T_1$	可用手驱动轮椅,独立完成床到轮椅、厕所、浴室间转移	大部分自理
$T_2 \sim T_5$	独立操纵轮椅,独立完成床到轮椅、厕所、浴室间转移	大部分自理
$T_6 \sim T_{12}$	穿戴连腰支具可进行治疗性步行	基本自理
$L_1 \sim L_3$	穿戴长腿支具可进行家庭功能性步行	基本自理
$L_4 \sim S_1$	穿戴短腿支具可进行社区功能性步行	基本自理

表3—4—5　行走能力水平

级别	级别名称	具体要求
4级	社区步行	能在社区内独立进行活动。需符合以下4个条件:①能独立进行 ADL 活动;②能上下楼梯;③终日穿戴矫形器能耐受;④能一次行走 900m 左右
3级	家庭步行	能在家里进行独立活动。符合以下3个条件:①能独立进行 ADL 活动;②能上下楼梯;③终日穿戴矫形器能耐受
2级	训练步行	只能在特定的环境里行走:在外人帮助以及使用 KFO、拐杖等辅助支具的情况下,在双杠内或平地上可以作短暂的步行训练者不能达到社区步行的4个条件
1级	不能行走	完全依靠轮椅进行的移动

(孙洁)

第三节　康复治疗

康复治疗应在脊柱稳定性得到确定后尽早开展,目的是使患者最大限度地恢复独立生活能力。由于患者的损伤节段、程度不同,其治疗训练的方法也有别。康复治疗方法包括传统疗法、运动疗法、作业治疗、物理疗法、心理治疗、支具矫形器的装配等。又因疾病的各个时期有着各自的主要问题,故康复治疗根据各期的特点进行治疗。目前将脊髓损伤大致分为四期,分别为急性期(约病后8周内)、恢复早期(病后8周至3个月)、恢复中期(3～6个月)、恢复后期(约6个月以上)。针对各期的主要问题,分别采取积极、有效的治疗措施。

一、急性期康复治疗

脊髓损伤后8周内,患者大多仍在卧床,手术固定时间短,或者合并其他器官损伤,生命体征还未完全稳。康复的目标主要是防止并发症如呼吸道、泌尿道感染和压疮的发生,其次是维持关节活动范围和肌肉软组织的正常长度,并对残存肌力或受损平面上的肢体进行肌力和耐力训练,并为过渡到恢复期的治疗准备。

（一）体位治疗

1.正确卧位　在床上正确卧位有利于保持骨折部位的正常排列,预防压疮、关节挛缩及抑制高度痉挛的发生。

2.体位变换　要求定时进行,一般2小时变换体位一次,采用间歇充气床垫者可以延长体位变换时间,但不能替代体位变换在进行体位变换时注意维持脊柱的稳定性,可以由2～3人进行轴向翻身,不要将患者在床上拖动以免损伤皮肤。

（二）胸廓治疗

急性颈脊髓损伤者不管是否出现呼吸问题都需要进行预防性胸廓治疗,目的在于增加肺容量,清除呼吸道分泌物,减少呼吸道感染的发生,维护正常的呼吸功能。在损伤的最初3周内进行,且持续到离床期。具体包括呼吸锻炼、辅助咳嗽、体位引流。

（三）被动运动

从患者受伤入院的第一天就开始,休克期内每天两次,以后每天一次,一直持续到能够主动运动,并且能够靠自己的力量保证充分的关节活动范围为止。被动运动时,每个肢体大约5分钟,每个关节都要进行数次的全范围的活动。

（四）血管调节性训练

血管调节性训练包括循序渐进的坐位训练或斜板站立训练,坐位训练时同时进行支撑动作练习,并逐渐开始坐位和轮椅方面的训练。有些患者训练中可出现头晕、视物模糊、面色苍白、出汗等症状,要立即抬高下肢,或使轮椅向后倾斜,以防止晕厥的发生。

（五）主动运动

伤后第一天就要对有神经支配的肌肉进行轻柔的助力运动,并逐渐过渡到主动运动,并尽早进行独立的功能性上肢运动。

二、恢复早期

本期继续进行急性期的某些训练,如血管调节训练、增加肌力训练、患肢的被动运动等。此期将强调进行坐位平衡训练、垫上运动、轮椅训练、生活自理训练、转移训练,达到最大限度的适应独立生活能力以及平衡和控制能力。

（一）坐位平衡

脊髓完全性损害者,受损平面以下的姿势觉和运动觉也将丧失,以致出现平衡功能障碍,坐位平衡训练是让患者坐在一镜子前面,通过视觉反馈来建立新的姿势感觉。

（二）生活自理能力训练

除了损伤部位极高者之外,所有患者都应学习穿衣动作,而且四肢瘫患者还必须学习进食、饮水、梳头、刷牙、洗脸和剃须等日常生活自理动作。部分患者需配备一些支具,多数患者最终能完成床上和轮椅上的更衣动作,但须具备一定的坐位平衡能力,并注意用宽松的服装,使用拉链或尼龙搭扣和橡皮筋裤带。

（三）垫上运动

垫上运动主要进行躯干、四肢的灵活性和力量训练及功能性动作的训练。患者躯干、肩关节、肩胛带和头部要适时地进行各种肌力运动、主动运动和抗阻运动。头和肩胛的屈曲、旋转对许多功能性活动动作都必不可少。但骨折刚愈合者,训练要非常小心。垫上功能性动作包括垫上支撑、垫上移动、利用吊环进行坐起和躺下训练。这些训练对改善患者的ADL能力十分重要。

(四)轮椅训练

除少数低位截瘫者外,轮椅是大多数患者的代步工具,且多数人终身需坐轮椅。轮椅训练首先是轮椅上的平衡训练,其次训练基本操作,如手闸的操作、卸下扶手、从地板上拾起物品、用手向下触摸脚踏板及在轮椅上使臀部前移的支撑动作等。简单的轮椅驱动包括在平坦地上的驱动和上、下坡的训练。复杂的轮椅驱动包括后轮平衡、轮椅侧方跳跃等。

(五)转移动作

脊髓损伤患者的转移动作大致分为三种形式,即两脚离地的躯干水平移动、两脚不离地的躯干水平移动、两脚不离地的躯干垂直移动。前者的动作平稳,后者的动作则需要很强的肌力。训练动作有从轮椅到训练台、轮椅到床,轮椅到厕所、轮椅到汽车等。训练方法分为由治疗师帮助转移和独立转移。双上肢完好的低位截瘫,转移也较容易完成。

三、恢复中期

进入此期的患者,约经过 3 个月的训练,其运动、平衡、转移及 ADL 都有了一定的改善。由于痉挛的出现,随意运动仍很困难,除对痉挛进行治疗外,仍要进行站立和步行训练,这对低位不全损害者尤为重要。

(一)站立训练

截瘫患者的站立训练在早期就进行,其目的主要是训练血管的神经调节功能,由于损伤平面以下丧失了姿势感觉和平衡反应能力,故必须重建站立位的姿势感觉;四肢瘫患者可由治疗师帮助进行。在训练站立时也应加强站立平衡训练,先以一只手抬高离开平行杠保持平衡,后练习手臂在各方运动的站立平衡,此为步行训练的基础。站立训练时间开始短(5~10分钟),后逐渐延长,只要患者无不适感。

(二)步行训练

在条件允许时,要鼓励所有患者站立、步行,可以防止下肢关节挛缩,减轻骨质疏松,促进血液循环。不是所有节段损伤患者均能步行,C_2~C_4 损伤不能步行,C_5~C_7 损伤只能在平行杠内站,而 C_8~T_5 损伤可在平行杠内步行,T_6~T_9 损伤可用拐杖步行,T_{10} 及以下损伤具有功能性步行能力。功能性步行训练的目的在于使患者学会使用轮椅和拐杖的方法,以使在不同的场合应用。靠拐杖步行能扩大患者独立活动的范围,大大地改善其日常生活活动能力。进行功能性步行训练,多数患者需用矫形器。常用的几种步行方法为摆至步法、四点步法、摆过步法。

(三)步行矫形器的应用

T_{10} 以下完全损伤的患者,步行矫形器可以帮助其恢复行走功能。在装配步行矫形器之前,要进行平衡、转移能力和上肢肌肉力量的训练,然后使用步行矫形器进行行走训练,最终达到功能性步行。

(四)痉挛的处理

痉挛是截瘫的常见合并症,严重地影响患者的主动运动恢复和 ADL 能力,从减少产生痉挛的外界刺激(如采取良姿体位)开始治疗和预防,利用神经生理学手法预防和缓解痉挛,其次是控制痉挛的药物应用。

(五)其他治疗

针对病因和症状还可以应用许多物理方法,如病灶区的理疗,瘫痪肢体的电刺激治疗,传统的针灸、按摩治疗,能改善肢体功能和排尿、排便控制能力,还可以采取一些对症治疗手段,以改善症状,减轻病痛,促进恢复。

四、恢复后期

病程 6 个月以上,患者的运动功能在许多方面都有一定程度的恢复,仍需进行轮椅训练、站立、平行杠内步行和拐杖步行等训练,继续改善日常生活自理能力,或回到家庭,对家庭环境进行必要的改造,或参加社区的功能训练,继续保持已获得的功能,并进一步训练家务劳动能力,提高 ADL 能力。

(孙洁)

第五章　儿童脑性瘫痪的康复

第一节　概述

脑性瘫痪(cerebral palsy)是康复实践中最为常见的儿童躯体残疾,它是由于大脑在发育成熟前因受到损伤或发生病变而引起的、以非进展性中枢性运动障碍和姿势异常为主要表现的临床综合征。具体说来,脑性瘫痪具有以下四个要点:①脑性瘫痪发生于生命早期,有很多是在尚未出生前,胎儿的脑就有了病变,另有一部分则是在出生过程中或是出生后不久(1个月内)发生的。此时正是人脑生长与发育的最高峰时期。②脑性瘫痪本身是非进展性的,也就是说,脑损伤是静态的,不会一直恶化下去。但是,如果不给予适当的治疗与训练,则其躯体症状和体征则可能会随时间的推移而有加重,如关节变得僵硬、肌腱发生挛缩等。③脑性瘫痪并非仅有运动和姿势障碍,其常常合并有感觉、认知或言语交流等方面的障碍,因此,应将其看作是一组具有某些共同特征的障碍的集合体。④脑性瘫痪与弱智是不同的。虽然有些脑性瘫痪儿童有智能上的缺陷,但相当一部分脑性瘫痪儿童的智力和正常儿童并无区别,有的智力甚至高过一般的儿童。

脑性瘫痪的发生情况,不同来源的资料所报道的数据略有不同。美国1978年的一项调查研究显示,活产婴儿的脑性瘫痪发生率约为5.2:1000;而世界卫生组织1993年的一份报道则认为,大约每300名婴儿中,就有一名在出生时或出生后发展成为脑性瘫痪。我国报道的脑性瘫痪发生率为1.8‰~4‰。

一、病因

脑性瘫痪儿童的大脑受损可发生于从妊娠到出生后不久的任何一个时期,其发生的原因多种多样,经常难于具体确定。但总的说来,其病因可以归结为以下三个方面:

(一)妊娠期病因

在妊娠过程中,任何导致胎儿缺血、缺氧的因素,均可导致胎儿大脑受损。

1.孕妇在孕期感染风疹、带状疱疹病毒等。

2.孕妇在孕期患严重的高血压、低血压、糖尿病、腹部外伤、吸烟和用药不当等。

3.孕妇与胎儿Rh血型不相容。

4.遗传因素,如母亲智能低下,近亲有癫痫病史等均为儿童脑性瘫痪发生的高危因素。

(二)分娩期病因

1.难产　可致婴儿头部受伤、颅内出血等。

2.早产　早产儿体重小、脑发育不完善,较易发生缺氧和颅内损伤。

3.新生儿窒息　如出生时无呼吸,滥用激素催产等均可使婴儿缺氧而致脑损伤。

(三)出生后病因

1.婴儿核黄疸　可致脑损伤,系由于胆红素代谢异常所致。

2.脑部感染　如脑膜炎、脑炎等。

3.头部外伤或颅脑内出血。

4.感染引起的高烧或严重腹泻引起重度脱水。

上述因素均可导致婴儿的脑损伤,从而造成主要表现在肢体上的运动障碍。

二、临床表现及分类

(一)临床表现

脑性瘫痪儿童大脑的受损部位和范围是各不相同的,因而由此所产生的障碍也常常是各不相同的。具体说来,脑性瘫痪儿童的临床表现可包括以下各个方面:

1.运动障碍

(1)肌张力异常:脑性瘫痪儿童的肌张力异常有4种表现形式。①肌张力过高;②肌张力过低;③肌张力波动不定,一会儿过高,一会儿过低;④肌张力不协调。

这些均可导致严重的运动问题。如肌张力过高时,可使患儿躯干及肢体变得僵硬;肌张力过低时,患儿则表现得非常松软,连正常的体位都不能够维持;肌张力波动不定时,孩子则表现为四肢到面部的快速抽动或徐动样的运动,对运动的自主控制极差;肌张力不协调时,身体各相关肌群张力的配合差,患儿表现为平衡能力低下,共济失调、运动缓慢且不安全。

(2)反射及运动反应异常:所谓反射,是指机体对外界环境刺激所产生的一种固定的规律性反应,而运动反应则是人体对外界条件的自动、自主的反应。脑性瘫痪儿童在这方面的异常主要表现在三个方面:①原始反射持续存在,如觅食反射和抓握反射等。②病理反射出现,如病理性的非对称性紧张性颈反射和紧张性迷路反射等。③复杂的运动反应迟缓或缺如,病理性运动反应出现。前者如直立反应、平衡反应和保护性伸展反应的缺如,使患儿不能保持姿势的平衡和运动的安全性;后者如联带反应的出现,妨碍患儿选择性动作的产生。

2.感觉障碍 一般说来,脑性瘫痪儿童的感觉障碍要比运动障碍轻,但其往往加重运动障碍给儿童带来的影响。包括:

(1)视力缺损:如斜视、视野缺损等,全盲极少见。

(2)听觉障碍:据统计,约有20%的脑性瘫痪儿伴有听力受损。

(3)触觉障碍:可见于某些偏瘫型的患儿。

3.癫痫 见于40%左右的本病患儿,癫痫发作可始于任何年龄段。

4.日常生活问题

(1)饮食困难:患儿由于吸吮反射受损,坐位平衡能力低下,上肢运动障碍以及口腔运动与吞咽不协调等,出现进食与饮水问题。

(2)用厕困难:因运动少,患儿可出现便秘现象,同时,其进出厕所和保持蹲位或坐位平衡也可出现困难。

(3)跌伤:系由于患儿平衡反应能力差,较正常儿童易于摔倒致伤。

5.言语与语言障碍 如口吃、发音不清、失语等,见于30%~70%的患儿。

6.智力低下 并不是每个脑瘫患儿均是如此。有些患儿,特别是手足徐动型患儿的智力往往是正常水平或更高。

7.人格与行为异常 由于运动和交往上的困难,脑性瘫痪儿童人格发展可受到影响,在做某件事时,其更易受挫或发怒。这类孩子的主要表现可为内向、畏缩、过份依赖他人,孤僻或是固执、任性等。

8.学习困难 这一方面与智力有关,另一方面也与患儿的运动受损及感、知觉功能障碍,使其对外界刺激和信息的感知及处理受限有关。

应当指出的是,脑性瘫痪儿童尽管有以上诸多方面的问题,但仍然具有许多方面的潜能,如开发得当,他们是完全有可能达到生活自理,并为社会作出贡献的。

(二)分类

脑性瘫痪的表现形式多种多样,其分类方法也各不相同。以下系以美国 John F. Kennedy 研究所的分类方法为基础,结合现有资料进行的分类。

1. 临床分类

(1)痉挛型脑性瘫痪:这是最常见的类型,占所有脑性瘫痪儿童的 70%～80%,系由于锥体系受损所致。主要表现为肌肉张力增高、肌肉僵硬并由此导致身体长期处于异常姿势,使患儿活动困难,当患儿头部体位变换时,其肌肉僵硬可从身体的一个部位移向另一个部位,其姿势也会产生相应的变化。

根据受累的部位不同,该类型又可分为:①单个肢体瘫痪型,此型比较少见,只有一侧的上肢或下肢受累;②偏瘫型,占 20%～30%,为一侧的上下肢及躯干受累,而另一侧则正常,且受累一侧往往上肢重于下肢;③双重偏瘫型,占 30%～40%,即四肢均受累,但双上肢受累重于下肢;④双瘫型,占 10%～15%,四肢均受累,但双下肢受累明显重于上肢;⑤四肢瘫痪型,即四肢均受累,但双下肢受累略重于上肢。

(2)非痉挛型脑性瘫痪:又称锥体外系受累型脑性瘫痪,根据其表现形式,又可细分为:①手足徐运型,表现为肢体或面部难以自控的不自主运动。紧张或激动不安时动作更多,安静时则减少,入睡后消失。该型患儿常有姿势异常、平衡能力低下和言语障碍。②僵直型,表现为肌张力很高,呈铅管状或齿轮状。③共济失调型,表现为上下肢动作不协调、辨距不良、步态不稳等。④震颤型,四肢震颤,在静止时出现,而自主运动时则消失,此型少见。

(3)混合型:为上述各种类型中两种或两种以上临床表现的混合呈现,如痉挛型脑性瘫痪儿童同时伴有手足徐动。

2. 功能分类　根据脑性瘫痪对患儿各种功能的影响,可分为四型。

Ⅰ型:无明显的实用功能受限。

Ⅱ型:有轻到中度的功能受限。

Ⅲ型:有中到重度的功能受限。

Ⅳ型:患儿不能从事任何有实用价值的活动。

3. 治疗学分类

第一类:患儿功能基本正常,无需治疗。

第二类:患儿仅需少量使用支具或康复。

第三类:患儿需广泛使用支具或其他设备,需长时间进行多学科综合治疗。

第四类:患儿功能严重受限,需长期甚至终生住在护理机构内。

三、诊断及其早期发现

(一)诊断

脑性瘫痪的诊断离不开详细的病史询问(包括母亲的妊娠、分娩情况和既往的生产史等)和全面细致的神经学检查。根据其特征性临床表现,不难对本病作出诊断。但同时也要注意与其他有关的疾病相鉴别,如进行性中枢神经系统疾病(如脑白质营养不良)、肌病(如 Werding—Hoffmann 病)和一过性发育延迟等。

（二）早期筛查

下面列举的是脑性瘫痪的一些早期体征,任何儿童如有下述表现,就应怀疑其可能有脑性瘫痪,并立即作进一步的检查,以便尽快地确诊和进行治疗。

1. 出生时,全身松软无力,俯卧位悬空抱起时呈倒字形,且没有或仅有少量的运动,但有的脑性瘫痪儿童则看不出异常。

2. 出生后没有马上出现呼吸,或是全身青紫、无力。呼吸延迟出现是脑部损伤的一个常见原因。

3. 运动发育延迟,如抬头、坐立或移动等动作较其他孩子出现晚。

4. 有异常的运动模式出现,如不使用手,或仅使用一只手,站立或学步时以前脚掌及脚尖着地,姿势笨拙等。

5. 喂食困难　脑性瘫痪儿童常有吸吮、吞咽和咀嚼困难,有的还经常出现呛咳。

6. 照料困难　在抱孩子或为其穿脱衣服或洗澡时,四肢和躯干突然变得很僵硬,使得照料活动很难于完成。有的孩子则由于全身松软无力,完全不能使自己保持在某一体位,也使得为其穿衣、洗澡等活动变得难于进行。

7. 出现不自主的运动　常发生于 1 岁以后,表现为不受控制的肢体和面部的怪异的动作。

8. 行为异常,成天哭闹,易激动,或是异常地安静,不哭也不笑。

需要指出的是,出现有上述早期体征并不能就肯定孩子确实患有脑性瘫痪。曾有一项研究对大批有脑性瘫痪的早期典型体征的儿童进行了追踪检查,发现他们中的很大一部分到 7 岁时虽有学习和言语等方面的困难,但其运动发育却是完全正常的。因此,切勿过早对孩子作出定论,以免造成不必要的负面效应,另外,在确定患儿有无脑性瘫痪时,还要了解其有无其他有关的伴发异常,如交流障碍,弱智,视、听觉障碍,癫痫发作等。

早期发现和早期诊断脑性瘫痪,是对其早期进行正确干预的先决条件,而早期干预对于脑性瘫痪最终康复结局的好坏又起着决定性的作用。

(孙洁)

第二节　功能评定

功能评定在脑性瘫痪的康复中占有重要的地位,其意义在于,通过评定可以：了解脑性瘫痪儿童的能力、不足处及存在的问题和需要帮助的方面；了解患儿病情的发展情况,如是在好转,还是在恶化,或是保持稳定不变？了解患儿是如何根据其自身的残疾在进行调整和适应的。

功能评定中,应遵循两个重要的原则：其一,应从整体上对患儿进行评定,不仅注意其存在的缺陷,更应注重其具有的能力和潜能；其二,结合孩子所处的家庭状况及社区情况对其进行评定,因为后两者常常对孩子所扮演的角色和所能发挥的作用起着极为重要的作用。

通常可通过三种方法来进行功能评定：①询问法,向家长和照料者询问有关的情况,如孩子年龄较大时,也可直接询问孩子；②观察法,仔细观察孩子与家人和其他人的相互作用方式及其进行运动和日常活动的情况；③检查法,即通过特定的方法,了解患儿的发育状况及各个方面的功能情况。

脑性瘫痪儿童的功能评定应主要着眼于日常生活活动能力的评定,而与此密切相关的运动系统和感觉系统的评定,也是必不可少的。

一、运动系统的评定

(一)肌肉张力检查

检查时,检查者缓慢地使患儿的肢体作屈、伸等运动,并仔细体会所受到的阻力的大小。正常时会有一定的阻力,过高或过低均为不正常。

(二)肌力检查

让患儿按要求做某一特定的运动,根据其运动的情况,对肌力进行评定。在这项检查中,一定要注意让孩子处于一比较舒适恰当的体位,否则会影响检查结果。

(三)关节活动范围测量

进行这项检查,一方面可了解关节本身的情况,另一方面也可了解肌力和肌张力有无异常。同时通过被动关节活动范围检查还可查明有无肌腱挛缩。

(四)姿势与平衡能力的检查

让患儿处于站或坐位,观察孩子的姿势,如两侧是否对称,躯干是否直立,有无扭曲、旋转等,然后轻轻摇晃或推他。如其能通过姿势调整而保持不倒,则平衡能力为良好;若没有任何调整反应出现,则平衡能力差;介于两者之间即为平衡能力一般。

(五)眼—手协调能力检查

具体方法是让孩子以一手指指自己的鼻子,再指向检查者的手指。正常时睁眼或闭眼均应指得准,如指不准或是睁眼时准确性较差,则表明眼—手协调能力较差,平衡能力差或是位置觉差,如在闭眼时准确性很差,则说明有位置觉丧失。

(六)行走能力检查

实地观察孩子行走的情况,如能否独立行走,行走姿势如何,在平地上能行走多远,能否上、下楼梯,行走的速度和安全性如何等。

二、感觉功能检查

感觉功能检查包括视觉、听觉、痛觉、温度觉、触觉和关节位置觉的检查,如果患儿感觉有障碍时,则其对伤害性刺激的感受能力会受到影响。因此应特别注意在安全上加以保护。

三、综合活动能力的评估

综合活动能力的评估包括日常生活活动,如饮食、穿衣、洗漱等能力的评估,它可全面反映脑性瘫痪儿童的功能状况。一般应通过实际观察孩子的活动情况进行评估,必要时也可通过询问家长以获得有关的情况可结合儿童的特点在评定内容与项目上进行一些必要的调整与修订。

(孙洁)

第三节　康复治疗

一、康复计划的制订

在对脑性瘫痪儿童进行评定后,应根据评定中了解到的问题,逐一制订相应的对策,同时对于预计要达到的目标应有一个明确的认识。下面是在制订计划中应考虑的几个方面:

(一)脑性瘫痪训练的原则

1.要通过评定了解孩子的能力与需要,并据此选择适宜的活动,在训练过程中,还要随时记录孩子的进步情况并随时调整训练活动。

2.训练的方法一定要恰当,例如给孩子以足够的时间使其试着做某项活动,对孩子所作的努力给予及时鼓励,尽可能少地给孩子提供支持与帮助,避免不必要动作的出现等。

3.要注意并非所有的儿童能得到同样的进步,这与孩子的病情轻重、训练计划的执行情况等均有关。当孩子未能取得预料中的进步时,则应寻找原因并采取相应的措施。

4.定期随访和记录儿童的能力与困难,以便于制订训练计划和知道何时采用不同的训练指导。

5.充分发挥患儿和家长在康复中的作用。

(二)明确各型脑性瘫痪儿童的训练目标

脑性瘫痪的类别不同,其训练的目标也应有别,因此采取的措施也就有所不同。

1.痉挛型儿童的训练目标

(1)放松僵硬的肌肉。

(2)避免痉挛体位的运动。

(3)预防畸形。

2.手足徐动型儿童的训练目标

(1)学会用手抓握以稳定不自主的动作。

(2)如果异常体位变化不定,按痉挛型儿童的目标做。

3.共济失调型儿童的训练目标

(1)改善跪位、站立位和行走时的平衡能力。

(2)稳定地站立和行走。

(3)控制不稳定的抖动,尤其是双手。

4.所有脑瘫儿童的共同目标

(1)尽量用正常方式运动。

(2)使用身体双侧。

(3)学会做与日常生活相关的活动。

(4)使儿童在卧、坐、跪和站立位时保持伸直位。

(5)预防畸形。

(三)针对儿童的具体问题制订措施

脑性瘫痪儿童是各不相同的,因此,不可能指望以某一套特定的训练计划来解决所有患儿的问题,而是应在遵循各型脑瘫训练的总目标的前提下,根据每一儿童的具体问题采用相应的措施。例如,对于有肌肉张力增高或肌腱紧张的患儿,就需做肌腱牵伸练习,使用足托这一类的矫形器等;而对于有坐位困难者,则应安排从卧位到坐位的活动,训练坐位平衡,在坐位提供支持等。总之,要遵循个体化训练的原则,具体问题具体对待。

二、脑性瘫痪的具体康复治疗措施

(一)物理治疗

1. 姿势异常的康复训练　姿势异常是脑瘫儿童的主要问题之一,此系由于肌张力异常或各肌群张力不协调所致=如果听任孩子长期处于此种姿势状态下,则会出现畸形,因此应予以避免。

姿势异常的处理方法有两种:一为通过正确的体位摆放使儿童保持良好的体位和姿势,并在必要时提供辅助器具或支托;二为采用一些矫治性的动作与姿势,即设计和使用一些能对异常姿势起到矫治作用的体位与动作,或是与异常姿势相反的体位。

总的原则是:①不要使孩子在某一体位下保持太长时间,应定期变换体位和姿势;②根据孩子的发育阶段安排其体位与姿势,在每一种姿势下安排一些游戏活动或是孩子感兴趣的事情。

2. 运动障碍的康复训练

(1)头部控制训练:抬头和头部控制能力是正常儿童发育过程中最先需掌握的技能之一,如果儿童不会抬头和控制头部,便很难学会其他活动。该项训练可在坐、卧位时分别采用不同的方法进行。

(2)翻身活动训练:这是在患儿获得较好的头部控制后应立即开始的训练活动。首先,让孩子俯卧,使用一拨浪鼓或能发出声响的玩具在其面前吸引他的注意力,慢慢将玩具移至侧方,鼓励孩子侧向伸手拿玩具,此时再慢慢将玩具高度抬高,吸引孩子转身至侧卧甚至仰卧。如果患儿翻不过来,则可通过以手抬患儿的腿来帮助他。同样,也要做仰卧位翻身至侧卧位的练习,也可用玩具达到这一点。

(3)坐位平衡训练:如果患儿在坐位时不能保持平衡,首先可训练他的上肢保护性反应能力。方法是:让孩子俯卧在一圆筒状物体或球上,缓慢地侧向滚动圆筒,鼓励孩子伸手保护自己,也可让孩子俯卧于训练者的身上做此练习。当孩子获得了较好的保护性反应能力后,可让其坐起,双手在髋以上扶着孩子,使之向两侧和前后摇晃,训练他的平衡能力。此外,还应训练孩子在坐位时伸手拿物体等和抗外力干扰平衡的能力。

(4)抓握和伸手取物的训练:①有些脑性瘫痪儿童的手常呈握拳状,可通过以手指叩击其手的外侧缘而使之松开,叩击的顺序是从小指到腕部,这样可使其手部张开并抓握。②对于手可张开但抓握有困难者,可将物体放入其手中,帮助他屈曲手指抓握住,注意拇指与其余四指的位置是相对的。慢慢地,让孩子自己抓握,并在孩子抓握时,侧向推拉物体以增强其抓握力量。两侧手都应反复做此练习。③在孩子能较好地抓握置于其手中的物体后,应鼓励他伸手抓握物体,可在其伸手可及的距离内悬挂有趣的玩具等,吸引孩子伸手去拿。

(5)爬行训练:在孩子俯卧位能很好地控制头部时,应开始这项训练。其方法是:让孩子处于四肢跪位,将有趣的玩具置于其前方较远处,鼓励孩子爬过去取该玩具。如果患儿不能向前挪动下肢爬行,则可通过抬高其髋部来帮助他。

除了向前爬,还应训练侧向爬行、向后爬行;有下肢痉挛的孩子,还可制作一简易的爬行车让其俯卧于上练习爬行。

（6）站立和行走训练：①站位训练。刚开始时，以双手扶住患儿的髋部，让其双脚分开以便有较大的支撑面而使孩子站立。可侧向轻推患儿，使其学会重心的左右转移，也可前后轻推患儿，锻炼他的站位平衡能力，随着孩子站位平衡能力的改善，可将双手移至患儿的肩部来给予支持，或是仅让其抓住一绳索或带子来给予支持。②行走训练。可让患儿在简易平行杠中练习行走，也可提供学步车练习行走。当孩子行走能力改善，但仍怕跌倒时，可用一宽带系在其胸部，由训练人员牵着跟在患儿后面练习行走。

（二）作业治疗

主要是进行各种日常生活活动能力的训练。

1.饮食训练　包括进食时的正确姿势、嘴部功能及吃饭与饮水能力的训练。对于已学会了自己进食的孩子，可能需提供把手较粗的匙，提供一固定在桌边的木杆帮助固定，必要时还可使用夹板帮助患儿伸直上肢。在饮水训练中，应提供一特制的有缺口的水杯，以便于孩子在无需头后仰就能饮到水，必要时，可在杯上安装两个把手，便于双手抓握。

2.穿衣训练　训练内容包括正确的穿衣姿势、穿衣动作的分解与练习、衣服的正确选择。

3.如厕训练　适用于年满18个月的儿童，如厕训练的内容包括：

（1）以语言或手势表达要大小便的需要。

（2）大小便自我控制能力的训练。

（3）男、女厕所标志的识别。

（4）坐在便器上排泄。

（5）衣服整理训练，脱、穿裤子，拉平衣服

（6）个人用厕卫生训练，以手纸擦干净，便后洗手等。

训练中，可通过示范的方法教孩子如何入厕如果孩子在某一环节上有困难，还应给予适当的帮助，如帮助孩子双腿分开，提供适当的辅助器具等。

4.洗澡训练

（1）训练原则：①要特别注意安全。水温一定要合适，以免烫伤。对有癫痫发作者尤应特别关照以防发作时跌伤，另外还应防滑。②对于恐惧洗澡的儿童，可安排一些水中游戏活动，如在浴缸中放一些浮于水面的玩具等，使其在娱乐中慢慢适应。③可根据具体情况制作一些辅助器具，如防滑垫、洗澡用手套等。

（2）训练方法：先让小孩认识自己身体的部位并触摸自己的身体，做洗澡前的准备。然后可教孩子用擦了肥皂的手来洗身体，也可戴上擦了肥皂的二指手套来洗。在开始时，先教孩子洗手、脸、胸、腹等，最后过渡到洗背部。洗背部较难做到，可让其使用长柄洗背刷来洗背部。

（三）矫形学处理

通过使用矫形器具，可使患者的关节处于有利的力学位置，改善其对位和排列，帮助预防肌腱挛缩和畸形，增强机体的稳定性和保持正确的姿势。

（四）骨科学处理

预防和矫正继发性畸形，改善功能。最常用的骨科处理方法有下肢髋关节内收肌肌腱切断术、腘绳肌松解术、跟腱延长术等。近年有的地方采用选择性脊神经后根切断术，以缓解患儿的肌肉痉挛，但其推广尚需时日。

(五)语言和交流能力的训练

交流是指我们理解他人和向他人表达自己的思想、需要及感受的方式,主要是通过语言来进行的。有些脑性瘫痪儿童由于头、脸、嘴和舌头运动控制困难,从而说话不太清晰;另外有些患儿可能有听觉等方面的障碍,使其与他人的交流发生障碍。但决不应因此而放弃与孩子之间的交流,否则会大大妨碍患儿的身心发育。

言语和交流能力训练的原则:①使儿童处于放松的体位,帮助他坐正,保持头在正中位,有利于他注意地听和看。②鼓励儿童随时保持良好姿势,以便在做活动(如吃饭和穿衣)时说话。③面对儿童,让他在听你说话时能看到你的一举一动,且有利于吸引他的注意力。④与儿童说话时,要用单个词或简短的句子,并辅以手势,以使孩子更易理解你。⑤要给予孩子充足的反应时间。⑥认可并鼓励孩子所使用的一切交流方式,通过赞扬使他能坚持努力与人交流。⑦鼓励家人多同患儿进行交流,遇有困难时,一定要耐心细致,持之以恒。⑧如果几个月的训练后仍发现孩子说话很困难,则可采用其他的交流方式,如让孩子指点图片板来表达自己的意思,使用手势进行交流等。

(六)引导式教育

引导式教育是匈牙利神经学和教育学专家 PETO 教授于 20 世纪 40 年代创立的,专门用于脑性瘫痪儿童的各项功能训练。其各项治疗活动由专门经过与脑性瘫痪康复有关的多方面训练的引导员安排实施,通过活动分析和在小组性的集体治疗中应用富于节奏的语言和音乐的刺激与协助,使孩子在各项功能上得到改善。该方法特别强调将患儿作为一个整体来看待,而不是仅仅盯着孩子受损的部分。

(七)游戏在脑性瘫痪康复中的应用

游戏是一种为了娱乐而从事的活动。任何儿童,无不是从玩游戏开始,对各种事物进行学习,对外界环境进行适应的。

在脑性瘫痪的康复训练中使用游戏主要是基于以下三个方面的考虑:

1.脑性瘫痪儿童需要游戏　游戏是儿童正常成长发育过程中不可缺少的部分,而脑性瘫痪儿童由于其自身运动、感觉等方面功能的障碍,往往不能自如地进行游戏活动,但他们的正常身心发育却是离不开游戏的。因此可以说,游戏是脑性瘫痪儿童的基本需求之一,尽量满足他们的这种要求,与满足他们的其他基本需求(如吃饭、穿衣等)具有同等重要的意义。

2.游戏可作为康复的目标　由于各种各样的原因,有许多脑性瘫痪儿童可能根本就不知道怎样进行游戏,而游戏本身却又是儿童多种技能的综合体现。因此,通过周密的游戏活动设计与安排,可以促进儿童多方面技能的发展,包括运动功能、社交功能、自理技能、交流能力等,同时还可减少不良行为的出现。

3.游戏可作为康复的强有力的工具　可将游戏作为一种康复训练的工具,促进脑性瘫痪儿童的康复。这是因为:①游戏具有很大的娱乐性,可激发脑性瘫痪儿童的积极性,使之能主动地参与训练活动。②游戏是一种充满乐趣的活动,具有高度的可重复性,有利于儿童反复进行训练,使所学到的技能得到强化和巩固。③游戏需要儿童调动自己的各种感官来参与,有利于其感觉功能的发展。④游戏介于纯训练与真实生活之间,有利于脑性瘫痪儿童把所学的技能转移应用到实际生活中去。

4.脑性瘫痪康复中的具体游戏方法举例

(1)用于改善粗大运动技能的游戏活动:①绘图,调整所用绘画用具的种类和摆放位置,如使用粗杆绘画笔,将绘画纸贴在墙上,可根据需要而贴得较高或较低;变换儿童的体位,如使用蹲位、坐位画画,以正面或侧面对着画纸站立画画等;采取不同的活动方式,如让患儿站立不动而从纸的左边画向最右边,可促使其躯干旋转和上肢越过中线位,也可以双手握住画笔做同样的活动,有利于鼓励双手的同时使用;也可从纸的最底部向顶部划线,促使孩子从蹲位变为站位,有利于发展孩子的平衡能力和使其下肢各关节更多地做屈、伸运动。②绕行,在房间里摆放家具、床垫、圆筒等,让儿童钻过、爬过或绕行。③球类运动,如滚动圆球、抛球、接球等。

(2)用于改善精细运动技能的游戏活动:①拼装积木。②为玩具娃娃穿、脱衣服,重点放在扣扣子和拉拉链上。③撕纸,按一定的要求将纸撕成不同形状的纸片,并拼贴成不同的画。④玩胶泥,将泥塑成不同的动物和物体等。⑤串球活动,开始时用较大的珠子串在铁丝上、逐渐减小珠子的体积,并将铁丝改为细绳或细线以增加难度。可要求孩子按一定的顺序如按形状和大小顺序将珠子串起来。

(3)用于改善社交技能的游戏活动:可让孩子们进行集体活动,如依次传球、分组做比赛、进行角色表演等。

为了充分发挥游戏在脑性瘫痪儿童康复中的作用,应注意考虑以下问题:适宜的游戏体位;游戏环境的安排,包括场地、环境刺激和在场的人员等;玩具的选用和改进;具体游戏活动的设计与实施等。

另外,可将游戏活动贯穿于前面所述的各种功能训练中,使这些训练较为有趣,从而提高孩子的参与兴趣,使疗效更好。

(八)功能性电刺激

功能性电刺激(functional electric stimulation,FES)对脑性瘫痪儿童有多方面的治疗效应。例如,可在行走或手功能活动中用FES激活某一特定的肌肉,增强功能性步行或手部功能性活动;在使用肉毒毒素进行肌肉注射或在行肌腱转移术后,FES可用于促进某一肌肉或肌群的肌力或收缩。最近有研究表明,接受电刺激的脑性瘫痪儿童,其踝关节被动关节活动范围有较明显的改善。

(九)传统疗法

传统疗法包括针刺、推拿按摩等。

(孙洁)

第六章 周围神经病损的康复

第一节 概述

周围神经包括脑和脊髓以外的神经节、神经丛、神经干及神经末梢，是中枢神经与躯体各组织间的信号传递装置。依其功能及其中枢的起始部不同而分成脑神经与脊神经。脑神经起于脑干部，共有 12 对；脊神经起于脊髓，共有 31 对。依据分布的不同对象，周围神经又可分为躯体神经和内脏神经。周围躯体神经为混合神经，由运动纤维、感觉纤维和自主神经纤维组成。

周围神经病损(peripheral neuropathy)分神经痛(neuralgia)和神经疾患(neuropathy)两大类。神经痛是指受累的感觉神经分部区发生剧痛，而神经传导功能正常，神经主质无明显变化，如三叉神经痛。神经疾患泛指周围神经的某些部位由于炎症、中毒、缺血、营养缺乏、代谢障碍、外伤等引起的一组疾病和损伤，属炎症性质者习惯上称为神经炎，而周围神经丛、神经干或其分支受外力作用而发生损伤(如挤压伤、牵拉伤、挫伤、撕裂伤、锐器伤、火器伤、注射伤等)称为周围神经损伤(peripheral nerve injury)。按损伤严重程度可将周围神经损伤分为：①神经失用(neurapraxia)，神经轴索与神经外膜均完整，传导功能暂时丧失。②轴索断裂(axonotmesis)，神经外膜完整，神经轴索部分或完全断裂，运动、感觉及自主神经功能部分或完全丧失。③神经断裂(neurotmesis)，神经的连续性中断，运动、感觉及自主神经功能完全丧失。

周围神经炎症与损伤的主要临床表现为：①运动障碍，如弛缓性瘫痪、肌张力降低、肌肉萎缩。②感觉障碍，如局部麻木、灼痛、刺痛、感觉过敏、实体感缺失等。③反射障碍，腱反射减弱或消失。④自主神经功能障碍，局部皮肤光润、发红或发绀，无汗、少汗或多汗，指(趾)甲粗糙脆裂等。

康复医学中常见的周围神经病损为三叉神经痛、特发性面神经炎(Bell 麻痹)、多发性神经炎(末梢神经炎)、急性感染性多发性神经根神经炎(Guillain－Barre 综合征)、臂丛神经损伤、尺神经损伤、桡神经损伤、正中神经损伤、胫神经损伤、腓总神经损伤、股外侧皮神经炎、坐骨神经痛、肋间神经痛等。对这些病损的处理有药物治疗、手术治疗及康复治疗。一般药物治疗主要用于病损早期，手术治疗用于保守治疗无效而又适合或需要手术治疗的周围神经损伤，而康复治疗无论在周围神经病损的早期与恢复期还是在手术治疗前、后均应进行。

(孙洁)

第二节 康复评定

周围神经病损后，除了需仔细而全面地采集病史、进行全身体格检查外，尚应进行功能检查与评定。常采用下列检查、评定方法：

1. 一般临床周围神经系统检查 与神经科常用检查法相同，此处从略。

2.肌力评定　可用手法检查和器械检查(包括握力计、捏力计、张力计、背腿胸测力计等)。

3.关节活动范围测定　测量患肢各关节各轴位运动的范围。常用测角器测定法。

4.患肢和其相对应的健肢周径的测量。

5.日常生活活动(ADL)能力的测定　上肢受累患者,应注意测定其灵巧精细动作能力;下肢受累患者,应注意测定其行走能力及步态测定方法。

6.观察出汗、耐力和疲劳性。

7.电生理学检查

(1)直流感应电测定:应用间断直流电和感应电刺激神经、肌肉,根据阈值的改变和肌肉收缩反应的状况来判断神经、肌肉的功能状态。应用直流感应电测定,可鉴别上运动神经元与下运动神经元病变、器质性与功能性瘫痪、下运动神经元病变与肌病。它是简单易行的定性检查方法,但不能精确定量。从我们的实践经验来看,直流感应电测定的准确性较高,但对做出完全性变性反应的判断应慎重。

(2)强度、时间曲线检查:一种神经肌肉兴奋性的电诊断方法,通常用曲线来表示检查结果。周围神经病损后,在失神经肌肉可测得典型的失神经曲线。

(3)神经肌肉电图检查:此检查对周围神经病损具有十分重要的评定价值,如通过针极肌电图检查,了解瘫痪肌中自发、失神经电位的数量与种类,了解有无插入电位延长,随意运动时有无动作电位、电位数量,从而可得出神经失用症或轴突断离或神经断离的判断,通过纤颤电位、正锋波数量减少,出现多相新生电位可判断神经可再生。

神经传导速度检查,对损伤以外的神经病变具有极为重要的价值,F波的检测是重要的补充,在多发性感染性神经根神经炎尤为明显。

8.家庭、职业等社会环境的调查。在整个康复过程中,应多次检查与评定,以便及时掌握变化,修改康复计划。

(孙洁)

第三节　康复医疗的步骤与方法

康复治疗的目的是防治合并症,促进受损神经再生,保持肌肉质量,接受神经再支配,促进运动功能与感觉功能的恢复,解除心理障碍,最终恢复患者的生活能力和工作能力。治疗时,应根据不同时期、不同病情进行有针对性的处理。

一、预防与治疗合并症

(一)水肿

水肿系由病损后循环障碍、组织液渗出增多所致,也是挛缩的原因之一。可采用抬高患肢、弹力绷带压迫、患肢做轻柔的向心性按摩与被动运动、热敷、温水浴、蜡浴、红外线、电光浴以及超短波、短波或微波等方法来改善局部血液循环,促进组织水肿或积液的吸收。

(二)挛缩

由于水肿、疼痛、肢位、受累肌与其拮抗肌之间失去平衡等因素的影响,常易出现肌肉、肌腱挛缩。挛缩一旦发生,不但难以治疗,而且影响运动并助长畸形的发展,因此,预防极为重要。除了采用预防水肿的方法外,还应将受累肢体及关节保持在功能位置上,可使用三角巾、夹板、石膏托或其他支具做固定或支托,如腓总神经损伤后可用足托使踝关节保持在90°位,以预防跟腱挛缩。如已出现挛缩,则应进行挛缩肌肉、肌腱的被动牵伸,受累肢体的按摩,各种温热疗法、水疗及水中运动等。应用支具时,应根据病损神经的不同而选用不同的支具。支具的重量宜轻,尺寸要合适,并应注意避免对感觉丧失部位的压迫。进行被动牵伸时,动作应缓慢,范围逐渐增大,切记粗暴,以免引起新的损伤。

(三)继发性外伤

因病损神经所分布的皮肤、关节的感觉丧失,无力对抗外力,故易遭受外伤。一旦发生创伤,由于创口常有营养障碍,治疗较难。对丧失感觉的指尖部、足底部等要经常保持清洁,并应用手套、袜子等保护。在试用热疗时要特别慎重,不然,可能会造成感觉丧失部位的烫伤。对创口可采用超短波、微波、紫外线、激光等方法进行治疗,以促进创口愈合。

二、促进神经再生

对保守治疗与神经修补术后患者早期应用超短波、微波、紫外线、超声波、磁疗等疗法,可促进水肿消退、炎症吸收,改善组织营养状况,有利于受损神经的再生过程,同时,可应用促神经再生药物。

三、保持肌肉质量,接受神经再支配

周围神经病损后,在受累肌肉完全瘫痪、肌电图检查尚无任何动作电位或只有少量的动作电位时,可采用电针、电刺激疗法以及按摩、被动运动、传递神经冲动等方法,以防止、延缓、减轻失神经肌肉萎缩,保持肌肉质量,接受神经再支配。当受累肌肉有极弱收缩时,可采用增强性肌电生物反馈疗法,以帮助恢复肌力。

四、增强肌力,促进运动功能恢复

一旦受累肌肉的肌电图检查出现较多的动作电位时,就应开始增强肌力训练,以促进运动功能的恢复。训练中应根据病损神经所支配肌肉的肌力而采用不同的训练方法与运动量。

受累神经支配肌肉主动运动困难(肌力为1级)时,使用助力运动。

瘫痪肌肉的功能已有部分恢复,但力量仍弱(肌力为2~3级)时,可进行范围较大的助力运动、主动运动及器械性运动。但应注意运动量不宜过大,以免肌肉疲劳,另一方面又需注意随着肌力的增强,应逐渐减少助力力量。

当受累肌肉的肌力增至3~4级时,可进行抗阻练习,以争取肌力的最大恢复,同时进行速度、耐力、灵敏度、协调性与平衡性的专门训练。

此外,根据功能障碍的部位与程度、肌力与肌耐力的检测结果进行有关的作业治疗。如上肢周围神经病损者可进行编织、泥塑、打字、修配仪器等操作,下肢周围神经受累者可进行骑自行车、踩缝纫机及落地式织布机等练习。治疗中不断增加训练的难度与时间,以增强灵敏性与耐力,但应注意防止由感觉障碍导致的机械损伤。

五、促进感觉功能恢复

周围神经病损后,对有麻木异常感觉者,可采用低频电疗法、电按摩及针灸治疗;对实体感缺失者,当指尖感觉有所恢复时,可在布袋中放入日常可见的物体(如手表、钥匙等)或用各种材料(如纸、绒布、皮革等)卷成的不同圆柱体,用患手进行探拿,以训练其实体感觉。此外,可用轻拍、轻擦,叩击、冲洗患部,让患者用患手触摸各种图案、擦黑板上的粉笔字及推挤装入袋中的小球等方法来进行感觉训练。

六、解除心理障碍

周围神经病损患者往往伴有心理问题,担心病损后的经济负担,担心不能恢复,以及由此而发生的家庭与社会生活问题,有的还牵涉一些法律纠纷。可采用医学宣教、心理咨询、集体治疗、患者示范等方式来消除或减轻患者的心理障碍,使其发挥主观能动性,积极地进行康复治疗。也可通过作业治疗来改善患者的心理状态,如采用治疗性游戏(各种棋类游戏、掷包、套圈、投篮球、扔简易保龄球等),不但可训练上肢、下肢、躯干,而且可在心理上收到较好的效果。

对保守治疗无效而又适合或需要手术治疗的周围神经损伤患者,应及时进行手术治疗。对受累肢体功能不能完全恢复或完全不能恢复者,应视具体情况分别给其设计、配制辅助器具,进行代偿功能训练。

(孙洁)

参考文献

[1]崔丽英.神经内科诊疗常规[M].北京:中国医药科技出版社,2013.

[2](美)赫斯特,(美)罗森瓦塞尔.介入神经放射学[M].北京:科学出版社,2011.

[3]唐朝芳,毛素芳.神经外科颅脑术后并发手术部位感染患者抗菌药物的应用分析[J].中国实用神经疾病杂志,2014(02):16—18.

[4]增进胜.神经内科疾病临床诊断与治疗方案[M].北京:科学技术文献出版社,2009.

[5]苏海涛,柳爱军,王志军.早期综合治疗颅脑损伤致颈性眩晕、头痛的临床研究[J].中国实用神经疾病杂志,2014(06):29—30.

[6]刘玉光.简明神经外科学[M].济南:山东科学技术出版社,2010.

[7]雷霆.神经外科疾病诊疗指南 第3版[M].北京:科学出版社,2013.

[8]杨春伍,刘爱举,顾汉印,丁玉.20例大面积脑梗死临床分析[J].中国实用神经疾病杂志,2013(22):35—36.

[9]赵世光.神经外科危重症诊断与治疗精要[M].北京:人民卫生出版社,2011.

[10]张宏兵,苏宝艳,王晓峰,李加龙,王军,张坤虎.急性小脑出血伴脑疝53例临床分析[J].中国实用神经疾病杂志,2014(04):75—76.

[11]蒋宇钢.神经外科手术及有创操作常见问题与对策[M].北京:军事医学科学出版社,2009.

[12]王国芳,朱青峰.后颅窝手术后颅内感染12例分析[J].中国实用神经疾病杂志,2012(23):20—21.

[13]陈礼刚,李定君.神经外科手册[M].北京:人民卫生出版社,2011.

[14]朱金生,彭国光.神经内科疾病诊疗精要[M].北京:中国科学技术出版社,2009.

[15]杨春伍,刘爱举,顾汉印,丁玉.20例大面积脑梗死临床分析[J].中国实用神经疾病杂志,2013(22):35—36.

[16]黄焕森,高崇荣.神经外科麻醉与脑保护[M].郑州:河南科学技术出版社,2012.

[17]徐圣君;赵晓平.老年脑卒中患者并发肺部感染60例临床分析[J].中国实用神经疾病杂志,2013(24):22—24.

[18]赵继宗.神经外科学 第二版[M].北京:人民卫生出版社,2012.

[19]冯毅,蔡冰,白西民,党俊涛,杜春亮.高血压脑出血术后再出血的影响因素分析[J].中国实用神经疾病杂志,2014(19):7—9.

[20]张其利,张守庆,王泉相.实用神经外科诊疗指南[M].北京:中医古籍出版社,2009.

[21]李义游.血管栓塞术在脑动脉瘤患者中的综合应用价值研究[J].中国实用神经疾病杂志,2014(13):33—35.

[22]北京协和医院.神经外科诊疗常规 第二版[M].北京:人民卫生出版社,2012.

[23]李春晖,邸辉,王佳良.神经外科手术治疗学[M].上海:第二军医大学出版社,2010.